U0232488

机械循环支持

——《Braunwald 心脏病学》姊妹卷

Mechanical Circulatory

A Companion to Braunwald's Heart Disease

注　意

医学领域的知识和临床实践在不断变化。由于新的研究与临床经验不断扩大我们的知识，在实践、治疗和用药方面做出适当的改动是必要或适合的。建议读者检查相关操作的最新信息，或对每一用药检查其生产厂家所提供的最新产品信息，以确定药物的推荐剂量、服用方法、服用时间以及相关禁忌证。根据经验和对患者的了解确定诊断，并制订每一位患者的服药剂量和最佳治疗方法，采取全面、适当的安全预防措施，是医师的责任。不论是出版商还是著者，对于由本出版物引起的或与本出版物相关的任何个人或财产的损伤和/或损失，均不承担任何责任。

出版者

机械循环支持

——《Braunwald 心脏病学》姊妹卷

Mechanical Circulatory

A Companion to Braunwald's Heart Disease

原　　著　Robert L. Kormos
　　　　　Leslie W. Miller

主　　译　黑飞龙　于　坤
副 主 译　罗新锦　侯晓彤
主　　审　于　坤　龙　村

北京大学医学出版社

JIXIE XUNHUAN ZHICHI——BULANG XINZANGBINGXUE ZIMEIJUAN

图书在版编目（CIP）数据

机械循环支持：《Braunwald 心脏病学》姊妹卷 / (美) 科莫斯（Kormos，R.L.），(美) 米勒（Miller，L.W.）原著；黑飞龙，于坤译 .—北京：北京大学医学出版社，2013.9

书名原文：Mechanical circulatory support：a companion to Braunwald's heart disease

ISBN 978-7-5659-0612-1

Ⅰ. ①机… Ⅱ. ①科… ②米… ③黑… ④于… Ⅲ. ①人工心脏 Ⅳ. ① R654.2

中国版本图书馆 CIP 数据核字（2013）第 165175 号

北京市版权局著作权合同登记号：图字：01-2013-5481

Mechanical Circulatory Support：A Companion to Brannwald's Heart Disease
Robert L. Kormos, Leslie W. Miller
ISBN-13: 978-1-4160-6001-7
ISBN-10: 978-1-4160-6001-4

Elsevier (Singapore) Pte Ltd.
3 Killiney Road, #08-01 Winsland House I, Singapore 239519
Tel: (65) 6349-0200, Fax: (65) 6733-1817
First Published 2013
2013 年初版

机械循环支持——《Braunwald 心脏病学》姊妹卷

主　　译： 黑飞龙　于　坤
出版发行： 北京大学医学出版社（电话：010-82802230）
地　　址：（100191）北京市海淀区学院路 38 号　北京大学医学部院内
网　　址： http://www.pumpress.com.cn
E-mail： booksale@bjmu.edu.cn
印　　刷： 北京佳信达欣艺术印刷有限公司
经　　销： 新华书店
责任编辑： 宋　忻　**责任校对：** 金彤文　**责任印制：** 张京生
开　　本： 889mm × 1194mm　1/16　**印张：** 25.5　**字数：** 785 千字
版　　次： 2013 年 9 月第 1 版　2013 年 9 月第 1 次印刷
书　　号： ISBN 978-7-5659-0612-1
定　　价： 298.00 元

译者名单

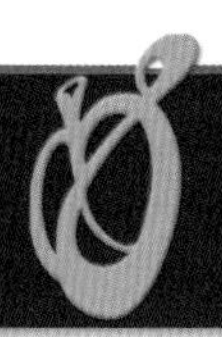

中国医学科学院阜外心血管病医院　体外循环科（按姓氏笔画排序）
于　坤　王　茜　龙　村　冯正义　吉冰洋　吕舒仪
刘　凯　刘晋萍　李景文　杨九光　赵　举　赵明霞　胡　强
胡金晓　段　欣　姜福清　高国栋　崔勇丽　黑飞龙　楼　松
管玉龙

中国医学科学院阜外心血管病医院　心外科（按姓氏笔画排序）
张　旌　罗新锦　胡晓鹏

北京安贞医院　体外循环科（按姓氏笔画排序）
江　瑜　侯晓彤

原著者名单

Keith D. Aaronson, MD, MS
Professor of Internal Medicine
Division of Cardiovascular Medicine
Medical Director, Heart Transplantation and Center for Circulatory Support
Co-Director, Heart Failure and Transplant Management Program
University of Michigan
Ann Arbor, Michigan

Shahab A. Akhter, MD
Associate Professor of Surgery
Section of Cardiac and Thoracic Surgery
The University of Chicago Medical Center
Chicago, Illinois

James F. Antaki, PhD
Professor, Biomedical Engineering and Computer Science
Carnegie Mellon University
Pittsburgh, Pennsylvania

Deborah D. Ascheim, M.D.
Associate Professor of Health Evidence & Policy and Medicine
Clinical Director of Research, International Center for Health Outcomes and Innovation Research (InCHOIR)
Department of Health Evidence & Policy
Cardiovascular Institute
Mount Sinai School of Medicine
New York, New York

J. Timothy Baldwin, PhD
Deputy Chief, Advanced Technologies and Surgery Branch
Division of Cardiovascular Sciences
National Heart Lung and Blood Institute
National Institutes of Health
Bethesda, Maryland

Christian A. Bermudez, MD
Assistant Professor of Surgery
Associate Director, Heart Transplantation Program
Medical Director, ECMO Program
University of Pittsburgh Medical Center
Pittsburgh, Pennsylvania

Emma J. Birks, MRCP, PhD
Professor of Medicine
Cardiovascular Medicine
University of Louisville;
Medical Director, Heart Failure, Transplantation, and Mechanical Support
Jewish Hospital
Louisville, Kentucky

Elizabeth D. Blume, MD
Medical Director, Heart Failure / Transplant Program
Department of Cardiology
Children's Hospital Boston
Associate Professor of Pediatrics
Harvard Medical School
Boston, Massachusetts

Robin Roberts Bostic
Corporate Vice President Health Policy/Economics and Government Affairs
Thoratec Corporation
Pleasanton, California

Andrew Boyle, MD
Clinical Associate Professor of Medicine
Medical Director of Heart Failure, Cardiac Transplantation and Mechanical Circulatory Support
Aurora St. Luke's Medical Center
Milwaukee, Wisconsin

Eric A. Chen, MS
Director, Humanitarian Use Device Designation Program
Office of Orphan Products Development
Food and Drug Administration
Silver Spring, Maryland

Walter Dembitsky, MD
Program Director
Mechanical Circulatory Support
Chair, Department of Cardiac Thoracic Surgery
Sharp Memorial Hospital
San Diego, California

Mary Amanda Dew, PhD
Professor of Psychiatry, Psychology, Epidemiology, and Biostatistics
Department of Psychiatry
University of Pittsburgh School of Medicine and Medical Center
Pittsburgh, Pennsylvania

Annetine C. Gelijns, PhD
Professor of Health Evidence & Policy
Co-Chair, Department of Health Evidence & Policy
Co-Director, International Center for Health Outcomes and Innovation Research (InCHOIR)
Mount Sinai School of Medicine
New York, New York

Theresa Gelzinis, MD
Assistant Professor
Department of Anesthesiology
University of Pittsburgh
Presbyterian Hospital
Pittsburgh, Pennsylvania

Eiran Z. Gorodeski, MD, MPH
Assistant Professor of Medicine
Section of Heart Failure and Cardiac Transplantation
Department of Cardiovascular Medicine
Heart and Vascular Institute
Cleveland Clinic
Cleveland, Ohio

Kathleen L. Grady, PhD, APN, FAAN
Associate Professor of Surgery
Division of Cardiac Surgery
Department of Surgery
Northwestern University
Administrative Director, Center for Heart Failure
Bluhm Cardiovascular Institute
Northwestern Memorial Hospital
Chicago, Illinois

Igor Gregoric, MD
Director of Cardiac Support
Texas Heart Institute at St. Luke's Episcopal
Houston, Texas

Jennifer L. Hall, PhD
University of Minnesota, Lillehei Heart Institute
Associate Professor of Medicine
Director, Program in Translation Cardiovascular Genomics
Medicine / Cardiovascular Division
University of Minnesota
Minneapolis, Minnesota

J. Thomas Heywood, MD
Director, Heart Failure Recovery & Research Program
Scripps Clinic
La Jolla, California

William L. Holman, MD
Professor of Surgery
Division of Cardiothoracic Surgery
University of Alabama at Birmingham
Birmingham, Alabama

Tina Ommaya Ivovic
Corporate Director of Reimbursement Services
Thoratec Corporation
Pleasanton, California

Brian Jaski, MD
Medical Director
Advanced Heart Failure and Cardiac Transplant Programs
Sharp Memorial Hospital
San Diego, California

Valluvan Jeevanandam, MD
Professor of Surgery
Chief, Section of Cardiac and Thoracic Surgery
University of Chicago
Chicago, Illinois

Ranjit John
Associate Professor
Department of Surgery
University of Minnesota;
Director, Mechanical Circulatory Support Program
University of Minnesota Medical Center
Minneapolis, Minnesota

Francesca Joseph, MD
Medical Officer
Office of Orphan Products Development
Food and Drug Administration
Silver Spring, Maryland

Robert L. Kormos, MD, FRCS(C), FACS, FAHA
Professor of Surgery
Co-Director, Heart Transplantation
Director, Artificial Heart Program
Heart and Vascular Institute
University of Pittsburg Medical Center
Pittsburg, Pennsylvania

Kathleen L. Lockard, RN, BSN, MBA, CCTC
University of Pittsburgh Medical Center
Artificial Heart Program
Pittsburgh, Pennsylvania

Donna Mancini, MD
Choudhrie Professor of Medicine
Director, Center for Advanced Cardiac Care
Department of Medicine
Columbia University
New York, New York

Leslie W. Miller, MD
Edward G. Wright Professor of Cardiovascular Medicine
Chair, Department of Cardiovascular Sciences
CEO of Cardiovascular Clinical Research
University of South Florida Health
Tampa, Florida

Alan Moskowitz, MD, FACP
Professor of Health Evidence and Policy and Medicine
Vice Chair, Department of Health Evidence and Policy
Co-Director, InCHOIR
Mount Sinai School of Medicine
New York, New York

Yoshifumi Naka, MD, PhD
Associate Professor of Surgery
Department of Surgery
Columbia University College of Physicians and Surgeons
New York, New York

Francis D. Pagani, MD, PhD
Otto Gago, M.D. Professor in Cardiac Surgery
Surgical Director, Heart Transplant Program
Surgical Director, Center for Circulatory Support
University of Michigan
Ann Arbor, Michigan

Michael K. Parides, PhD
Professor of Biostatistics
Department of Health Evidence & Policy
Director of Biostatistics, InCHOIR
Mount Sinai School of Medicine
New York, New York

Sonna M. Patel-Raman, PhD
Center for Devices and Radiological Health
Food and Drug Administration
Silver Spring, Maryland

Marc S. Penn, MD, PhD
Director of Research
Summa Cardiovascular Institute
Summa Health System
Akron, Ohio
Skirball Laboratory of Cardiovascular Cellular Therapeutics
Department of Integrated Medical Sciences
Northeast Ohio Medical University
Rootstown, Ohio

Shradha Rathi, MD
Cardiology Fellow
University of California, San Francisco
Fresno, California

Joseph G. Rogers, MD
Associate Professor of Medicine
Medical Director, Cardiac Transplant and Mechanical Circulatory Support Program
Duke University Medical Center
Durham, North Carolina

Stuart D. Russell, MD
Associate Professor of Medicine
Clinical Chief, Heart Failure and Transplantation
Johns Hopkins Hospital
Baltimore, Maryland

Mark S. Slaughter, MD
Professor of Surgery
Chief, Division of Thoracic and Cardiovascular Surgery
Director, Mechanical Assist Device Program
University of Louisville
Louisville, Kentucky

Randall C. Starling, MD, MPH
Professor of Medicine
Vice Chairman, Department of Cardiovascular Medicine
Section Head, Heart Failure and Cardiovascular Medicine
Kaufman Center for Heart Failure
Heart and Vascular Institute
Cleveland Clinic
Cleveland, Ohio

Lynne Warner Stevenson, MD
Director, Heart Failure Program
Cardiovascular Division
Brigham and Women's Hospital
Professor of Medicine
Harvard Medical School
Boston, Massachusetts

Jeffrey Teuteberg, MD
Assistant Professor of Medicine
Medical Director, Mechanical Circulatory Support
Heart and Vascular Institute
University of Pittsburgh
Pittsburgh, Pennsylvania

Guillermo Torre-Amione, MD, PhD, FACC
Associate Professor of Medicine
Wells Medical College of Cornell University
Medical Director, Heart Transplant Program
Methodist DeBakey Heart Center at the Methodist Hospital
Houston, Texas

William R. Wagner, PhD
Deputy Director, McGowan Institute for Regenerative Medicine
Professor of Surgery, Bioengineering, and Chemical Engineering
University of Pittsburgh
Pittsburgh, Pennsylvania

Richard K. Wampler, MD
Independent Consultant
Loomis, California

John T. Watson, PhD
Professor and Galletti Scholar
Bioengineering Department
UC San Diego
La Jolla, California

Peter D. Wearden, MD, PhD
Assistant Professor of Cardiothoracic Surgery
Division of Pediatric Cardiothoracic Surgery
University of Pittsburgh School of Medicine
Pittsburgh, Pennsylvania

Joshua R. Woolley, PhD
Department of Bioengineering
McGowan Institute for Regenerative Medicine
University of Pittsburgh
Pittsburgh, Pennsylvania

James B. Young, MD
Professor of Medicine and Executive Dean
George and Linda Kaufman Chair
Cleveland Clinic Lerner College of Medicine of Case Western Reserve University
Cleveland, Ohio

译者前言

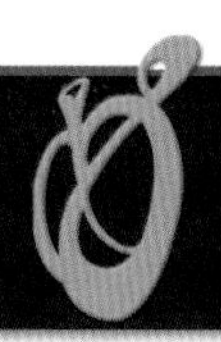

心力衰竭已成为全世界主要的公共卫生问题，其发病率达 1% ~ 1.5%，2 年死亡率为 37%，6 年死亡率为 82%。我国心力衰竭发病率逐年升高，尽管内科治疗有很大的进展，但死于心力衰竭的患者数目还是在逐步上升。当心力衰竭发展到终末阶段，心脏移植是有效的治疗方法，但由于心脏移植的难度高、费用大、供体有限，等待时间长等多种原因，无法成为心衰的常规治疗。

机械循环支持（mechanical circulatory support，MCS）可以部分或完全替代心脏的泵功能，逐渐成为挽救严重心衰患者的必要手段，是治疗终末期心力衰竭的重要选择，临床实践表明应用 MCS 的患者生存率明显超过传统药物治疗的患者。MCS 用于临床已有 50 多年的历史，全世界已有数万例患者接受了 MCS 治疗，随着工程技术的进步、医学理论的不断发展和经验的逐渐积累，左心室辅助装置的研发和应用也在不断推进，MCS 设备日益完善，技术日趋成熟。目前不但能够挽救患者的生命，还可以提供正常的生活质量。近年来 MCS 治疗不仅可作为通往心肌恢复和心脏移植的桥梁，还可作为永久替代治疗用于临床。

目前我国在 MCS 领域尚处于起步阶段，缺乏相应的基础理论知识和临床操作经验。该书作为《Braunwald 心脏病学》的姊妹卷，是心血管领域重要的国际指南之一，具有权威性、经典性。本书由世界 MCS 领域杰出的权威专家们撰写，内容涉及 MCS 领域的各个方面，丰富全面，涵盖了 MCS 领域的最新观点，叙述清晰明了，图文并茂，对临床工作、科研设计和保障体系的构建均具有很高的指导和参考价值。为了让更多同行及时了解 MCS 方面的最新相关信息，我们联合相关医院及科室的医生对该书进行了翻译。希望读者通过学习本书能开阔眼界、增长知识、启迪思维、改进观念，更好地治疗心衰患者。

由于我们的水平有限，译文中难免有不当之处，敬请读者批评指正。

黑飞龙　于　坤
2013 年 6 月

原著前言

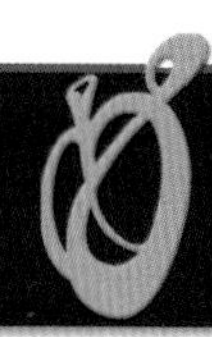

本书所呈现的内容为机械循环支持（mechanical circulatory support，MCS）领域的最新观点。虽然如此，简短的历史回顾有助于了解此项技术的飞速发展和临床应用的过程。60年前，机械循环支持的基本理念是通过增加膈肌收缩为心脏的收缩提供支持。1959年，Adrian Kantrowicz在主动脉内球囊反搏发明之前，率先详尽地描述了利用膈肌的起搏模式。由于长期刺激膈神经在实践中的限制，他们的团队转向机械支持的研究。当时日本学者Yuki Nose发现，辅助装置离心脏越近其工作效率越高。在Willem Kolff、Frank Hastings和Bret Kusserow致力于发明人工心脏时，John Gibbon、Clarence Dennis和Walt Lillihei发明了体外循环机。有趣的是，很多早期的系统是基于反搏的理念，将血液从一侧股动脉引出，再输回另一侧。1962年，Moulopoulis等进一步用主动脉内气囊泵进行反搏术。1960年Salisbury提出左心室转流的观念，并在试验中证实了其在心力衰竭中应用的可行性。Dennis等报道：在急性左心衰时，使用大口径导管从颈静脉插入，经房间隔进行左心房转流，这项技术避免了开胸。至1964年，他们在12例患者身上使用了此技术。1961年，Kusserow首次报道了床旁胸腔外的左心转流装置，这标志着长期左心辅助支持的开始。Domingo Liotta、Michael DeBakey和同事们对此进行了进一步研究。在1966年，DeBakey第一次将这种泵在临床上应用于一例无法脱离体外循环的37岁女性患者，辅助循环10天后患者康复出院。1962年，Kolff和Clauss在狗的实验研究中，根据心脏舒张期冠脉血流增加的原理，用二氧化碳充气主动脉内球囊，并以心电图同步起搏模拟血液循环。1966年Kantrowicz的团队发现利用氦气作为驱动气体的优点，在实验室中设计制造了充气球囊泵。1968年，他们报道了这项技术在人体的临床应用。

1964年秋天，对器官衰竭有极大兴趣的Benjamin Eiseman医生主持了关于机械循环支持的心力衰竭的会议。此会议受到了美国创伤委员会、医学科学部、国家科学院、国家研究委员会以及关注辅助支持的外科专家和工程专家的共同支持。Eiseman医生的开场白是这样的："心脏，就是一种泵。因此，有理由相信它可以被机械装置所取代。"虽然其发展面临工程学上的严重挑战，但他相信"这只是设计的细节而已"。Eiseman医生早期就提出了心脏辅助循环支持的两个应用原则：对于可逆性心衰恢复的临时支持和对于不可逆性损害的长期支持（左心、右心或全心支持）。Eiseman医生提出，工程师和外科医生的紧密合作是解决技术难题的关键。

Peter Salisbury是此次会议的积极参与者，他第一次把左心转流的理念应用到了心衰中。他详细阐述了Roy和Adam在1888年定义的心衰的特征，即高左室舒张压、肺动脉高压、进行性血流动力学恶化所致的器官衰竭。他提出：当长期低心排血量造成心脏舒张压过高，或心室衰竭造成的心室扩张，其他治疗措施无效时，辅助循环可起到重要作用。这个概念在临床实践中一直是左心室支持的适应证。近10年对患者选择的认识有所改变，对此概念的理解也有改变。有关问题稍后在书中有阐述。1964年Salisbury在会议演讲中指出：和慢性心衰相比，急性心源性休克形成的循环衰竭对机体造成的重度损害更不易被辅助循环纠正。这提示当代临床医生即使拥有更多新的技术，如何成功应用辅助循环，在实践中仍然会面临棘手的问题。最后，Salisbury提出了用左心辅助装置帮助心脏恢复的概念，即"疲倦的心脏需要休息，而心脏的工作由心室辅助泵所替代。"

此会议的与会者以非常活跃的方式讨论了辅助泵的未来：如泵的设计、材料生物相容性的问题与挑战、剪切力对血液的影响、搏动性泵和非搏动性泵的优劣。会议中，Michael DeBakey和Domingo Liotta提出了理想的可植入心脏的机械泵的要点：(1)可用于长期心脏支持（数周或数月）；(2)在有或无抗凝药的情况下使用方便；(3)对血液系统伤害最小；(4)可使平均左心房压降低至正常；(5)可以维持正常主动脉灌注压；(6)心脏恢复功能后，心室辅助泵可中断较长时间并保持正常功能（无肝素化和无管道血栓)；(7) 根据心动周期的预选时机同步泵血；(8) 植入方式简便易行。读者将在后述辅助泵使用效果和设计理念看到有关文章。

同时，与会者一致认为本领域中面临一系列挑战：(1) 工程师和临床医生需要紧密合作；(2) 研究工作需要从简单的病例报告转向群体的研究；(3) 是否需要搏动性血流尚需要进一步的研究；(4) 尚缺乏很好的生物相容性材料；(5) 辅助循环装置的植入无明确指南和规范；(6) 先天性心脏病出现肺动脉高压时是否安装辅助循环装置无定论。

通过回顾历史，机械循环支持经历了几十年的演变。在20世纪60年代，心脏支持的技术和问题主要局限于主动脉球囊反搏术、直接心脏按压、心肺转流、左房股动脉旁路技术和一些初级搏动系统。70年代的研究目标集中于心脏手术后的心功能不全及心源性休克的心肌功能恢复，为了延长支持时间改进了插管技术。80年代人们意识到研制长期搏动辅助装置的必要性。此新技术的最佳切入点为等待心脏移植的患者，患者的选择和植入的时机至关重要。另一焦点为全人工心脏和左心室辅助装置的作用，这也促使临床医生更好地理解左室辅助对右心室的作用。90年代，左心室辅助装置作为心脏移植的替代，其临床应用促进了一大批相关的临床研究，这是长期循环支持成功的重要标志。在此期间，临床医生发现：院外患者左心辅助装置需要管理，一些患者心肌可以恢复。此时期更重要的进展是多中心的外科医生广泛应用此技术，并制订了关于装置植入、早期外科管理以及规范化培训的明确合理方案。

在过去的10年中，无论是技术工艺本身，还是临床植入方法都有很大改变。技术工艺的改进使得装置体积越来越小，从而增加了其适用性，并降低了手术损伤和并发症。另外，我们看到从滚压泵到轴流泵，以及随后离心泵的变化。除了急性的心脏手术后辅助，这些装置实际上已经取代了搏动辅助装置。现在已有更小的便携式的体外部分，如可穿戴的控制器和电池以及外部驱动系统。新型短期左心室辅助装置可应用于急性心源性休克患者，更小的装置可应用于婴幼儿。我们不仅看到技术的改进，也看到应用范围的拓展。心脏辅助装置不仅应用于心脏移植前的过渡，而且可以作为终点或永久替代的治疗。患者的选择是基于早期风险因素评估，其目的是权衡心室辅助装置带来的益处和安装辅助装置前已有的风险，进而改善术后的并发症发生率和死亡率。因此，辅助装置的应用更加依赖于患者早期的指征，特别是对于将此装置作为永久替代治疗手段的患者。今天，越来越多的临床医生接受了这样的观点，即左心辅助装置可作为长期循环支持手段。正因为如此，其适应证范围和相关因素也有所改变。心室辅助装置的支持下心功能的恢复病例，不仅常见于短期循环支持，亦可见于长期循环支持的患者。最后，对于植入术后患者的护理，已经从严格的住院护理转到门诊护理。因此，对于规范护理提出了更多的挑战。针对晚期心脏衰竭，心脏病学专家应具有心室辅助装置的长期管理经验和知识。我们坚信不疑：良好的内、外科的合作可推动机械循环支持的不断发展。

在过去的5年，机械循环支持领域得到了巨大的发展，包括临时支持严重心力衰竭和休克的各种系统的发明。在抢救重症患者中，心室辅助装置可逆转休克，改善终末器官和神经系统功能，其巨大的成功使得“过渡（bridge)”概念得以诞生。

早期使用的搏动性机械循环支持没有同期对照试验，特别是治疗时缺乏随机性（由于患者多是等待心脏移植，伴有严重的心衰和休克）。最近大量的临床对照试验表明，平流泵正在逐步取代搏动泵。令人振奋的临床研究结果和优良的装置耐久性，使得泵的急诊植入逐步转变为择期植入。这种转变得益于综合风险评分体系，它权衡了应用机械辅助的风险和住院患者不良预后的风险。目前有必要建立相同的风险模型来预测单纯药物治疗的心衰患者的预后。

在过去几十年，机械循环支持取得了长足进步。随着生产厂家的增多，设备的优化和小型化指日可待。这可使其应用指征放宽至非重症心衰的患者。新型泵没有外部动力传动系统，可经皮充电，这大大提高了患者的舒适度，并降低了长期应用的感染风险。终末期心力衰竭的患者（特别是年龄大于65岁的患者）的数量将持续增多，长期机械循环支持将是替代心脏移植的不二选择。由于非重症心衰患者应用可降低治疗费用，这将导致其应用更加广泛。

最后，我们向前面提到的勇敢先驱——相关工程师、外科医生、心脏病学专家和其他部门医生及合作者致敬；向为此技术发展而勇敢献身的患者致敬。是他们，推动着本领域60多年的持续发展，帮助患者延长生命并改善生活质量。

ROBERT L. KORMOS
LESLIE W. MILLER
龙 村译 于 坤校

目　录

第 1 章

机械循环支持的历史发展

J. Timothy Baldwin · John T. Watson

关键点

概述

> 如果能够以某种自然或者人造的装置替代心脏持续射血，则有可能维持机体组织或器官的永久存活状态。
>
> ——Julien-Jean-Cesar Legallois（1770—1814）

Legallois 预言了人体生理功能的神秘特性。直到 21 世纪，伴随着机械循环支持（mechanical circulatory support，MCS）技术的出现，关于 Legallois 假说的验证才开始。为了部分复制单一一个人类器官的功能和控制，需要临床、自然科学、工程技术、工业和政府的共同协作，以及循序渐进的努力。实现这项历史描述的技能只有通过美国国会的授权才能成为可能。在许多方面，在很多年里，为患者提供机械循环支持比登上月球更有挑战性。

国家心肺血液研究所（National Heart，Lung and Blood Institute，NHLBI）的人工心脏计划（Artificial Heart Program，AHP）有关于这个事件的重点阐述。人工心脏计划由一个特别的常设咨询委员会谨慎监管，所有基金的确定都包含了国立卫生研究院（National Institutes of Health，NIH）的标准同行评议程序。虽然人工心脏计划是以美国为中心，但是世界范围内的研究者们慷慨地并毫无保留地分享了他们关于提高心衰患者存活率及改善生活质量的实验室和临床方面的研究数据。在这些研究者中，来自日本、德国、俄罗斯、韩国、澳大利亚和前捷克斯洛伐克共和国的研究团队受到了人们广泛的关注[1]。先进的技术和专业也是这个计划成功的不可或缺的重要因素。如果没有学术界、工业界和政府的通力合作，机械辅助支持技术不可能有今天的成就。

概念的形成

20 世纪 30 年代，Carrel 和 Lindbergh 开发了一个体外人工心脏样装置用于保存离体器官的存活。他们移除小动物的心、肾、卵巢、肾上腺、甲状腺和脾，之后观察脏器的状况和功能变化[2]。急性动物实验研究在俄罗斯和美国于 20 世纪 40 年代之后兴起。有重要意义的机械循环支持的起源应归功于 Gibbon 制造的心肺机的发展，和 1953 年的首次成功临床使用[3]。该装置用于需要体外循环支持数小时的外科心脏手术。一些无法脱离心肺机的患者以及需要更长时间的循环支持心脏功能才能恢复的患者，需要长时间的循环支持，这是发展可提供长期循环支持设备的最初的动力。20 世纪 50 ~ 60 年代，研究者们认为，人工心脏可以长时间地支持循环，这也刺激了它的发展，致力于此的先驱们有 Kolff、Akutsu、DeBakey、Liotta 和 Kantrowitz[4]。1963 年，DeBakey 和 Lederberg 在美国国会阐述不同领域中的人工心脏的必要性：如那些除了心脏功能衰竭外其他方面都健康的患者，和可能需要做长时间太空旅行的航天员[5]。这些听证会的同时，人们正热情讨论着早几年发生的俄罗斯的人造卫星计划和美国国家登月计划的技术挑战。

1964年，随着国会的特别批准，美国国家心脏病咨询委员会设立了任务导向型AHP，设计和开发了康复的设备以协助衰竭的心脏和心力衰竭患者[6]。经过回顾有关的自然科学和工程学基础，NIH指导者得出结论，除了人工心脏之外，还需要一套改善心脏病监护的目标计划。这一决议得到美国国会人工心脏-心肌梗死计划的拨款和心肌梗死研究单位的资助。

原来的AHP计划包括急救设备、临时设备和仪器、生理学和植入材料、组装和检测、短期循环辅助装置、长期心室辅助装置（ventricular assist devices，VADs）与长期置换设备。最初，所有项目都得到支持1年的合同，并且许多项目涉及行业的合作研究。生物材料和供急救临时使用的设备研究进展非常快，因此，几天到几周的循环支持被证明非常成功。然而，在当时MCS技术仍达不到支持循环几个月的时间。该计划的初期就强调，加强人类环境的基础科学和应用工程研究的第一原则是以设计能够维持5～10年循环支持为预期目标的植入式系统的设计。

20世纪60年代后期，强调这一任务是由于美国心脏移植经验不多，对器官移植缺乏了解，另一方面是对其他替代治疗方法的需要，如机械循环支持。从一开始，AHP经历了医疗、技术、伦理、心理和经济顾问的外部评估。除了NHLBI咨询理事会，其他研究所咨询委员会和5个专门技术小组及5个非技术小组为该计划提供监督和建议[6]。基于明显的进展，这些审查组的焦点一致集中于VADs，通过研究拨款鼓励更多全人工心脏（TAH）的基本研究和工程研究。1年合同被证明对AHP的进一步发展是低效的，随后有3～5年的合同计划配合调查员发起的计划和计划项目资助。

自从AHP开始以来，遇到许多技术和临床方面挑战并得到成功解决。因此，MCS设备更小、更可靠，并且为进展期心衰患者提供能够改善生存、器官功能和生活质量所需的选择。在MCS设备方面取得的进展很重要，因为这些设备仍需要继续改进发展。1968年，初始MCS的许多方面得到发展，在美国，每年以心力衰竭（HF）为主要原因的死亡人数是10 000[7]。这一数字在过去40年持续上升，到2006年已经超过60 000。在美国，HF对死亡率的影响非常大，从2006超过282 000份死亡证书上存在心衰诊断就可见一斑，虽然不能确定HF是否为主要死亡原因[8]。

在美国的HF患者数目达580万，有一半是已表现出心脏收缩功能降低。同时，最新一代MCS设备已被证实具有较好的临床结果，现在，MCS治疗已经越来越广泛地用于治疗进展期HF的患者（第2章将详细讨论MCS发展趋势和扩展需要）。MCS的发展涵盖了临床经验的积累、材料和设备本身的改进等多方面的进步。本章着重介绍过去60年来MCS设备发展的历程（表1-1）。

表1-1 机械循环支持发展大事记*

年份	事件	TAH	PVAD	RVAD
1953	首次使用心肺机做心肺转流（Gibbon）	×	×	×
1958	首次在狗体内成功使用TAH	×		
1963	首次在人体使用LVAD（DeBakey）		×	
1964	NIH建立人工心脏工程	×	×	×
	6项合约支持这个工程	×	×	×
1966	首次在人体成功使用LVAD（DeBakey）		×	
1968	首次在临床使用主动脉内球囊泵（Kantrowitz）		×	
1969	首次在人体植入人工心脏	×		
1977	NHLBI RFPs关于血泵，能量转化，能量传递		×	×
	NHLBI RFA关于血液材料相互作用	×	×	×
1980	NHLBI RFP关于使用两年血泵的整合		×	
1982	Barney Clark首例接受TAH植入作为终点治疗	×		

表 1-1 机械循环支持发展大事记[*]—续

年份	事件	TAH	PVAD	RVAD
1984	NHLBI RFP 关于两年使用安全性的研究		×	
	首次使用 Pierce-Donachy VAD（Thoratec PVAD）作为 BTT		×	
	首次植入 Novacor VAD（首次使用电机械 VAD）		×	
1985	首次使用 CardioWest TAH 作为 BTT	×		
1986	首次植入 Thoratec HeartMate IP VAD		×	
1988	首次在人体使用 Hemopump（Rich Wampler）- 首次使用旋转血泵			×
	NHLBI4 项目合约资助便携耐用 TAHs 的发展	×		
1989	Novacor VAD 手工操作 NHLBI 临床试验完成		×	
1991	首次 HeartMate VE（and XVE）的植入		×	
1994	FDA 批准气动 HeartMate VE 作为 BTT		×	
1996	NHLBI IVAS 合约支持 Jarvik 2000, HeartMate Ⅱ, CorAide VADs			×
	关于终点治疗的队列研究（PREMATCH）启动		×	
	NHLBI 两项合约支持 TAH Clinical Readiness Program（Abiomed,Penn State）	×		
1998	FDA 批准 HeartMate XVE 作为 BTT		×	
	FDA 批准 Novacor 作为 BTT		×	
	REMATCH 试验启动		×	
	首次植入 DeBakey VAD			×
1999	首次在人体植入 Arrow LionHeart VAD（首次使用 TETS）		×	
2000	首次植入 HeartMate Ⅱ（2000 年 7 月 27 日）			×
	首次植入 Jarvik 2000（2000 年 6 月 20 日）			×
2001	REMATCH 试验完成		×	
	首次植入 AbioCor TAH	×		
2002	FDA 批准 HeartMate XVE 作为终点治疗		×	
2003	CMS 保证金准备关于终点治疗		×	
2004	NHLBI 儿童机械循环支持工程启动		×	×
	首次植入 DuraHeart VAD（2004 年 1 月 19 日）		×	×
2006	首次植入 HeartWare HVAD（2006 年 3 月 22 日）			×
	首次植入 Levacor VAD（2006 年 3 月 8 日）			×
	FDA 批准 AbioCor TAH	×		
	INTERMACS 登记启动（2006 年 6 月 23 日）	×	×	×
2007	首次植入 Circulite Synergy device；微型 VADs 出现（2007 年 8 月 8 日）			×
	Peter Houghton 在接受 VAD 支持创纪录的 2714 天后死亡			×
2008	HeartMate Ⅱ BTT 临床试验完成			×
2009	FDA 批准 HeartMate Ⅱ作为 BTT			×
	HeartMate Ⅱ终点治疗临床试验完成			×
	CardioWest TAH 第 850 次植入	×		
2010	FDA 批准 HeartMate Ⅱ作为终点治疗			×

[*] 与全人工心脏（total artificial heart,TAH），搏动心室辅助装置（pulsatile ventricular assist devices,PVADs），旋转心室辅助装置（rotary ventricular assist devices, RVADs）的实质进展记录。

BTT：过渡到移植；CMS：医疗保险和医疗补助服务中心；FDA：美国食品和药品监督管理局；INTERMACS：机械辅助循环支持注册登记系统；IVAS：创新心室辅助系统；LVAD：左心室辅助装置；NHLBI：国家心肺血液研究所；NIH：国立卫生研究院；REMATCH：机械辅助用于治疗充血性心力衰竭的随机评估；RFA：申请项目；RFP：投标申请书；TETS：经皮能量传输系统；VAD：心室辅助装置。

搏动血流心室辅助装置的发展

AHP 确立以后，NIH 重点关注可行性强的应用性研究，以推动技术的发展，改进 MCS 设备性能，以期改善患者的临床预后。在这个过程中推出了一个确保 AHP 得以实施的计划，并于 1964 年签署了一套合约来保障其目标实现。此计划倡导 MCS 设备的更新发展，为达到这个目标，合约支持了一系列的研究计划，包括血泵、能量转换器、仪器仪表、能量传输、血液相容性材料、能量储存、流量控制、内源性热交换、氧合器等的开发研究，以及相关的检测和评价[9]。在 1970—1972 财政年，NIH 有 27 项针对这个计划的合约开展实施，包括主动脉内球囊泵的评价和膜式氧合器的设计，新型材料的研究、检测和评价，设备液体力学的研究，电力驱动的心室辅助装置的在体研究等一系列项目[10]。

20 世纪 60 年代，美国心肌梗死发生率增长迅速，心肌梗死后心力衰竭的患者能够得到心脏移植救治的数量非常有限。临床专家认识到人们对 MCS 治疗的潜在需要，明确了第一代植入式心室辅助和心脏替代系统的设计目标，即治疗终末期心力衰竭患者。当时，理想系统需要能够提供 10L/min 的心输出量，维持平均动脉血压 120mmHg，充盈压 20mmHg，心率低于 120 次 / 分。考虑了技术和生活质量方面的所有因素，最初心室辅助系统的目标是两年之内不需要手术维护。基于正常心脏 1 年搏动 4000 万 ~ 5000 万次，NHLBI 要求第一代搏动装置至少实现 1 亿次实时搏动循环。

在 AHP 开始之初，MCS 系统的规格就已经被规定。为了用搏动泵刺激患者心脏，血液必须快速在 0L/min 和 25L/min 之间变换。泵以及连接材料的理化特性和形态构造都不能破坏或抑制的血液成分，特别是红细胞和血小板的功能。控制系统必须能够自动调节以满足患者代谢的需要。植入系统的表面结构需要适合人体解剖学。部件必须能够在具有腐蚀性的体内温盐水环境中保持结构功能稳定。设计需要将设备结构的坚固性与年龄相关的解剖学的特性很好地结合起来。系统运动、振动、产生的热能和废物排放等，要低于对周围组织产生损伤的阈值。血液接触表面需要有良好的组织相容性以减小血栓和卒中的危险。这些标准远远超出了当时植入医疗设备的技术水平。其中血液接触表面最具挑战性。搏动系统具有较大的且承受往复运动的表面，其中网纹的表面刺激细胞的沉积，有比较好的生物相容性。所以，这类设备最先进入临床试验。

经过多年的优化设计评价，动物实验和疲劳实验，世界顶尖的研究团队确定了 Biomer（Dupont，Wilmington，DE）可以作为备选的生物材料。然而，在 20 世纪 80 年代后期，经过了 15 年的测试，Dupont 向 NHLBI 说明由于担忧 Biomer 可能涉及诉讼，将放弃其临床使用。这是道康宁乳房植入物诉讼的余波，这迫使此领域必须研发新的并且被证实能够被患者长期使用生物材料。考虑到道康宁诉讼案的影响，美国国会于 1997 年通过了生物材料使用担保法案以确保患者能够及时用到设计合理的植入物。

临床实验开始之前，NHLBI 要对设备准备就绪情况和手术操作流程进行评估。第一次 NHLBI 临床准备程序要求成功地在牛体内植入 MCS，并且可连续工作达到两倍预期使用时间，期间要做上千小时连续模拟测试的分析。

关于搏动血流气动心室辅助装置的临床研究和试验从 20 世纪 70 年代就开始了，充分展示了 MCS 设备的临床应用价值，同时也使自 60 年代开始研究以来所取得的一系列进步得以展现。第一项由 NHLBI 组织进行的临床试验采用轴流搏动灌注血泵，可以通过体外或者植入腹腔内应用于心脏手术后心源性休克的患者[11,12]。在 70 年代中期，对 41 例接受 MCS 治疗的患者进行了长达 5 年的研究。这些患者的病情得以改善，而且有 6 名患者长期生存。虽然存在凝血及收缩带坏死的问题，这些患者在脱离设备后心功能还是得以恢复。同样在 20 世纪 70 年代，Pierce 和宾州大学工程学院和医学院的教师和学生在 NIH 的资助下，一道研发了一套心室辅助装置，即后来的 Thoratec 搏动心室辅助装置（pulsatile ventricular assist device，PVAD）（图 1-1）[13]。最初这

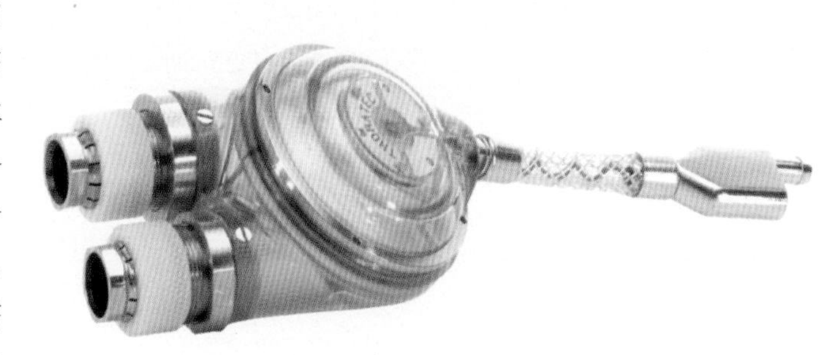

图 1-1 Pierce-Donachy VAD（即后来的 Thoratec PVAD），是一个气动的心室辅助装置，在 20 世纪 70 年代发展起来，用于左心室、右心室和双心室支持。（Courtesy of Thoratec, Inc.,Pleasanton, CA.）

套设备作为 Pierce-Donachy VAD 为人们所知晓，得到美国 FDA 的认证，可作为心脏术后恢复和心脏移植手术的过渡治疗（bridge to transplantation，BTT）。继而，它被用来提供左心室、右心室和双心室支持。

可植入的电机械心室辅助装置

完全植入式心室辅助装置研制计划在 1977 年确立。这项工程是第一次尝试设计整套辅助系统，设计目标是在人体内至少可以连续使用两年。此系统包括血泵、能量转换器、电源、经皮的能量传递和自动控制装置，此系统是完全密闭结构（如，无排气装置）。同时，在 1977 年，NHLBI 设备与工程分公司（DTB）举办了一次年度合作者交流会议，提供了一个公开论坛用来报告合约支持的项目进展和各个工程团队之间的信息交流。基于第一次会议的成功和被资助者的要求，每年的会议都向所有的 DTB 的资助者和被资助者开放。会议于每年 12 月在马里兰州贝塞斯达举行，几年之后，会议分别在路易斯维尔、肯塔基、华盛顿举行，后来通过协议加入了美国人工器官协会年会的心血管版块。

必须对生物材料有深入的了解，这样才能够适应生物工程技术的要求，研发适合长时间使用的 MCS 装置。现代心血管生物材料领域研究的起源始于对血液接触材料应用申请的批准。之后，DTB 成立了工作小组，出版了指南，用以指导生物材料特质的界定和组织相互作用的研究，以此扩大各实验室之间研究的可比性，加速研究的进程[14]。NHLBI 也支持用于研发中 VADs 的一些特殊材料的制备方法的尝试。

15 年间，在 NHLBI 的指导下计划和实施了 10 个 3 ~ 5 年时长、各自独立的 VAS 研究的子项目。最初的 3 年是关于血泵、能量转换器和能量传输方法的研究。在这些系统部件研究的基础上，接下来的 4 年将大多数优选的方法集合形成完整的可植入的心室辅助装置系统。这些研究活动促进了医疗用品的制造和质量的同时，参与了新知识和新技术的创造。

1984 年，作为完全植入式心室辅助装置这一项目的先行者，5 种不同的心室辅助装置涌现出来，从而展示了系统观念可行性。4 种优选的系统得到了签约；分别是 Abiomed（Danvers，MA）、Nimbus（Rancho Cordova，CA）、Novacor（Oakland，CA）和 Thermo Cardiosystems（Woburn，MA），每一种都进行了设备准备就绪的测试，在动物体内植入观察它们两年的实际应用情况和生物相容性，这是 NIH 计划首次承担设备可行性评价。严格的测试流程在后续的研究中展开，每项设备的功能都被 NHLBI 远程连续监测，主要指标有心输出量和血压。设备安装在类似人体手术植入的相应部位。以 37℃ 的生理盐水作为灌注液体。过滤器、紫外线、手部清洗有助于减少系统受到微生物的污染。系统模拟了患者休息和进行正常活动、适度运动以及必要时短时间能达到的最大流量和压力。测试中不允许对系统有维护。Novacor VAD 初期测试出现了故障。重新开始后，两年之内 12 套受测系统均没有出现测试失败的情况，其中两套系统继续了 3 年测试。Novacor VAD 系统是唯一完成了严格测试的系统。准备就绪测试（readiness testing）是第一个也是唯一的超过设计时间和成本的项目。

随着 Novacor 系统的测试成功，1 项临床试验在 3 个临床医疗中心，1 个生产中心和 1 个数据整合中心开展起来[15-17]。30 个 VASs 系统纳入计划，20 个用于随机的临床试验，10 个作为备用和测试。由研究者、FDA 和 NHLBI 特别成员组成的指导委员会，拟定了关于患者及设备治疗终点，患者纳入标准，患者及设备的管理，生存质量评价和随访的草案。建立数据和安全监控系统用以做进一步的专家鉴定和监督。除了最初 3 年的启动时期，百特医疗用品公司（Deerfield，IL）与 NHLBI 关于临床试验成本分担问题的讨论一直在进行。百特，Novacor 的母公司，最终做出了退出试验的商业决定。虽然没有人类受试者加入试验，VAS 计划在随后的临床试验中证实了 HeartMate XVE（图 1-2）和 Novacor VAD（图 1-3）是安全有效的。

Thermo Cardiosystems 继续了 Heartmate XVE 可靠程度的测试，并且设计开展了一项针对等待心脏移植的终末期心力衰竭患者循环支持治疗的临床试验。这项工作用了 9 年的时间，大约花费了 4200 万美元。FDA 于 1994 年批准气动 Heartmate VE 作为心脏移植的过渡治疗措施。4 年后，FDA 批准 Novacor VAD 和电动的 Heartmate XVE 作为 BTT。在这个时期的宾州，联合 Arrow International，Inc.（Reading，PA）研发了使用新型经皮能量传输系统（transcutaneous energy transmission system，TETS）的完全植入式左心辅助装置。这种装置即 LionHeart LVD 2000（图 1-4），于 1999 年第一次被植入；尽管此设备显示能够提供较好的临床疗效，Arrow 公司最

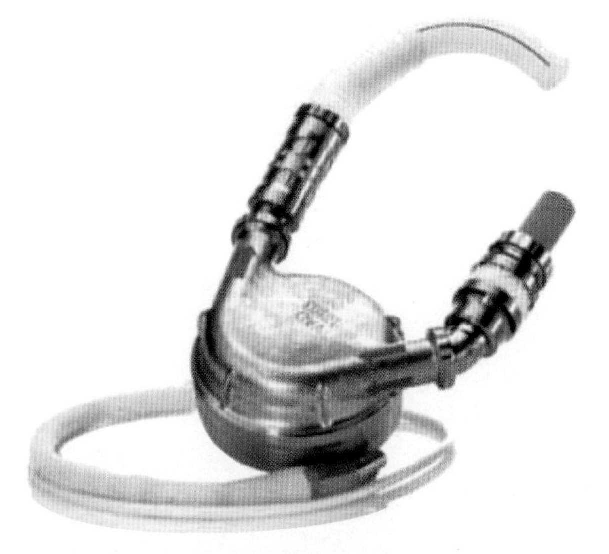

图 1-2 Thoratec HeartMate XVE 使用网纹血液接触表面。此装置用于 REMATCH 试验，继而成为首个被 FDA 批准的用于终点治疗的支持设备。（Courtesy of Thoratec，Inc.，Pleasanton，CA. Note：Thoratec acquired Thermo Cardiosystems in 2001.）

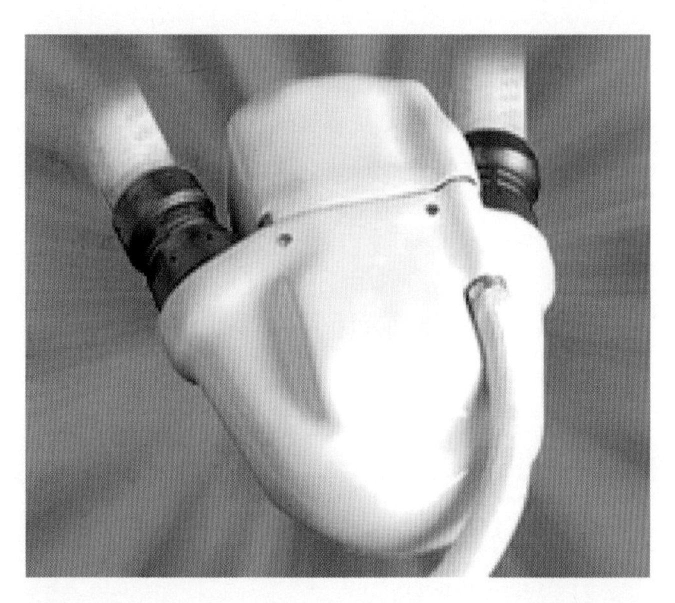

图 1-3 Novacor VAD，唯一一个在 20 世纪 80 年代完成复杂准备测验的设备。（Courtesy of WorldHeart，Inc.，Salt Lake City，UT.）

终因为财政问题决定终止设备的进一步研发和销售[18]。

随着时代的发展，被批准临床应用的设备被越来越多地考虑作为异体同种心脏移植的永久替代治疗方法。为此，研究者们发起了一项针对充血性心力衰竭接受机械辅助治疗措施进行随机化评价的临床研究，提交到 NIH[19,20]。从 Novacor VAD 的临床试验中得到的手术操作方法和发表的文章成为了再次进行临床试验和最终临床试验设计的基础。根据对草案进一步的修订，最终的试验方案通过了同行评议，资金

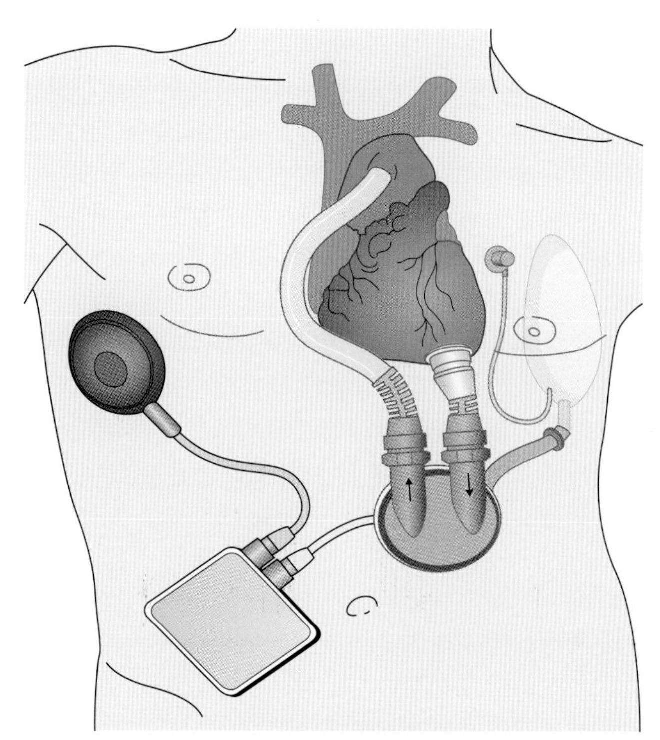

左心室辅助系统

图 1-4 LionHeart LVD 2000，一个完整的首次使用经皮能量传输系统（transcutaneous energy transmission system，TETS）的装置。植入 TETS 的线圈在图左上方显示。（Courtesy of Arrow International，Inc.，Reading，PA.）

资助根据哥伦比亚大学、Thoratec 公司和 NHLBI 的合作协议由 NHLBI 提供。多中心研究纳入了申请心脏移植却没有得到资格的终末期心衰患者，对比了常规优化的医疗措施和长期植入左心辅助装置的治疗效果。研究纳入了没有取得心脏移植资格的 129 例终末期心衰患者，随机接受常规优化的医疗措施或者 HeartMate XVE 左心辅助装置治疗。Kaplan-Meier 生存曲线显示接受 VAD 的患者 1 年死亡率减少了 48%。虽然 VAD 组不良事件发生率较高，但是 1 年生存质量却显著提高。接受常规优化医疗措施治疗的患者存活情况比预计情况差得多。

具有里程碑意义的后期临床试验证实了 MCS 能够成功为终末期心衰患者提供长期的循环支持，同时提高了患者的生存质量。这次试验使 FDA 在 2002 年批准 HeartMate XVE 作为无法进行心脏移植的终末期心衰患者的终点治疗手段。1 年后医疗保险和医疗救助服务对终点治疗提供支持。

全人工心脏的发展

在 20 世纪 50 年代，Akutsu 和 Kolff 等早期研究

工作者首次报道了在Cleveland医疗中心成功完成了全人工心脏的动物实验[1,4]。同时，在休斯顿，Liotta和Baylor-Rice研究团队研发了通过左、右心室旁路提供完全双心室支持的人工心脏。Cooley于1969年用Liotta全人工心脏实施了第一例人体植入手术。这个设备使用了64小时，使患者过渡到心脏移植手术，在当时这开拓了一项崭新的治疗途径[4,21,22]。

同样在1969年，国家心脏研究所负责心脏替代的特别工作组观察到绝大多数MCS设备的严重技术问题都与材料的生物相容性相关，所以建议AHP关注VADs研究和有前景的改进方法[6]。在个人和计划项目资金的资助下，接下来的数十年，努力都聚焦在TAH设备的进一步改进上。Kolff、Nose和Pierce作为主要项目的领导者，组织了大批严谨的科研人员用小牛进行了无数次艰难的气动人工心脏植入的应用研究。德克萨斯心脏研究所研发并完善了Akutsu Model Ⅲ气动人工心脏，Cooley于1981年用它使一位患者过渡到心脏移植，该患者于心脏移植术后7天死于多器官功能衰竭[23]。犹他大学的Kolff与他的团队一起做了大量全人工心脏的研发工作，即后来的Jarvik-7全人工心脏；1982年，这一设备由DeVries成功植入Barney Clark体内，首次被用来作为永久替代性的终点治疗措施[24]，Clark是一个退休的牙医，他依靠此设备存活了112天，随后植入全人工心脏作为永久替代性的终点治疗提供了长达620天的支持纪录。尽管全人工心脏能够提供长期循环支持，但是此设备还是带来了许多不良事件，并对患者生存质量明显损害，包括由于泵内栓子脱落和当时应用的高流量所引发的卒中，很快TAH被重新定位为（至少在一个更完善的设备被开发之前）帮助患者向心脏移植过渡的治疗手段而不是永久替代性的终点治疗。

Copeland于1985年第一次将Jarvik-7 model全人工心脏应用于BTT[25]。之后不久，宾州开发的一种气动全人工心脏也作为BTT在两例患者中应用[26]。自从1985年，Jarvik-7全人工心脏被重新命名为SynCardia temporary全人工心脏（图1-5），并在临床上至少植入850次。便携式自由驱动的发展目前使SynCardia全人工心脏提供给患者更大的机动性。迄今为止，还没有关于SynCardia全人工心脏的随机对照临床试验的报道，只是在1989年，总结并发表了关于先期100例患者的临床应用经验[27]。

1988年，NHLBI宾州/3M、Abiomed/德克萨斯心脏研究所、犹他大学和Nimbus/Cleveland医疗中心签约，资助全植入式一体化全人工心脏的研究[28]。这个项目研发了AbioCor全人工心脏，在2001年成功实现了完全植入（图1-6）。这个系统达到了完全植入的目标，于2006年在人道主义设备免税的情况下被FDA批准上市。此装置被用于不符合心脏移植标准且没有其他治疗选择的终末期心衰患者，目标是至少延长30天的生命[29]。迄今为止，约20例患者接受了此装置的治疗，其中报道最长的存活时间是17个月[30,31]，这名患者回到了自己家所在的小城，过着相对正常的生活，还看到了自己最小孙子的出生。AbioCor全人工心脏由于装置内支撑轴上容易形成血

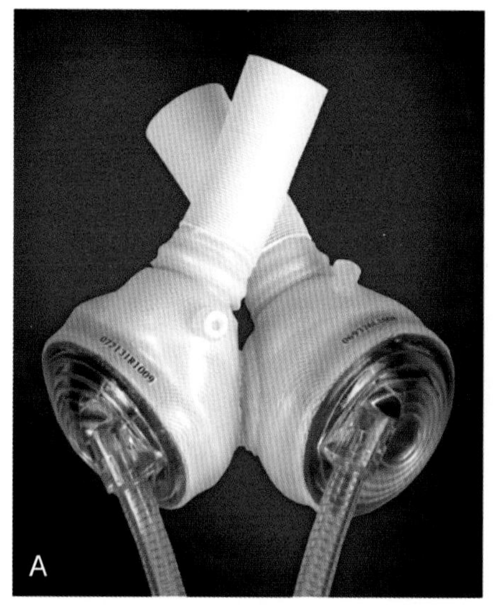

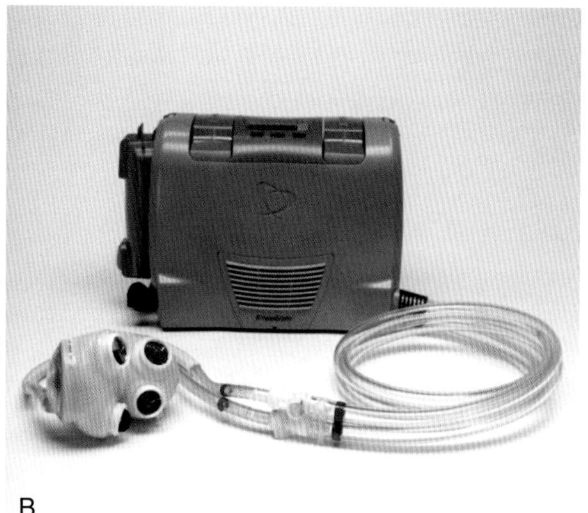

图1-5 SynCardia暂时性全人工心脏（A）与可携带的驱动系统（B）。(Courtesy of Syncardia. Systems，Inc.，Tucson，AZ.)

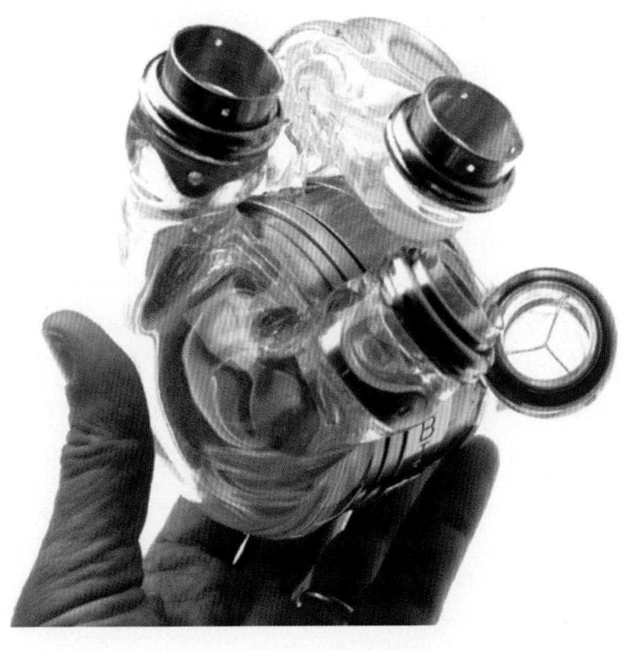

图 1-6 AbioCor 全人工心脏，使用经皮能量传输系统的完全植入式装置。（Courtesy of Discovery Communications，LLC.）

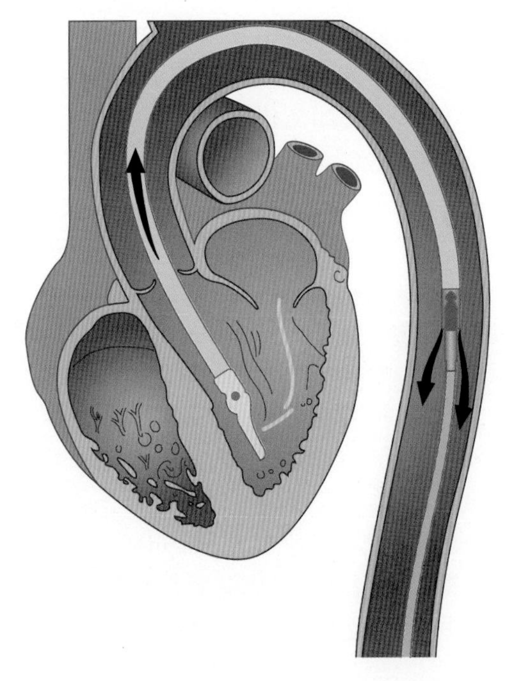

图 1-7 Hemopump，一种使用驱动柄获得涡轮动力的导管支架 VAD。此设备的首次使用提示旋转设备能够在叶片高速运转情况下成功泵血。（Courtesy of Medtronic，Inc.，Grand Rapids，MI.）

栓，血栓栓塞并发症发生率的增高致使人们对缝合部位在设计上进行了改进，并且调整了植入术后的抗凝策略[30]。

可植入旋转式心室辅助泵的发展

1988 年开始了一场 VADs 的发展的革命，旋转式泵第一次用于心源性休克患者的循环支持。人们熟知 Hemopump 装置（图 1-7）是 Wampler 设计和开发的可经介入导管途径植入的用于短期循环支持的 VAD。该装置用传动轴驱动涡轮叶片达到 17 500 ~ 44 000 转 / 分转速，产生 2 ~ 4 L/min 的流量。在这样高切应力的环境下，如果辅助期间精心控制泵维持运转正常，Hemopump 对红细胞的损害是很轻微的。

与电动机械和空气压缩 VADs 利用容积位移机制来模仿心脏脉冲式泵血不同，Hemopump 持续泵血[32,33]。该装置很快就成为“旋转式”或“平流”VADs 的同义语。随着它不会导致溶血或其他血液有形成分的损坏的优势的显现，尽管操作中该装置具有很高的转速，但是由于旋转泵可以制作的很小并且提供足够的心脏支持，20 世纪 80 年代末，MCS 研究重点转向平流 VADs 的开发。早期，这一代设备得到各种资助，包括 NHLBI 资助的小企业创新研究（Small Business Innovation Research，SBIR）基金。

基于脉动式 VAD 设备和平流 VAD 设备（包括旋转式 VADs）的进展，1996 年 NHLBI 实施创新心室辅助系统（IVAS）计划。IVAS 项目带来了众多的旋转式 VAD 设备的研究和发展，最终产生了 HeartMate Ⅱ、Jarvik 2000 和 CorAide VADs。

第一次植入用于长期循环支持的连续血流 VAD 是 DeBakey VAD，该装置现在称之为 HeartAssist。它是 IVAS 计划以外，MicroMed 公司与国家航空航天局（美国航天局）长期合作开发研制的。1998 年，在奥地利的维也纳，DeBakey VADs 成功用于两名心衰晚期患者[34]。2000 年，Jarvik2000 VAD（图 1-8）和 HeartMate Ⅱ VAD（图 1-9）第一次实施了人体植入。从那时起，对其他平流 VADs 和首次人体植入 VAD 的临床试验逐渐展开，例如通过微创手术植入 Circulite Synergy 便携式袖珍泵（图 1-10），还有 HeartWare HVAD、WorldHeart Levacor VAD（图 1-12）和 Terumo DuraHeart VAD（图 1-13）[35-38]。表 1-1 列出了每种设备的第一次人体植入的时间。Jarvik 2000 为第一个植入患者彼得 · 霍顿提供了 2714 天的循环支持，患者于 2007 年 12 月最终死于急性肾衰竭。到目前为止，它创造了单个 VAD 循环支持最长时间的记录，具有里程碑式意义。

Thoratec HeartMate Ⅱ心室辅助装置是第一个取得FDA批准的治疗成人心力衰竭的平流心室辅助装置。此装置于2009年取得BTT应用许可，2010年取得终点治疗许可，此后此装置迅速普及，据报道迄今为止已对超过4000例患者进行了植入。由于新型平流的心室辅助装置在临床上取得了巨大的成功，导致大多数搏动血流装置的淡出[39]。在美国，随着平流VAD的成功使用，对一些身材较小的患者，

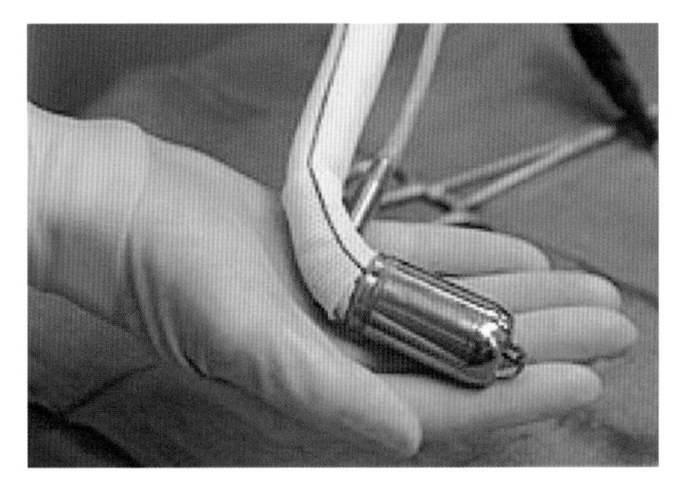

图1-8 Jarvik 2000 Flowmaker被安装在左心室，所以不需要灌注插管。最长存活时间的患者接受Jarvik 2000 Flowmaker的单一支持大于7年。(Courtesy of University of Maryland Medical System，Baltimore，MD.)

特别是对女性患者提供了新的选择，逐渐取代了HeartMate XVE。再者，由于Thoratec HeartMate Ⅱ优越的耐久性超出了此前HeartMate XVE两年寿命的设计，HeartMate Ⅱ作为终点治疗对患者来说更安全可靠。

随着平流VADs的出现和临床应用，在心衰治疗领域中的效果至少不亚于药物治疗。较终末期心衰，这些设备在中重度心衰患者中的使用更具潜力。为此，国家心肺血液研究所(National Heart，Lung and Blood Institute，NHLBI)于2009年7月设计了一项名为“REVIVE-IT”(Randomized Evaluation of VAD InterVEntion before Inotropic Therapy)的临床比较实验，将VADs应用于非正性肌力药物依赖的、可活动的NYHA Ⅲ B-Ⅳ级的患者，以比较与最佳药物治疗组的区别[42]。这一试验于2012年初在临床中正式开展。

展望未来

在MCS领域中，临床、实验室和工程方面均取得了令人振奋的进步。当我们展望未来，应当记住Frank Hastings的告诫：在这个领域，维持“生物医学能力”的重要性。虽然MCS的工程学和生理学方

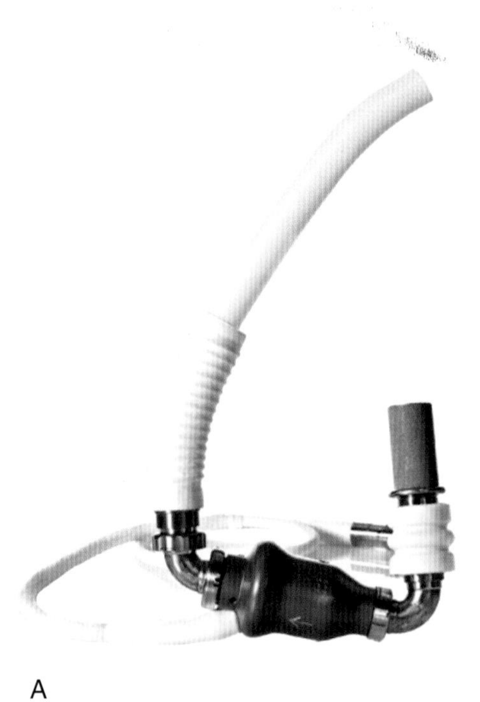

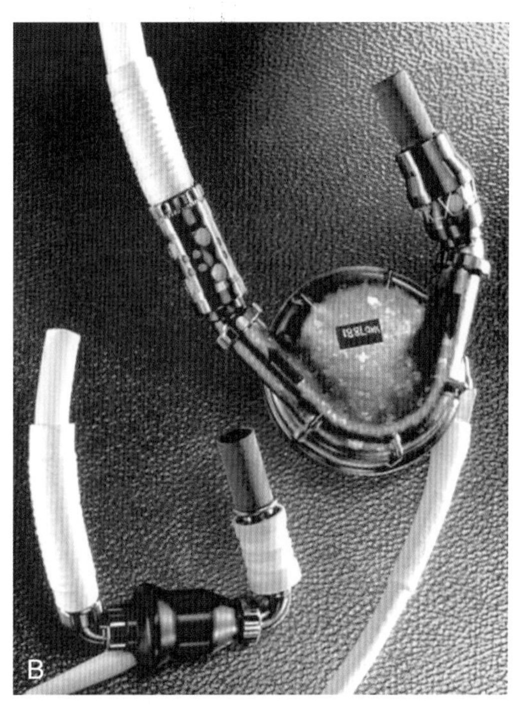

图1-9 HeartMate Ⅱ（A和B，左下），HeartMate XVE（B）。HeartMate Ⅱ是首个得到FDA批准的旋转型VAD，可作为移植过渡和终点治疗。(Courtesy of Thoratec，Inc.，Pleasanton，CA.)

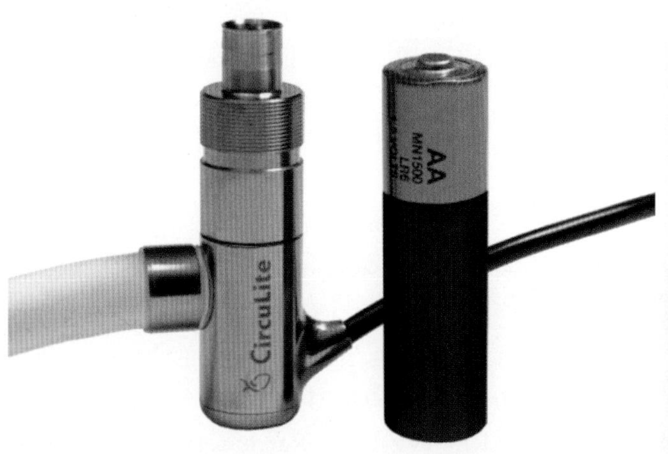

图 1-10 Circulite Synergy 便携式袖珍泵。此装置被设计用来在非体外循环或者非胸骨切开的情况下植入。血液经 inflow 插管从左心房引流，然后经 outflow 移植物到锁骨下动脉。(Courtesy of Circulite，Inc.，Saddle Brook，NJ.)

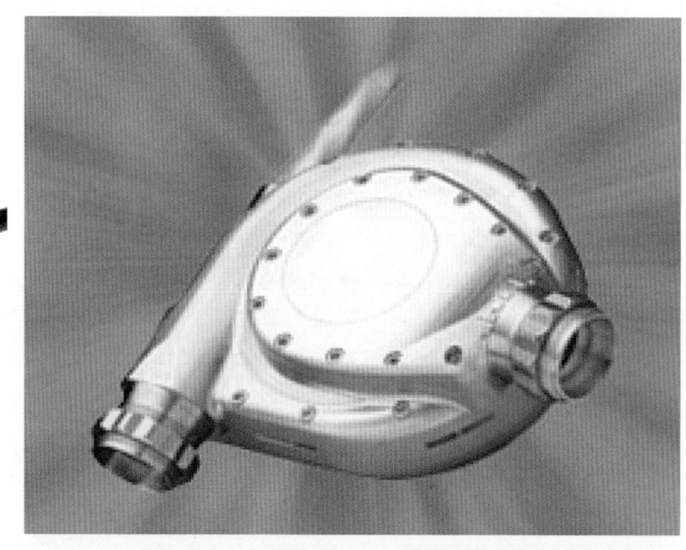

图 1-12 WorldHeart Levacor VAD，运用磁力悬浮推动器来提高耐用性。(Courtesy of WorldHeart，Inc.，Salt Lake City，UT.)

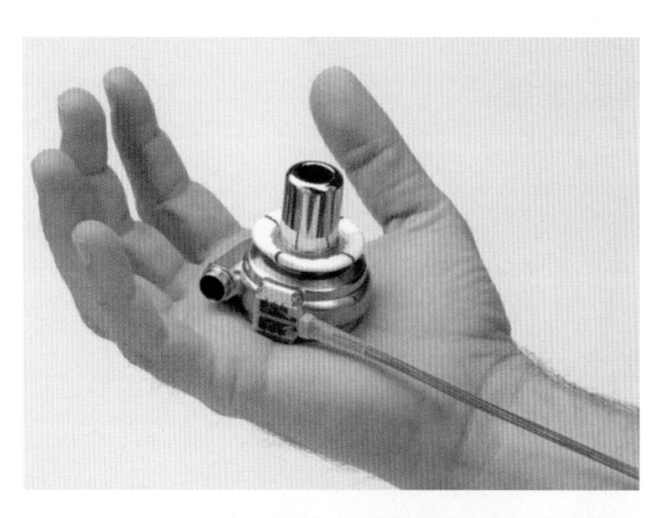

图 1-11 HeartWare HVAD 是一个使用水动力轴承的离心泵。它的小型设计使它能够在所有患者实现膈上植入。(Courtesy HeartWare，Inc.，Framingham，MA.)

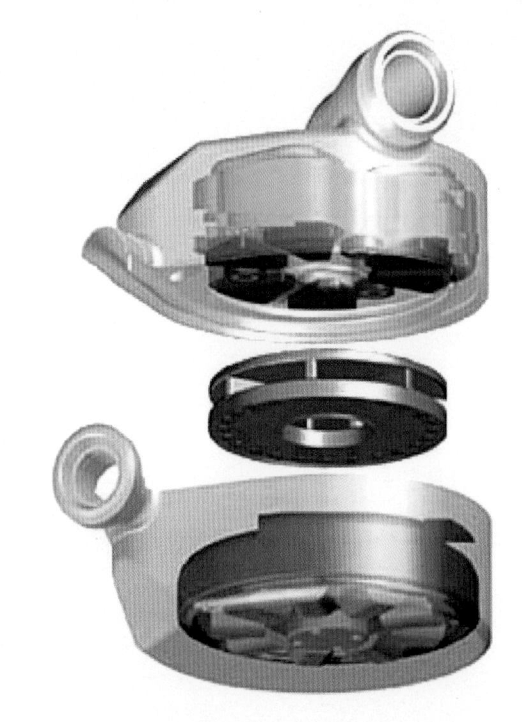

图 1-13 Terumo Heart DuraHeart，运用磁力悬浮推动器的离心泵。(Courtesy of Terumo Corporation，Tokyo.)

面在过去 50 年里已经取得了长足的进步，但仍然有相当大的发展空间。考虑到患者的生活质量和他们的家庭负担，仍然需要改良植入装置和外部辅助装置（例如：外部控制器和电池）、改进手术操作方法、提高医疗管理、降低医疗费用。新一代的临床医生、工程师和科学家等精英们需要进一步去挖掘这个领域的潜力。

需要 MCS 支持的庞大的心衰人群，促进了 MCS 的发展，NHLBI 基金对于机械辅助循环支持注册登记系统（Interagency Registry for Mechanically Assisted Circulatory Support，INTERMACS）的资助也是促进其发展动力之一[40]。2006 年，通过联合 NHLBI、CMS、FDA、临床医生、科学家和业界代表等各方面的力量，发起了这个国家注册机构。它由伯明翰的阿拉巴马大学组织、运行和维护，与美国联合网络器官共享机构（the United Network for Organ Sharing，UNOS）联合率先发起，专门用于收集接受 MCS 设备长期治疗的进展性心衰患者的数据。分析来自 INTERMACS 的数据结果，能够规范患者选择，完善临床管理，并且帮助识别植入装置的最佳时机。对这些患者的科学调查与长期随访将提供许多对心力衰

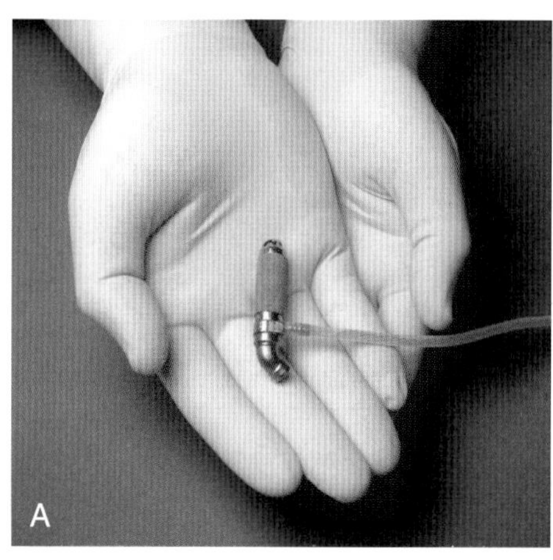

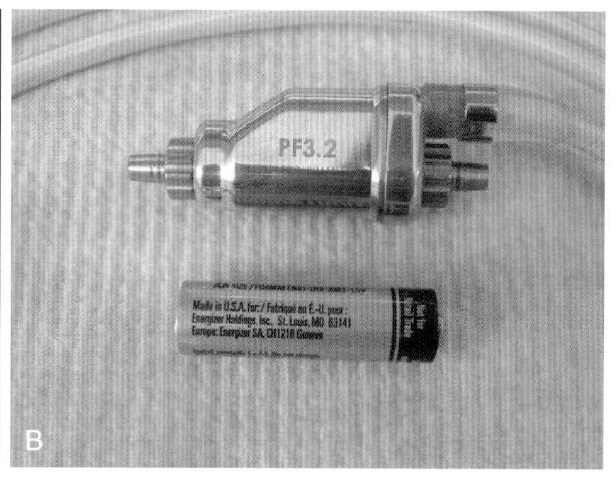

图 1-14 Infant Jarvik 2000 VAD（A）和 PediaFlow VAD（B），主要用于新生儿、婴儿、低龄儿童，未来也可能会适用于成人。(Courtesy of Jarvik Heart Inc.，New York.)

竭基本机制新的认识和理解。我们也希望通过使用这些方法能够识别那些对 MCS 治疗反映良好、本身心脏功能恢复并可以撤除 MCS 装置的患者[42]，以期给这部分患者提供更好的生活质量[43]。

如果卒中、出血和感染等不良事件能够得到良好控制，植入手术操作损伤更小，辅助装置与患者的连接更有助于正常的生活，那么患者更有可能从目前的治疗中获益。当前的一些研究和进展也许有助于实现这一目标。例如：NHLBI 赞助的儿童、婴儿和新生儿泵（PumpKIN）项目，它包括 4 个分项目，最终目标是为患有严重心衰的低龄儿童提供获得 FDA 批准的 MCS 设备[44,45]。在这个项目中，将研发出更小的 VADs，在成人通过微创手术植入从而增加心输出量。Infant Jarvik 2000 VAD 和 PediaFlowVAD 就是这个项目中研制出的两款此类装置，如图 1-14 所示。Infant Jarvik 2000 VAD 的大小如“双 A”的电池，应用了新型的流体动力轴承设计，减少了血栓形成的风险。更新一代的 VADs 装置如：WorldHeart Levacor VAD、Berlin Heart INCOR LVAD、Terumo DuraHeart 等则使用磁悬浮的轴承，考虑到这一技术有改善 MCS 设备的生物相容性和提高能效的潜在优势，今后将会对此技术进行进一步的开发和使用。

MCS 装置正在面临的挑战，包括动力来源和对植入装置的动力传输。虽然设备的电池体积有所减小，寿命也有所延长，但因为目前所用电池的重量和需要频繁充电和更换等，对患者来说仍然是很不方便的。电池的改进是一个关注改善安装 MCS 患者生活质量的研究领域。设备动力传输是另一项挑战。虽然几年前，LionHeart VAD 和 AbioCor TAH 就证实了可以经皮通过 TETS 传输，但大多数其他电动设备都依赖经皮导线充电和放电。经皮导线会增加感染机会，患者及家属需要花更多精力来保持经皮穿刺部位的清洁，而且导线限制了患者的自主活动。MCS 产业需要付出更大的努力去适应现有 MCS 系统中成熟的 TETS 技术，并解决存在的问题。此外，应该研究和开发替代能源，以取代现今使用的传统而烦琐的电池系统。

MCS 设备发展所面临的另一项艰巨任务是治疗右心衰竭设备的研究，目前使用大部分 VADs 设备都是为治疗左室功能不全而研制的。如今，可以治疗右心室衰竭的设备只有 Thoratec PVAD 和体外 MCS 设备。虽然一些右心室辅助装置的研究即将完成，但是要能够成为临床上治疗右心衰可行的 MCS 装置仍需要更多的共同努力[41]。

全植入式的内源性触发的 TAH 系统迄今尚有待完善。而气动动力的 TAH 系统有着良好的临床结果。完全植入系统的有限临床结果预示了类似的临床效果。有前景的新型 TAH 的研究仍在继续，在德克萨斯州心脏研究所和克利夫兰医疗中心的研究组正在研究利用双连续血流设备来替代的左、右心室功能。这种 TAH 设备可能也具有类似连续血流 VADs 的优势，优于搏动血流 VADs，且具有更好的稳定性和较小的体积。

因为植入 MCS 设备的患者不断遭遇不良事件，需要更多的研究去了解导致这些不良事件相关的设备自身潜在原因。虽然设备需要进一步改进和完善，而且这将有助于降低装置相关的并发症发生率和死亡率，了解这些并发症的生物学和病理生理学及其相关的治疗措施对于来防治并发症是有意义的。

我们在此对那些在 MCS 领域孜孜不倦努力工作和通力协作的工作者们致以崇高的敬意。如果没有他们以睿智的头脑和慷慨分享关于进展及问题等相关信息，MCS 将仍然处于空谈和臆想的阶段。心力衰竭依然是人类生命的严重威胁，但 MCS 已经非常有效地干预了它，并且在未来有着巨大的发展潜力。

（杨九光 译 于 坤 校）

参考文献

1. Nose Y. The birth of the artificial heart programs in the world: a special tribute to Tetsuo Akutsu and Valery Shumakov. *Artif Organs.* 2008;32:667–683.
2. Carrel A, Lindbergh CA. The culture of whole organs. *Science.* 1935;81:621–623.
3. Stoney WS. Evolution of cardiopulmonary bypass. *Circulation.* 2009;119:2844–2853.
4. Frazier OH, Kirklin JK. *Mechanical Circulatory Support.* Philadelphia: Elsevier; 2006.
5. DeBakey ME. Development of mechanical heart devices. *Ann Thorac Surg.* 2005; 79:S2228–S2231.
6. U.S. Institute of Medicine Committee to Evaluate the Artificial Heart Program of the National Heart, Lung and Blood Institute, Hogness JR, VanAntwerp M, National Heart Lung and Blood Institute. *The Artificial Heart: Prototypes, Policies, and Patients.* Washington, D.C.: National Academy Press; 1991.
7. Ho K, Anderson K, Kannel W, et al. Survival after the onset of congestive heart failure in Framingham Heart Study subjects. *Circulation.* 1993;88:107–115.
8. Writing Group Members, Lloyd-Jones D, Adams RJ, et al. Heart disease and stroke statistics—2010 update: a report from the American Heart Association. *Circulation.* 2010;121:e46–e215.
9. Vancitters RL, Bauer CB, Christopherson LK, et al. Artificial-heart and assist devices—directions, needs, costs, societal and ethical issues. *Artif Organs.* 1985;9:375–415.
10. Altieri FD, Powell RS, Hanks JB. *The Artificial Heart Program: 1964–1975.* Washington, D.C.: National Heart and Lung Institute; 1975.
11. Schoen FJ, Palmer DC, Bernhard WF, et al. Clinical temporary ventricular assist: pathologic findings and their implications in a multi-institutional study of 41 patients. *J Thorac Cardiovasc Surg.* 1986;92:1071–1081.
12. Pennington DG, Bernhard WF, Golding LR, et al. Long-term follow-up of postcardiotomy patients with profound cardiogenic shock treated with ventricular assist devices. *Circulation.* 1985;72:II216–II226.
13. Pierce WS, Brighton JA, O'Bannon W, et al. Complete left ventricular bypass with a paracorporeal pump: design and evaluation. *Ann Surg.* 1974;180:418–426.
14. National Heart, Lung and Blood Institute Writers Group. *Guidelines for Blood Materials Interactions.* Bethesda, MD: National Heart, Lung and Blood Institute; 1985.
15. Pennington DG, Griffith BP, Swartz MT, et al. Evaluation of an implantable ventricular assist system for humans with chronic refractory heart failure: patient selection. LVAS Study Group. Left Ventricular Assist System. *ASAIO J.* 1995;41:23–26.
16. Pennington DG, Griffith BP, McKinlay SM, et al. Evaluation of an implantable ventricular assist system for humans with chronic refractory heart failure: study overview. LVAS Study Group. Left Ventricular Assist System. *ASAIO J.* 1995;41:11–15.
17. Swartz MT, Borovetz HS, Miller PJ, et al. Evaluation of an implantable ventricular assist system for humans with chronic refractory heart failure: technical considerations. LVAS Study Group. Left Ventricular Assist System. *ASAIO J.* 1995;41:27–31.
18. El-Banayosy A, Arusoglu L, Kizner L, et al. Preliminary experience with the LionHeart left ventricular assist device in patients with end-stage heart failure. *Ann Thorac Surg.* 2003;75:1469–1475.
19. Rose EA, Moskowitz AJ, Packer M, et al. The REMATCH trial: rationale, design, and end points. Randomized Evaluation of Mechanical Assistance for the Treatment of Congestive Heart Failure. *Ann Thorac Surg.* 1999;67:723–730.
20. Rose EA, Gelijns AC, Moskowitz AJ, et al. Long-term use of a left ventricular assist device for end-stage heart failure. *N Engl J Med.* 2001;345:1435–1443.
21. Cooley DA, Liotta D, Hallman GL, et al. Orthotopic cardiac prosthesis for two-staged cardiac replacement. *Am J Cardiol.* 1969;24:723–730.
22. DeBakey ME. The odyssey of the artificial heart. *Artif Organs.* 2000;24:405–411.
23. Cooley DA, Akutsu T, Norman JC, et al. Total artificial heart in two-staged cardiac transplantation. *Cardiovasc Dis.* 1981;8:305–319.
24. DeVries WC, Anderson JL, Joyce LD, et al. Clinical use of the total artificial heart. *N Engl J Med.* 1984;310:273–278.
25. Copeland JG, Smith R, Icenogle T, et al. Orthotopic total artificial heart bridge to transplantation: preliminary results. *J Heart Transplant.* 1989;8:124–137.
26. Magovern JA, Pennock JL, Campbell DB, et al. Bridge to heart transplantation: the Penn State experience. *J Heart Transplant.* 1986;5:196–202.
27. Joyce LD, Johnson KE, Toninato CJ, et al. Results of the first 100 patients who received Symbion Total Artificial Hearts as a bridge to cardiac transplantation. *Circulation.* 1989;80:III192–III201.
28. Gray JNA, Selzman CH. Current status of the total artificial heart. *Am Heart J.* 2006;152:4–10.
29. AbioCor FAQs. 2010. Available at http://www.abiomed.com/products/faqs.cfm. Accessed June 1, 2010.
30. Frazier OH, Dowling RD, Gray Jr LA, et al. The total artificial heart: where we stand. *Cardiology.* 2004;101:117–121.
31. Gemmato CJ, Forrester MD, Myers TJ, et al. Thirty-five years of mechanical circulatory support at the Texas Heart Institute: an updated overview. *Tex Heart Inst J.* 2005;32:168–177.
32. Frazier OH, Wampler RK, Duncan JM, et al. First human use of the Hemopump, a catheter-mounted ventricular assist device. *Ann Thorac Surg.* 1990;49:299–304.
33. Cooper GJ, Loisance DY, Miyama M, et al. Direct mechanical assistance of the right ventricle with the Hemopump in a porcine model. *Ann Thorac Surg.* 1995;59:443–447.
34. Wieselthaler GM, Schima H, Hiesmayr M, et al. First clinical experience with the DeBakey VAD continuous-axial-flow pump for bridge to transplantation. *Circulation.* 2000;101:356–359.
35. Griffith K, Jenkins E, Pagani FD. First American experience with the Terumo DuraHeart left ventricular assist system. *Perfusion.* 2009;24:83–89.
36. Meyns B, Ector J, Rega F, et al. First human use of partial left ventricular heart support with the Circulite synergy micro-pump as a bridge to cardiac transplantation. *Eur Heart J.* 2008;29:2582.
37. Pitsis AA, Visouli AN, Vassilikos V, et al. First human implantation of a new rotary blood pump: design of the clinical feasibility study. *Hellenic J Cardiol.* 2006;47:368–376.
38. Strueber M, Meyer AL, Malehsa D, et al. Successful use of the HeartWare HVAD rotary blood pump for biventricular support. *J Thorac Cardiovasc Surg.* 2010;140:936–937.
39. Kirklin JK, Naftel DC, Kormos RL, et al. Second INTERMACS annual report: more than 1,000 primary left ventricular assist device implants. *J Heart Lung Transplant.* 2010;29:1–10.
40. Kirklin JK, Naftel DC, Stevenson LW, et al. INTERMACS database for durable devices for circulatory support: first annual report. *J Heart Lung Transplant.* 2008;27:1065–1072.
41. Fukamachi K, Saeed D, Massiello AL, et al. Development of DexAide right ventricular assist device: update II. *ASAIO J.* 2008;54:589–593.
42. National Heart, Lung, and Blood Institute: Request for Proposals for the Randomized Evaluation of VAD InterVEntion before Inotropic Therapy Pilot Trial Bethesda, MD, National Heart, Lung, and Blood Institute, 2009, RFP NHLBI-HV-10-14.
43. Watson JT. Innovative ventricular assist systems. *ASAIO Journal.* 1994; 40:M902.
44. National Heart, Lung, and Blood Institute: Request for Proposals for the Pumps for Kids, Infants, and Neonates (PumpKIN) Pre-Clinical Program. Bethesda, MD, National Heart, Lung, and Blood Institute, 2008, RFP NHLBI-HV-09-14(2).
45. National Heart, Lung, and Blood Institute: Request for Proposals for the Pumps for Kids, Infants, and Neonates (PumpKIN) Clinical Trial. Bethesda, MD, National Heart, Lung, and Blood Institute, 2010, RFP NHLBI-HV-12-03.

第 2 章

长期左心室辅助适应证

Randall C. Starling · Eiran Z. Gorodeski

关键点

概述

心脏移植手术具有较高的成功率[1]，但由于供体因素，手术量受到极大限制。目前美国每年大约仅开展 2200 台心脏移植手术，全世界每年总共开展 3300 台心脏移植手术[1]。在过去的 10 年中，心脏供体数量并未发生明显改变（图 2-1）。虽然新的器官保存技术提高了处于成活边缘的心脏供体的成活率，但是总体影响是微不足道的。患者接受心脏移植后，10 年生存率约为 50%[1]，而且很难得到进一步提高。新的治疗方法，例如干细胞技术和基因工程治疗，有希望使自体心功能得以改善，并可以避免心脏移植手术的创伤，但是进展十分缓慢。

以往左心室辅助装置（left ventricular assist devices，LVADs）的应用一直受到限制。近年来随着新装置的发明，左心室辅助装置才得以广泛应用。这些设备的体积更小，功能性容积更大，能够显著提高患者的生存率和生存质量，适用于准备接受心脏移植的患者和以其作为终点治疗方法的患者[3-6]。迄今为止，安装左心室辅助装置的患者主要是心源性休克患者，或者经静脉药物治疗后心衰恶化的患者（参见第 24 章）。受临床试验效果肯定的鼓舞，左心室辅助装置的应用不断增加，患者状况改善，表现为生存质量堪比接收心脏移植的患者，说明这两种治疗方法的效果相似（图 2-2）[6]。这就提出了一个问题，目前和将来有多少心脏收缩功能衰竭终末期的患者可以接受安装左心室辅助装置的治疗方法？本章节通过回顾文献资料，探讨了这个重要的问题，为未来几十年的发展提出预测与估计。

对目前适合应用左心室辅助装置患者的估计

由于目前可供参考的文献较少，对于有症状性心功能衰竭终末期患者，尤其是适合安装左心室辅助装置的患者，其流行病学的准确估计仍然存在争论。美国人口普查局估计目前美国的人口为 3.1 亿[7]，其中 75%[8] 的人口，即 2.4 亿人口的年龄超过 20 岁。美国心脏协会（American Heart Association，AHA）最新统计估算，2010 年美国心衰患者的发病率为 2.6%[9]，即约有 624 万美国人患有成人心衰。该项统计估算并没有考虑儿童患者。对全球患者数量的估算参见表 2-1。

Ammar 及其同事[10] 发表了迄今为止唯一一篇基于社区调查的有关心衰不同阶段患者流行病学的论文。他们在明尼苏达州奥姆斯特德县随机选取人群作为样本，大约 2/3 的样本人群被确定为具备心衰危险因素（A 期）、无症状心衰（B 期）、有症状性心衰（C 期与 D 期）。在心衰的人群中，大约 17% 的人群被确定为具有心衰症状（C 期），大约 0.4% 的人群被确定为极重度的心衰（D 期）。在处于心衰 C 期的人群中，3.2% 的

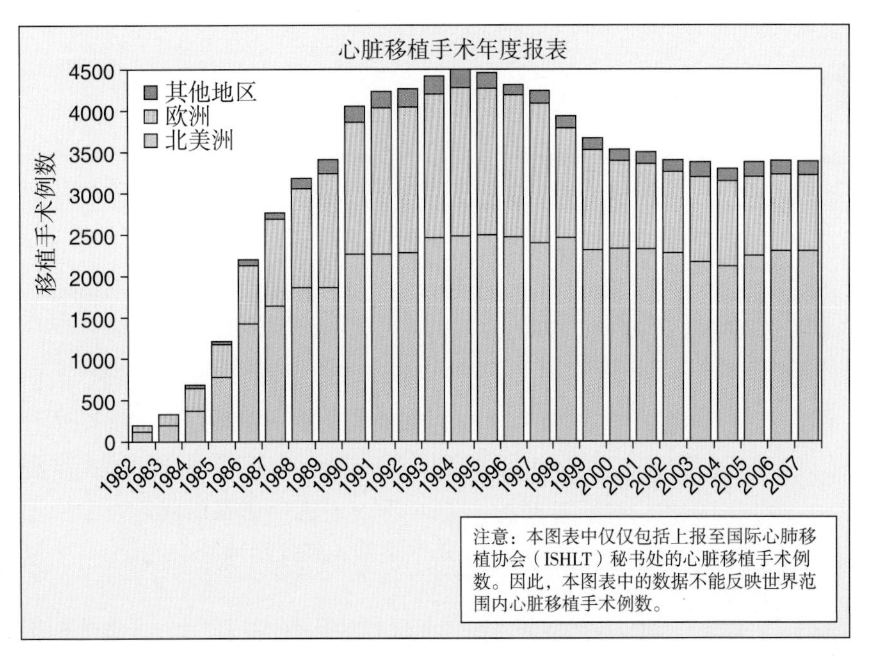

图 2-1 心脏移植手术年度分布图。(From Taylor DO，Stehlik J，Edwards LB，et al. Registry of the International Society for Heart and Lung Transplantation：Twenty-sixth Official Adult Heart Transplant Report—2009. J Heart Lung Transplant. 2009；28:1007-1022.)。

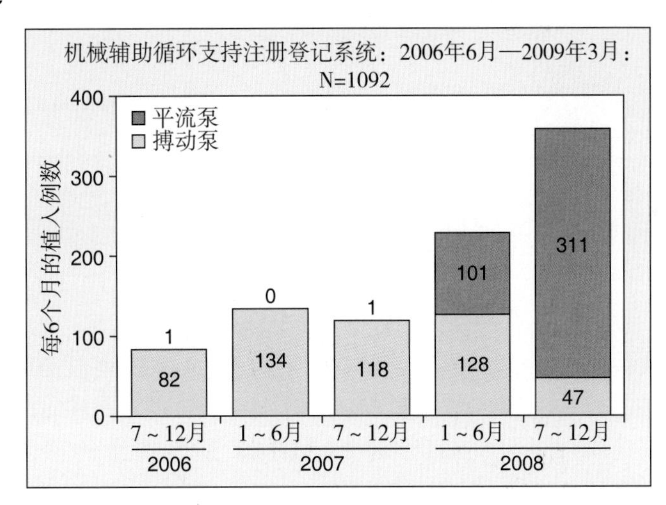

图 2-2 美国 2006—2009 年左心室辅助装置（LVADs）的应用情况。(Interagency Registry for Mechanically Assisted Circulatory Support，INTERMACS)（From Starling RC. Improved quantity and quality of life：a winning combination to treat advanced heart failure. J Am Coll Cardiol. 2010；55:1835-1836.)。

表 2-1 对世界范围内心衰终末期患者患病率的估计

	人口总数估计值	心衰患者估计值	ACCF/AHA C期患者估计值＊	ACCF/AHA D期患者估计值＊
欧洲	＞900 000 000[35]	15 000 000[34]	2 550 000	60 000
澳大利亚	20 230 000[36]	263 000[35]	44 710	1050
索韦托，南非	1 100 000[37]	1960[36]	330	10

ACCF/AHA：American College of Cardiology Foundation/American Heart Association，美国心脏病协会 / 美国心脏协会。

＊根据 Ammar 等研究报告中的估计值推断所得数值[10]。

人群被进一步确定为“终末C期”。然而，对上述数值的估计来源于乡村且大部分为白人的同系人群，这很可能与来源于大城市的人群调查相差甚远。在大城市中，非洲裔美国人更为多见，患有高血压的人群更多，因此很容易见到更多处于心衰D期的患者（≥5%）。欧洲和日本的一些研究则显示，终末期心衰患者的发病率介于5%～6%[11,12]。基于这些结果迥异的流行病学研究（相差10倍），要进行准确预测非常困难。

在图2-3中，显示了对当前适合应用左心室辅助装置的患者数量理论上的估计。如上所述，估计目前美国成人心衰患者的数量为624万。对不同人群的研究资料显示，半数心衰患者为收缩功能保留性心力衰竭[13,14]，312万患者为心脏收缩功能衰竭。根据对奥姆斯特德县终末期心衰患者流行病学的估计（参见上文），以及对世界范围内不同人群中达到纽约心脏协会（NYHA）心衰Ⅳ级标准的患者流行病学的估计[11,12]，目前处于心衰终末C期或纽约心脏协会心衰Ⅲb期的患者介于93 600～124 800，处于心衰终末D期或纽约心脏协会心衰Ⅳ期的患者介于15 600～156 000。据此从理论上讲，现在美国有109 200～280 800的成人患者适合安装左心室辅助装置。

上述估计可能不够严谨，因为并没有排除不适合应用左心室辅助装置的各种医学或心理上的疾病。绝对适合应用左心室辅助装置的患者数量实际上要少一些。由于左心室辅助治疗方法是2002年才在美国获得批准应用于临床，该治疗方法一直没有获得广泛应用，因其应用最近才得到快速增长。在随后的章节

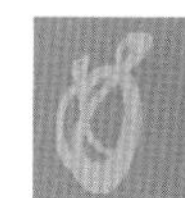

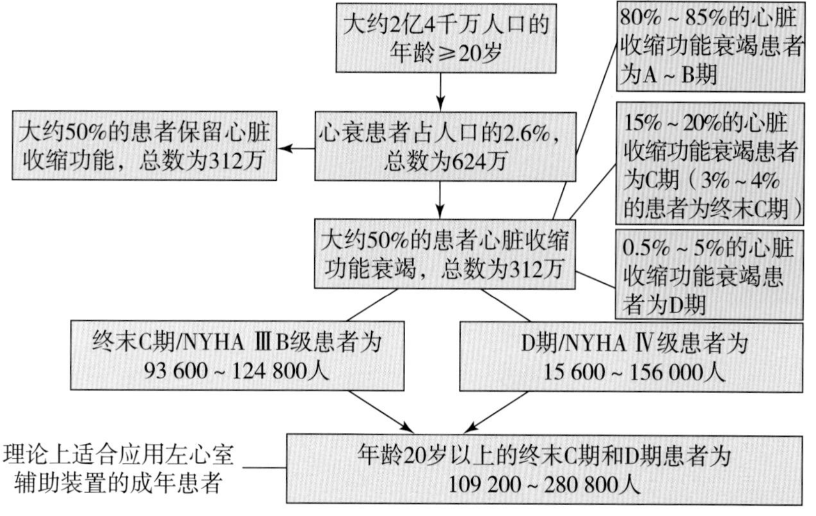

图 2-3 对美国目前心衰终末期成人患者数量的估计，由此反映了适合应用左心室辅助装置进行治疗的患者数量。美国人口数量的估计值来源于美国人口普查资料[7,8]。对心衰患者流行病学的估计源自美国心脏协会（AHA）的最新统计学资料[9]。对心脏射血分数降低和保持正常心脏射血分数的心衰患者的估计是基于群体研究[13,14]。对处于不同分期心衰患者流行病学的估计以及纽约心脏协会（NYHA）分级标准来源于 Ammar[10]、Goda[12] 和 Ceia[11] 等的文献报告。

中，将阐述严重心衰的定义、年龄、性别、种族、病情状态波动、病情略轻患者以及收住左心室辅助治疗中心的难易等相关因素对估计适合应用左心室辅助装置患者人群数量的影响。

心衰严重程度的定义及其对患者数量的影响

尽管药物和非药物治疗心衰方面取得了一些进展，心衰仍然会逐步发展到治疗难以控制的状态[4,9,15]。难治性心衰患者在静息时或极轻微活动时即出现呼吸困难，并且在目前治疗方案指导的多种治疗下症状不改善或者改善非常缓慢。这些患者在静息或轻微活动时就会出现明显的症状，例如极度疲劳、不能从事大部分日常活动、经常表现为心源性恶病质，最典型的是需要反复或长期住院接受心衰治疗[15]。这些患者表现为心脏正性肌力药物依赖，或者对常见的神经受体拮抗药物不能耐受（低血压与肾功能损害），预示着预后不良。对这些患者的诊断和详细评估非常重要，因为这些患者可能是适合接受进一步治疗策略（包括左心室辅助治疗方法）的候选人群。

目前医疗保险与公共医疗补助服务中心（Centers for Medicare and Medicaid Services，CMS）对适合安装左心室辅助装置进行终点治疗患者的选择，其标准根据对心脏功能的主观和客观的综合评价，具体如下（http://www.cms.gov/mcd/）：

心室辅助装置适用于慢性心衰终末期患者的支持治疗（按照纽约心脏协会标准诊断为Ⅳ期左心室功能衰竭至少 90 天，并且生存预期少于 2 年），患者不准备接受心脏移植手术，并且符合以下所有条件：

a．在最近 90 天内至少有 60 天的时间，患者的Ⅳ期心衰症状对于最佳治疗方案没有反应，包括：限制饮食中盐摄入量、利尿剂、洋地黄类药物、β- 受体阻滞剂以及血管紧张素转化酶抑制剂（如果患者能够耐受）；

b．患者的左心室射血分数（LVEF）＜ 25%；

c．患者心功能不全，峰值耗氧量＜ 12ml/kg/min；或者由于低血压、肾功能减退、肺淤血加重等原因，患者需要持续经静脉应用心脏正性肌力药物；

d．患者具备适宜的体型（＞ $1.5m^2$），适合心室辅助装置的植入。

仅凭对心脏功能的主观检测指标，包括 NYHA 分级和美国心脏病协会 / 美国心脏协会（ACCF）/ AHA 分期，不能完全分辨终末期心衰患者的细微差别[16]。由于其主观性，这些指标尚未常规应用于心衰患者的群体研究，所以对患者群体的估计值并不可信。因此，我们鼓励今后在群体研究中应用国际机械循环支持注册登记研究（表 2-2）。

年龄对估计适用左心室辅助装置患者数量的影响

在所有影响心衰发病率和患病率的因素中，年龄是最主要的变量。心衰发病率随年龄的增长而增多，年龄对收缩功能保留性心力衰竭（不适合应用机械性循环辅助）的影响很可能大于其对收缩性心脏功能衰竭的影响。根据流行病学趋势预测，随着人群的

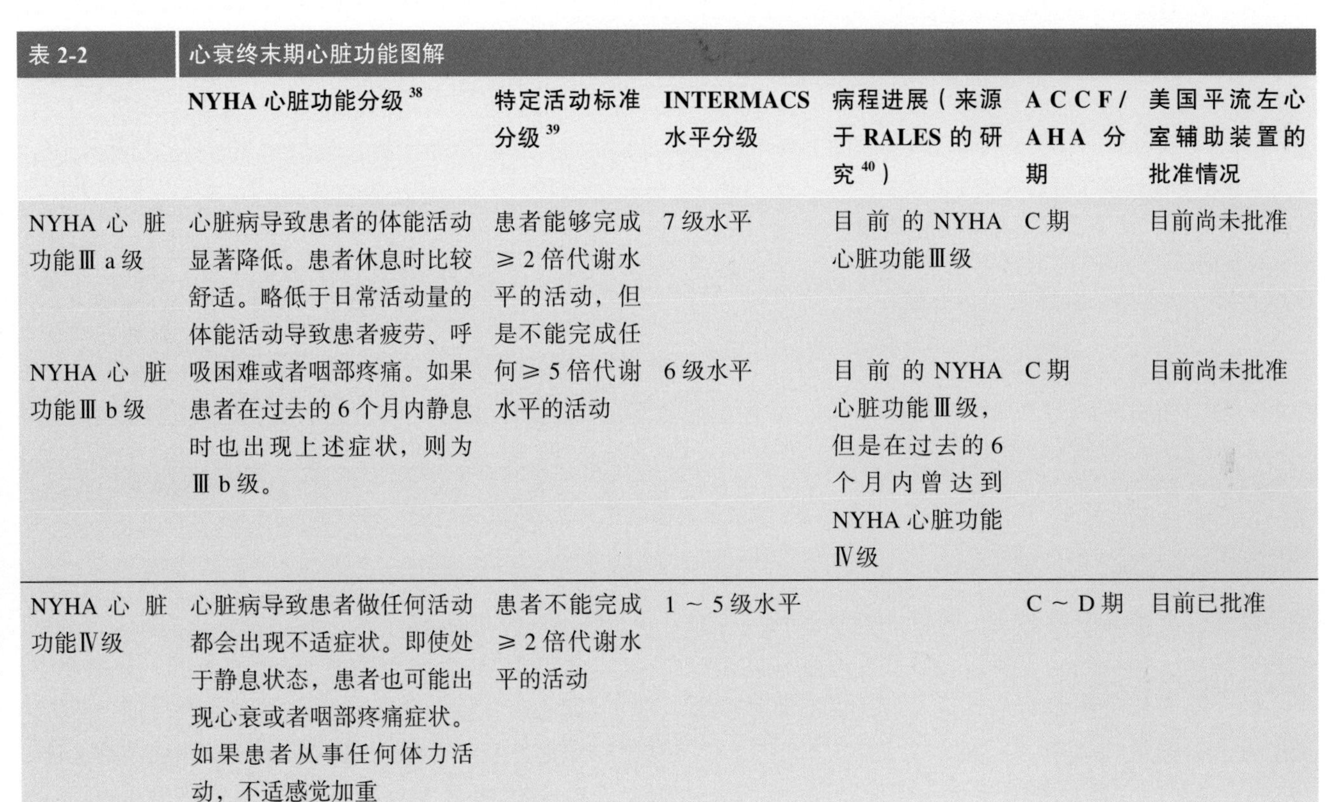

表 2-2 心衰终末期心脏功能图解

	NYHA 心脏功能分级[38]	特定活动标准分级[39]	INTERMACS 水平分级	病程进展（来源于 RALES 的研究[40]）	ACCF/AHA 分期	美国平流左心室辅助装置的批准情况
NYHA 心脏功能Ⅲ a 级	心脏病导致患者的体能活动显著降低。患者休息时比较舒适。略低于日常活动量的体能活动导致患者疲劳、呼吸困难或者咽部疼痛。如果患者在过去的 6 个月内静息时也出现上述症状，则为Ⅲ b 级。	患者能够完成 ≥ 2 倍代谢水平的活动，但是不能完成任何 ≥ 5 倍代谢水平的活动	7 级水平	目前的 NYHA 心脏功能Ⅲ级	C 期	目前尚未批准
NYHA 心脏功能Ⅲ b 级			6 级水平	目前的 NYHA 心脏功能Ⅲ级，但是在过去的 6 个月内曾达到 NYHA 心脏功能Ⅳ级	C 期	目前尚未批准
NYHA 心脏功能Ⅳ级	心脏病导致患者做任何活动都会出现不适症状。即使处于静息状态，患者也可能出现心衰或者咽部疼痛症状。如果患者从事任何体力活动，不适感觉加重	患者不能完成 ≥ 2 倍代谢水平的活动	1 ～ 5 级水平		C ～ D 期	目前已批准

ACCF/AHA：美国心脏病协会 / 美国心脏协会；INTERMACS：机械辅助循环支持注册登记系统；LVAD：左心室辅助装置；NYHA：纽约心脏协会。

年龄增长，心衰的发病率和患病率以及适合安装左心室辅助装置的患者数量将显著增长。

根据预测，美国老年人（≥ 65 岁）的数量将由目前估计的 4000 万倍增至 2030 年时的 8000 万（图 2-4）[16]。同时还预测到，50 岁以上的人群在美国人口的年龄结构（人群中的年龄分布）变化最为显著（图 2-5）。在过去的 1 个世纪里，美国男性的生命预期已增长至 65 岁及以上，美国女性的年龄预期则增长至 85 岁及以上（图 2-6）。在其他工业化国家中也具有类似的趋势（图 2-7）。

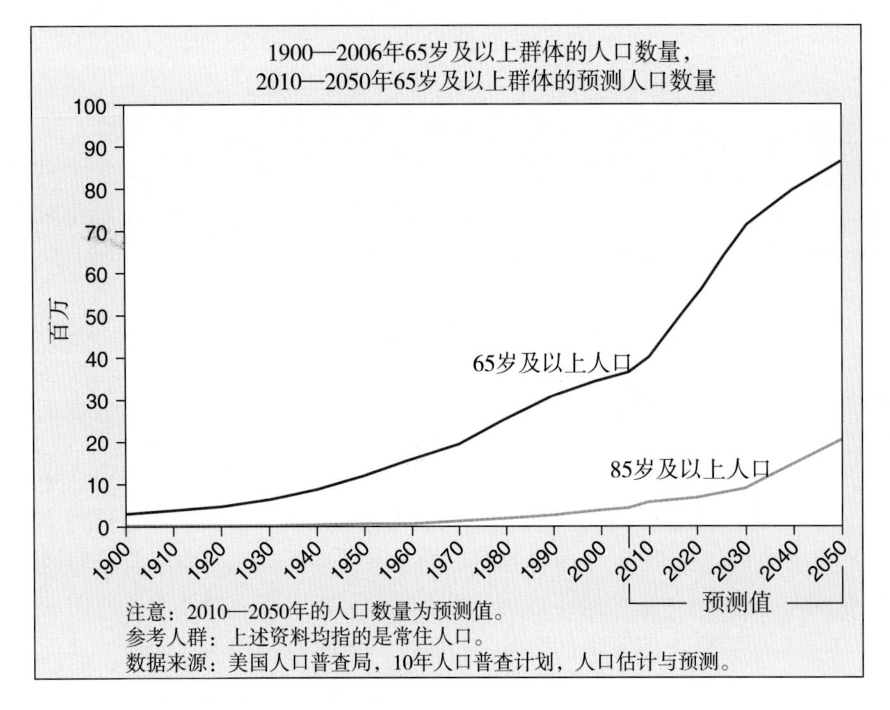

图 2-4 过去与未来美国老年人群的人口数量。(Adapted from Federal Interagency Forum on Aging-Related Statistics：Older Americans 2008：Key Indicators of Well-Being. Washington，DC：U.S. Government Printing Office；2008. Available at http://www.aoa.gov/agingstatsdotnet/（S（oygvtrmrl5u1me55ji3t3g55））/Main_Site/Data/2008_Documents/Population.aspx.）

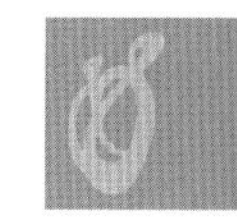

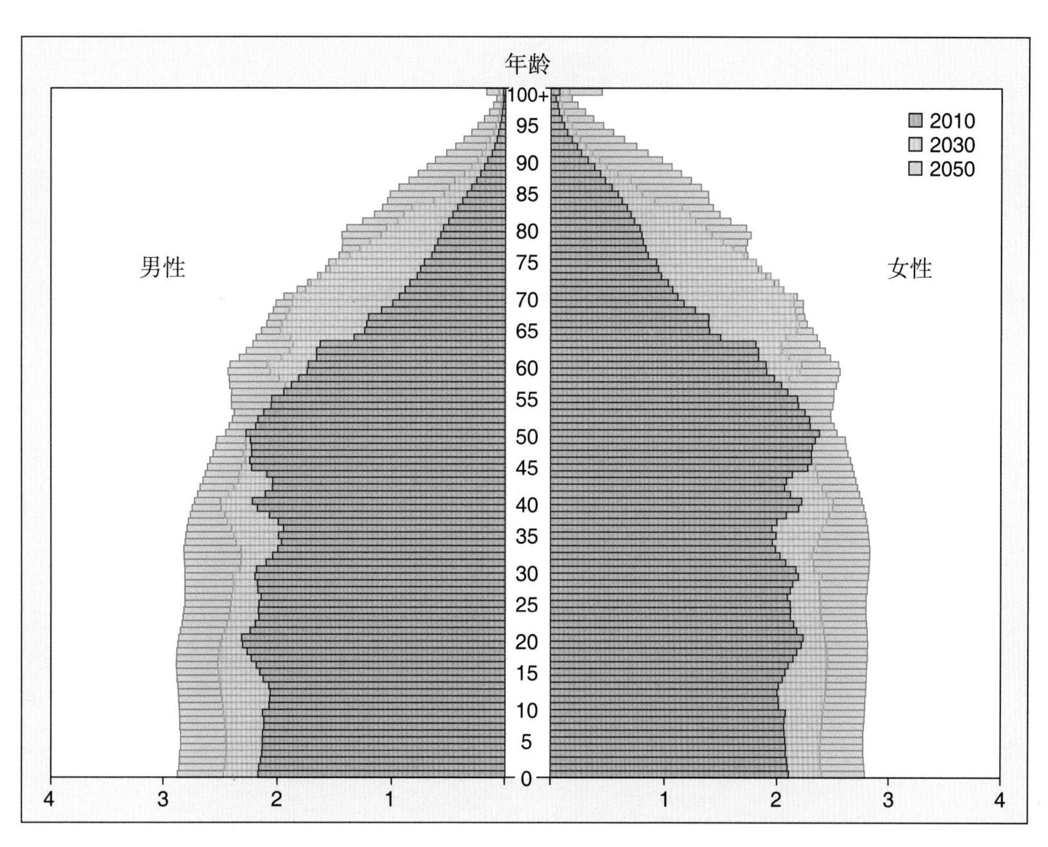

图 2-5 美国人口的年龄与性别构成：2010 年、2030 年与 2050 年（2008 年美国国家预测 [单位：百万]）。（Adapted from Ortman JM，Guarneri CE. United States Population Projections：2000–2050. http://www.census.gov/population/www/projections/analytical-document09.pdf；p 11.）

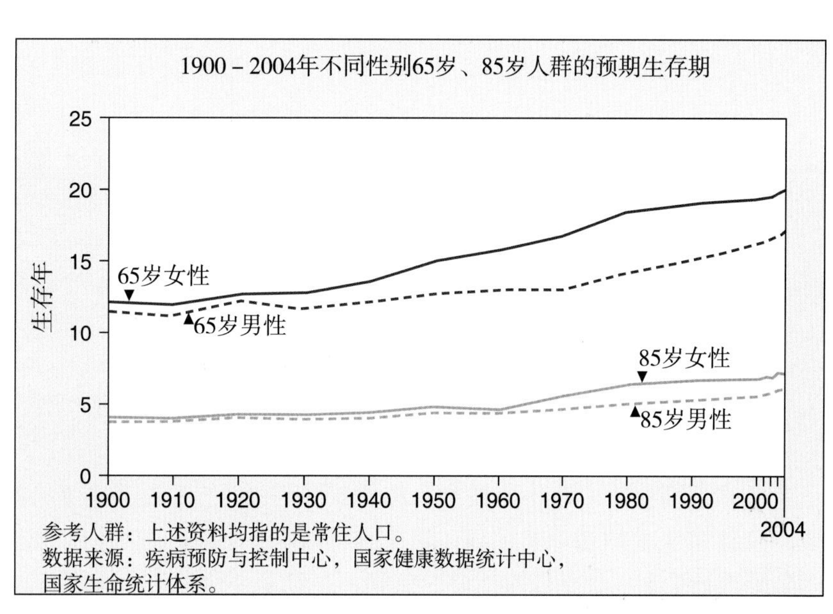

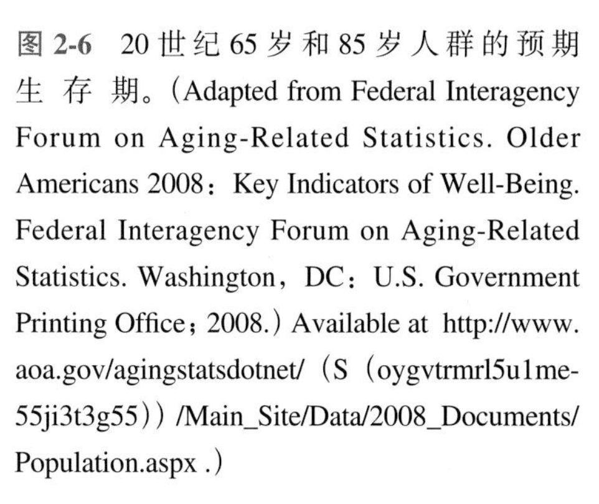

图 2-6 20 世纪 65 岁和 85 岁人群的预期生存期。（Adapted from Federal Interagency Forum on Aging-Related Statistics. Older Americans 2008：Key Indicators of Well-Being. Federal Interagency Forum on Aging-Related Statistics. Washington，DC：U.S. Government Printing Office；2008.）Available at http://www.aoa.gov/agingstatsdotnet/（S（oygvtrmrl5u1me-55ji3t3g55））/Main_Site/Data/2008_Documents/Population.aspx .）

图 2-8 中显示，大多心衰患者从 50 多岁开始发病，随着年龄增长发病率显著上升，在美国 60 多岁的人群中，有 5%（女性）至 9%（男性）的心衰患者。在高龄人群中，心衰患者更多。根据美国和欧洲最新的统计学资料，人群中心衰的发病率随患者年龄的增加而增长，而与性别和种族无关（图 2-9 和图 2-10）[9,17]。目前还没有关于老年患者中处于心衰 C 期与 D 期的比例的统计学资料。由于老年人心衰程度更为严重，我们推测未来适合安装左心室辅助装置的患者中，老年人将占到最多。

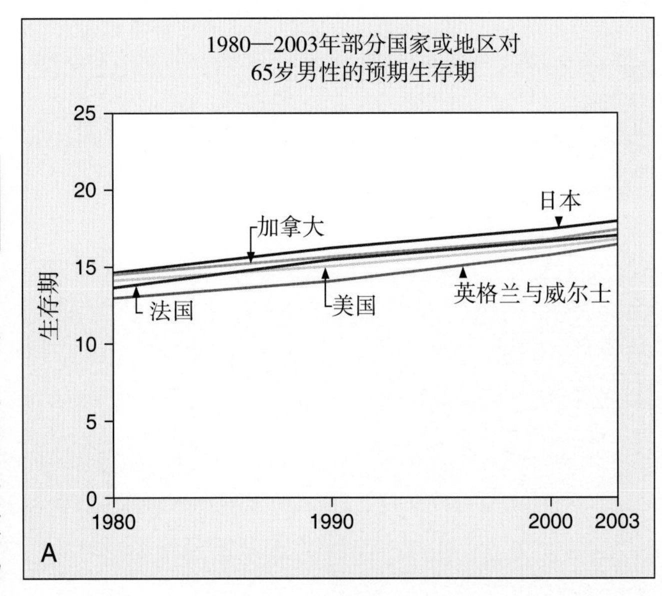

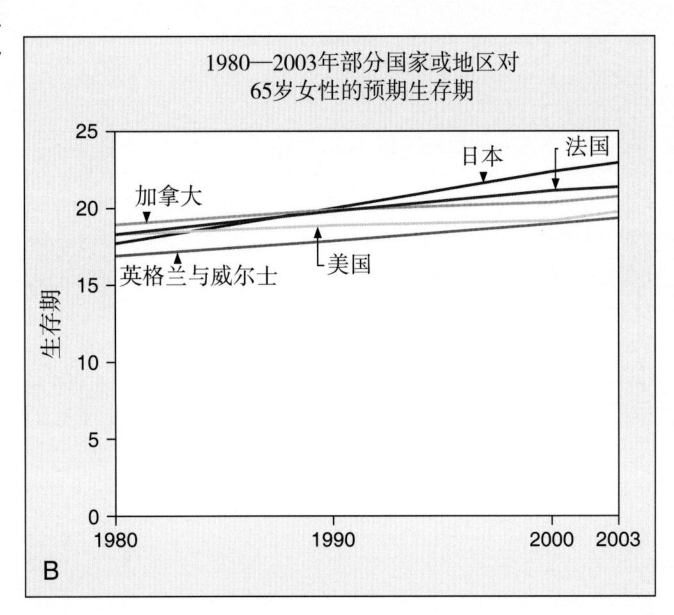

图 2-7 过去 30 年 65 岁男性和女性的预期生存期。(From Centers for Disease Control and Prevention，National Center for Health Statistics，Health，United States，2007.)

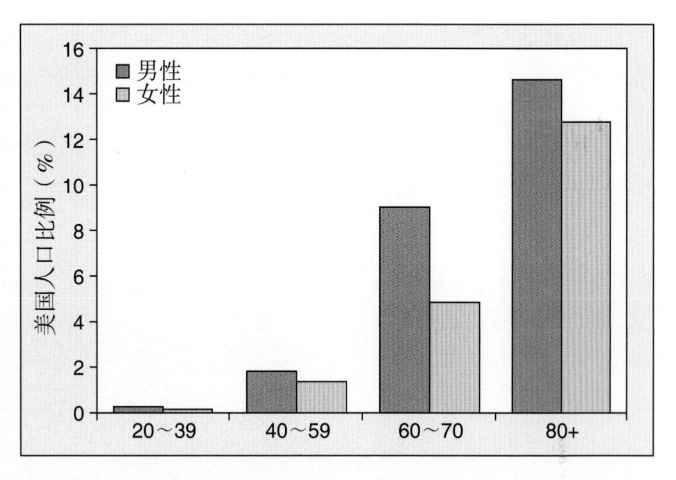

图 2-8 心衰在不同性别和年龄的流行情况。(国家健康与营养调查研究项目 [NHANES，2003-2006])。(Adapted from Lloyd-Jones D，Adams RJ，Brown TM，et al. Heart disease and stroke statistics—2010 update：a report from the American Heart Association. Circulation. 2010；121:e46-e215.)

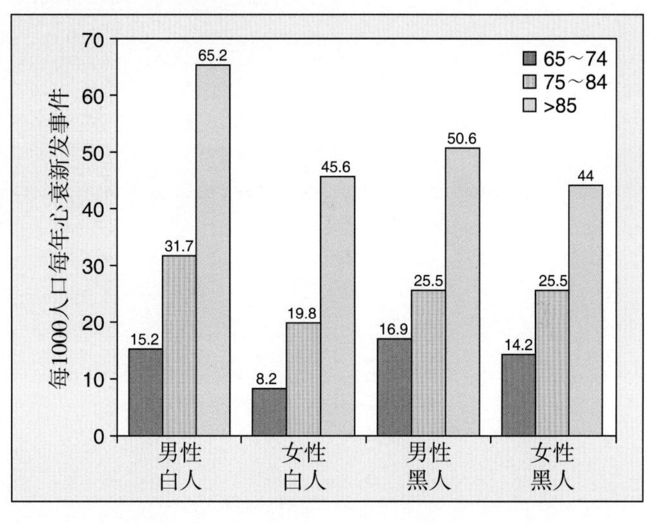

图 2-9 美国每 1000 人口每年心衰新发事件，按年龄、性别和种族分类显示。(Adapted from Lloyd-Jones D，Adams RJ，Brown TM，et al. Heart disease and stroke statistics—2010 update：a report from the American Heart Association. Circulation .2010；121:e46-e215.)

目前美国多家心脏中心认为，年龄 65 岁或以上是心脏移植手术的相对禁忌证。对于 65 岁以上的患者必须进行更多的评估以排除并发疾病，并且需要用更保守的标准来确定患者在应用左心室辅助装置后能够长期受益。年龄增长将增加心脏手术的风险。

在最近的临床试验中，对于主要因为年龄因素而不适合进行心脏移植的患者，采用安装左心室辅助装置作为终点治疗，这些患者的平均年龄是 63 岁。该项研究中大部分患者的年龄超过 65 岁，其中 20% 的患者年龄超过 70 岁 [18,19]。上述年龄分布来源于对准备接受心脏移植手术的患者应用限定性心衰辅助装置的临床实践 [18]，以及关于年龄增长与疗效不佳之间的回顾性研究 [20,21]。在最近一项应用机械循环支持装置作为终点治疗的临床试验中，入选患者的年龄介于 50 岁 [3] 与 62 岁 [4] 之间，限制了高龄患者进入临床试验，制约了对高龄患者进行机械循环支持治疗的疗效观察。当然在其他研究中，临床医生也对一些的高龄适应证患者安装了心室辅助装置 [22]。根据临床疗效登记制度规定，患者年龄的上限是 79.9 岁 [23]。临床试验调查员在评价年龄与疗效之间风险的联系时发现，

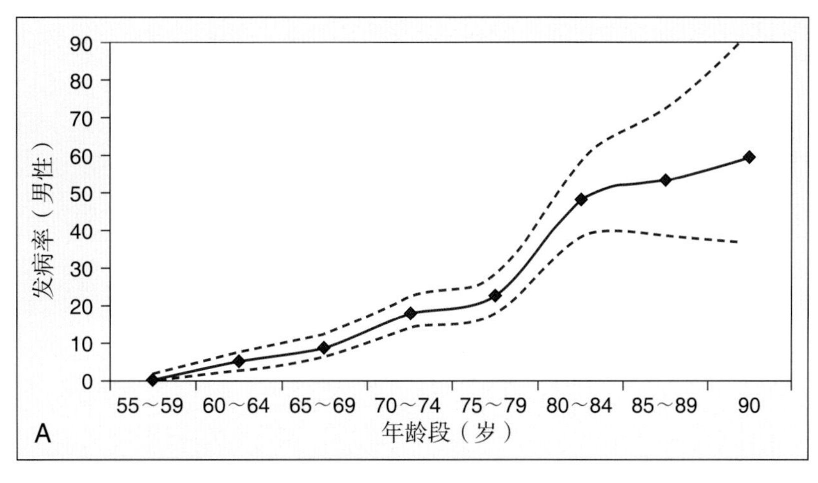

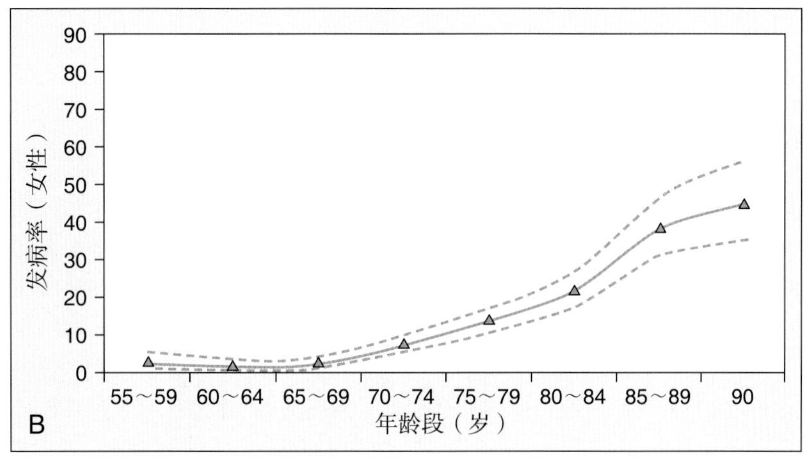

图 2-10 在 Rotterdam 的研究中，分性别与年龄相关的心衰发病率（每 1000 人每年）。（From Bleumink GS，Knetsch AM，Sturkenboom MCa，et al. Quantifying the heart failure epidemic：prevalence，incidence rate，lifetime risk and prognosis of heart failure. The Rotterdam Study. Eur Heart J . 2004；25:1614-1619.）

如果患者没有其他高危的并发疾病，高龄并不是死亡的高风险因素[24]。

性别对适用左心室辅助装置患者数量的影响

女性心衰患者和男性心衰患者在患病率、发病率和临床表现上有着显著差异[9,25]。根据美国心脏协会最新公布的统计学数据，美国男性心衰患者的患病率（3.1%）大于女性患者（2.1%）（表 2-3，图 2-8）[9]。美国（图 2-9）和世界范围内（图 2-10）男性患者心衰的发病率都也大于女性。女性患者一旦出现心衰并发症则较男性患者严重，表现为“生活质量降低，更多的脏器功能损害，心衰住院时间延长以及抑郁”（图 2-11）[25]。然而，女性心衰患者的生存率高于男性患者，但是这种差异的原因尚不明确[25]。

对女性心衰终末期患病率的估计（尤其是适合安装左心室辅助装置的女性患者数量的估计）非常困难。越来越多的研究表明，女性患者更易发生收缩功能保留性心衰（图 2-12）[25,26]，这意味着在群体水平上，适合安装左心室辅助装置的女性较少。

尽管在为患者植入左心室辅助装置的手术技巧方面没有性别差异[25]，第一代搏动型左心室辅助装置的大号产品被禁止用于大部分女性患者。早期的临床试验中仅有不到 10% 的女性患者。在对体积较小的左心室辅助装置进行的临床试验中，女性患者所占比例增至近 25%，说明适合安装左心室辅助装置的患者显著增加[4]。在早期的临床试验中，男性和女性患者在生存时间上没有显著性差异。

种族对适用左心室辅助装置患者数量的影响

美国的人口统计数据处于不断变化之中，据推

表 2-3 美国心衰患者患病率、发病例数、死亡例数、出院例数与住院费用的统计学数据 *

人群	患病率，2006年，年龄≥20岁	发病例数（新发病例），年龄≥45岁	死亡例数（所有例数），2006年，所有年龄 *	出院例数，2006年，所有年龄	住院费用，2010年
两种性别	5 800 000（2.6%）	670 000	282 754	1 106 000	$392亿
男性	3 100 000（3.1%）	350 000	123 600（43.7%）†	523 000	-‡
女性	2 700 000（2.1%）	320 000	159 167（56.3%）†	583 000	-
非西班牙人种白人男性	3.2%	-	110 250	-	-
非西班牙人种白人女性	2.1%	-	142 378	-	-
非西班牙人种黑人男性	3.0%	-	10 926	-	-
非西班牙人种黑人女性	3.6%	-	14 151	-	-
墨西哥裔美国男性	1.7%	-	-	-	-
墨西哥裔美国女性	1.8%	-	-	-	-

* 白人、黑人以及南美洲和中美洲种族人群的死亡数据。

† 这些比例数值代表了男性与女性在全部心衰死亡患者中所占的部分。

‡ 数据无法获取。

数据来源：患病率：国家健康与营养调查研究项目 2003—2006（国家健康数据统计中心 [NCHS]）与国家心肺血液研究所。对比例数值按照美国 20 岁以上人口进行了年龄调整。年龄特定性比例是根据 2006 年美国人群估测值进行推测所得。这些数据基于自我报告。发病例数：弗明汉心脏病研究 1980—2003，来自国家心肺血液研究所发生率与患病率图表书。死亡例数：国家健康数据统计中心。2006 年心衰作为基础死亡原因的死亡人数是 60 337 人：23 918 名男性与 36 419 名女性。出院人数：国家出院调查研究项目（NHDS），国家健康数据统计中心。数据包括患者出院时生存、死亡或“状态不详”。住院费用：国家心肺血液研究所。数据包括了 2010 年估测的直接与间接住院费用。

From Lloyd-Jones D，Adams RJ，Brown TM，et al. Heart disease and stroke statistics—2010 update：a report from the American Heart Association. Circulation. 2010；121:e46-e215

测，现在的少数群体到 2050 年时将变成多数群体[27]。目前美国联邦的标准是将种族分为 5 种（白人、黑人或非洲裔美国人、印第安人或者阿拉斯加土著、亚洲裔美国人、夏威夷人或者其他太平洋岛居民），将人种分为 2 种（西班牙人或拉丁美洲人、非西班牙人或拉丁美洲人）[27]。本章重点讨论非洲裔美国人和西班牙人。

非洲裔美国人

非洲裔美国人目前大约占到美国人口数量的 13%，预期到 2050 年仍将维持这一比例（图 2-13）[28]。

根据美国心脏协会最新的统计数据，非洲裔美国女性心衰的患病率（3.6%）高于白人女性（2.1%），然而非洲裔美国男性和白人男性心衰的患病率相似（3.0% 与 3.2%）[9]。非洲裔美国人患有终末期心衰的比例目前尚不清楚。根据国家心肺与血液疾病研究所对群体中动脉硬化症发病风险（Atherosclerosis Risk in Communities，ARIC）的研究，经年龄校正后的每千人每年发病率是：白人女性 3.4，白人男性 6.0，非洲裔美国女性 8.1，非洲裔美国男性 9.1[9,29]。该项目的研究者由此认为，非洲裔美国人的心衰发病率较高可能是由于该人群中动脉硬化症风险因素较高[9,29]。与白人心衰患者相比，非洲裔心衰患者的心脏收缩功能障碍程度更严重，住院率和死亡率也更高[30]。这可能是因为非洲裔美国人较贫困，不易获得卫生保健，因此他们接受治疗时往往较晚并且病情更为严重。

机械性循环辅助国家数据库的记录表明非洲裔美国人占 21%[23]，他们的短期生存质量与白人相比并没有差别（图 2-14）[31]。研究者发现，在获得最佳治疗的情况下，接受机械辅助循环治疗的非洲裔美国人的生存质量与接受心脏移植的患者相似[32]。由于非洲裔美国人心衰的患病率和发病率较高，我们预期左心室辅助装置在该人群中的使用率将逐渐增长，并且获得与白人患者相似的生存质量。

“其他”包括美国印第安人、阿拉斯加土著居民、夏威夷土著居民以及其他太平洋岛居民。西班牙人可能来自任何种族。

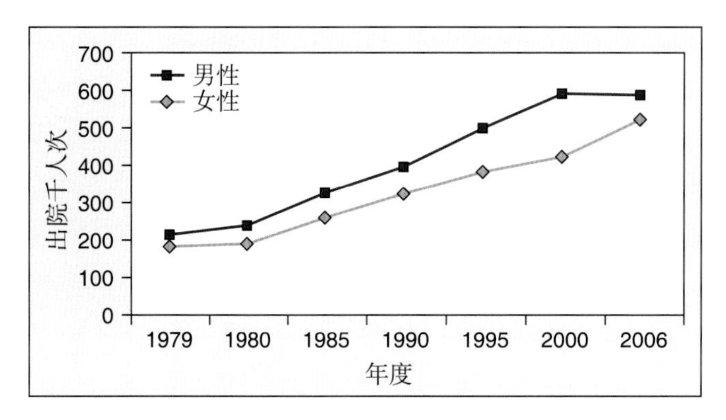

图 2-11 按照性别显示心衰患者出院情况（美国，1979—2006 年）。(Adapted from Lloyd-Jones D，Adams RJ，Brown TM，et al. Heart disease and stroke statistics—2010 update：a report from the American Heart Association. Circulation. 010；121:e46-e215.）

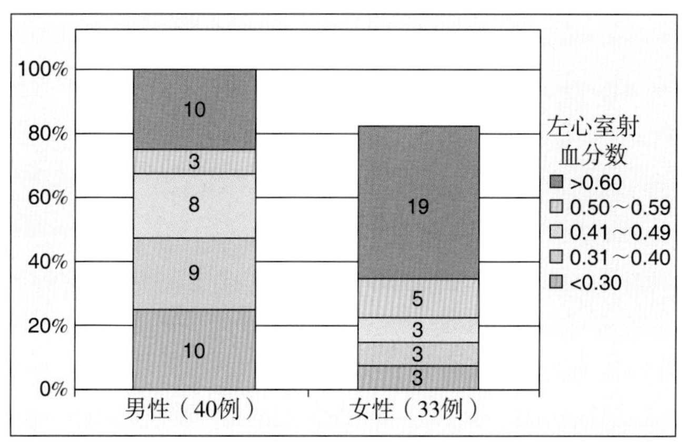

图 2-12 充血性心力衰竭患者左心室射血分数的分布状况，按照性别不同显示。(From Vasan RS，Larson MG，Benjamin EJ，et al. Congestive heart failure in subjects with normal versus reduced left ventricular ejec-tion fraction：prevalence and mortality in a population-based cohort. J Am Coll Cardiol. 1999；33:1948-1955.）

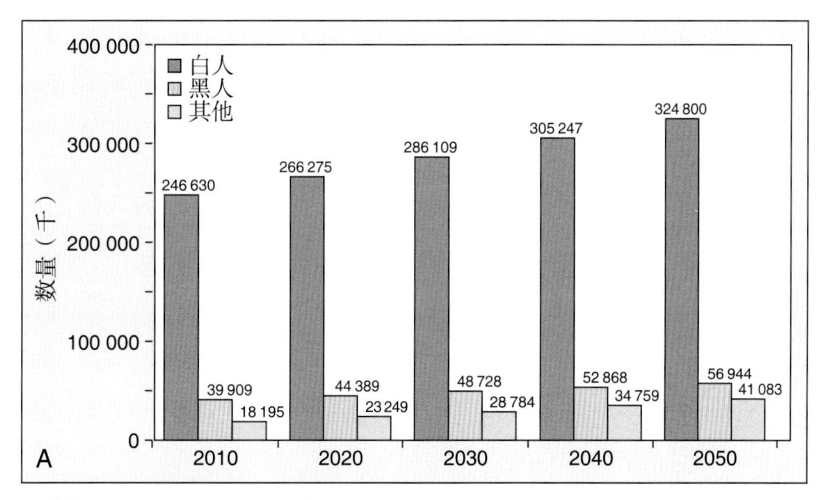

"其他"包括美国印第安人、阿拉斯加土著居民、夏威夷土著居民以及其他太平洋岛居民。西班牙人可能来自任何种族。

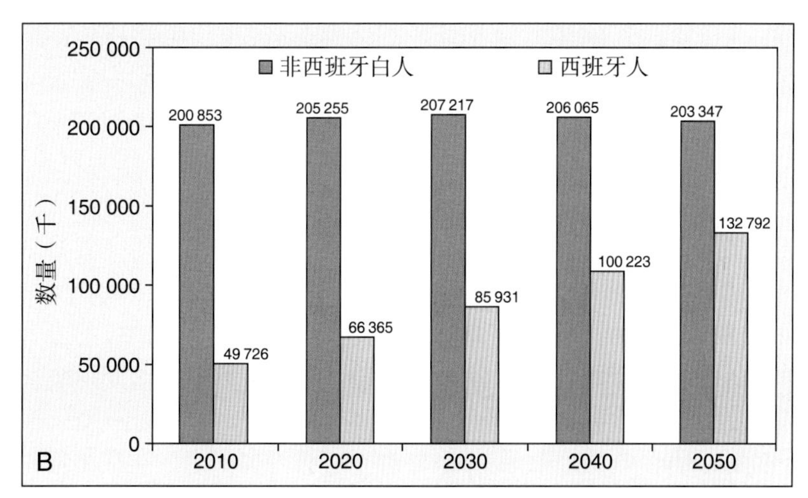

西班牙人可能来自任何种族。

图 2-13 A 图：美国人口数量的种族分布与预测。B 图：美国人口数量的人种分布与预测。(Adapted from Ortman JM，Guarneri CE. United States Population Projections：2000 to 2050. U.S. Census Bureau. Available at http://www.census.gov/population/www/projec-tions/ analytical-document09.pdf . Accessed July 19，2010.）

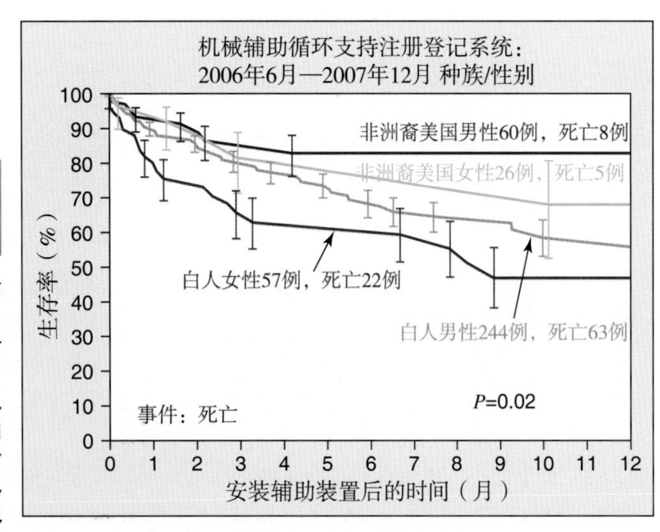

图 2-14 按照性别和种族分类的生存率。(From Kirklin JK, Naftel DC, Stevenson LW, et al. INTERMACS database for durable devices for circulatory support: first annual report. J Heart Lung Transplant . 2008; 27:1065-1072.)

西班牙裔美国人

美国目前大约有 4550 万西班牙裔美国人，大约占据美国人口的 15%[27]。目前关于西班牙裔美国人心衰和心衰终末期的患病率尚不明确，仅有少数的研究涉及该项内容。在多种族的动脉硬化症研究中，西班牙裔美国人的心衰发病率是每 1000 人每年中有 3.5 人次，而非洲裔美国人是 4.6 人次，白人是 2.4 人次[27,33]。

由于西班牙裔美国人的心脏代谢方面风险较高[27]，并且他们的心衰发病率高于平均水平，我们推测该人群中终末期心衰的患病率非常高。西班牙裔美国人是美国增长最为迅速的人群，他们对左心室辅助装置的需求比例很可能比白人更大。

病情状态波动

心衰并非处于稳定的状态。患者的病情经常在 NYHA Ⅲ级与Ⅳ级之间或者 C 期与 D 期之间波动。患者可能因为病情加重而住院，心衰程度随着药物剂量增大而减轻，从而转变为 NYHA Ⅲ级；或者心衰进一步恶化并且对利尿剂或者其他药物的反应降低，需要延长住院时间，转变为 NYHA Ⅳ级。心衰患者的出院率可以证实这些病情波动。最新发布的统计学数据显示 2006 年美国有 1 106 000 心衰患者出院（图 2-11）[9]。该数据可能低估了所有的心衰住院患者，这是因为该数据是来源于心衰作为主要诊断的病案编码，而不包括心衰作为第二诊断的病案编码。假设心衰住院治疗意味着患者的病情在 NYHA 分级之间波动，则进一步增加了对心衰终末期的患病率进行量化评估的难度。

NYHA 的分级标准非常主观化，并且经常进一步细分为Ⅲ A 级与Ⅲ B 级。新的分类标准将心衰分为 A ~ D 期，该分类方法使临床医生更关注心衰发展的风险因素，例如高血压与糖尿病，治疗有器质性病变尚无症状的患者。但是该分类方法仅将有症状的患者分为 C 期与 D 期，从而使预测终末期心衰的患病率这一难题更为复杂。最新制订的 INTERMACS 分类方法是针对正在接受左心室辅助治疗患者的心衰严重程度进行分类，该分类方法分为 5 个级别，均处于 NYHA Ⅳ级与心衰 D 期，包括心源性休克、缩血管药物依赖或者高血压和肾功能损害导致的对常规治疗药物耐受（表 2-2）。在已经报道的 NYHA Ⅳ级患者临床试验中，将患者划分为 NYHA Ⅳ级或心衰 D 期的可变性非常明显，NYHA Ⅳ级患者的 1 年生存率介于 22% ~ 76%[34]。选择临床试验的患者以及选择接受左心室辅助治疗的患者时，一个很大的缺陷就是由于缺乏标准的、有效的风险因素评估方法，将患者划分为 NYHA Ⅳ级的可变性很大。

病情略轻患者的机械循环辅助

目前，左心室辅助治疗方法仅仅应用于Ⅳ级或 D 期心衰患者，这些患者病情危重，其中 65% ~ 100% 的患者在过去的 10 年中曾注册登记接受左心室辅助治疗的临床试验，等到安装左心室辅助装置时已经产生缩血管药物依赖，他们接受左心室辅助治疗是作为过渡到心脏移植或者作为终点治疗。最近的临床试验表明，左心室辅助装置的持久性和有效性取得了显著的改进，这增加了研究者将左心室辅助装置应用于Ⅲ B 级或更严重心衰患者的兴趣。资料显示，选择接受左心室辅助装置治疗的患者比常规治疗血管活性药物依赖患者的住院时间缩短，生存率提高。如果左心室辅助装置的适应证放宽，接受左心室辅助治疗的患者将会增加多少，非常不容易推测。这是因为缺少对心衰 C 期或 D 期任何 NYHA 分级患者年龄的细化分类。然而，总体估测很可能提高 1.5 ~ 2.0 的系数，这将对估测结果产生显著的影响。

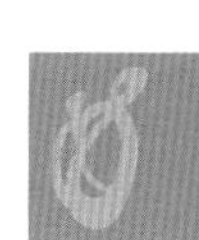

表 2-4	美国终末期心衰患病率的预测以及潜在左室辅助安装的比例							
年份	平均每年人口变化百分数*	美国 20 岁以上人口数量	终末 C 期 /NYHA Ⅲ B 级		D 期 /NYHA Ⅳ级		混合型	
			低值	高值	低值	高值	低值	高值
2010	—	240 000 000	93 600	124 800	15 600	156 000	109 200	280 800
2010–2020	0.81	241 944 000	94 358	125 811	15 726	157 264	110 085	283 074
2020–2030	0.72	243 686 000	95 038	126 717	15 840	158 396	110 877	285 113
2030–2040	0.64	245 246 000	95 646	127 528	15 941	159 410	111 587	286 937
2040–2050	0.63	246 791 000	96 248	128 331	16 041	160 414	112 290	288 745

* 摘自美国人口预测（p.7，表 D，“中间系列”）.[8]

建立优质的左心室辅助治疗中心

政府与患者在选择疗效最好的治疗中心时需要付出越来越多的努力，这些治疗中心最明显的特征是收住患者的床位数量非常多。医疗保险与公共医疗补助服务中心批准的心室辅助治疗中心已在网络上更新（https://www.cms.gov/MedicareApprovedFacilitie/VAD/）。能够安装左心室辅助装置的治疗中心的数量必须要增长，以适应预测中的适合安装左心室辅助装置的患者群体数量的快速增长。左心室辅助治疗已经与心脏移植治疗密切相连。尽管左心室辅助装置经销商希望该治疗方法能够扩展到心脏手术例数适度或快速增长的医院，以适应适合安装左心室辅助装置的患者群体的潜在增长，但是需要关注的是，该治疗方法快速、无人监管的扩展将导致许多并非适应证的患者接受治疗，并可能出现不理想的治疗效果。从理论上说，心衰治疗中心应该拥有经验丰富、训练有素的多种专科医师构成的治疗团队，致力于对终末期心衰患者短期或长期的治疗，并能够提供多种治疗方案的选择。

结论以及对未来的预测

我们对现在和未来的预测已在表 2-4 和图 2-3 中列出。许多因素可干扰准确评估，包括：心衰在不同种族，如少数民族中的患病率尚未知晓，心衰在城市与农村中患病率的差异，以及预期寿命的变化。对终末期心衰进行分期与分级仅见于一篇文献报道[10]。

随着人口老龄化和工业化迅速发展，我们预期心衰和终末期心衰的患病率和发病率将进一步提高。在老年患者中，对机械性循环辅助治疗的需求将会不断增长，并且机械性循环辅助治疗也不应仅限于年轻的患者。高龄患者往往合并多种疾病，手术的死亡率也更高。这将对我们提出挑战，迫切需要改进机械循环支持治疗方法以适应这一快速增长的患者群体的需求。未来的研究将着重于如何在老年患者中不受限制地开展机械循环辅助治疗。

根据目前的研究结果，明确适合安装左心室辅助装置的患者数量还存在困难。许多情况需要探索，例如将该治疗方法扩展应用于女性患者和年轻成人患者或儿童患者，以及为尚未接受左心室辅助治疗的终末期心衰患者提供合理应用。这提示任何估测都将在未来的 10 年中发生显著的变化。如果对于症状略轻于重度心衰的患者进行临床试验的结果证实，这些患者早期接受左心室辅助治疗后症状改善明显，可能都会产生良性的心肌重构。因此，迫切需要对可能适合接受心室辅助治疗的终末期收缩性心衰患者的数量进行精确估测。

（赵明霞 译　于　坤 校）

参考文献

1. Taylor DO, Stehlik J, Edwards LB, et al. Registry of the International Society for Heart and Lung Transplantation: Twenty-sixth Official Adult Heart Transplant Report—2009. *J Heart Lung Transplant.* 2009;28:1007–1022.
2. Lund LH, Matthews J, Aaronson K. Patient selection for left ventricular assist devices. *Eur J Heart Fail.* 2010;12:434–443.
3. Miller LW, Pagani FD, Russell SD, et al. Use of a continuous-flow device in patients awaiting heart transplantation. *N Engl J Med.* 2007;357:885–896.
4. Slaughter MS, Rogers JG, Milano CA, et al. Advanced heart failure treated with continuous-flow left ventricular assist device. *N Engl J Med.* 2009;361:2241–2251.
5. Rogers JG, Aaronson KD, Boyle AJ, et al. Continuous flow left ventricular assist device improves functional capacity and quality of life of advanced heart failure patients. *J Am Coll Cardiol.* 2010;55:1826–1834.
6. Starling RC. Improved quantity and quality of life: a winning combination to treat advanced heart failure. *J Am Coll Cardiol.* 2010;55:1835–1836.
7. U.S. POPClock Projection. *U.S. Census Bureau.* Available at: http://www.census.gov/population/www/popclockus.html. Accessed 14.07.10.
8. Cheeseman JD. *Population Projections of the United States by Age, Sex, Race, and Hispanic Origin: 1995 to 2050*, U.S. Bureau of the Census, Current Population Reports, P25-1130, Washington, DC: U.S. Government Printing Office; Available at: http://www.census.gov/prod/1/pop/p25-1130.pdf; 1996 Accessed 14.07.10.

9. Lloyd-Jones D, Adams RJ, Brown TM, et al. Heart disease and stroke statistics—2010 update: a report from the American Heart Association. *Circulation.* 2010;121:e46–e215.
10. Ammar KA, Jacobsen SJ, Mahoney DW, et al. Prevalence and prognostic significance of heart failure stages: application of the American College of Cardiology/American Heart Association heart failure staging criteria in the community. *Circulation.* 2007;115:1563–1570.
11. Ceia F, Fonseca C, Mota T, et al. Prevalence of chronic heart failure in Southwestern Europe: the EPICA study. *Eur J Heart Fail.* 2002;4:531–539.
12. Goda A, Yamashita T, Suzuki S, et al. Prevalence and prognosis of patients with heart failure in Tokyo: a prospective cohort of Shinken Database 2004-5. *Int Heart J.* 2009;50:609–625.
13. Owan TE, Redfield MM. Epidemiology of diastolic heart failure. *Prog Cardiovasc Dis.* 2005;47:320–332.
14. Owan TE, Hodge DO, Herges RM, et al. Trends in prevalence and outcome of heart failure with preserved ejection fraction. *N Engl J Med.* 2006;355:251–259.
15. Hunt SA, Abraham WT, Chin MH, et al. 2009 focused update incorporated into the ACC/AHA 2005 Guidelines for the Diagnosis and Management of Heart Failure in Adults: a report of the American College of Cardiology Foundation/American Heart Association Task Force on Practice Guidelines: developed in collaboration with the International Society for Heart and Lung Transplantation. *Circulation.* 2009;119:e391–e479.
16. Stevenson LW, Pagani FD, Young JB, et al. INTERMACS profiles of advanced heart failure: the current picture. *J Heart Lung Transplant.* 2009;28:535–541.
17. Bleumink GS, Knetsch AM, Sturkenboom MC, et al. Quantifying the heart failure epidemic: prevalence, incidence rate, lifetime risk and prognosis of heart failure The Rotterdam Study. *Eur Heart J.* 2004;25:1614–1619.
18. Miller LW. Patient selection for the use of ventricular assist devices as a bridge to transplantation. *Ann Thorac Surg.* 2003;75(6 suppl):S66–S71.
19. Wilson SR, Mudge Jr GH, Stewart GC, et al. Evaluation for a ventricular assist device: selecting the appropriate candidate. *Circulation.* 2009;119:2225–2232.
20. Holman WL, Kormos RL, Naftel DC, et al. Predictors of death and transplant in patients with a mechanical circulatory support device: a multi-institutional study. *J Heart Lung Transplant.* 2009;28:44–50.
21. Klotz S, Vahlhaus C, Riehl C, et al. Pre-operative prediction of post-VAD implant mortality using easily accessible clinical parameters. *J Heart Lung Transplant.* 2010;29:45–52.
22. Adamson RM, Stahovich M, Chillcott S, et al. Critical strategies and outcomes in advanced heart failure patients older than 70 years of age receiving the HeartMate II left ventricular assist device. A community hospital experience. *J Am coll Cardiol.* 2011;57:2487–2495.
23. Kirklin JK, Naftel DC, Kormos RL, et al. Second INTERMACS annual report: more than 1,000 primary left ventricular assist device implants. *J Heart Lung Transplant.* 2010;29:1–10.
24. Huang R, Deng M, Rogers JG, et al. Effect of age on outcomes after left ventricular assist device placement. *Transplant Proc.* 2006;38:1496–1498.
25. Hsich EM, Pina IL. Heart failure in women: a need for prospective data. *J Am Coll Cardiol.* 2009;54:491–498.
26. Vasan RS, Larson MG, Benjamin EJ, et al. Congestive heart failure in subjects with normal versus reduced left ventricular ejection fraction: prevalence and mortality in a population-based cohort. *J Am Coll Cardiol.* 1999;33:1948–1955.
27. Vivo RP, Krim SR, Cevik C, et al. Heart failure in Hispanics. *J Am Coll Cardiol.* 2009;53:1167–1175.
28. Ortman JM, Guarneri CE. *United States Population Projections: 2000 to 2050.* U.S. Census Bureau; Available at: http://www.census.gov/population/www/projections/analytical-document09.pdf Accessed 19.07.10.
29. Loehr LR, Rosamond WD, Chang PP, et al. Heart failure incidence and survival (from the Atherosclerosis Risk in Communities study). *Am J Cardiol.* 2008;101:1016–1022.
30. Yancy CW. Heart failure in African Americans. *Am J Cardiol.* 2005;96:3i–12i.
31. Kirklin JK, Naftel DC. Mechanical circulatory support: registering a therapy in evolution. *Circ Heart Fail.* 2008;1:200–205.
32. Pamboukian SV, Costanzo MR, Meyer P, et al. Influence of race in heart failure and cardiac transplantation: mortality differences are eliminated by specialized, comprehensive care. *J Card Fail.* 2003;9:80–86.
33. Bahrami H, Kronmal R, Bluemke DA, et al. Differences in the incidence of congestive heart failure by ethnicity: the multi-ethnic study of atherosclerosis. *Arch Intern Med.* 2008;168:2138–2145.
34. Lindenfeld J, Feldman AM, Saxon L, et al. Effects of cardiac resynchronization therapy with or without a defibrillator on survival and hospitalizations in patients with New York Heart Association class IV heart failure. *Circulation.* 2007;115:204–212.
35. Dickstein K, Cohen-Solal A, Filippatos G, et al. ESC Guidelines for the diagnosis and treatment of acute and chronic heart failure 2008: the Task Force for the Diagnosis and Treatment of Acute and Chronic Heart Failure 2008 of the European Society of Cardiology. Developed in collaboration with the Heart Failure Association of the ESC (HFA) and endorsed by the European Society of Intensive Care Medicine (ESICM). *Eur Heart J.* 2008;29:2388–2442.
36. *Australia's health 2008.* Australian Institute of Health and Welfare; Available at: http://www.aihw.gov.au. Accessed 01.06.10.
37. Stewart S, Wilkinson D, Hansen C, et al. Predominance of heart failure in the Heart of Soweto Study cohort: emerging challenges for urban African communities. *Circulation.* 2008;118:2360–2367.
38. AHA medical/scientific statement. 1994 revisions to classification of functional capacity and objective assessment of patients with diseases of the heart. *Circulation.* 1994;90:644–645.
39. Goldman L, Hashimoto B, Cook EF, et al. Comparative reproducibility and validity of systems for assessing cardiovascular functional class: advantages of a new specific activity scale. *Circulation.* 1981;64:1227–1234.
40. Pitt B, Zannad F, Remme WJ, et al. The effect of spironolactone on morbidity and mortality in patients with severe heart failure. Randomized Aldactone Evaluation Study Investigators. *N Engl J Med.* 1999;341:709–717.

第 3 章 急性失代偿性心力衰竭

James B. Young · Leslie W. Miller

关键点

概述

心力衰竭的定义最早出现在Lewis 1933年出版的心脏病教科书中，被简单定义为射血量的减少（即左心室无法排出足够多的血液）[1]。Katz在2000年出版的心力衰竭教科书中，从病理生理学角度给出了完整的定义[2]。Katz除了从血流动力学角度，还从分子生物动力学、细胞修复和细胞死亡等方面进行了定义。急性失代偿性心力衰竭（acute decompensated heart failure，ADHF）是受损的心脏功能的最生动的表述。大量体液滞留往往是患者典型的临床表现，同时也提示患者存在心力衰竭已有数十年了。ADHF综合征表现的症状是多样的，从继发于急性肺水肿而迅速出现的严重呼吸窘迫，到由于慢性淤血逐渐发展而出现的重度水肿和呼吸困难。这时，患者的左室射血分数（左室收缩功能障碍）降低；或是左室收缩功能未明显降低（左室射血分数>40%），但是充血性心力衰竭的症状和体征进一步加重。对于ADHF的临床诊断主要根据患者的症状和体格检查来确定[3]。

ADHF的病理生理学许多方面都涉及液体潴留和容量超载，但其复杂程度远不止这些[4,5]。不管什么原因造成的左室功能的减低，都会诱发多种代偿机制，包括局部流量下降介导的肾刺激信号，导致盐和水重吸收增加、交感神经和副交感神经兴奋，最终造成外周血管阻力增加和动脉压升高。一些情况下，血压升高，左室充盈压会很快随之增高。自主神经从以副交感神经调节为主，转变成兴奋性更高的交感神经调节，伴随着肾上腺素、去甲肾上腺素、肾素和醛固酮的持续增加。变化了的自主神经系统和循环中的激素水平促使心律失常的发生，如室性心动过速和房颤，从而进一步加重ADHF失代偿。由于血容量和肺循环压力增加（主要由于水钠潴留），导致体液由外周循环系统向肺血管床的重新分布。这些症状的进展使容量超载更加严重，进一步导致肠系膜淤血，削弱了肝、肾和胃肠道的正常功能，外周水肿也随之加重。

急性失代偿性心力衰竭的症状和体征

ADHF患者最常见的症状是呼吸困难和水肿（图3-1）。框3-1是根据急性失代偿性心力衰竭全国登记注册（Acute Decompensated Heart Failure National Registry，ADHERE）和对住院心衰患者挽救生命治疗（Organized Program to Initiate Lifesaving Treatment in Hospitalized patients with Heart Failure，OPTIMIZE-HF）数据库，总结得出的ADHF最常见的症状[6,7]。呼吸急促综合征包括劳力性呼吸困难、端坐呼吸和夜间阵发性呼吸困难。最近，发现很多ADHF患者同时伴有周期性呼吸和夜间氧饱和度降低的睡眠呼吸暂停综合征。其他症状包括水肿（主要是踝关节和腿）、

图 3-1 从 ADHERE 和 OPTIMIZE 数据库中提取的心衰患者的临床表现。(From Fonarow GC，Heywood JT，Heidenreich PA，et al. Temporal trends in clinical characteristics，treatments，and outcomes for heart failure hospitalizations，2002 to 2004：findings from Acute Decompensated Heart Failure National Registry（ADHERE）. Am Heart J. 2007；153:1021-1028；Gheorghiade M，Abraham WT，Albert NM，et al. Systolic blood pressure at admission，clinical characteristics，and outcomes in patients hospitalized with acute heart failure. JAMA. 2006；296:2217-2226.)

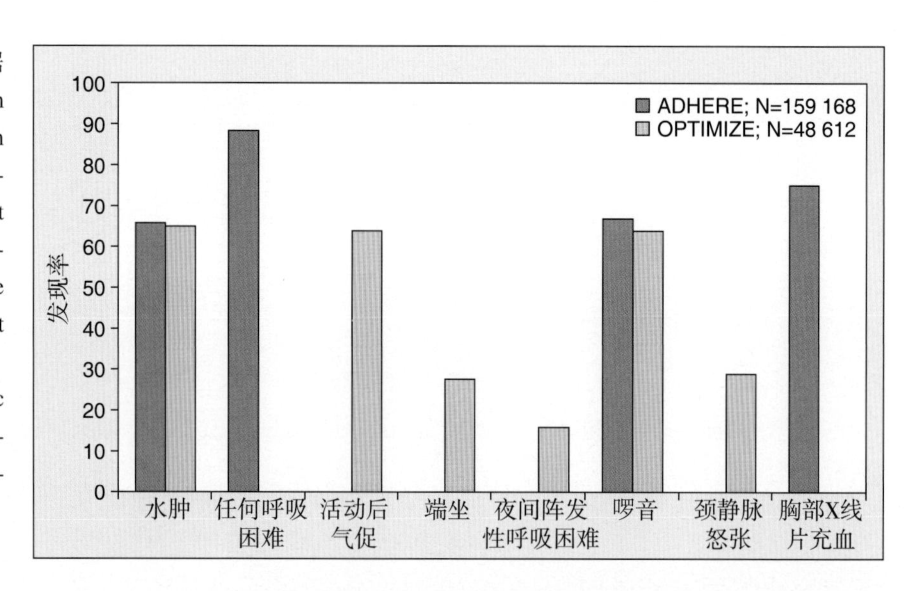

腹胀或不适、饱腹感和厌食。ADHF 的肺循环体征主要是由于容量超负荷和肺淤血引起。包括啰音、哮鸣音、胸膜渗出、周期性呼吸、舒张期奔马律、二尖瓣反流杂音加重、缺氧或氧饱和度降低等。全身症状包括外周水肿、颈静脉怒张、肝大、脾大、肝颈静脉回流征阳性、腹水、三尖瓣反流或二尖瓣反流杂音加重以及全身水肿。这些症状在不同患者中可能以不同的组合形式出现。

ADHF 的主要临床表现多与容量超载有关，主要包括气促和外周水肿、肺水肿、胸腔积液、腹水或者颈静脉怒张、肝颈静脉回流征、舒张期奔马律（框 3-1）。其他如肺炎、慢性阻塞性肺病、肺栓塞、肺高压、肾病综合征、肝硬化等情况则很难对慢性充血性心力衰竭与 ADHF 综合征进行区别。

急性失代偿性心力衰竭患者住院指征

根据对以往 ADHF 门诊患者治疗预后的观察，可以得出什么情况下需要建议患者接受住院治疗。一项注册研究数据显示 80% 的住院患者是通过急诊室入院，这 80% 患者因在急诊室表现心力衰竭的症状和体征而被收入院[8]。当出现严重失代偿时，主要表现为外周水肿或体重增加，呼吸困难加重，或是更严重的情况如低血压、肾衰竭、精神状态改变等，建议入院治疗（框 3-2）。处理静息性呼吸困难是非常棘手的，患者如果伴有呼吸急促或是氧饱和度降低，也应该入院治疗。此外，引起血流动力学改变的心律失常如快速型心房颤动（房颤），有症状的室性心律失常和心动过缓也应急诊住院治疗。同时存在 ADHF

框 3-1 充血的症状和体征

症状
肺
- 呼吸困难
  - 活动后气促
  - 端坐
  - 夜间阵发性呼吸困难

体循环
- 水肿（通常是脚踝或腿部）
- 腹部肿胀或不适
- 早饱
- 厌食

体征
肺
- 啰音
- 喘息
- 胸腔积液
- 周期性呼吸
- 睡眠呼吸暂停
- 缺氧或氧饱和度
- S3 奔马律
- 二尖瓣关闭不全的杂音恶化

体循环
- 周围水肿
- 颈静脉压力升高
- 肝大
- 脾大
- 肝颈静脉回流
- 腹水
- S3 奔马律
- 三尖瓣关闭不全杂音恶化
- 全身水肿

Adapted from Lindenfeld J，Albert NM，Boehmer JP，et al. Executive summary：HFSA 2010 comprehensive heart failure practice guideline. J Card Fail . 2010；16:475-506.

框 3-2 急性失代偿性心衰患者住院治疗

窗体顶端
住院建议窗体底端
  严重失代偿
  低血压
  肾功能恶化
精神状态改变
  休息时呼吸困难
  呼吸急促
血氧饱和度＜90%
  引起血流动力学显著变化的心律失常
  房颤伴快速心室率
  症状性室性心动过速
  有症状的心动过缓
有症状的窦性心动过速
急性冠脉综合征
住院考虑
严重充血
  全身水肿
明显的电解质紊乱
某些合并症的存在
  肺炎
  肺栓塞
  糖尿病酮症酸中毒
  短暂性脑缺血发作或脑血管意外
新发急性失代偿性心力衰竭（ADHF）窗体底端

Adapted from Lindenfeld J，Albert NM，Boehmer JP，et al. Executive summary：HFSA 2010 comprehensive heart failure practice guideline. J Card Fail . 2010；16:475-506.

和急性冠脉综合征的患者需要考虑入院治疗。患者存在严重的体循环淤血，明显的电解质紊乱，或者存在某种合并症，如肺炎、肺栓塞、糖尿病酮症酸中毒、短暂缺血发作或脑血管意外时需要住院治疗。许多临床医生会建议新诊断为 ADHF 的患者入院治疗。

当 ADHF 患者入院后，通常将他们细分为 3 个亚组（表 3-1）：血压正常患者、高血压患者、低血压患者[9]。大多数患者有明显的体肺循环淤血症状，这也是治疗的主要目的[10]。

一部分血压正常和高血压患者，也可能发生心源性休克。表 3-1 总结归纳了这 3 种 ADHF 亚型的特征[9]。对于伴有高血压的患者，甚至一些血压正常或者偏低的患者，静脉内扩血管药物治疗是有效的。没有低血压症状且收缩压大于 90mmHg 时，可以考虑静脉给以硝酸甘油、硝普钠或兼有利尿作用的奈西立肽，迅速改善淤血症状。在应用这些药物治疗时，必须严密监测体循环血压。如果出现有症状的低血压或者肾功能恶化，则需要停止或者减少使用上述药物。

对于一名 ADHF 患者，最值得关注的问题是其循环淤血的程度，严重的患者通常建议使用足量的利尿剂，使之达到最佳容量负荷，减轻心衰症状，同时要注意容量不足和电解质紊乱的发生。目前尚缺乏数据证实，药物使用顺序是否影响患者治疗结果。对于利尿剂和其他一线药物使用后疗效不佳的患者，目前尚无公认的最佳治疗流程。

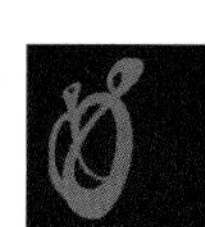

对于使用利尿治疗后，淤血症状没有明显改善的患者，需重新评估 ADHF 诊断是否确切；考虑更严格的钠水控制，增加袢利尿剂用量，将间断应用利尿剂变为持续输注；加用其他类型的利尿剂，如美托拉索、螺内酯或者氯噻嗪。此外，使用肺动脉导管可以监测血流动力学情况，同时可以帮助确定患者 ADHF 亚型（表 3-1）。对于缺氧或者氧饱和度降低的患者，给予吸氧治疗。对于肺水肿导致的严重呼吸困难患者，可以使用无创正压通气改善症状。

住院治疗和生存率

由于 ADHF 患者通常是病情比较严重才到医院急诊就诊，或者是没有预约到门诊就诊，所以这类患者诊断带来的临床和经济负担是巨大的。有 80% 入院患者来自急诊室（图 3-2）[3,11-15]。框 3-3 列举了负担的组成；有许多有关 ADHF 的观察性研究。对于大于 65 岁老年人而言，ADHF 是最常见的住院原因。每年有超过 100 万诊断为 ADHF 患者入院治疗，平均住院时间是 6 天，1/3 的患者住院时间达到 5 天，甚至更长。在病种分类住院时间上，心衰患者多于其他诊断组。从以上数据可以看出，在疾病分类收费上，诊断和治疗心衰患者的费用明显高于其他诊断组。2005 年，用于救治心衰患者的直接和间接费用接近 280 亿美元，药物治疗的费用大概为 30 亿美元，2/3 的费用被用于住院患者的护理。

从目前治疗成功率情况来看，在所以病种分类中，ADHF 的再次入院率最高。20% 在 1 个月内，40% 在 3 个月内，超过 50% 的患者在 6 个月内再次入院。入院心衰患者 1 年平均死亡率是 33%（图 3-3），心衰患者再次入院后生存率明显低于前次入院时（图 3-4），这些情况可以作为预测心衰患者死亡率的重要依据（第 2 章）。所有死于心衰患者数量超过艾

表 3-1	急性失代偿性心力衰竭的三种表现类型		
窗体顶端 ADHF 亚型窗体底端	**频率**	**典型的体征和症状**	**典型的血流动力学特征**
血压正常的 ADHF（心力衰竭）	常见；~ 47% 的患者	呼吸困难 肺水肿（±） 啰音（±） 外周水肿 窗体顶端 渐进的症状（天 / 周） 窗体底端 体重增加	收缩压 90 ~ 140mmHg 正常或轻度增加心率 轻度 PCWP 升高 正常或轻度下降 CI Killip 分级Ⅱ ~ Ⅲ 左室功能不全
高血压ADHF(血管衰竭)	常见；~ 50% 的患者	呼吸困难 肺水肿 啰音 最小的体重增加 终末器官灌注不足症状 中枢神经系统症状 起病急	收缩压＞ 140mmHg 心率增加 中至重度 PCWP 增加 正常或轻度下降 CI Killip 分级Ⅱ ~Ⅳ级 保留的左室功能
低血压 ADHF（低心排 / 心源性休克）	罕见；~ 3% 的患者	呼吸困难 肺水肿 脉压降低 终末器官灌注不足 精神状态改变 四肢凉 尿量减少 利尿剂抵抗	收缩压＜ 90mmHg 心率增加 中至重度 CI 降低 轻至中度 PCWP 增加 Killip 分级Ⅲ ~Ⅳ级 严重左室功能不全

CI：心脏指数；CNS：中枢神经系统；LV：左心室；PCWP：肺毛细血管楔压；SBP：收缩压。

滋病、前列腺癌、肺癌和乳腺癌患者死亡数之和[14]。

尽管住院治疗在总的经济负担中所占比重最大，多数患者死于院外[16]。诊断为充血性心力衰竭后中位生存时间是 2.1 年，1 年死亡率为 25% ~ 80%。心衰综合征的表现多种多样，因此发病后的预后也不尽相同。估计有 5% 患者为晚期或为 ACCR/AHA 心衰评级 D 期（第 2 章，框 3-2）。心衰的社会和经济负担被低估了，因为多数伴有心衰综合征的患者并没有症状，或是身体没有淤血症状或是没有达到心衰诊断标准中的体力活动明显受限[3,11-15]。

对于 ADHF 诊断和治疗的指南

最近 20 年出现关于心衰诊断和治疗指南，但是大多数指南没有关注 ADHF 患者。美国心力衰竭学会于 2010 年发布的心力衰竭实用指南中，给予 ADHF 极大的关注[3]。指南指出有症状的心衰是一组综合征，其特点包括高死亡率、反复入院、生活质量低、多重并发症、治疗方案复杂等；同时，对于高危影响因素，如糖尿病和高血压的重要性，给予了更多的关注，因为这些因素使患者更容易发展为心衰，特别是 ADHF。在处理综合征前，积极控制危险因素是十分必要的。ACCF/AHA 定义的心衰 A 期和 B 期分别为：患者没有心脏形态学异常和心衰的临床症状，但有发生心衰的风险；患者存在心脏形态学异常但是没有心衰临床症状（表 3-2）[8,10-14]。

ACCF/AHA 在 2005 年提出心衰分期分类，与最初 ACCF/AHA 制定的心衰诊断和治疗指南有一定的差别。最初指南对于心衰的定义是非常传统的，只关注出现左室收缩功能障碍而且有临床症状的慢性充血

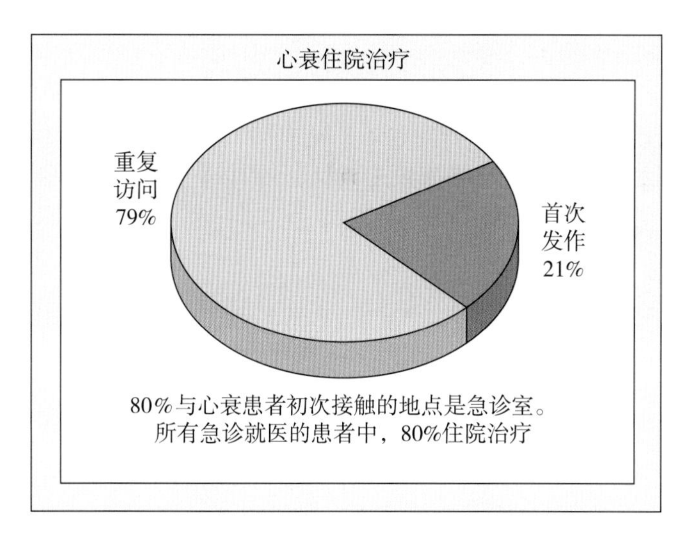

图 3-2　在 ADHERE 数据库中，与诊断为心衰患者接触的初始点。

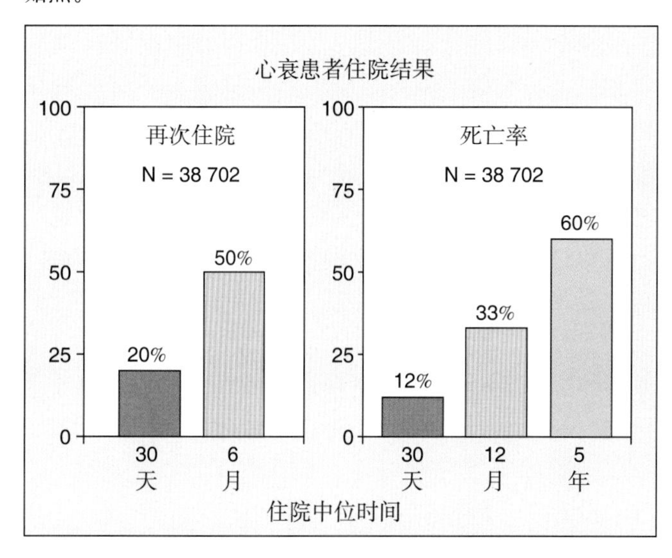

图 3-3　加拿大心衰研究，初步诊断为心衰患者入院后以相同诊断而再次入院的可能性以及心衰住院后患者 1 年死亡率。（From Aghababian RV. Acutely decompensated heart failure：opportunities to improve care and outcomes in the emergency department. Rev Cardiovasc Med . 2002；3[Suppl 4]:S3-S9；and Jong P，Vowinckel E，Liu PP，et al. Prognosis and determinants of survival in patients newly hospitalized for heart failure：a population-based study. Arch Intern Med . 2002；162:1689-1694.）

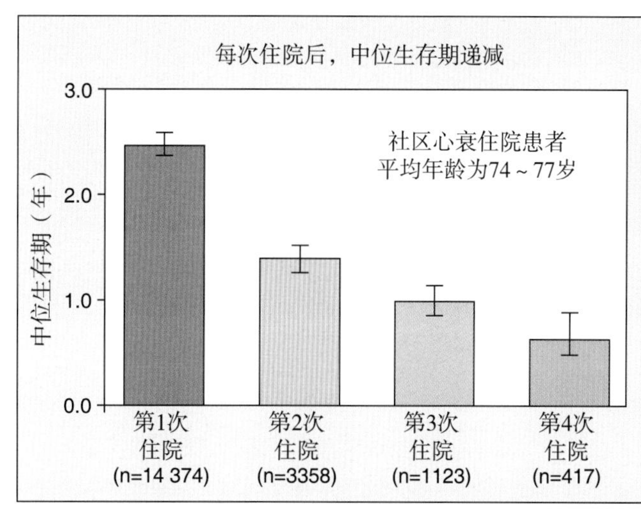

图 3-4　再次因心衰入院后患者的中位生存期。（From Setoguchi S，Stevenson LW，Schneeweiss S，et al. Repeated hospitalizations predict mortality in the community population with heart failure. Am Heart J . 2007；154:260-266.）

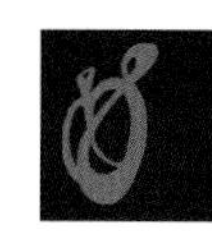

框 3-3　心力衰竭的负担

- 最常见的原因住院的成人 > 65 岁
- 每年约 100 万患者因心力衰竭而住院
- 平均住院时间 6 天，33% > 5 天
- 与任何其他相关诊断组比较，更多的医疗保险花在心力衰竭上
- 急性失代偿性心力衰竭的再次入院率，3 个月为 40%，6 个月 > 50%
- 在 2005 年的直接和间接成本约为 280 亿美元（约 3 亿美元的药物）
- 心力衰竭死亡人数超过获得性免疫缺陷症（艾滋病）、肺癌、前列腺癌和乳腺癌之和
- 充血性心力衰竭中位存活期为 2.1 年
- 初步诊断为充血性心力衰竭，1 年死亡率为 25% ～ 40%
- ACCF/AHA 心衰 5%

性心力衰竭患者进行处理，而对 ADHF 患者并未给予重视。1995 年制定的最初的指南中关注的重点人群是伴有左室收缩功能障碍的心衰患者，以及对于这部分心衰患者的治疗。基于庞大的患病人群基数，期间对心衰的认识和治疗取得了巨大的进步。但是在 ADHF 住院患者中，有 50% 的患者虽然存在充血性心力衰竭，但左室收缩功能在正常范围。

在 2005 版指南中对于 ADHF 的最佳治疗策略进展是有限的。绝大多数大型随机临床试验中报道的发病率和死亡率结果没有将 ADHF 住院患者进行单独统计，因为这些患者的不良事件或是并发症发生率很高，而且与任何特殊治疗或是临床试验药物或干预没有关系。在 1995 年 ACCF/AHA 发布的文件中，对于 ADHF 患者治疗的讨论，主要集中在何时使用右心导管和使用主动脉球囊反搏[12]。对于急性肺水肿的药物治疗主要包括静脉注射 40 ～ 80mg 呋塞米，同时静脉注射 2 ～ 4mg 硫酸吗啡。对于病情稳定的慢性心衰患者，诊断为 ADHF 入院后常规接受联合药物治疗，包括静脉药物单独或联合使用。如利尿剂、

表 3-2	ACCF/AHA 关于心力衰竭的发展阶段与定义
A 期	定义：高风险的心力衰竭但是不伴随着结构性的心脏病或者心力衰竭的症状，不存在结构性心脏病
	举例：患者有高血压和糖尿病或者是患者正在使用心脏毒性药物（癌症治疗）或者是有心肌病的家族病史
B 期	定义：结构性心脏病的出现，包括：心室的形状和大小的改变，瓣膜病变，左心室肥大，收缩或者舒张功能不全，但是没有心衰症状
	举例：患者最初患有心肌梗死，高血压伴随左心室肥大，无症状心脏瓣膜病，或者无症状的左心室射血分数降低
C 期	定义：结构性的心脏病，之前或者现在出现心力衰竭症状
	举例：患者患有收缩性或者是舒张性的左心室功能障碍，呼吸困难综合征或者是运动耐力下降；大多数 ADHF（急性失代偿心力衰竭）患者至少是 C 阶段的心力衰竭
D 期	定义：难以治疗的心力衰竭，需要专门治疗
	举例：患者在休息时仍然会有一些症状，尽管已经使用最大量药物治疗，例如：再次入院患者，或者由于进行心脏移植和安装心室辅助装置等治疗，不能安全的出院

ADHF：急性失代偿性心力衰竭；HF：心力衰竭；LV：左心室；LVH：左心室肥大。

动脉或静脉血管扩张剂和正性肌力药，用以改善患者症状。超过 10 万例心衰患者的 ADHERE 数据库显示 90% 的患者入院后接受了静脉利尿剂治疗。对于它的使用目前还没有一致意见，主要根据医生个人经验（图 3-5）[16-33]。

有些作者对这些治疗是否能使患者临床获益持怀疑态度，这主要是指并发症和死亡率的降低，而不是症状的改善。将来，主要的目标是通过药物或是其他治疗使患者的再次入院率和 30 ~ 60 天死亡率降低。应该将静脉内药物的血流动力学作用与症状的改善和死亡率之间加以区分；长期静脉使用正性肌力药存在着争议，因为尽管它能增加心排量并降低减少心脏充盈压，但同时也会导致房颤和恶性心律失常发生概率大大增加[34]。表 3-3 比较了多巴酚丁胺（一种人工合成的儿茶酚胺）和米力农（一种磷酸二酯酶抑制剂），表 3-4 主要介绍了关于米力农对心衰治疗进展的 OPTIME-CHF 实验结果。

ADHF 复杂的病理生理过程和大量的主观症状使得很难全面详细地对其定义。比如说呼吸困难，它是 ADHF 患者入院的常见症状。随机临床实验通过患者和医生的评价，用各种方法来量化呼吸困难和它对治疗的反应。但是这些方法是主观的，并且证实很难应用于指导临床实践。针对呼吸困难的治疗效果并不十分理想。因为 ADHF 入院患者治疗大多是紧急的，通常采用快速静脉注射治疗，当它的临床改善不明显或是很缓慢，治疗方案就会强化或改变。对于 ADHF 患者的详细治疗方案出现在最近的指南中（图 3-6）。目前没有随机试验评价某种药物或治疗方案的优劣，所以证据的等级非常有限。治疗方案具有地域特点，目前没有统一的治疗方案。

对于 ADHF 患者入院治疗的试验研究，大都没有关注出院后事件。除了充血性心衰和肺动脉导管作用的评价性研究（Evaluation Study of Congestive Heart Failure and Pulmonary Artery Catheterization Ef-

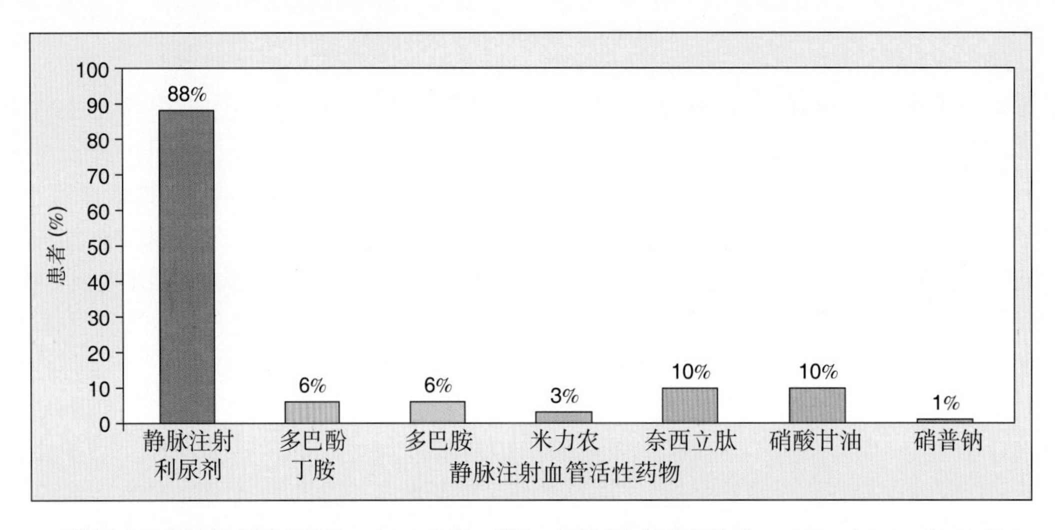

图 3-5 ADHERE 数据库中静脉注射药物治疗 ADHF 患者。所有已登记的出院患者（n=105 388）2001 年 10 月—2004 年 1 月。

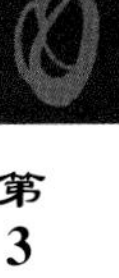

表 3-3 正性肌力药物多巴酚丁胺和米力农的比较*		
参数	多巴酚丁胺	米力农
正性肌力	+	+
致心律失常	++	++
变时现象	++	+/-
血管扩张	+	+
短半衰期	+	-
与 β- 阻滞剂同用	No	No
利尿效果	No	No
肾素醛固酮血管紧张素系统	No	No

* + 或者 – 表示正面或负面影响的作用和强度。

表 3-4 OPTIME-CHF 试验：短期静脉（注射）米力农对于 ADHF 治疗结果

结果	米力农	安慰剂	*P*
减少治疗失败	7.9%	6.6%	0.536
并发症	12.6%	2.1%	< 0.001
新的房颤	4.6%	1.5%	0.004
持续性低血压	10.7%	3.2%	< 0.001
心肌梗死	1.5%	0.4%	0.178

摘自 Cuffe MS，Califf RM，Adams KF Jr，et al；Outcomes of a Prospective Trial of Intravenous Milrinone for Exacerbations of Chronic Heart Failure（OPTIME-CHF）Investigators. Short-term intravenous milrinone for acute exacerbation of chronic heart failure：a randomized controlled trial. JAMA. 2002；287:1541-1547.

fectiveness，ESCAPE）试验对出院后 2 个月 BNP 水平和出院后 1 个月的肾功能指标进行了比较，结果显示出院后短期内患者病情呈恶化趋势[8]。

尽管对 ADHF 的研究充满挑战，有待完善，在许多方面还没有统一意见，但是当患者需要救治时，必须做出临床治疗策略选择。大量证据表明多种药物和非药物（包括机械循环支持装置）治疗措施安全有效，这方面也比较容易获取专家关于治疗措施的意见。这些证据虽然不是通过经典的随机对照试验得到的，但是仍然有非常重要的作用，它可以指导临床医生更好地了解心衰综合征和恰当的治疗策略。然而，目前在 ADHF 患者中几乎没有临床试验将 MCS 与常规治疗策略进行比较。

注册数据：AHERE 和 OPTIMIZE

两个大型的关于 ADHF 患者临床表现、治疗方法和病程进展的注册研究已经完成，相关数据也已经公布（表 3-5）。ADHERE 是一个大型的北美多中心注册研究（目前超过 100 000 例患者），研究设计为前瞻性收集 ADHF 患者的入院治疗情况，从最初的急诊室或是住院治疗，直到患者出院转院或是死亡[6,8,16-22]，不收集院外信息。根据国内医院分布情况，超过 275 家社区、医学中心纳入研究。正是这项研究提供了这样一次唯一的机会，深入了解了真实临床环境下 ADHF 患者入院后病情特征和管理治疗方法。

OPTIMIZE-HF 是另外一个美国国内的注册研究，共有 59 家医院参与，它包含了一个医疗质量改进计划和出院后 60、90 天随访的定群研究，从而为了解患者出院后短期患病事件提供了有价值的信息[7,23-33]。OPTIMIZE-HF 研究的主要目的是通过询证医学指南指导 HF 患者的治疗，从而完善对 HF 患者的治疗和教育。入选标准是成年患者、入院主要诊断为新发生的或是加重的心力衰竭，或是在住院期间出现明显的心衰症状。约 50 000 例患者参与了这项研究。

图 3-7 显示的是 ADHERE 和 OPTIMIZE-HF 注册研究中住院患者的部分特征。患者平均年龄大于 70 岁，且男女平均分布。非洲裔美国人占住院患者

表 3-5 ADHERE 和 OPTIMIZE-HF 对于急性失代谢心力衰竭的注册研究

ADHERE	OPTIMIZE-HF
入选开始：2004 年 6 月	入选开始：2003 年 3 月
281 家医院急诊室，大和小的社区医院	259 家医院的急诊室，大和小的社区医院
入选标准：成人，出院诊断为 DRG 127-CHF	入选标准：成人，出院诊断为：DRG127-CHF
包含左心室收缩和舒张异常的患者	包含左心室收缩和舒张异常的患者
最初报告例数：65 275*	最初报告例数：48 612†
没有出院患者随访	10% 患者随访，90 天出院死亡率和再次入院
资金来源：Scios，Inc，Fremont，CA	资金来源：GlaxoSmithKline，Inc，Research Park Triangle，NC

* Fonarow GC，Adams KF，Abraham WT，et al. Risk stratification for in-hospital mortality in acutely decompensated heart failure：classification and regression tree analysis. JAMA. 2005；293:572-580.

† Gheorghiade M，Abraham WT，Albert NM，et al. Systolic blood pressure at admission，clinical characteristics，and outcomes in patients hospitalized with acute heart failure. JAMA . 2006；296:2217-2226.

CHF：充血性心力衰竭；DRG：相关诊断组；LV：左心室。

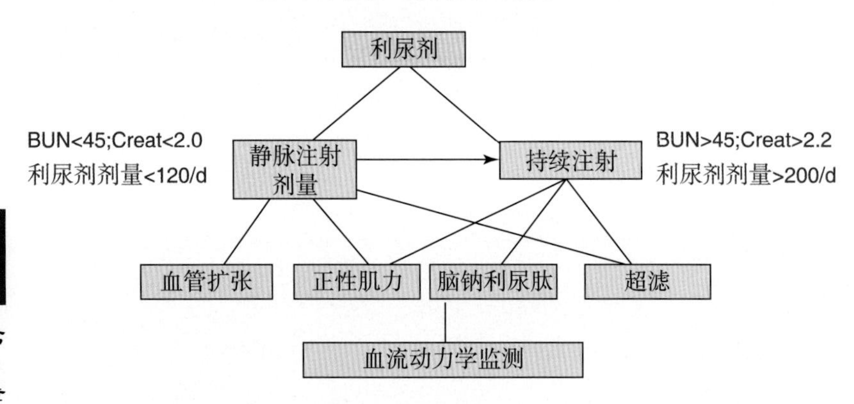

图 3-6 根据肾功能和住院前利尿剂使用剂量，对急性失代偿性心力衰竭（ADHF）患者进行利尿治疗建议使用方法。BUN：血尿素氮；Creat：肌酐。

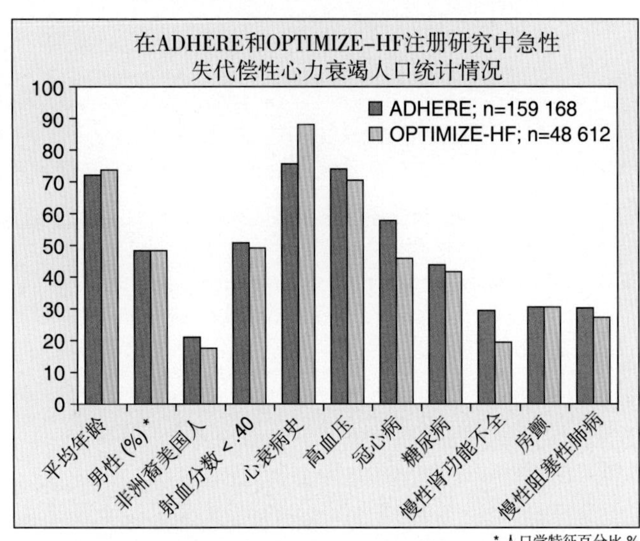

图 3-7 在 ADHERE 和 OPTIMIZE-HF 注册研究中急性失代偿性心力衰竭人口统计情况。(Data from Aghababian RV. Acutely decompensated heart failure：opportunitiesto improve care and outcomes in the emergency department. Rev Cardiovasc Med .2002；3[Suppl 4]:S3-S9；and Jong P，Vowinckel E，Liu PP，et al. Prognosis and determinants of survival in patients newly hospitalized for heart failure：a population-based study. Arch Intern Med . 2002；162:1689-1694.）

的 20%。大约一半的患者存在左心室舒张功能不全（左室射血分数大于 40%）和 ADHF。大多数患者有先前心衰病史（> 75%），至少有 70% 患者有高血压病史，50% 患者有冠状动脉疾病综合征病史。超过 40% 住院患者有糖尿病，25% 患者有慢性肾功能不全，1/3 合并房颤，1/3 合并 COPD 和哮喘。研究显示 90% 患者表现呼吸困难症状，同时超过 60% 患者可闻及肺部啰音，超过 70% 患者 X 线片显示肺淤血征象。

近 20 年来，失代偿性心衰患者的住院死亡率显著下降。表 3-6 列出四大数据库中住院患者死亡率。

表 3-6 心力衰竭患者住院死亡率的预测

队列研究	例数	死亡率（%）	高	低
CQ 改进（1992—1993）	4606	19	年龄 镁离子 硝酸盐	ACEI 华法林 阿司匹林 β- 受体阻滞剂 钙阻滞剂
OPTIME-CHF（1997—1999）	942	9.6	年龄，NYHA Ⅳ	高血压 高钠 高尿素氮
ADHERE（2001—2003）	33 046	4.2	BUN > 43mg/dl，SCr > 2.75mg/dl	收缩压 > 115mmHg
OPTIMIZE（2003—2004）	48 612	3.8	高 SCr 低钠 年龄 心率快 CVA/TIA PVD	高血压 高钠 高胆固醇 吸烟 高体重指数 没有心衰病史 白种人 LVSD COPD

ACEI：血管紧张素转换酶抑制剂；ASA：阿司匹林；BMI：身体质量指数；BP：血压；BUN：血尿素氮；COPD：慢性阻塞性肺疾病；CVA：脑血管意外；HF：心力衰竭；HR：心率；LVSD：左心室收缩功能不全；NYHA：纽约心脏协会；PVD：周围血管疾病；TIA：短暂性脑缺血发作。

死亡率从 19% 下降至最近的 3.8%，说明总体上对于心衰患者治疗的进步是明显的。通过对 Framingham 数据每 10 年心衰死亡率的分析，表明死亡率在稳步

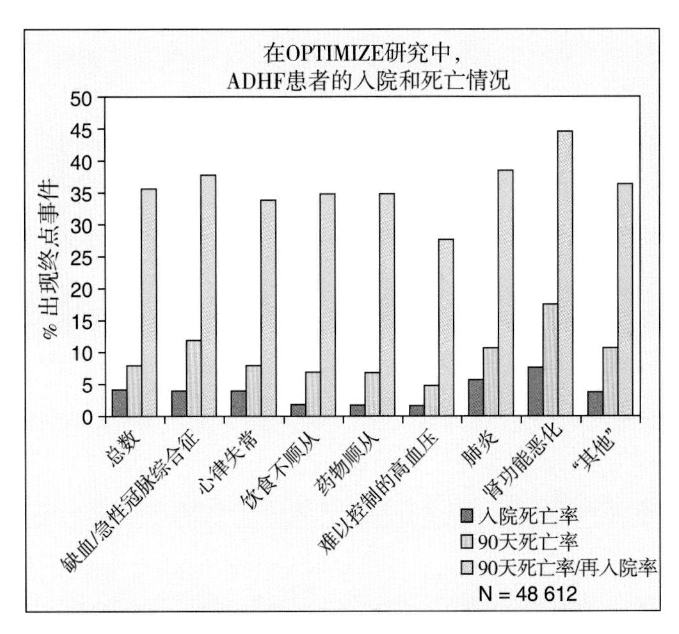

图 3-8 在 OPTIMIZE 研究中，ADHF 患者的并发症和死亡率。（Data from Fonarow GC，Abraham WT，Labert NM，et al. Factors identified as precipitating hospital admissions for heart failure and clinical outcomes：findings from the OPTIMIZE-HF. Arch Intern Med. 2008；168:847-854.）

下降。通过对群组研究评价，筛选出一些院内死亡危险预测因子。图 3-8 显示 OPTIMIZE-HF 注册研究住院死亡率和与一些预测因子和其他指标的关系。在这个研究中，患者住院死亡率为 3.8%。其中肾功能恶化的患者死亡率最高。在肾功能恶化的患者中，90 天死亡率与再次住院率匹配率为 45%。

在 ADHERE 数据库中，也显示肾功能障碍的显著影响，与住院死亡率最相关的 3 个因素中的 2 个与肾功能有关，分别为入院时血尿素氮大于 40mg/dl 和肌酐大于 2.7mg/dl。肾功能不全患者住院死亡率为 22%，而肾功能和血压正常的患者仅为 1.5%（表 3-7）。

图 3-9 分析总结了 OPTIMIZE-HF 研究中数据，显示老年、白种、伴有缺血心脏病、COPD、房颤、左室收缩功能障碍和有淤血症状的患者死亡率更高。看似矛盾的是，高血压和吸烟患者住院生存率更高。左室功能完整才能产生更高的体循环血压，这或许可以解释高血压患者生存率高的原因。但是吸烟是如何保护 ADHF 患者，目前还不清楚。然而，在图 3-9 中，并没有显示体重和死亡率的双向性关系。体重指数过高或过低的患者往往会有更大的风险。观察研究发现，较肥胖患者死亡率更低，不包括病态性肥胖。体重指数过低的患者（早期或明显的恶液质）具有更高的死亡风险。

图 3-10 强调了 OPTIMIZE-HF 研究中血压和肾功能的关系。收缩压小于 100mmHg，血清肌酐大于 2.0 mg/dl 的住院患者死亡率最高，所占比例大于 16%。

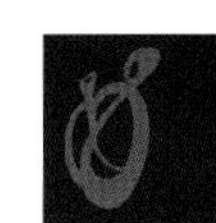

急性失代偿性心衰的诱发因素和病因

心律失常、心肌缺血和坏死、肺动脉高压引起的右心衰、呼吸衰竭、肺泡毛细血管膜渗漏、肾功能不全或衰竭都是促进或加重 ADHF 的因素。图 3-11 和框 3-4 概括了 ADHF 的诱发因素。图 3-11 显示在

表 3-7 ADHERE 注册研究数据库中急性失代偿性心力衰竭患者住院死亡风险相关因素的多元分析

危险分层	临床特征	数量 / 危险组（n=32 324）	死亡率（%）	数量 / 危险组（n =32 230）	死亡率（%）
高危	BUN ≥ 43mg/dl SBP < 115mmHg Cr ≥ 2.75mg/dl	620	21.94	592	19.76
中度Ⅰ	BUN ≥ 43mg/dl SBP < 115mmHg Cr < 2.75mg/dl	1425	12.42	1270	13.23
中度Ⅱ	BUN ≥ 43mg/dl SBP ≥ 115mmHg	5102	6.41	4834	5.63
中度Ⅲ	BUN < 43mg/dl SBP < 115mmHg	4099	5.49	3882	5.67
低危	BUN < 43mg/dl SBP ≥ 115mmHg	20 834	2.14	20 820	2.31

BUN：血尿素氮；Cr：肌酐；SBP：收缩压。

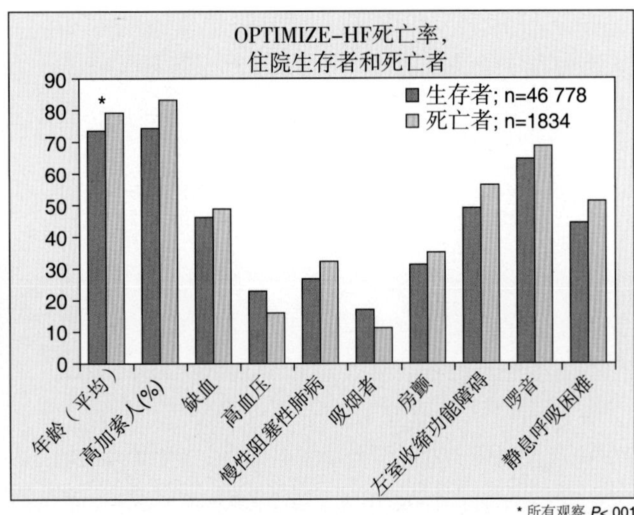

图 3-9　在 OPTIMIZE 注册研究中 ADHF 患者生存者和死亡者的合并症。（From Abraham WT，Fonarow GC，Albert NM，et al. Predictors of in-hospital mortality in patients hospitalized for heart failure. J Am Coll Cardiol . 2008；52:347-356）

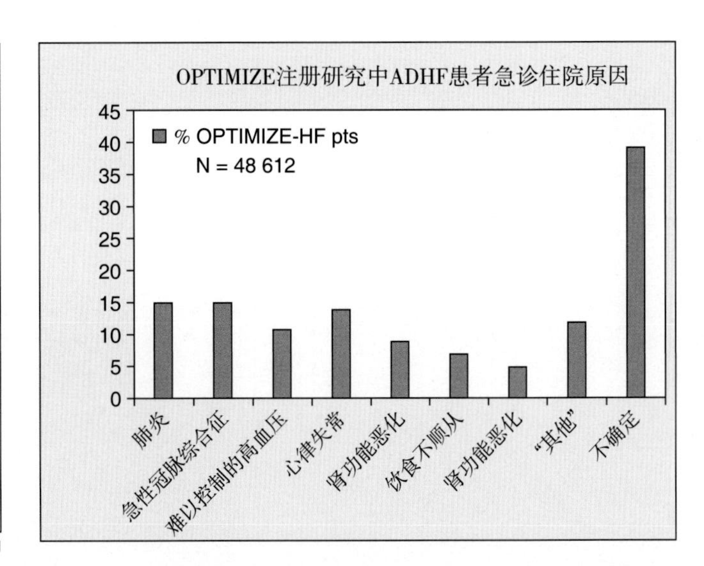

图 3-11　在 OPTIMIZE 注册研究中导致 ADHF 患者住院因素。（Data from Fonarow GC，Abraham WT，Labert NM，et al. Factors identified as precipitating hospital admissions for heart failure and clinical outcomes：findings from the OPTIMIZE-HF. Arch Intern Med . 2008；168:847-854.）

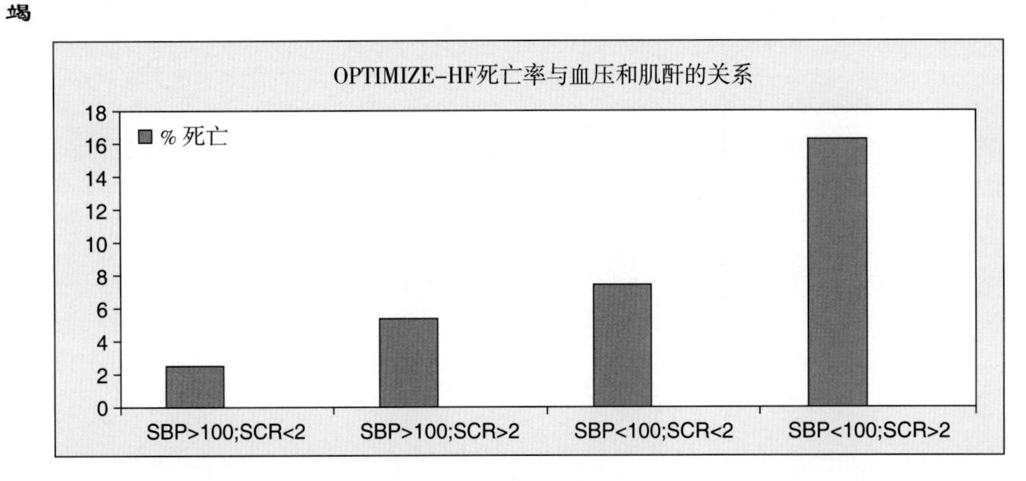

图 3-10　在 OPTIMIZE 注册研究中收缩压、血清肌酐对 ADHF 患者生存的影响。SBP：收缩压；SCR：血清肌酐。（From Abraham WT，Fonarow GC，Albert NM，et al. Predictors of in-hospital mortality in patients hospitalized for heart failure. J Am Coll Cardiol . 2008；52:347-356.）

OPTIMIZE-HF 研究中，40% 患者没有明确的诱发因素。饮食和医疗相关的原因包括过量的水盐摄入，未坚持服药，其他疾病入院治疗时接受了液体扩容治疗。心室功能持续恶化可以引发潜在的心脏病，同样，血流动力学、体能、情绪和环境应激对于有潜在心脏病或心功能障碍的患者会加重心室功能不全，促进 ADHF。

框 3-4 中列举的各种因素都可以导致临床病情恶化，了解这些问题后可以使用各种干预手段，以防止病情再度恶化和再次住院。最近的一些数据表明，预见性的门诊患者管理，如常规电话联系出院患者，或其他类似的干预，可能是有益的。Robert Wood Johnson 研究所对患者可能由此获得的受益进行了研究，安排护理人员对频繁反复入院患者进行特殊护理，同时到患者家，研究饮食和服药依从性，并提供随访就诊的运送。尽管提供了这些有针对性的、强化的、昂贵的随访模式，结果提示并不能显著减少再入院率。

急性失代偿性心衰的其他原因

最近一种名为 tako subo 心肌病、或称作"心碎综合征"的疾病备受关注。可由情绪悲伤诱发，心电图表现为急性前壁心梗，引起致命性的 ADHF 发作。多数学者认为血中儿茶酚胺过度升高激发心肌功能障碍是其主要机制，因为冠脉造影结果是正常的。但是左室造影却显示出左室心尖部的缺血表现像是一种日本章鱼（tako subo）[36]。

众所周知，暴露于心脏毒素，如酒精、可卡因

框 3-4　急性失代偿性心力衰竭促发因素

有关饮食和药物的问题
- 过度的盐分和水分的摄取
- 服药不依从
- 医源性容量过多

心脏疾病进一步进展
- 心室功能或血流动力学恶化
- 身体，情绪，或环境压力的影响
- 心肌毒性暴露（酒精、可卡因、癌症治疗）
- 右心室起搏

心律失常
- 心房颤动（特别是心室率较快）
- 室性心动过速
- 明显的心动过缓
- 明显的心动过速

新出现的心室协同失调
- 心室内的传导障碍的发展

控制不佳及无法控制的高血压

心肌缺血或梗死

心脏瓣膜疾病的进展

肺疾病
- 肺栓塞
- 慢性阻塞性肺病（COPD）急性发作
- 肺炎
- 孤立性肺动脉高压
- 间质性肺病

贫血

全身性感染
- 败血症

甲状腺疾病

药物的不良影响
- Ⅰa 型 / ⅠC 抗心律失常药物
- 类固醇
- 非类固醇消炎药
- 环氧合酶 -2 抑制剂
- 噻唑
- 普瑞巴林
- 蒽环类药物
- “靶向”化疗药物
- 基于免疫的风湿病疗法

Adapted from Lindenfeld J，Albert NM，Boehmer JP，et al. Executive summary：HFSA 2010 comprehensive heart failure practice guideline. J Card Fail . 2010；16:475-506.

等，或接受某些癌症的治疗方式会损害心脏功能。通常情况下，患者出现 ADHF 并伴随心房颤动、室性心动过速或心动过缓。最近发现，一些患者对心脏传导缺陷导致心室共济失调（尤其是心电图证实为左束支传导阻滞）的耐受性很差。

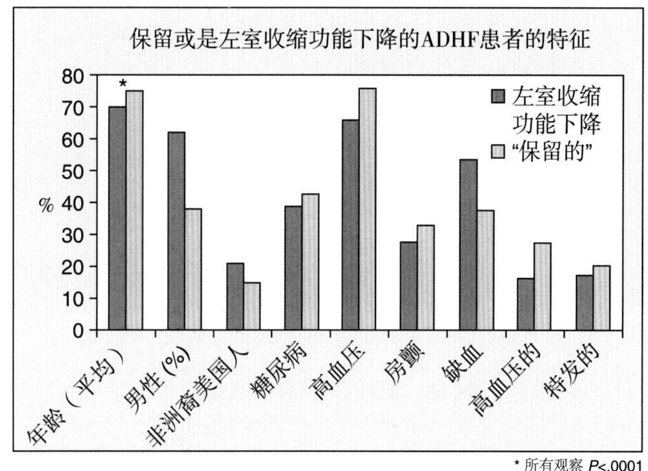

图 3-12　在 OPTIMIZE 注册研究中保存收缩功能与收缩功能降低的 ADHF 患者症状表现差别。(From Fonarow GC，Gattis Stough W，Abraham WT，et al. Characteristics，treatments，and outcomes of patients with preserved systolic function hospitalized for heart failure：a report from the OPTIMIZE-HF Registry. J Am Coll Cardiol . 2007；50:768-777.）

另一个典型的表现是 ADHF 患者存在严重的、难以控制的高血压。此外，心肌缺血或梗死可以使许多患者心功能失代偿。瓣膜病恶化，特别是主动脉瓣关闭不全和二尖瓣关闭不全，会导致左心室负担加重，表现为呼吸困难和心衰加重。某些肺部疾病也会导致失代偿，包括肺栓塞、加重的慢性阻塞性肺病、肺炎等。贫血、全身性感染、甲状腺疾病（无论甲亢或甲状腺功能减退）可以引起 ADHF。此外，许多药物可能增加患者发生 ADHF 的风险，如抗心律失常药物、类固醇、非类固醇消炎药、环氧合酶 -2 抑制剂、噻唑烷二酮类、风湿病免疫治疗以及某些癌症的治疗方法（包括纵隔放疗）。

急性失代偿心衰的保存或是降低的收缩功能

最近的研究发现有超过一半的 ADHF 患者是左心室舒张功能不全[37]。图 3-12 对左室射血分数小于 40% 的患者和左室射血分数大于 40% 的患者进行了比较。与左心室舒张功能不全的 ADHF 患者比较，左室收缩功能降低患者通常更年轻，男性和非洲裔美国人更多见，多患有缺血性心脏病。高血压是一个常见的合并症，较左室射血分数低下，高血压事件更易于导致患者发生 ADHF。

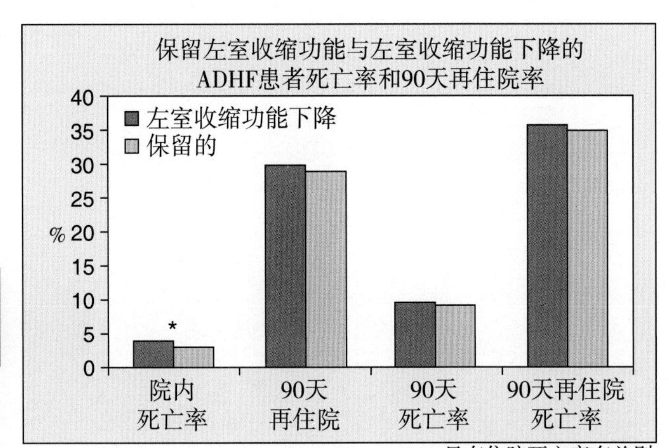

图 3-13 保留左室收缩功能与左室收缩功能下降的 ADHF 患者死亡率和 90 天再住院率。（Data from Fonarow GC，Gattis Stough W，Abraham WT，et al. Characteristics，treatments，and outcomes of patients with preserved systolic function hospitalized for heart failure：a report from the OPTIMIZE-HF Registry. J Am oll Cardiol . 2007；50:768-777.）

所以，这两类患者的治疗方法是不同的。存在左室收缩功能障碍的患者，往往采用药物降压治疗，包括血管紧张素转换酶抑制剂、醛固酮拮抗剂、β-受体阻滞剂、袢利尿剂、地高辛、阿司匹林、抗心律失常药物等。目前还没有疗法可以使左心室舒张功能不全的患者明显受益。血管紧张素Ⅱ受体阻滞剂（特别是坎地沙坦）近来用于大规模的随机临床试验[38]。比较左心室舒张功能不全和左心室收缩功能障碍的两组患者的住院死亡率、90 天死亡率和再住院率，发现只有住院死亡率差异显著（3.9% 对比 2.9%，$P < 0.0001$）（图 3-13），两组 90 天再住院率约为 30%，90 天再住院患者死亡率增加至 35% 左右。

急性失代偿性心衰的治疗目标

框 3-5 总结了 ADHF 住院患者的治疗目标。症状改善是至关重要的。一般来说，可以通过最佳的容量状态来改善，其实就是减轻患者的淤血和降低肺毛细血管楔压。优化血流动力学一般意味着通过增加心脏指数，改善低心输出量状态。主要通过提高心率，而不是增加每搏输出量，但最重要的是调整适宜的左心室充盈压。

同样重要的是要识别 HF 的病因和任何 ADHF 促发因素。当使用静脉药物或是长期口服药物治疗静脉淤血状态、改善血流动力学时，应选用最优化治疗方案和治疗指南。应巧妙地设计复合药物方案，以

框 3-5 急性失代偿性心力衰竭患者住院治疗目标

窗体顶端

改善症状窗体底端

　优化容量状态（改善充血，减少肺毛细血管楔压）

　优化血流动力学（改善低输出状态，增加心脏指数）

确定病因

　引起心力衰竭（HF）的原因

　引起急性失代偿性心力衰竭（ADHF）的原因

优化长期口服治疗

尽量减少治疗的副作用和不良治疗效果

确定血运重建的适应证

确定心脏再同步治疗的适应证或 / 和植入心脏转复除颤器

　确定血栓风险和抗凝需要

教育患者、家属以及有关护理人员的自我管理

考虑使用疾病管理计划

考虑临终关怀或姑息治疗窗体底端

Modified from Lindenfeld J，Albert NM，Boehmer JP，et al. Executive summary：HFSA 2010 comprehensive heart failure practice guideline. J Card Fail . 2010；16:475-506.

尽量减少副作用或不良反应。对可以采取心肌血运重建术，植入式心脏转复除颤器，或心脏再同步治疗（或心脏再同步治疗和植入心律转复除颤器联合应用）的患者，应在合适的时机采取上述措施治疗。临床医生应了解血栓风险和抗凝的需要。对患者、家庭成员和护理人员进行心衰患者自我管理教育非常重要，同时也要考虑疾病进程，安排临终关怀或姑息治疗患者的转诊。

右心导管在 ADHF 患者中的应用

大多数 ADHF 患者没有必要进行常规右心导管检查；然而，对于混淆表现或是或心输出量极低的心衰患者，这种检查是很有必要的。EPCAPE 建议无论使用或是不使用肺动脉导管，在 ADHF 患者住院期间采用减少容量超负荷的治疗，都会明显改善充盈压高引起的症状和体征[37]。血流动力学的基线值可以反映出患者有严重的心衰发生（表 3-8）。研究通过与测量的血流动力学指标，特别是中心静脉或是右房压比较发现，体格检查缺乏敏感度和特异性（图 3-14 和表 3-9）。准确的临床评估所使用的附加性诊断性手段可能增加不良事件发生，但是对死亡率和后续的

表 3-8	ESCAPE 试验患者基线水平情况
年龄中值（25、75 百分位数）	**57 岁（47，66）**
白种人	61%
缺血病因	49%
测量肺 PCWP（mmHg）	
< 12	5%
12 ~ 22	32%
23 ~ 30	37%
> 30	27%
测量 CI（L/min/m^2）	
< 0.8	33%
1.8 ~ 2.2	40%
2.3 ~ 2.5	15%
> 2.5	12%

CI：心脏指数；PCWP：肺毛细血管楔压。

From Binanay C，Califf RM，Hasselblad V，et al；ESCAPE investigators. Evaluationstudy of congestive heart failure and pulmonary artery catheterization effectiveness：the ESCAPE trial.JAMA . 2005；294：1625-1633.

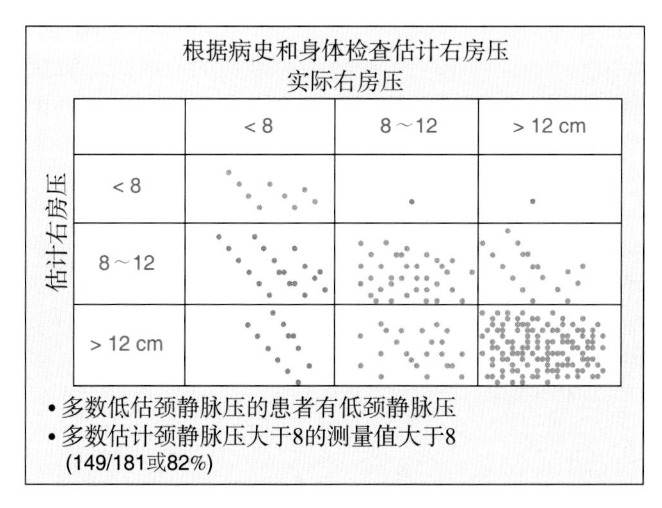

图 3-14 根据病史和身体检查估计右房压。(From Binanay C，Califf RM，Hasselblad V，et al；ESCAPE investigators. Evaluation study of congestive heart failure and pulmonary artery catheterization effectiveness：the ESCAPE trial. JAMA . 2005；294:1625-1633.)

住院治疗没有影响（图 3-15）。

研究对象并没有包括每家医院所有的连续患者，因为在入选患者期间，大约有 50% 病情最重患者并没有使用肺动脉导管，因此许多医生没有将他们纳入研究。这一情况也显著影响了研究结果，许多作者因此认为，使用肺动脉导管对临床评估结果影响微乎其

表 3-9	病史和体格检查在检测肺毛细血管楔压大于 22mmHg 中的应用	
发现	**敏感度（%）**	**特异性（%）**
颈静脉压 > 12cm	67	74
啰音	15	85
腹水	21	88
足部水肿	48	69
端坐呼吸（> 3 枕头）	40	60
肝大（> 4 指宽）	15	92

From Binanay C，Califf RM，Hasselblad V，et al；ESCAPE investigators. Evaluation study of congestive heart failure and pulmonary artery catheterization effectiveness：the ESCAPE trial. JAMA . 2005；294:1625-1633.

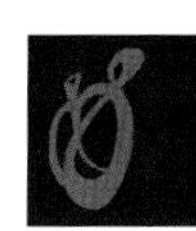

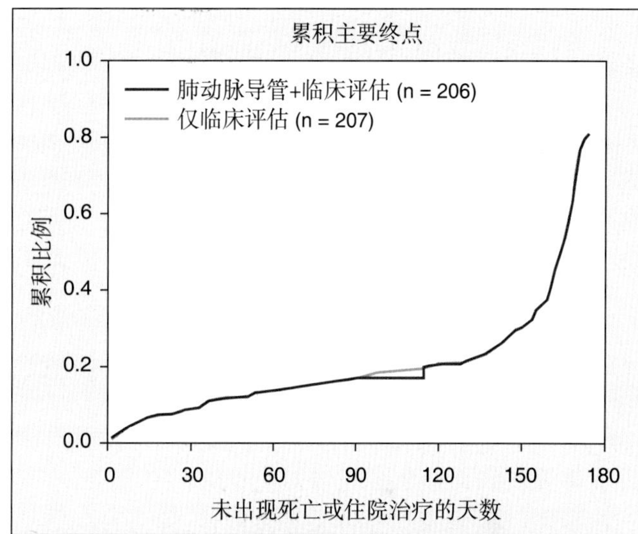

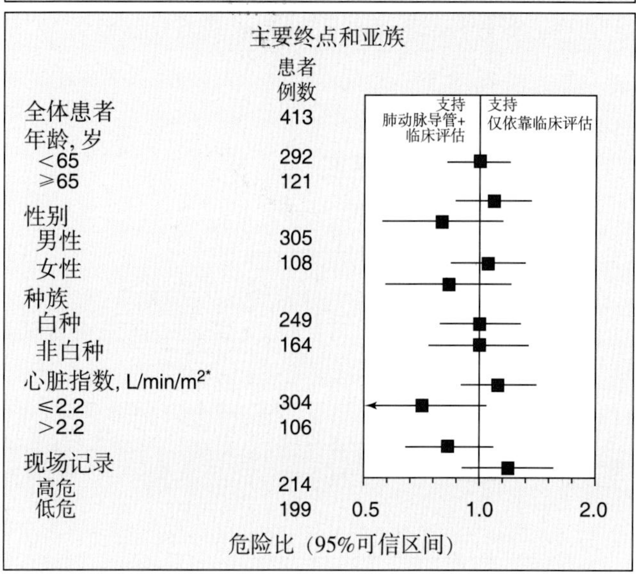

图 3-15 肺动脉导管的 ESCAPE 试验。(From Binanay C，Califf RM，Hasselblad V，et al；ESCAPE investigators. Evaluation study of congestive heart failure and pulmonary artery catheterization effectiveness：the ESCAPE trial. JAMA . 2005；294:1625-1633.)

微。对于部分症状持续存在的、不能确定体内容量状态或者有无系统低灌注的 ADHF 患者，有创性的血流动力学监测对校正经验性治疗性是有帮助的。这些患者通常会有持续的低收缩压，并伴随典型的症状、肾功能恶化，需要静脉血管活性药物治疗，必要时需要机械循环支持或心脏移植。

对于 ADHF 患者的药物治疗

关于 ADHF 住院患者的药物治疗，表 3-10 展示了一项具有历史意义的研究，此研究先对患者进行了分类进而探讨其治疗方案。Forrester、Diamond 和 Swan 于 1977 年发布了一份报告，详细记录了 200 例因急性心肌梗死住院患者的血流动力学数据。目前对于 ADHF 患者的治疗，基于 Stevenson 和 Fonorow 对患者“冷或热”和“干或湿”的临床评估，这些是直接由心肌梗死患者分类演变而来的（图 3-16）。对于没有肺部淤血（正常肺毛细血管床压）和体循环低血压（正常心脏指数）的急性心梗患者，住院死亡率是 3%，而有肺部淤血（肺毛细血管楔压为 27±8mmHg）且平均心脏指数为 1.6±0.6L/min/m^2 的患者住院死亡率为 51%。图 3-16 通过将有淤血症状的患者与他们肢体末梢“暖”（足够的灌注）或“冷”（灌注不足）结合。通常，一个“暖而干”（没有低灌注和体循环淤血）患者病情是平稳的，不需要住院。“冷而湿”（有低血压且体循环淤血）、伴有肾功能恶化的患者死亡风险最大，治疗也最具有挑战性。

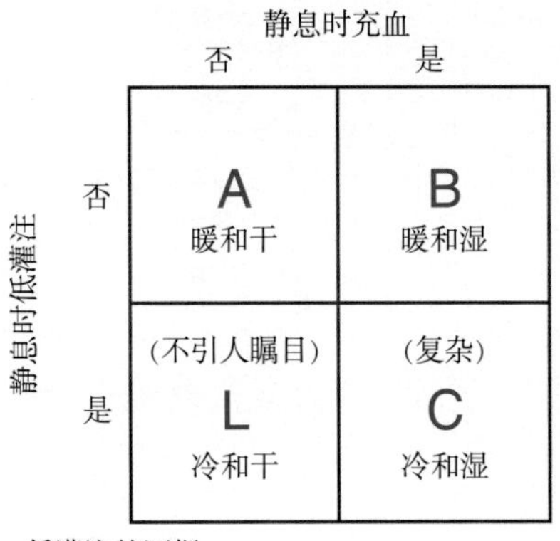

图 3-16　对于急性失代偿心力衰竭患者的评价。

静脉药物治疗

图 3-5 显示的是在 ADHERE 注册研究中对 ADHF 住院患者的静脉药物治疗。如前所述，从这张表可看到，在使用静脉利尿剂后，患者接受了各种各样的治疗方法。对于利尿剂使用后，该选择什么治疗措施，没有达成共识。大概有 90% 因 ADHF 住院患者接受了静脉利尿剂治疗，其中 10% 接受了正性肌力药、20% 接受了血管扩张药治疗。

静脉利尿

尽管利尿剂作为治疗 ADHF 患者最常用的药物，但是在高剂量或低剂量、脉冲式或持续注射等问题上仍然存在争议。因为直到最近也没有见到针对这一问题的临床试验结果。一个小型试验显示，与安慰剂比较，使用 80mg 呋塞米使肾小球滤过率减少 17%（图 3-17）。DOSE（利尿剂优化策略评价）是一项基于析因设计的随机临床试验[4]，比较高剂量与低剂量、持续注射与每 12 小时间断注射利尿剂的效果[2]。这是一项由心力衰竭网（是一个由心脏病医生组成的心衰治疗和研究的群体）的研究者进行的美国国立卫生研究院的研究项目，结果显示各组没有差别。由此得出，应该对于每个患者进行个体化治疗。对于 8 个研究的 meta 分析结果显示，持续注射髓袢利尿剂较间

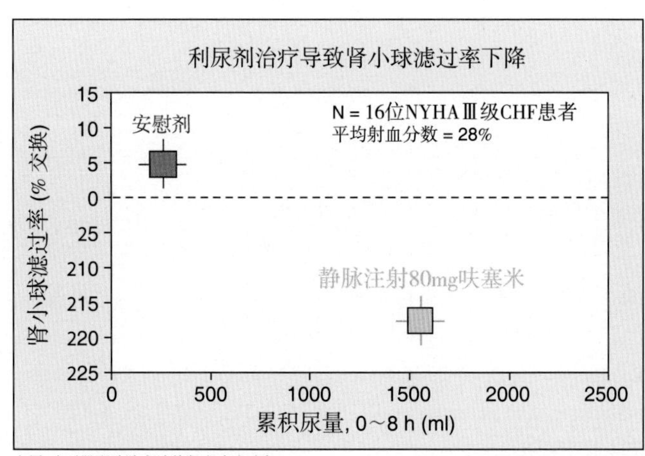

图 3-17　利尿剂治疗导致肾小球滤过率下降。肾功能下降时通过测量肾小球滤过率再静脉注射 80mg 呋塞米或是安慰剂。CHF：充血性心力衰竭；EF：射血分数；NYHA：纽约心脏学会。(Data from Gottleib SS，Brater DC，Thomas I，et al. BG9719（CVT-124），an A1 adenosine receptor antagonist，protects against the decline in renal function observed with diuretic therapy. Circulation . 2002；105:1348-1353.)

表 3-10 心肌梗死后血流动力学：Forrester-Diamond-Swan 分级

亚族	N（200）	MCI	PCWP	死亡率（%）
Ⅰ（没有肺充血或低灌注）	75	2.7（SD 0.5）	12（SD 7）	3
Ⅱ（单纯肺充血）	36	2.3（SD 0.4）	23（SD 5）	9
Ⅲ（单纯低灌注）	22	1.9（SD 0.4）	12（SD 5）	23
Ⅳ（肺充血或低灌注）	67	1.6（SD 0.6）	27（SD 8）	51

MCI：平均心脏指数；PCWP：肺毛细血管楔压。

From Forrester JS，Diamond GA，Swan HJC. Correlative classification of clinical and hemodynamic function after acute myocardial infarction. Am J Cardiol. 1977；39:137-145. From Krumholz HM，Chen YT，Vaccarino V，et al. Correlates and impact on outcomes of worsening renal function in patients > or = 65 years of age with heart failure. Am J Cardiol . 2000；85:1110-1113.

断注射毒性更小，效果更好。但是其证据水平不足以纳入指南标准。

一些因素可以导致利尿剂抵抗，其中之一是右房压显著升高，这时静脉系统压力增高导致肾静脉压升高，从而减少了肾小球灌注压差。当右房压升高到 18 ~ 20mmHg 时，直接影响肾功能（图 3-18）。与心脏指数比较，中心静脉压高与住院 ADHF 患者肾功能恶化相关性更强（图 3-19）[43,44]。

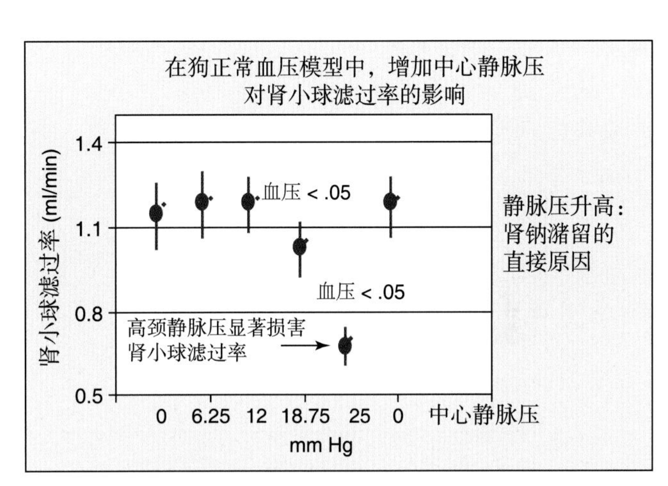

图 3-18 在动物模型中测量肾小球滤过率研究右房压增加对肾功能不利影响。GFR：肾小球滤过率。（Data from Firth JD，Raine AE，Ledingham JG：Raised venous pressure：a direct cause of renal sodium retention in oedema? Lancet . 1988；1:1033-1035.）

正性肌力药与血管扩张剂

对于接受利尿剂治疗后仍有症状的患者，正性肌力药和血管扩张剂哪个最有效？医生们对此存在争议。图 3-20 探讨了 ADHERE 注册研究中的住院死亡率，通过对硝酸甘油、奈西立肽、米力农、多巴酚丁胺进行配对比较后，计算出相对危险度。相对危险度大于 1.0 代表不良事件发生增加，而相对危险度小于 1.0 表示减少。所有相对危险度的 95% 可信区间高于或者低于 1.0，代表有统计学意义。分析结果显示，血管扩张剂如硝酸甘油和奈西立肽在降低死亡率方面优于正性肌力药。尚不明确这一结果是否是由于接受正性肌力药与血管扩张剂的患者人群不同而造成的。相对危险度由未经调整的比率和通过协变量和倾向评分后调整的比率表示。当奈西立肽与硝酸甘油比较，未经调整的相对危险度大于 1.0，但调整后的均小于 1.0。也许最佳的关于奈西立肽与硝酸甘油的解释是，这两种血管扩张没有产生显著积极或消极的结果。对于米力农和多巴酚丁胺比较而言，相对危险度显示住院不良事件发生率增加。

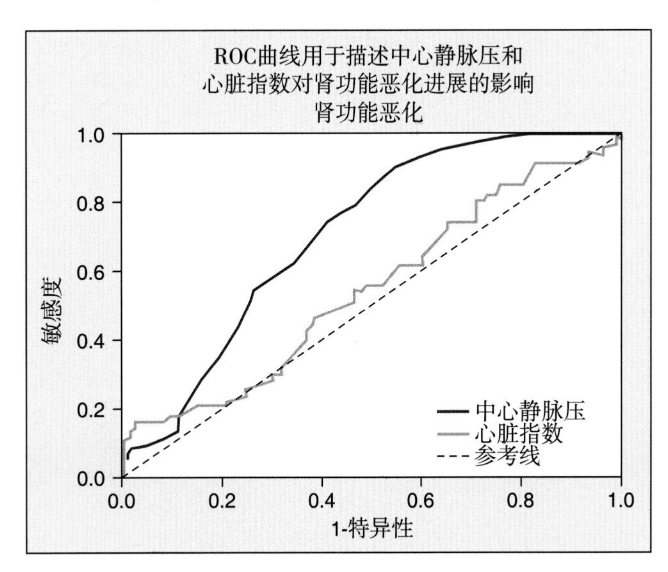

图 3-19 ROC 曲线用于描述中心静脉压和心脏指数对肾功能恶化进展的影响。（Data from Mullens W，Abrahams Z，Francis GS，et al. Importance of venous congestion for worsening of renal function in advanced decompensated heart failure. J Am Coll Cardiol . 2009；53:589-596.）

有两种基本类型的正性肌力药：儿茶酚胺和磷酸二酯酶抑制剂。儿茶酚胺类作用机制是去甲肾上腺素与心肌细胞表面 β- 受体结合，从而触发细胞内信号增加环磷酸腺苷（cAMP）（图 3-21）。磷酸二酯酶抑制剂阻止 cAMP 降解成 AMP，不涉及 β- 肾上腺素能信号传导系统（图 3-22）。这两种类型的药物通过增加 cAMP，导致钙动员和可用性收缩蛋白增加，从而增加收缩力。

多巴酚丁胺与米力农对血流动力学影响数据比较显示，米力农的血管扩张作用超过了正性肌力作用，通常比多巴酚丁胺降低充盈压更明显（图 3-23；表 3-3）。米力农与儿茶酚胺比较，主要优势是对心率没有刺激，心肌输出量增加主要通过直接增加收缩力。此外，因为米力农不涉及 β- 肾上腺素信号传导作用（这是多巴酚丁胺和儿茶酚胺的主要机制），可用于接受 β- 受体阻滞剂患者。此属性对于开始接受 β- 受体阻滞剂和或剂量逐渐增加患者更为重要，对于需要静脉注射正性肌力药的患者作用是有限的，因为它们抑制的主要生理反应是减少收缩，而正性肌力药是提高心率。

静脉正性极力药

对于外周组织灌注减少，多器官功能障碍的 ADHF 患者（低心排综合征）而言，静脉注射正性肌力药物（米力农或多巴酚丁，表 3-3）可以缓解症状，改善终末器官功能。对于低血压，一般认为收缩压小于 90mmHg 的患者，可以考虑使用静脉正性肌力药。这些患者尽管有足够的充盈压，但经常出现有症状性的低血压，对于静脉扩血管药物，如奈西立肽或硝酸甘油，反应比较迟钝。对于外周低灌注或是液

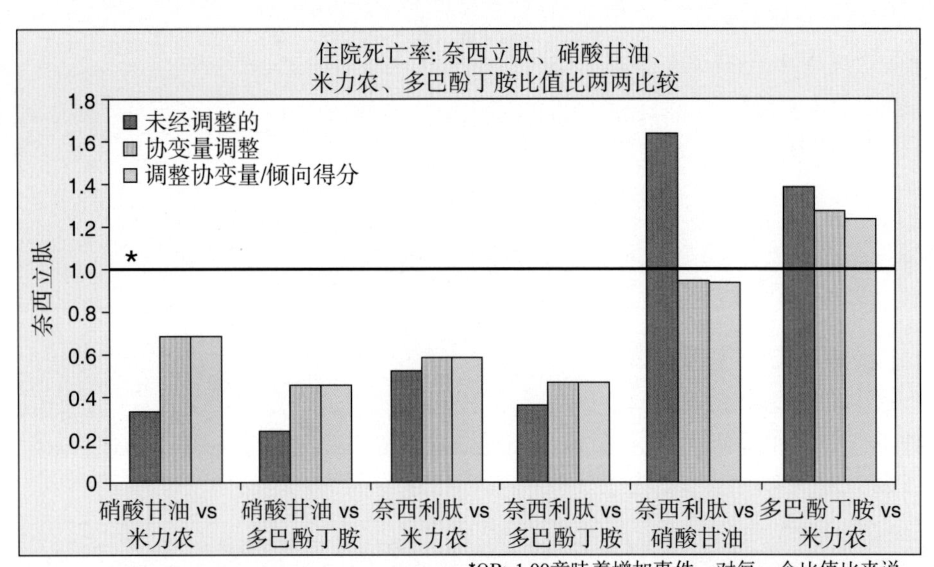

图 3-20 住院死亡率：奈西立肽、硝酸甘油、米力农、多巴酚丁胺比值比两两比较。（Data fromAbraham WT，Adams KF，Fonarow GC，et al. In-hospital mortality in patients with acute decompensated heart failure requiring intravenous vasoactive medications. J Am Coll Cardiol.2005；46:56.）

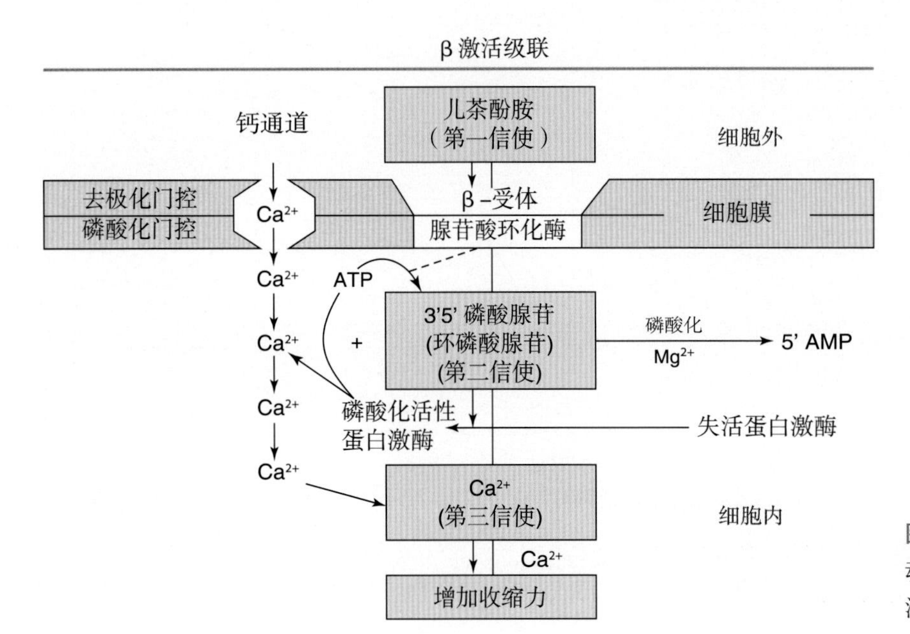

图 3-21 在急性失代偿性心力衰竭导致钙动员和收缩力增加，对于交感神经系统激活所引起的细胞内信号传导。

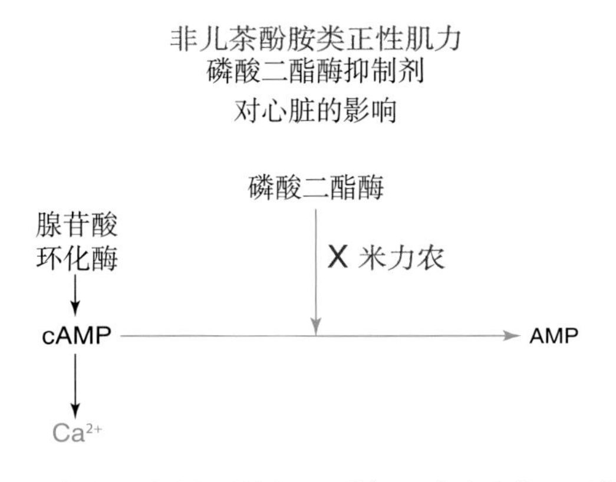

图 3-22 磷酸二酯酶抑制剂通过增加环磷酸腺苷，不依赖肾上腺素信号或受体，产生正性肌力的机制。cAMP：环磷酸腺苷；AMP：磷酸腺苷。

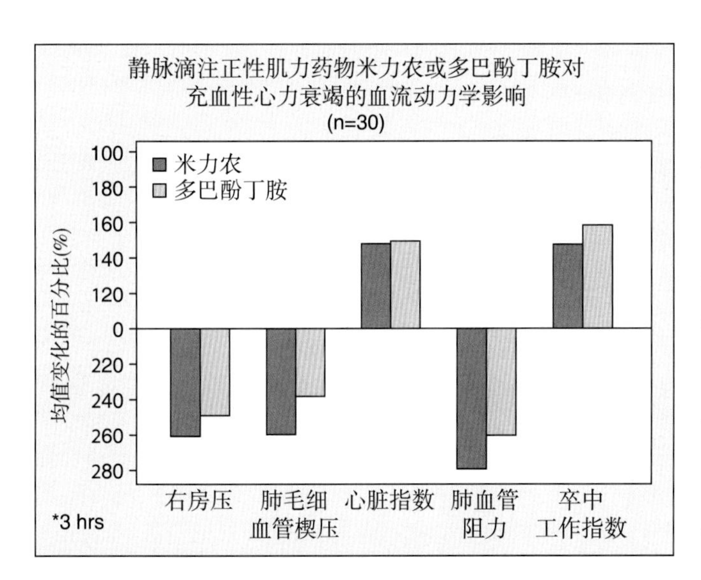

图 3-23 比较注射多巴酚丁胺或米力农对血流动力学反应。(From Karlsberg RP，DeWood MA，DeMaria AN，et al. Comparative efficacy of short-term intravenous infusions of milrinone and dobutamine in acute congestive heart failure following acute myocardial infarction. Milrinone-Dobutamine Study Group. Clin Cardiol . 1996；19:21-30.)

体超负荷、但是对于静脉注射利尿剂没有反应或是有肾功能恶化的患者，也应考虑使用静脉正性肌力药。

由于有数据显示正性肌力药与不良预后增加存在联系，通常首先考虑使用扩血管药物，而不是静脉注射正性肌力药物。然而，对于低血压患者，使用血管扩张剂作为一线药物非常具有挑战性。这些药物需要与儿茶酚胺类药物一起使用以减弱其血管扩张作用。此外，除非是右心导管显示左心充盈压升高或心脏指数严重下降，或是有明确的低灌注情况，静脉正性肌力药一般不推荐使用（一般的“又湿又冷”的患者）。

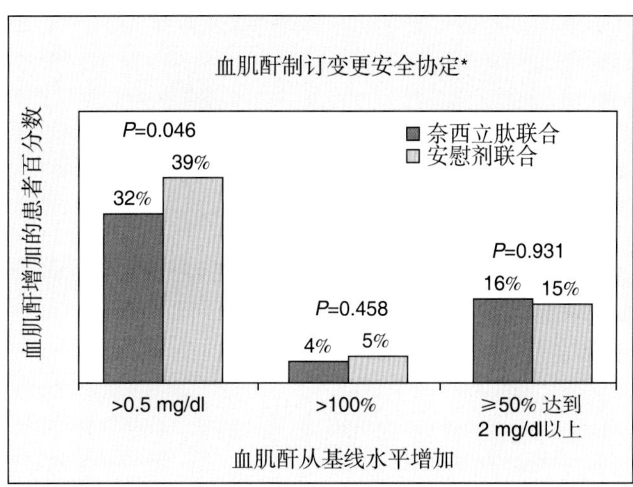

图 3-24 FUSION3 试验比较间歇注射脑钠肽或安慰剂对肾功能的变化，在对照试验中，没有发现脑钠肽不利影响，SCr：血肌酐。

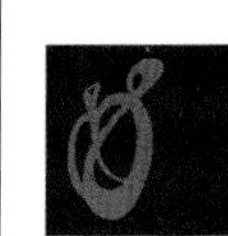

脑钠肽

脑钠肽（brain natriuretic peptide，BNP）作为一种血管扩张剂，受到极大关注。最初的评价是非常积极的，而后又有负面报道，原因是一项 meta 分析表明它是能使肾功能恶化的药物（图 3-24）[45-50]。这种人工合成的血管扩张剂，模仿自然产生的利钠肽，可以调节体内的盐和水平衡（图 3-25）。在 ADHF 患者中，早期的前瞻性安慰剂对照随机试验是 VMAC（血管扩张剂在心力衰竭患者的应用试验）[45]，它将 BNP 与静脉注射硝酸甘油和安慰剂进行比较。主要终点指标是肺毛细血管楔压降低，呼吸困难症状减轻。BNP 在上述终点指标中产生积极作用（图 3-26）。关于 BNP 增加利尿和盐排泄作用尚存在争议，但目前认为在规定的剂量内使用时，BNP 可能是有益的。对于使用时机也存在争议。

随着大型试验 ASCEND 试验结果的发布，BNP 在 ADHF 治疗中的潜在益处也得到证实。该试验包括纳入超过 7000 名患者，随机分配到 BNP 注射组或安慰剂组 [49]。试验顺利进行，没有因为安全监测委员会对不良反应的关注而被迫停止。也许之前的 meta 分析将奈西立肽与实质性肾功能不全相联系的分析是有缺陷的 [50]。

使用 BNP 一个有趣的现象是，给予 BNP 的患者体内循环中 BNP 常处于非常高水平。有几种解释来阐明这一悖论，为什么自身肽似乎并不工作（即血液中，高水平，进展的心衰）。一个有吸引力的假说

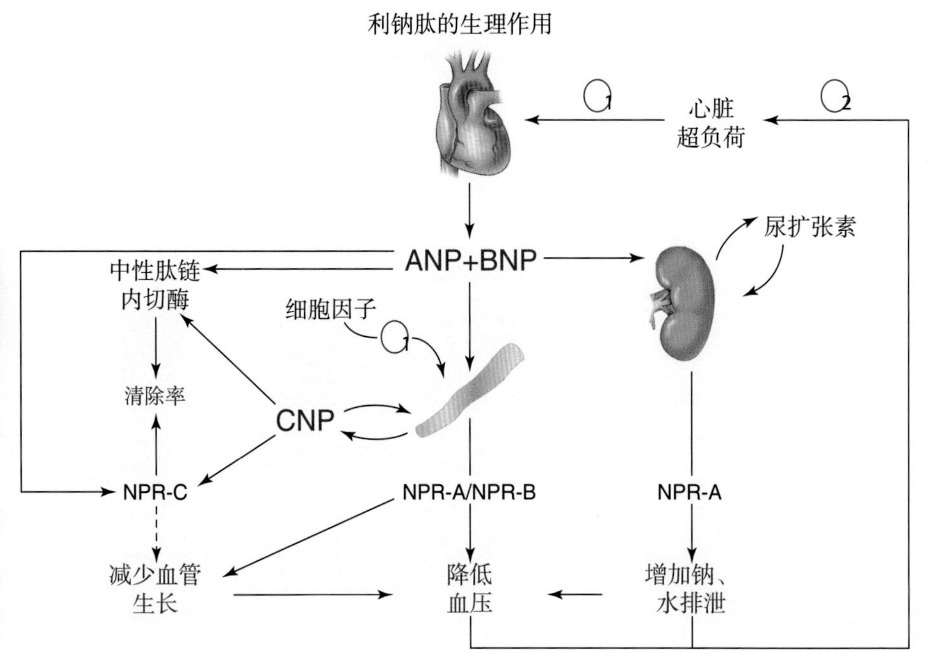

图 3-25 利钠肽的生理作用。ANP：A 型利钠肽；BNP：B 型利钠肽；CNP：C 型利钠肽；NPR：钠肽受体。（From Wilkins MR，Redondo J，Brown LA. The natriuretic-peptide family. Lancet .1997；349:1307-1310.）

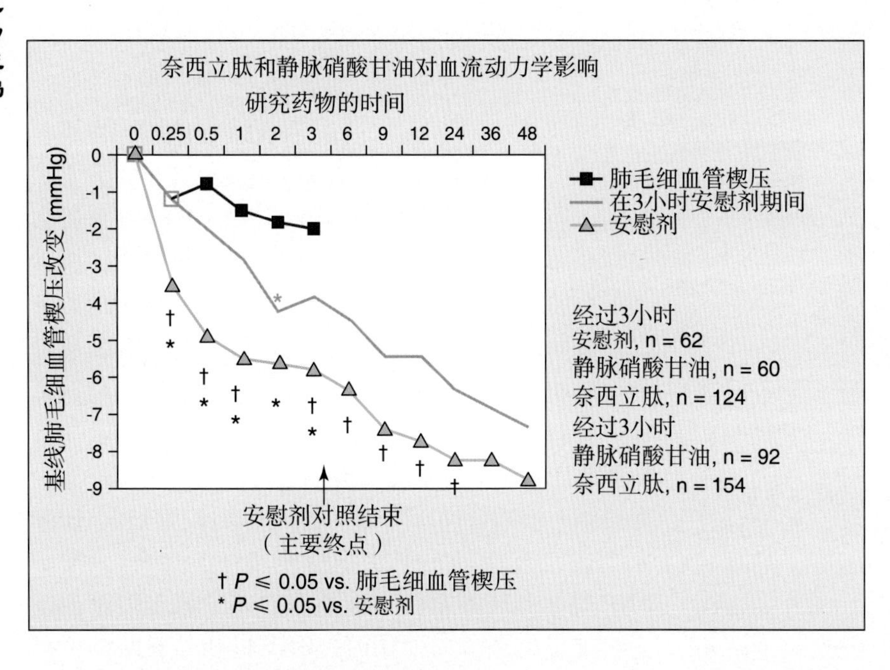

图 3-26 OPTIME 研究的结果显示随着注射脑钠肽，静脉注射硝酸甘油和安慰剂时间推移，肺毛细血管楔压的变化。（From Committee for the VMAC Investigators [Vasodilatation in the Management of Acute CHF]. Intravenous nesiritide vs nitroglycerin for treatment of decompensated congestive heart failure：a randomized controlled trial. JAMA 2002；287:1531-1540.）

是，由于进展心衰的低氧应激，循环中的 BNP 蛋白经历了一个“折叠”的改变，因而不再可以绑定或占有独特的 BNP 受体。支持这种假设的证据是，在 VMAC 试验中，BNP 的合成形式（奈西立肽）通过静脉注射，常常在几分钟内，出现心脏充盈压降低和利尿作用。其他假设还包括由于心衰产生一种突变形式，导致其不能与受体结合。大量的研究正在关注这一领域。

静脉注射升压药

儿茶酚胺类药物有剂量依赖性血管收缩作用，通常是应用于休克患者。这些患者冠状动脉压力和肾动脉压力不高，通过正性肌力药或是血管扩张药增加血流量，并不能升高血压。然而，他们的日常使用，特别是大剂量，通常会增加体循环和肺循环外周血管阻力（后负荷），同时伴随脏器功能减退和充盈压增加。对于这类患者，使用主动脉内球囊反搏泵（见第 8 章）往往是最好的选择。

心肾综合征

为了缓解淤血状态，改善临床症状，入院接受进一步治疗的 ADHF 患者，往往存在肾功能障碍加

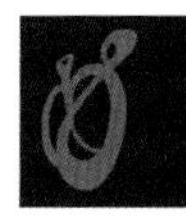

表 3-11 患者肾功能恶化对临床结果和资源消耗的影响

结果	%	不存在肾功能恶化	肾功能恶化	调整后的比值比(95% 可信区间)
住院死亡率	4	3	7	2.72（1.6 ~ 4.6）
30 天死亡率	7	6	10	1.87（1.2 ~ 2.8）
30 天再住院率（所有原因）	18	17	20	1.29（1.0 ~ 1.7）
30 天再住院率（心衰）	7	7	8	1.17（0.8 ~ 1.8）
6 个月死亡率	21	19	25	1.56（1.2 ~ 2.0）
6 个月再住院率（所有原因）	47	46	50	1.16（0.9 ~ 1.4）
6 个月再住院率（心衰）	23	22	25	1.07（0.8 ~ 1.4）
住院天数	7.5±4.7	6.9±3.9	9.1±6	2.28（0.25）
住院花费	6823±5175	6327±4874	8085±5665	1758±287.2

From Krumholz HM，Chen YT，Vaccarino V，et al. Correlates and impact on outcomes of worsening renal function in patients > or = 65 years of age with heart failure. Am J Cardiol . 2000；85:1110-1113.

表 3-12 心肾综合征

表 3-12	心肾综合征
Ⅰ型	窗体顶端 急性心肾综合征，急性心源性休克或 ADHF；突然恶化的心脏功能导致急性肾损伤窗体底端
Ⅱ型	慢性心肾综合征，慢性心力衰竭；异常功能造成渐进的和潜在的永久慢性肾病
Ⅲ型	急性心肾综合征，急性肾缺血或肾小球肾炎；突然恶化 肾功能造成急性心肌症窗体底端
Ⅳ型	慢性心肾综合征，慢性肾小球或间质性疾病，慢性肾病促进心脏功能下降，心肌肥厚，或增加不良心血管事件风险
Ⅴ型	续发的心肾综合征；糖尿病；败血症；全身状况，造成心脏和肾功能不全

Data from Ronco C，Haapio M，House AA，et al. Cardiorenal syndrome. J Am Coll Cardiol . 2008；52:1527-1539.

重或发展为心肾综合征的风险[51-55]。对使用大剂量的利尿剂治疗的患者，随访观察其肾功能障碍是很重要的。中度到重度肾功能不全和容量超负荷的情况下，应该继续接受利尿剂治疗。通过减轻肠系膜水肿和改善肾血管床灌注压有可能使肾功能得以改善。表 3-11 显示当住院患者肾衰竭加重时，肾功能恶化对临床结果和资源消耗的影响。肾功能恶化患者住院死亡率是正常患者的两倍，平均住院时间约为 9.1 天，没有心肾综合征患者为 6.9 天；而且这些患者的住院成本也显著增加。

表 3-12 给出了一个心肾综合征的分类标准[53]。Ⅰ型是急性心肾综合征或者心脏功能突然恶化导致的急性肾损伤，患者一般包括急性心源性休克或严重失代偿性心力衰竭。Ⅱ型是慢性心肾综合征，主要指慢性充血性心力衰竭导致的肾损伤，对于这些患者，慢性心脏功能异常导致进行性永久性的慢性肾病变。Ⅲ型是急性心肾综合征，包括急性肾缺血或肾小球肾炎，导致肾功能突然恶化，造成淤血和 ADHF。Ⅳ型是慢性心肾综合征，一般包括慢性肾小球或肾间质性疾病（慢性肾疾病），由此引起心功能下降、心脏肥大，或心脏不良事件的风险增加。Ⅴ型心肾综合征患者，被认为是存在合并症，如糖尿病、败血症或其他系统性疾病，从而导致心脏和肾功能障碍。

心肾综合征的病理生理学是复杂的，关于最重要的基本特征存在争议。利尿剂药物毒性和副作用可能导致 ADHF 患者肾功能不全。然而，肠系膜、尤其是肾实质的低灌注，也是非常重要的原因[43,44]。通常，低灌注伴随低心脏指数，但如前文所述，对肠系膜床的灌注与跨毛细血管压力差和血流量有关。ADHF 患者通常存在肠系膜淤血，这直接导致跨肾血管床灌注压力下降，从而引起肾功能恶化。中心静脉压对于 ADHF 患者肾功能不全的发展，无疑是最重要的因素。心脏指数，尽管非常重要，但其在此发挥的作用较小。使用利尿剂和优化血管内容量解决肠系膜淤血对预防以及治疗心肾综合征至关重要。

超滤

由于利尿剂的毒性，目前正研究通过机械性“卸载”以减轻患者静脉系统淤血症状，包括血液滤

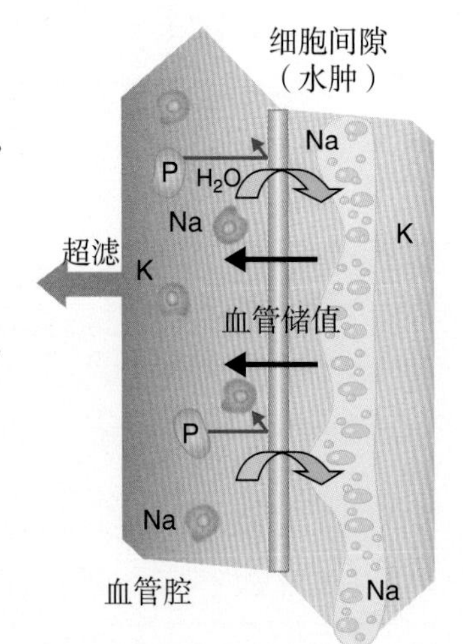

图 3-27 超滤去除液体。(Data from Lauer A，Saccaggi A，Ronco C，et al. Continuous arteriovenous hemofiltration in the critically ill patient：clinical use and operational characteristics. Ann Intern Med . 1983；99:455-460；and Marenzi G，Lauri G，Grazi M，et al. Circulatory response to fluid overload removal by extracorporeal ultrafiltration in refractory congestive heart failure. J Am Coll Cardiol . 2001；38:963-968.）

过、血液透析和最近的超滤技术。虽然超滤不能降低血清肌酐，但是在除去滤液过程中不会造成严重的电解质紊乱，且每天可滤出 22 ～ 25L 液体（图 3-27）。UNLOAD 试验（超滤与静脉利尿剂在急性失代偿性心衰住院患者中的应用）结果显示，超滤治疗效果优于静脉利尿剂，试验中超滤是通过一个简单的设备来完成液体滤除的[54]。使用超滤治疗的患者近期再次住院率明显低于标准治疗组[55]。超滤治疗期间，存在动静脉分流，对同时伴有肠系膜淤血的不稳定 ADHF 患者治疗时需要予以考虑权衡。在超滤期间，利尿剂通常会减量，血清肌酐往往会降低并在一段时间内维持低位。然而，对于心肾综合征患者使用这种治疗方案，尤其是每小时去除率过高，可以导致肾功能恶化。

难治性急性失代偿心力衰竭的治疗

诊断为 ADHF 的患者，发生心源性休克或上述治疗方案效果不佳时（图 3-28），可以考虑使用临时或长期机械循环支持（详见第 8 章）。使用标准通常为：患者难治性心衰加重，应用上述各种控制或缓解病情的治疗策略，病情进一步恶化或对治疗反应不佳。

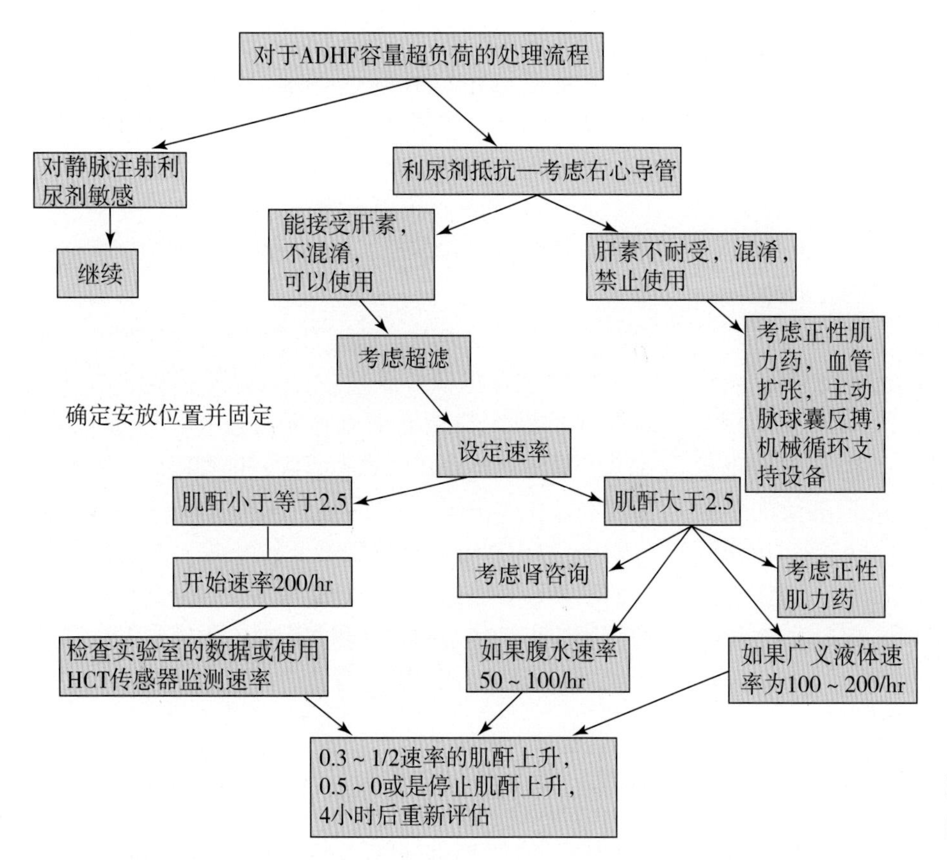

图 3-28 急性失代偿心力衰竭患者入院管理流程。

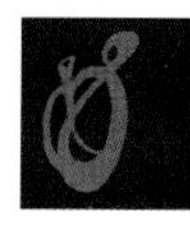

小结

心衰患者的护理费用远大于其他的患者，但是目前对于ADHF住院患者的管理，尚缺乏足够的循证医学指南。尽管如此，还是取得了一定进展[55]。两个注册系统明确了ADHF住院患者的人口统计。ADHF患者住院的平均年龄为73岁；男性和女性患病率是相同的；ADHF相对于其他诊断再住院率最高，这些反映了目前的治疗方案效果不理想。与ADHF死亡率相关的危险因素已被确定，强调了心肾综合征的重要性。有许多导致心衰恶化需要入院的原因，如对复杂的、多种药物方案的依从性，盐水限制等均名列其中。加强疾病控制的新手段越来越多，包括增加患者的教育，使用远程医疗，再入院之前的及时和频繁的门诊及随访干预。

（段　欣　译　于　坤　校）

参考文献

1. Krikler DM. Thomas Lewis, a father of modern cardiology. *Heart*. 1997;77:102–103.
2. Katz AM. The "modern" view of heart failure: how did we get here? *Circ Heart Fail*. 2008;1:63–67.
3. Lindenfeld J, Albert NM, Boehmer JP, et al. Executive summary: HFSA 2010 comprehensive heart failure practice guideline. *J Card Fail*. 2010;16:475–506.
4. Cotter G, Felker M, Adams KF, et al. The pathophysiology of acute heart failure—is it all about fluid accumulation? *Am Heart J*. 2008;155:9–18.
5. Metra M, Dei Cas L, Bristow MR. The pathophysiology of acute heart failure—it is a lot about fluid accumulation. *Am Heart J*. 2008;155:1–5.
6. Fonarow GC, Heywood JT, Heidenreich PA, et al. Temporal trends in clinical characteristics, treatments, and outcomes for heart failure hospitalizations, 2002 to 2004: findings from Acute Decompensated Heart Failure National Registry (ADHERE). *Am Heart J*. 2007;153:1021–1028.
7. Fonarow GC, Abraham WT, Albert NM, et al. Organized Program to Initiate Lifesaving Treatment in Hospitalized Patients with Heart Failure (OPTIMIZE-HF): rationale and design. *Am Heart J*. 2004;148:43–51.
8. Adams KF, Fonarow GC, Emerman CL, et al. Characteristics and outcomes of patients hospitalized for heart failure in the United States: rationale, design, and preliminary observations from the first 100,000 cases in the Acute Decompensated Heart Failure National Registry (ADHERE). *Am Heart J*. 2005;149:209–216.
9. Chatti R, Fradj NB, Travelsi W, et al. Algorithm for therapeutic management of acute heart failure syndromes. *Heart Fail Rev*. 2007;12:113–117.
10. Goldsmith SR, Brandimarte F, Gheorghiade M. Congestion as a therapeutic target in acute heart failure syndromes. *Prog Cardiovasc Dis*. 2010;52:383–392.
11. Jessup M, Abraham WT, Casey DE, et al. 2009 focused update: ACC/AHA guidelines for the diagnosis and management of heart failure. *Circulation*. 2009;119:1977–2016.
12. Hunt SA, Abraham W, Chin MH, et al. ACC/AHA 2005 guideline update for the diagnosis and management of chronic heart failure in the adult. *Circulation*. 2005;112:1825–1852.
13. Dickstein K, Cohen-Solal A, Filippatos G, et al. ESC guidelines for the diagnosis and treatment of acute and chronic heart failure 2008. *Eur Heart J*. 2008;29:2388–2442.
14. Thom T, Haase N, Rosamond W, et al. Heart disease and stroke statistics. *Circulation*. 2006;113:e85–e151.
15. Williams JF, Bristow MR, Fowler MB. Guidelines for the evaluation and management of heart failure. *Circulation*. 1995;92:2764–2784.
16. Fonarow GC. Overview of acutely decompensated congestive heart failure (ADHF): a report from the ADHERE Registry. *Heart Fail Rev*. 2004;9:179–185.
17. Abraham WT, Kirkwood KF, Fonarow GC, et al. In-hospital mortality in patients with acute decompensated heart failure requiring intravenous vasoactive medications: an analysis from the Acute Decompensated Heart Failure National Registry (ADHERE). *J Am Coll Cardiol*. 2005;46:57–64.
18. Fonarow GC, Adams KF, Abraham WT, et al. Risk stratification for in-hospital mortality in acutely decompensated heart failure: classification and regression tree analysis. *JAMA*. 2005;293:572–580.
19. Yancy CW, Lopatin M, Stevenson LW, et al. Clinical presentation, management, and in-hospital outcomes of patients admitted with acute decompensated heart failure with preserved systolic function: a report from the Acute Decompensated Heart Failure National Registry (ADHERE) database. *J Am Coll Cardiol*. 2006;47:76–84.
20. Peacock WF, Fonarow GC, Emerman CL, et al. Impact of early initiation of intravenous therapy for acute decompensated heart failure on outcomes in ADHERE. *Cardiology*. 2007;107:44–51.
21. Costanzo MR, Mills RM, Wynne J. Characteristics of "stage D" heart failure: insights from the Acute Decompensated Heart Failure National Registry Longitudinal Module (ADHERE LM). *Am Heart J*. 2008;155:339–347.
22. Maisel AS, Peacock WF, McMullin N, et al. Timing of immunoreactive B-type natriuretic peptide levels and treatment delay in acute decompensated heart failure: an ADHERE analysis. *J Am Coll Cardiol*. 2008;52:534–540.
23. Gheorghiade M, Abraham WT, Albert NM, et al. Systolic blood pressure at admission, clinical characteristics, and outcomes in patients hospitalized with acute heart failure. *JAMA*. 2006;296:2217–2226.
24. Fonarow GC, Gattis Stough W, Abraham WT, et al. Characteristics, treatments, and outcomes of patients with preserved systolic function hospitalized for heart failure: a report from the OPTIMIZE-HF Registry. *J Am Coll Cardiol*. 2007;50:768–777.
25. Fonarow GC, Abraham WT, Albert NM, et al. Prospective evaluation of beta-blocker use at the time of hospital discharge as a heart failure performance measure: results from OPTIMIZE-HF. *J Card Fail*. 2007;13:722–731.
26. Fonarow GC, Peacock WF, Phillips CO, et al. Admission B-type natriuretic peptide levels and in-hospital mortality in acute decompensated heart failure. *J Am Coll Cardiol*. 2007;49:1943–1950.
27. Fonarow GC, Stough WG, Abraham WT, et al. Characteristics, treatments and outcomes of patients with preserved systolic function hospitalized for heart failure: a report from the OPTIMIZE-HF Registry. *J Am Coll Cardiol*. 2007;50:768–777.
28. Fonarow GC, Abraham WT, Labert NM, et al. Factors identified as precipitating hospital admissions for heart failure and clinical outcomes: findings from the OPTIMIZE-HF. *Arch Intern Med*. 2008;168:847–854.
29. Fonarow GC, Abraham WT, Albert NM, et al. A smoker's paradox in patients hospitalized for heart failure: findings from OPTIMIZE-HF. *Eur Heart J*. 2008;29:1983–1991.
30. Fonarow GC, Abraham WT, Albert NM, et al. Influence of beta-blocker continuation or withdrawal on outcomes in patients hospitalized with heart failure: findings from the OPTIMIZE-HF program. *J Am Coll Cardiol*. 2008;52:190–199.
31. Abraham WT, Fonarow GC, Albert NM, et al. Predictors of in-hospital mortality in patients hospitalized for heart failure. *J Am Coll Cardiol*. 2008;52:347–356.
32. Curtis LH, Greiner MA, Hammill BG, et al. Representativeness of a national heart failure quality-of-care registry: comparison of OPTIMIZE-HF and non-OPTIMIZE-HF Medicare patients. *Circ Cardiovasc Qual Outcomes*. 2009;2:377–384.
33. O'Connor CM, Abraham WT, Albert NM, et al. Predictors of mortality after discharge in patients hospitalized with heart failure: an analysis from the Organized Program to Initiate Lifesaving Treatment in Hospitalized Patients with Heart Failure (OPTIMIZE-HF). *Am Heart J*. 2008;156:662–673.
34. Cuffe MS, Califf RM, Adams KF, et al. Short-term intravenous milrinone for acute exacerbation of chronic heart failure: a randomized controlled trial (OPTIME-CHF). *JAMA*. 2002;287:1578–1580.
35. Wagner EH. Deconstructing heart failure disease management. Robert Wood Johnson Foundation. *Ann Intern Med*. 2004;141:644–646.
36. Akashi YJ, Nef HM, Mollman H, et al. Stress cardiomyopathy. *Annu Rev Med*. 2010;61:271–286.
37. Binanay C, Califf RM, Hasselblad V, et al, ESCAPE investigators. Evaluation study of congestive heart failure and pulmonary artery catheterization effectiveness: the ESCAPE trial. *JAMA*. 2005;294:1625–1633.
38. Yusuf S, Pfeffer MA, Swedberg K, et al, CHARM Investigators and Committees. Effects of candesartan in patients with chronic heart failure and preserved left-ventricular ejection the CHARM-Preserved trial. *Lancet*. 2003;362:777–781.
39. Forrester JS, Diamond GA, Swan HJC. Correlative classification of clinical and hemodynamic function after acute myocardial infarction. *Am J Cardiol*. 1977;39:137–145.
40. Steimle AE, Stevenson LW, Chelimsky-Fallick C, et al. Sustained hemodynamic efficacy of therapy tailored to reduce filling pressures in survivors with advanced heart failure. *Circulation*. 1997;96:1165–1172.
41. Lucas C, Johnson W, Hamilton MA, et al. Freedom from congestion predicts good survival despite previous class IV symptoms of heart failure. *Am Heart J*. 2000;140:840–847.
42. Felker GM, O'Conner CM, Braunwald E Heart Failure Clinical Network investigators. Loop diuretics in acute decompensated heart failure. Necessary? Evil? A necessary Evil? *Circ Heart Fail*. 2009;2:56–62 Presented at the American College of Cardiology Scientific Sessions, Atlanta GA, March 2010.
43. Mullens W, Abrahams Z, Skouri HN, et al. Elevated intra-abdominal pressure in acute decompensated heart failure: a potential contributor to worsening renal function? *J Am Coll Cardiol*. 2008;51:300–306.
44. Mullens W, Abrahams Z, Francis GS, et al. Importance of venous congestion for worsening of renal function in advanced decompensated heart failure. *J Am Coll Cardiol*. 2009;53:589–596.
45. Publication Committee for the VMAC Investigators. Intravenous nesiritide vs nitroglycerin for treatment of decompensated congestive heart failure. *JAMA*. 2002;287:1531–1540.
46. Sackner-Bernstein JD, Skopicki HA, Aaronson KD. Risk of worsening renal function with nesiritide in patients with acutely decompensated heart failure. *Circulation*. 2005;111:1487–1491.
47. Sackner-Bernstein JD, Kowalski M, Fox M, et al. Short term risk of death after treatment with nesiritide for decompensated heart failure: a pooled analysis of randomized controlled trials. *JAMA*. 2005;293:1900–1905.
48. Burnett JC, Korinek J. The tumultuous journey of nesiritide: past, present and future. *Circ Heart Fail*. 2008;1:1–6.
49. Hernandez AF, O'Conner CM, Starling RC, et al. Rationale and design of the Acute Study of Clinical Effectiveness of Nesiritide in Decompensated Heart Failure Trial (ASCEND-HF). *Am Heart J*. 2009;157:271–277.
50. Heywood JT. The cardiorenal syndrome: lessons from the ADHERE database and treatment options. *Heart Fail Rev*. 2004;9:195–201.
51. Krumholz HM, Chen YT, Vaccarino V, et al. Correlates and impact on outcomes of wors-

ening renal function in patients > or = 65 years of age with heart failure. *Am J Cardiol.* 2000;85:1110–1113.
52. Jessup M, Costanzo MR. The cardiorenal syndrome: do we need a change of strategy or a change of tactics? *J Am Coll Cardiol.* 2009;53:597–599.
53. Ronco C, Haapio M, House AA, et al. Cardiorenal syndrome. *J Am Coll Cardiol.* 2008;52:1527–1539.
54. Costanzo MR, Guglin ME, Saltzberg MT, et al. Ultrafiltration versus intravenous diuretics for patients hospitalized for acute decompensated heart failure. *J Am Coll Cardiol.* 2007;49:675–683.
55. Bueno H, Ross JS, Wang Y, et al. Trends in length of stay and short-term outcomes among Medicare patients hospitalized for heart failure 1993–2006. *JAMA.* 2010;303:2141–2147.

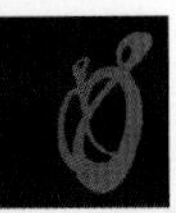

第 4 章

D 期心力衰竭的病理生理

J. Thomas Heywood · Shradha Rathi · Brian Jaski

关键点

概述

充血性心力衰竭（congestive heart failure，CHF）综合征往往表现出严重的脏器功能紊乱，另一方面，也体现了为了维持血压和体液平衡，机体通过精细的生理机制进行代偿性自身调节。自人类出现以来，这些生理调节机制历经数百万年的进化，不但克服了重力对血流动力学的影响，同时还保护了体内液体和电解质的平衡。在盐和水严重短缺的环境中（这种情况过去普遍存在），需要多个系统来维持机体的稳态。创伤是很常见的，它诱发的快速生理反应是确保机体存活的必要条件。

虽然神经激素系统的多重性的连锁调节机制历经数千年进化，但是仍然难以应付工业社会带来的一些不良危险因素，如高钠饮食、营养过剩及寿命延长。几个世纪以来，内科医生为了缓解患者的痛苦，基于当时对心衰综合征的认知水平和公认的观点，解释了心衰进程并提出治疗方案，从放血疗法到心脏移植。

对心衰综合征的认知过程可以分为以下 4 个时代：

1. 症状描述时代　始于埃及、希腊和阿拉伯内科医生；随后扩展到 19 世纪的临床医生，逐渐发展到对充血性心力衰竭症状和体征的记录。
2. 血流动力学监测时代　由 Harvey 在 16 世纪最初建立，Hales 在 18 世纪开创了对心衰综合征的心功能定量及有创测量方法（图 4-1，图 4-2），大规模应用始于 20 世纪。
3. 神经激素时代　是基于对生化过程的深入了解及心衰过程中产生神经激素改变的大量记录。在此期间，最重要的发展是医疗设备方面，它可有效减少发病率和死亡率（图 4-3）。在过去的 30 多年，这种医疗设备的发展势头强劲，而创新药物治疗心衰的尝试却一再令人失望。
4. 生物机械时代　先进的医学和工程学相结合，为解决心力衰竭提供机械治疗方法，包括机械瓣膜、起搏器 / 除颤器以及人工心脏。直至最近，机械平台模式为监测血流动力学参数提供了一种方法，从而帮助改善生理机制的功能紊乱（图 4-4）。

对充血性心力衰竭的病理生理的研究工作不断进步，虽然每一代人都会有幸得益于其先辈的工作成果，但是我们的世界观及不完善的工具，限制了我们对心力衰竭的“完全理解”。年轻的临床医生仍然有很多工作去做，去完善对这种影响到数百万人疾病的认识。

心力衰竭综合征的原因

缺血性心肌损伤

严重冠状动脉病变往往导致心肌缺血性损伤。首要原因通常是冠状动脉内血栓形成，其次还包括冠状动脉

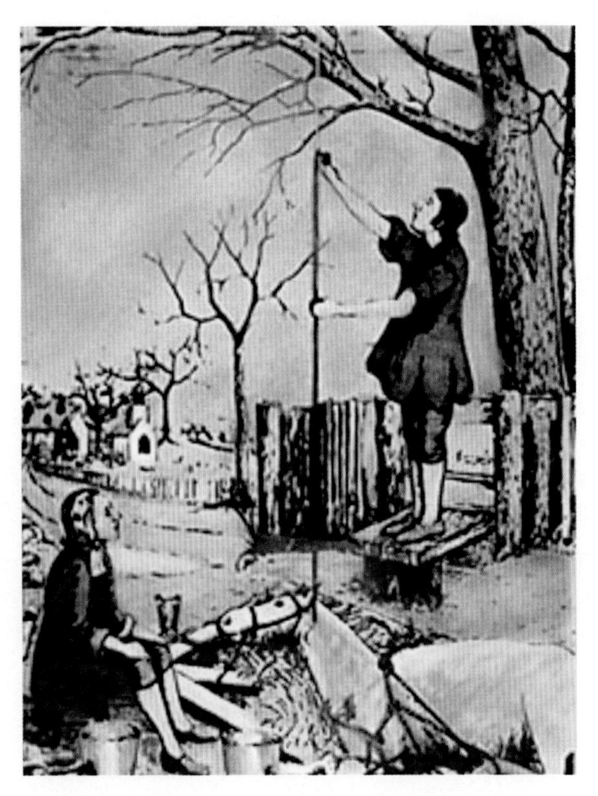

图 4-1 Stephan Kales 于 1927 年通过颈动脉插管测量马的血压。（From Stephen Hates carotid artery cannulation.Encyclopaedia Britannica Online. The Granger Collection，New York.）

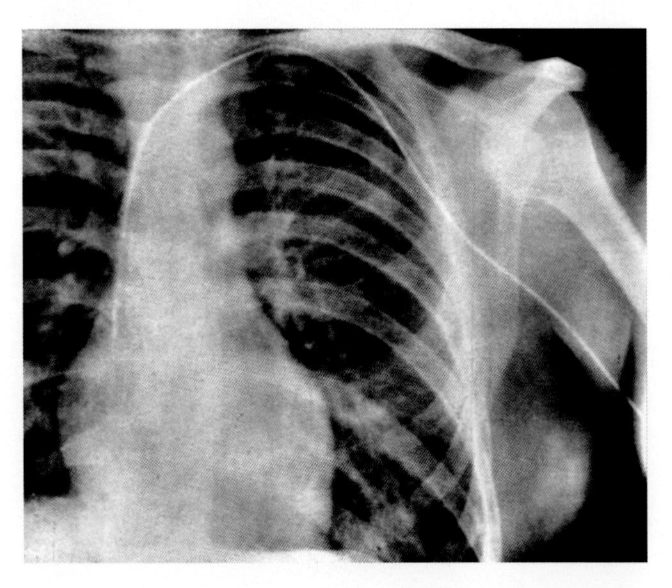

图 4-2 1929 年 Werner Forssmann 首次展示了经肱静脉进行中心静脉插管的 X 线胸片。（From Forssmann W. Die Sondierung der Recten Herzens. Klim Wochesch 1929；45:2085-2086）

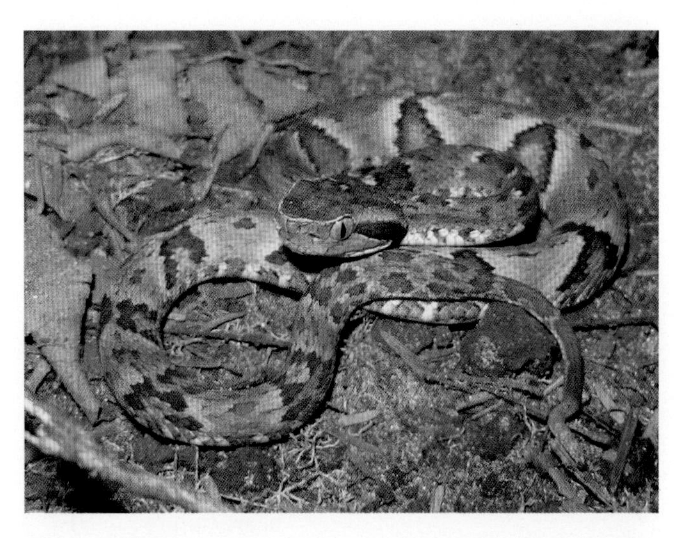

图 4-3 Serigo Ferraria 从巴西矛头蝮蛇毒液分离出一种可以增强缓激肽效果的成分，其可能具有抑制血管紧张素转换酶活性的作用，从而引领了卡托普利——第一代血管紧张素转换酶抑制剂的开发。（From http://commons.wikimedia.ort/wiki/File:Jararaca-verdadeira.jpg）

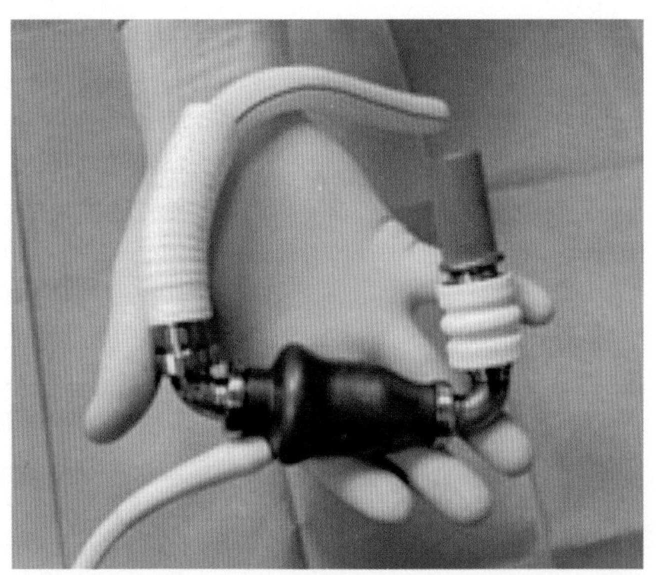

图 4-4 2012 年 HeartMate Ⅱ被证明具有治疗效果。

痉挛和栓塞等原因。心脏冠状动脉血流中断，迅速引起从心内膜到心外膜的心肌损伤。心肌坏死引起补体活化和自由基的产生，引发了细胞因子的级联反应。研究表明缺血心肌细胞死亡的主要模式为胀亡和凋亡[1]。有多种机制对心肌缺血性损伤的进展产生影响。及时的再灌注对缺血心肌产生的主要影响包括再灌注损伤和挽救大量的缺血心肌[2,3]。对急性心肌梗死治疗和干预的目的就是重新恢复血流，降低再梗死的风险，减少受伤心肌氧的需求，改变血流动力学以限制心室重构及心力衰竭的发展[4]。

急性心肌梗死以后，早期溶栓或经皮冠状动脉介入是最有效的治疗策略，可以减少心肌梗死面积改善临床结果。然而，缺血心肌在血流重建过程中，可以引起不可逆的组织损伤和细胞坏死，称为心肌缺血再灌注损伤[5]。虽然早期的再灌注是防止缺血组织继发进一步损伤的必要措施，但是它也通过细胞内外机制诱发了一系列反应，加速了仍有可能存活的受损心肌细胞的死亡。在最近10年中，众多研究都集中于心肌再灌注损伤过程中产生的活性氧的细胞毒性、补体激活、中性粒细胞黏附作用，以及补体和中性粒细胞之间的相互作用（框4-1）[6]。

炎症性心肌损伤

心肌炎的病因仍不明确，各种感染、全身性疾病、药物和毒素可能与这种疾病有关。病毒、细菌和病原体为感染源。在北美和欧洲，病毒感染是心肌炎常见的病因。

病毒性心肌炎

病毒性心肌炎，是引起扩张型心肌病、严重充血性心力衰竭的主要原因之一。最初柯萨奇病毒（A和B）被认为是心肌炎最常见的原因，因为患者在急性期及恢复期病毒抗体滴度升高。随后，在临床疑似心肌炎和特发性扩张型心肌病的患者的心内膜心肌活检标本中，检测出了肠道病毒和腺病毒，长期以来，肠道病毒和腺病毒引起的心肌炎被认为可能是扩张型心肌病最常见的原因。

病毒性心肌炎可导致不同程度的心肌损伤，从局灶性病变，到弥漫性全部心肌病变（心肌层，心包和瓣膜结构）。许多患者经历了类似感冒的前驱症状阶段。尽管病毒性心肌炎通常是自限性的，但是急性或亚急性心肌炎经常导致扩张型心肌病和心力衰竭。对急性心肌炎的诊断最具有挑战性，由于传统的诊断检测灵敏度低，因此目前尚无心肌炎诊断的“金标准”。过去，曾经使用过经皮静脉穿刺行右室心内膜心肌组织活检[7]，但是研究表明在活检后证实了心肌炎的患者中，应用免疫抑制剂治疗并没有优势，因此这种方法在多数病例中并未常规使用。对新的诊断方法的需求，导致了新的分子检查和免疫组化分析方法的出现。应用新的检测方法，最新的研究结果提高了人们对炎症性心肌病的认识，更好地了解了其病理生理过程，加深了对病毒介导的多重损伤、炎性反应以及自身免疫性失调的理解。同时新的研究结果揭示了一个与急性心肌炎有关的病毒广谱基因组，表明引起心肌炎的病因可能为微小病毒B19和人类疱疹病毒6

框4-1　导致心脏病和心衰的心肌细胞受损的原因

继发于其他心血管疾病
- 缺血
- 再灌注损伤
- 高血压
- 瓣膜病
- 心动过速

感染
- 病毒—柯萨奇病毒A和B，流感病毒A和B，腺病毒，艾柯病毒，狂犬病，黄热病，天花，淋巴性脑膜炎，流行性出血热，切昆贡亚热，登革热病毒，巨细胞病毒，非洲淋巴细胞瘤病毒，麻疹，风疹，流行性腮腺炎，呼吸道合胞病毒，水痘带状疱疹病毒，人类免疫缺陷病毒
- 立克次体
- 细菌性
- 后生物
- 病原虫
- 病原虫感染—惠普尔病，莱姆病

代谢因素
- 内分泌疾病—功能亢进、减退，肢端肥大症，黏液水肿，甲状腺功能亢进、减退
- 糖尿病
- 电解质紊乱—钾、磷、镁及其他离子
- 营养缺乏—维生素B_1缺乏（脚气病），
- 蛋白质缺乏，绝食，肉毒碱缺乏

中毒
- 药物
- 酒精
- 麻醉气体
- 重金属
- 毒物

胶原血管病
- 系统性红斑狼疮
- 风湿性关节炎
- 进行性全身硬化症
- 多发性心肌病
- HLA-B12相关性心脏病

浸润性疾病
- 血色素沉着症
- 淀粉样变性病
- 糖原贮积症

肉芽肿病

物理因素
- 过度高温
- 放射线
- 电休克
- 非穿刺性胸部损伤（心脏撞伤）

神经肌肉失调症
- 肌肉萎缩症，杜氏营养不良症，Landouzy-Dejerine营养不良症

共济失调病

肌强直性营养不良

心脏肿瘤（黏液瘤）

围生期心肌病

免疫性疾病
- 接种疫苗后
- 免疫血清病
- 移植物排斥反应

特发性心肌病

型，而非肠道病毒和腺病毒[8]。

病毒性心肌病心肌损伤的病理生理机制是，细胞毒素直接损害心肌细胞和细胞介导（辅助性T细胞）的心肌细胞受损。其他机制包括扰乱细胞代谢、心肌细胞间微管连接以及免疫调节。由于心肌细胞的免疫机制遭到破坏，很多实验研究都致力于使用免疫调节药物（其他试验目前也正在进行）。1995年，Hahn等[7]的心肌炎治疗试验表明，泼尼松+环孢素或硫唑嘌呤对提高病毒性（淋巴细胞）心肌炎患者的生存率没有意义，一项静脉注射免疫球蛋白治疗病毒性心肌炎的随机评估试验正在进行。

中毒性心肌病

中毒性心肌病的原因包括某些药物、毒物、食品、麻醉气体、重金属、酒精。

酒精性心肌病

慢性酒精中毒通过乙醇和其代谢产物乙醛来诱发酒精性心肌病的发生和发展。酒精对心脏的毒性作用可以影响整个左心室收缩功能，从而导致心力衰竭。饮酒的数量和时间，直接关系到心衰患者临床症状的严重程度[9]。

胶原血管疾病相关性心肌病

多种胶原血管病与心肌病有关，包括类风湿关节炎、系统性红斑狼疮、进行性系统性硬化症和多发性肌炎。临床诊断应基于对相关疾病的鉴别并结合临床表现来进行。

肉芽肿性心肌病

据报道，受累心脏中结节的出现率约为20%。取心内膜心肌组织进行活检是最适用的方法，但是这种诊断方法的灵敏度和特异性均比较低，原因是受累的心肌是片状分布的，从而导致活检没有任何的发现。目前正在研究微伏级T波电交替，用这种诊断工具作为一种无创性检查手段，检测心脏病患者受累心脏中的结节情况[10]。心肌中的非干酪性肉芽肿浸润所带来的损害，同非干酪性肉芽肿在其他器官中的影响是一样的。不同的是，这些结节性肉芽肿，还可以影响到心脏的传导系统、左心室游离壁、室间隔、乳头肌，但很少累及心脏瓣膜。

这种浸润过程的结果就是使心肌发生纤维化和室壁变薄，最终影响心肌正常功能。可以通过对其他一些组织做出相应的诊断，结合心力衰竭的临床表现，对此做出诊断。患者往往表现为传导系统被干扰或室性心律失常。在左心室功能正常的患者中，这些传导束干扰可能是主要的临床特征。应用低剂量的类固醇治疗结节性心脏病，可以获得较好的治疗效果，尤其是在疾病的进展过程中，如传导阻滞、室性心律失常的患者中。

围生期心肌病

围生期心肌病（peripartum cardiomyopathy，PPCM）是一种比较罕见的心肌病，而且病因不明确。它被定义为在排除其他各种明确的心力衰竭病因、排除在妊娠最后1个月内患某种心脏疾病的情况下，发生在怀孕的最后1个月或产后5个月内的并且可以明确记录到收缩功能障碍的心力衰竭。PPCM在多胞胎妇女中较为常见。据报道，在双胞胎妊娠和先兆子痫的妇女中这种疾病经常发生。但这些条件都与血清渗透压较低有关系。血清的渗透压低可以使患者易患非心源性肺水肿。PPCM在许多情况下，可以改善或完全缓解，但是有另外一部分人则发展成为心力衰竭；对这种疾病的早期诊断和治疗会改善患者长期的预后。人们对这种疾病的发病原因和发病机制仍然没有充分的认识。很多项研究都集中在炎症、免疫学和环境的因素上；一种新的假说认为是遗传性原因[11]。在美国发病率为1/ 15 000 ~ 1/1300。美国非洲裔妇女发生PPCM的可能性较高[12]，75%在产后第1个月内被确诊，45%在产后第1周内就被确诊。有效治疗可以降低患者的死亡率，并且使左心室收缩压功能完全恢复的产妇比例增加。PPCM后心功能完全恢复的妇女，再次妊娠时也比较安全[13]。

心动过速诱发的心肌病

心动过速诱发的心肌病所引起的心力衰竭是一种可逆过程，如果心率和心律得到控制，心室功能就可以得到很好的改善。心动过速诱发的心肌病所引起的心脏节奏的改变，包括心房颤动、心房扑动、室上性心动过速、室性心动过速、传导束性心动过速、心室异位节律、持续快速DDD起搏。持续性心动过速可以导致心肌功能障碍和心肌病[14]。但是人们对心动过速与心肌细胞功能之间相互作用的确切机制仍知之甚少。只是推测其机制可能与储备能量的消耗、钙通道活动的异常、心内膜下异常氧供、继发性心肌血流异常和对β-肾上腺素刺激的反应降低有关。

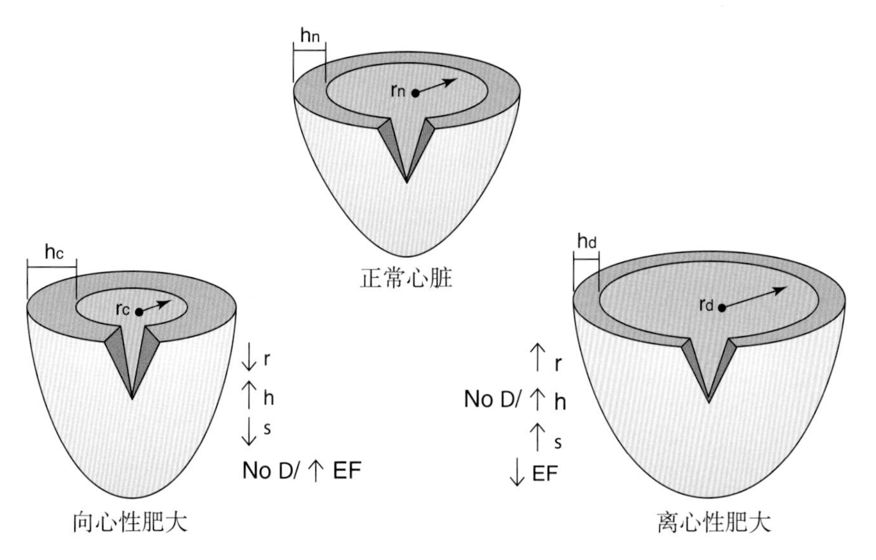

图 4-5 正常左室（上）舒张末期室壁厚度小于或等于 11mm，心室直径小于等于 56mm。向心性肥大（下左）可由左室收缩期压力增加引起，舒张末期室壁厚度（h）增加，心室半径（r）和容积减小，由于拉普拉斯关系，收缩末期室壁应力（σ）减小，最初射血分数（EF）增加以维持每搏输出量，这种形态学改变与心脏的充盈和舒张功能受损密切相关，左室长期压力超负荷可导致心室扩大。离心性肥大（下右）可由心肌受损（心肌梗死、心肌炎）或慢性容量超负荷（如主动脉瓣或二尖瓣反流）引起，最初，扩大的心脏通过 Frank-Starling 机制被动维持前向每搏血流量，随着时间延长，心室重构导致心腔进一步扩大，当后负荷增大，扩大的心脏最终导致射血功能降低。

心脏对损伤的反应

在未受损伤的情况下，正常成人心脏就像一个稳定的机械组织泵，在负荷或肌力不断变化的状态下精确地调节其工作性能。事实上，心脏是一个生物动力结构，伴随连续合成和降解相关的肌原蛋白细胞内的收缩成分不断地发生变化。一种蛋白质在体内的半衰期是细胞合成蛋白质的数量降解到其在细胞内含量一半所需的时间。肌钙蛋白亚基（T/I/C）半衰期为 3 ～ 5 天；肌动蛋白和肌球蛋白半衰期为 7 ～ 10 天；肌球蛋白为 5 ～ 8 天[15]。心脏是具有很大可塑性潜力的器官，当机械信号和分子信号发生变化时由细胞调节机制引导发生。

心肌损伤将改变心肌细胞的负荷及其周围的生化环境，受损的和没有受损的心肌细胞都会受到影响。内分泌、旁分泌（邻近的细胞）、自分泌（在相同的细胞）或胞分泌（内部无外分泌细胞）都会影响到随后网状的生物反应[16]。至于在其他组织中，这些信号可能会再次启动转录和翻译的决定性部分[17,18]。随着时间的推移，心脏会出现心室收缩或舒张受损（图 4-5）的形态学改变。

心脏的物理特性的变化需要一系列的程序，细胞增殖、凋亡、肥大和萎缩的过程称为心室重构[17]。现在已经完全证实，尽管重塑可能表示一种对异常心肌的修复反应，但是这种作用通常会导致心功能不全。某种程度上这一矛盾可以解释为用有限的代偿机制对心肌细胞应激做出的反应，比如目前常见的导致成人心脏失功的主要原因——冠心病和高血压。

在 1975 年，Grossman 和他的同事[19]提出的假说，即增加室壁应力会启动向心性或扩张型（离心）心肌肥大（图 4-6），直到室壁应力恢复正常为止。此后，尽管不能完全了解，这一调控机制的两个重要组成部分可能的分子基础已经被确定：(1) 传导收缩期与舒张期应力和应变与相关肌节相关的变构酶（图 4-7）(2) 肌原纤维的宽度（平行肌节数）或长度（系列肌节数）增加[20]。触发肥大的其他组件可能包括弹力肌跨蛋白、粗丝肌联蛋白和其他生长因子的调节[21]。

细胞外环境为组织构建提供了支撑框架，而且参与了心脏肌肉细胞和非肌肉细胞的分化[22]。细胞外基质的改变是心室重塑的重要组成部分[23]。缺血性或者非缺血性损伤后，胶原蛋白和纤维连接蛋白[25]等纤维蛋白类沉积物质的增加，导致重塑的左心室机械性能提高。与正常心室相比，衰竭左心室具有收缩或舒张功能障碍的特点，或两者兼而有之。用左心室的压力容积的改变可以生动地体现这一变化（图 4-8）。通常情况下，最初收缩功能下降伴随轻度心脏体积扩大。随后，继发心室重构可导致心脏大小和功能的显著变化。

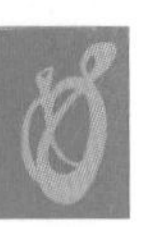

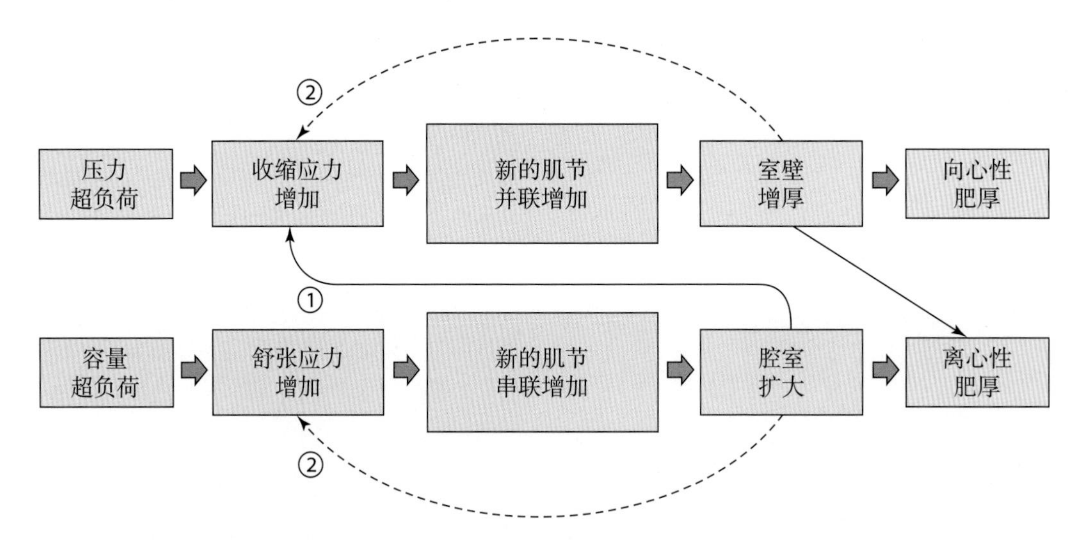

图 4-6 引起向心性和离心性肥大的可能机制，这种假设需要心脏能够“探测出”当压力和容量超负荷时收缩和舒张期室壁压力，而且控制机制能够有选择性地适当在平行或其他位置增加新的肌丝使得室壁压力回归正常。慢性容量超负荷，心室腔扩大（r）和 LaPlace 关系（σ=P· r/h）导致室壁收缩和舒张期压力增加，从而使得心腔扩大和室壁增厚。（Adapted from Grossman W，Jones D，Mclaurin LP. Wall tress and pattens of hypertrophy in the human left ventricle. J Clin Invest. 1975/56:61；by copyright permission of The American Society for Clinical Investigation）

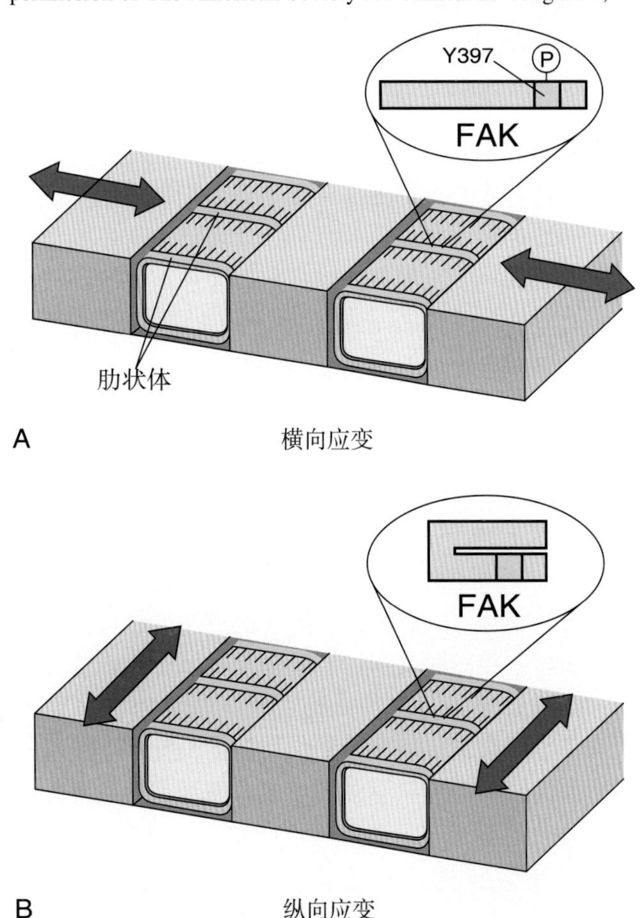

图 4-7 在定向三维培养系统中，不同的心肌细胞伸展方向可以模拟在压力超负荷横向压力和容量超负荷纵向张力。A 和 B，A 为中心黏附酶（FAK）折叠模型，位于与细肌丝黏合 Z 带位置的蛋白复合物中。位于非折叠中心黏附酶中的 Y397 残端被横向压力激活磷酸化，从而激活中心黏附酶，平行方向的心肌丝增加。（From Russel B，Curits MW，Koshman YE，Samarel AM. Mechanical stress-induced sarcomere assembly for cardiac muscle growth in length and width. J Mol Cell Cardiol. 2010；48:817-823）

右心室功能不全可以导致心力衰竭综合征。引起右心衰的最常见的原因是左心衰[26]。如果右心衰程度与左心衰程度不匹配，应考虑原发性心肌病，包括如结节病或淀粉样变在内的全身系统性疾病[27]。

当存在原发性损伤和继发性的有害的心室重构时，通常很难准确判断患者的病情是否发展到医疗干预难以逆转的状态（图 4-9）[28]。全身因素和心脏参数的改变或许同等重要[29]。左心室辅助装置植入后长时间心脏减负的患者，反向重构可以使舒张压与心室的容量的关系恢复到正常（图 4-10）[30]。然而，心室收缩功能恢复到足以允许左心辅助装置撤除还是比较少见的[31]。非缺血性因素导致的心衰患者在植入左心室辅助装置后，左室收缩功能恢复的表现包括心室舒张末内径逐步减少[32]、心肌细胞肥大和组织纤维化增加[33]。

心肌损伤的神经内分泌反应

肾素－血管紧张素－醛固酮系统

肾素 - 血管紧张素 - 醛固酮系统，在调节哺乳动物正常生理状况下的电解质和体液平衡中起着关键性的作用。人们在 20 世纪 40 年代发现，心衰患者肾素产生增加[34]。众所周知，肾小球球旁装置牵张力的降低和交感神经系统激活刺激均可导致肾素释放[35]。较高的肾素水平通过级联反应形成血管紧张素原和血管紧张素Ⅰ，最终形成血管紧张素Ⅱ——在心力衰竭综合征发生发展中起着关键性作用的激素。血管紧张

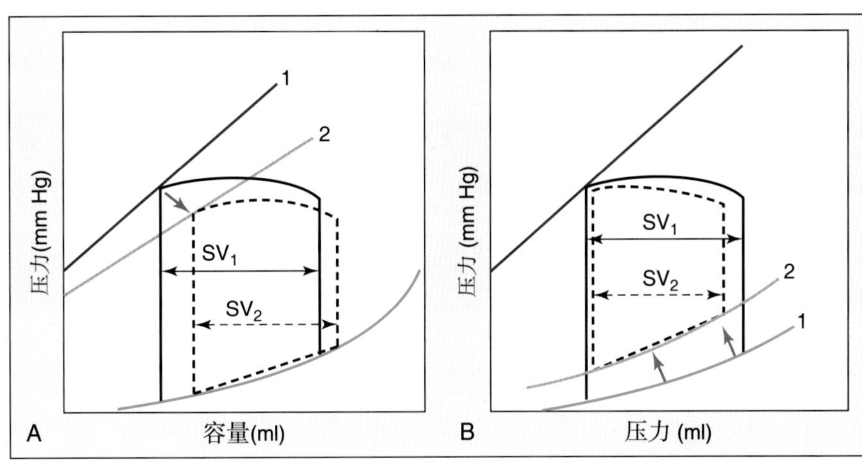

图 4-8 A，收缩功能不全压力容积环，当心室收缩功能不全时，收缩期压力容积曲线从 1 移到 2，导致收缩压、每搏输出量和射血分数下降，尽管舒张末期容积曲线在相应点补偿增加。B，当心室舒张功能不全时，舒张期压力容积曲线从 1 移到 2，导致舒张期压力增加，舒张末期容积减小，心室每搏输出量减少。舒张功能不全可伴随或不伴随收缩功能不全。高血压心脏病患者舒张功能不全可导致肺水肿，射血分数正常或增加。

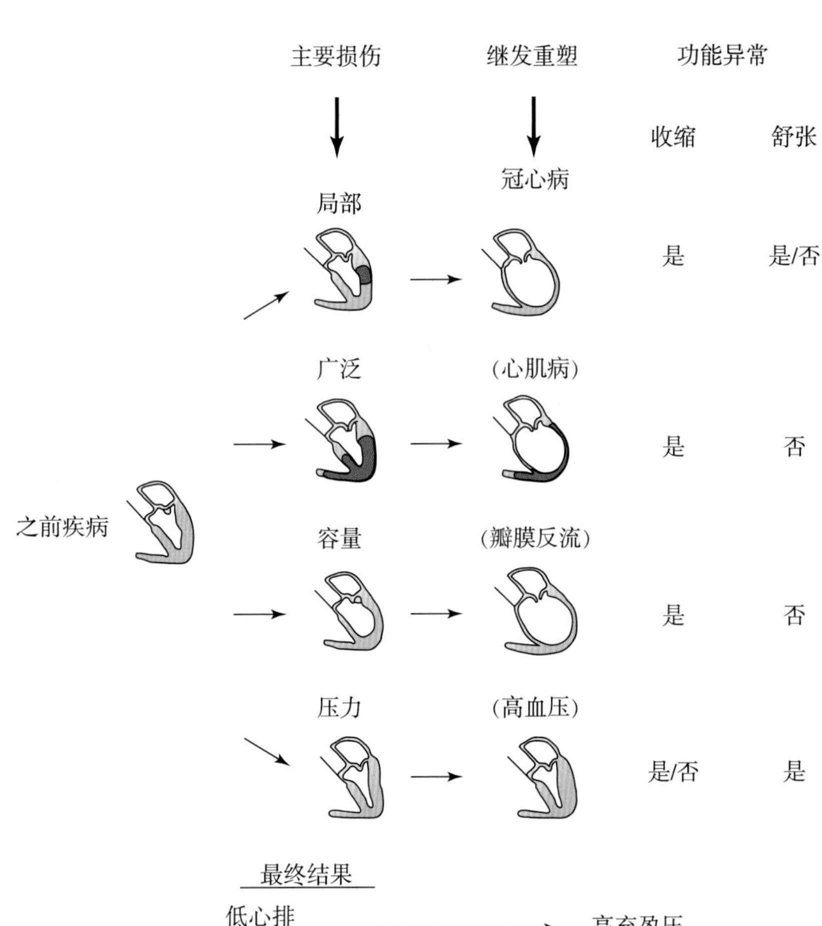

图 4-9 心脏疾病期与舒张功能不全。临床上，心衰可由各种原因引起的心肌受损继发心肌重构引起。尽管心肌受损主要病因和心脏收缩、舒张功能不全的机制可能不同，但是临床上心衰的症状相似，如循环充血和组织灌注不足。(From Corlin R. Treatment of congestive heart failure：where are we going? Circulation. 1987；75 Ⅳ 109.)

素Ⅱ是含 8 个氨基酸的多肽，对整个心血管系统有着多种作用。在循环中，它对动脉和静脉中的血管平滑肌具有强大的收缩作用，因此它可以增加心脏的前负荷和后负荷[36]。

在肾，血管紧张素Ⅱ可以引起口径较大的肾动脉血管 [主要是在传出（肾小球后的）] 平滑肌收缩[37]。血管收缩在肾小球内产生较高的压力，促进水分和电解质从中滤过，然后进入近端小管。近端肾小管周围的肾小球球后血管有较低的静水压和较高的渗透压，可以促进对钠和水的重吸收。尿素与水是一起被动重吸收的，而肌酐则不被重吸收。从而导致在这些伴随心衰的患者血中出现尿素氮 - 肌酐比值升高。循环中血管紧张素Ⅱ水平增加，将促进肾上腺球状带释放醛固酮，这也导致在远端肾单位对钠的重吸收和对钾的排泄[38]。最终，血管紧张素Ⅱ通过一种不依赖于渗透压的变化的机制，增加精氨酸加压素的释放[39]。这种血管精氨酸加压素非渗透性的释放是严重心衰引起低钠血症的原因之一。

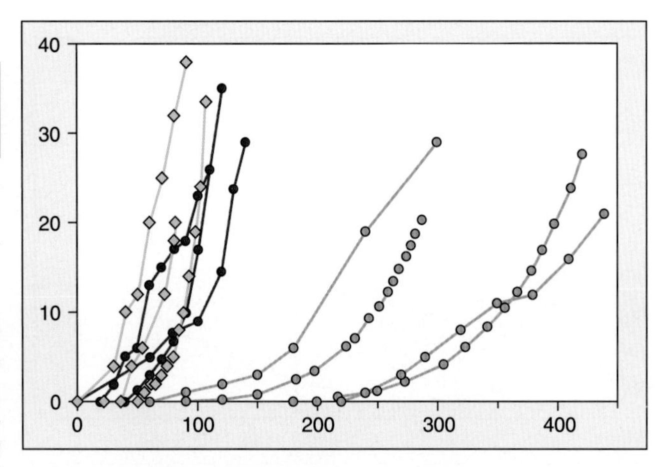

图 4-10　该图显示了舒张末期压力 - 容积的关系，其中 4 例终末期先天性心肌病患者经药物治疗后（金色圆圈），3 例心衰患者经长期左室辅助后（红色圆圈），3 例正常压力容积曲线（蓝色圆圈）。经药物治疗患者心脏的压力 - 容积关系远离了正常曲线，而经左室辅助的患者压力 - 容积关系接近正常。X 轴代表容积（ml），Y 轴代表压力（mmHg）。

局部肾素 - 血管紧张素系统（renin-angiotensin system，RAS）的发现有助于从正和负两个方面对心力衰竭综合征进行解释[40]。局部产生的血管紧张素Ⅱ可增加心肌收缩力，这可能有助于早期代偿心肌损伤。这种效应可以被从突触前神经末梢增加释放的去甲肾上腺素介导[41]。局部血管紧张素Ⅱ启动生长因子的合成，并已被证明会导致心肌肥厚和最终左心室肥大[42]。血管紧张素Ⅱ造成的充盈压力升高，可以引起充血性心力衰竭的许多体征，并且伴有胶原蛋白的产生增加、钠潴留和静脉血管收缩。较高的醛固酮水平可以导致心肌纤维化[43]。局部的血管紧张素Ⅱ是在血管床内由细胞因子刺激的单核细胞产生的。通过血管紧张素单核细胞激活血管紧张素Ⅱ受体产生金属蛋白酶，可以导致动脉粥样硬化斑块不稳定和血栓形成，造成进一步的心肌损伤[44]。

虽然使用血管紧张素转换酶抑制剂（ACEIs 类药物）可降低血管紧张素Ⅱ的生产，但是血管紧张素Ⅱ有其他的替代途径生成。所以血管紧张素Ⅱ水平并不能完全被 ACEIs 类药物抑制。这种现象被称为“血管紧张素转换酶抑制剂逃逸”，尽管有血管紧张素转换酶抑制剂的存在，还是会继续产生血管紧张素Ⅱ。用血管紧张素受体阻滞剂直接阻断血管紧张素Ⅰ受体虽然在理论上可以克服这个问题，但是临床上单独使用血管紧张素受体阻断剂或与 ACEIs 类药物联合应用没有显著改变心力衰竭患者的结果（图 4-11）[45,46]。

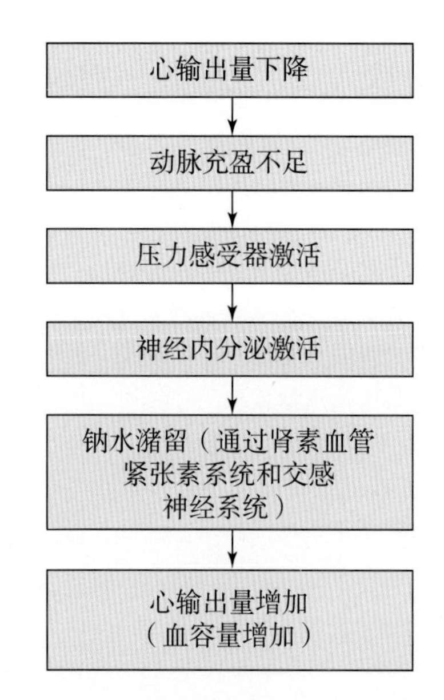

图 4-11　充血性心力衰竭的发病机制中，动脉充盈不足，机体压力感受器和肾素血管紧张素系统激活，从而导致钠水潴留。

交感神经系统

交感神经系统在心力衰竭综合征的发病机制中是一个重要的组成部分。它在许多方面与 RAS 系统相互补充，放大上述的效应。低血压或每搏输出量的减少刺激压力感受器，导致交感神经系统的激活。Leimbach 和他的同事[47]用微小神经照相术，观察中到重度心衰患者的腓总神经，发现这条神经与其周边肌肉的神经冲动将增加。交感神经系统活性增强的主要标志是增加去甲肾上腺素水平的增加；在心力衰竭患者中肾上腺素的水平并没有显著升高。冠状静脉窦的去甲肾上腺素水平比动脉中高出许多倍，在肾静脉中也可以发现类似现象[48]。

刺激交感神经系统释放去甲肾上腺素具有广泛的生理效应。在正常的人体或心衰的早期阶段的患者，去甲肾上腺素可以增加心率和心肌的收缩力，增强心脏功能。然而，发生失代偿性心脏功能不全后，心脏对去甲肾上腺素的反应就不敏感，部分的原因是慢性心力衰竭患者的 β- 受体密度减少[49]。正常心肌中 β_1- 和 β_2- 受体的表达量分别占 70% ～ 80% 和 20% ～ 30%，心力衰竭时 β_1- 受体密度下调，其下调程度与心衰的严重程度明显相关；β_2- 受体密度不下调，但活性会发生变化；同时分布更不均匀[50]。

在衰竭的心脏上 α- 受体增加。所以，最终的结果是 α-、β_1-、β_2- 受体的分布严重失衡。可以想见，β- 受体密度下降将降低心脏的功能，但在动物模型中，

β_1-受体的过度表达将导致心衰进一步进展恶化[51]。在一个转基因模型中α-受体过度表达导致心肌肥厚，说明这种受体有致细胞肥大的作用[52]。

β-受体亚型的遗传变异也与发生心力衰竭的风险相关。纯种的美国非洲裔人由于α_2-受体的不同，这部分人发生心力衰竭的风险要较其他美国人高5倍以上[53]。

外周动脉张力增加，通过α-受体激活升高血压、增加心脏后负荷。然而在肾中将激活交感神经系统，并通过出球小动脉不成比例的血管收缩，引起明显的钠潴留[54]。在肾小球血管内压力增加，能够维持肾小球滤过率（GFR），且有利于远端肾小管对钠和水的重吸收[55]。此外，交感神经刺激增加肾素和血管紧张素Ⅱ的产生进一步促进钠水的重吸收[56]。

交感神经系统除了对血流动力学产生不利的影响外，另有证据表明，去甲肾上腺素本身可以直接对心脏产生不利作用。循环中去甲肾上腺素过高，与左心功能不全和死亡率增高明显相关[57, 58]。培养的心肌细胞直接暴露在可引起心力衰竭水平的去甲肾上腺素下，可通过增加细胞内钙水平造成细胞死亡[59]。Communal和他的同事通过实验证实[60]，去甲肾上腺素可以通过激活不依赖于β-受体介导的蛋白激酶，诱导成年大鼠的心肌细胞凋亡。同样，去甲肾上腺素通过激活转化生长因子-β1，促进心肌纤维化[61]。

内皮素

内皮素在1988年被首次分离出来，是迄今发现的血管收缩作用最强大的物质[62]。它由血管内皮细胞产生的肽类组成，包括内皮素-1、内皮素-2和内皮素-3[63]。静脉血液中发现内皮素的含量在刚刚能够被测得到的水平。内皮素作为一种旁分泌激素，它的作用主要是通过激活内皮素A受体引起血管平滑肌强烈的收缩[64]。内皮素-1，这种21氨基酸肽，由于对血管生理有着广泛的影响，一直吸引着大量的相关研究[63]。内皮素可以提高心肌细胞收缩力和心率[65,66]。在心肌细胞制备中，伴随着心肌细胞的增殖，内皮素可以激发心肌细胞内的原癌基因的表达[67]。注射内皮素可以升高血压和降低前臂血流量。内皮素对肾的作用表现为，肾小球的传入和传出小动脉同时收缩，致使肾小球滤过率降低[68]。肾小管和亨利袢细胞传输机制受到抑制，使钠排泄增加[69,70]。

内皮素促进肾上腺髓质醛固酮的释放，从而导致钠潴留[71]。单核细胞暴露于内皮素，将引起肿瘤坏死因子-α产生和释放增加（见后文）[72]。心衰患者内皮素水平升高会导致心力衰竭的程度加重，并出现更加严重的症状[73,74]。内皮素受体的阻滞剂，已证明并不能使收缩性左心功能衰竭患者获益，但是这些药物对治疗肺高血压非常有效[75]。

细胞因子与心力衰竭

除了RAS和交感神经在心力衰竭综合征的发生和发展过程中起着重要的作用外，像肿瘤坏死因子-α和白细胞介素这样的细胞因子和炎症介质，对上述过程同样有重要的影响[76]。目前的认识表明，细胞因子不仅在由于病毒或其他传染性疾病引起的心肌损伤发生时升高，而且血流动力学超负荷时也会升高。许多信号调节机制通过细胞因子的释放可以影响基因表达、细胞凋亡和生长因子表达[77]。肿瘤坏死因子-α（TNF-α）或恶病质素由巨噬细胞产生，是一种重要的炎性介质，可以刺激急性期反应，如体温升高和抑制食欲。据推测，在一定程度上，上述因子导致了晚期心力衰竭的恶病质，而且这些因子在这类患者体内大幅升高。在动物体内注射TNF-α可降低心肌收缩性导致左心室收缩功能不全。在上述因子大量产生的转基因小鼠模型中，可见左心室扩大。对这些心脏模型进行详细分析可以发现大量胶原纤减少，金属蛋白酶的活性增加[78,79]。随着持续的暴露，通过转化生长因子-β（TGF-β）介导的胶原纤维的增加。最终已证明TNF-α在扩张型心肌病的动物模型中可促进细胞凋亡。心衰患者外周血中的TNF-α可减少内皮细胞一氧化氮的生成[80]。

心肌肥厚体现了心肌对机械和神经激素刺激的一种适应性反应。它最终会发展为心室扩张和心力衰竭[81]。可是这种保护性反应长时间高强度的存在，会导致心肌细胞凋亡。JAK/STAT这一信号转导通路，决定着这种保护机制和细胞凋亡之间的平衡[82,83]，这一机制影响心脏保护基因或凋亡基因表达。活化的STATs转移至细胞核内，它们与常规区域DNA绑定在一起，调控基因的表达。活化的STAT3也参与心脏保护作用，而STAT1的活化则参与细胞凋亡[83]。丝氨酸/苏氨酸激酶，一个附属的信号传导通路，可以对任何激活的信号传导通路做出反应。这些途径被像TNF-α、Fas配体和损伤的心肌释放的G蛋白偶联受体配体等细胞因子激活[84]。

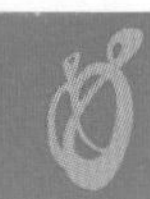

利钠肽作为心房的一种分泌颗粒在50年前被不经意地发现，并一直是重点研究的对象[85]。然而，它在心力衰竭综合征的进展和缓解中的作用机制尚未完全阐明。利钠肽（心房利钠肽 [ANP] 和B-型心房利钠肽 [BNP]）结合到一个称为NPR-A的特定的跨膜受体上，可以导致鸟苷酸的产生[86]。BNP的合成和释放与室壁应力的增加有关[87]。人体注射BNP提示可迅速降低右心房压、肺动脉压和肺动脉楔压[88]。体内利钠肽水平升高，可以降低全身血管阻力，增加心输出量[89,90]。急性注射研究中，BNP可减少循环醛固酮水平，降低收缩功能障碍患者冠状静脉窦中去甲肾上腺素的水平（图4-12和图4-13）[90,91]。

对肾功能影响的数据与心力衰竭影响数据的不太一致。在没有心功能不全的动物模型和人体中，BNP可产生尿钠排泄作用和增加肾小球的过滤[92,93]。这些效应在部分对心衰患者的研究中被证实存在，但另一些研究中未被证实[93,94]。一项早期实验的meta分析显示，输注BNP可增加30天内肾功能恶化的风险[95]。

一直在心力衰竭患者循环中发现利钠肽水平较高，其对有害的神经内分泌激活有拮抗作用。其具体原因还不清楚。但已有几种可能的解释被提出。RAS和交感神经系统激活产生的作用，远远超过利钠肽增加钠排泄或减少后负荷的能力[96]。另一种解释，从质谱分析中得出的新的数据说明循环中的利钠肽不具有生物活性[97]。

终末期心力衰竭的病理生理

当前收缩功能障碍的治疗，尽管有其局限性，在过去几十年里取得了长足的进步，因此，并不是所

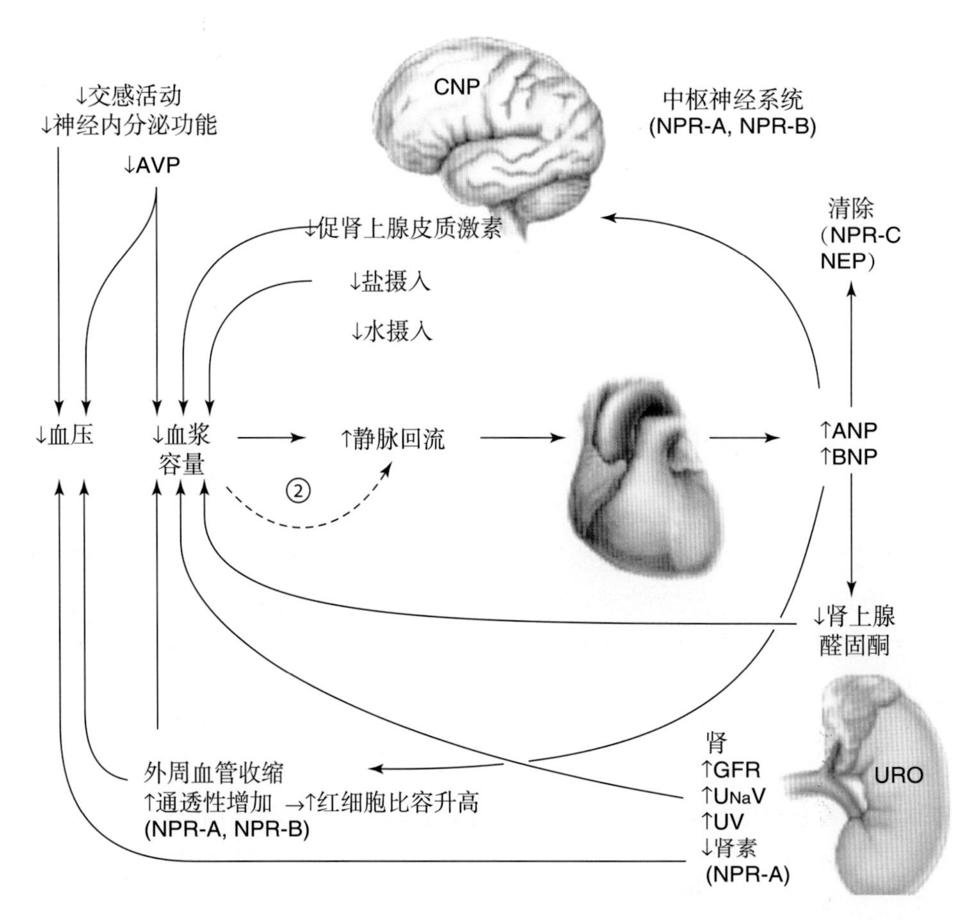

图4-12 钠尿肽通过作用于肾和肾上腺及血管平滑肌来降低血压和促进钠的排泄使得与肾素血管紧张素系统达到平衡。负号表示静脉压降低减少钠尿肽的分泌。ANP：心房尿钠肽；AVP：精氨酸抗利尿激素；BNP：B型-钠尿肽；CNP：C型利尿钠肽；BP：血压；CNP：C型钠尿肽；GFR：肾小球滤过滤；NPR-A、NPR-B和NPR-C：钠尿肽受体A、B和C；UNaV：尿钠排泄；URO：尿扩张素；UV：尿量。（From Levin ER，Cardner DG，Samson WK. Natriuretic peptides. N Engl J Med. 1998；339:321-328.）

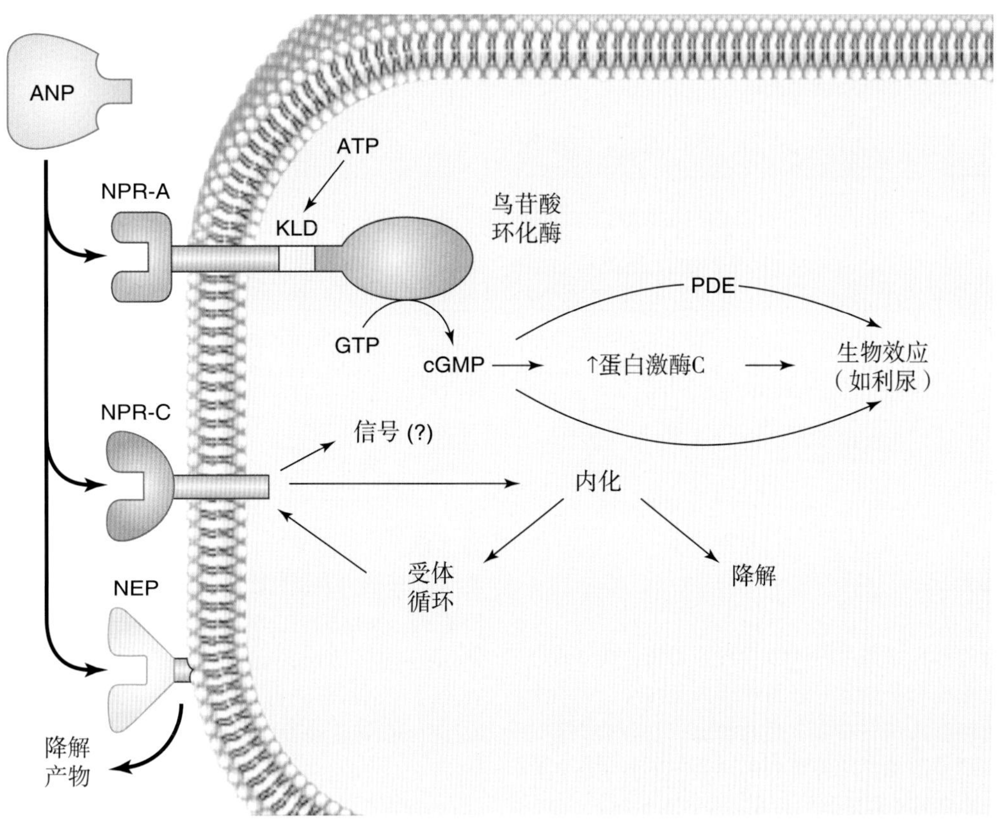

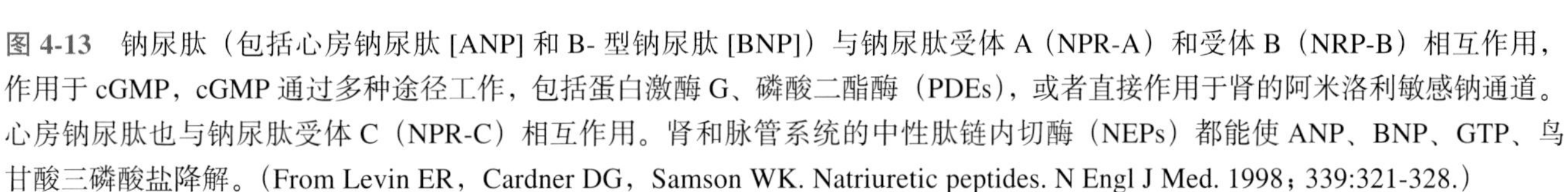
图 4-13　钠尿肽（包括心房钠尿肽 [ANP] 和 B- 型钠尿肽 [BNP]）与钠尿肽受体 A（NPR-A）和受体 B（NRP-B）相互作用，作用于 cGMP，cGMP 通过多种途径工作，包括蛋白激酶 G、磷酸二酯酶（PDEs），或者直接作用于肾的阿米洛利敏感钠通道。心房钠尿肽也与钠尿肽受体 C（NPR-C）相互作用。肾和脉管系统的中性肽链内切酶（NEPs）都能使 ANP、BNP、GTP、鸟甘酸三磷酸盐降解。（From Levin ER，Cardner DG，Samson WK. Natriuretic peptides. N Engl J Med. 1998；339:321-328.）

有的患者都会进展至终末期心力衰竭。就像前列腺癌患者，许多人死亡时会出现心力衰竭，但主要不是因为心力衰竭而死。虽然如此，但是仅在美国，每年还是会有超过 50 000 人死于心力衰竭，有 110 多万例失代偿期患者接受住院治疗[98]。最近 ACCF/AHA 的指南，将终末期心力衰竭称为 D 期心力衰竭。这对进行移植、安装机械辅助装置和实施临终关怀患者的管理，有重要的指导意义[99]。对于这些患者，药物治疗最好的结果是暂时缓解病情，并不能产生任何长期稳定的疗效[100,101]。

终末期心力衰竭的临床特点

心输出量减少

一个常见的误解是，所有心力衰竭患者心输出量都会明显减少。许多的心力衰竭患者没有心输出量的显著减少，但是他们经常出现终末期心衰，可能与以下几种原因相关[102]。原发的或继发性神经激素刺激引起的不良的心肌重塑和进行性心肌损伤，可进一步损害心脏的功能，以至不能产生足够的心搏量。重塑可以使二尖瓣纤维环扩大，并且随后导致二尖瓣关闭不全，这可使收缩期心室内的血液反流进入到压力相对较低的左心房，而不是到主动脉[103]。后负荷越高，对前向血流的阻碍越大。心房纤维颤动和室性心律失常都将损害心室功能[104,105]。传导系统疾病可造成心室运动不协调，会进一步削弱患者的心功能[106]。现在已经证明，如心脏指数低于 1.5L/min/m^2，患者的肾灌注就会受到影响，肾功能将受到不同程度的损伤[107]。患者的肝、脑功能也会被累及。

由于心输出量下降，血压也会随之下降，组织脏器的灌注将受到进一步的损害。在这些时候，用 ACEI 和 β- 受体阻滞剂治疗就成为一个问题，因为使用这些药物时会导致患者血压的进一步下降。人们对于一个什么样的血压是可以被接受的还不是很清楚，但是有时候停用这类药物对患者可能是有害的[107,108]。Kittleson 和他的同事研究表明[109]，在心力衰竭患者中，停用血管紧张素转换酶抑制剂是一个警示性的事件。因为这部分患者 1 年内的死亡率是 50%。现在

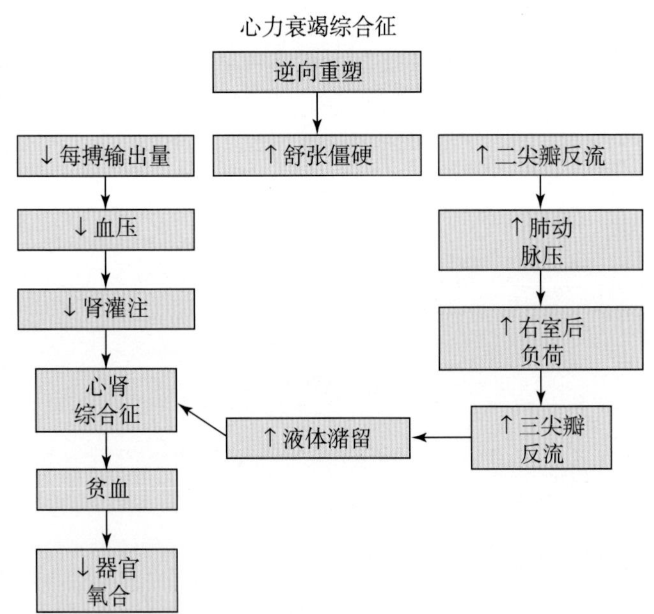

图 4-14 心衰通过多种途径进展到 D 阶段。心肌纤维不断扩张导致心脏舒张末期容量增加导致每搏输出量减少，二尖瓣反流增加导致肺静脉高压和右心室负荷增加。右心衰竭在心力衰竭晚期的运动受限和预示着更差的预后中扮演重要的角色。高静脉压与肾功能减低有很大的关联性（图 4-16）。

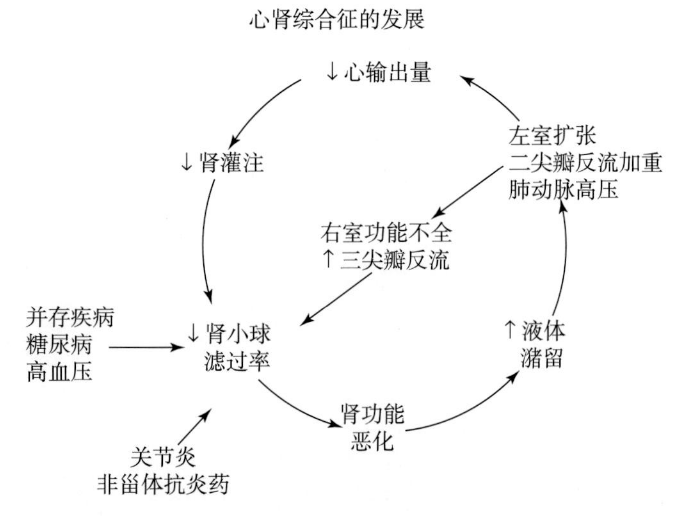

图 4-15 对于严重的心衰患者恶化的肾功能不全能够引起中心静脉压的升高。HTN：高血压；LV：左心室；MR：二尖瓣置换；NSAIDS：非类固醇抗炎药；RV：右心室。（From Mullens W，Abrahams Z，Francis GS，et al. Importance of venous congestion for worsening of renal function in advanced decompensated heart failure. J Am Coll Cardiol. 2009；53:589-596.）

还没有办法证明，持续应用神经内分泌阻滞剂在治疗心力衰竭中是不是一个警示性的事件，但是有迹象表明患者预后不良（图 4-14）。

持续高充盈压

许多心力衰竭的主要症状与高充盈压有关；终末期心衰往往与机体无法维持正常的容量状态密切相关。Fonarow 和他的同事们的研究表明[110]，用合理优化的医疗方式治疗后的晚期心力衰竭患者，如果肺动脉楔压持续升高，其生存率比心输出量减少的患者更低。还有迹象表明，出院后长期循环淤血的心力衰竭患者存活率也比较低[111]。

有很多可能的解释，为什么晚期心力衰竭患者难以保持正常的容量负荷。持续的不良性心肌重构造成左室扩张，使室壁僵硬，左心室舒张功能受到损害。在舒张功能障碍的心衰患者中，评价舒张功能障碍严重程度的无创性指标（二尖瓣 E 波减速时间 < 140 毫秒或不可逆转的 4 期阶段，舒张功能障碍）可以很好地预测患者的死亡率。有害的心室重塑、瓣环形扩张、二尖瓣关闭不全[112]，可引起肺血管的静脉高压，加重肺淤血，从而影响右心室功能。在评价心衰患者的检查中，右心室往往被忽视，但右心室射血分数的减少比左室射血分数的减少能更好地预测运动能力，即使是反映右心室功能不全的简单指标（例如，在收缩期三尖瓣环偏移）也可以预测死亡率[113,114]。继发于左室充盈压异常增加的肺静脉压力增高，可导致右心室后负荷增加，右室重构，伴随右心舒张功能不全和三尖瓣反流（图 4-15）[115,116]。

心肾综合征

在过去，人们对心力衰竭的理解是基于以心脏为核心，重点关注对血流动力学、心输出量和射血分数。最近，人们已将研究的重点转移到肾的功能，并研究它在终末期心力衰竭中的所起的作用。大量的临床随机试验和注册登记研究的数据已表明，肾功能不全是最有意义的预测心力衰竭患者死亡率的指标，远远超过了其他传统的心脏功能指标的预测意义[117,118]。在 ADHERE（急性失代偿性心力衰竭国家注册）入选的患者中，血中尿素氮超过 42mg/dl，并且收缩压小于 115mmHg，住院死亡率达到 15%[119]。

肾功能不全是导致利尿剂抵抗性液体潴留的重要因素，并因应用 RAS 阻断剂受到限制而对患者产生不利影响。心输出量减少造成肾缺血是公认的肾功能降低的原因，但也有其他的机制。在动物模型中，高静脉压力可以导致 GFR 降低和尿量减少[120,121]。最近，在急性失代偿性心衰患者中预测哪些患者会发展

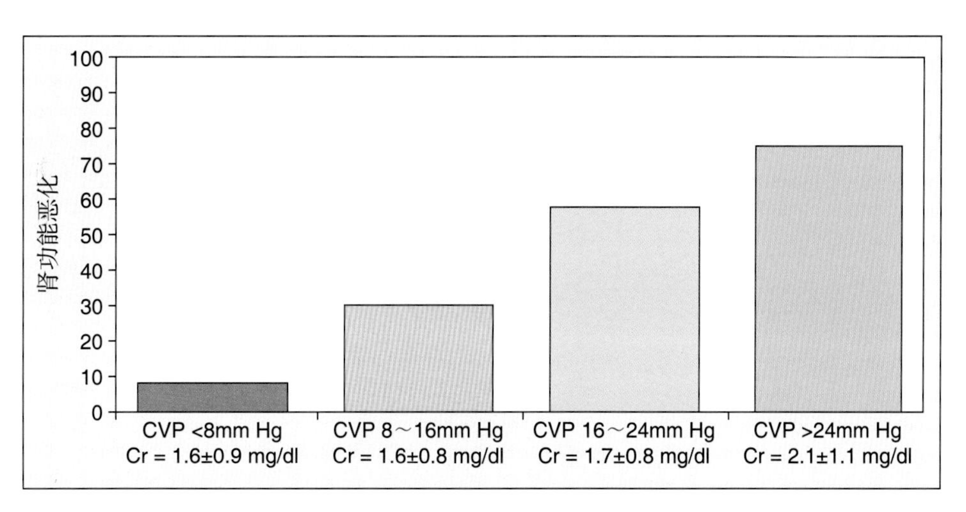

图 4-16 在晚期心力衰竭的患者中肾功能恶化很常见，是心源性的肾病综合征。这个综合征很复杂，不容易完全理解，但是心输出量的减少和肾灌注的损害都有影响。高静脉压进一步损害肾的灌注和功能。除此之外，同时患有高血压和糖尿病能够进一步损害肾功能，引起的液体的潴留。Cr：肌酐；CVP：中心静脉压。

成肾功能不全时，高静脉压似乎是比心输出量更加重要的因素[122]。机体动脉血压比较低时，高静脉压力的作用更加突出。因为经过肾的血流压力梯度减小，可能会限制肾灌注。由于可能存在一个负反馈调节，心力衰竭综合征引起的钠排泄减少可以损害肾功能，这进一步导致更多的钠和液体潴留。许多心力衰竭的患者，合并糖尿病和高血压等重要疾病，可能会对肾功能产生负面的影响，进一步对心功能产生负面影响，这就是所谓的心肾综合征[123]。

在心力衰竭患者中改善肾功能，使患者的容量负荷正常并提高患者的生存率，这些努力一直令人失望。奈西立肽和腺苷阻断药物（rolofylline）的早期试验显示了良好的效果，但是患者30天的死亡率增加的临床结果导致了对奈西立肽的限制使用，同时rolofylline的中枢神经系统毒性作用也使临床医生放弃了对它的应用[124,125]。尽管如此，肾功能在晚期心力衰竭中发挥重要作用。新的策略包括专门改善肾功能的“designer BNPs”；经导管肾交感神经切除术，这是一种非药物控制血压的方式（图4-16和图4-17）[126,127]。

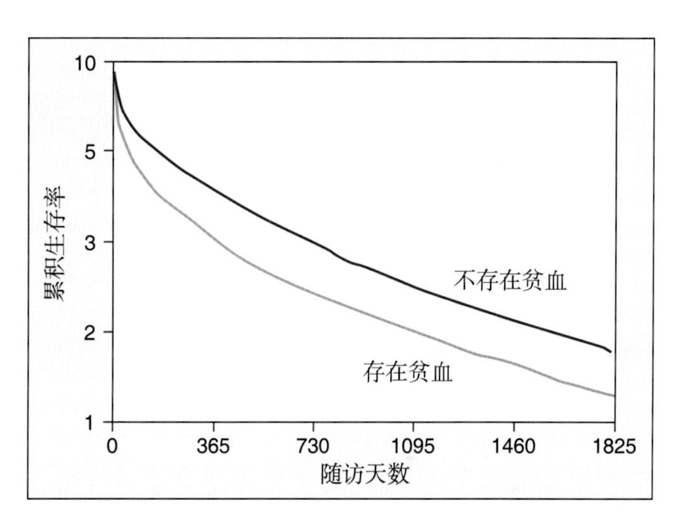

图 4-17 在12 065例新发病的心力衰竭患者中贫血对生存的影响。(From Ezekowitz JA，McAlister FA，Armstrong PW. Anemia is common in heart failure and is associated with poor outcomes：insights from a cohort of 12，065 patients with new-onset heart failure. Circulation. 2003；107:223-225.)

睡眠呼吸暂停与心力衰竭

睡眠障碍性呼吸，包括中枢性和阻塞性睡眠呼吸暂停，在不少充血性力衰竭患者中发生，并且在男性高龄患者中更多见[128]。这种睡眠呼吸暂停综合征，与心力衰竭患者血流动力学和神经激素的不良影响有关，并且它又反过来导致心功能进一步的恶化。发生阻塞性睡眠呼吸暂停，胸腔内负压可导致右心室扩张，增加心室的后负荷[129,130]。反复发作的梗阻和觉醒会使中央交感神经递质的释放增加，对机体产生不利的影响，这种情况长期存在将增加全身血管的压力[131,132]。中枢性睡眠呼吸暂停患者，尿中和循环血液中去甲肾上腺素的水平都会升高[133]。睡眠呼吸紊乱的发展可以增加患者死亡率，并可能是加剧终末期心力衰竭恶化的一个重要组成部分（图4-18）[134,135]。

结论

充血性心力衰竭伴随着对其病因的推测和机体

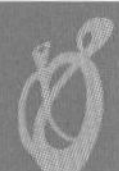

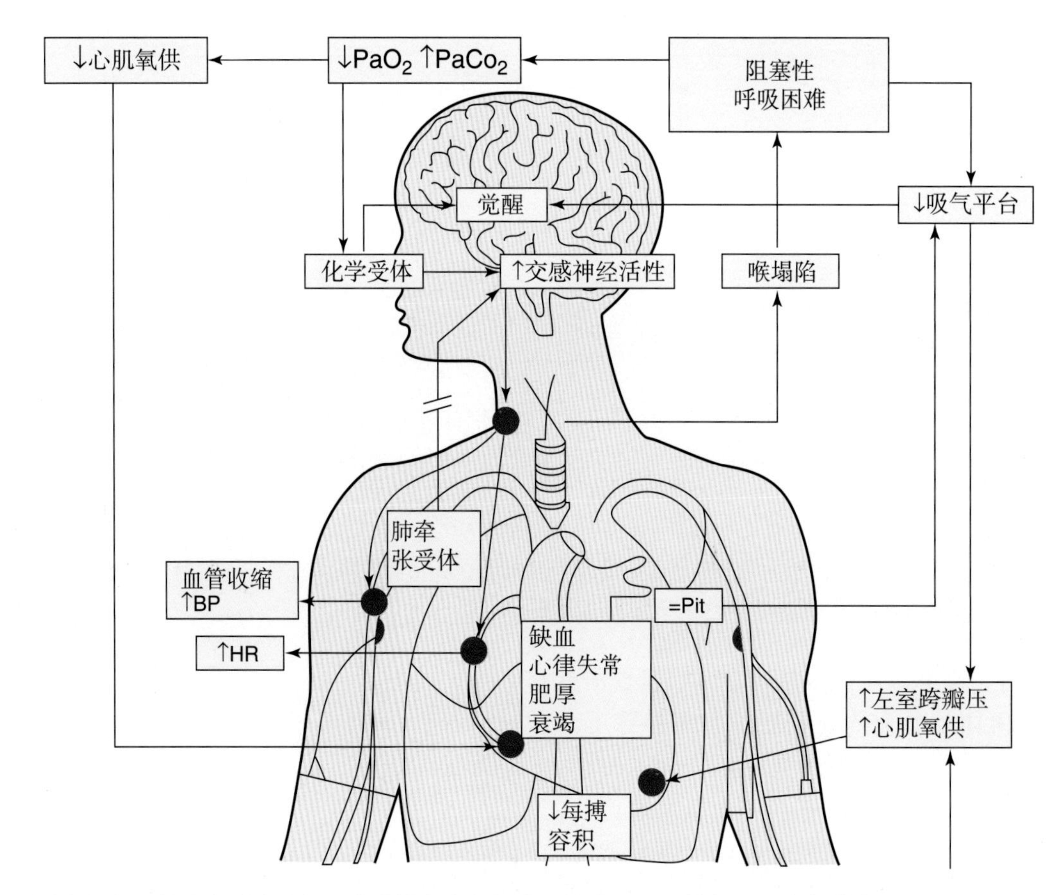

图 4-18 睡眠引起的梗阻性窒息对充血性心力衰竭患者的影响。梗阻、组织缺氧，导致交感神经兴奋引起血压升高，窒息引起肺的容量感受器也使交感神经系统兴奋性增强。血压的升高和交感神经兴奋引起的心脏后负荷增加导致进一步的心脏损害。HR：心率；SNA：交感神经激活。（From Bradley DT，Floras JS. Sleep apnea and heart failure，part 1：obstructive sleep apnea. Circulation. 2003；107:1671-1678.）

“水肿”描述，已经有2000多年的历史了[136]。虽然人们通过对患者血流动力学的研究，并且运用生物化学和基因操纵等工具对心力衰竭的病理生理提供了一个合乎逻辑的、科学系统的、可以用实验验证的“解释”，但是想把这个复杂的综合征完全阐明则是一个非常天真的想法。迅速减少获取个体完整的碱基对序列的成本，将会对认识各种“特发性心衰”的遗传学机制提供有利的条件，并为干预和治疗心力衰竭提供更新的手段。有了这些新的理念，人们对心力衰竭病理生理的认识，将深入到每一个新的基因异常检测。在过去的几十年中人们对心力衰竭的认识取得了长足的进步，新的工具的应用必将会进一步加深人们对心力衰竭认识。

（刘 凯译 于 坤校）

参考文献

1. Ohno M, Takemura G, Ohno A, et al. “Apoptotic” myocytes in infarct area in rabbit hearts may be oncotic myocytes with DNA fragmentation: analysis by immunogold electron microscopy combined with in situ nick end-labeling. *Circulation.* 1998;98:1422–1430.
2. Koch K, Piek J, de Winter R, et al. Short-term (4 hours) observation after elective coronary angioplasty. *Am J Cardiol.* 1997;80:1591–1594.
3. Koch K, Piek J, Prins M, et al. Triage of patients for short term observation after elective coronary angioplasty. *Heart.* 2000;83:557–563.
4. Gaballa M, Goldman S. Ventricular remodeling in heart failure. *J Card Fail.* 2002;8:S476–S485.
5. Matsumura K, Jeremy R, Schaper J, et al. Progression of myocardial necrosis during reperfusion of ischemic myocardium. *Circulation.* 1998;97:795–804.
6. Lucchesi B. Myocardial ischemia, reperfusion and free radical injury. *Am J Cardiol.* 1990;65:14I–23I.
7. Hahn E, Hartz V, Moon T, et al. The Myocarditis Treatment Trial: design, methods and patients enrollment. *Eur Heart J.* 1995;16(suppl):162–167.
8. Dennert R, Crijns H, Heymans S. Acute viral myocarditis. *Eur Heart J.* 2008; 29:2073–2082.
9. Lee W, Regan T. Alcoholic cardiomyopathy: is it dose-dependent? *Congest Heart Fail.* 2002;8:303–306.
10. Matsumoto S, Hirayama Y, Saitoh H, et al. Noninvasive diagnosis of cardiac sarcoidosis using microvolt T-wave alternans. *Int Heart J.* 2009;50:731–739.
11. Morales A, Painter T, Li R, et al. Rare variant mutations in pregnancy-associated or peripartum cardiomyopathy. *Circulation.* 2010;121:2176–2182.
12. Gentry M, Dias J, Luis A, et al. African-American women have a higher risk for developing peripartum cardiomyopathy. *J Am Coll Cardiol.* 2010;55:654–659.
13. Sliwa K, Fett J, Elkayam U. Peripartum cardiomyopathy. *Lancet.* 2006;368:687–693.
14. Shinbane J, Wood M, Jensen D, et al. Tachycardia-induced cardiomyopathy: A review of animal models and clinical studies. *J Am Coll Cardiol.* 1997;29:709–715.
15. Willis MS, Schisler JC, Portbury AL, et al. Build it up-tear it down: protein quality control in the cardiac sarcomere. *Cardiovasc Res.* 2009;81:439–448.
16. Lionetti V, Bianchi G, Recchia FA, et al. Control of autocrine and paracrine myocardial signals: an emerging therapeutic strategy in heart failure. *Heart Fail Rev.* 2010;15:531–542.

17. Mann DL, Bristow MR. Mechanisms and models in heart failure: the biomechanical model and beyond. *Circulation.* 2005;111:2837–2849.
18. Yang R, Amir J, Liu H, et al. Mechanical strain activates a program of genes functionally involved in paracrine signaling of angiogenesis. *Physiol Genomics.* 2008;36:1–14.
19. Grossman W, Jones D, McLaurin LP. Wall stress and patterns of hypertrophy in the human left ventricle. *J Clin Invest.* 1975;56:56–64.
20. Russell B, Curtis MW, Koshman YE, et al. Mechanical stress-induced sarcomere assembly for cardiac muscle growth in length and width. *J Mol Cell Cardiol.* 2010;48:817–823.
21. Linke WA. Sense and stretchability: The role of titin and titin-associated proteins in myocardial stress-sensing and mechanical dysfunction. *Cardiovasc Res.* 2008;77:637–648.
22. Deschamps AM, Spinale FG. Disruptions and detours in the myocardial matrix highway and heart failure. *Curr Heart Fail Rep.* 2005;2:10–17.
23. Weber KT. Extracellular matrix remodeling in heart failure: a role for de novo angiotensin II generation. *Circulation.* 1997;96:4065–4082.
24. Jugdutt Bodh I. Ventricular remodeling after infarction and the extracellular collagen matrix: when is enough enough? *Circulation.* 2003;108:1395–1403.
25. Borer JS, Truter S, Herrold EM, et al. Responses to volume overload. *Circulation.* 2002;105:1837–1842.
26. Thibault GE. Clinical problem-solving: studying the classics. *N Engl J Med.* 1995;333:648–652.
27. Seward JB, Casaclang-Verzosa G. Infiltrative cardiovascular diseases: cardiomyopathies that look alike. *J Am Coll Cardiol.* 2010;55:1769–1779.
28. Gorlin R. Treatment of congestive heart failure: Where are we going? *Circulation.* 1987;75:IV108–IV111.
29. Levy WC, Mozaffarian D, Linker DT, et al. The Seattle Heart Failure Model: prediction of survival in heart failure. *Circulation.* 2006;113:1424–1433.
30. Levin HR, Oz MC, Chen JM, et al. Reversal of chronic ventricular dilation in patients with end-stage cardiomyopathy by prolonged mechanical unloading. *Circulation.* 1995;91:2717–2720.
31. Miller LW, Pagani FD, Russell SD, et al. Use of a continuous-flow device in patients awaiting heart transplantation. *N Engl J Med.* 2007;357:885–896.
32. Simon MA, Primack BA, Teuteberg J, et al. Left ventricular remodeling and myocardial recovery on mechanical circulatory support. *J Card Fail.* 2010;16:99–105.
33. Saito S, Matsumiya G, Sakaguchi T, et al. Cardiac fibrosis and cellular hypertrophy decrease the degree of reverse remodeling and improvement in cardiac function during left ventricular assist. *J Heart Lung Transplant.* 2010;29:672–679.
34. Merrill AJ, Morrin JL, Brannon ES. Concentration of renin in renal venous blood in patients with chronic heart failure. *Am J Med.* 1946;1:468–472.
35. Davis JO. The control of renin release. *Am J Med.* 1973;55:333–350.
36. Zhang J, Pfaffendorf M, van Zwieten PA. Hemodynamic effects of angiotensin II and the influence of angiotensin receptor antagonists in pithed rabbits. *J Cardiovasc Pharmacol.* 1995;25:724–731.
37. Hall JE, Coleman TG, Guyton AC, et al. Intrarenal role of angiotensin II and (des-Asp) angiotensin II. *Am J Physiol.* 1979;236:F252–F259.
38. Pratt JH. Role of angiotensin II in potassium-mediated stimulation of aldosterone secretion in the dog. *J Clin Invest.* 1982;70:667–672.
39. Ishikawa S, Saito T, Yoshida S. The effect of osmotic pressure and angiotensin II on arginine vasopressin release from guinea pig hypothalamo-neurohypophyseal complex in organ culture. *Endocrinology.* 1980;106:1571–1578.
40. Hirsch AT, Talsness CE, Schunkert H, et al. Tissue-specific activation of angiotensin converting enzyme in experimental heart failure. *Circ Res.* 1991;69:475–482.
41. Burgdorf C, Richardt D, Kurz T, et al. Presynaptic regulation of norepinephrine release in a model of nonfailing hypertrophied myocardium. *J Cardiovasc Pharmacol.* 2003;41:813–816.
42. Sadoshima J, Izumo S. Molecular characterization of angiotensin II-induced hypertrophy of cardiac myocytes and hyperplasia of cardiac fibroblasts: critical role of the AT1 receptor subtype. *Circ Res.* 1993;73:413–423.
43. Weber KT, Brilla CG. Pathological hypertrophy and cardiac interstitium: fibrosis and renin-angiotensin-aldosterone system. *Circulation.* 1991;83:1849–1865.
44. Kim MP, Zhou M, Wahl L. Angiotensin II increases human monocyte matrix metalloproteinase-1 through the AT2 receptor and prostaglandin E2: implications for atherosclerotic plaque rupture. *J Leukoc Biol.* 2005;78:195–201.
45. Cohn JN, Tognoni G, Valsartan Heart Failure Trial Investigators. A randomized trial of the angiotensin-receptor blocker valsartan in chronic heart failure. *N Engl J Med.* 2001;345:1667–1675.
46. McMurray JJ, Ostergren J, Swedberg K, et al. Effects of candesartan in patients with chronic heart failure and reduced left-ventricular systolic function taking angiotensin-converting-enzyme inhibitors: the CHARM-Added trial. *Lancet.* 2003;362:767–771.
47. Leimbach Jr WN, Wallin BG, Victor RG, et al. Direct evidence from intraneural recordings for increased central sympathetic outflow in patients with heart failure. *Circulation.* 1986;73:913–919.
48. Swedberg K, Viquerat C, Rouleau JL, et al. Comparison of myocardial catecholamine balance in chronic congestive heart failure and in angina pectoris without failure. *Am J Cardiol.* 1984;54:783–786.
49. Bristow MR, Ginsburg R, Minobe W, et al. Decreased catecholamine sensitivity and beta-adrenergic-receptor density in failing human hearts. *N Engl J Med.* 1982;307:205–211.
50. Bristow MR, Ginsburg R, Umans V, et al. Beta 1- and beta 2-adrenergic-receptor subpopulations in nonfailing and failing human ventricular myocardium: coupling of both receptor subtypes to muscle contraction and selective beta 1-receptor down-regulation in heart failure. *Circ Res.* 1986;59:297–309.
51. Engelhardt S, Hein L, Wiesmann F, et al. Progressive hypertrophy and heart failure in beta1-adrenergic receptor transgenic mice. *Proc Natl Acad Sci U S A.* 1999;96:7059–7064.
52. Milano CA, Dolber PC, Rockman HA, et al. Myocardial expression of a constitutively active alpha 1B-adrenergic receptor in transgenic mice induces cardiac hypertrophy. *Proc Natl Acad Sci U S A.* 1994;91:10109–10113.
53. Small KM, Wagoner LE, Levin AM, et al. Synergistic polymorphisms of beta1- and alpha2C-adrenergic receptors and the risk of congestive heart failure. *N Engl J Med.* 2002;347:1135–1142.
54. Ichikawa I, Pfeffer JM, Pfeffer MA, et al. Role of angiotensin II in the altered renal function of congestive heart failure. *Circ Res.* 1984;55:669–675.
55. Bell-Reuss E, Trevino DL, Gottschalk CW. Effect of renal sympathetic nerve stimulation on proximal water and sodium reabsorption. *J Clin Invest.* 1976;57:1104–1107.
56. McLeod AA, Brown JE, Kuhn C, et al. Differentiation of hemodynamic, humoral and metabolic responses to beta 1- and beta 2-adrenergic stimulation in man using atenolol and propranolol. *Circulation.* 1983;67:1076–1084.
57. Francis GS, Goldsmith SR, Cohn JN. Relationship of exercise capacity to resting left ventricular performance and basal plasma norepinephrine levels in patients with congestive heart failure. *Am Heart J.* 1982;104(4 Pt 1):725–731.
58. Cohn JN, Levine TB, Olivari MT, et al. Plasma norepinephrine as a guide to prognosis in patients with chronic congestive heart failure. *N Engl J Med.* 1984;311:819–823.
59. Mann DL, Kent RL, Parsons B, et al. Adrenergic effects on the biology of the adult mammalian cardiocyte. *Circulation.* 1992;85:790–804.
60. Communal C, Singh K, Pimentel DR, et al. Norepinephrine stimulates apoptosis in adult rat ventricular myocytes by activation of the beta-adrenergic pathway. *Circulation.* 1998;98:1329–1334.
61. Lijnen PJ, Petrov VV, Fagard RH. Induction of cardiac fibrosis by transforming growth factor-beta(1). *Mol Genet Metab.* 2000;71:418–435.
62. Yanagisawa M, Kurihara H, Kimura S, et al. A novel potent vasoconstrictor peptide produced by vascular endothelial cells. *Nature.* 1988;332:411–415.
63. Agapitov AV, Haynes WG. Role of endothelin in cardiovascular disease. *J Renin Angiotensin Aldosterone Syst.* 2002;3:1–15.
64. Yoshimoto S, Ishizaki Y, Sasaki T, et al. Effect of carbon dioxide and oxygen on endothelin production by cultured porcine cerebral endothelial cells. *Stroke.* 1991;22:378–383.
65. Ishikawa T, Yanagisawa M, Kimura S, et al. Positive inotropic action of novel vasoconstrictor peptide endothelin on guinea pig atria. *Am J Physiol.* 1988;255(4 Pt 2):H970–H973.
66. Ishikawa T, Yanagisawa M, Kimura S, et al. Positive chronotropic effects of endothelin, a novel endothelium-derived vasoconstrictor peptide. *Pflugers Arch.* 1988;413:108–110.
67. Komuro I, Kurihara H, Sugiyama T, et al. Endothelin stimulates c-fos and c-myc expression and proliferation of vascular smooth muscle cells. *FEBS Lett.* 1988;238:249–252.
68. López-Farré A, Montañés I, Millás I, et al. Effect of endothelin on renal function in rats. *Eur J Pharmacol.* 1989;163:187–189.
69. Zeidel ML, Brady HR, Kone BC, et al. Endothelin, a peptide inhibitor of Na(+)-K(+)-ATPase in intact renal tubular epithelial cells. *Am J Physiol.* 1989;257(6 Pt 1): C1101–C1107.
70. Plato CF, Pollock DM, Garvin JL. Endothelin inhibits thick ascending limb chloride flux via ET(B) receptor-mediated NO release. *Am J Physiol Renal Physiol.* 2000;279:F326–F333.
71. Cozza EN, Gomez-Sanchez CE, Foecking MF, et al. Endothelin binding to cultured calf adrenal zona glomerulosa cells and stimulation of aldosterone secretion. *J Clin Invest.* 1989;84:1032–1035.
72. Cunningham ME, Huribal M, Bala RJ, et al. Endothelin-1 and endothelin-4 stimulate monocyte production of cytokines. *Crit Care Med.* 1997;25:958–964.
73. McMurray JJ, Ray SG, Abdullah I, et al. Plasma endothelin in chronic heart failure. *Circulation.* 1992;85:1374–1379.
74. Pacher R, Bergler-Klein J, Globits S, et al. Plasma big endothelin-1 concentrations in congestive heart failure patients with or without systemic hypertension. *Am J Cardiol.* 1993;71:1293–1299.
75. Packer M, McMurray J, Massie BM, et al. Clinical effects of endothelin receptor antagonism with bosentan in patients with severe chronic heart failure: results of a pilot study. *J Card Fail.* 2005;11:12–20.
76. Hedayat M, Mahmoudi M, Rose N, et al. Proinflammatory cytokines in heart failure: double-edged swords. *Heart Fail Rev.* 2010;15:543–562.
77. Katz A. Pathophysiology of heart failure: identifying targets for pharmacotherapy. *Med Clin North Am.* 2003;87:303–316.
78. Siwik D, Pagano P, Colucci W. Oxidative stress regulates collagen synthesis and matrix metalloproteinase activity in cardiac fibroblasts. *Am J Physiol Cell Physiol.* 2001;280:C53–C60.
79. Deardorff R, Spinale F. Cytokines and matrix metalloproteinases as potential biomarkers in chronic heart failure. *Biomark Med.* 2009;3:513–523.
80. Ishibashi Y, Shimada T, Murakami Y, et al. An inhibitor of inducible nitric oxide synthase decreases forearm blood flow in patients with congestive heart failure. *J Am Coll Cardiol.* 2001;38:1470–1476.
81. Katz A. Maladaptive growth in the failing heart: the cardiomyopathy of overload. *Cardiovasc Drugs Ther.* 2002;16:245–249.
82. Boengler K, Hilfiker-Kleiner D, Drexler H, et al. The myocardial JAK/STAT pathway: from protection to failure. *Pharmacol Ther.* 2008;120:172–185.
83. Wagner M, Siddiqui M. Signaling networks regulating cardiac myocyte survival and death. *Curr Opin Investig Drugs.* 2009;10:928–937.
84. Hori M, Nishida K. Oxidative stress and left ventricular remodelling after myocardial infarction. *Cardiovasc Res.* 2009;81:457–464.
85. Kisch B. Electron microscopic investigation of the heart of cattle. 1. The atrium of the heart of cows. *Exp Med Surg.* 1959;17:247–261.
86. Levin ER, Gardner DG, Samson WK. Natriuretic peptides. *N Engl J Med.* 1998;339:321–328.
87. Iwanaga Y, Nishi I, Furuichi S, et al. B-type natriuretic peptide strongly reflects diastolic wall stress in patients with chronic heart failure comparison between systolic and diastolic heart failure. *J Am Coll Cardiol.* 2006;47:742–748.
88. Marcus LS, Hart D, Packer M, et al. Hemodynamic and renal excretory effects of human brain natriuretic peptide infusion in patients with congestive heart failure: a double-blind, placebo-controlled, randomized crossover trial. *Circulation.* 1996;94:3184–3189.
89. Yoshimura M, Yasue H, Morita E, et al. Hemodynamic, renal, and hormonal responses to brain natriuretic peptide infusion in patients with congestive heart failure. *Circulation.* 1991;84:1581–1588.
90. Abraham WT, Lowes BD, Ferguson DA, et al. Systemic hemodynamic, neurohormonal, and renal effects of a steady-state infusion of human brain natriuretic peptide in patients with hemodynamically decompensated heart failure. *J Card Fail.* 1998;4:37–44.
91. Brunner-La Rocca HP, Kaye DM, Woods RL, et al. Effects of intravenous brain natri-

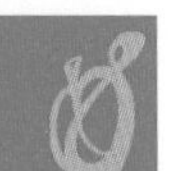

uretic peptide on regional sympathetic activity in patients with chronic heart failure as compared with healthy control subjects. *J Am Coll Cardiol.* 2001;37:1221–1227.
92. Marin-Grez M, Fleming JT, Steinhausen M. Atrial natriuretic peptide causes pre-glomerular vasodilatation and post-glomerular vasoconstriction in rat kidney. *Nature.* 1986;324:473–476.
93. La Villa G, Fronzaroli C, Lazzeri C, et al. Cardiovascular and renal effects of low dose brain natriuretic peptide infusion in man. *J Clin Endocrinol Metab.* 1994;78:1166–1171.
94. Jensen KT, Eiskjaer H, Carstens J, et al. Renal effects of brain natriuretic peptide in patients with congestive heart failure. *Clin Sci (Lond).* 1999;96:5–15.
95. Sackner-Bernstein JD, Skopicki HA, Aaronson KD. Risk of worsening renal function with nesiritide in patients with acutely decompensated heart failure. *Circulation.* 2005;111:1487–1491.
96. Greenberg BH, ed. *Congestive Heart Failure Textbook.* 2nd ed. Philadelphia: Lippincott Williams & Williams; 2000.
97. Hawkridge 3rd AM, Heublein DM, Bergen HR, et al. Quantitative mass spectral evidence for the absence of circulating brain natriuretic peptide (BNP-32) in severe human heart failure. *Proc Natl Acad Sci U S A.* 2005;102:17442–17447.
98. Lloyd-Jones D, Adams R, Carnethon M, et al. Heart disease and stroke statistics—2009 update: a report from the American Heart Association Statistics Committee and Stroke Statistics Subcommittee. *Circulation.* 2009;119:e21–e181.
99. Jessup M, Abraham WT, Casey DE, et al. 2009 focused update: ACCF/AHA Guidelines for the Diagnosis and Management of Heart Failure in Adults: a report of the American College of Cardiology Foundation/American Heart Association Task Force on Practice Guidelines: developed in collaboration with the International Society for Heart and Lung Transplantation. *Circulation.* 2009;119:1977–2016.
100. Rose EA, Gelijns AC, Moskowitz AJ, et al. Long-term mechanical left ventricular assistance for end-stage heart failure. *N Engl J Med.* 2001;345:1435–1443.
101. Bain KT, Maxwell TL, Strassels SA, et al. Hospice use among patients with heart failure. *Am Heart J.* 2009;158:118–125.
102. Binanay C, Califf RM, Hasselblad V, et al. Evaluation study of congestive heart failure and pulmonary artery catheterization effectiveness: the ESCAPE trial. *JAMA.* 2005;294:1625–1633.
103. Palardy M, Stevenson LW, Tasissa G, et al. Reduction in mitral regurgitation during therapy guided by measured filling pressures in the ESCAPE trial. *Circ Heart Fail.* 2009;2:181–188.
104. Hsu LF, Jaïs P, Sanders P, et al. Catheter ablation for atrial fibrillation in congestive heart failure. *N Engl J Med.* 2004;351:2373–2383.
105. Bogun F, Crawford T, Reich S, et al. Radiofrequency ablation of frequent, idiopathic premature ventricular complexes: comparison with a control group without intervention. *Heart Rhythm.* 2007;4:863–867.
106. De Nardo D, Antolini M, Pitucco G, et al. Effects of left bundle branch block on left ventricular function in apparently normal subjects: study by equilibrium radionuclide angiocardiography at rest. *Cardiology.* 1988;75:365–371.
107. Ljungman S, Laragh JH, Cody RJ. Role of the kidney in congestive heart failure: relationship of cardiac index to kidney function. *Drugs.* 1990;39(suppl 4):10–21.
108. Schoolwerth AC, Sica DA, Ballermann BJ, et al. Renal considerations in angiotensin converting enzyme inhibitor therapy: a statement for healthcare professionals from the Council on the Kidney in Cardiovascular Disease and the Council for High Blood Pressure Research of the American Heart Association. *Circulation.* 2001;104:1985–1991.
109. Kittleson M, Hurwitz S, Shah MR, et al. Development of circulatory-renal limitations to angiotensin-converting enzyme inhibitors identifies patients with severe heart failure and early mortality. *J Am Coll Cardiol.* 2003;41:2029–2035.
110. Fonarow GC, Stevenson LW, Steimle AE, et al. Persistently high left ventricular filling pressures predict mortality despite angiotensin converting enzyme inhibition in advanced heart failure. *Circulation.* 1994;90(Pt 2):I–488.
111. Gheorghiade M, Gattis WA, O'Connor CM, et al. Effects of tolvaptan, a vasopressin antagonist, in patients hospitalized with worsening heart failure: a randomized controlled trial. *JAMA.* 2004;291:1963–1971.
112. Akkan D, Kjaergaard J, Møller JE, et al. Prognostic importance of a short deceleration time in symptomatic congestive heart failure. *Eur J Heart Fail.* 2008;10:689–695.
113. Di Salvo TG, Mathier M, Semigran MJ, et al. Preserved right ventricular ejection fraction predicts exercise capacity and survival in advanced heart failure. *J Am Coll Cardiol.* 1995;25:1143–1153.
114. Baker BJ, Wilen MM, Boyd CM, et al. Relation of right ventricular ejection fraction to exercise capacity in chronic left ventricular failure. *Am J Cardiol.* 1984;54:596–599.
115. Heywood JT, Grimm J, Hess OM, et al. Right ventricular diastolic function during exercise: effect of ischemia. *J Am Coll Cardiol.* 1990;16:611–622.
116. Heywood JT, Grimm J, Hess OM, et al. Right ventricular systolic function during exercise in patients with coronary artery disease. *Am J Cardiol.* 1991;67:681–686.
117. Hillege HL, Girbes AR, de Kam PJ, et al. Renal function, neurohormonal activation, and survival in patients with chronic heart failure. *Circulation.* 2000;102:203–210.
118. Heywood JT, Fonarow GC, Costanzo MR, et al. High prevalence of renal dysfunction and its impact on outcome in 118,465 patients hospitalized with acute decompensated heart failure: a report from the ADHERE database. *J Card Fail.* 2007;13:422–430.
119. Fonarow GC, Adams Jr J.KF, Abraham WT, et al. Risk stratification for in-hospital mortality in acutely decompensated heart failure: classification and regression tree analysis. *JAMA.* 2005;293:572–580.
120. Firth JD, Raine AE, Ledingham JG. Raised venous pressure: a direct cause of renal sodium retention in oedema? *Lancet.* 1988;1:1033–1035.
121. Doty JM, Saggi BH, Sugerman HJ, et al. Effect of increased renal venous pressure on renal function. *J Trauma.* 1999;47:1000–1003.
122. Mullens W, Abrahams Z, Francis GS, et al. Importance of venous congestion for worsening of renal function in advanced decompensated heart failure. *J Am Coll Cardiol.* 2009;53:589–596.
123. Ronco C, Haapio M, House AA, et al. Cardiorenal syndrome. *J Am Coll Cardiol.* 2008;52:1527–1539.
124. Sackner-Bernstein JD, Kowalski M, Fox M, et al. Short-term risk of death after treatment with nesiritide for decompensated heart failure: a pooled analysis of randomized controlled trials. *JAMA.* 2005;293:1900–1905.
125. Cleland JG, Coletta AP, Yassin A, et al. Clinical trials update from the European Society of Cardiology Meeting 2009: AAA, RELY, PROTECT, ACTIVE-I, European CRT survey, German pre-SCD II registry, and MADIT-CRT. *Eur J Heart Fail.* 2009;11:1214–1219.
126. Lisy O, Huntley BK, McCormick DJ, et al. Design, synthesis and actions of a novel chimeric natriuretic peptide: CD-NP. *J Am Coll Cardiol.* 2008;52:60–68.
127. Krum H, Schlaich M, Whitbourn R, et al. Catheter-based renal sympathetic denervation for resistant hypertension: multicentre safety and proof-of-principle cohort study. *Lancet.* 2009;373:1275–1281.
128. Sin DD, Fitzgerald F, Parker JD, et al. Risk factors for central and obstructive sleep apnea in 450 men and women with congestive heart failure. *Am J Respir Crit Care Med.* 1999;160:1101–1106.
129. Bradley TD, Hall MJ, Ando S, et al. Hemodynamic effects of simulated obstructive apneas in humans with and without heart failure. *Chest.* 2001;119:1827–1835.
130. Brinker JA, Weiss JL, Lappé DL, et al. Leftward septal displacement during right ventricular loading in man. *Circulation.* 1980;61:626–633.
131. Morgan BJ, Denahan T, Ebert TJ. Neurocirculatory consequences of negative intrathoracic pressure vs. asphyxia during voluntary apnea. *J Appl Physiol.* 1993;74:2969–2975.
132. Arabi Y, Morgan BJ, Goodman B, et al. Daytime blood pressure elevation after nocturnal hypoxia. *J Appl Physiol.* 1999;87:689–698.
133. Naughton MT, Benard DC, Liu PP, et al. Effects of nasal CPAP on sympathetic activity in patients with heart failure and central sleep apnea. *Am J Respir Crit Care Med.* 1995;152:473–479.
134. Lanfranchi PA, Braghiroli A, Bosimini E, et al. Prognostic value of nocturnal Cheyne-Stokes respiration in chronic heart failure. *Circulation.* 1999;99:1435–1440.
135. Wang H, Parker JD, Newton GE, et al. Influence of obstructive sleep apnea on mortality in patients with heart failure. *J Am Coll Cardiol.* 2007;49:1625–1631.
136. Katz AM, Katz PB. Disease of the heart in the works of Hippocrates. *Br Heart J.* 1962;24:257–264.

第 5 章

心力衰竭死亡的危险因素

Keith D. Aaronson · Donna Mancini

关键点

概述

心力衰竭（heart failure，HF）的预后指标涵盖了临床医疗的各个方面的参数，包括病史、体格检查、实验室数值、血流动力学、超声心电图、心脏手术、生物标志物（表 5-1）[1-5]。目前研究表明与预后相关的变量的数目非常多，这些变量主要是从单因素进行分析。临床上这些参数可以方便地获取，很容易应用于具体患者的评估，通常这些患者的生命都已为时不多。本章综述了预测心力衰竭患者预后的最可靠的单变量和多变量指标，并对急性与慢性心衰、收缩性与左室射血分数尚保留的心衰、不同亚组的心衰患者预后进行预测分析，例如对老年患者和等待心脏移植患者，以及死亡模式（即心衰与猝死）的预测。多变量模型能够更好地指导预测，本章稍后进行阐述。

稳定的慢性心力衰竭

虽然表 5-1 中的单变量预测指标很多，但是没有一个完美的预测指标，即单独一个变量就可以可靠并且方便地预测患者的风险。当然一些变量的预测作用要强于其他变量，在本章后面，我们将介绍氧耗量峰值（peak VO_2）。另外，重要的预测指标还包括纽约心脏协会（NYHA）心功能分级、左室射血分数（LVEF）严重降低、慢性低血压（收缩压＜ 90mmHg）、低钠血症（血清钠＜ 136mmol/L）、脑利钠肽水平（BNP）升高、肌钙蛋白和肾功能不全。伴有高血清肌酐值（＞ 1.5mg/dl）或低肾小球滤过率（GFR）（＜ 44ml/min）的心衰患者死亡率显著增加。目前希望通过一种理想的生物标志物或者检测手段，其具有高特异性、高灵敏度、高重复性，并且低成本、简单易得、测量方便，而且能够涵盖所有人群，这是不现实的，实际上也是不存在的（图 5-1）[3]。如果仅仅将血清肌酐升高或血红蛋白值降低作为一个单独的指标，那么医生和患者则无所适从。接下来，将详细讨论 BNP、肌钙蛋白和肾功能不全。

急性与慢性心力衰竭

风险预测中的大多数数据是来自慢性心衰患者。对于急诊救治的患者，急性失代偿性心衰是一个常见的病因，目前涉及的急性心衰风险分层的描述很少。在 2006 年，658 000 例发生急性失代偿性心衰的急诊患者中，约 80% 患者最终住院治疗[6]。这些患者的平均院内死亡率为 3% ～ 4%，60 ～ 90 天的死亡率是 10% ～ 12%[7]。在 60 ～ 90 天的再住院率和再住院后发生的死亡率分别是 30% 和 36%[8-11]。表 5-2 总结了 OPTIMIZE-HF 在美国的 41 000 多名收缩性心衰和左室射血分数尚保留的心衰住院患者的临床数据。这些数据来自 ADHERE 研究，记录了 65 180 例人口统计特征相似的患者（平均

表 5-1	预测心力衰竭生存的单变量
人口统计学指标	**年龄，病因，性别，种族**
功能指标	NYHA 分级，氧耗量峰值，峰值氧耗量与预测峰值氧耗量比例，VE/VCO_2 比例或斜率，无氧阈，循环动力（peak VO_2× 收缩压），心脏峰值功率（平均动脉血压 × 峰值心输出量 /451，氧动力学（氧债，恢复时间），摄氧效率斜率，运动潮式呼吸模式，变时功能能不全（如：最大运动水平下不能达到 85% 年龄预测心率或心脏变时指数降低），心率恢复，6 分钟步行试验
体征	↑ HR，↓血压，S_3，BMI，二尖瓣反流
心室功能	LVEF，心室容积，二尖瓣反流严重程度，RVEF，三尖瓣环收缩偏移
血流动力学指标	RA，PVR，PCWP，心输出量，心脏指数，LVSWI，RVSWI，dP/dt
实验室指标	钠，BUN，肌酐，尿液分析，血红蛋白，低白蛋白血症，ESR，WBC，尿白蛋白排泄，胰岛素抵抗，胆固醇
神经内分泌	NE，BNP，氨基末端脑钠肽前体，血管紧张素Ⅱ，醛固酮，内皮素，血管加压素，肾上腺髓质素，IGF-I，睾酮，脱氢异雄酮，心钠肽前体，心房钠尿肽前体中肽段，半乳凝素 -3，肿瘤坏死因子，C- 反应蛋白，白介素 -6，可溶性 CD14
生化指标	同型半胱氨酸，糖类抗原 125，肽素，肌钙蛋白 I，肌钙蛋白 T，血清胱抑素 C，中性粒细胞明胶酶相关脂质运载蛋白，生长分化因子 15，ST-2，1 型胶原端肽
心电图指标	↑ QRS 时程，↑ Q-Tc 间期，异常 SAECG，T- 波改变，↓ HR 变异性，心源性猝死病史，心房纤颤，室性心动过速，非持续性室速
并存疾病	糖尿病，肥胖，肾功能不全，痴呆，睡眠呼吸暂停，活动障碍
基因多态性	β-1，β-2，血管紧张素转化酶
药物治疗	地高辛，注射用正性肌力药物，不耐受 β 受体阻滞剂或 ACEIs
近期因心衰住院	

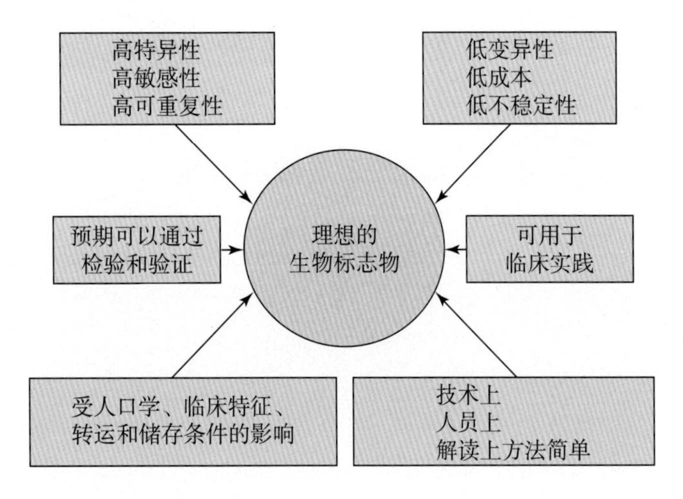

图 5-1 理想的生物标志物。(From Lainscak M，Anker M，Von Haehling S，et al. Biomarkers for chronic heart failure. Herz 2009；34:589-593.)

年龄 73 ～ 75 岁，女性 52%，射血分数 [＜ 40%] 在 51% ～ 52%，50% ～ 57% 伴有冠心病，71% ～ 72% 患有高血压）的住院死亡率是 4.1%。在加拿大，以社区为单位，超过 4000 个患者因心力衰竭住院，住院死亡率为 8.9%，30 日和 1 年死亡率分别为 10.7% 和 32.9%。

在急诊室，医生无法确定哪些心衰患者对临床治疗迅速反应，并且近期的不良预后的可能性低。由于无法区分可以安全出院的低危险性的心衰患者，再加上缺乏快速的跟进护理，从而导致心衰患者的大量收治。然而，像 ADHERE 和 OPTIMIZE-HF 记录的注册登记数据则提供了高风险和低风险急性心衰患者的特征（表 5-3）。

急性失代偿性心衰包括一组合并多种疾病的异质群体患者。住院患者不良预后的最大风险包括急性心肌梗死，缺血性心电图（ECG）改变或肌钙蛋白 T 或 I 升高，低血压（收缩压＜ 115mmHg），肾功能不全（血尿素氮＞ 43mg/dl，肌酐＞ 2.74mg/dl），心动过速，低钠血症，射血分数降低，脑利钠肽增加，高龄，伴随肺炎等合并症的存在等。需要血管活性药物治疗的患者往往预后不良，死亡风险较大[11,12]。基于 ADHERE 的研究结果表明，需要正性肌力药物的患者的住院死亡率在 12% ～ 13%[13]。导致心衰患者住院

表 5-2 OPTIMIZE-HF 注册的收缩性和左室射血分数尚保留的心衰住院患者临床结果

结果	左室收缩功能不全患者（n=20 118）	左室射血分数尚保留的心衰患者（EF > 40%）（n=21 149）	*P*（LVSD 对比 PSF）
患者住院死亡率，%（95% CI）	3.9（3.6 ~ 4.2）	2.9（2.7 ~ 3.1）	0.0001
随访	（n=2604）	（n=2294）	
出院 60 ~ 90 天死亡率，%（95% CI）	9.8（8.2 ~ 11.4）	9.5（7.9 ~ 11.0）	0.459
出院 60 ~ 90 天再次住院率，%（95% CI）	29.9（28.1 ~ 31.6）	29.2（28.1 ~ 31.6）	0.591
出院 60 ~ 90 天死亡率 / 再住院率，%（95% CI）	36.1（34.3 ~ 37.9）	35.3（33.4 ~ 37.3）	0.577

CI：可信区间。

From Fonarow G，Stough W，Abraham W，et al. Characteristics，treatments，and outcomes of patients with preserved systolic heart failure：a report from the OPTIMIZE-HF Registry. J Am Coll Cardiol 2007；50：768-777.

表 5-3 急性失代偿性充血性心力衰竭的诊断指标

与良好预后相关的入院时情况（低住院死亡率）	与不良预后相关的入院时情况
高血压	高龄
肾功能正常	血压< 100mmHg
血钠> 136mEq/L	肌酐> 2.5mg/dl
肌钙蛋白正常	肌钙蛋白升高或缺血性心电图改变
无伴随疾病	肺炎或其他伴随疾病（如痴呆，癌症，CVA）
治疗依从性不佳	药物治疗及饮食控制依从性良好
舒张功能不全	BNP 显著升高

BNP：脑钠肽；CVA：脑血管意外。

的诱因与临床结果相关，但一般不依赖其他的变量；从低风险的不遵守饮食限制到高风险的肾功能不全恶化，住院死亡率为 1.8% ~ 8%[9]。

相比之下，高血压患者（收缩压> 160mmHg），病情表现可能最为危重，但他们通常在 60 天的死亡率是很低的。同样，继发于对治疗依从性不佳的急性失代偿性心衰的患者，往往高血压控制得不是很好，但心肌肌钙蛋白 I 水平正常，一般这部分患者预后良好[14]（表 5-3）。有关高风险和低风险的急性心衰患者的数据都是来自医院住院的患者。对于将来医生能够确诊低风险患者，并且使之由急诊室安全地出院回家随诊，则需要更多的研究和调查。在一项对加拿大近 51 000 例由于心衰导致的急诊患者的研究中，16 094 人由急诊室直接出院随诊，7 天内的患者死亡率为 1.3%，30 天内死亡率是 4%，因此需要对急诊室直接出院的患者的安全高度重视。后来，我们利用危险分层工具和模型来诊断低、中、高风险的患者，进而能够合理地分配资源来更好地照顾他们[15]。

住院治疗

由于心衰住院治疗的患者，由 1979 年的 40 万出院人数增加到 2005 年的 110 万人[6]。心衰是目前最常见的主要出院诊断，如果二级和三级出院诊断也被涵盖到心衰诊断列表中来的话，这个数字将提高到 200 万和 300 万人。心衰患者住院治疗本身就是病情恶化的标志，从而增加了死亡率（图 5-2A）以及早期再住院的风险[16-19]。一项洋地黄调查研究，将患者分类为两年内至少有一次心衰住院组（n =1732）与无住院组（n=5501），显示了住院患者的死亡率的危险比为 5.22（$P < 0.001$）（图 5-2A）[17]。同样，2000—2004 年期间在加拿大不列颠哥伦比亚省，保健用途数据库的分析显示，心衰入院的 14 374 例患者中，每次再入院都会导致死亡率上升（图 5-2B）[19]。在慢性心衰门诊的患者，一旦病情恶化住院治疗，死亡率将显著增加。

无论是收缩期或舒张期心衰患者，每次住院后心衰患者死亡率增加已是不争的事实。一项研究对 1987—2006 年新诊断的慢性心衰患者的数据统计发现，5 年随访期内 1077 例患者经历了 4359 次住院治疗。83% 的患者至少住院一次，67% 则多次入院。男性和合并其他疾病，如糖尿病、慢性阻塞性肺病、肾功能不全，是住院治疗的独立预测因子[20]。

心衰住院次数越多，则再次住院治疗的概率以及后续住院概率大幅增加。无论什么原因住院治疗的患者 1 年内的再入院率是 60% ~ 69%，此期间患者入院原因很多，44% ~ 50% 为心血管疾病的原因，

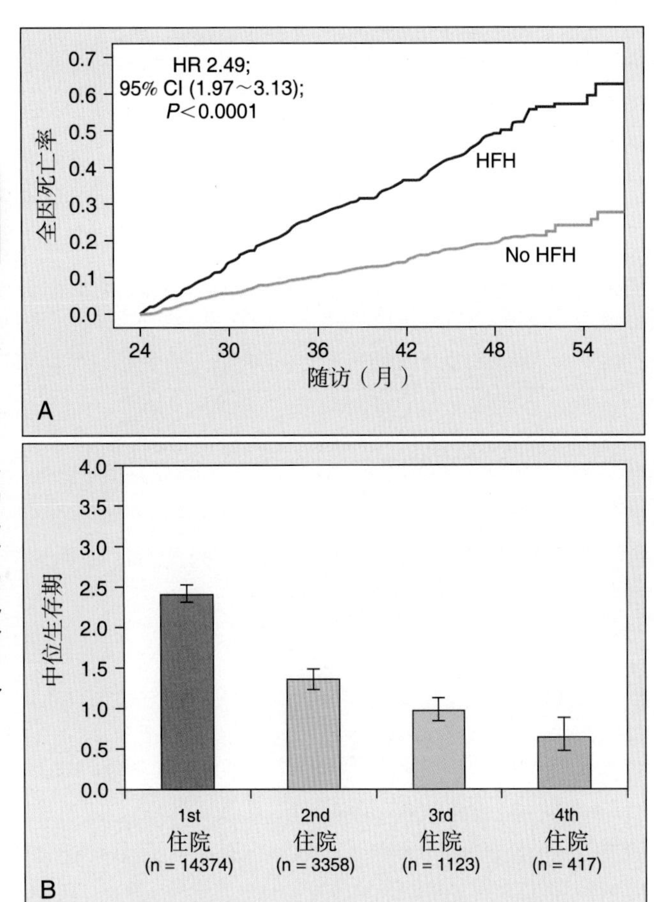

图 5-2 A. 患者因心衰再次住院（HFH）死亡率增加。CI：可信区间；HR：风险比。B. 随住院次数增加死亡率增加。（A，From From Ahmed A，Allman R，Ponarow G，et al. Incident heart failure hospitalization and subsequent mortality in chronic heart failure：a propensity-matched study. J Card Fail 2008；14:211-218；B，From Setoguchi S，Stevenson L，Schneeweiss S. Repeated hospitalizations predict mortality in the community population with heart failure. Am Heart J 2007；154:260-266.）

14% ～ 30% 的患者为复发性心力衰竭。因各种原因造成的患者再住院率升高，反映了心衰患者合并多种并发症。接受两次及以上住院治疗的心衰患者，1 年内，有 60% 再次住院治疗，90% 由于心血管疾病，60% 是由心力衰竭导致[21,22]。

左室射血分数尚保留的心力衰竭

左室射血分数尚保留的心衰与收缩性心力衰竭的患者的人群分布是不同的，前者更易出现在女性、老人、高血压、肥胖、房颤和慢性阻塞性肺病患者人群。据报道，舒张功能障碍患者的生存率（图 5-3）比收缩功能障碍患者的生存率要高一些。目前研究预

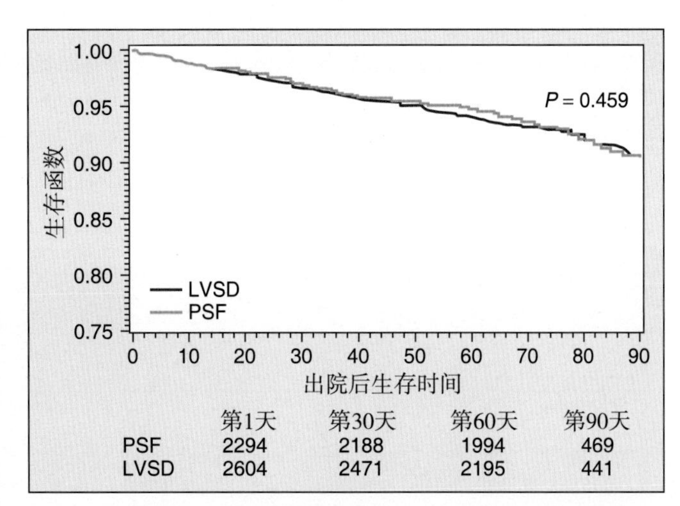

	第1天	第30天	第60天	第90天
PSF	2294	2188	1994	469
LVSD	2604	2471	2195	441

图 5-3 收缩性和左室射血分数尚保留的心衰心力衰竭患者生存曲线。LVSD：左室舒张功能不全；PSF：舒张功能不全。（From Fonarow G，Stough W，Abraham W，et al. Characteristics，treatments，and outcomes of patients with preserved systolic heart failure：a report from the OPTIMIZE-HF Registry. J Am Coll Cardiol 2007；50:768-777.）

测左室射血分数尚保留的心衰患者生存的临床参数的报道不是很多。对于左室射血分数尚保留的心衰患者而言，存在肾功能不全、年龄偏高、高级别 NYHA、高脑钠肽表达、每分通气量 / 每分二氧化碳产生量（VE/VCO_2）降低、肺动脉压力升高、运动潮式呼吸、氧耗量峰值下降、糖尿病、贫血、低钠血症、老年痴呆症、周围动脉疾病的患者存活率降低。然而，男性和冠状动脉疾病尚未被列为增加左室射血分数尚保留的心衰患者存活率的危险因子[23-25]。

心源性猝死与渐进性心力衰竭

心衰患者的 50% 死于心源性猝死，但有一些特别的参数用于预测心力衰竭患者死于心律不齐的危险。轻度心衰患者的心源性猝死的发病率高于晚期患者。MERIT-HF（充血性心力衰竭的美托洛尔控释 / 缓释剂型随机干预试验）的数据显示，晚期心衰的死亡模型（图 5-4）分布发生变化[26]。在 NYHA Ⅱ级慢性心衰患者中，64% 的死亡列为猝死，12% 是由于渐进式心衰死亡，NYHA Ⅳ级慢性心衰患者，33% 猝死，56% 死于渐进式心衰死亡[27]。虽然治疗血管紧张素转换酶抑制剂（ACEIs 类）和血管紧张素Ⅱ受体拮抗剂对治疗心衰和患者的存活有重大的影响，但是这些疗法对因心律失常死亡的患者的作用有限。相比之下，β- 受体阻滞剂和螺内酯则会减少猝死和进展

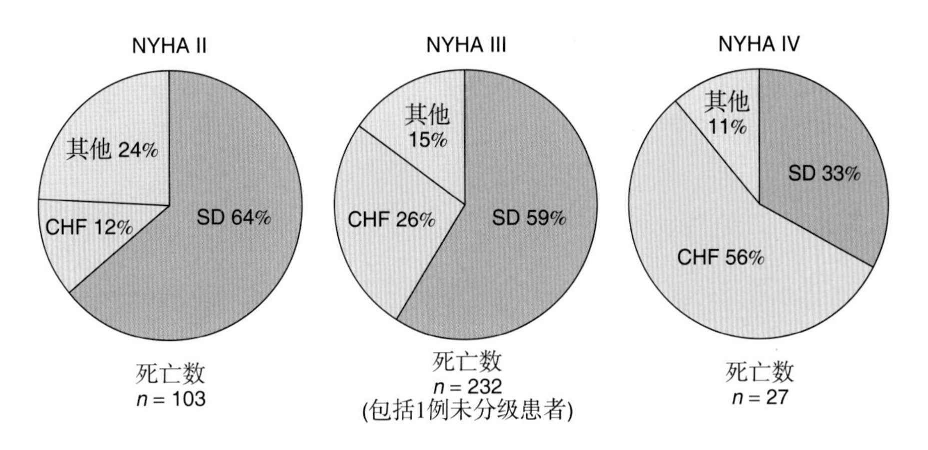

图 5-4 按 NYHA 分级猝死发生率（MERIT-HF）。CHF：慢性心衰；SD：猝死。（From Effects of Metoprolol CR/XL in chronic heart failure：Metoprolol CR/XL Randomised Intervention Trial in Congestive Heart Failure [MERIT-HF]. Lancet 1999；353:2001-2007.）

性心衰死亡的发生率。目前已经确定了几种心源性猝死的预测指标参数，包括严重 LVEF 减低、缺血性病因、QRS 时限延长、阵发性性心动过速、心源性猝死前发作晕厥史、脑利钠肽表达量高、患者存在缺血的病因、异常 T 波交替（这是在非缺血性病因的患者可变预测）等。最近，有报道称对心肌纤维化有影响的 ST2（白细胞介素 1 受体家族的一员）表达量升高[28-31]，可以协同脑利钠肽来预测心源性猝死[30]。

老年人和移植的转介群

尽管老年患者出现越来越多的心衰问题，但是大多数的文献报道以年轻人和中年白人男性患者为研究对象来评价接受晚期心衰的治疗措施，包括临床治疗和心脏移植。患有心衰的中老年患者中女性患者占有很大比例，多数是舒张功能障碍，往往并存其他疾病[32,33]。当年，对大多数老年患者的治疗手段很有限，治疗不太积极是可以被普遍接受的，但随着使用左心室辅助装置作为终点治疗的出现，对老年患者的治疗变得更加积极，当然也需要一个严格管理措施。近来对于老年人口的分析（72 岁 ±6 [平均值 ± 标准差]）表明，在门诊老年人口中，氧耗量峰值和心力衰竭生存评分（HFSS）可作为有效的预后预测指标（图 5-5）[34]

一项从国家数据库医疗保险受益人获取的资料表明，住院治疗心衰的 62 330 位老年人（平均年龄 80 岁，59% 为女性，72% 具有心衰病史）30 天的死亡率为 9.8%。能够有效预测死亡率的参数包括痴呆症、活动障碍（即不能独立行走）、血清肌酐升高、癌症病史。在这组人群中，5 年死亡率为 74.7%[34]。

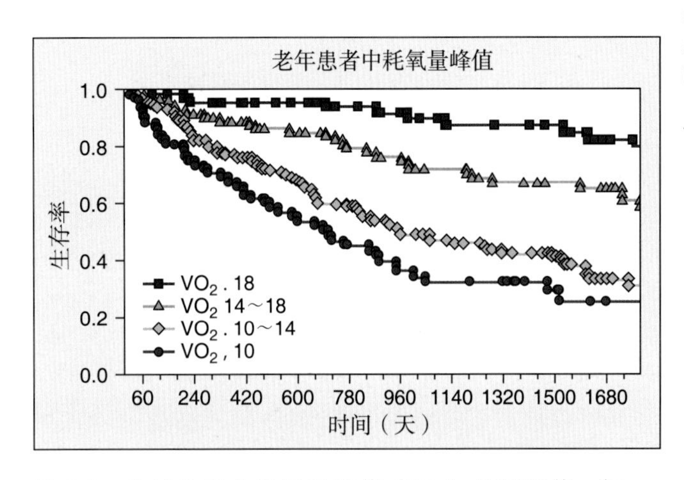

图 5-5 老年患者中耗氧量峰值（VO_2）的预测值。（From Parikh M，Lund L，Goda A，et al. Usefulness of peak exercise oxygen consumption and the Heart Failure Survival Score to predict survival in patients > 65 years of age with heart failure. Am J Cardiol 2009；103:998-1002.）

这一分析表明，老年心衰患者的死亡风险可能是年龄依赖性的，高龄长期心衰患者往往存在许多合并疾病，而心衰导致的死亡仅是小部分原因[34]。

肾功能不全

通常认为，通过血清肌酐和脑钠肽能够有效地区分急性和慢性心衰患者。急性失代偿心衰入院的患者通常都会出现肾功能不全的情况。从 ADHERE 数据库获取的 118 465 个患者的资料来看，只有 9% 的患者肾功能正常。63.5% 的患者有中度或者重度肾功能不全（肾小球滤过率 < 60ml/min）[35]。肾功能正常的患者，住院死亡率仅为 1.9%，如果存在严重肾功能不全（GFR < 30ml/min），住院死亡率则增加

至7.6%。根据患者肾功能情况，多数存在肾功能不全的患者接受正性肌力药物和奈西立肽治疗，少数患者接受ACEIs或血管紧张素Ⅱ受体拮抗剂治疗。目前还不清楚不同的治疗策略是否影响死亡率。稍后我们将讨论，肾功能参数在心衰预后危险积分分层系统（Enhanced Feedback for Effective Cardiac Treatment，EFFECT）和急性心衰患者住院死亡率危险分层（ADHERE预测模型）中，是预测急性失代偿性心衰的死亡率的关键变量。

一旦心衰患者急诊入院后肾功能进行性恶化，出现血肌酐、尿素氮值持续升高，肾小球滤过率下降，往往预示预后不良。最终进展为不同程度的心肾综合征，在此级联反应中神经激素的变化似乎是导致临床预后不良的原因[36,37]。

生物标志物

如前所述，目前还没有理想的生物标志物，现在所确定的评估预后的生物标志物中，BNP是最接近这一理想的参数[3]。检测方法要求样本容易获得、可迅速处理、且价格便宜，还要对HF具有极好的灵敏度和良好的特异性。急诊室里呼吸困难的患者BNP升高可以协助快速诊断HF。BNP的升高还可以在出院时提供预后信息，并在治疗的修正方面提供协助。BNP与HF诊断的准确性有非常显著的负相关性[38]。急性冠脉综合征患者和非缺血性急性失代偿性心衰患者的血清肌钙蛋白是急性和慢性HF诊断的另一个宝贵的生物标志物[5]。

代谢指标

诸如血清胆固醇、尿酸、血红蛋白等血糖代谢指标已被多次报道作为在心衰患者的结果预测指标。心衰患者的总胆固醇低，且HF患者的血清胆固醇和存活率之间呈反比关系，反映了营养不良和恶病质是一种不良的预后因素[3]。在心衰患者中胰岛素抵抗很常见，并且通常是与预后不良有关[39]。高尿酸血症是另一种与不良预后相关的代谢异常[40]。在405例Ⅲ～Ⅳ级慢性心衰患者中使用降尿酸剂别嘌呤醇未见明显的临床获益[41]。

亚临床炎症可能是这些代谢异常的共同机制。许多已被确定为预后不良的生物标志物仅仅是反映全身或局部炎症程度的指标（例如C-反应蛋白、肿瘤坏死因子、白细胞介素-6）[3]。

耗氧量作为预后指标

心功能降低是慢性心衰的主要症状。传统上慢性心衰患者的心功能按照NYHA的分级标准进行评定。这项评估不仅主观性太强而且灵敏性差。6分钟步行试验（即6分钟内走的距离）比NYHA的分级标准客观些，但仍然可以被患者或测试者或两者的动机严重影响。此外，6分钟步行试验结果不能估计患者的最大运动能力，这项测试仅在严重心衰患者中可以评估其最大运动能力[42]。

尽管存在这些问题，在左心功能不全研究（Study of Left Ventricular Dysfunction，SOLVD）调查中6分钟步行试验首次被证实了可以提供预后信息，在其注册登记的898例心衰患者中，6分钟的步行距离小于350m的患者死亡风险比超过450m的患者死亡风险高出3.7倍。同样，在步行距离减少的心衰患者住院的风险也高出1.4倍[43]。随后的调查显示在一些研究表明6分钟步行试验具有预测患者预后的价值，但另一些研究未能证实这一观点。与其他诸如运动心肺功能测试相比较而言，这次测试对预后的预测意义经常被忽视[44,45]。

用跑步机或自行车进行心肺运动试验期间，出现明显症状时的氧耗量峰值是评估慢性心衰患者最大运动能力最客观的方法，并已被证明是预测预后最好的指标。通过确定通气阈值，医生可以判断患者的最大运动能力是否达到正常标准，如果没有达到，可以确定患者最大运动能力与正常值的差距。无创性的运动心肺功能测试，已在充血性心力衰竭患者的功能评估中获得广泛应用。对于确定疾病的严重程度是一个有用的测试，可以提供重要的预后信息，并可用于评估新的药品和医疗器械的功效。

耗氧量峰值（peak VO_2）由Fick定理推出：耗氧量峰值是最高心输出量和最大的动静脉氧含量差计算的结果。因为大部分久坐的个体，可以达到相对的最大的动静脉差，VO_2峰值对心脏输出储备提供间接评估，这在很大程度上成为在风险分层中VO_2峰值成效的基础。一些次要因素同样可以影响峰值，这些因素包括骨骼肌的代谢活动、血管内皮功能以及人口统计数据，如年龄、性别和体表面积。由于骨骼肌的质量和它的代谢活动减少以及内皮功能由于心衰的严重程度增加而逐步受损，VO_2峰值预测预后的效能增强。

使用 VO_2 峰值来确定心衰患者的预后首次由 Szlachcic 和他的同事提出[46]。在 27 名患者中，VO_2 峰值小于 10ml/kg/min 和 VO_2 峰值为 10 ～ 18ml/kg/min 的患者死亡率分别是 77% 和 21%[46]。在一项对 114 例考虑进行心脏移植的慢性心衰门诊患者的前瞻性研究中，VO_2 峰值小于 14ml/kg/min 被作为能否接受心脏移植的标准。基于心肺功能测试的结果，患者被分成 3 组：VO_2 峰值大于 14ml/kg/min 的患者推迟其心脏移植手术（第 1 组，n=35），VO_2 峰值小于 14ml/kg/min 的患者被列入心脏移植名单（第 2 组，n=52），第 3 组（n=27）中为 VO_2 峰值小于 14ml/kg/min 伴随其他合并疾病的患者，不适合移植（图 5-6）[47]。年龄、LVEF 和静息时的血流动力学参数在 3 组患者中都相同。VO_2 峰值超过 14ml/kg/min 的患者 1 年生存率为 94%。被接受为移植的候选人并且其 VO_2 峰值小于 14ml/kg/min 的 1 年生存率为 70%；VO_2 峰值小于 14ml/kg/min 并有显著并发症的患者的 1 年生存率为 47%。患者接受供体移植有假性升高的生存率，如果紧急移植被计算为死亡，1 年生存率下降至 48%。这种方法可帮助确定什么样的患者可以安全地推迟其移植时间。

通气心肺运动试验测试期间获得的数据分析可以使临床研究者确定是否已执行了一个极量运动试验以及是否准确测量 VO_2 峰值。一般来讲无氧阈为 VO_2 峰值的 50% ～ 80% 时表明达到了心肺极限运动。

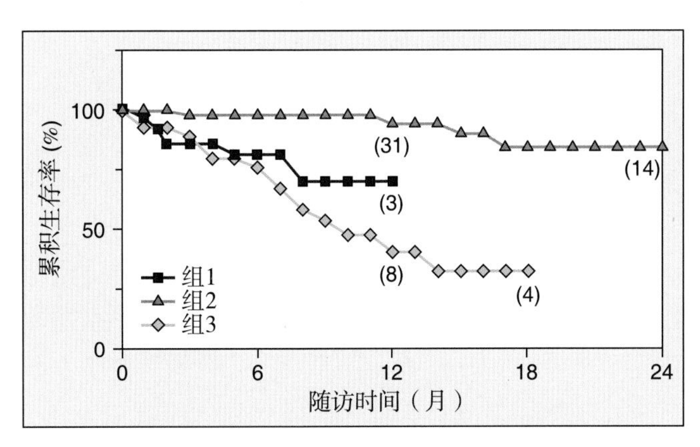

图 5-6 以耗氧量（VO_2）峰值和移植状态对患者进行分层后的生存率。VO_2 峰值大于 14ml/kg/min，延期心脏移植（组 1）；VO_2 峰值小于 14ml/kg/min，列入心脏移植名单（组 2）；VO_2 峰值小于 14 ml /kg/min，由于伴随疾病未列入心脏移植名单（组 3）。（From Mancini DM，Eisen H，Kussmaul W，et al. Value of peak exercise oxygen consumption for optimal timing of cardiac transplantation in ambulatory patients with heart failure. Circulation 1991；83：778-786.）

VO_2 峰值是一个连续变量，危险分层可以确定一个明确的阈值，在这个阈值以下的相对死亡风险会急剧增加[48]。运动高峰摄氧量可以受如下非心脏因素的影响，如肌肉容量和功能状态、年龄、性别、肥胖等。由基于年龄、肥胖、性别标准化的 VO_2 峰值分析已经被用来确定预测预后。一些研究者认为，这种方法具有优越性，而其他人并不认为其有明显的好处。在任何队列研究中调整性别、年龄和身体组成的附加值这些特点需要考虑[49,50]。在很大程度上，对平均体重的中年男子的研究具有类似的结果，而具有更大异质性的同龄人通过参考特定性别和特定年龄具体的预测公式与体重进行调整[51]。

一系列的 VO_2 峰值的测量研究也显示其能够有效地识别一个患者低风险的时间[52]。患者 VO_2 峰值显著下降，通常与临床恶化以及预后较差同时发生。自从 1991 年 VO_2 峰值用于指导移植候选人的选择方面的价值被报道以来，在 HF 的治疗方面已经取得了很多进步，特别是 β- 受体阻滞剂的使用，对于 VO_2 峰值改善不明显的心衰患者的长期生存具有重要意义。一些报告的主题已经涉及随着 β- 受体阻滞剂的出现，VO_2 峰值是否会保留其预测能力[53-55]。

这些报告一致认为这个参数在预测存活率方面可以持续发挥作用。按照患者是否接受 β 受体阻滞剂和 VO_2 峰值阈值（大于和小于 14ml/kg/min；大于和小于 10ml/kg/min 的阈值）将同年龄组分组，表明 VO_2 峰值仍然具有预测值（图 5-7）。无论 VO_2 峰值高或低，接受 β- 受体阻滞剂的患者的存活率都有所增加。伴随此种疗法所带来的存活率的改善，人们逐渐摒弃了过去以 VO_2 峰值低于 14ml/kg/min 作为心脏移植的标准，普遍接受了以更低的标准作为选择心脏移植治疗的分隔点。ACCF/AHA 指南现将 VO_2 峰值小于 10ml/kg/min 作为移植的绝对适应证，这一标准已接近无氧代谢阈值。患者 VO_2 峰值在 11 ～ 14ml/kg/min，或者仅能达到预测 VO_2 峰值的 55% 的情况下，日常活动会受到明显限制，被认为是心脏移植的相对适应证[56]。

在运动心肺功能测试中，收集到的许多指标还可以提供预后信息。一些研究者已发现一些评价运动通气反应的指标，如最常见的 VE/VCO_2 比例或斜率，对患者远期预后的预测能力甚至超过了 VO_2 峰值[57-59]。VE/VCO_2 的异常反应多是由于通气 - 灌注不匹配，或者药物敏感性和骨骼肌动力反射较高引起。这种通气反应从运动的开始发生，相比 VO_2 峰

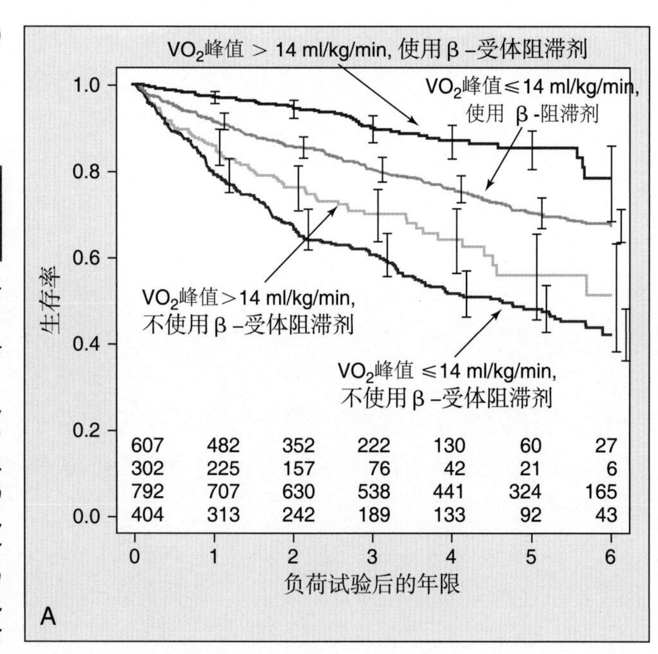

图 5-7 以耗氧量（VO_2）峰值（< 14 ml/kg/min 对比> 14 ml/kg/min）和 β- 受体阻滞剂应用对患者进行分层后的生存率。（From From O'Neill J，Young J，Pothier C，et al. Peak oxygen consumption as a predictor of death in patients with heart failure receiving beta blockers. Circulation 2005；111:2313-2318.）

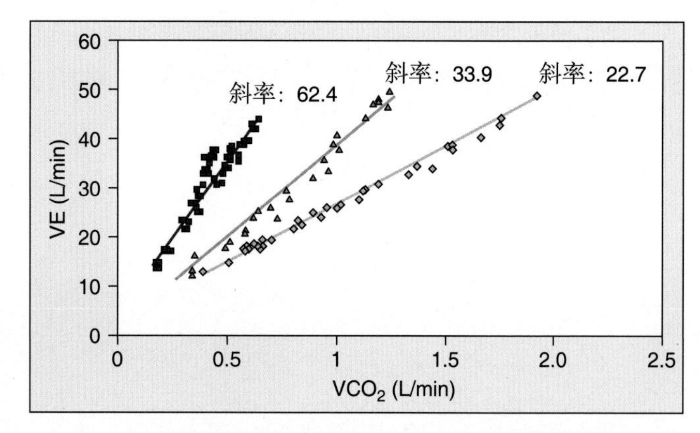

图 5-8 运动期间每分通气量 / 每分二氧化碳产生量（VE/VCO_2）斜率实例。（From Arena R，Myers J，Abella J，et al. Development of a ventilatory classification system in patients with heart failure. Circulation 2007；115:2410-2417.）

值，VE/VCO_2 的关系确定并不需要最大运动。但是，对如何最佳地得出这个参数一直没有达成共识。整个运动测试所得的 VE/VCO_2 斜率，似乎有预测预后的最大功效（图 5-8）。在许多研究中将 VE/VCO_2 超过 34 选择为分界点，与 VO_2 峰值相似，这个参数是一个没有绝对切点的连续变量。发表的研究报告显示 VE/VCO_2 比例超过 30 使得不良预后风险增加，VE/VCO_2 比例大于 40 与最差预后相关[60]。

在运动中，VE/VCO_2 较 VO_2 峰值与肺动脉压力相关性更强。在研究中经常发现 VO_2 峰值和 VE/VCO_2 有独立的预测预后的功能。VE/VCO_2 和 VO_2 峰值的联合使用，是确定风险最可靠的方法。一个 VO_2 峰值正常但 VE/VCO_2 异常的患者具有较大的风险。同样的，在 VO_2 峰值严重减少但 VE/VCO_2 正常的患者，尽管患者的通气反应仍然正常，但其危险性仍然明显增加。具有严重降低的 VO_2（< 10ml/kg/min）和较高的 VE/VCO_2（> 40）的患者应被划为预后最差的组。VO_2 峰值和 VE/VCO_2 斜率为预后提供独立而互补的数据，应该被一起用以评估风险[61,62]。

无论心脏舒张功能或收缩功能障碍患者，出现潮式呼吸与预后不良相关。这种类型的呼吸没有统一的定义，潮式呼吸特点是呼吸逐步减弱以至停止和呼吸逐渐增强两者交替出现。潮式呼吸产生的原因一般认为是呼吸中枢对二氧化碳的反应性降低，即呼吸中枢兴奋的阈值高于正常值。12% ~ 30% 的心衰患者运动过程中可观察到这种呼吸模式，其中患者存在中枢性睡眠呼吸暂停（图 5-9）。对于这种呼吸模式的定义还未被建立，但是推荐标准为达到 60% 最大运动时，出现超过静息时呼吸波幅 15% 的持续性潮式呼吸。潮式呼吸本身或与通气斜率相结合，是可靠的死亡预测因子。在一项包含 156 例心衰患者的研究中，这种呼吸模式与猝死密切相关[63,64]。

在运动心肺功能测试中其他参数也已被证明对慢性心衰预后具有预测作用，这些测量包括血压对于运动的反应（例如运动时血压反应迟钝或不升高与不良预后相关），对于运动的心率反应（例如变时功能不全）、通气阈、循环动力（VO_2 峰值 × 收缩压）、氧代动力学、呼气末二氧化碳分压、运动后氧代谢恢复等[65-69]。

与很多心衰方面的研究类似，运动心肺功能检测的研究主要集中在收缩性心力衰竭，并且已招募的大部分患者为中年男子，以此评价心脏移植候选人的标准。最近的研究已经开始调查，VO_2 峰值对于妇女、老年患者和左室射血分数尚保留的心衰患者预后的预测价值。在 Elimariah 和同事的研究中，VO_2 峰值对女性预后的预测能力较差，虽然女性的整体存活率显著高于男性[70]（图 5-10）。这些发现被 Green 和他的同事所证实[71]。

心肺运动试验已在老年人群中逐渐使用[72,73]。然而，最近，Parikh 和其同事表明在 396 例年龄超过 65 岁的心衰患者中，VO_2 峰值对于心衰预后判断有

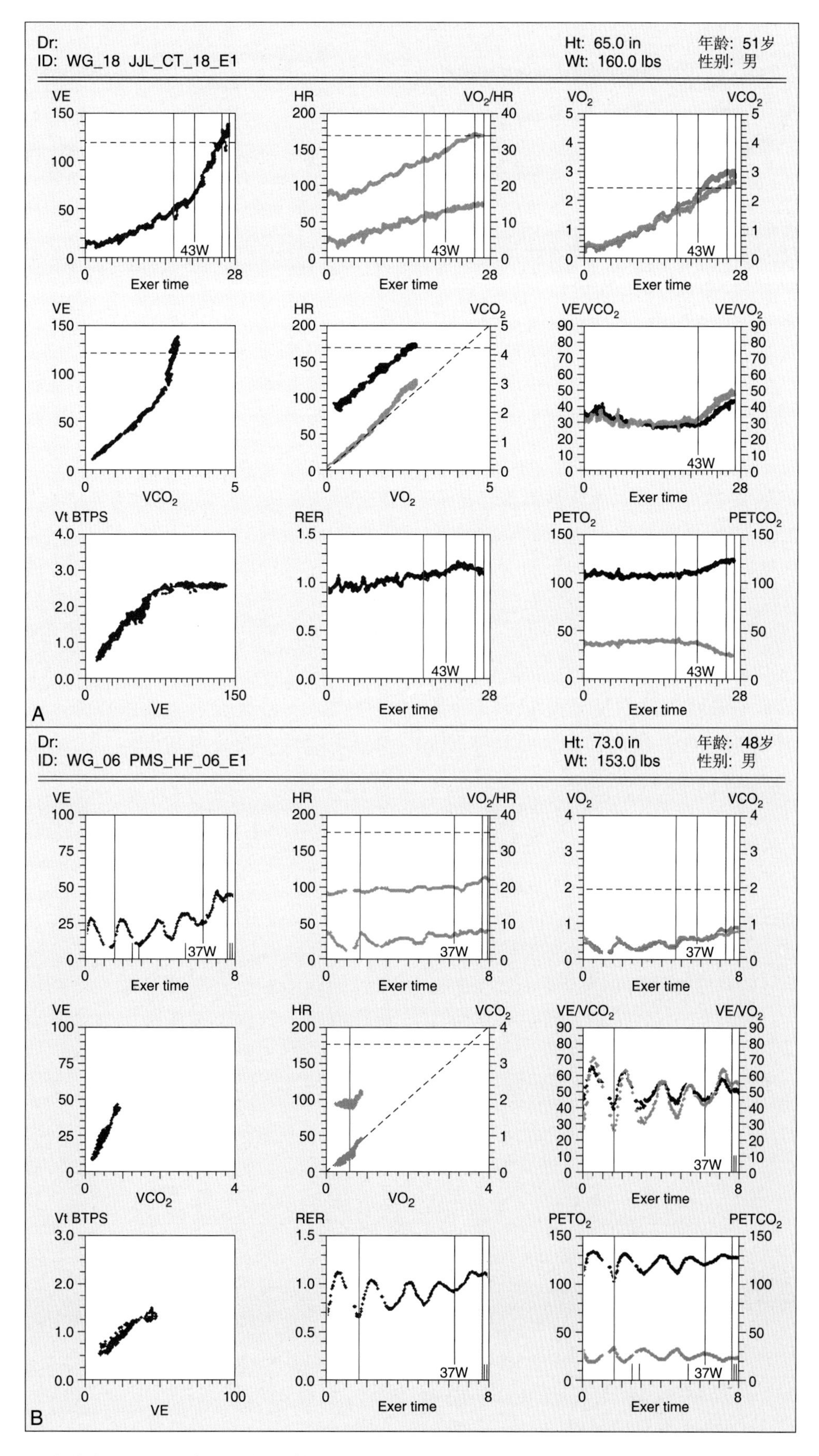

图 5-9 加利福尼亚大学洛杉矶分校（UCLA）提供的一名正常受试者（A）和一名潮式呼吸的心衰患者的肺功能剪辑图。VE：每分钟通气量；HR：心率；VO_2：耗氧量；VCO_2：二氧化碳产生量；Vt：潮气量；BTPS：标准体温气压；RER，呼吸交换指数；$PETO_2$：呼末氧分压；$PETCO_2$，呼气末二氧化碳分压。

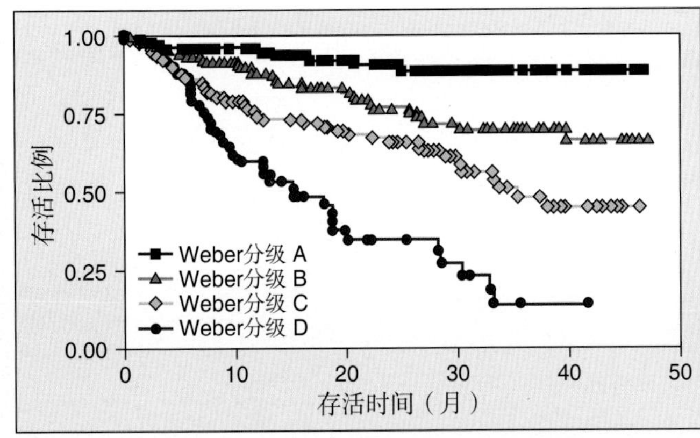

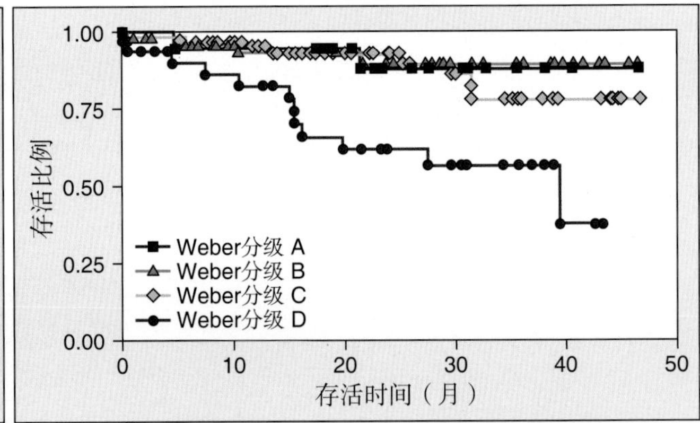

图 5-10 男性（左）和女性（右）以 Weber 分级方法分层后的 Kaplan-Meier 生存曲线。（From Elimariah S, Goldberg L, Allen M, et al. Effects of gender on peak oxygen consumption and timing of cardiac transplantation. J Am Coll Cardiol 2006；47:2237-2242.）

价值（图 5-5）[34]。

约 40% 的心衰患者为左室射血分数尚保留的心力衰竭。使用 VO_2 峰值判断左室射血分数尚保留的心衰患者的预后是有争议的[74,75]。左室射血分数尚保留的心衰患者的心肺反应实际上是无法与收缩功能障碍患者相区别开来的[76]。

在 Guazzi 和其团队[74]的研究中指出，50 例患者，他们的射血分数大于 50%，单变量分析中 VO_2 峰值和 VE/VCO_2 斜率都对生存有预测作用，但只有 VE/VCO_2 斜率在多变量分析中有预测作用[74]。在另一个包含 151 例患者的研究中，Guazzi 和他的同事发现，舒张功能障碍、VO_2 峰值、VE/VCO_2 斜率和潮式呼吸都是最有效的不良预后预测指标，其中运动潮式呼吸是最强的预测因子[75]。临床上在不同的人群中，运动心肺功能测试的预测效果还需要更多的研究予以证实。参与运动心肺功能试验研究的女性人数少于男性，其比例为 1∶5 ～ 6，但是研究表明在男女两性中，运动心肺功能测试均有预测预后的价值。左室射血分数尚保留的心衰患者和老年心衰患者的数据则少得多。

心衰治疗需尽早。现在技术的进步允许使用惰性气体再呼吸技术对心脏输出量做无创性测量[76-78]。VO_2 峰值的预测值已被推定作为一个反映心脏输出量峰值的非侵入性指标。在新的非侵入性的测量方法出现之前，一些研究表明，依靠肺动脉导管监测血流动力学变量可能会增加机体 VO_2 峰值时的风险分层（表 5-3）[78]。

运动血流动力学

一项小到中等规模的研究报告了在 HF 患者中，一些血流动力学参数可以预测风险（表 5-4）。Griffin 和他的同事们首次提出，通过运动使机体摄氧量达到峰值时，测得的血流动力学参数对预测患者预后

表 5-4　血流动力学指标和心肺运动试验

研究	病例数	方法	血流动力学指标	是否优于 VO_2
Tan[87]	63	Swan-Ganz；TD	心输出量	否
Griffin[79]	49	Swan-Ganz；TD	SWI	是
Roul[80]	50	Swan-Ganz；TD	心脏峰值功率	是
Chomsky[82]	185	Swan-Ganz；TD	心输出量反应	是
Mancini[83]	65	Swan-Ganz；TD	心输出量反应	否
			SWI	是
Metra[84]	219	Swan-Ganz；TD	SWI	是
Williams[85]	219	CO_2 再呼吸	心脏峰值功率	是
Lang[86]	148	惰性气体再呼吸	心脏峰值功率	是

SWI：每搏作功指数；TD：热稀释法。

非常有价值[79]。他的研究纳入了49例心衰患者，结果提示，较其余患者，最大运动时左室每搏功指数仅能达到正常值的一半（$20g/m^2$）的患者死亡率增加了3～5倍。死亡患者和存活患者在运动的持续时间和VO_2峰值无显著性差异。这项研究后续还有一些关于VO_2峰值和肺动脉导管测量的研究，这几个研究结论不同，但大多数表明，在VO_2峰值时的左心室每搏功指数具有更好的预后预测价值。这一发现主要是在患者心输出量不足或心率反应不良的情况下观察到的[80-84]。这项样本量相对较小的研究中，可以解释运动心肺功能测试为何缺乏等效预测价值。

近年来，技术的进步可以使患者在休息和运动时都能很容易地完成无创心输出量的测量。Williams和他的同事们在2001年首次报道了这一领域的相关研究，在一个标准的运动试验过程中利用二氧化碳复吸方法进行无创心输出量测量，并分析由此获得的血流动力学参数和患者预后的相关性[85]。惰性气体再呼吸是一种新型的非侵入性测量运动时心输出量的方法，是安全可靠的，且易于在慢性心衰患者中实施[86]。

我们将这种技术应用于在171例慢性心衰患者中进行的症状限制性卧位蹬车运动试验过程中。在148例患者（85%的患者）中获得了精确的峰值心输出量[86]。患者平均年龄为53±14岁，80%的患者为男性，左心室射血分数为24±12%，有34%的患者表现为缺血性病因。心脏峰值功率是一个计算值，具体公式为，平均动脉血压峰值与心输出量的乘积除以451。心脏峰值功率结合了心脏射血量和心脏产生压力的能力，可以作为一个更全面的心脏功能指标。终点包括死亡、紧急心脏移植手术或左心室辅助装置的植入，平均随访时间为1年[87]。我们对心肺运动试验数据（即VO_2峰值，心输出量的峰值，心脏峰值功率，VE/VCO_2斜率，摄氧量，无氧阈）进行了单变量和多变量分析。整体的无不良事件生存率为83%，5人死亡，4人行左心室辅助装置植入，16人行紧急心脏移植。本组患者中，VO_2峰值为12.9±4.5ml/kg/min，心脏峰值功率为1.7±0.9 W。单因素分析影响预后的因素包括VO_2峰值、心输出量的峰值、高峰心脏功率、VE/VCO_2斜率、摄氧量、无氧阈值。

通过多变量分析，心脏峰值功率和峰值心输出量具有预测预后的意义，心脏峰值功率是强有力的独立预测因子（*P*=0.01）（图5-11）。我们需要更多的研究以确定，与VO_2峰值相比心脏功率是否是一个更好的判断预后的工具。

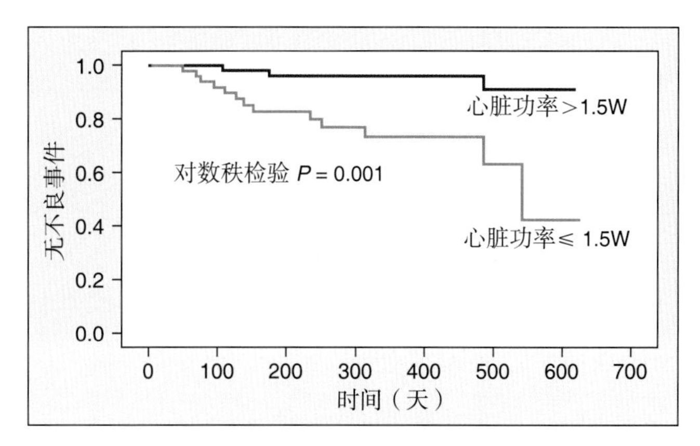

图5-11 以心脏功率划分后的生存曲线。（From Lang C，Karlin P，Haythe J，et al. Peak cardiac power output measured non-invasively is a powerful predictor of outcome in chronic heart failure. Circ Heart Fail 2009；2:33-38.）

心力衰竭住院患者的多变量危险分层

基于一个单一变量的风险预测没有充分考虑已知的影响预后的常规临床指标。多元风险模型可以整合一系列的参考信息，这些信息往往反映不同的病理生理方面和临床情况的特征，可以提高预测的准确性。Fonarow和他的同事[12]创建了一个用于急性失代偿性心衰住院患者风险分层的简单的床旁方法。2001—2003年ADHERE案例中，在超过33 000名急性失代偿性心衰患者住院治疗中，评估出超过39个死亡相关的临床预测因素。40%诊断HF的患者射血分数在40%及以上，说明相当一部分患者是左室射血分数尚保留的心衰。这些患者的平均年龄是72.5岁，平均血清钠为138mEq/L，平均收缩压为143.7mmHg。回归分析中，院内死亡最好的独立预测因子是血尿素氮水平≥43 mg/dl。其他独立预测因子包括收缩压低于115mmHg，血清肌酐≥2.75mg/dl。

图5-12描述了ADHERE研究中使用的危险分层方案，以及每个风险水平上的整体死亡率。虽然整体样本的医院死亡率只有4%，但不同风险级别的患者的死亡率大不相同，极低风险组患者死亡率非常低（死亡率2.1%），中低风险有所升高（5.5%和6.4%），中高风险组明显升高（12.4%），极高风险组大幅升高（21.9%）。当模型被应用到超过33 000个住院患者的研究中，住院死亡率分别为2.3%、5.7%、5.6%、13.2%和19.8%，验证了模型的预测能力良好。

Rhode和他的同事[88]开发的另一个医院内HF

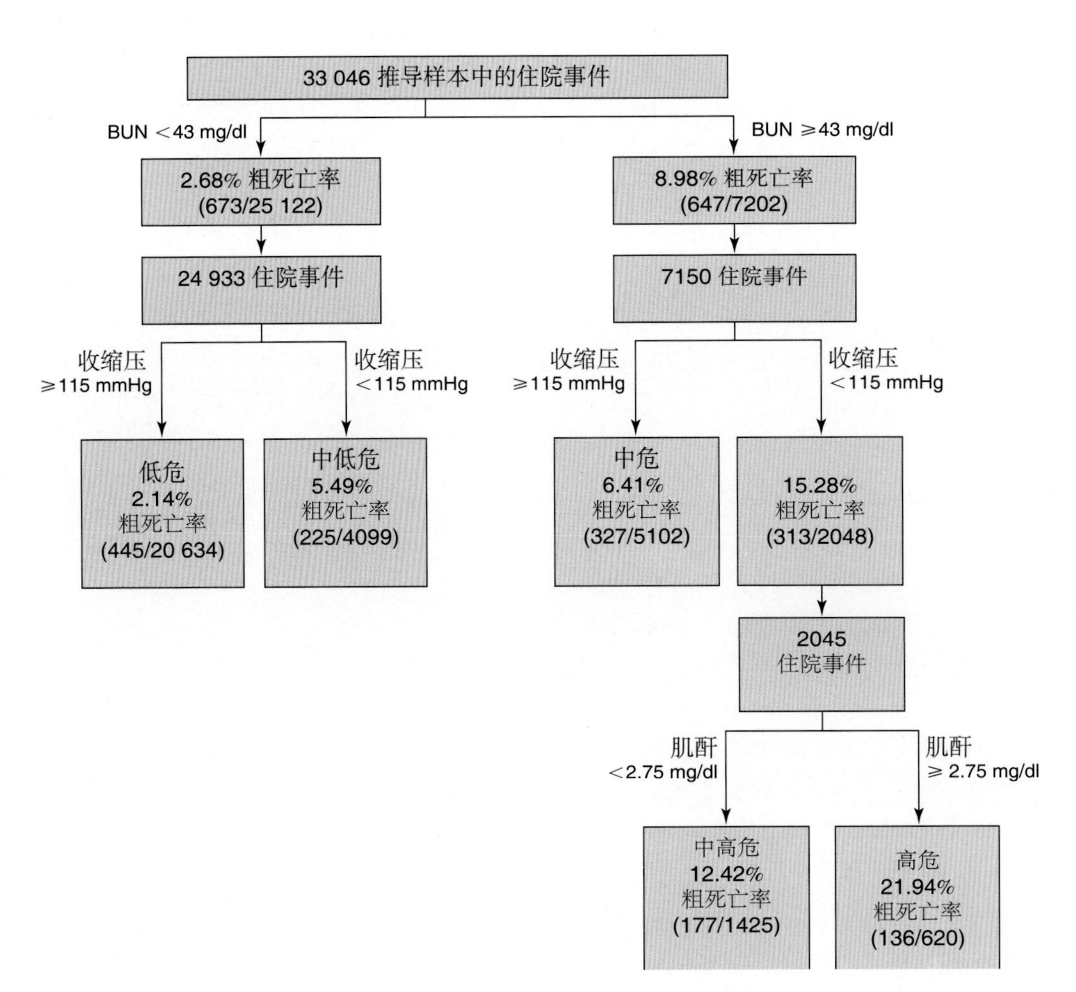

图 5-12 ADHERE 住院患者风险分层模型。推导人群中的住院死亡率和风险分层的预测因子，每个节点是基于住院登记患者具有预测价值的可用的数据。将血尿素氮（BUN）换算为 mmol/L，乘以 0.357；将肌酐换算为 mmol/L，乘以 88.4。

死亡率的预测模型，称为修正 HF 评分方法，并连续应用于巴西的 779 例患者，将其与 ADHERE 研究中使用的危险分层方案比较。研究中的患者平均年龄为 67 岁，平均收缩压、血清钠和肌酐分别为 131mmHg、137mg/dl、1.4mg/dl，医院内死亡率为 10%。53% 的患者有 40% 以上的射血分数，64% 有非缺血性心衰的病因（其中有一个患者有南美锥虫病）。如果患者主要因心衰而收住院，不排除存在如癌症（7%）或者获得性免疫缺陷综合征（艾滋病）（1.2%）等严重合并症的患者。医院内死亡的独立预测因子包括癌症病史（OR 3.6）、收缩压 124mmHg 或以下（OR 3.1）、肌酐超过 1.4mg/dl（OR 2.1）、尿素氮大于 37mg/dl（OR 2.1）、血清钠低于 136mEq/L（OR 1.8）、年龄超过 70 岁（OR 1.8）。确定每个预测因子的分值（癌症病史 =1.3 个百分点，收缩压 ≤ 124mmHg=1.1 个百分点，肌酐 > 1.4mg/dl=0.8 个百分点，血尿素氮 > 37mg/dl =0.7 个百分点，钠 < 136mEq/L=0.6 个百分点，年龄 > 70 岁 =0.6 个百分点），修正 HF 评分为患者存在的所有预测因子分值的总和。患者被定义为无风险（分值为 0），低风险（分值为 0.5 ~ 1.0），中等 1 级风险（分值为 1.0 ~ 2.0 分），中等 2 级风险（分值为 2.0 ~ 3.0 分），中等 3 级风险（HF 修正分数为 3.0 ~ 4.0），高风险（HF 修正分数 > 4.0 分），其医院内死亡率分别为 0%、5%、7%、10%、29% 和 83%。

在这组患者中用 ADHERE 研究中使用的危险分层方案评估，笔者发现极低风险、中低风险、较高风险和极高风险层患者的院内死亡率分别为 5%、8%、12%、33% 和 58%。虽然此研究中按 ADHERE 危险分层后，每个相应风险级别的患者院内死亡率都较 ADHERE 数据库总体死亡率高，但这项研究中的患者合并更多的疾病，而且治疗策略及方案也与 ADHERE 的不尽相同，这些可能是导致出现差异的原因所在。由 Bayes 定理可以预测，模型中的风险分层，按实际情况的校准后，这组虚弱的患者病情更加严重[12,88]。尽管如此，成功区分高风险和低风险的患

表 5-5	心衰住院死亡率 EFFECT 预测模型	
变量	积分	
	30 天积分 *	1 年积分 †
年龄	+ 年龄，岁	+ 年龄，岁
呼吸频率（最小值 20，最大值 45）	+ 频率，呼吸次数 / 分	+ 频率，呼吸次数 / 分
收缩压，mmHg		
≥ 180	-60	-50
160 ～ 179	-55	-45
140 ～ 159	-50	-40
120 ～ 139	-45	-35
100 ～ 119	-40	-30
90 ～ 99	-35	-25
＜ 90	-30	-20
BUN（最大值 60mg/dl）	+ 水平，mg/dl	+ 水平，mg/dl
血钠＜ 136 mEq/L	+10	+10
血红蛋白＜ 10g/dl	NA	+10
并存疾病病史		
脑血管病	+10	+10
痴呆	+20	+15
慢性阻塞型肺疾病	+10	+10
肝硬化	+25	+35
恶性肿瘤	+15	+15

* 积分计算方法：年龄 + 呼吸频率 + 收缩压 +BUN+ 血钠 + 并存疾病）得分值。

† 积分计算方法：年龄 + 呼吸频率 + 收缩压 +BUN+ 血钠 + 血红蛋白浓度 + 并存疾病）得分值 .

BUN：血尿素氮；NA：不适用。

Data from Lee DS，Austin PC，Rouleau JL，et al. Predicting mortality among patients hospitalized for heart failure：derivation and validation of a clinical model. JAMA. 2003；290:2581-2587.

者已经验证了 ADHERE 风险分层的实用性。

另一个急性心衰的死亡率的预测模型来自一个回顾性效果研究获取的数据分析结果，此项研究纳入了新收入院的 4000 多加拿大人，新入院的这些人在 1997—2001 年已被初步诊断为 HF。该推导模型中有 2624 个人拥有 76 岁的平均年龄和 138mEq/L 平均血清钠，1.45mg/dl 肌酐，148mmHg 的血收缩压[89]。超过 47% 的患者有 40% 或更高的射血分数，这些情况限制了对接受移植或机械辅助循环患者效应模型的概括性。院内，30 天和 1 年的死亡率分别为 8.9%、10.7% 和 32.9%。一个用于预测 30 天和 1 年的死亡率的多变量风险评分系统是基于死亡独立预测因子，并根据表 5-5 中所示各因子所占的分值进行计算。风险级别被划分为极低（风险得分≤ 60），低（风险评分 61 ～ 90），中等（风险评分 91 ～ 120），高（风险评分的 121 ～ 150），以及极高（风险评分＞ 150）与其相对应的 30 天的死亡率分别为 0.4%、3.4%、12.2%、32.7%、59%；1 年死亡率分别为 7.8%、12.9%、32.5%、59.3% 和 78.8%。在 1400 名心衰住院患者的验证组内 30 日和 1 年的死亡率是相似的。

模型对收缩功能不全患者（曲线下面积在 30 天处为 0.79）死亡率的预测能力比全部的心力衰竭患者（曲线下面积在 30 天处为 0.81）略高。该模型包含了合并心脏移植禁忌证的并存疾病，却没有包含左心室功能或功能的容量的测量指标。模型推导样本中的这些局限性和舒张功能不全患者的加入，致使模型不能正式被用于接受移植评估或机械辅助循环的患者。http://www.ccort.ca/CHFriskmodel.asp 为 EFFECT 模型的在线版本。

采用 OPTIME-CHF（静脉米力农加重慢性心力衰竭的前瞻性试验结果）研究的部分病例资料，共 949 位住院患者的数据[90] 建立了一个多变量模型以预测未来 60 天死亡率或者再次住院和死亡的概率。60 天死亡率的独立预测因子包括年龄、心功能分级、收缩压、尿素氮、血清钠。预测 60 天死亡率或再次入院治疗的变量包括之前曾因心力衰竭入院治疗、收缩压、尿素氮、血红蛋白、经皮冠状动脉介入治疗史。死亡率多变量模型转换成一个基于系数的风险评分，将分配给各变量的分值相加即得总分，得出 60 天估计死亡率图。此模型的区分能力强，校准精确、曲线下面积 0.77。处于 124 ～ 225 分数区间的 60 天死亡率从 2% 上升到 30%。

与 ADHERE 或 EFFECT 院内死亡率模型相比，这些数据只涉及收缩功能障碍的患者（平均射血分数为 23%[18% ～ 30%]）。数据采集于采用已知的对长期生存有副作用药物的随机临床试验中。并排除严重肾功能不全、近期贫血或者心律失常的患者。目前还不清楚该模型是否通用，它还需要验证。然而，这些研究人员试图解决一个重要的问题，如何分辨有植入后早期死亡和再入院的高风险患者。这样高风险患者能得到更积极的治疗和密切跟进。

最近另一项解决出院的危险分层的研究来自于 ESCAPE（充血性心力衰竭和肺动脉导管有效性评价

表 5-6	简化 ESCAPE 出院评分模型 E
标准（基于出院时的测量值）	1
年龄＞70 岁	1
BUN ＞ 40 mg/dl	1
BUN ＞ 90 mg/dl*	1
6 分钟步行试验＜ 300 英尺	1
血钠＜ 130 mEq/L	1
CPR/ 机械通气，是 / 否	2
出院时利尿药剂量＞ 240 mg，是 / 否	1
出院时未用 β 受体阻滞剂	1
出院时 BNP ＞ 500 pg/mmol	1
出院时 BNP ＞ 1300 pg/mmol	3
所有项目得分总和 2（分值）	

BNP：脑钠肽；BUN：血尿素氮；CPR：心肺复苏。

* 如果 BUN ＞ 90，两个 BUN 值均计算为 1。

研究）[91]。用于建立这一模型的 423 例出院患者的资料显示 6 个月的死亡率和死亡或再住院的风险分别为 18.7% 和 64%。这组患者主要包括住院期间血肌酐低于 3.5mg/dl，未曾接受过米力农治疗，或多巴胺或多巴酚丁胺使用剂量不超过 3 μ g/kg/min 的充血性收缩功能障碍的患者。最好的死亡率多变量预测因子包括住院期间心脏骤停或需要机械通气和出院后 BNP、尿素氮、血钠值。建立的风险评分包括 8 个变量，总分值范围为 0 ～ 13（表 5-6）。得分为各项变量分值的总和。大部分患者的得分小于 5。用此量表分级评估死亡风险，分值为 0 的患者 6 个月死亡率是 5%，分值超过 8 的患者 6 个月死亡率达 94%。

这个模型是使用 FIRST（Flolan 国际随机存活试验）中的患者来“验证”的；然而，该组患者资料中没有出院时的 BNP 和利尿剂使用剂量记录。患者之间还存在着其他一些显著性差异，如 β- 受体阻滞剂的使用，因为接受依前列醇治疗的患者的生存率表现明显下降趋势，这个随机试验在早期即被终止。所有住院患者模型包含的患者较适合心脏移植的患者具有更高的不均一性（患者年龄更老，存在更多的合并症，或有更好的收缩功能），这些模型没有一个在心脏移植候选样本中进行验证。

心力衰竭门诊患者的多变量危险度分层法

HFSS 是第一个经验证的预测心衰患者存活率的前瞻性多变量危险分层模型。评分来自 1986—1991 年定群研究，并随后在 1993—1995 年的另一个定群研究验证[92]。所有患者均可以走动，年龄不超过 70 岁，射血分数 40% 或以下，并能够进行运动心肺功能测试。只有 10% 的患者接受了 β 受体阻滞剂。死亡率的独立预测因子包括缺血性病因导致的 HF（HR2.0），静息心率（HR1.02），射血分数（HR0.96），任何原因造成的 QRS 间期大于 120 毫秒（HR1.84），平均静息血压（HR0.98），peak VO_2（HR0.95），血清钠（HR0.95）等，HR 作为连续变量代表增加的危害。

HFSS 是由下列公式计算：HFSS =-1 × [0.0 216 × 静息心率]+[−0.0 255 × 平均血压]+[−0.0 464 × 射血分数]+[-0.0 470 × 血钠]+[-0.0 546 × VO_2 峰值]+[0.6 083 × 有（1）或无（0）QRS ＞ 120 毫秒]+[0.6 931 × 有（1）或无（0）缺血性心肌病]）。处于低风险（HFSS ≥ 8.10），中等风险（HFSS 7.20 ～ 8.09），高风险（HFSS ≤ 7.19）的患者（n=268），1 年无事件生存率分别为 93%、72% 和 43%。存活率在验证组（n=199）是类似的，相对于中等风险组和高风险组，低风险组存活率更高（P ＜ 0.001）。HFSS 的高风险和中等风险患者被认为适合心脏移植。

HFSS 预测工具产生在广泛使用的许多治疗改善心衰的发病率和死亡率的干预措施之前，这些干预措施包括 β- 受体阻滞剂、醛固酮抑制剂、植入型心律转复除颤器、双心室起搏器，这些对当前 HF 治疗预后使用的评分提出了质疑。β- 受体阻滞剂的使用和双心室起搏对模型中 7 个变量中的两个（心率和 peak VO_2）的影响也受到质疑[93]。为了应对这些问题，HFSS 的预后准确性通过 1994—2001 年 524 例进行过心脏移植的患者得到重新评估[55]。在所有患者中，80% 的患者接受血管紧张素转换酶抑制剂，8.4% 接受血管紧张素 Ⅱ 受体阻滞剂，32.8% 接受螺内酯，46% 接受 β- 受体阻滞剂治疗。当按照有或者无 β- 受体阻滞剂治疗将患者群体分成两部分，处于每一 HFSS 层级的患者，接受 β- 受体阻滞剂治疗比不接受 β- 受体阻滞剂治疗的患者有更高的 2 年无事件生存率。接受 β- 受体阻滞剂的患者中，HFSS 低风险层的患者 1 年和 2 年生存率分别为 95% 和 94%，HFSS 中风险层的为 86% 和 80%，HFSS 高风险层的为 83% 和 60%。相比之下，不接受 β- 受体阻滞剂的患者 1 年和 2 年生存率分别为 89% 和 85%（低风险层），82% 和 62%（中等风险层），47% 和 32%（高风险层）。

同样，Butler 和他的同事们调查了 HFSS 在一组接受指南推荐的 HF 改良治疗措施（ACEI 的 93%，72% 的 β- 受体阻滞剂，41% 的螺内酯）的患者中的情况[94]。低风险、中等风险和高风险的 HFSS 的患者，1 年无事件生存率分别为 91%、71% 和 64%。因为接受 β- 受体阻滞剂治疗的 HFSS 中等风险层患者在 1 年和 2 年的生存率相当于同期心脏移植患者 1 年后生存率，作者认为接受 β- 受体阻滞剂具有中等风险 HFSS 分层的 HF 患者可以进行密切监测延迟心脏移植。然而，这些研究所报告的生存率没有考虑生存质量和功能障碍。

西雅图心衰模型（SHFM）是由 Levy 和他的同事最近开发的，用来预测心衰患者 1 年、2 年和 3 年的生存率[95]。SHFM 简单易用并采用容易获得的变量而不依赖于患者的能力来完成心肺应激测试。基于 Web 和智能手机的 SHFM 计算器可链接 http://depts.washington.edu/shfm。该模型部分来自于 PRAISE（预期随机氨氯地平生存评估）中人口统计，实验室和的临床数据，包括 1125 例射血分数低于 30%，NYHA 心功能Ⅲ B 和Ⅳ级的患者的临床数据。平均年龄为 65 岁，平均血钠 139 mEq/L，平均收缩压为 118 mmHg[96]。多变量生存率预测因子包括人口学和临床因素（年龄、性别、NYHA 心功能分级、射血分数、收缩压）；使用药物（血管紧张素转换酶抑制剂、血管紧张素Ⅱ受体阻滞剂、β- 受体阻滞剂、他汀类药物、别嘌呤醇、醛固酮受体阻滞剂、袢利尿剂、美托拉宗与氢氯噻嗪）；实验室指标（血红蛋白、淋巴细胞 %、尿酸，胆固醇，钠、QRS 时限≥ 120 毫秒）和设备（植入式心律转复除颤器、双心室起搏器）等。

SHFM 模型在 5 个独立样本中进行了验证（4 个来自于大型的多中心临床试验，一个来自于大学 HF 诊所）。在所有组中平均射血分数小于 36%。在推导和验证组中，SHFM 预测生存率与 1 年、2 年和 3 年实际生存率相似。除了预测生存率，该模型还可通过患者的预期死亡率，观察增加一种药物或设备治疗是否使患者获益。SHFM 验证试验的选定的或者预筛的群体可能不符合“典型”的 HF 门诊患者，然而，由于并发症的相对缺乏，这些患者可能更类似于进行心脏移植评估患者。接下来，临床接受心脏移植评估的晚期 HF 患者被用于研究 SHFM[97]。由于 Bayes 定理预测一个源于包含晚期 HF 患者较少的人群的推导模型，分辨力仍然是很好的，但 SHFM 倾向于低估观测到的最大死亡率。

现代的植入式机械循环装置仅限于病情极度危重的心衰患者过渡到心脏移植和作为终点治疗。机械循环设备更大的潜力是用于病情不十分严重的 HF 患者的长期治疗。在当前技术条件下，1 年预计死亡率约 30% 的心衰患者被提出作为拓展适应证。在该背景下，我们在 9528 例从 3 个临床试验及华盛顿大学的综合数据集（预期随机氨氯地平生存评估 [PRAISE]，缬沙坦治疗心衰的临床研究 [ValHEFT]，晚期心力衰竭免疫调节治疗的临床评价研究 [ACCLAIM]）中应用 SHFM 评估，3238 例患者（34%）年龄大于 60 岁的，NYHA Ⅲ期或更高，射血分数 35% 或以下，血清肌酐值 2.5mg/dl 以下[98,99]。在这组人群中，SHFM 预测和实际观察到的 1 年生存率均为 18%，模型的分辨力很强大（图 5-13）。依据 SHFM 评分阈值 1.5 将患者分成（61%）低风险组和高风险组（39%）组。低风险组的预估死亡率为 9.6% 而 1 年期的观察死亡率为 10.4%。SHFM 得分 1.5 或更高的 39% 患者预估 1 年死亡率为 31%，而观察到的 1 年死亡率为 29%（Levy WC，Mancini DM，Pagani FD 等；未发表的数据）。

对哥伦比亚长老会医疗中心心脏移植的 715 例患者的 SHFM 和 HFSS 进行直接比较，发现两者危险率分层相似。HFSS 的低风险、中等风险和高风险群体的 1 年生存率分别为 89%、72% 和 60%，而 SHFM 分数为 0、1、2、3 的 1 年生存率为 93%、76%、59%、54%。受试者工作曲线分析表明，HFSS 和 SHFM 有类似的 1 年曲线下积分面积，分别为 0.772 与 0.73。

所有讨论的 HF 风险工具的一个主要限制是目

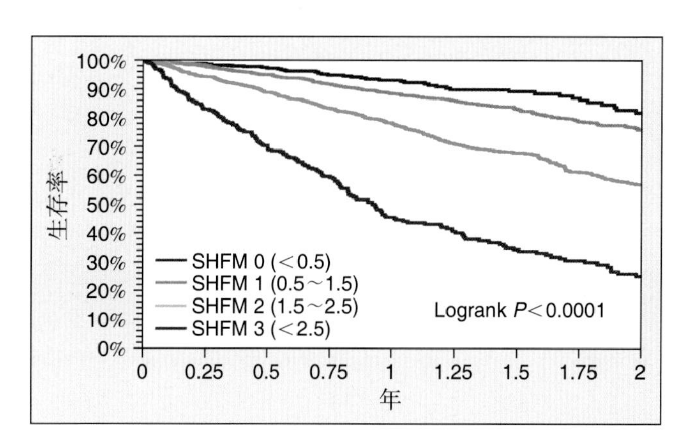

图 5-13 3238 例 60 岁以上、NYHA Ⅲ以上、左心室射血分数 35% 以下、肌酐 2.5 mg/dl 或低于西雅图心衰模型（SHFM）分值的患者死亡率。

前的数据有限。目前，仅有一个研究检测了一系列 HFSS 和 peak VO_2 测量的预后值。Lund 和其同事[53]对 227 例成人（22% 为女性）在基线测量后 1 年，重复心肺功能测试并重新计算 HFSS。与 HFSS 或者 peak VO_2 值由低风险转变为中等风险或高风险患者相比较，其值保持在低风险（$P < 0.01$ 和 $P < 0.001$）的患者生存率较高。初始为中等风险或高风险后病情缓解变为低风险的患者，与保持在中等风险或高风险（P=0.06 和 $P < 0.16$）的患者相比有更高的存活率。重复 HFSS 或者 peak VO_2 评估改善为低风险的患者其 1 年生存率为 72%。服用 β- 受体阻滞剂治疗变为低风险的患者 1 年生存率与心脏移植手术患者相当（HFSS 89%，peak VO_2 83%）

HF 风险重估的最佳时机尚未研究。我们的做法是，每半年或每年随着临床状况的变化重新计算。中等风险的患者可能值得更密切的监测。应用多于一个评分系统是合理的，特别是在中度风险患者中。最后，HFSS 和 SHFM 都不适用于研究评估失代偿性心衰住院患者，虽然 SHFM 评估在这方面有一定的价值[100]。

结论

目前开发了许多心衰的危险分层工具，每个都具有不同的推导和验证样本，用于危险分层的变量，不同的时间点预测死亡率的效用和易用性（表 5-7）。风险预测工具对于确定心衰预后具有无法估量的价值。他们可以帮助临床医师、患者和家庭做出明智的决定，以帮助指导实施进一步的医疗或手术干预和进行临终关怀。

风险预测工具必须慎重选择，使之匹配于衍生工具的样本，特别是患者的临床特点。应尽可能使用已验证的风险预测工具。没有可以涵盖所有的关键决策相关信息的风险预测工具。这些工具不应仅仅被用于风险预测，而是应该用来提高临床决策。由于 HF 是一个动态条件下的高发病率和死亡率的疾病，心衰预后应经常使用一个或多个在本章所讨论的工具进行重估，特别是对于认为可以进行心脏移植或植入辅助循环装置作为终点治疗的患者。

（江福清 译　于　坤 校）

表 5-7　心衰患者死亡和再入院风险模型的比较

模型	模型开发	推导样本	收缩或左室射血分数尚保留的心衰	急性或慢性	模型参数	终点
ADHERE	2001—2003	33 046	都有	急诊住院	BUN > 43，收缩压 < 115，肌酐 > 2.75	住院死亡率
HF Revised Score		779	都有	急诊住院	癌症病史，收缩压 < 124，肌酐 > 1.4，BUN > 37，钠 < 136，年龄 > 70	住院死亡率
EFFECT	1997—2001	2624		急诊住院	年龄 > 70，血红蛋白 < 10，收缩压*，呼吸频率 20 ~ 45，钠 < 136，BUN（最大 60），存在并存疾病	住院死亡率
OPTIME-CHF		949	收缩	急诊住院	年龄，NYHA Ⅳ与Ⅰ~Ⅲ，收缩压*，BUN，钠，血红蛋白，之前心衰住院史，住院时 PCI	60 天死亡率和再住院率
ESCAPE	2000—2003	423	收缩	急诊住院	BNP > 500 和 / 或 > 1300，钠 < 130，6 分钟步行试验 < 300m，住院期间心脏骤停或机械通气，BUN > 40 和 / 或 > 90，利尿剂剂量 > 240mg/ 天	6 个月死亡率
HFSS	1986—1991（推导）1993—1995（验证）	268；199	收缩	慢性	LVEF，QRS > 120ms，是否存在 CAD，HR，BP，VO_2，钠	低位、中危、高危组；1 年死亡率
SHFM	1992—1994（推导）	1125；9942	收缩	慢性	年龄，性别，NYHA，体重，LVEF，收缩压*，是否存在 CAD，血红蛋白，淋巴细胞比例，尿酸，钠，胆固醇，QRS > 120，药物或机械辅助治疗，利尿剂剂量	1 年、2 年、3 年存活率

BNP：脑钠肽；BP：血压；BUN：血尿素氮；CAD：冠心病；HF：心衰；HR：心率；LVEF：左室射血分数；NYHA，纽约心脏协会；PCI：经皮冠状动脉介入治疗；VO_2：耗氧量。

* 如果测量值 > 180mmHg 或 < 90mmHg；见表 5-5。

参考文献

1. Khush K, Tasissa G, Burker J, et al. Effect of pulmonary hypertension on clinical outcomes in advanced heart failure: analysis of the Evaluation Study of Congestive Heart Failure and Pulmonary Artery Catheterization Effectiveness (ESCAPE) database. *Am Heart J.* 2009;157:126–134.
2. Chung Chen W, Tran K, Maisel A. Biomarkers in heart failure. *Heart.* 2010;96:314–320.
3. Lainscak M, Anker M, Von Haehling S, et al. Biomarkers for chronic heart failure. *Herz.* 2009;34:589–593.
4. Parekh N, Maisel A. Utility of B-natriuretic peptide in the evaluation of left ventricular diastolic function and diastolic heart failure. *Curr Opin Cardiol.* 2009;24:155–160.
5. Peacock W, DeMarco T, Fonarow G, et al. Cardiac troponin and outcome in acute heart failure. *N Engl J Med.* 2008;358:2117–2126.
6. Schappert S, Rechtsteiner E. *Ambulatory medical care utilization estimates for 2006.* U.S. Department of Health and Human Services, National Health Statistics Report 2008;8.
7. Peacock W. Using the emergency department clinical decision unit for acute decompensated heart failure. *Cardiol Clin.* 2005;23:569–588.
8. Adams K, Fonarow G, Emerman E, et al. Characteristics and outcomes of patients hospitalized for heart failure in the United States: rationale, design and preliminary observations from the first 100,000 cases in the Acute Decompensated Heart Failure National Registry (ADHERE). *Am Heart J.* 2005;149:209–216.
9. Abraham W, Fonarow G, Albert N, et al. Predictors of in hospital mortality in patients hospitalized for heart failure: insights from the Organized Program to Initiate Life Saving Treatment in Hospitalized Patients with Heart Failure (OPTIMIZE-HF). *J Am Coll Cardiol.* 2008;52:347–356.
10. Smith G, Poses R, McClish D, et al. Prognostic judgements and triage decisions for patients with acute decompensated heart failure. *Chest.* 2002;121:1610–1617.
11. Gheorghiade M, Abraham W, Albert N, et al. Systolic blood pressure at admission, clinical characteristics and outcomes in patients hospitalized with acute heart failure. *JAMA.* 2006;296:2217–2226.
12. Fonarow G, Adams K, Abraham W, et al. Risk stratification for in hospital mortality in acutely decompensated heart failure: classification and regression tree analysis. *JAMA.* 2005;293:572–580.
13. Abraham W, Adams K, Fonarow G, et al. In hospital mortality in patients with acute decompensated heart failure requiring intravenous vasoactive medication: an analysis from the Acute Decompensated Heart failure National Registry (ADHERE). *J Am Coll Cardiol.* 2005;46:57–64.
14. Fonarow G, Stough W, Abraham W, et al. Characteristics, treatments, and outcomes of patients with preserved systolic heart failure: a report from the OPTIMIZE-HF Registry. *J Am Coll Cardiol.* 2007;50:768–777.
15. Lee D, Schull M, Alter D, et al. Early deaths in patients with heart failure discharged from the emergency department: a population based analysis. *Circ Heart Fail.* 2010;3:228–235.
16. O'Connor C, Abraham W, Albert N, et al. Predictors of mortality after discharge in patients hospitalized with heart failure: an analysis from the Organized Program to Initiate Life Saving Treatment in Hospitalized Patients with Heart Failure (OPTIMIZE-HF). *Am Heart J.* 2008;156:662–673.
17. Ahmed A, Allman R, Ponarow G, et al. Incident heart failure hospitalization and subsequent mortality in chronic heart failure: a propensity-matched study. *J Card Fail.* 2008;14:211–218.
18. Setoguchi S, Warner-Stevenson L. Hospitalizations in patients with heart failure: who and why. *J Am Coll Cardiol.* 2009;54:1703–1705.
19. Setoguchi S, Stevenson L, Schneeweiss S. Repeated hospitalizations predict mortality in the community population with heart failure. *Am Heart J.* 2007;154:260–266.
20. Fonarow G. Epidemiology and risk stratification in acute heart failure. *Am Heart J.* 2008;155:200–207.
21. Krumholz H, Wong Y, Paretn E, et al. Quality of care for elderly patients hospitalized with heart failure. *Arch Intern Med.* 1997;157:2242–2247.
22. Gorelik O, Almoznino-Sarafian D, Shteinshnaider M, et al. Clinical variables affecting survival in patients with decompensated diastolic versus systolic heart failure. *Clin Res Cardiol.* 2009;98:224–232.
23. Owan T, Hodge D, Herges R, et al. Trends in prevalence and outcome of heart failure with preserved ejection fraction. *N Engl J Med.* 2006;355:251–259.
24. Acikel S, Akdemir R, Kilic H, et al. Diastolic heart failure in the elderly: the prognostic factors and interventions regarding heart failure with preserved ejection fraction. *Int J Cardiol.* 2009;134:311–313.
25. Perez de Isla L, Canadas V, Contereras L, et al. Diastolic heart failure in the elderly: in hospital mortality and long term outcome after the first episode. *In J Cardiol.* 2009;134:265–270.
26. Goldstein S. The changing epidemiology of sudden death in heart failure. *Curr Heart Fail Rep.* 2004;1:93–97.
27. Effects of Metoprolol CR/XL in chronic heart failure: Metoprolol CR/XL Randomized Intervention Trial in congestive heart Failure (MERIT-HF). *Lancet.* 1999;353:2001–2007.
28. Olshansky B, Poole JE, Johnson G, et al. Syncope predicts the outcome of cardiomyopathy patients. *J Am Coll Cardiol.* 2008;51:1277–1282.
29. Uriarte-Salerno J, De Ferrari G, Klersy C, et al. Prognostic value of T-wave alternans in patients with heart failure due to nonischemic cardiomyopathy: results of the ALPHA Study. *J Am Coll Cardiol.* 2007;50:1896–1904.
30. Berger R, Huelsman M, Strecker K, et al. B-type natriuretic peptide predicts sudden death in patients with chronic heart failure. *Circulation.* 2002;105:2392–2397.
31. Pascual-Figa DA, Odonez-Llanos J, Tornel P, et al. Soluble ST2 for predicting sudden cardiac death in patients with chronic heart failure and left ventricular systolic dysfunction. *J Am Coll Cardiol.* 2009;54:2174–2179.
32. Saczynski J, Darling C, Spencer F, et al. Clinical features, treatment practices, and hospital and long-term outcomes of older patients hospitalized with decompensated heart failure: the Worcester Heart Failure Study. *J Am Geriatr Soc.* 2009;57:1587–1594.
33. Chaudhry SI, Wang Y, Gill TM, et al. Geriatric conditions and subsequent mortality in older patients with heart failure. *J Am Coll Cardiol.* 2010;55:309–316.
34. Parikh M, Lund L, Goda A, et al. Usefulness of peak exercise oxygen consumption and the Heart Failure Survival Score to predict survival in patients >65 years of age with heart failure. *Am J Cardiol.* 2009;103:998–1002.
35. Heywood J, Fonarow G, Costanzo M, et al. High prevalence of renal dysfunction and its impact on outcome in 118,465 patients hospitalized with acute decompensated heart failure: a report from the ADHERE database. *J Cardiac Fail.* 2007;13:422–430.
36. Klein K, Massie B, Leimberger J, et al. Admission or changes in renal function during hospitalization for worsening heart failure predicts postdischarge survival. *Circ Heart Fail.* 2008;1:25–33.
37. Filippatos G, Rossi J, Lloyd-Jones D, et al. Prognostic value of BUN in patients hospitalized with worsening heart failure: insights from the acute and chronic therapeutic impact of a vasopressin antagonist in chronic heart failure (ACTIV in CHF) study. *J Card Fail.* 2007;13:360–364.
38. Maisel A, Mueller M, Adams K, et al. State of the art: using natriuretic peptide levels in clinical practice. *Eur J Heart Fail.* 2008;10:824–839.
39. Rauchhaus M, Clark A, Doehner W, et al. The relationship between cholesterol and survival in patients with chronic heart failure. *J Am Coll Cardiol.* 2003;42:1933–1940.
40. Doehner W, Rauchhaus M, Ponikowski P, et al. Improved insulin sensitivity as an independent risk factor for mortality in patients with stable chronic heart failure. *J Am Coll Cardiol.* 2005;46:1019–1026.
41. Hare J, Mangal B, Brown T, et al. Impact of oxypurinol in patients with symptomatic heart failure: results of the OPT-CHF study. *J Am Coll Cardiol.* 2008;51:2301–2309.
42. Jehn M, Halle M, Schuster T, et al. The 6 min walk test in heart failure: is it a max or sub-maximum test? *Eur J Appl Physiol.* 2009;107:317–323.
43. Bittner V, Weiner D, Yusuf S, et al. SOLVD investigators. Prediction of mortality and morbidity with 6 minute walk test in patients with left ventricular dysfunction. *JAMA.* 1993;270:1702–1707.
44. Roul G, German P, Bareiss P. Does the 6 minute walk test predict the prognosis in patients with NYHA class II and III heart failure? *Am Heart J.* 1998;136:449–457.
45. Rostagno C, Olivo G, Cormeglio M, et al. Prognostic value of 6 minute walk corridor test in patients with mild to moderate heart failure: comparison with other methods of functional evaluation. *Eur J Heart Fail.* 2003;5:247–252.
46. Szlachcic J, Massie B, Kramer B, et al. Correlates and prognostic implication of exercise capacity in chronic congestive heart failure. *Am J Cardiol.* 1985;55:1037–1042.
47. Mancini DM, Eisen H, Kussmaul W, et al. Value of peak exercise oxygen consumption for optimal timing of cardiac transplantation in ambulatory patients with heart failure. *Circulation.* 1991;83:778–786.
48. Aaronson K, Chen T, Mancini D. Demonstration of the continuous nature of peak VO2 for predicting survival in ambulatory patients evaluated for transplant. *J Heart Lung Transplant.* 1996;15:S66.
49. Aaronson K, Mancini D. Is percent predicted VO2 a better selection criterion than peak VO2 for cardiac transplantation? *J Heart Lung Transplant.* 1995;14:981–989.
50. Stelken AM, Younis LT, Jennison SH, et al. Prognostic value of cardiopulmonary exercise testing using percent achieved of predicted peak oxygen uptake for patients with ischemic and dilated cardiomyopathy. *J Am Coll Cardiol.* 1996;27:345–352.
51. Wasserman K, Hansen JE, Sue DY, et al. *Principles of Exercise Testing and Interpretation.* Philadelphia, PA: Lea & Febiger; 1994.
52. Lund L, Aaronson K, Mancini D. Validation of peak VO2 and the heart failure survival score for serial risk stratification in advanced heart failure. *J Am Coll Cardiol.* 2005;95:734–741.
53. Lund L, Aaronson K, Mancini D. Predicting survival in ambulatory patients with severe heart failure on beta blocker therapy. *Am J Cardiol.* 2003;92:1350–1354.
54. Koelling T, Joseph S, Aaronson K. Heart failure survival score continues to predict clinical outcomes in heart failure patients receiving beta blockers. *J Heart Lung Transplant.* 2004;23:1414–1422.
55. O'Neill J, Young J, Pothier C, et al. Peak oxygen consumption as a predictor of death in patients with heart failure receiving beta blockers. *Circulation.* 2005;111:2313–2318.
56. Jessup M, Abraham WT, Casey DE, et al. 2009 focused update: ACCF/AHA Guidelines for the Diagnosis and Management of Heart Failure in Adults: a report of the American College of Cardiology Foundation/American Heart Association Task Force on Practice Guidelines: developed in collaboration with the International Society for Heart and Lung Transplantation. *Circulation.* 2009;119:1977–2016.
57. Osada N, Chaitman BR, Miller LW, et al. Cardiopulmonary exercise testing identifies low risk patients with heart failure and severely impaired exercise considered for heart transplantation. *J Am Coll Cardiol.* 1998;31:577–582.
58. Robbins M, Francis G, Pashkow F, et al. Ventilatory and heart rate responses to exercise: better predictors of mortality then peak oxygen consumption. *Circulation.* 1999;100:2411–2417.
59. Kleber F, Vietzke G, Wernecke K, et al. Impairment of ventilatory efficiency in heart failure: prognostic impact. *Circulation.* 2000;103:967–972.
60. Balady G Arena R, Sietsema K, et al. Clinician's Guide to cardiopulmonary exercise testing in adults: a scientific statement from the American Heart Association. *Circulation.* 2010;122:191–225.
61. Arena R, Myers J, Abella J, et al. Development of a ventilatory classification system in patients with heart failure. *Circulation.* 2007;115:2410–2417.
62. Arena R, Myers J, Guazzi M. The clinical and research application of aerobic capacity and ventilatory efficiency in heart failure: an evidence-based review. *Heart Fail Rev.* 2008;13:245–269.
63. Guazzi M, Arena R, Ascione A, et al. Exercise oscillatory breathing and increased ventilation to carbon dioxide production slope in heart failure: an unfavorable combination with high prognostic value. *Am Heart J.* 2007;153:859–867.
64. Sun X, Hansen J, Beshai J, et al. Oscillatory breathing and exercise gas exchange abnormalities prognosticate nearly mortality and morbidity in heart failure. *J Am Coll Cardiol.* 2010;55:1814–1823.

65. Cohen-Solal A, Laperche T, Morvan D, et al. Prolonged kinetics of recovery of oxygen consumption after maximal graded exercise in patients with chronic heart failure: analysis with gas exchange measurements and NMR spectroscopy. *Circulation.* 1995;91:2924–2932.
66. Gitt A, Wasserman K, Kilkowski C, et al. Exercise anaerobic threshold and ventilatory efficiency identify heart failure patients for high risk of early death. *Circulation.* 2002;106:3079–3084.
67. Nanas S, Anastasiou-Nana M, Dimopoulos S, et al. Early heart rate recovery after exercise predicts mortality in patients with chronic heart failure. *Int J Cardiol.* 2006;110:393–400.
68. Arena R, Guazzi M, Myers J, et al. Prognostic value of heart rate recovery in patients with heart failure. *Am Heart J.* 2006;151:851–813.e7–13.
69. Arena R, Myers J, Abella J, et al. The partial pressure of resting end-tidal carbon dioxide predicts major cardiac events in patients with systolic heart failure. *Am Heart J.* 2008;156:982–988.
70. Elimariah S, Goldberg L, Allen M, et al. Effects of gender on peak oxygen consumption and timing of cardiac transplantation. *J Am Coll Cardiol.* 2006;47:2237–2242.
71. Green P, Lund L, Mancini D. Comparison of peak exercise oxygen consumption and the heart failure survival score for predicting prognosis in women versus men. *Am J Cardiol.* 2007;99:399–403.
72. Davies L, Francis D, Piepoli M, et al. Chronic heart failure in the elderly: value of cardiopulmonary exercise testing in risk stratification. *Heart.* 2000;83:147–151.
73. Brubaker P, Marburger C, Morgan T, et al. Exercise responses of elderly patients with diastolic versus systolic heart failure. *Med Sci Sports Exerc.* 2003;35:1477–1485.
74. Guazzi M, Myers J, Arena R. Cardiopulmonary exercise testing in the clinical and prognostic assessment of diastolic heart failure. *J Am Coll Cardiol.* 2005;46:1883–1889.
75. Guazzi M, Myers J, Peberdy M, et al. Exercise oscillatory breathing in diastolic heart failure: prevalence and prognostic insights. *Eur Heart J.* 2008;29:2751–2759.
76. Farr M, Lang C, Lamanca J, et al. Cardiopulmonary exercise variables in diastolic versus systolic heart failure. *Am J Cardiol.* 2008;102:203–206.
77. Lang C, Karlin P, Haythe J, et al. Ease of noninvasive measurement of cardiac output coupled with peak VO2 determination at rest and during exercise in patients with heart failure. *Am J Cardiol.* 2007;99:404–405.
78. Lang C, Agostoni P, Mancini D. Prognostic significance and measurement of exercise-derived hemodynamic variables in patients with heart failure. *J Card Fail.* 2007;13:672–679.
79. Griffin BP, Shah PK, Ferguson J, et al. Incremental prognostic value of exercise hemodynamic variables in chronic congestive heart failure secondary to coronary artery disease or to dilated cardiomyopathy. *Am J Cardiol.* 1991;67:848–853.
80. Roul G, Moulichon ME, Bareiss P, et al. Prognostic factors of chronic heart failure in NYHA class II or III: value of invasive exercise hemodynamic data. *Eur Heart J.* 1995;16:1387–1398.
81. Wilson JR, Rayos G, Yeoh TK, et al. Dissociation between peak exercise oxygen consumption and hemodynamic dysfunction in potential heart transplant candidates. *J Am Coll Cardiol.* 1995;26:429–435.
82. Chomsky DB, Lang CC, Rayos GH, et al. Hemodynamic exercise testing: a valuable tool in the selection of cardiac transplantation candidates. *Circulation.* 1996;94:3176–3183.
83. Mancini D, Katz SD, Donchez L, et al. Coupling of hemodynamic measurements with oxygen consumption during exercise does not improve risk stratification in patients with heart failure. *Circulation.* 1996;94:2492–2496.
84. Metra M, Faggiano P, D'Aloia A, et al. Use of cardiopulmonary exercise testing with hemodynamic monitoring in the prognostic assessment of ambulatory patients with chronic heart failure. *J Am Coll Cardiol.* 1999;33:943–950.
85. Williams SG, Cooke GA, Wright DJ, et al. Peak exercise cardiac output: a direct indicator of cardiac function strongly predictive of prognosis in chronic heart failure. *Eur Heart J.* 2001;22:1496–1503.
86. Lang C, Karlin P, Haythe J, et al. Peak cardiac power output measured non-invasively is a powerful predictor of outcome in chronic heart failure. *Circ Heart Fail.* 2009;2:33–38.
87. Tan LB. Cardiac pumping capability and prognosis in heart failure. *Lancet.* 1986;ii:1360–1363.
88. Rhode LE, Goldraich L, Polanczyk CA, et al. A simple clinically based predictive rule for heart failure in-hospital mortality. *J Card Fail.* 2006;12:587–593.
89. Lee DS, Austin PC, Rouleau JL, et al. Predicting mortality among patients hospitalized for heart failure: derivation and validation of a clinical model. *JAMA.* 2003;290:2581–2587.
90. Felker G, Leimberger J, Califf R, et al. Risk stratification after hospitalization for decompensated heart failure. *J Card Fail.* 2004;6:460–465.
91. O'Connor CM, Hasselblad V, Mehta RH, et al. Triage after hospitalization with advanced heart failure: the ESCAPE (Evaluation Study of Congestive Heart Failure and Pulmonary Artery Catheterization Effectiveness) risk model and discharge score. *J Am Coll Cardiol.* 2010;55:872–878.
92. Aaronson KD, Schawrtz JS, Chen TM, et al. Development and prospective validation of a clinical index to predict survival in ambulatory patients referred for cardiac transplant evaluation. *Circulation.* 1997;95:2660–2667.
93. Pohwani AL, Murali S, Matheir MM, et al. Impact of β-blocker therapy on functional capacity criteria for heart transplant listing. *J Heart Lung Transplant.* 2003;22:78–86.
94. Butler J, Khadim G, Paul KM, et al. Selection of patients for heart transplantation in the current era of heart failure therapy. *J Am Coll Cardiol.* 2004;43:787–793.
95. Levy WC, Mozaffarian D, Linker DT, et al. The Seattle Heart Failure Model: prediction of survival in heart failure. *Circulation.* 2006;113:1424–1433.
96. Packer M, O'Connor CM, Ghali JK, et al. Effect of amlodipine on morbidity and mortality in severe chronic heart failure. *N Engl J Med.* 1996;335:1107–1114.
97. Kalogeropoulos AP, Georgiopoulou W, Giamouzis G, et al. Utility of the Seattle Heart Failure Model in patients with advanced heart failure. *J Am Coll Cardiol.* 2009;53:324–342.
98. Neaton JD, Normand SL, Gelijns A, et al. Designs for mechanical circulatory support device studies. *J Card Fail.* 2007;13:63–74.
99. *Randomized Evaluation of VAD InterVEntion before Inotropic Therapy.* Available at http://www.clinicaltrial.gov/ct2/show/NCT01369407?term=Left+Ventricular+Assist&rank=20: Accessed July 21, 2011.
100. Levy WC, Mozaffarian D, Linker DT, et al. REMATCH Investigators. Can the Seattle Heart Failure Model be used to risk-stratify heart failure patients for potential left ventricular assist device therapy? *J Heart Lung Transplant.* 2009;28:231–236.

第 6 章

长期左心室辅助装置治疗重症心力衰竭的患者筛选

Leslie W. Miller · Stuart D. Russell

关键点

概述

对于全美国重症或终末期心脏收缩功能减退性心力衰竭（HF）患者的具体数量和所占百分比，一直有多种估测值；这组患者可能占到美国350万收缩功能减退性心力衰竭人群的5%～10%，约为50 000～150 000（图6-1）[1-5]。尽管这组患者仅占所有收缩功能减退性心力衰竭患者的小部分，但他们却消耗了全美国的治疗心力衰竭总费用的60%[6-7]。高昂的费用源于这部分患者常反复住院，而且经常需要使用昂贵的用于挽救生命的医疗器材，如双室顺序起搏器、埋藏式心律转复除颤器等（详见第2章）[8]。近年来，重症心力衰竭患病率的持续上升以及这些患者因心功能受限所带来生活质量的严重减退和对这类患者药物治疗手段的缺乏等难题，无一不刺激着医疗团队尝试寻找更新的、性价比更优良的治疗方法。

左心室辅助装置

心脏移植无疑是目前疗效最为确定的一种治疗终末期心力衰竭的方法，在维持着良好心功能情况下，患者移植后1年生存率可超过85%，5年生存率仍大于70%（图6-2）[9]。这与机械辅助用于治疗充血性心力衰竭的随机评估（REMATCH，Randomized Evaluation of Mechanical Assistance for the Treatment of Congestive Heart Failure）临床试验中不适合心脏移植治疗的终末期心力衰竭患者最佳药物治疗组1年生存率只有20%相比，结果要好很多[10]。但可惜的是全美1年仅能获得2200个左右的供体心脏，这些宝贵的供心通常被限用于年龄小于65岁的较年轻患者[9,11,12]。占心力衰竭患者群绝大多数的高龄患者都属于典型的心脏移植非适用群体。而且心脏移植治疗的效果在不同年龄人群中并不一致，如图6-2所示，移植后生存率随受体人群年龄每增加10岁而明显下降。因此以心室辅助装置（VADs）应用为主的机械循环支持（MCS）治疗就日益增长为救治顽固性心力衰竭患者的一种重要的替代治疗手段[13-17]。尽管在机械循环支持这一研究领域，所有资助基金最初关注焦点都集中于全人工心脏；但这一领域主要的成就，以及几乎所有种类的机械循环支持装置的成功，还是在于作为心室辅助装置的应用（本书第1章有关于资助基金与辅助装置研究不断发展的详细介绍。）

机械循环支持治疗的适应证

心室辅助装置（VADs）的应用指征随着装置使用经验的积累和应用

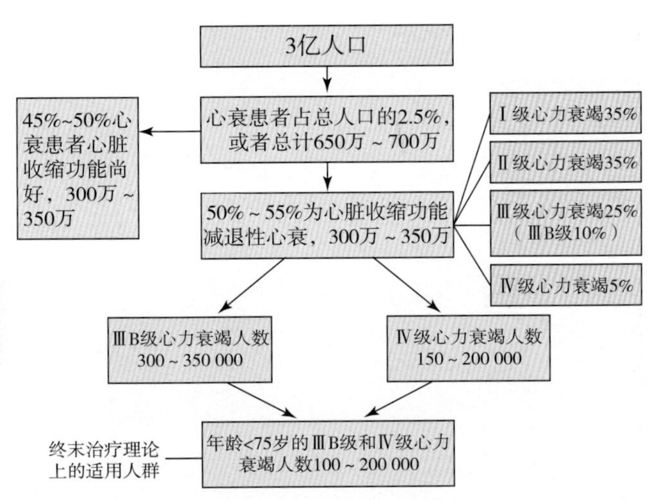

图 6-1 各类心力衰竭的预测患病数和美国心脏协会估测的各级程度心衰患病率。具体估测数值由作者提供。(From Writing Group Members，Lloyd-Jones D，Adams RJ，Brown TM，Carnethon M，et al；American Heart Association Statistics Committee and Stroke Statistics Subcommittee. Heart disease and stroke statistics—2010 update：a report from the American HeartAssociation. Circulation . 2010；121:e46-e215.）

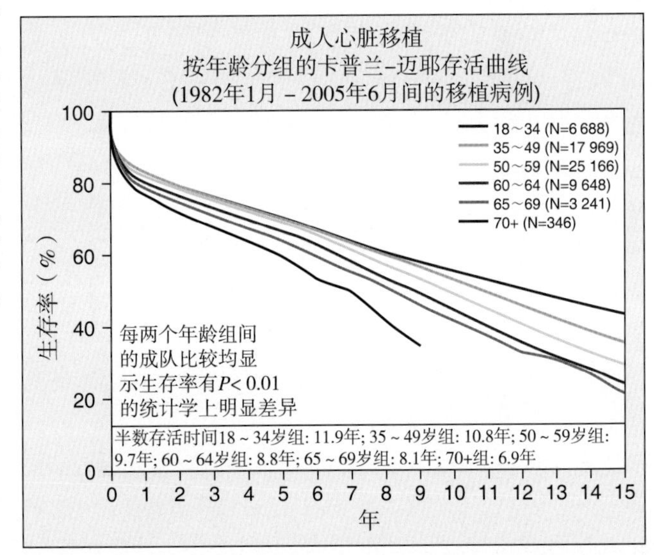

图 6-2 卡普兰 - 迈耶存活曲线显示随年龄增加生存率下降，源自国际心肺移植协会的注册数据。(From Taylor DO，Edwards LB，Aurora P，et al. Registry of the International Society for Heart and Lung Transplantation：twenty-fifth official adult heart transplant report—2008. J Heart Lung Transplant . 2008；27:943-956）

时间的延长而不断演进发展。VADs 最初只是被用于心脏直视手术后无法脱离体外循环机械辅助的那部分患者。这种左心室辅助装置通常只需要将一个简单的离心泵与从患者左心房引流血液的管道相连接，再将血液通过与患者近端主动脉相连的管道泵回体内就可以实施对患者左侧心室的辅助。这也是目前体外膜肺氧合治疗（extracorporeal membrane oxygenation，ECMO）或者外周体外循环的本质所在（详见第 8 章）。这种类型的辅助装置只是被设计用于持续数小时或几天的心脏辅助。随着技术的迅速进步，以容量位移为特色的搏动性血泵使心脏辅助时间延长到数月。这一进步开辟了机械循环支持目前最常见的应用指征，作为心衰患者心脏移植前的过渡治疗（bridge to transplant，BTT）；用在那些病情进行性恶化、甚至出现心源性休克的登记于积极要求心脏移植等待名单上（等待人数常＞ 12 000 人）的顽固性心力衰竭患者[18-24]。在过去的 20 年间，尽管这些辅助装置被更多地用于心衰程度更严重、合并症更复杂的患者，甚至包括那些因急性心肌梗死或心跳骤停而紧急复苏的心源性休克患者，但救治的成功率仍维持了不错的水平。从资料统计看，无论是在选择辅助装置的种类、选择在患者出现严重心衰后多长时间内安装辅助装置[24]以及控制使用辅助装置所带来的并发症方面尽多大的努力，总有 20% ～ 30% 安装了 VAD 作为 BTT 治疗的患者无法存活到接受心脏移植。直到近年来，随着新一代提供持续血流的辅助装置的应用，这一死亡率才有明显的下降（图 6-3）[13]。

大多数的死亡均发生在 VAD 植入的早期，典型病例都是在患者接受标准住院治疗出院之前发生。据估计那些等待心脏移植但未接受机械辅助循环支持的心衰患者的死亡率是 10% ～ 15%[27]。很难说通过对这些患者使用 VAD 辅助能完全避免死亡的发生，但肯定可以使这个百分比有一个实质性的下降。尤其是最近全美器官共享网络（United Network for Organ Sharing，UNOS）关于对心脏移植分级处于原发性 1A 状态（即极有可能生存时间无法＞ 1 周）患者优先实施器官共享的指南的确立，将会对使用左心室辅助装置（LVADs）作为 BTT 治疗的策略产生极大的影响（表 6-1）。现在心脏移植分级处于 1B 状态的患者已几乎不可能获得供体来实施移植治疗，而处于 2 类状态的患者更是很少有接受移植的。这种改变使得移植治疗倾向实施于病情最重的患者，从而使得大多数心衰患者等待供体的时间进一步延长，也导致了 LVADs 使用的明显增长。现阶段，美国心脏移植的患者中有 40% ～ 85% 接受了 LVADs 辅助治疗（图 6-4）。

对于那些极重症的心力衰竭患者，目前还少有其他替代治疗手段。数个临床研究的数据显示，对

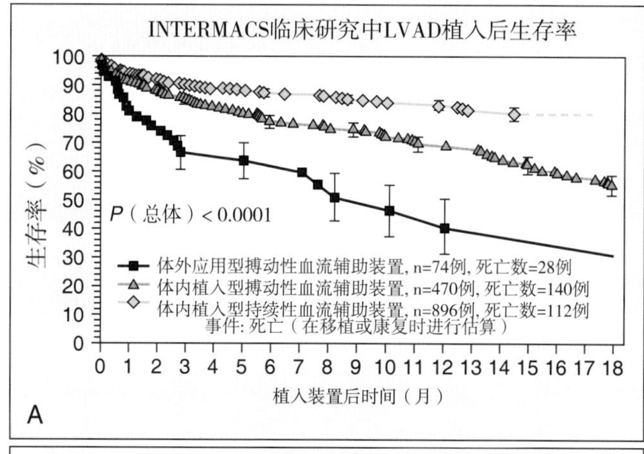

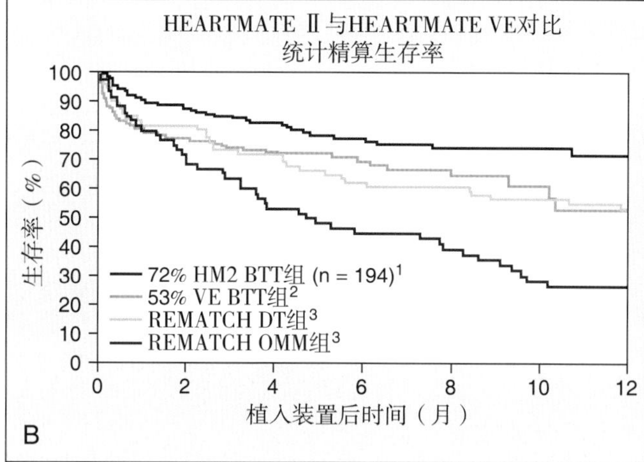

图 6-3 A. 第一代以容量位移为特色的搏动性血流 LVAD（包括体外应用型和体内植入型）和第二代持续性血流 LVAD 的卡普兰 - 迈耶生存曲线。B.FDA 认证前 HeartMate Ⅱ 作为 BTT 治疗的最初入选队列和后续 61 例患者临床试验（HM2 BTT 组）总的卡普兰 - 迈耶生存曲线。与公开发表的多中心应用 XVE LVAD 进行 BTT 治疗（VE BTT 组）结果对比。并与 REMATCH 终末治疗临床试验中 XVE 治疗（REMATCH DT 组）和药物治疗（REMATCH OMM 组）的结果对比。(B, From [1]Miller LW, Pagani FD, Russell SD, et al; HeartMate II clinical investigators. Use of a continuous-flow device in patients awaiting heart transplantation. N Engl J Med . 2007; 357:885-896; [2]Frazier OH, Rose EA, Kormos RL. J Thorac Cardiovasc Surg . 2001; 66:669-674; and [3]Rose EA, Gelijns AC, Moskowitz AJ, et al; Randomized Evaluation of Mechanical Assistance for the Treatment of Congestive Heart Failure [REMATCH] Study Group. Long-term mechanical left ventricular assistance for end-stage heart failure. N Engl J Med .2001; 345:1435-1443.)

这类患者 VADs 辅助治疗效果要明显优于静脉用血管活性药物治疗[28,29]。最近公布的不适合心脏移植的正性肌力药物依赖性患者调查（Investigation of Non Transplant-Eligible Patients Who Are Inotrope Dependent, INTREPID）临床队列研究中，作为研究的同期对照组——延期实施 LAVD 植入的患者，1 年生存率仅为 20%（图 6-5）[29]。延迟植入 VAD 的原因经常是基于预计在较短时间内能获得供心；但实际等待的时间在美国却常受血型、体重或其他参数的变化影响而波动很大。随着新一代提供持续血流的 LVADs 在提高患者生存率、减少不良事件发生以及延长装置耐久性方面不断取得成功，对比于出院患者持续使用血管活性药物治疗的极低存活率，现在已很少有人认可持续的静脉用血管活性药物治疗能代替 LVADs 治疗了[13,15-17]。

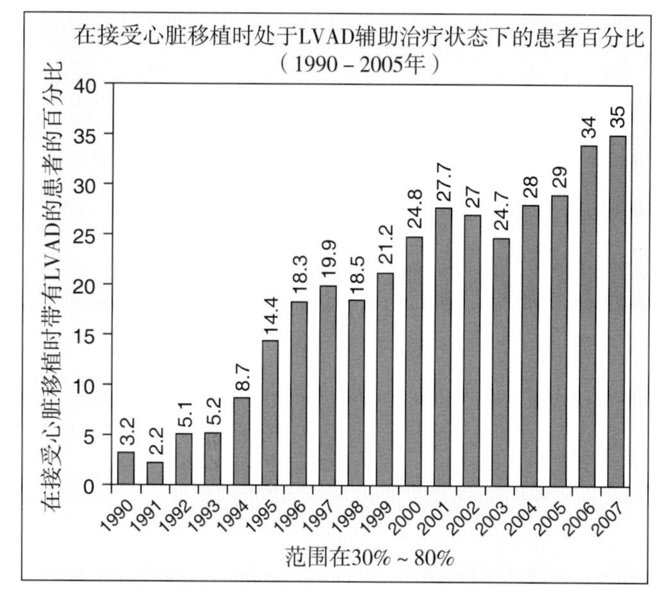

图 6-4 在接受心脏移植时处于 LVAD 辅助治疗状态下的患者百分比持续上升。(From UNOS/SSTR 数据库中 UNOS 的 2008 年数据)

表 6-1 全美器官共享网络（United Network for Organ Sharing，UNOS）对处于 1A 状态患者供体优先政策出台后列入 1A 状态患者数量的变化。

美国心脏移植患者按所处分级状态分类：2000—2008 年变化情况

心脏移植分级状态	2000 年	2008 年	变化率（%）
1A	870	1100	+26
1B	755	714	-5
2	573	188	-67
总计	2199	2002	-9

资料来源：UNOS 发表的截止于 2008 年 11 月 30 日的数据（UNOS/SSTR 数据库，2009）。

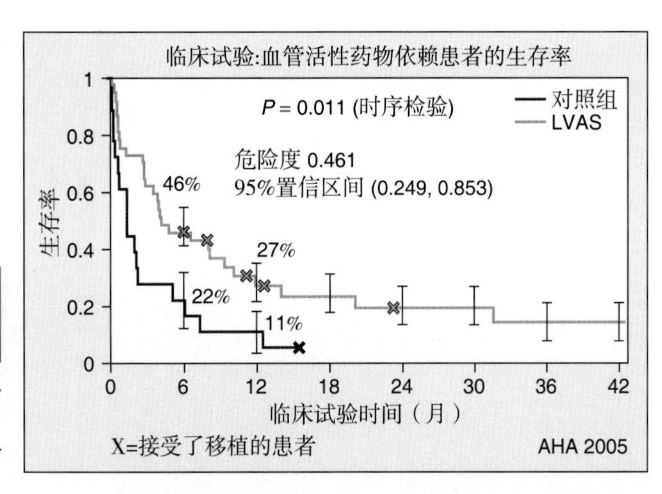

图 6-5 INTREPID 临床试验入选患者的卡普兰 - 迈耶存活曲线。对比在临床试验开始时均是血管活性药物依赖患者接受 Novacor 左心辅助装置（LVAD）治疗与接受持续血管活性药物治疗两组的结果。LVAS：左心室辅助系统。（From Rogers JG，Butler J，Lansman SL，et al；INTrEPID investigators. Chronic mechanical circulatory support for inotrope-dependent heart failure patients who are not transplant candidates：results of the INTrEPID trial. J Am Coll Cardiol . 2007；50:741-747.）

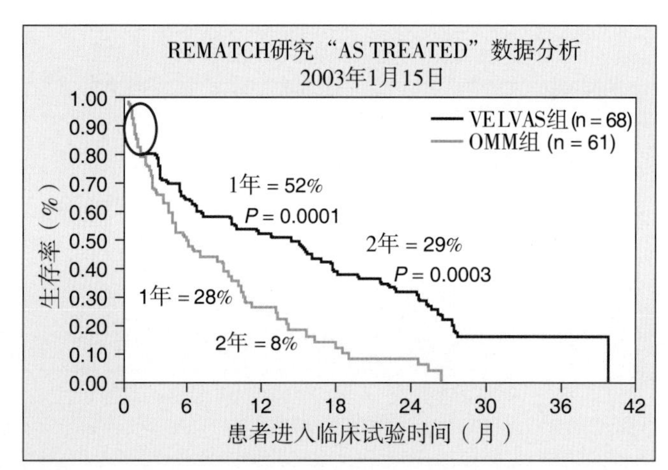

图 6-6 REMATCH 研究中接受 HeartMate XVE 左心辅助系统（LVAS）治疗与接受优化药物治疗（OMM）两组患者的卡普兰 - 迈耶生存曲线对比。两组在开始治疗的最初 30 天内均有相同的 17% 的病死率。（From Rose EA，Gelijns AC，Moskowitz AJ，et al；Randomized Evaluation of Mechanical Assistance for the Treatment of Congestive Heart Failure [REMATCH] Study Group. Long-term mechanical left ventricular assistance for end-stage heart failure. N Engl J Med. 2001；345:1435-1443.）

终点治疗

VADs 并不仅仅是作为心脏移植前过渡治疗手段而发展起来的，人们最初的设计想法是用它作为一种能取代心脏移植的治疗心衰患者的方法，也就是为心衰患者实施终点治疗（destination therapy，DT）。DT 治疗之所以得到发展，源于 60 岁以上人群心衰的患病率明显上升 [10]，而绝大多数心脏移植治疗中心由于供心的严重缺乏将禁止移植的年龄界定在 65 周岁 [30]。

有 2 个前瞻性随机研究 [10,16] 和 1 个注册登记研究 [31] 专门探讨了运用 MCS 对重症或不适合心脏移植治疗的心力衰竭患者 DT 治疗的效果。第一个研究就是 REMATCH 临床研究，在因年龄过大而不适合心脏移植的心衰患者中，对比研究 LVADs 与内科药物治疗的效果 [10]。该研究筛查了近 1000 例患者，但仅有 129 例患者最终进入了研究；其余患者均因病情过重或过轻而未能入选。该研究的入选标准包括：NYHA 心功能分级为Ⅳ级的心衰患者，心脏射血分数减低，peak VO_2 严重下降（设定指标为 $<$ 10ml/kg/min）。尽管该研究原定的研究对象是病情相对平稳的进展性心力衰竭患者，但最终入选队列的却是目前所有研究中病情最重的一组患者；约有 65% 的患者是血管活性药物严重依赖，并且耗氧量峰值只有 8.5ml/kg/min。跟 MCS 在 BTT 治疗中的经验一样，LVAD 组 1 个月死亡率很高（17%）[10,32]，但也只是与对照的药物治疗组死亡率相同（图 6-6）。从一个侧面反映出入选患者的病情对 MCS 治疗效果有重要的影响。和其他的外科临床研究类似，REMATCH 试验以植入后 30 天内的死亡作为手术死亡病例；但实际上有很多患者因在植入 LVAD 后早期出现并发症，经历了较长时间的术后治疗仍未能存活出院（65% 的死亡发生在 LVADs 植入后的第 1 年内）。

这种绝大多数死亡均发生在出院前的趋势在随后的 Post-REMATCH 试验中再次得到证实，第 1 年内 65% 的死亡发生在患者植入辅助装置出院前。Post-REMATCH 是一个由美国食品和药品监督管理局（FDA）主持的上市后临床注册登记研究。它随访监测了 REMATCH 试验结束后的 250 例植入 HeartMate XVE 辅助装置（Thoratec Corp，Pleasanton，CA）患者的情况，在那时 HeartMate XVE 已经获准作为商品上市（2003 － 2005 年）（图 6-7）。PRM 注册研究收集了 66 个中心实施 MCS 的情况，这些中心大多没有参加 REMATCH 研究，从而更广泛地反映出辅助装置的运用效果 [31]。

最近，研究者对比了第一代以搏动性血流为特征的 XVE 辅助装置与第二代以持续性血流为特征的 HeartMate Ⅱ装置在心衰患者中实施 DT 治疗的效果 [16]。研究显示尽管在植入后第 1 年内死亡患者的绝对数量

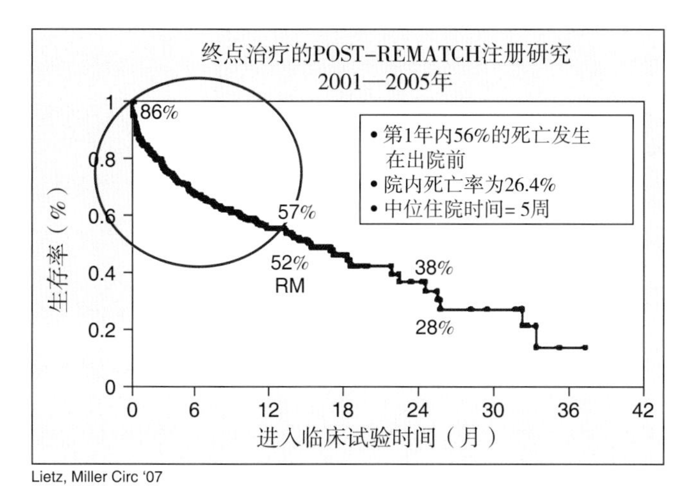

图 6-7 美国食品和药品监督管理局（FDA）主持的 Heartmate XVE 左心室辅助装置（LVAD）上市后临床研究的入选患者的卡普兰 - 迈耶生存曲线。生存曲线显示患者出院前死亡所占的百分比较高。（From Lietz K，Long JW，Kfoury AG，et al. Outcomes of left ventricular assist device implantation as destination therapy in the post-REMATCH era：implications for patient selection. Circulation . 2007；116:497-505.）

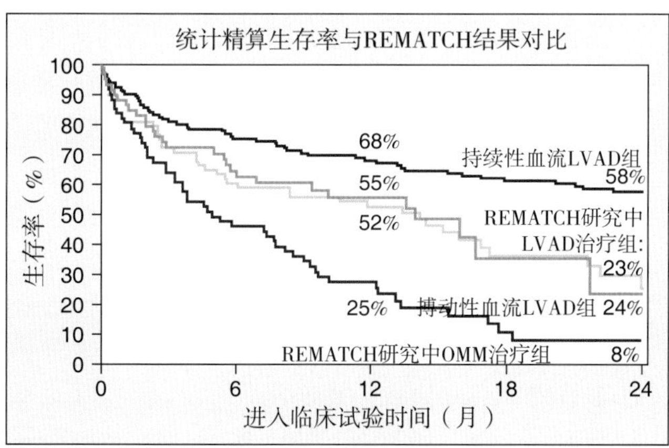

图 6-8 Heartmate Ⅱ终末治疗临床研究中 Heartmate Ⅱ与 Heartmate XVE 两类左心室辅助装置（LVADs）的治疗数据对比。同时与 REMATCH 研究中 Heartmate XVE 治疗组和优化药物治疗组的数据对比。CF：持续性血流；PF：搏动性血流；OMM：优化药物治疗。（From Slaughter MS，Rogers JG，Milano CA，et al；HeartMate II investigators. Advanced heart failure treated with continuous-flow left ventricular assist device. N Engl J Med. 2009；361:2241-2251；and Rose EA，Gelijns AC，Moskowitz AJ，et al；Randomized Evaluation of Mechanical Assistance for the Treatment of Congestive Heart Failure [REMATCH] Study Group. Long-term mechanical left ventricular assistance for end-stage heart failure. N Engl J Med . 2001；345:1435-1443.）

和百分比率有明显下降，但从住院病历资料来看死亡的最高风险仍在出院前（56%）（图 6-8）。两类辅助装置有着相似的住院死亡率。

MCS 植入第 1 年内出院前患者的高死亡率可能与接受 MSC 治疗的一直是最严重的心衰患者有关，比如上述对比研究中 75% 的患者都需要静脉注入血管活性药物治疗。这些数据进一步强调了：尽管治疗目的和辅助装置种类各不相同，但辅助治疗病例的选择才是决定 MCS 治疗效果好坏的重要决定因素。当然，有一些病例选择以外的其他重要指标也会对 LVADs 的治疗效果产生积极的影响：如辅助装置耐久性能的改进[33,34]、辅助装置故障排除能力的提升[35,36]，以及在使用新一代持续血流辅助装置时在感染预防[37,38]、营养支持[39]等重要方面严格遵照新出版的操作指南对患者实施治疗。

机械循环支持治疗对象的入选标准

通过风险因素评估来预测反复心衰发作患者接受单纯药物治疗的死亡风险和潜在的接受机械循环支持治疗的适应性问题，在本书第 4 章中已有详细论述。而关于心脏移植的病例选择标准早已由国际心肺移植协会（ISHLT，International Society for Heart and Lung Transplantation），以及美国心脏病学院（ACC，American College of Cardiology）、美国心脏学会（AHA，American Heart Association）、美国心力衰竭协会（HFSA，Heart Failure Society of America）联席（ACC/AHA/HFSA）确定，并在近期由 Mehra 等进行了更新[30]。然而关于 MCS 治疗迄今却缺乏公认的治疗指南。最近 ISHLT 公布了一个关于植入新一代持续血流辅助装置的指南，其中包括了病例选择标准的专门章节[40]。

目前普遍接受的运用 MCS 作为 BTT 治疗的患者入选标准要基于几方面的参数评估，这包括患者的血流动力学状况、临床症状以及反映患者体循环灌注情况及末端脏器功能的实验室检测指标。血流动力学指标包括心脏指数大于 2.0L/min，但同时需要考察患者的每搏输出量。因为有些重症患者虽然维持了心脏指数大于 2.0L/min，但却是通过快速心律失常来代偿实现的，每搏输出量已明显降低；这种现象实际上反映了患者处于进行性心功能失代偿状态。血流动力学指标还包括心腔充盈压力，如右房压＞ 10mmHg、肺毛细血管楔压＞ 15 mmHg，以鉴别出那些因过度

框 6-1 由美国医疗保险和医疗补助服务中心（CMS）负责支付费用的左心

室辅助装置终点治疗（DT）患者的入选标准。

机械循环支持用作终点治疗；

- CMS 的患者入选标准
- 不适合心脏移植治疗
- 最大耐受剂量药物治疗超过 60 ～ 90 天心功能仍为 NYHA Ⅳ级的心衰患者
- 射血分数小于 25%
- 耗氧量峰值＜ 12ml/kg/min

From Boyle AJ. Risk of bleeding with continuous flow ventricular assist device. J Heart Lung Transplant 2009；28：881–887.

表 6-2	心力衰竭的危险分层：患者的氧耗量（VO_2）峰值绝对值与预测值百分比两项指标的对比。
	P
耗氧量（VO_2）的预测值百分比	0.0005
耗氧量峰值	0.007
左心室射血分数	0.01
年龄	0.42
肺毛细血管楔压	0.42
病因学	0.77

注：耗氧量的预测值百分比，一个将患者的年龄、性别和体表面积等参数经列线图格式标准化后获得的指标，与目前普遍使用的评估心衰患者死亡风险的危险因素进行比较。

（From Stelken A，Younis LT，Jennison SH，et al. Prognostic value of cardiopulmonary exercise testing using percent achieved of predicted peak oxygen uptake for patients with ischemic and dilated cardiomyopathy. J Am Coll Cardiol . 1993；27:345-352.）

利尿治疗引发心输出量降低的患者。其他一些提示需要实施 MCS 治疗的指征还包括：患者出现四肢末梢湿冷等灌注不良表现、低血压、快速性心律失常、肺部啰音和颈静脉怒张；实验室指标包括肾前性氮质血症或肝功能异常、凝血时间延长、使用利尿剂后仍持续少尿。

对于那些不适合心脏移植治疗的患者，实施 MCS 作为 DT 的入选标准与上述 BTT 治疗标准类似。只是这类患者由于年龄过大、或已经详细评估考虑常规移植治疗会出现严重合并症导致预后不佳，基本排除了在紧急情况下接受心脏移植治疗的可能。对拟行 DT 治疗的对象，只要条件允许均应作运动实验以评估其真实的心肺功能状况，同时严格分析患者的合并症情况以避免治疗效果不良[2]。

REMATCH 临床研究的入选标准是：(1) NYHA 心功能Ⅳ级或是心力衰竭分级为 D 级，(2) 射血分数小于 25%，(3) 耗氧量峰值（peak VO_2）＜ 12ml/kg/min，(4) 正规运用近期公布的心力衰竭治疗指南建议[2,6]的最大耐受剂量药物治疗至少 60 ～ 90 天仍存在心功能严重受限。最终 REMATCH 临床试验入选了迄今所有研究中病情最重的一组患者，而且患者实际病情的严重程度也超出了试验开始前的预期。这个入选标准被美国医疗保险和医疗补助服务中心（Center for Medicare and Medicaid Services，CMS）采纳，沿用至今作为 CMS 支付不适合心脏移植治疗，或接受 DT 治疗的心力衰竭患者的标准（框 6-1）[41,42]。患者排除标准和耗氧量（VO_2）[30]指标也沿用了前述标准。实际上，尤其在老龄患者中，用患者实测值占预测氧耗量的百分比作为评估标准要好于使用氧耗量绝对值作为指标。预测氧耗量是将年龄、性别和体表面积等参数经列线图格式标准化后获得的。患者的耗氧量峰值会随着年龄和体表面积增加而减少；而在相同年龄和体表面积下，女性也低于男性（表 6-2）[43,44]。

MCS 治疗的目标人群包括经各种口服药物治疗仍反复发作心衰、准备实施长期静脉血管活性药物治疗的患者；典型病例是在植入 VAD 时已经持续使用静脉血管活性药物治疗[28]。但患者的这种情况往往又使治疗者处于一种矛盾境地。因为美国的心力衰竭治疗指南不鼓励对出院患者实施长期的静脉活性药物治疗，这种治疗被建议保留用于患者出现低心输出量、灌注不良、末端脏器功能不全和充血性心衰时。另外，现有的资料均显示用静脉血管活性药物治疗来替代 VADs 治疗，远期预后不良，1 年死亡率高达 80% ～ 90%（图 6-5）[45-49]。然而，有资料显示在 LVAD 植入时不使用静脉血管活性药物的患者在 LVAD 植入的标准住院治疗期间死亡风险明显升高。并且 INTERMACS 临床试验资料显示使用静脉血管活性药物治疗的患者接受 LVAD 辅助后有更好的生存率[17]。

对这些相互矛盾的数据结果作一个较为合适的解释是：如果患者在静脉血管活性药物治疗下病情平稳，循环灌注和末端脏器功能得以改善，尤其是肾和肝功能改善，患者的死亡风险就会降低；而在静脉血管活性药物治疗下病情仍恶化的患者末端脏器功能会严重减退，即使采用 LVAD 辅助也会伴随极高的死亡风险。任何尚保留有一定生活质量、预期生存时间能超过 1 ～ 2 年，而又在接受长期静脉血管活性药物

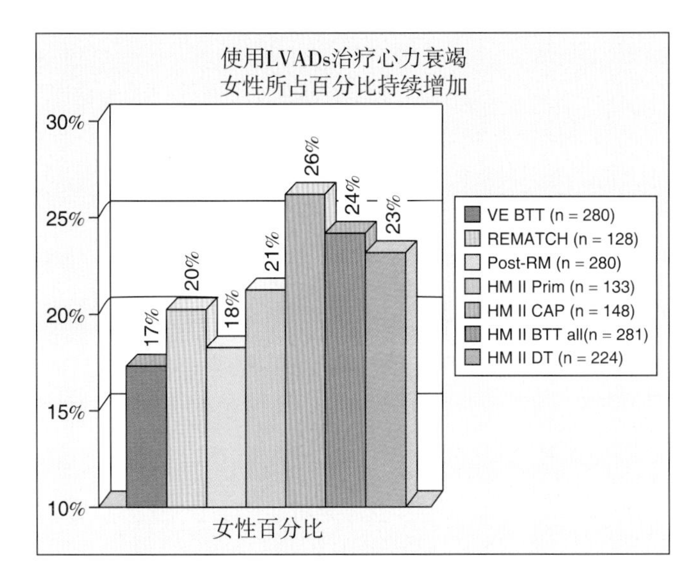

图 6-9 使用持续性血流辅助装置后，女性患者在左心室辅助装置（LVADs）临床试验所占百分比呈上升趋势。VE BTT：导出式电动 XVE 辅助泵作为心脏移植前过渡治疗（BTT）的多中心研究；Post-RM：Thoratec 公司 XVE 辅助泵作为终末治疗（DT）的上市后注册登记研究；HM Ⅱ Prim：HM Ⅱ BTT 临床研究的最初入选队列；HM Ⅱ CAP：HM Ⅱ BTT 临床研究完成最初入选患者后，在美国食品和药品管理局审批上市前继续沿用最初入选标准选择病例进行的临床研究；HM Ⅱ DT：HM Ⅱ DT 临床研究（最近才完成）。

治疗的患者应该都被视为 VAD 治疗的可选对象。

患者体型大小一直是限制在女性、低体重患者和未成年患者中实施 MCS 的明显制约因素。因为只有患者体型足够大才可能植入原来那些搏动性血流辅助装置，各种搏动性血流辅助装置均要求患者的体表面积大于 $1.5m^2$。现在新型的持续性血流辅助装置只有原来搏动性血流辅助装置的 1/5 大小；在体表面积只有 1.3 m^2 的患者中使用这些新型辅助装置的临床试验正在进行或已经完成。从而有望将原来一些因体型限制而被排除在 MCS 治疗范畴之外的患者重新引入辅助治疗中。女性患者接受 MCS 辅助治疗的比率从搏动性血流辅助装置时代的 8% 上升到了最近临床试验中的 30% 左右。尽管女性患者 VAD 治疗的结果与男性患者相同，但她们获得心脏移植的平均等待时间明显长于男性（图 6-9）。

导致心室机械辅助治疗不良预后的特殊风险因素

在过去的 30 年间，不管 VADs 应用指征的变化（BTT 或 DT），VADs 辅助治疗死亡和并发症发生的主要原因几乎没有变化，仍是感染、出血、肾衰竭、右心衰、多脏器功能衰竭和脑卒中[31,50]。许多并发症的发生可以从辅助装置植入前患者的实验室指标、器官功能状态和临床表现发现端倪，这些指标构成了导致 MCS 治疗不良预后的特殊风险因素。

肾功能

肾功能不全一直是导致 LVADs 治疗并发症和死亡发生的最重要影响因素之一[40]。以下列举几项预测这一风险相关的肾功能测定方法：血浆肌酐大于 2.5mg/dl 和血尿素氮大于 40mg/dl。肾小球滤过率小于 0.5ml/kg/min 是另外一种较好的方法，因为血浆肌酐水平指标在女性或肌肉不发达的患者中容易低估肾功能受损的程度。评估肾功能还应该监测 24 小时尿量，不仅用以计算肌酐清除率，还可以观察有无尿蛋白。通过尿液的常规分析查看有无炎性细胞和嗜酸性粒细胞，以反映患者是否存在继发于药物使用的间质性肾炎或原发性间质病变。24 小时尿液中蛋白过高或存在多量细胞，往往提示需要进行肾组织活检以除外原发性肾病变，尤其在非糖尿病患者中更应警惕这一点。另外，血浆肌酐水平升高的患者应作腹部超声检查以明确患者是否有两个肾、肾的大小以及肾皮质的厚度是否正常，同时除外梗阻性病变。

REMATCH 试验中因肾功能异常而将患者排除出接受辅助治疗的标准是血浆肌酐水平≥ 3.5mg/dl[10]。近来的研究已将这一标准调低为 2.5mg/dl；将来的临床试验拟采用肌酐清除率取代血浆肌酐指标。所有这些监测指标都是连续性变量，而非二分法变量，患者的风险是随着参数值异常程度的增加而升高的。一般而言，需要长期血液透析治疗的患者是 LVAD 作为 DT 治疗的极高风险患者，远期并发症的发生率很高，多数与血管入路引发的感染相关。由于严重心衰患者的肾功能不全可能继发于肾灌注不足，也可能源于常规使用的血管紧张素转换酶抑制剂、血管紧张素Ⅱ受体拮抗剂或非甾体类消炎药物导致的肾毒性，因此很难评估这些患者肾功能的真实储备能力[51]。所以有很多中心在患者接受静脉药物治疗，心脏指数大于 2.4L/min 维持 1 ～ 2 天后才开始测定肌酐清除率。

尽管心输出量与肾血流之间有着必然的联系，但它们之间的关联性并非是线性的。许多因素，尤其是扩血管药物（如硝普钠）和血管活性药物（如米力农），都可以降低入球小动脉的压力而减少肾小球的压力阶差，使得在心输出量提高的情况下却不能改善甚至降低血浆肌酐的清除[52]。慢性肾功能不全的患者（如血浆肌酐水平＞3.0mg/dl），往往合并有肾体积缩小和肾皮质变薄，即使使用了机械循环支持，这类患者的肾功能也很难改善。然而，也有一部分因为肾功能差而无法考虑心脏移植治疗的患者，经过一段时间的LVADs治疗后，肾功能发生逆转而最终成功接受了心脏移植[31]。在HeartMate Ⅱ装置的BTT临床试验中，许多肾功能不全患者经过6个月的辅助治疗后，血尿素氮从37mg/dl降到了23mg/dl，血浆肌酐从1.8mg/dl降到了1.4mg/dl[53]。

右心室功能：右心衰的危险分层

不管是在以容量位移为特点的搏动性血流辅助装置时代，还是在应用持续性血流辅助装置的现在，右心衰都是导致LVADs治疗并发症和死亡发生的最重要影响因素之一。右心衰是导致重要不良事件，诸如出血、肾衰竭、住院时间延长和其他并发症的主要诱发因素，最终引发多脏器功能衰竭。绝大多数辅助泵植入后的右心衰在术前就可以预见的，应积极采取各种方法尽量保护右心功能。右室功能最优化是术前最优化设计的最重要的目标（见第7章）。MCS治疗的患者中出现右心衰的比率可达到20%～30%。非缺血性疾病的心衰患者常同时存在明显的右心衰和左心衰，需要实施右室辅助的风险要增加3～4成[54,55]。

LVAD后右心衰发生的最常见原因是患者术前就合并右心功能不全，再加上LVAD植入后卸载左心室负荷导致左心室容积改变引发右室几何形态的明显改变，以及LVAD植入后泵血能力的提升带来的静脉回心血量的增加。左心室的卸载与左心室辅助系统（LVAS）的工作可以降低肺动脉压力而减低右室的后负荷[56]。然而，LVAD也会增加体循环静脉系统的回心血量，使得本已病损的右心室无法耐受增加的容量负荷。而LVAD植入后的左心室减压后导致室间隔移向左室侧，对右心室的几何构型产生不利影响。这一方面降低了室间隔参与右心室收缩射血的能力，另一方面加重了三尖瓣反流（详见第12和13章）[56]。

最近人们建立了两个预测LVAD植入后发生右心衰的风险评估模型[57,58]。一个模型运用风险因素的加权评分分值高低预测风险大小（框6-2）。评分项目包括：胆红素≥2.0mg/dl，天冬氨酸转氨酶≥80IU，肌酐≥2.3mg/dl等，其中很重要的一条是将植入LVAD前需要使用血管加压药物维持循环作为最高分值（HF=4.0），用以预测出现右心衰竭和需要使用右心室辅助装置（right ventricular assist device,RVAD）风险[57]。这个模型也被用于预测RVAD辅助治疗患者的生存率（图6-10）。另一个预测模型则建立于血流动力学指标，如心脏指数、右心室搏血指数（RV stroke work index）、体循环收缩压[57]；以及术前超声评价的右心室功能不全的严重程度、血浆肌酐水平和是否有过既往心脏手术史。有研究显示：右心室搏血指数＜600mmHg×ml/m^{2}的患者，在LVAD植入术后，有38%的患者需要持续接受14天以上时间的血管活性药物支持治疗；右心室搏血指数在600～900mmHg×ml/m^{2}的患者，这一比率可降至29%；右心室搏血指数＞900mmHg×ml/m^{2}的患者中，则仅有3%术后需要14天以上的血管活性药物支持[2,59]。右心室搏血指数可以作为反映右心室维持压力与射血能力的定量指标。具体计算右心室搏血指数的公式可见持续性血流LVADs的应用指南手册[40]。

临床研究LVAD植入后右心衰的最大一组是HeartMate Ⅱ装置的BTT临床试验，分析了484例患者的资料。单因素分析显示：右心室搏血指数＜300mmHg×ml/m^2、中心静脉压＞15mmHg、血尿素氮水平升高、白细胞计数增高是独立危险因素。而多因素回归分析得到的危险因素则包括术前即需要开始机械通气支持、中心静脉压/肺毛细血管楔压＞0.63、血尿素氮＞39mg/dl[60]。在HeartMate Ⅱ装置的BTT临床试验中，未发现缺血性心脏病和非缺血性心脏病患者间在LVAD植入后右心衰的发生率上存

框6-2 已发现的明显影响左心室辅助装置植入后右心室（RV）功能衰竭的危险因素

右心室功能衰竭的风险评分

从模型系数计算出的危险分值

4分=需要使用血管加压药物不适合心脏移植治疗

3分=肌酐≥2.3mg/dl（或使用肾替代治疗，RRT）

2.5分=胆红素≥2.0mg/dl

2分=天冬氨酸转氨酶≥80IU/L

右心室功能衰竭的风险评分=血管加压药物项目分值+天冬氨酸转氨酶项目分值+胆红素项目分值+肌酐项目分值

(From Matthews JC, Koelling TM, Pagani FD, et al. The right ventricular failure risk score: a pre-operative tool for assessing the risk of right ventricular failure in left ventricular assist device candidates. J Am Coll Cardiol . 2008; 51:2163-2172.)

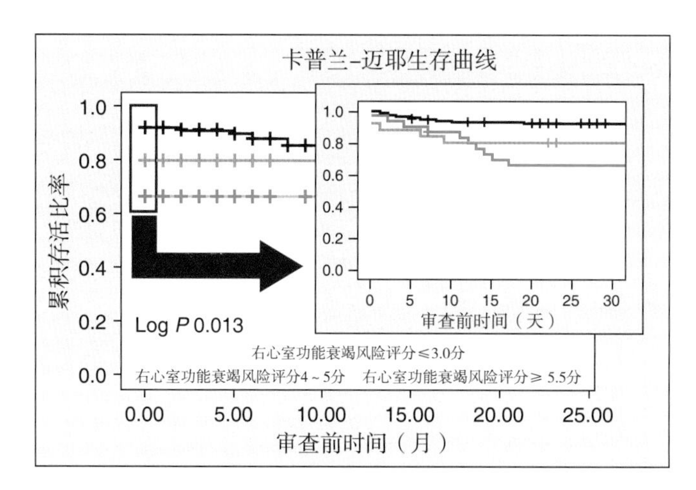

图 6-10 密歇根右心室功能衰竭风险评分与预测左心室辅助装置（LVAD）植入后的生存率相关。（From Matthews JC，Koelling TM，Pagani FD，et al. The right ventricular failure risk score a pre-operative tool for assessing the risk of right ventricular failure in leftbventricular assist device candidates. J Am Coll Cardiol . 2008；51:2163-2172.）

在差别。但在以往数个中心使用搏动性血流泵进行左心室辅助时，发现非缺血性心脏病的患者在 LVAD 植入后发生严重右心衰或者需要 RVAD 辅助的风险要增高 4 成。右房压过高（> 18mmHg）会因为静脉压升高而导致肾小球灌注压差减低，引发肾功能不全并对利尿剂治疗反应不良（见第 7 章）[61]。另外，静脉压增高的患者出血倾向也会明显增加。

几组大样本临床研究的多因素回归分析显示，LVAD 植入后明显影响右心衰发生的独立危险因素有：植入 LVAD 前需要使用临时的机械循环支持、女性患者和非心肌缺血性病因所致的心力衰竭[54]。单因素统计分析发现右心室搏血指数降低、肺动脉平均压和舒张压过低（而不是肺血管阻力）是重要的右心衰发生的危险预测指标。其他的重要影响因素还有右房压高于肺毛细血管楔压以及右室舒张末容积或直径的明显扩大。

另外，在植入 LVAD 前通过心脏超声评估右室的直径或容积以及三尖瓣反流的严重程度，也有助于预测术后右心衰的发生。有些外科医生主张对那些术前或术中超声发现三尖瓣存在中度以上反流的患者在 LVAD 植入同期实施三尖瓣成形术。但也有外科医生认为这种额外的操作延长了术中体外循环辅助的时间并不能改善预后。

肺动脉高压和手术后严重右心功能衰竭是准备接受心脏移植或 BTT 治疗患者需要重点关注的风险因素。而对于准备接受 DT 治疗患者，评估术后右心功能不全的发生风险更为重要。因为目前还没有较为理想的能适合院外患者使用的双心室机械辅助装置。一旦患者出现右心衰往往只能联合混用目前各种装置或者使用双侧体外辅助装置进行治疗。

对潜在机械循环支持适用对象的评估

血流动力学指标

使用 Swan-Ganz 导管获取血流动力学参数，是对潜在 MCS 治疗对象进行评估的重要手段。迄今仍没有确立明确的开始实施 MCS 治疗的血流动力学参数标准。普遍接受的标准是在使用了血管活性药物，尤其是升压药物后心脏指数仍过低（< 2.0L/min）或每搏输出量< 25ml/beat。尽管资料显示过高的心腔充盈压和充血状态与心衰患者的不良预后关系比较密切，但现有资料没有证实任何单一因素能独立准确地预测预后。快速性心律失常的存在会使单独测定心脏指数的方法低估心衰的严重程度。对这些心率明显增快的患者，更应该关注每搏输出量的测定，因为他们的实际病情可能要比心输出量指标显示的更严重。

测定心衰患者心输出量时需要考虑同时使用 Fick 法和温度稀释法。Fick 法一般受患者三尖瓣反流的影响不大。大量三尖瓣反流会使温度稀释法测定时使用的注射物用量明显增加（注射物会因为三尖瓣反流回到右房），从而缩小测定出的温度阶差，导致测定的心输出量虚高。另外，监测患者的混合静脉血或肺动脉血的氧饱和度也非常重要，尤其是对那些有较好的心输出量测定值但临床表现却显示心功能受损严重的患者。不管肺动脉压力如何，右房压都是评价右心室功能的最好指标，低心输出量会导致肺动脉压力中度虚高。肺动脉压小于 25 ~ 30mmHg 且超声检查显示严重右室功能不良或右房压过高的患者，LVAD 植入后发生右心衰的风险明显增高，使存活率降低。因为此时的肺动脉压力过低往往反映了右室功能的严重减退。

血液学指标和凝血功能的评估

血小板减少症和贫血（血细胞比容< 30mg/dl）是预示 MCS 治疗患者不良预后的两个血液学参数指标（框 6-1）。一旦出现这些指标异常，患者需要在植入 LVAD 前彻底检查可能的病因，并积极

予以纠正。资料显示LVAD植入前血小板计数少于149 000/μl的患者有极高的院内死亡风险。同样，各种原因所致的患者凝血国际标准化比值高于正常值也将明显增加死亡风险；因此在植入LVAD前应当将患者的凝血国际标准化比值调整至正常范围。Lietz和其同事的研究[31]显示LVAD植入后患者院内死亡与术前实验室指标异常直接相关，其中术前凝血功能指标异常与术后因出血导致死亡关系最密切。另外，有些中心还检查C反应蛋白、蛋白S和抗心肌磷脂抗体的水平以明确患者凝血功能异常的程度来指导术后处理（详见第7章）。

肺功能

患者合并阻塞性或限制性肺疾病会增加LVAD治疗预后不良的风险。潜在肺功能障碍或肺疾患常导致患者在LVAD植入后机械通气时间和ICU停留时间延长；尤其在使用搏动性血流辅助装置时，由于辅助装置体积较大会阻碍患者膈肌运动，从而进一步影响呼吸功能。目前尚没有绝对的肺功能指标可作为指导或排除LVAS治疗的标准，最近发表的治疗指南[40]中出现了一些相关的肺功能估测和评判标准的论述。

如果患者在吸入空气的情况下氧饱和度过低（< 92%），需对患者进行心脏超声筛查是否存在经房间隔缺损或卵圆孔的右向左分流。若结果显示不存在上述情况，则应对这些患者进行螺旋CT或MRI检查，以除外患者合并血栓栓塞性疾病。

因中枢性或继发性睡眠呼吸暂停所致的睡眠障碍性呼吸是一个重要但未受到充分重视的导致低氧血症、肺动脉高压和右心衰的原因，应该通过监测夜间血氧饱和度和呼吸功能筛查患者是否合并有该疾病。如果检查结果高度提示阳性可能，就应在家用氧疗装置辅助下做正式的睡眠试验。并非所有睡眠障碍性呼吸患者都有典型的皮克威克综合征（Pickwickian syndrome：肥胖、嗜睡、肺换气量减少及红细胞增多的综合征状）的肥胖症状。据估计约有40%的心衰患者会合并一定程度的睡眠障碍性呼吸。对那些合并有明显阻塞性睡眠呼吸暂停或睡眠障碍性呼吸的患者，需考虑推迟LVAD植入；应先对患者进行数月正规的家庭氧疗，观察患者接受治疗后的反应，尽可能改善患者的右心功能，以减少术后需要RVAD辅助的风险。

胃肠道出血的风险评估

目前，使用的各种提供持续血流的LVADs都需要系统的华法林抗凝治疗。因此，术前应仔细筛查患者是否有胃肠道出血病史。如果患者目前有明确的胃肠道出血证据，在LVAD植入前需行胃肠道内镜检查以明确出血原因，并排查是否合并恶性肿瘤。

肝功能

肝功能不全很早已被证实是导致LVAD植入后预后不良的重要因素[65]。肝功能不全常导致凝血功能障碍，使术中及围术期输血量明显增加，这将会加重右心功能损害而增加了RVAD的风险。反映肝功能不全的最常用实验室指标就是胆红素，造成高胆红素血症的原因很多，如充血性心衰，但这种情况下胆红素升高水平往往要高于肝细胞酶学指标的改变程度。另外，用药过度、阻塞性黄疸、浸润性疾病或中毒等也可引起高胆红素血症。

对所有可能接受VADs治疗的患者都要详细了解是否有嗜酒史，尤其是肝功能不正常的患者。既往研究显示总胆红素和肝细胞酶学指标高出正常值3倍以上是VADs预后不良的独立危险因素[66-69]。患者还需要检测既往是否感染过甲、乙、丙型肝炎或其他病毒。对于那些肝增大的患者，简单的腹部超声检查可以筛查是否合并浸润性肝病、肿瘤或其他疾患，为决定是否进行活检提供依据。许多中心会对临床症状和血清学指标明显提示肝功不全的患者（即使合并明显右心衰）实施肝超声引导下的经颈静脉或经肝组织活检以除外肝硬化。尽管这些患者中引起肝功能不全最常见的原因是右心衰，而且这种肝功能不全可以通过机械循环支持治疗（LVAS或双心室VAD）得以改善，但肝硬化仍是提示预后不良的一个预测指标。

如同实施LVAD治疗能改善肾功能一样，已有证据表明患者在植入可提供持续血流的LVAD后肝功能也会得到改善[53,70-72]。在HeartMate Ⅱ的BTT临床试验中，那些开始治疗时总胆红素、丙氨酸转氨酶、天冬氨酸转氨酶异常的患者在经过6个月以上的辅助治疗后这些指标能降至正常[53]。目前，有多种方法可用于LVAD植入前患者肝功能的调整，这在最近公布的指南中有专门总结[40]，本书第7章亦有详细讨论。

评估外周血管疾病

大多数 LVAD 临床研究都会将合并明确外周血管病的患者排除在研究之外，因为这部分患者除了可以有间歇性跛行等症状外，在全身其他许多部位也存在动脉粥样硬化性病变；导致患者术后运动受限、恢复缓慢。对准备接受 LVAD 治疗的患者，腹部超声及臂 - 踝指数的测定有助于检出外周血管病变；对所有合并糖尿病的 LVAD 备选对象都应施行这两项检查。

颈动脉狭窄是一种严重的外周血管疾病。对任何听诊时发现有颈动脉杂音或怀疑有一过性脑缺血的患者，均应行颈动脉超声检查。对于高度怀疑存在狭窄的患者需要仔细研究治疗方案。一般而言，如果患者既往有脑卒中病史、轻瘫和活动障碍后遗症或者脑皮质功能受损的情况，不宜入选 LVAD 治疗。

感染情况的评估

从开始使用 VAD 治疗进展性心力衰竭患者以来，感染和炎症就是导致死亡和并发症发生的主要原因。引发 VAD 治疗后感染的危险因素包括：术前置入的各类留置导管、机械通气支持、血糖控制不满意、肾衰竭、恶液质状态以及置入 VAD 时正合并感染。在植入 VAD 之前纠正上述各种不良情况，可以降低植入后的感染风险，改善远期预后。大多数患者在植入 LVAD 之前几天或数周就已收住院进行评估和调整治疗，会导致患者皮肤菌群的改变，增加 LVAD 植入后院内感染的风险。处于活动期全身感染状态的患者不宜实施 LVAD 治疗。而对那些合并局限性感染，临床上可以有效治疗的患者，应适当推迟 LVAD 的植入时间。

营养状态

由于感染是影响 LVAD 植入后患者发生死亡和并发症的重要因素，因此在术前评估患者的营养状态十分关键。心衰患者合并营养不良非常常见。数据显示 60% 处于心衰病情平稳期的患者血浆白蛋白水平低于 3.2mg/dl。血浆白蛋白水平只是反映营养状态的一个粗略的指标，但 Post-REMATCH 临床研究中，安装 XVE 搏动性血流辅助装置作为 DT 治疗的患者，若血浆白蛋白水平低于 3.2mg/dl，出院前死亡风险会是其他患者的 5 倍[31]。几乎所有 LVAD 植入后因感染死亡的患者术前血浆白蛋白水平都低于 3.2mg/dl。

导致心衰患者营养不良的原因是多方面的，这包括：心衰患者食欲差、肿瘤坏死因子等炎性细胞因子升高、运动受限、呼吸做功增加以及因明显肝淤血导致的恶心、早饱。患者的营养不良状态又可以从多方面对手术治疗产生不利影响[74]，如伤口愈合不良和增加感染风险，以及以针刺皮试反应失敏为表现的 T 淋巴细胞功能损害。分析非 VAD 植入的心脏手术患者的临床资料发现，与手术死亡风险直接相关的不是感染，而是患者处于恶液质状态和体重指数（BMI ＜ 22）过低[75,76]。

在心衰患者中存在着一个“肥胖悖论（obesity paradox）”现象，肥胖患者的生存率要高于恶液质患者。这一点在心脏手术患者中也存在；肥胖尽管会明显增加术后伤口和其他部位感染的风险，但并不增加死亡风险。相反，BMI 小于 22 的患者心脏手术的死亡风险明显增加，由于免疫应答能力下降，这类患者会有更高的感染风险；同时也容易出现伤口愈合不良以及典型的运动强度下降，导致活动受限的时间延长。

实际上，肥胖在心衰患者中是很常见的现象。在进行 HeartMate Ⅱ 的 BTT 和 DT 治疗临床试验的那个年代，BMI 大于 40kg/m^2 是入选患者的排除标准。然而最近的一些研究显示肥胖并不会对患者接受 LVAD 治疗带来有害的影响[77]。有些时候，LVADs 被认为是肥胖患者适合的 BTT 治疗手段，目的就是通过 LVAD 辅助治疗来充分减轻患者的体重以便使其适合后续的心脏移植。遗憾的是，资料显示只有少数患者能通过这种方法减掉足够的体重。现在看来，希望通过运用 LVAD 血流动力学辅助支持治疗的手段来达到减轻患者体重目的，需要一个多学科配合的医疗团队的共同努力，应该有内科医师、护士、营养治疗师、运动生理学专家以及减肥外科医生的共同参与（详见本书第 7 章关于 LVAD 植入前营养不良处理的讨论）。

对备选对象在神经病学、精神病学及心理社会学方面的评估

合并有神经疾患或精神疾患，不能自觉照看体外辅助装置和自主活动的患者不是 LVAD 治疗的适合对象。患者如果存在精神疾患、滥用药物和其他心理社会学问题，都会影响到 LVAD 植入后患者能否遵从医嘱实施有效自我管理。因此在术前需对这些

问题进行仔细评估。如果患者近期有明确的药物滥用或医从性不良史，都不适合入选 LVAD 治疗。拥有家庭成员和护理人员的照顾，具备设施完备住宅和社区条件，也是评估 LVAD 备选治疗对象的考虑因素。尽管不是必要条件，但接受 LVAD 辅助治疗的患者，应当有就近居住的家人或朋友的照看，以便他们在必要时能获得帮助。患者应当有可靠的交通运输手段，以方便植入后的定期随诊；同时还需要有便捷可靠的通信手段以便及时联系医疗服务和应对紧急情况。

心脏移植指南明确规定准备接受这种非常规治疗的患者，必须要接受经过专业培训的保健专家进行的正式心理健康评估[78]。这种评估对保证长期 VAD 辅助治疗的成功也至关重要。心理健康评估不能只局限于测评患者是否有明显的精神疾患倾向，还要充分评估患者的神经认知能力。考虑到慢性心衰可能导致患者不可逆的精神和认知功能障碍，有许多中心术前都要对备选患者进行关于手术和操作机械辅助装置的短期培训，再在培训后的 1 ～ 2 天就授课内容进行考核，以评判备选患者的心理素质与学习能力。

术前筛查还应包括评判备选患者的用药依从性，是否能遵从医疗建议（如按照建议减肥和戒烟），是否能按期随诊，以及是否有化学药物成瘾史。还有一个至关重要的方面，那就是要了解患者在社会上是否具备可靠的社交支持网络，这一点对准备用机械辅助治疗替代心脏移植的患者更为重要。理想的社交支持网络应该由配偶或恋人，重要家庭成员或忠诚的朋友组成。如果患者没有一个能通过辅助装置操作测试考核并具备及时响应辅助装置报警能力的人员的陪护，就不能出院回家。因为在出院后的最初数月，可能会因为机械辅助装置的功能故障而导致患者血流动力学状况明显恶化和精神功能失常。陪护人员必须具备足够的能力处理应急情况。

目前，在心脏移植和 MCS 治疗中，仍存在着一个潜在的风险区。那就是对处于心源性休克状态（常因大面积心肌梗死引起）的患者实施上述治疗时，患者往往当时对治疗流程并不知情。这类患者在接受治疗时，气管插管、开始机械通气支持或者病情严重已使患者不可能参加任何有关 LVAD 植入前的评估和培训。严重风险在于，治疗开始后才发现患者既往有某些化学药物成瘾史或存在严重影响患者术后康复和治疗的复杂社会问题。因此对这些需要紧急辅助治疗，而又无法自主交流或自主参与 LAVD 植入培训的患者，需要在治疗开始前尽可能多地去了解他们的背景情况。

恶性肿瘤筛查

许多接受 LVAD 治疗，尤其是将其作为心脏移植替代治疗手段的患者，也是在年龄段上属于恶性肿瘤高发风险的患者。术前应根据美国癌症协会提出的标准[79]，按年龄、性别进行术前的癌症筛查；或者直接根据异常检查结果提示（如大便潜血试验阳性和贫血）有针对性地开展检查。年龄大于 55 岁的患者，如果没有正规的结肠镜检查，不应植入 LVAD；只有正规内镜检查结果阴性的患者，才是合适的备选对象。既往已被诊断为恶性肿瘤，预期寿命已明显缩短的患者，只有能确定 MCS 治疗可以在患者预期生存时限内有效延长寿命才可使用。相反，患者虽患恶性肿瘤，但预后良好，则是 LVAD 治疗的合适对象。

使用复合评分来预测手术死亡风险

许多研究者都分析过影响 VADs 植入后早期死亡的特异性和复合危险因素。在各个不同时间段的研究中大多数风险因素都是相似或一致的。Reedy 和他的同事通过研究多个临床和实验室变量的相对危险系数和加权分值，建立了最早的一个风险评分系统[66]。每一个被研究的变量的结果都被整合成对应的复合危险分值，再根据分值高低将患者甄别成低危、中危和高危组。低危组患者能成功存活到接受心脏移植的概率接近 90%，而高危组的这一概率只有 30%。最近，包含数个参数作指标的心衰生存评分系统，在回顾性资料验证分析中显示有助于估测 REMATCH 临床试验患者的预后；而且能预测 LVAD 植入前需要使用血管活性药物或主动脉内球囊反搏的概率[80]。

在构建危险因素复合评分系统以预测 VADs 植入预后的研究中，Lietz 和他同事[31]的研究所分析的病例数是最大的。他们研究了从 2003 年 11 月到 2005 年 9 月间接受 HeartMate XVE 辅助治疗的 250 例患者的资料；此时 HeartMate XVE 已获得 FDA 商用许可。初步分析显示使用 XVE 实施 DT 治疗并没改善患者的总体预后，死亡率仍维持在高水平（植入辅助装置后第 1 年内的死亡 70% 发生在出院前；表 6-3）。他们集中分析了这些早期死亡病例的危险因素。

REMATCH 临床研究有 22 家中心参加，而

表 6-3 左心室辅助装置作为终末治疗（DT）或移植前过渡治疗（BTT）的各个临床试验中患者植入装置后出院前死亡占第 1 年内死亡的百分比

	年份	病例数	占死亡数的百分比(%)
Pre-Match	1997	20	75
REMATCH	2001	68	62
Post-REMATCH	2005	268	56
HM Ⅱ BTT	2007	271	59
HM Ⅱ DT	2009	200	44

Lietz 他们领导的后续研究有 66 家中心参加[31]。所有入选患者均处于心衰分级的 D 级，并符合入选 REMATCH 研究的标准。进入风险评分的参数均是患者在植入装置前记录的临床和实验室检查数据。研究对超过 65 个变量进行了单因素回归分析，结果发现与患者出院前死亡相关的因素包括：术前不能耐受心肺功能测试（大多数是因为长期依赖血管活性药物治疗）、中心静脉压大于 14mmHg、严重肾功能不全、右心室功能不全以及术前白细胞计数大于 12 000/μl。通过多因素回归分析发现影响死亡的危险因素列举在表 6-4 中。通过统计分析得出每个风险因素的危险比，进而给出每个风险因素的风险加权分值。表 6-4 是按分值高低进行的排序。绝大多数被分析的因素都是增加总体风险的。如果患者同时存在血肌酐大于 1.6mg/dl 和白蛋白小于 3.3mg/dl 两项风险指标，其死亡风险就会比只具备其中任何一项风险指标的患者高出近 2 倍。

每个变量分界点（cut point）的确定源于对该变量在整个研究队列中波动范围的分析。所有患者被分成 4 个危险层级。每个患者的实验室检测指标也相应地被分成 4 个层级。那个与最高风险层级对应的参数

表 6-4 多因素回归分析显示的影响左心室辅助装置植入后死亡的危险因素

终末治疗的危险分值——用以评估 90 天医院内死亡风险

患者参数	风险加权分值
血小板≤ 148×10^3/μl	7
白蛋白≤ 3.3 g/dl	5
凝血酶原时间国际标准化比值＞ 1.1	4
使用血管扩张剂治疗	4
平均肺动脉压≤ 25 mm Hg	3
天冬氨酸转氨酶＞ 45 U/ml	2
血细胞比容≤ 34%	2
血尿素氮＞ 51 U/dl	2
无需静脉用血管活性药物	2

注：根据每一参数的危险比转换为相应的风险加权分值；每一患者的危险评分是所有列出的危险因素分值的总和。

（From Lietz K，Long JW，Kfoury AG，et al. Outcomes of left ventricular assist device implantation as destination therapy in the post-REMATCH era：implications for patient selection. Circulation . 2007；116:497-505.）

值就被用作变量的分界点来估算危险分值；危险比（hazard ratio）赋予的危险分值按照图 6-11 提供的数据计算获得。

这些被研究的参数都是连续性变量，并且随着实验室指标异常程度的加剧，风险相应增加。虽然一个患者的血小板计数是 155 000/μl 并不意味着没有风险，但如果血小板计数只有 85 000/μl 则绝对意味着高风险。通过逐个分析患者是否达到某个实验室检测项目的异常分界点，最终获得患者的复合风险评分。进而将患者分成 4 个层级：0 ~ 8 低风险、9 ~ 16 中风险、17 ~ 19 高风险、＞ 19 极高风险。研究显示复合风险评分与患者出院前死亡率密切相关，4 个评

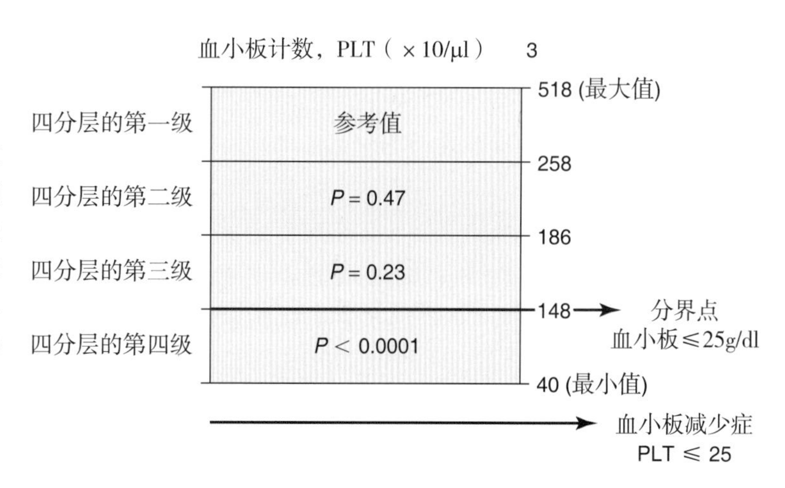

图 6-11 推导出的每个风险因素的危险比与左心室辅助装置（LVAD）植入后患者的医院内死亡率相关。每个参数的数据均被分成 4 个层级，最低层级的变量分界点被用作表中的数值分界点来推算危险分值。（From Lietz K，Long JW，Kfoury AG，et al. Outcomes of left ventricular assist device implantation as destination therapy in the post-REMATCH era：implications for patient selection. Circulation . 2007；116:497-505.）

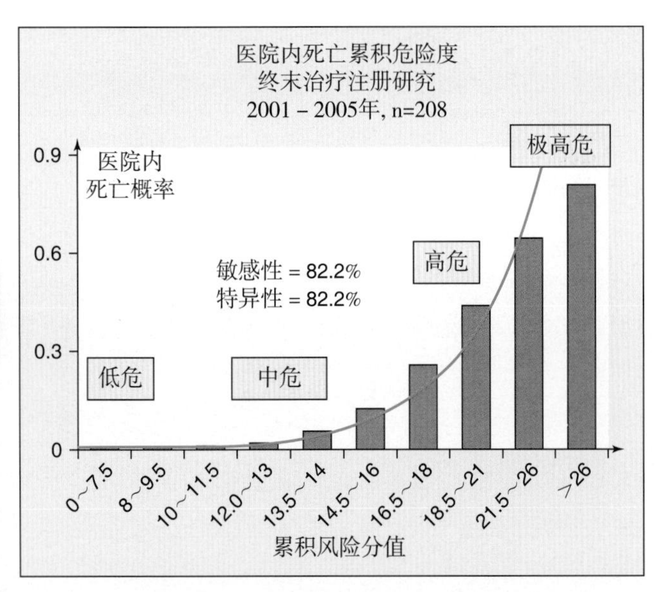

图 6-12　医院内死亡累积危险度与图 6-13 介绍的 Lietz-Miller 风险评分预测相比较。根据 Lietz-Miller 风险分值可将患者分成低危、中危、高危和极高危 4 个类别。患者的风险分值与医院内死亡高度相关。(From Lietz K，Long JW，Kfoury AG，et al. Outcomes of left ventricular assist device implantation as destination therapy in the post-REMATCH era：implications for patient selection. Circulation . 2007；116:497-505.)

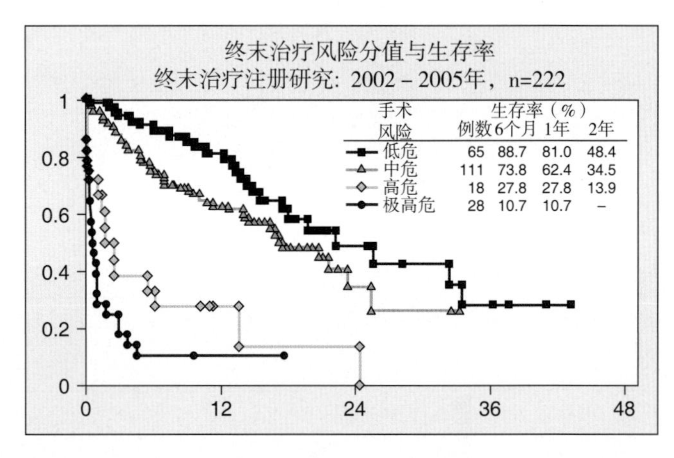

图 6-13　Lietz-Miller 累积风险评分低危、中危、高危和极高危 4 类患者在左心室辅助装置（LVAD）植入后的出院生存状况（横坐标为出院后月份）。DTRS，终末治疗风险分值。(From Lietz K，Long JW，Kfoury AG，et al. Outcomes of left ventricular assist device implantation as destination therapy in the post-REMATCH era：implications for patient selection. Circulation . 2007；116:497-505.)

分层级对应的出院前死亡率分别是：87.5%、70.5%、26% 和 13.7%（图 6-12）。

复合风险评分也被用来分析预测患者植入术后 1 年的死亡风险，同样显示出很强的阳性预测准确率。装置植入后 2 年生存率在复合评分最低的低风险组（n=41）为 87%；在中风险组（n=53）为 60%。而在极高风险组，存活出院的比率仅为 12%，术后 14 个月时的存活率为 0（图 6-13）。这些数据进一步证实术前的风险评估可以甄别出使用 LVAD 作为 DT 治疗后预后不良的高危患者。风险评分显示运用 MCS 进行 DT 治疗的患者出院前死亡风险与患者术前因素直接相关，影响因素包括术前营养状态不良、血液学指标异常、有脏器和右心功能不全表现，以及缺乏血管活性药物治疗。风险评分的另外一个重要的预测功能是，根据术前特异的实验室指标异常预测患者可能的致死原因。术前营养不良的患者往往死于感染；合并凝血性疾病的患者常死于出血；严重肾功能不全的患者易死于肾衰竭或多脏器衰竭。

Lietz 风险评分系统最初是专用于评估患者使用以容积位移机制提供搏动性血流的 HeartMate XVE 辅助装置作为 DT 治疗时的死亡风险。最近，Lietz 报道了将该评分系统用于评估使用新一代提供连续性血流辅助装置的患者，最先是针对 DT 治疗的患者，后来又包括了相当数量的接受 BTT 治疗的患者。尽管总分值比最初 DT 治疗研究组的要低，但风险评分系统仍能对患者进行有效的危险分层。图 6-14 对比了风险评分系统的预测结果与患者的实际结果。可以看出 Leiz-Miller 风险评分系统能够适用于不管是出于何种辅助目的、使用何种类型辅助装置的接受 MCS 治疗的患者人群。

风险评分系统的提出并不是为了给 LVAD 治疗的患者规定出门槛，将高风险的患者排除在治疗之外。而是为了即时评估患者在考虑植入 LVAD 时所面临的风险，以斟酌植入时机是否恰当。本章作者主张在 LVAD 植入前应积极处理使患者死亡率和并发症发生率显著升高的主要危险因素（营养不良、严重右心功能不全、肾功能不全和凝血障碍性疾病等）；降低患者的风险分值后再行 LVAD 植入（图 6-15）。如果一个患者最初的风险评分高到禁忌水平，在这个时候该患者应当不是一个合适的 LVAD 治疗对象。但经过积极的药物治疗纠正营养不良、凝血功能异常和右心衰等不利影响因素，状况改善后就有可能成为一个手术风险可接受的治疗对象（详见本书第 7 章）。如果患者经过积极的内科治疗，风险评分仍无法改善，那患者在目前的大多数中心接受 LVAD 治疗存活的概率都比较低。现在还缺乏前瞻性的研究来证实这种 LVAD 植入前的强化治疗是否能改善这些高风险患者的预后，本书第 7 章就在这方面进行了专

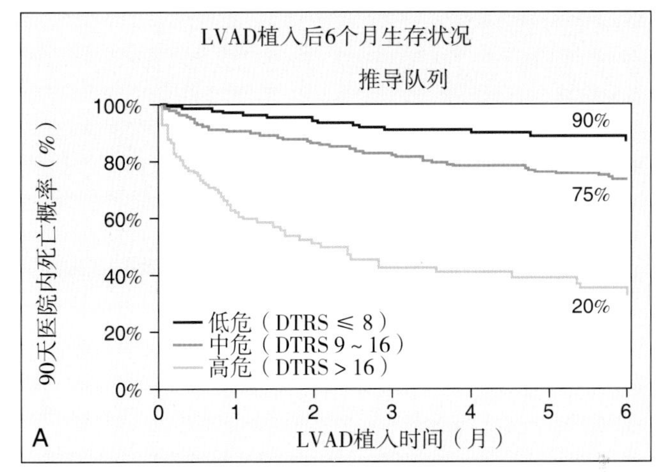

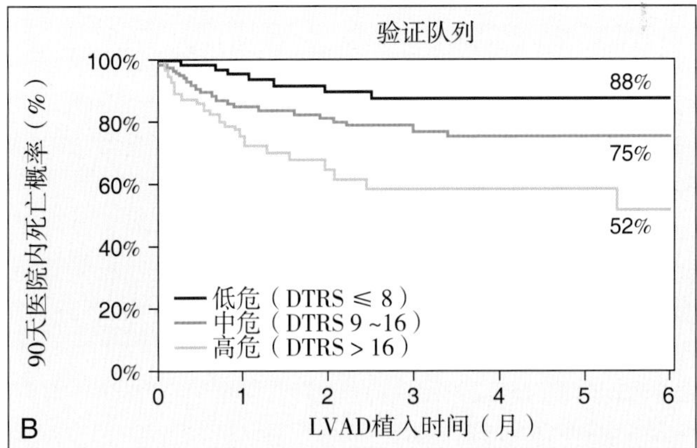

图 6-14 Lietz-Miller 累积风险评分低危、中危、高危和极高危 4 类患者在左心室辅助装置（LVAD）植入后的出院生存状况（横坐标为出院后月份）。推导队列（A，Thoratec 公司上市后注册研究最初入选队列）与验证队列（B，哥伦比亚大学队列）相比较。DTRS：终末治疗风险分值。（From Lietz K，Long JW，Kfoury AG，et al. Outcomes of left ventricular assist device implantation as destination therapy in the post-REMATCH era：implications for patient selection. Circulation . 2007；116:497-505.）

门的讨论。

机械辅助循环支持注册登记系统

机械辅助循环支持注册登记系统（Interagency Registry for Mechanically Assisted Circulatory Support，INTERMACS）最初是由国立心肺血液研究院（NHLBI）、美国食品和药品监督管理局（FDA）、辅助装置生产商、医师和护士联合组织的一个跨部门协作组织，以便于照顾接受 VADs 辅助治疗的患者。这个注册登记研究囊括了美国所有接受长期 VADs 植入的患者，并进行随访。CMS 为患者偿付费用时要求所有患者均提供临床数据资料，从而确保了数据

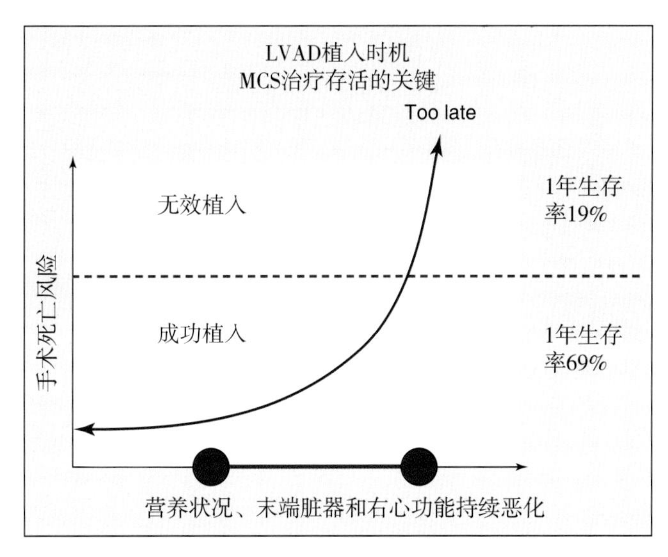

图 6-15 运用 Lietz-Miller 风险评分来协助判定植入左心室辅助装置（LVAD）植入时机。双箭头显示的是许多影响患者医院内死亡的危险因素潜在的可逆程度。MCS：机械循环支持；RH：右心。（From Lietz K，Long JW，Kfoury AG，et al. Outcomes of left ventricular assist device implantation as destination therapy in the post-REMATCH era：implications for patient selection. Circulation . 2007；116:497-505.）

的准确性。因此，尽管 INTERMACS 注册登记研究虽没有给参与中心以资金资助，却几乎获得了 100% 的数据。从这个数据库分析中获得了大量有关 VADs 治疗的重要信息，如患者 VADs 治疗结果与术前心衰严重程度和危险分层之间的相关性（详见本书第 24 章）。

INTERMACS 改良的危险分层法对患者的分类比以往较为主观的 NYHA 心衰分级法更详细、明确。在 INTERMACS 研究刚开始的 2005 年，VADs 主要被用在两大类重症患者中（心源性休克患者，或使用大剂量静脉药物仍循环不稳定的患者）；经常需要在紧急状态下为患者安装辅助装置[17,62]。从图 6-16 上可以看出，INTERMACS 研究的结果证实，INTERMACS 分层 1 级的心源性休克患者植入 LVAD 后 6 个月的生存率最低，只有 64%；而 INTERMACS 分层 2 级的生存率为 74%，3 级和 4 级则可分别达到 85% 和 86%[16]。INTERMACS 研究还得出了其他一些有意义的观察结果，如改变 MCS 患者的入选策略，在患者心衰病情未严重恶化前选择合适的 LVAD 植入时机。

INTERMACS 的资料显示，心源性休克患者在开始 LVAD 治疗时病情都非常严重。对这类患者，如有可能，应在植入永久性 LVAD 之前，先使用经

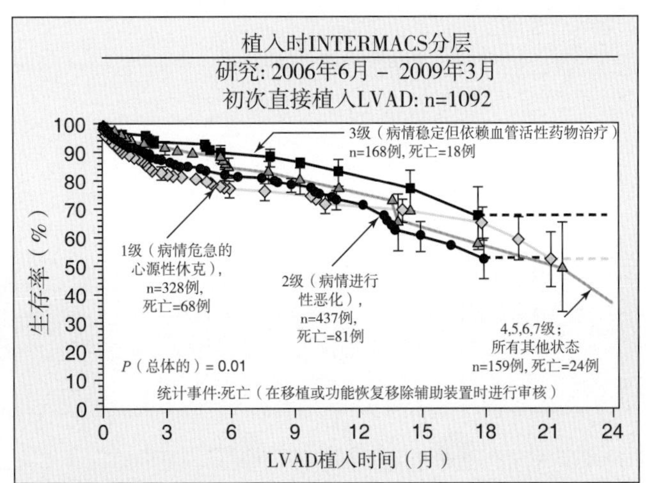

LVAD, left ventricular assist device;

图 6-16　最严重的心力衰竭（HF）临床状态以及最低的 INTERMACS 分层评分与患者的存活率呈负相关，提示 LVAD 植入预后不良。LVAD：左心室辅助装置。（From INTERMACS data 2009，available at http://www.intermacs.org.）

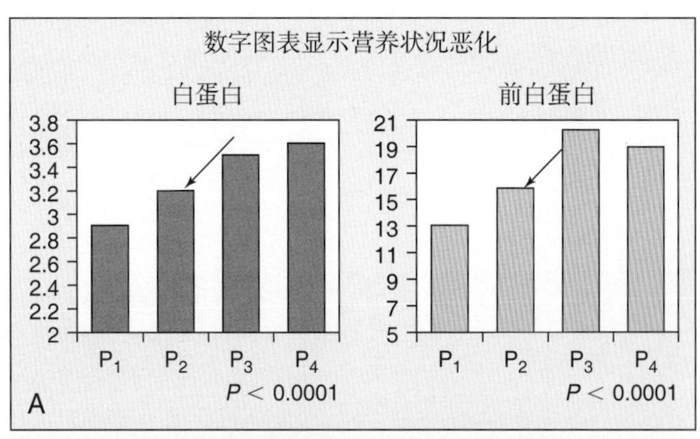

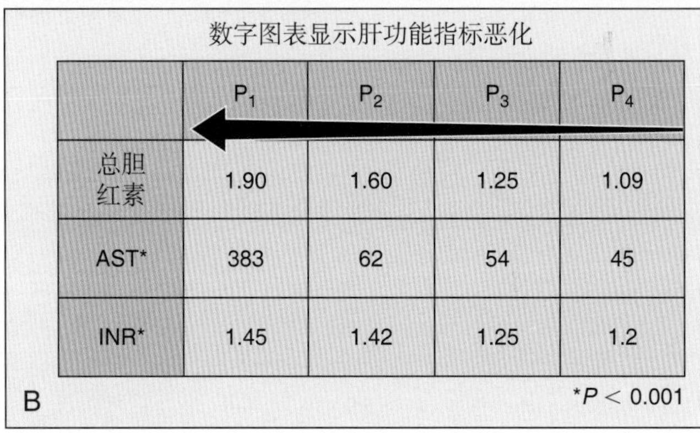
数字图表显示肝功能指标恶化

	P_1	P_2	P_3	P_4
总胆红素	1.90	1.60	1.25	1.09
AST*	383	62	54	45
INR*	1.45	1.42	1.25	1.2

B　*$P < 0.001$

图 6-17　A. 营养状况指标持续恶化与更严重的心力衰竭（HF）和更低级别的 INTERMACS 分层相关连。B. 肝功能指标持续恶化与更严重的心力衰竭（HF）和更低级别的 INTERMACS 分层相关联。AST：天冬氨酸转氨酶；INR：凝血酶原时间国际标准化比值。（From INTERMACS data 2009，available at http://www.intermacs.org .）

皮穿刺或外科手术植入的短期单心室或双心室辅助装置进行一段时间治疗，以稳定病情并改善患者的状况（关于这些短期辅助装置的应用详见本文第 7 章的相关论述）。INTERMACS 研究的结果支持对 MCS 治疗对象在植入前进行合适的筛选，并力争在患者心衰病情恶化的早期及时开始 LVAD 辅助。绝大多数 INTERMAC 分层 3 级，即在血管活性药物治疗下病情稳定的患者，是实施 LVAD 治疗的合适对象，能获得较好的治疗效果。INTERMAC 心衰严重程度分级不仅与治疗预后相关，而且与患者实验室检查指标的恶化程度也相关（图 6-17）。

INTERMACS 研究最近公布的一些资料也显示出相似的结果。患者 INTERMAC 分层级别越高术后住院时间越短，并有更好的 LVAD 辅助治疗生存率（图 6-18）[81]。正是 INTERMACS 研究显示的这一趋势，使得现在绝大多数开展 VAD 治疗的中心都倾向于采取在心衰患者出现末端脏器功能不全之前就开始 LVAD 植入的治疗策略。通过采取严格的术前评估和植入前的优化治疗策略，为患者有计划地选择性植入 LVAD，现在接受 LVAD 植入的患者存活出院的比例明显增加。

心衰病情不太严重的患者

由于新一代提供持续血流的 LVADs 在改善患者术后生存率、恢复机体功能、提高生活质量和减少术后不良事件方面都有很大的进步；大家开始思考 LVADs 的治疗是否应该迈过以往的平衡点。LVADs 治疗不能长期局限于救治那些需要血管活性药物支持并有脏器功能不全的患者。对那些处于心衰进展期但尚不需要静脉活性药物支持的患者，LVADs 的治疗可能会与目前强化药物治疗的效果相当或者更优。为证实这一假设就需要设计新的临床试验；一个针对心衰严重程度分级相对较轻，但有明确指标显示患者预期寿命受损群体的临床试验。通过这样的实验来评判将 LVADs 治疗延伸至病情不太严重的心衰患者中是否合适（图 6-19）。

2008 年 3 月，NHLBI 召集心衰治疗领域内的 20 多位专家成立一个顾问团队，针对上述假设进行了专门讨论。专家共识的结果是有必要进行针对性的临床试验研究。随后一个名为非正性肌力药物依赖患者中左心辅助的随机评估（Randomized Evaluation of Ventricular Assist Device in Patients Not on Inotropic

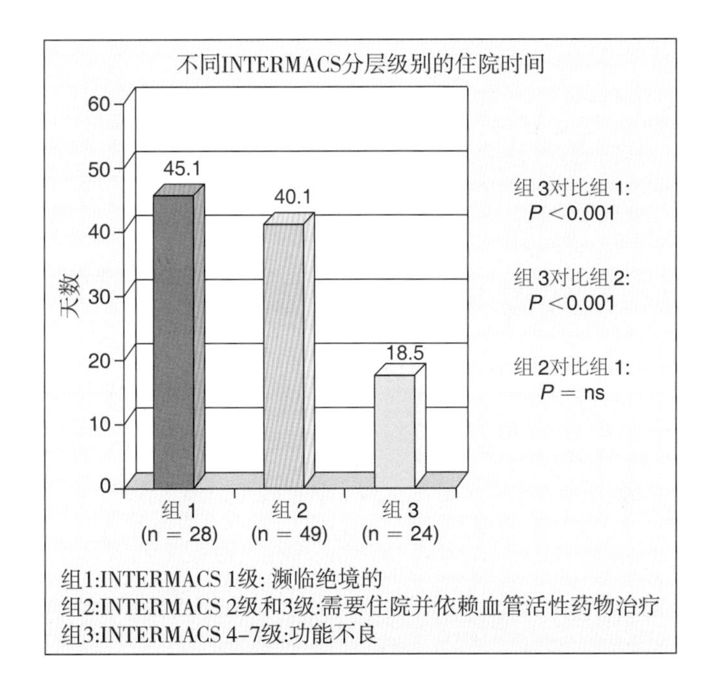

图 6-18　左室辅助装置（LVAD）植入时患者 INTERMACS 分层级别越高、心力衰竭（HF）程度越轻与患者植入左室辅助装置（LVAD）后住院时间缩短相关。提示 LVAD 植入预后不良。LVAD，左心室辅助装置。（From Miller LW. LVADs are underutilized. Circulation 2011；123:1548–1559.）

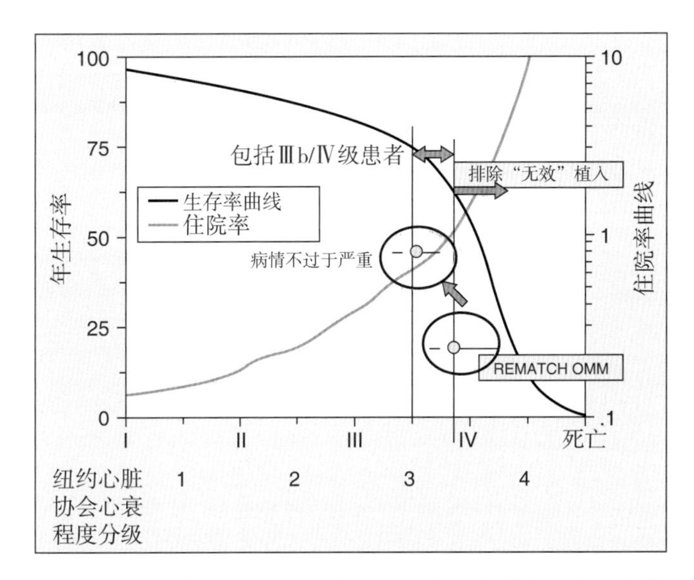

图 6-19　心力衰竭（HF）程度加重与病死率增高相关。曲线图显示了 REMATCH 研究中的终末期严重心力衰竭患者与即将开始进行的美国心、肺和血液研究所 REVIVE-IT 试验预计入选的心力衰竭程度较轻患者各自所处的剖面位置。NYHA：纽约心脏协会；OMM：优化药物治疗。

Therapy，REVIVE-IT）的临床研究申请获得通过并得到了资助。2011 年 8 月，该项研究已经进入挑选患者的阶段。REVIVE-IT 只是被设计为一个小规模的引导性临床研究，预计入选患者仅 100 例，VAD 治疗组和药物治疗组各有 50 例。之所以没有实施一

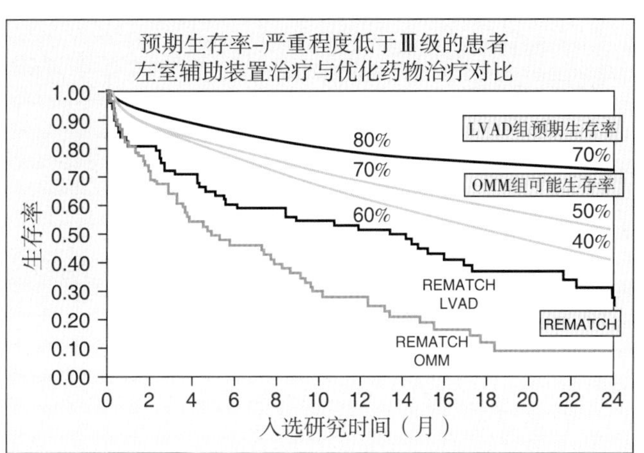

图 6-20　REVIVE-IT 试验中药物治疗和左室辅助装置（LVAD）治疗两个队列的样本模组可能的预期生存率比较。OMM：优化药物治疗。

个具有关键指导意义的大规模临床试验研究，是考虑到现阶段缺乏可靠的预测心衰药物治疗患者死亡风险的模型。这方面绝大多数的风险预测模型都是在 10 多年前建立的，并且现有资料不能显示哪项指标与心衰患者的死亡强烈相关，如因心衰而反复住院、合并肾功能不全（心肾综合征）等。在 Seattle 风险模型中，肾功能不全并不是一个明显的影响因素；这可能源于大多数心衰临床研究都将严重肾功能不全的患者排除在入选标准之外了。REVIVE-IT 研究的结果有可能为后续的大规模临床试验提炼出重要的入选标准，并影响到 VAD 治疗指征的改变以及 CMS 和其他医疗保险机构在这方面赔付标准的更改。图 6-20 预测了药物治疗组与 LVAD 治疗组预期死亡率的对比情况。

关于 MCS 治疗在卫生经济学方面的医疗效价比，本书第 25 章进行了专门的探讨。Russo 和他的同事[82]分析 REMATCH 临床研究中药物治疗组的资料发现，患者生命的最后 6 个月医疗护理费用高达 70 000 美元，并伴随着极差的生活质量和 85% 心衰死亡率（表 6-5）。美国医疗系统的资料显示终末期心衰患者的医疗花费明显高于其他疾病末期的治疗费用（表 6-6）。基于这些数据资料；再考虑到心衰人群目前的快速增长态势，以及随之而来的进展性心力衰竭患者所占百分比的增加趋势，LVAD 治疗作为一种医疗效价比占优势的心衰治疗手段将日益成为关注的焦点。通过采取术前充分风险评估和植入前优化治疗的选择性植入 LVAD 策略，在可以预见的将来，LVAD 治疗效果将会进一步提高。

表 6-5	以住院死亡率、平均住院时间及花费等指标评价终末期心力衰竭患者资源消耗与最终结果		
生命的最后 6 个月	所有参加医疗保健的人员*	研究人群	
住院死亡率	35.2	53.7	
平均住院天数	11.3	41.7	× 3.7
平均驻留 ICU 天数	2.4	9.9	× 4.1
平均住院花费	$9400	$68 116	× 7.2

*资料来源：达特毛斯地区医疗保健 1993 年数据。

ICU：加强医疗单元。

From Russo MJ，Gelijns AC，Stevenson LW，et al；REMATCH investigators. The cost of medical management in advanced heart failure during the final two years of life. J Card Fail. 2008；14:651-658.

表 6-6	对比终末期心力衰竭（end-stage heart failure, ESHF）患者与其他疾病终末期患者在寿命末期耗用的医疗保健系统*花费
胰腺癌	$17 000 ~ $49 000
肺癌	$26 000
慢性阻塞性肺病	$34 000
终末期心力衰竭	$83 000

*患者生命最后 6 个月的平均花费。COPD：慢性阻塞性肺病。

From Russo MJ，Gelijns AC，Stevenson LW，et al；REMATCH investigators. The cost of medical management in advanced heart failure during the final two years of life. J Card Fail. 2008；14:651-658.

小结

LVADs 辅助是治疗慢性、进展性心力衰竭患者的重要手段，尤其是对那些因为年龄或合并症情况不适合心脏移植的病例。医师们在考虑为患者实施 MCS 治疗时，不管出于何种治疗目的，均应全面了解影响治疗预后的各种风险因素。最近的资料显示，在合适的治疗病例，MCS 辅助治疗的 2 年生存率已等同或超过了同等年龄的接受心脏移植患者的生存结果。体积更小、耐久性更佳的简易便携式辅助装置降低了患者的并发症和死亡率，并明显地改善了患者的生活质量和活动能力。将要实施的针对新型辅助装置的临床研究，将关注在病情不太严重的心衰患者中及时开展 MCS 治疗的临床效价比，并进一步评判术前风险评分系统对 MCS 治疗预测的可靠性，从而为 MCS 植入前的病例选择和优化治疗提供可信依据，以提高整体治疗结果。

（罗新锦 译 于 坤 校）

参考文献

1. Miller LW, Missov E. The epidemic of heart failure. *Cardiol Clin.* 2001;19:547–555.
2. Hunt SA, American College of Cardiology; American Heart Association Task Force on Practice Guidelines (Writing Committee to Update the 2001 Guidelines for the Evaluation and Management of Heart Failure). ACC/AHA 2005 guideline update for the diagnosis and management of chronic heart failure in the adult: a report of the American College of Cardiology/American Heart Association Task Force on Practice Guidelines (Writing Committee to Update the 2001 Guidelines for the Evaluation and Management of Heart Failure). *J Am Coll Cardiol.* 2005;46:e1–e82.
3. Redfield MM. Heart failure: an epidemic of uncertain proportions. *N Engl J Med.* 2002;347:1142–1144.
4. Lloyd-Jones D, Adams RJ, Brown TM, et al, American Heart Association Statistics Committee and Stroke Statistics Subcommittee. Heart disease and stroke statistics—2010 update: a report from the American Heart Association. *Circulation.* 2010;121:e46–e215.
5. McMurray JV. Systolic heart failure. *N Engl J Med.* 2010;362:228–238.
6. O'Conell JB, Bristow MR. Economic impact of heart failure in the United States: time for a different approach. *J Heart Lung Transplant.* 1994;13:S107–S112.
7. Mackowiak J. Cost of heart failure to the healthcare system. *Am J Manag Care.* 1998;4(6 suppl):S338–S342.
8. Liao L, Anstrom KJ, Gottdiener JS, et al. Long-term costs and resource use in elderly participants with congestive heart failure in the Cardiovascular Health Study. *Am Heart J.* 2007;153:245–252.
9. Christie JD, Edwards LB, Aurora P, et al. The Registry of the International Society for Heart and Lung Transplantation: Twenty-sixth Official Adult Lung and Heart-Lung Transplantation Report—2009. *J Heart Lung Transplant.* 2009;28:1031–1049.
10. Rose EA, Gelijns AC, Moskowitz AJ, et al, Randomized Evaluation of Mechanical Assistance for the Treatment of Congestive Heart Failure (REMATCH) Study Group. Long-term mechanical left ventricular assistance for end-stage heart failure. *N Engl J Med.* 2001;345:1435–1443.
11. Lietz K, Miller LW. Will left ventricular assist device therapy replace heart transplantation in the foreseeable future? *Curr Opin Cardiol.* 2005;20:132–137.
12. Miller LW. Limitations of current medical therapy for the treatment of heart failure. *Rev Cardiovasc Med.* 2003;4:S21–S29.
13. Miller LW, Pagani FD, Russell SD, et al, HeartMate II clinical investigators. Use of a continuous-flow device in patients awaiting heart transplantation. *N Engl J Med.* 2007;357:885–896.
14. Morshuis M, El-Banayosy A, Arusoglu L, et al. European experience of DuraHeart magnetically levitated centrifugal left ventricular assist system. *Eur J Cardiothorac Surg.* 2009;35:1020–1027.
15. Pagani F, Miller L, Russell S, et al. Extended mechanical circulatory support with a continuous-flow rotary left ventricular assist device. *J Am Coll Cardiol.* 2009;54:312–321.
16. Slaughter MS, Rogers JG, Milano CA, et al, HeartMate II investigators. Advanced heart failure treated with continuous-flow left ventricular assist device. *N Engl J Med.* 2009;361:2241–2251.
17. Kirklin JK, Naftel DC, Kormos RL, et al. Second INTERMACS annual report: more than 1,000 primary left ventricular assist device implants. *J Heart Lung Transplant.* 2010;29:1–10.
18. Stevenson LW, Shekar P. Ventricular assist devices for durable support. *Circulation.* 2005;112:111–115.
19. Stevenson LW, Rose EA. Left ventricular assist devices: bridges to transplantation, recovery, and destination for whom? *Circulation.* 2003;103:3059–3063.
20. Frazier OH, Delgado RM. Mechanical circulatory support for advanced heart failure: where does it stand in 2003? *Circulation.* 2003;108:3064–3068.
21. Goldstein D, Oz M, Rose E. Implantable left ventricular assist devices. *N Engl J Med.* 1998;339:1522–1533.
22. Morgan JA, John R, Rao V, et al. Bridging to transplant with the Heartmate left ventricular assist device: the Columbia Presbyterian 12-year experience. *J Thorac Cardiovasc Surg.* 2004;127:1309–1316.
23. DiBella I, Pagani FC, Banfi C. Results with the Novacor assist system and evaluation of long-term assistance. *Eur J Cardiothorac Surg.* 2000;18:112–116.
24. Deng MC, Edwards LB, Hertz MI, et al. Mechanical circulatory support device database of the International Society of Heart and Lung Transplantation: third annual report. *J Heart Lung Transplant.* 2005;24:1182–1187.
25. Park SJ, Bank AJ, Miller LW. Left ventricular assist device bridge therapy for acute myocardial infarction. *Ann Thorac Surg.* 2000;69:1146–1151.
26. Dang NC, Topkara VK, Leache MD, et al. Left ventricular assist device implantation after acute anterior wall myocardial infarction and cardiogenic shock: a two center study. *J Thorac Cardiovasc Surg.* 2005;130:693–699.
27. Johnson MR, Meyer KH, Haft J, et al. Heart transplantation in the United States, 1999-2008. *Am J Transplant.* 2010;10(4 Pt 2):1035–1046.
28. Stevenson LW, Miller LW, Desvigne-Nickens P, et al, REMATCH investigators. Left ventricular assist device as destination for patients undergoing intravenous inotropic therapy: a subset analysis from REMATCH (Randomized Evaluation of Mechanical Assistance in Treatment of Chronic Heart Failure). *Circulation.* 2004;110:975–981.
29. Rogers JG, Butler J, Lansman SL, et al, INTrEPID investigators. Chronic mechanical circulatory support for inotrope-dependent heart failure patients who are not transplant candidates: results of the INTrEPID Trial. *J Am Coll Cardiol.* 2007;50:741–747.
30. Mehra MR, Kobashigawa J, Starling R, et al. Listing criteria for heart transplantation: International Society for Heart and Lung Transplantation guidelines for the care of cardiac transplant candidates—2006. *J Heart Lung Transplant.* 2006;25:1024–1042.
31. Lietz K, Long JW, Kfoury AG, et al. Outcomes of left ventricular assist device implantation as destination therapy in the post-REMATCH era: implications for patient selection. *Circulation.* 2007;116:497–505.
32. Park SJ, Tector A, Picconi W, et al. Left ventricular assist devices as permanent heart failure therapy: a new look at survival. *J Thorac Cardiovasc Surg.* 2005;129:9–17.

33. Dowling RD, Park SJ, Pagani FD, et al. HeartMate VE LVAS design enhancements and its impact on device reliability. *Eur J Cardiothorac Surg.* 2004;25:958–963.
34. Pagani FD, Long JW, Dembitsky WP, et al. Improved mechanical reliability of the Heartmate XVE left ventricular assist system. *Ann Thorac Surg.* 2006;82: 1413–1418.
35. Birks E, Tansley P, Yacoub M, et al. Incidence and clinical management of life- threatening left ventricular assist device failure. *J Heart Lung Transplant.* 2004;23:964–969.
36. Horton SC, Khodaverdian R, Powers A, et al. Left ventricular assist device malfunction: a systematic approach to diagnosis. *J Am Coll Cardiol.* 2004;43:1574–1583.
37. Holman WL, Park SJ, Long JW, et al, REMATCH investigators. Infection in permanent circulatory support: experience from the REMATCH trial. *J Heart Lung Transplant.* 2004;23:1359–1365.
38. Chinn R, Dembitsky W, Eaton L, et al. Multicenter experience: prevention and management of left ventricular assist device infections. *ASAIO J.* 2005;51:461–470.
39. Holdy K, Dembitsky W, Eaton LL, et al. Nutrition assessment and management of left ventricular assist device patients. *J Heart Lung Transplant.* 2005;24:1690–1696.
40. Slaughter MS, Pagani FD, Rogers JG, et al, HeartMate II Clinical investigators. Clinical management of continuous-flow left ventricular assist devices in advanced heart failure. *J Heart Lung Transplant.* 2010;29(4 suppl):S1–S39.
41. Centers for Medicare and Medicaid Services. Artificial heart and related devices. In: *Medicare National Coverage Determinations Manual, Chapter 1, Part 1, Section 20.9.* 2003. Available at http://www.cms.hhs.gov.manuals/103_cov_determ/ncd103cl-Part 1.pdf.
42. Centers for Medicare and Medicaid Services. Medicare approved LVAD destination therapy facilities. 2005. Available at http://www.cms.hhs.gov/coverage/map/lvadfacilityrev4.asp Accessed 18.04.05.
43. Stelken AM, Younis L, Miller LW, et al. Prognostic value of cardiopulmonary exercise using percent achieved of predicted peak oxygen consumption for patients with ischemic and dilated cardiomyopathy. *J Am Coll Cardiol.* 1996;27:345–352.
44. Arena R, Myers J, Abella J, et al. Determining the preferred percent-predicted equation for peak oxygen consumption in patients with heart failure. *Circ Heart Fail.* 2009;2:113–120.
45. Hershberger RE, Nauman D, Walker TL, et al. Care processes and clinical outcomes of continuous outpatient support with inotropes (COSI) in patients with refractory end stage heart failure. *J Card Fail.* 2003;9:180–187.
46. Stevenson LW. Clinical use of inotropic therapy for heart failure: looking backward or forward? Part II: chronic inotropic therapy. *Circulation.* 2003;108:492–497.
47. Jaski BE, Kim JC, Naftel DC, et al. Cardiac transplant outcome of patients supported on a left ventricular assist device vs intravenous inotropic therapy. *J Heart Lung Transplant.* 2001;20:449–456.
48. Aaronson KD, Eppinger MJ, Dyke DB, et al. Left ventricular assist device therapy improves utilization of donor hearts. *J Am Coll Cardiol.* 2002;39:1247–1254.
49. Gorodeski EZ, Chu EC, Reese JR, et al. Prognosis on chronic dobutamine or milrinone infusions for stage D heart failure. *Circ Heart Fail.* 2009;2:320–324.
50. Holman WL, Kormos RL, Naftel DC, et al. Predictors of death and transplant in patients with a mechanical circulatory support device: a multi-institutional study. *J Heart Lung Transplant.* 2009;28:44–50.
51. Smith GL, Vaccarino V, Watnick SG, et al. Worsening renal function: what is a clinically meaningful change in creatinine during hospitalization with heart failure. *J Card Fail.* 2003;9:13–25.
52. Klein L, Massie BM, Leimberger JD, et al, OPTIME-CHF investigators. Admission or changes in renal function during hospitalization for worsening heart failure predict postdischarge survival: results from the Outcomes of a Prospective Trial of Intravenous Milrinone for Exacerbations of Chronic Heart Failure (OPTIME-CHF). *Circ Heart Fail.* 2008;1:25–33.
53. Russell SD, Rogers JG, Milano CA, et al, HeartMate II Clinical investigators. Renal and hepatic function improve in advanced heart failure patients during continuous-flow support with the HeartMate II left ventricular assist device. *Circulation.* 2009;120: 2352–2357.
54. Kavarana MN, Pessin-Minsley MS, Urtecho J, et al. Right ventricular dysfunction and organ failure in left ventricular assist device recipients: a continuing problem. *Ann Thorac Surg.* 2002;73:745–753.
55. Ochiai Y, McCarthy PM, Smedira NG. Predictors of severe right ventricular failure after implantable left ventricular assist device insertion: analysis of 245 patients. *Circulation.* 2002;106:I-198–I-202.
56. Frazier OH, Rose EA, Oz MC, et al. Multicenter clinical evaluation of the HeartMate vented electric left ventricular assist system in patients awaiting heart transplantation. *J Thorac Cardiovasc Surg.* 2001;122:1186–1195.
57. Matthews JC, Koelling TM, Pagani FD, et al. The right ventricular failure risk score: a pre-operative tool for assessing the risk of right ventricular failure in left ventricular assist device candidates. *J Am Coll Cardiol.* 2008;51:2163–2172.
58. Fitzpatrick 3rd JR, Frederick JR, Hsu VM, et al. Risk score derived from pre-operative data analysis predicts the need for biventricular mechanical circulatory support. *J Heart Lung Transplant.* 2008;27:1286–1292.
59. Schenk S, McCarthy PM, Blackstone EH, et al. Duration of inotropic support after left ventricular assist device implantation: risk factors and impact on outcome. *J Thorac Cardiovasc Surg.* 2006;131:447–454.
60. Kormos RL, Teuteberg JJ, Pagani FD, et al, HeartMate II Clinical investigators. Right ventricular failure in patients with the HeartMate II continuous-flow left ventricular assist device: incidence, risk factors, and effect on outcomes. *J Thorac Cardiovasc Surg.* 2010;139:1316–1324.
61. Chen JM, Rose EA. Management of perioperative right-sided circulatory failure. In: Goldstein DJ, Oz M, eds. *Cardiac Assist Devices.* Armonk, NY: Futura Publishing Co; 2000:83–101.
62. Dewald O, Schmitz DO, Reichart B, et al. Platelet activation markers in patients with heart assist devices. *Artif Organs.* 2005;29:292–299.
63. Aaronson KD, Patel H, Pagani FD. Patient selection for left ventricular assist device therapy. *Ann Thorac Surg.* 2003;75:S29–S35.
64. Heilmann C, Geisen U, Beyersdorf F, et al. Acquired von Willebrand syndrome in patients with ventricular assist device or total artificial heart. *Thromb Haemost.* 2010;103:962–967.
65. Reinhartz O, Farrar DJ, Hershon JH, et al. Importance of preoperative liver function as a predictor of survival in patients supported with Thoratec ventricular assist devices as a bridge to transplantation. *J Thorac Cardiovasc Surg.* 1998;116:633–640.
66. Reedy JE, Swartz MT, Miller LW, et al. Bridge to transplantation: importance of patient selection. *J Heart Lung Transplant.* 1990;9:473–480.
67. Farrar DJ. Preoperative predictors of survival in patients with Thoratec ventricular assist devices as a bridge to transplantation. *J Heart Lung Transplant.* 1994;13:93–100.
68. Stevenson LW. Patient selection for mechanical bridging to transplantation. *Ann Thorac Surg.* 1996;61:380–387.
69. Aaronson KD, Patel H, Pagani FD. Patient selection for left ventricular assist device therapy. *Ann Thorac Surg.* 2003;75(6 suppl):S29–S35.
70. Radovancevic B, Vrtovec B, de Kort E, et al. End-organ function in patients on long-term circulatory support with continuous- or pulsatile-flow assist devices. *J Heart Lung Transplant.* 2007;26:815–818.
71. Letsou GV, Myers TJ, Gregoric ID, et al. Continuous axial-flow left ventricular assist device (Jarvik 2000) maintains kidney and liver perfusion for up to 6 months. *Ann Thorac Surg.* 2003;76:1167–1170.
72. Kamdar F, Boyle A, Liao K, et al. Effects of centrifugal, axial, and pulsatile left ventricular assist device support on end-organ function in heart failure patients. *J Heart Lung Transplant.* 2009;28:352–359.
73. Sharma R, Anker SD. Cytokines, apoptosis, and cachexia: The potential for TNF antagonism. *Int J Cardiol.* 2002;85:161–171.
74. Chinn R, Dembitsky W, Eaton L, et al. Multicenter experience: prevention and management of left ventricular assist device infections. *ASAIO J.* 2005;51:461–470.
75. Mano A, Fujita K, Uenomachi K, et al. Body mass index is a useful predictor of prognosis after left ventricular assist system implantation. *J Heart Lung Transplant.* 2009;28:428–433.
76. Holdy K, Dembitsky W, Eaton LL, et al. Nutrition assessment and management of left ventricular assist device patients. *J Heart Lung Transplant.* 2005;24: 1690–1696.
77. Coyle LA, Ising MS, Gallagher C, et al. Destination therapy: one-year outcomes in patients with a body mass index greater than 30. *Artif Organs.* 2010;34:93–97.
78. Miller LW. Listing criteria for heart transplantation: results of an American Society of Transplant Physicians-NIH conference. *Transplantation.* 1998;66:947–951.
79. Smith RA, Cokkinides V, Brooks D, et al. Cancer screening in the United States, 2010: a review of current American Cancer Society guidelines and issues in cancer screening. *CA Cancer J Clin.* 2010;60:99–119.
80. Lund L, Aaronson KD, Mancini DM. Validation of peak exercise oxygen consumption and the heart failure survival score for serial risk stratification in advanced heart failure. *Am J Cardiol.* 2005;95:734–741.
81. Boyle AJ, Ascheim DD, Russo MJ, et al. Clinical outcomes for continuous flow left ventricular assist device patients stratified by pre-operative INTERMACS classification. *J Heart Lung Transplant.* 2011;30:402–407.
82. Russo MJ, Gelijns AC, Stevenson LW, et al, REMATCH investigators. The cost of medical management in advanced heart failure during the final two years of life. *J Card Fail.* 2008;14:651–658.

第 7 章

机械循环支持手术前患者的优化

Ranjit John · Andrew Boyle

关键点

对等待心室辅助装置植入的患者进行优化有益吗？

心脏移植仍然是治疗晚期终末期心衰（heart failure，HF）患者的“金标准”，虽然其广泛应用受到供体严重缺乏的限制。有限的可用的供体心脏和在等候移植名单上不断增加的患者数量或者等候名单上的重度心衰合并远端器官功能不全患者数量的增加，导致了 LVAD（left ventricular assist devices，LVADs） 作为过渡到移植（bridge to transplant，BTT）的使用增加[1-5]。使用机械循环支持（mechanical circulatory support，MCS）作为过渡到移植（BTT）逐渐成为大多数心脏移植项目对于这些患者的标准治疗。机械循环支持作为 BTT 的成功使其成为除心脏移植外的另外一个治疗选择 [换言之，作为终点治疗（destination therapy，DT）][6,7]。机械循环支持患者的风险分级作为患者选择和预后评估的重要工具已经出现。辅助装置技术的进步，手术中和围术期患者管理经验的获得，注意患者和 LVAD 植入时机的选择，在所有这些结果的影响下，机械循环支持 MCS 的转归随着时间逐渐改善。

在过去的 10 年中，在关于患者的选择对于使用机械循环支持转归的影响方面，积累了很多证据[8-12]。作为 BTT 和 DT 的辅助装置植入的主要目的是使患者出院回家时比他们进行 LVAD 手术前的状态更好。恰当地评价申请者的围术期风险是至关重要的，患者的选择对于 LVAD 植入预后的重大影响已被公认。有严重的心功能不全、右心室（right ventricle，RV）衰竭、营养不良或者恶病质，或者是感染的患者植入后往往预后很差。数据显示，LVAD 植入后死亡风险最大的时期是出院前，70% 的患者死亡发生在这个时期[13]。

几个与 LVAD 植入预后密切相关的危险因素已被确定。许多研究者分析了与心室辅助装置（VAD）植入后早期死亡率相关的多种危险因素。进行心室辅助装置支持的患者出院前的死亡率相关性危险因素研究中最大的系列研究是 Lietz 及其同事报道的[13]，研究纳入 2003 年 11 月至 2005 年 9 月间 250 例接受经美国食品药品监督管理局（food and drug administration，FDA）批准进行商业使用的 HeartMate XVE 装置植入（Thoratec Corp，Pleasanton，CA）的患者。所有的患者都处于心衰（HF）D 期，并且都符合入选 REMATCH（Randomized Evaluation of Mechanical Assistance for the Treatment of Congestive Heart Failure，机械辅助治疗充血性心衰的随机评估研究）试验的标准。 录入到评分中的参数是植入前记录的实验室或临床数据。超过 65 个变量被输入系统，进行单变量分析，显示与手术死亡相关的因素，再进行多变量分析。结果显示有 11 个变量具有预测预后的功能（表 7-1）。患者按风险进行四分位数分

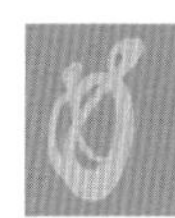

表 7-1	住院死亡的预测指标 *	
危险因素	风险比（置信区间 CI）	权重
血小板≤ 148 000	9.7（3.1 ~ 28.4）†	8.5
INR > 1.1	4.9（1.2 ~ 19.7）‡	4
血浆 CrCl ≤ 30ml/min	5.3（1.1 ~ 24.8）‡	4.5
MPAP ≤ 25mmHg	4.7（1.6 ~ 14.0）†	3.5
WBC > 12 000/μl	4.1（1.2 ~ 14.0）‡	3
血管扩张药物治治疗	3.7（1.3 ~ 10.5）‡	2.5
白蛋白≤ 33g/dl	3.2（1.2 ~ 8.7）‡	2
BSA ≤ $18m^2$	5.3（1.6 ~ 17.4）†	4.5
ALT or AST > 90U/L	2.9（1.0 ~ 8.3）‡	2
不使用 β 受体阻滞剂	2.5（1.0 ~ 6.4）‡	1.5

* 终点治疗登记，2001—2005，N=208.

† $P < 0.001$

‡ $P < 0.05$

ALT：丙氨酸转氨酶；AST：天冬氨酸转氨酶；BSA：体表面积；CI：置信区间；CrCl：肌酐清除率；INR：国际标准化比值；MPAP：平均肺动脉压；WBC：血白细胞计数

再次配对后死亡率的风险研究

危险因素		死亡原因
营养	→	感染
肾功能不会	→	肾功能衰竭
凝血病变	→	出血
右心衰	→	RV/MO 衰竭

因此，这些是左室辅助装置植入前首先要考虑的因素

图 7-1　再次配对后死亡率的风险研究，LVAD，左室辅助装置

表 7-2	左心室辅助装置安装前的目的
参数	理想值
肾脏	BUN < 50mg/dl 血肌酐< 2.5mg/dl
血液学	INR < 1.2 血色素> 10g/dl 血小板> 150 000/μl
营养	白蛋白> 3g/dl 前清蛋白> 15mg/dl 转铁蛋白> 250mg/dl
肝	总胆红素< 2.5mg/dl ALT,AST < 2 倍正常值
血流动力学	RA 压< 15 mmHg PCWP < 24mm Hg

ALT：丙氨酸转氨酶；AST：天冬氨酸转氨酶；BUN：血尿素氮；INR：国际标准化比值；PCWP：肺毛细血管楔压；RA：右心房

框 7-1　左室辅助装置病人术前最优化指南

- 可能需要 24 ~ 48 小时的术前支持
- 血流动力学监测
- 药物治疗集中在处理右房压和肾脏功能
- 对于缺血或者非缺血原因进行主动脉球囊反搏
- 使凝血因子正常
- 静脉或者肠道内营养，或两者同时进行
- 考虑进行超滤

类，每个患者的实验室检查数值也类似地进行四分位数分类。风险组之间存活到出院的风险率的变化范围为 10% ~ 82%。

风险评分显示，在接受植入装置作为终点治疗（DT）的患者出院前死亡的发生，受到恶化的营养状态、血液系统异常、远端器官功能不全和右心衰竭的严重影响。这些术前的临床特点可以识别出具有存活不到出院的高风险患者。与高死亡风险相关的围术期危险因素包括：严重的器官功能损伤、全心功能不全、远端器官受损和营养不良。Lietz 风险评分的优点在于它还预测了在出院前发生死亡患者的死亡原因。营养不良的患者多死于感染，有凝血病变的患者多死于出血，有肾功能不全的患者多死于肾或多器官衰竭（图 7-1）。Lietz 风险评分最初的起源和描述仅在使用搏动血流、容量置换的 HeartMate XVE 装置进行终点治疗的患者中作评估，但是这个风险评分最近在相当数量的作为 BTT 而接受新一代连续血流装置的患者中证实有效。这个研究建议在所有进行机械循环支持的患者中都可以使用这个评分系统来帮助进行患者的选择和的植入时机的选择，已达到预后最优化目标。

在很多中心，这个风险评分是否用在前瞻的基础上计算每个患者的风险评分以帮助进行患者选择（或者支持不选择或延迟植入时）；抑或是其主要作用是用在 LVAD 植入前关注患者的危险因素；这两种用途是有争议的[14,15]。虽然目前没有前瞻性的使用风险评分的客观数据，但是在放置 LVAD 前试图降低风险因素，这种模式可能会演变为标准治疗。患者在初次评估时有禁止手术的风险因素，可能不适合作植入，但是经过专业的治疗并且对患者的营养、凝血状态异常，右心功能不全和感染等进行调整，优化各

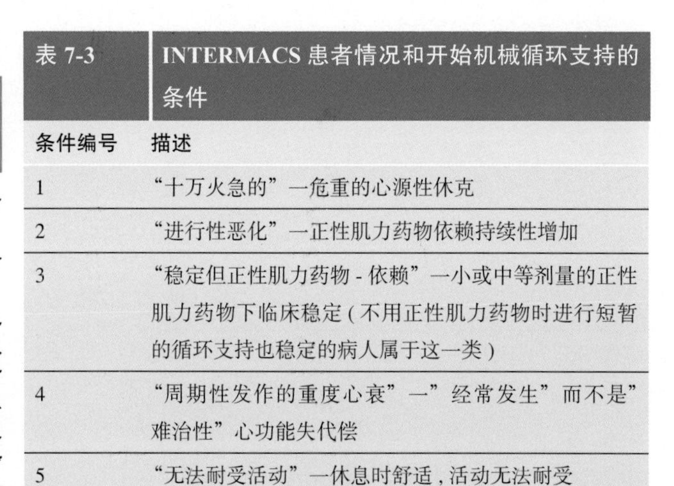

表 7-3 INTERMACS 患者情况和开始机械循环支持的条件

条件编号	描述
1	“十万火急的”—危重的心源性休克
2	“进行性恶化”—正性肌力药物依赖持续性增加
3	“稳定但正性肌力药物 - 依赖”—小或中等剂量的正性肌力药物下临床稳定（不用正性肌力药物时进行短暂的循环支持也稳定的病人属于这一类）
4	“周期性发作的重度心衰”—“经常发生”而不是”难治性”心功能失代偿
5	“无法耐受活动”—休息时舒适，活动无法耐受
6	“行动受限”—可以进行轻微的活动，但是几分钟后或者重体力活动可以导致疲劳
7	“重度 NYHA III”—临床稳定，能够在正常水平的活动，虽然过去有心功能失代偿，但不是最近

项指标后，患者可能在 LVAD 植入后风险较低（表 7-2 和框 7-1）。我们不主张在快速恶化的患者中，延迟 LVAD 植入，以便改善患者不利或不适宜的风险状况。然而，正如本章后面要讨论的，有巨大死亡风险的患者最好使用其他的而非永久性 LVADs 进行支持，包括广泛使用的各种短时循环辅助选择。

INTERMACS（Interagency Registry for Mechanically Assisted Circulatory Support，机械辅助循环支持注册登记系统）的发展，是由国家心肺血液研究所、FDA、工业和卫生保健专家参与联合倡导的关于患者使用心室辅助装置的治疗的国家注册登记机构。形成了对于接受心室辅助装置不同临床患者亚群的描述性分类，这个分类相对于过去使用的较主观的 NYHA 的分类更加优越[16,17]。它通过提供一个标准化的分类区别患者疾病的严重性，从而使人们更好地理解影响患者转归的危险因素[18]。在 INTERMACS 分类中，心衰严重程度分类中的六级都符合 NYHA Ⅳ

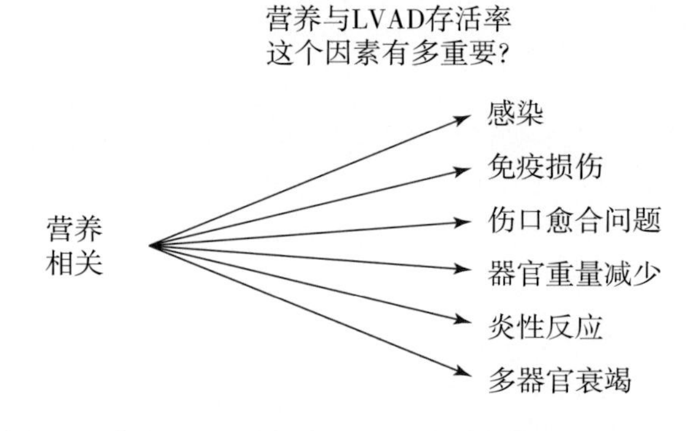

图 7-2 营养与左室辅助装置（LVAD）存活率

框 7-2 营养不良的指标

- 体重指数＜ 20
- 白蛋白＜ 3.2g/dl
- 前清蛋白＜ 15 mg/dl
- 总胆固醇含量降人造任＜ 130mg/dl
- 绝对淋巴细胞计数降低＜ 100/μl
- 皮肤无反应力试验
- 拟人化的测量

* 所有的连续变量

级心衰的描述（表 7-3）。直到最近，大多数进行了心室辅助装置植入的患者，都有最严重的两类后果之一——心源性休克或者是即使经过正性肌力药物治疗和最大程度的常规治疗患者仍然恶化。在永久心室辅助装置植入后生存率最差的也有两类。这些和其他数据一起催生了以下策略：在这些安装 VAD 无效的、倾向于进行各种暂时循环支持选择的患者群体中，避免或者至少限制急诊永久心室辅助装置 VAD 的安装，等这些患者的风险评估在一段时间的机械循环支持之后改善了再考虑使用永久心室辅助装置支持[19]。

患者最优化策略：左心辅助并发症和死亡的重要原因

营养

营养不良作为机械循环支持预后的一个预测指标在近年来得到了越来越多的认同（图 7-2）。在 Lietz-Miller 的风险预测中血浆白蛋白低于 3.3 mg/dl 是最显著的死亡危险因素并且可以导致死亡率增加 6.6 倍[13]。不过，白蛋白是营养状况的一个较不敏感的指标，而前清蛋白则是一个关于营养状况更加敏感和特异性的指标。营养不良对于外科干预后的不良后

框 7-3 心室辅助装置植入前营养方面的考虑

- 营养咨询
- 饮食自由，包括口服营养补充剂；家里带来的食物，零食
- 多种维生素，铁剂，促红细胞生成素
- 前清蛋白，白蛋白，和肝功能检测 2 次 / 周
- 泮托拉唑（Protonix）
- 夜间胃管鼻饲
- 增加食欲的药物
- 甲状腺素中毒，胃炎
- 抗抑郁药

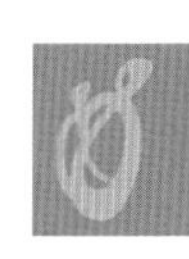

果的影响已被充分证实（图 7-2）[20]。显著的营养缺乏与伤口愈合不良有关，增加了感染的风险，并且损伤T淋巴细胞的功能和免疫反应。

对可能行LVAD植入的患者进行营养不良的筛查，应包括血浆白蛋白、前清蛋白、总胆固醇含量（在营养不良时它通常会显著降低[＜ 100mg/dl]）、绝对淋巴细胞计数，可能的话还应检测转铁蛋白。另外一个简单但是很敏感的测试是皮肤无反应性测试；要使用对照（例如腮腺炎）来证实是无反应性而不是阴性反应。无反应性是T细胞应答损伤和容易感染的确切指征（框 7-2）。

当患者被确诊为营养不良时，应当采取措施改善患者的营养状态。然而，营养不良状态不是一夜之间发展来的，部分可能是由于小肠黏膜的萎缩，还可能是由于口服配方奶和营养补充剂导致频繁的腹泻，因此，不可能在短期内解决这个问题（框 7-3）。没有证据支持使用胃管喂食或者胃肠外营养（换句话说，证实在LVAD植入前给予患者营养品可以减少感染和不良事件发生）可以改善患者作为机械循环支持候选人的资格。在一定程度上，营养不良状态是机械循环支持预后不良的一个不容易改善的危险因素。即使在有恰当的热量补充的情况下，如果不解决患者存在的心衰，单纯补充热量，不考虑给药途径，对于解决营养不良状态可能不适合。延迟外科干预，可能使患者身体状况和病情进一步恶化，并且增加患者外科手术风险。

框 7-4　手术前及手术后的营养支持

- 对于病人的并发症和死亡率非常重要
- 口服日常饮食—成功效果有限
- SBFT 肠道阵养—夜间与连续
- 外周静脉营养—热卡有限
- TPN- 未充分应用
- 感染的风险与加重
- 微量营养素的重要作用—氨基酸，精氨酸，谷氨酸，锌，辅酶 Q10
- 心衰病人不能正常维持营养摄入

HF：心力衰竭；SBFT：小肠营养管；TPN：全胃肠外营养

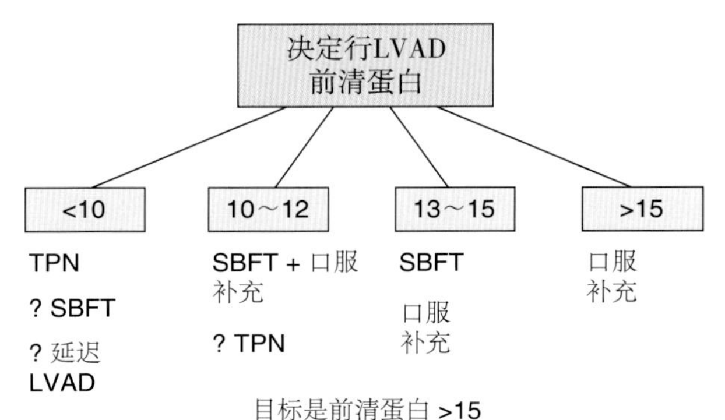

图 7-3　左室辅助装置（LVAD）植入前的营养优化，SBFT：小肠营养管；TPN：完全为肠外营养。

患者的营养状态应该被用来评估患者作为外科手术候选人的风险而不是作为围术期治疗和干预的目标。这种观点是存在争议的，因为很多临床医生相信对于营养不良的患者进行LVAD植入，会显著增加不良预后的风险，尤其是考虑到来自Lietz-Miller的风险评分的数据。一个严重营养不良的患者仅存在这个单独的危险因素是很少见的；营养不良的患者通常都有肝功能异常和其他危险因素共存，这些因素共同增加了风险。然而，有这样的LVAD候选人的患者群体，他们在除了LVAD之外的其他措施下，血流动力学稳定，并且在LVAD放置之前可能进行了数天乃至数周的非常积极的营养支持。在这些患者中进行这种短期到中期的营养支持能否改善预后还有待观察。然而，考虑到感染仍然是过去20年中机械循环支持主要并发症之一，且发病率和死亡率位于第一位，为减少这种问题的发生，在这个领域中使用新的实验室指标来评估像营养不良这类风险是非常有必要的。

在LVAD植入前改善营养状况，建议达到的目标是前白蛋白水平大于15 mg/dl；当然在术后维持充足的营养水平同等重要（框 7-4）。研究显示，正常的实验动物饥饿24小时后蛋白合成下降50%。由于进行LVAD植入的患者开始时的营养状态都有所降低，之后又经历了一次较大的外科手术，通常手术后的2 ～ 3天并没有有意义的热量支持，存在感染的风险并不出人意料。图 7-3显示了可以用于确定术前不同

框 7-5　凝血因子

- 长期华法林或者多种抗血小板药物治疗
- INR 延长
  - 术前出血
  - 右心衰
  - 血流动力学不稳定
  - 多器官衰竭
  - 凝血因子Ⅶ（营养基础）
- 最小限度地筛查
  - PTT/PT，血小板计数，血小板聚集以及 HIT

HIT：肝素诱导的血小板减少性紫癜；INR：国际标准化比值；PTT/PT：部分凝血酶原时间 / 凝血酶时间；RV：右心室

程度营养不良的方法，预期达到的目标以及补充途径。

继发于重症心衰的恶病质患者，当仅采用口服补充营养时，因为小肠黏膜受损导致摄取热量和营养物障碍，通常不像其他患有急性疾病的患者能够那么快地恢复，营养指标达到正常[21]。前白蛋白水平低于10mg/dl的患者，在LVAD植入后感染的风险明显增加，并且可能是最能够经由胃肠外营养治疗受益的患者。有代表性的是，通常作为LVAD植入的申请人并不情愿接受胃肠外营养。严重营养不良的患者，因为肝大、高碳水化合物配方导致的高渗透压负荷引起腹泻或由于低心排导致的相对的胃轻瘫，已经不能耐受口服或者肠道补充营养或者鼻饲了。外科研究显示这种情况部分基于胃肠外营养增加了全身感染的风险，且需要中心静脉置管输液。然而，在这些患者中胃肠外的途径可能是恢复营养物质摄取的最佳途径，应该在术后尽早给予，直到前白蛋白水平大于15mg/dl，并且患者可以耐受口服营养后停止。

异常凝血参数的校正

在LVAD植入后，出血非常常见，与其他的开心手术相比，出血造成再次开胸探查（25%～30%）的概率高出4倍。这种出血增加与多种因素有关，包括由于右侧心脏压力升高导致的肝功能不全，反映到肝，导致肝合成凝血因子减少从而使静脉出血增加，之前的胸骨切开手术和在LVAD植入前这些患者经常使用抗凝剂或者是抗血小板的药物等（框7-5）[22,23]。一些研究发现，手术后发生出血和需要输血是机械循环支持后的常见并发症，并且是预后不良的主要危险因素。手术前出现国际标准化比值（INR）升高可能反映患者存在右心室衰竭和心源性或者其他原因导致的肝硬化。INR延长、低血小板计数、使用抗凝药物或抗血小板药物均可导致围术期的明显出血，这些可以导致右心室衰竭、感染、多器官衰竭。严重心衰患者通常存在因为营养不良导致的继发于某几种凝血因子缺乏的凝血异常，比如Ⅶ因子缺乏。术前最低水平的凝血异常的筛查应该包括凝血酶原时间（PT）、部分凝血酶原时间（APTT）、国际标准化比值（INR）、血小板计数、血小板聚集试验，并且可能的话进行肝素诱导的血小板减少性紫癜（heparin-induced thrombocytopenia，HIT）检测。

如果这些检测结果异常，应该查找导致这些异常的原因。在出现全身凝血异常的情况下应该延迟安装机械循环支持，除非情况异常紧急。国际标准化比值升高的患者建议使用维生素K。在冠脉内支架置入后给予氯吡格雷这种血小板抑制剂，对于血小板的聚集有不可逆的抑制效应。手术应该被推迟至少5天，推荐7天，以便于未受氯吡格雷影响的新的血小板产生。使用冠脉药物洗脱支架的患者需要停用氯吡格雷，这类患者LVAD的最优管理的实践数据极少。凝血参数异常，尤其是血小板计数降低（＜149 000/μl）和INR＞1.1显示与死亡风险的增加相关。应该极力尝试在LVAD放置前使这些参数正常，如果可能，适当延迟放置LVAD。.

对于进行LVAD植入的患者，肝素诱导的血小板减少性紫癜是一个需要考虑的问题[24-26]。虽然不是在所有患者中常规检测，肝素诱导的血小板减少性紫癜在术前血小板少于150 000/μl的患者中和最近血小板减少大于20%的患者中应当进行检查。肝素诱导的血小板减少性紫癜的临床表现包括血小板计数显著减少（即使数值在正常范围）或者是在接受肝素治疗时出现的任何血栓事件。实验室检测应该包括凝血状况和肝素抗体的检测。在所有患者中常规筛查肝素诱导的血小板减少性紫癜肝素抗体可能产生误导。血清素释放试验是确定肝素诱导的血小板减少性紫癜诊断的最可靠的检查。在患有肝素诱导的血小板减少性紫癜的患者进行LVAD植入时，或者是LVAD植入前血小板计数明显减少并且显示与肝素诱导的血小板减少性紫癜HIT抗体相关的情况下，偶有使用可以替代肝素的抗凝剂（例如，阿加曲班和比伐卢定）的报道[27-29]。肝素诱导的血小板减少性紫癜的出现或进

框7-6　术前病人最优化：肾功能不全

发病率

LVAD安装后20%～40%

危险因素

心室辅助装置植入前肾功能

右房压＞20mm Hg

低血压

血管加压药物的应用

出血或输血

肾毒素

病因

低灌注，右房压高（＞20mm Hg）

由髓质移向皮质肾单位

目标

1ml/kg/hr尿量

LVAD：左室辅助装置；RA：右心房；VAD：心室辅助装置。

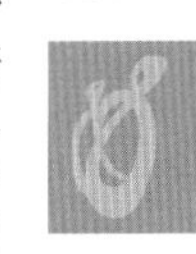

展与机械辅助装置和完全人工心脏这两者导致的出血和血栓的高风险相关[27]。

肾功能

肾功能不全一直是LVAD植入后发病率和死亡率最高的并发症之一。心脏的功能和肾功能无论在健康或者疾病状态下都是密切关联的。一个meta分析的研究评估了肾功能不全和心衰的关系，显示63%的心衰患者至少有轻度的肾功能损害，20%的患者有中到重度的肾功能不全。急性失代偿性心衰的住院患者中，4个里面至少有1个有明显的肾功能不全[30-34]。评估肾功能不全程度的检测包括血肌酐、血尿素氮（BUN）、尿量和肾小球滤过率。有新的可以估计肾小球滤过率的公式可用，且更准确。在女性、低体重的成年人、老年人和肌肉明显减少的患者中，血肌酐水平可能明显低估患者的肾损害。心衰HF患者肾功能通常因为继发于低心排导致的肾低灌注和肾静脉淤血而受到不良的影响；但也可能是药物直接肾毒性或者是像糖尿病和高血压这类伴随疾病造成的结果。

心肾综合征的病理生理是多原因的，但是通常与肾内部的血流动力学、肾的灌注压和全身的神经体液因子相关[30-34]。在急性失代偿心衰情况下考虑进行机械循环支持的患者，通常有心输出量不足和低灌注压。在像糖尿病和高血压这些危险因素的存在下，肾小球滤过率可能进一步减低。然而，最重要的因素可能是动脉压力感受器和肾内感受器激活介导的神经体液因子的活化。这种反射导致肾素-血管紧张素系统、交感神经系统和精氨酸升压素系统的激活。所有这些因素导致外周和肾内血管收缩、肾血流减少、肾小球滤过率进一步降低而导致肾功能减低。而且，大剂量的利尿药激活了肾的腺苷受体，进一步加强肾血管收缩，其结果导致肾缺氧、炎症、细胞因子释放、进行性的肾结构和功能丧失。

经肾灌注压是通过平均动脉压减去中心静脉压（CVP）得来的。对于容量超负荷失代偿的心衰患者，升高的肺动脉压和中心静脉压与降低的体循环压力一起导致肾灌注压力严重受损。对于等待放置LVAD的患者，应该积极降低患者的中心静脉压。因为这样可以显著改善肾血流和尿量（框7-6）。几种风险预测评分总结出：肾功能不全和升高的中心静脉压是放置LVAD后预后不良的重要危险因素。

LVAD放置前尿量减少（如＜1ml/kg）并伴有肌酐和尿素氮BUN升高的患者可能在肾功能优化的尝试中获益。早期，可以在使用Swan-Ganz导管密切监测血流动力学参数的情况下尝试给大剂量利尿剂。但是，如果患者对于这些措施反应不好可以通过使用超滤（详见后面讨论）、主动脉内球囊反搏（IABP）或者是暂时经皮机械循环支持装置而获益。

虽然静脉使用的袢利尿剂是急性失代偿性心衰患者的一线治疗药物，但随着反复使用而导致的耐药性，袢利尿剂的效能会降低。袢利尿剂显示与神经体液因子激活、电解质平衡和心肾综合征导致的有害作用引发的并发症的发病率和死亡率升高相关。这些因素可能导致全身和肾血管收缩，导致肾功能进一步降低。在有些患者，联合使用利尿剂（袢利尿剂之前使用噻嗪类利尿剂）可以使利尿效果更好，克服某些利尿药的抵抗，增加钠的排泄比例。在急性失代偿性心衰患者中使用重组的人B型钠利尿肽（奈西立肽）的临床实验结果不一致[35]。虽然它作为血管扩张剂可能是有效的，并没有证据显示它是一个良好的利尿药或钠利尿剂。

几个临床实验证实了超滤比静脉使用袢利尿剂有优越性[36,37]。因为钠离子和它的阴离子是细胞外液量的主要决定因素，与使用利尿剂相比，通过超滤能够更多地清除身体内总液量。与血浆相比，通过袢利尿剂产生的尿液是低张的，而通过超滤产生的是等张的和等钠离子的尿液。使用超滤而不使用利尿剂治疗的决定在某些时候是有挑战性的；不管怎样，利尿剂的耐药作用是可以通过排钠作用监测的。在患者持续容量超负荷并且利尿剂和钠利尿剂都耐药的情况下应当考虑使用超滤治疗[38]。在这种情况下超滤的目的是在LVAD安装前降低异常升高的CVP以改善肾灌注和肾功能。

如果之前讨论的措施仍然不能改善肾功能，要谨慎评估这种患者是否需要安装IABP来改善肾灌注。无尿的患者（急性心源性休克的结果）和暂时进行透析的患者可以考虑进行暂时的机械循环支持（经皮的或外科手术的）来提高心输出量，改善可逆性肾功能不全[39]。

感染

自从给重症心衰患者使用VADs开始，感染和败血症一直是发病率和死亡率最高的并发症[40,41]。在REMATCH研究中，败血症在LVAD患者中导致

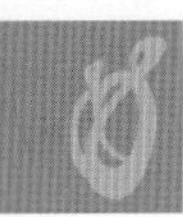

41% 的死亡率。在 LVAD 植入后 3 个月内，LVAD 感染的可能性为 28%[40]。目前已经清楚地认识到，可以通过密切关注感染控制和预防指南、优化植入技术、小心护理外科手术部位来实现降低 LVAD 相关感染的发生。

经历 LVAD 放置的患者通常很虚弱并存在不同程度的营养不良（见前文）[42]，这些患者存在很多增加术后感染的危险因素。许多危险因素是这个患者群体固有的，包括糖尿病、由心源性恶病质导致的营养不良和氮质血症。感染的附加风险包括牙齿问题，手术前使用已放置了数天的留置插管和机械通气。在装置植入前尽可能矫正这些危险因素能使感染的风险最小化并且可以改善长期预后。大多数患者住院数天或者数周进行 LVAD 植入前的评估和优化，这可能导致患者皮肤菌群的改变，在 LVAD 植入后显著增加医院内感染的风险。患有活动性全身感染的患者不考虑进行 LVAD 支持，如果临床条件许可，LVAD 植入应该延迟到患者感染局限并且可以有效治疗时才能考虑。在这些患者中术后抗生素治疗要持续一个较长的时间。

密切关注以便矫正或试图改变某些危险因素以减少术后伤口感染是最基本的策略。植入前阶段应集中在留置的中心静脉插管。大多数的这类患者都使用较长时间的中心静脉插管留置，以监测血流动力学和正性肌力药物或者其他的血管活性药物的输注。在术前移除这些插管至少在一段时间内是有利的。在手术前移除这些插管时取插管头端留取微生物检测是明智的。如果其中任何的管线有感染的迹象，这些管线必须尽快拔除，并且需要感染科会诊以便获得关于抗生素种类和用药时间等治疗的额外信息，以便决定是否延迟 LVAD 的植入。等待 LVAD 植入的候选者中，不明情况下置入的中心静脉插管要立即拔除。

在进行 LVAD 放置的患者中常规预防性应用抗生素。虽然在不同的医疗中心之间使用的抗生素不同，但是所有的处方都必须包括能够控制葡萄球菌的抗生素，因为它是涉及装置感染最常见的微生物。并且，数据显示鼻部携带的金黄色葡萄球菌是心脏手术患者感染的一个危险因素，如果时间允许在 LVAD 植入的候选者中要保证去菌群化。密切关注感染的预防，这在术中和术后阶段应持续进行。详细讨论感染的预防不在本章探讨的范围内，预防措施包括移除不再需要的管线和插管，积极的营养支持，并且密切关注穿过身体伤口的电源驱动线。

左心辅助患者优化右室功能避免右心功能衰竭的策略

机械循环支持后并发症发生率和死亡率的主要原因与右心衰有关，它可以导致多器官衰竭，尤其是肾衰竭和肝衰竭[43,44]。对于右心衰这个危险因素的全面认识非常重要，因为它能帮助在术前识别那些准备 LVAD 植入时，不适合单纯进行 LVAD 支持、而应进行双室辅助能够获益的患者[45-51]。计划进行双室辅助植入的患者与接受 LVAD 植入之后再放置右心室辅助装置（RVAD）支持的患者相比较结果更好[52,53]。最新研究显示使用连续血流泵可以减少 RVAD 支持的需求；但是需要进行 RVAD 支持患者的死亡率仍很高[54,55]。之前的证据显示需要进行双室辅助的患者死亡率增高与直接使用或者额外使用 RVAD 或者双心室心室辅助装置有关。

通常情况下，因为明显较差的转归，对于使用双室辅助会有犹豫。然而，在进行 LVAD 植入后数天因为明显的右室衰竭再进行 RVAD 植入的患者比在进行 LVAD 植入时就进行 RVAD 植入的患者结果更差。由过去的经验看，有很多关于使用右室辅助装置或者双室支持来治疗 LVAD 植入后的右室衰竭的不同研究的报道。在早期体旁 Thoratec 心室辅助装置作为移植过渡治疗的研究中，213 例患者中 48% 的患者接受了双室支持，另外，有 17% 的患者由于接受外加的 RVAD 后而转为双室辅助。最近在 HeartMate Ⅱ作为移植过渡治疗的临床试验中，右心衰被定义为在植入后需要进行 RVAD 支持或正性肌力药物支持至少 14 天，或者在 14 天后需要正性肌力药物支持。这个临床试验中右心衰的发病率为 20%。在这些患者中，6% 需要 RVAD 支持，7% 需要在支持 14 天后需要使用正性肌力药物[51]。

与 HeartMate Ⅱ终点治疗临床试验结果类似，有 4% 病例使用 RVADs[56]。有右室衰竭的患者与没有的患者相比住院时间延长，生存率低[51]。使用连续血流的 HeartMate Ⅱ的患者右室衰竭的发生率，与之前使用的搏动血流装置相比较差不多，甚至更低；但是它仍然是并发症发生和死亡的显著危险因素。随着时间的推移，在患者选择的治疗策略方面的改进改善了患者的预后，实时改变泵速的能力，经体表引导超声成像来确定右室和左室的形态和功能，对于这种新的连续血流泵的患者管理的能力有显著的帮助，并且可以

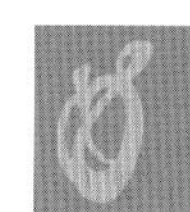

减少 RVAD 的使用。

过去大量的研究设计用来帮助预测 LVAD 植入后患者发生右室衰竭的可能性。研究发现：女性，病因为非缺血性心衰，术前需要 IABP 支持，右房压升高，肺动脉压低和右室每搏做功指数下降是右室衰竭的预测指标。另外，研究发现的预测指标还有生化指标异常，例如胆红素、肌酐、天冬氨酸转移酶升高预示之前存在严重的多器官功能不全，还有使用血管加压升压药物（表 7-4）[45-51]。大量的研究显示患者有非缺血性心肌病的病因往往是因为右心室和左心室共同参与疾病过程，因而有更高的发生右室衰竭的危险。右室衰竭复杂的病理生理与右室心肌功能不全、心室间依赖和右室后负荷相关[57,58]。大多数研究使用的是搏动泵，与当前使用的主流的连续血流泵不同，这些可能限制了之前研究的有效性和相关性。

Kormos 和同事[51]在一个多中心临床试验的一部分中，对接受 HeartMate Ⅱ 连续血流 LVAD 的大样本患者群体（约 500 例），研究分析了右室衰竭的危险因素。经由多因素分析，下列变量是右室衰竭的预测因素：中心静脉压 / 肺毛细血管楔压（PCWP）比值大于 0.63，术前需要呼吸机支持，血尿素氮水平大于 39mg/dl。单因素分析显著相关的变量除了前者还包括白细胞计数升高，中心静脉压升高，右室每搏做功指数降低。在 LVAD 放置后，中心静脉压水平接近左室充盈压的患者，非常危险，容易进展为右心室衰竭，在这种患者中使用 CVP/PCWP 比值相对于单独考虑 CVP 升高更有意义。

在过去多年使用机械循环支持的经验中演进出来几种避免和减少手术后右心室衰竭发生率的策略（图 7-4）。筛选出明确需要进行双室辅助的患者非常重要。尽管很多研究发现了很多的危险因素，以及风险预测评分系统的发展，筛选出这种患者仍然是很困难的。每一个进行 LVAD 植入的候选者在 LVAD 植入后必须仔细评估发展为右室衰竭的风险。另外，虽然一些患者入院时，初始的生化、血流动力学和心脏超声预测显示需要双室支持，这些危险因素可能因为多种治疗而改变，不发生严重的右心室衰竭。这些治疗措施包括延迟 LVAD 的置入，使用积极的利尿、超滤和暂时的 IABP 等治疗，直到患者的血流动力学稳定。

进行 LVAD 置入时，要使中心静脉压尽可能低。通常，肺毛细血管楔压 PCWP 越高，越能看到 LVAD 置入后的改善和左房压的正常。近年来，中

表 7-4 右心室衰减的风险因素的文献综述

研究	病人数量	VAD 种类	危险因素（多变量）
Pukamachi 等，1999[46*]	100	搏动	较小的年龄 低体重病人 心肌炎 女性 RVSWI 降低 MPAP 降低
Kavarana 等，2002[43*]	69	搏动	RVSWI 降低 胆红素升高
Ochiai 等，2002[45]	245	搏动	LVAD 前循环支持 女性 非缺血性病因
Dang 等，2006[47]	108	搏动	CVP 升高
Patel 等，2008[49]	77	搏动(55%) 连续(45%)	围术期 LABP
Mathews 等，2008[48]	197	搏动(84%) 连续(16%)	需要血管加压药 AST > 80IU/L 胆红素 > 2.0mg/dl 肌酐 > 2.3mg/dl
Fitzpatrick 等，2009[†53]	266	搏动(> 90%)	心排血指数 < 2.2L/min/m² RVSWI < 0.25mm 血红素 1/m² 严重的围术期 RV 功能不全 肌酐 > 1.9mg/dl 早前心脏手术 心脏收缩压 < 96mmHg
Kormos 等，2010[51]	484	连续	CVP/PCWP > 0.63 围术期机械通气支持 BUN > 39mg/dl
Drakos 等，2010	175	搏动(86%) 连续(14%)	围术期 LABP FVP 升高 终点治疗

数据来自 Drakos SG, Janicki L, Horne BD, et al. Risk factors predictive of right ventricular failure after left ventricular assist device implantation.（在需辅助装置安装后预测右心室衰减的危因）Am J Cardid 2010:105:1030-1035.

* 包含唯一单变量分析

† 包括计划进行双空支持的病人

AST：天冬氨酸氨基转移酶；BP：血压；BUN：血尿素氮；CVP/PCWP：中心静脉压 / 肺毛细血管误压；LVAD：左心室辅助装置；MPAP：平均肺动脉压；LABP：主动脉内球囊泵；PVR：肺血管阻力；RV：右心室；RVSWI：右室脉搏作功指数

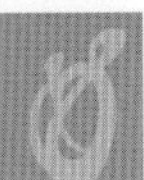

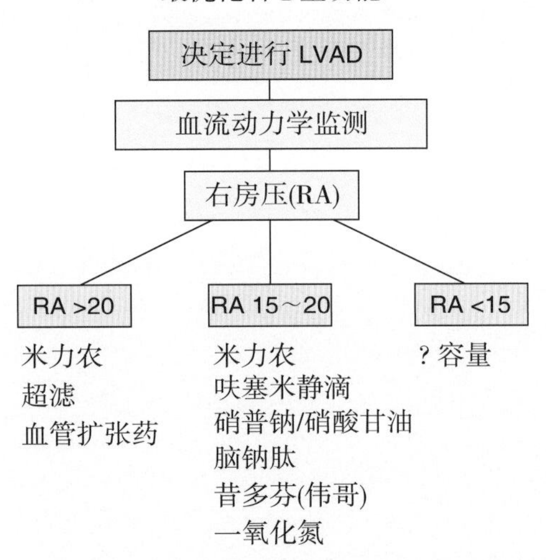

图 7-4 最优化右心室（RV）功能。LVAD：左心室辅助装置；NTP/NTG：硝普钠 / 硝酸甘油；RA：右房

心静脉压 / 肺毛细血管楔压比值被认为是 LVAD 置入后发生右心室衰竭的明显的预测指标[51]。在有些患者，暂时的双室机械循环支持可以用来改善右心室功能，使患者成为单纯永久 LVAD 支持的候选者[39]。

有些患者，术中和术后出血和由此引起的输血需求，尤其是快速大量出血时，可能有围术期右室衰竭的倾向[22]。过度的输血可能使接受单纯 LVAD 支持的患者的右心室收缩功能严重降低，在右心室机械循环支持被拖延使用和使用大剂量升压药物和正性肌力药物的情况下尤其如此。正如前面讨论过的，使患者术前的凝血状态达到最优化是非常关键的。使患者凝血状态最优化的策略包括：患者近期接受抗凝治疗要延迟 LVAD 的植入，并且给予恰当的维生素 K 治疗。术中谨慎止血是最根本的。

肺动脉高压是 RVAD 植入后发生右心室衰竭的危险因素，这是一个错误的观点。有严重肺动脉高压的患者有与之相应的左侧充盈压升高，可以很好地适应单纯的 LVAD 植入，因为左心室减压，右心室功能由于后负荷降低而得到增强，右心室因此可以产生较强的收缩力[59]。肺动脉压低，尤其是伴有右心房压高时，由于右心室心肌收缩功能很差不能产生足够的肺动脉压，提示发生右心室衰竭的风险较高。术前有肺动脉高压进行 LVAD 植入的患者，积极扩张肺动脉的治疗，比如吸入一氧化氮 NO 或者是吸入依前列醇（Flolan）可以显著降低右心室后负荷，有利于右心室的血流动力学的改善[60]。手术后口服西地那非也有治疗效果，虽然缺乏证据支持这种治疗方法，但是在一些心脏中心也被常规应用[61]。

植入 HeartMate Ⅱ后，由于负荷状态的改善，三尖瓣反流的严重程度有减轻的趋势[54]。这个发现提示三尖瓣的中量或者更少的反流在 HeartMate Ⅱ植入时可以不行三尖瓣成型或者是置换。如果给予了充分的正性肌力药物支持和一氧化氮等扩张肺血管等积极的治疗措施，仍然在手术室内发生了严重的右心室衰竭，必须立即使用暂时的右心室辅助装置。有证据显示在这种患者中延迟使用右心室辅助装置与早期在手术室内放置 RVAD 相比转归较差[44]。关于右心室衰竭更加详细的管理不在本章的讨论范围。

延迟永久左心辅助装置植入：决策桥梁的理念

尽管对于急性心衰患者的管理有了很大的进步，但是难治性急性心源性休克患者的预后仍然很差[39]。大多数这种患者存在于那些不能进行先进的循环支持技术或者没有这种资源来进行最优化治疗的医院。在这个患者群体中，延迟转到三级医疗中心使患者不良预后进一步恶化。在这些患者中，有更宽的暂时性循环辅助支持应用的明确指征。目前，还存在对于理想装置的选择问题、暂时支持的最佳时间问题和这些患者转为长期辅助的理想时机问题。

对于使用 IABP、多种正性肌力药物和升压药物等医疗手段反应不好的急性心源性休克，仍然是导致心肌梗死患者住院死亡的首要原因。即使进行了充分的再血管化，早期死亡率仍高于 50%。使用机械辅助装置或者体外循环膜肺氧合（ECMO）进行循环支持一直是那些血流动力学极度不稳定的、有凝血病变的、或者有肾衰竭、肝衰竭等多器官功能不全等的危重患者存活的唯一方法。增加一个复杂的并且费时的永久心室辅助装置的放置手术会进一步增加这种状况下并发症的发生率和死亡率。多器官功能衰竭（MSOF）的患者之前有过心脏骤停或者是血流动力学严重不稳定，进行永久性 LVAD 植入后转归极差。而且，因为合并多器官功能衰竭，不稳定的神经系统状态，不确定的社会支持（由于没有时间充分进行这种评估），作为心脏移植的候选人的资格不确定。在这个患者群体中有明确的进行暂时循环支持作为移植前过渡的指征[39]。这种支持装置必须容易放置，能够快速稳定患者的血流动力学，患者转运方便并且允许患者有时间由多器官功能衰竭和不稳定的神经系统状

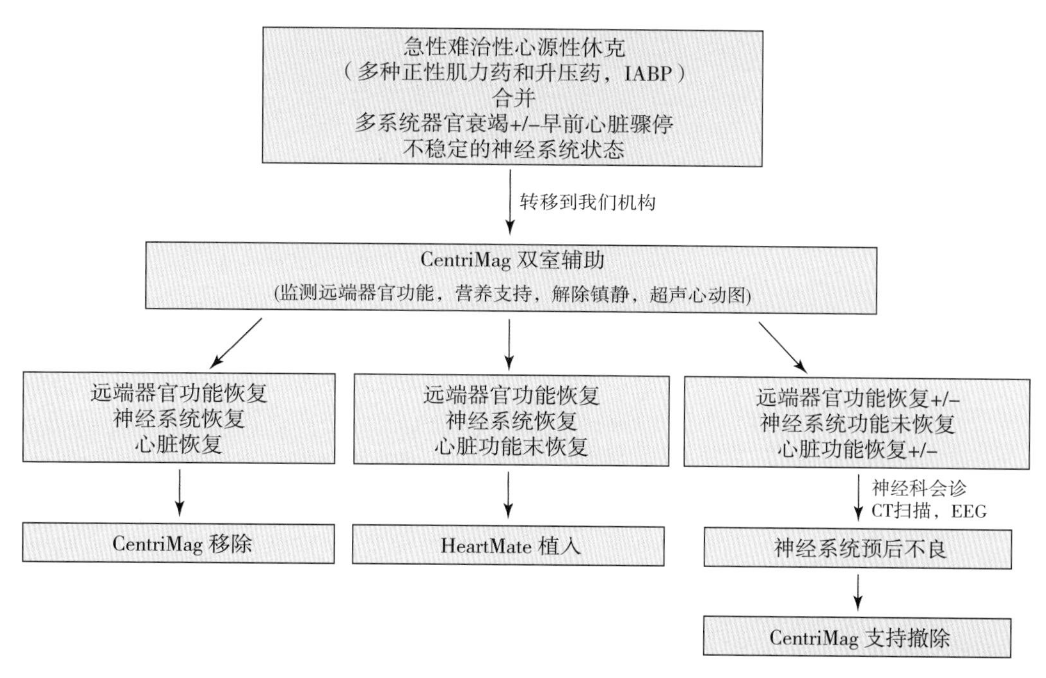

图 7-5 治疗难治性急性心源性休克病人的法则。CT：计算机 X 线断层扫描；EEG：脑电图；LABP：主动脉球囊反搏。

态中恢复。有几种选择可以进行循环支持，包括手术植入心室辅助装置、经皮辅助装置和 ECMO[62-65]。

应用临时机械支持作为制定进一步决策的过渡的经验

几个中心使用 CentriMag 心室辅助系统（Levitronix，Waltham，MA）用于继发于任何原因的（包括急性心肌梗死、心肌炎、心脏手术后以及心脏插管并发症）急性难治性心源性休克的治疗，作为决定前的过渡装置。我们制订了一个治疗难治性心源性休克患者的治疗原则（图 7-5）。作为用来指导在应用多种正性肌力药物和升压药物以及 IABP 的情况下，仍然发生多器官功能衰竭的患者，向我们单位转诊的指南。在入院时，这些患者（作为决定使用暂时性 MCS 过渡的患者）通常情况下有永久性心室辅助装置 VAD 植入的禁忌证，并且由于不稳定的神经系统状态作为心脏移植的候选人资格不能确定，是否有足够的社会支持也不能确定（因为没有充分的时间完成这个评估），多器官功能衰竭是否可逆也不可预知。我们发现放置这种装置是“方便使用者的”，因为实际上任何插管（包括用于常规体外循环的插管）都能使用。

通常情况下，放置这个装置需要使用胸骨正中切口以及体外循环。放置这个装置通过恢复充足的体循环灌注使血流动力学快速稳定，这使得远端器官功能得以恢复。评估自体心脏功能恢复情况时，可以选择停止右心、左心或者双心辅助的流量。这种脱机能力可以提供足够的时间来评估患者是否能充分恢复，脱离机械辅助，是否需要永久性 LVAD 或者心脏移植，并且在这个辅助的过程中，允许肾、肝和呼吸系统得以恢复。

使用 CentriMag 支持独特的优点是没有严格抗凝的需求。许多需要紧急机械循环支持的患者正在使用氯吡格雷或糖蛋白Ⅱb/Ⅲa 抑制剂；这些药物使他们手术后出血明显，并且通常在纠正了凝血异常后仍然难以控制。在这样的患者中，使用肝素抗凝通常可延迟到 48 ～ 72 小时之后，直到所有的纵隔出血已经解决，并且没有因为血栓或者血栓栓塞导致的泵功能故障。当不使用抗凝时，即使在没有抗凝的情况下流量大于 4 L/min 也可以降低血栓的风险[39]。

对于表现为急性难治性心源性休克的患者，现在有多种经皮的暂时性机械辅助装置可以选择[62-65]。这些患者过去使用 IABP 和正性肌力药物辅助治疗或者是体外循环膜肺氧合。虽然体外循环膜肺氧合适合进行心肺支持，但是它不能使心室减负荷到心室辅助装置那样的程度，并且有较高的装置相关的并发症的发生率。暂时的心室辅助装置能够提供充分的循环支持，以便允许多器官功能不全得以恢复，有时间进行神经系统状态的评估。虽然关于理想装置选择的问题、最佳的暂时辅助时限、过渡到长期辅助装置的时机等问题仍然存在，一些的患者还是可以通过放置

框 7-7 识别需要暂时循环机械辅助的病人

- 当前或持续存在明确的进行永久支持的禁忌证
  - 不稳定的神经系统状态（心脏骤停,长时间心肺复苏）
  - 重要的远端器官功能不全（肾和肝功能不全）
  - 严重的血流动力学不稳定
  - 严重的凝血病变
  - 现存，未得到治疗的感染
- 永久支持的相对禁忌证
  - 高风险的社会工作
  - 机械通气

LVAD 而获益。

植入性支持治疗的费用效益比并非在所有可以接受并能够使用的人中都合理。识别术前能够准确预测风险的变量对于计划和制定管理策略非常重要。来自哥伦比亚 - 长老会医院（Columbia-Presbyterian Hospital）的研究发现下列的危险因素可增加手术的死亡率：机械通气，心脏手术后休克，之前进行过 LVAD 支持，中心静脉压升高，凝血酶原时间延长[66]。这些危险因素如果都存在，术后死亡率接近 50%。这个筛查标准没有考虑患者的神经系统状态，我们发现这也是预后不好的危险因素。来自同一个团队另外的研究报道了外院心源性休克转诊的 46 个患者进行紧急 HeartMate LVAD 植入术后 30 天生存率为 56%[67]。

经皮暂时性心室辅助装置代表了一个相对较新的技术，由于这些装置在心导管室可以很容易地放置，因此有很明显的可行性。对于病情非常重的患者减少了一个额外的大手术和可能的体外循环，有助于降低并发症发生率和死亡率。Impella 5.0（Abiomed，Danvers，MA）和 TandemHeart（CardiacAssist，Pittsburgh，PA）都可以获得高达 5.0L/min 的流量，对于体重指数很大的患者也能提供充足的辅助。Impella 5.0 需要股动脉切开插管，这增加了股动脉的危险和装置植入后伤口并发症的风险。Impella LD 与 Impella 5.0 在功能上相似，但是它的插管是外科手术经由人工血管插入主动脉。虽然这个装置在功能上仍与经皮插管的装置相似，但是经由侵入性外科插管使经皮插管的优势消失了。经皮的心室辅助装置插管在需要调整的时候可以拔除，但是因股动静脉阻断导致的下肢缺血仍然是个问题。Impella 2.5 现在已经广泛地被使用了，并且很容易植入。虽然在某些患者，理论上提供 2 ~ 2.5L 的流量可能逆转休克，但在很多患者中这个流量的支持是不充足的，并且跟 IABP 相比并不能提供更多的支持[63,64]。

在急性心源性休克、多器官功能衰竭或者是之前出现过心脏骤停的患者，有两个重要的问题必须考虑：第一，怎样辨别能够经由暂时循环支持而获益的患者？任何心源性休克并且有永久辅助禁忌证的患者都可以考虑作为暂时机械辅助的候选者（框 7-7）。第二，应该使用哪种暂时性的循环支持模式？我们的建议是使用这个团队手边可以利用的、任何的、并且可以最好地满足患者需要的临时辅助装置。对临时心室辅助装置的研究进行比较时应该谨慎。每一个机构都有与它们当前用于治疗急性心衰患者的辅助装置相关的不同的死亡率。在单中心研究中，比较不同的辅助装置之间存活的转归并不能得出一个恰当的或者准确的比较；因为患者的选择和管理的策略在不同中心之间差异很大。对于急性心源性休克不同治疗模式的比较，不可避免地存在建立在每个中心的经验和转归基础上的偏见。然而，短暂的机械循环支持，是永久机械循环支持患者选择优化方案的基本部分。在这种患者中，短暂的机械支持可以改善多器官功能不全，给这些患者提供一个对于不确定的神经系统的状态的评估机会，使这个患者群体成为永久支持的更合适的候选人。

小结

机械循环支持在患者选择和对右心室衰竭和左心室辅助装置植入后出血等各种不同并发症的病理生理方面的理解，在过去 10 年中有了显著的进步。风险评估模型的发展使研究者可以认识各种风险因素对于转归的影响，这不仅有助于患者的选择，而且有利于植入时机的选择[68]。虽然关于使用的风险评分的客观的前瞻性的数据还不可用，但是模式可能转变为在 LVAD 放置前努力改善危险因素，将成为治疗标准。有禁止植入的高风险评分的患者，在最初评估时可能是不被接受的申请人，但是通过精心的药物治疗，对营养状态、凝血异常、右心功能不全和感染等多项指标的优化，这个患者可能成为放置 LVAD 低风险的患者（图 7-6）。

我们不主张在快速恶化患者中延迟 LVAD 的植入来提高不良或者不利的风险预测。然而，这种有濒临死亡风险的患者，与永久 LVAD 植入相比，通过其他的方式可能得到更好的支持，比如多种短暂循环支持。这个领域发展目前处于这样一个阶段，可能需

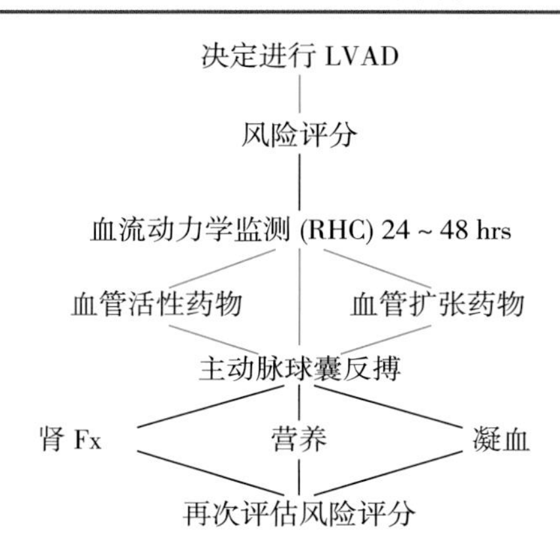

图 7-6 心室辅助装置（VAD）候选者安装术前管理。Fx：功能；LVAD：左室辅助装置；RHC：右心插管

要进行前瞻性的临床试验来评估在植入前修正风险因素能否改善预后。

（吕舒仪 译 于 坤 校）

参考文献

1. Frazier OH, Rose EA, Oz MC, et al. Multicenter clinical evaluation of the HeartMate vented electric left ventricular assist system in patients awaiting heart transplantation. *J Thorac Cardiovasc Surg.* 2001;122:1186–1195.
2. Frazier OH, Rose EA, McCarthy P, et al. Improved mortality and rehabilitation of transplant candidates treated with a long-term implantable left ventricular assist system. *Ann Surg.* 1995;222:327–336.
3. John R, Kamdar F, Liao K, et al. Improved survival and decreasing incidence of adverse events using the HeartMate II left ventricular assist device as a bridge-to-transplant. *Ann Thorac Surg.* 2008;86:1227–1235.
4. Miller LW, Pagani FD, Russell SD, et al. Use of a continuous-flow device in patients awaiting heart transplantation. *N Engl J Med.* 2007;357:885–896.
5. Morgan JA, John R, Rao V, et al. Bridging to transplant with the HeartMate left ventricular assist device: the Columbia Presbyterian 12-year experience. *J Thorac Cardiovasc Surg.* 2004;127:1309–1316.
6. Rose EA, Gelijns AC, Moskowitz AJ, et al. Long-term mechanical left ventricular assistance for end-stage heart failure. *N Engl J Med.* 2001;345:1435–1443.
7. Long JW, Kfoury AG, Slaughter MS, et al. Long-term destination therapy with the Heartmate XVE left ventricular assist device: improved outcomes since the REMATCH trial. *Congest Heart Fail.* 2005;11:133–138.
8. Reedy JE, Swartz MT, Miller LW, et al. Bridge to transplantation: importance of patient selection. *J Heart Lung Transplant.* 1990;9:473–480.
9. Farrar DJ. Preoperative predictors of survival in patients with Thoratec ventricular assist devices as a bridge to transplantation. *J Heart Lung Transplant.* 1994;13:93–100.
10. Stevenson LW. Patient selection for mechanical bridging to transplantation. *Ann Thorac Surg.* 1996;61:380–387.
11. Aaronson KD, Patel H, Pagani FD. Patient selection for left ventricular assist device therapy. *Ann Thorac Surg.* 2003;75(6 suppl):S29–S35.
12. Miller LW. Patient selection for the use of ventricular assist devices as a bridge to transplantation. *Ann Thorac Surg.* 2003;75(6 suppl):S66–S71.
13. Lietz KL, Long JW, Kfoury AG, et al. Outcomes of left ventricular assist device implantation as destination therapy in the post-REMATCH era: implications for patient selection. *Circulation.* 2007;116:497–505.
14. Rao V, Oz MC, Flannery MA, et al. Revised screening scale to predict survival after insertion of a left ventricular assist device. *J Thorac Cardiovasc Surg.* 2003;125:855–862.
15. Golstein D, Oz M, Rose E. Implantable left ventricular assist devices. *N Engl J Med.* 1998;339:1522–1533.
16. Holman W, Pae W, Teuteberg J, et al. INTERMACS: interval analysis of registry data. *J Am Coll Surg.* 2009;208:755–762.
17. Stevenson L, Pagani F, Young J, et al. INTERMACS profiles of advanced heart failure: the current picture. *J Heart Lung Transplant.* 2009;28:535–541.
18. Alba A, Rao V, Ivanov J, et al. Usefulness of the INTERMACS scale to predict outcomes after mechanical assist device implantation. *J Heart Lung Transplant.* 2009;28:827–833.
19. Lietz K, Miller LW. Left ventricular assist devices: evolving devices and indications for use. *Curr Opin Cardiol.* 2004;19:613–618.
20. Engelman DJ. Impact of body mass index (BMI) and albumin on morbidity and mortality after cardiovascular surgery. *J Thorac Cardiovasc Surg.* 1999;118:866–873.
21. Filippatos GS, Anker SD, Kremastinos DT. Pathophysiology of peripheral muscle wasting in cardiac cachexia. *Curr Opin Clin Nutr Metab Care.* 2005;8:249–254.
22. Goldstein DJ, Beauford RB. Left ventricular assist devices and bleeding: adding insult to injury. *Ann Thorac Surg.* 2003;75:S42–S47.
23. John R, Lee S. The biological basis of thrombosis and bleeding in patients with ventricular assist devices. *J Cardiovasc Transl Res.* 2009;2:63–70.
24. Warkentin TE, Kelton JG. A 14-year study of heparin-induced thrombocytopenia. *Am J Med.* 1996;101:502–507.
25. Koster A, Sanger S, Hansen R, et al. Prevalence and persistence of heparin/platelet factor 4 antibodies in patients with heparin coated and noncoated ventricular assist devices. *ASAIO J.* 2000;46:319–322.
26. Koster A, Loebe M, Sodian R, et al. Heparin antibodies and thromboembolism in heparin-coated and non-coated ventricular assist devices. *J Thorac Cardiovasc Surg.* 2001;121:331–335.
27. Schenk S, El-Banayosy A, Prohaska W, et al. Heparin-induced thrombocytopenia in patients receiving mechanical circulatory support. *J Thorac Cardiovasc Surg.* 2006;131:1373–1381.e4.
28. Samuels LE, Kohout J, Casanova-Ghosh E, et al. Agratroban as a primary or secondary postoperative anticoagulant in patients implanted with ventricular assist devices. *Ann Thorac Surg.* 2008;85:1651–1655.
29. Schroder JN, Dnaeshmand MA, Villamizar NR, et al. Heparin-induced thrombocytopenia in left ventricular assist device bridge-to-transplant patients. *Ann Thorac Surg.* 2007;84:841–846.
30. Heywood JT. Cardio-renal syndrome: lessons from the ADHERE database and treatment options. *Heart Fail Rev.* 2004;9:195–201.
31. Boerritger G, Burnett JC. Cardio-renal syndrome in decompensated heart failure: prognostic and therapeutic implications. *Curr Heart Fail Rev.* 2004;1:113–120.
32. Butler J, Forman DE, Abraham WT, et al. Relationship between heart failure treatment and development of worsening renal function among hospitalized patients. *Am Heart J.* 2004;147:331–338.
33. Smith GL, Lichtman JH, Bracken MB, et al. Renal impairment and outcomes in heart failure: systematic review and meta-analysis. *J Am Coll Cardiol.* 2006;47:1987–1996.
34. Liu PP. Cardiorenal syndrome in heart failure: a cardiologist's perspective. *Can J Cardiol.* 2008;24:25B–29B.
35. Aaronson KD, Sackner-Bernstein J. Risk of death associated with nesiritide in patients with acutely decompensated heart failure. *JAMA.* 2006;296:1465–1466.
36. Bart BA, Boyle A, Bank AJ, et al. Ultra filtration versus usual care for hospitalized patients with heart failure: relief for acutely fluid overloaded patients with decompensated heart failure. The RAPID-CHF trial. *J Am Coll Cardiol.* 2005;46:2043–2046.
37. Costanzo MR, Guglin ME, Saltzberg MT, et al. Ultra filtration versus intravenous diuretics for patients hospitalized for acute decompensated heart failure. *J Am Coll Cardiol.* 2007;49:675–683.
38. Ali SS, Olinger CC, Sobotka PA, et al. Loop diuretics can cause clinical natriuretic failure: a prescription for volume expansion. *Congest Heart Fail.* 2009;15:1–4.
39. John R, Liao K, Lietz K, et al. Experience with the Levitronix CentriMag circulatory support system as a bridge to decision in patients with refractory acute cardiogenic shock and multisystem organ failure. *J Thorac Cardiovasc Surg.* 2007;134:351–358.
40. Holman WL, Park SJ, Long JW, et al, REMATCH investigators. Infection in permanent circulatory support: experience from the REMATCH trial. *J Heart Lung Transplant.* 2004;23:1359–1365.
41. Zierer A, Melby SJ, Voeller RK, et al. Late-onset driveline infections: the Achilles' heel of prolonged left ventricular assist device support. *Ann Thorac Surg.* 2007;84:515–521.
42. Chinn R, Dembitsky W, Eaton L, et al. Multicenter experience: prevention and management of left ventricular assist device infections. *ASAIO J.* 2005;51:461–470.
43. Kavarana MN, Pessin-Minsley MS, Urtecho J, et al. Right ventricular dysfunction and organ failure in left ventricular assist device recipients: a continuing problem. *Ann Thorac Surg.* 2002;73:745–750.
44. Morgan JA, John R, Lee BJ, et al. Is severe right ventricular failure in left ventricular assist device recipients a risk factor for unsuccessful bridging to transplant and post-transplant mortality. *Ann Thorac Surg.* 2004;77:859–863.
45. Ochiai Y, McCarthy PM, Smedira NG, et al. Predictors of severe right ventricular failure after implantable left ventricular assist device insertion: analysis of 245 patients. *Circulation.* 2002;106:I–198–I-202.
46. Fukamachi K, McCarthy PM, Smedira NG, et al. Preoperative risk factors for right ventricular failure after implantable left ventricular assist device insertion. *Ann Thorac Surg.* 1999;68:2181–2184.
47. Dang NC, Topkara VK, Mercando M, et al. Right heart failure after left ventricular assist device implantation in patients with chronic congestive heart failure. *J Heart Lung Transplant.* 2006;25:1–6.
48. Mathews JC, Koelling TM, Pagani FD, et al. The right ventricular failure risk score: a preoperative tool for assessing the risk of right ventricular failure in left ventricular assist device candidates. *J Am Coll Cardiol.* 2008;51:2163–2172.
49. Patel ND, Weiss ES, Schaffer J, et al. Right heart dysfunction after left ventricular assist8device implantation: a comparison of the pulsatile HeartMate I and axial-flow HeartMate II devices. *Ann Thorac Surg.* 2008;86:832–840.
50. Furukawa K, Motomura T, Nose Y. Right ventricular failure after left ventricular assist device implantation: the need for an implantable right ventricular assist device. *Artif Organs.* 2005;29:369–377.
51. Kormos RL, Teuteberg JT, Pagani FD, et al. Right ventricular failure in patients with the HeartMate II continuous-flow left ventricular assist device: incidence, risk factors, and effect on outcomes. *J Thorac Cardiovasc Surg.* 2010;139:1316–1324.
52. Tsukui H, Teuteberg JJ, Murali S, et al. Biventricular assist device utilization for patients with morbid congestive heart failure: a justifiable strategy. *Circulation.* 2005;112(9 suppl):I–65–I-72.
53. Fitzpatrick JR, Frederick JR, Hiesinger W, et al. Early planned institution of biventricular mechanical circulatory support results in improved outcomes compared with delayed conversion of a left ventricular assist device to a biventricular assist device. *J Thorac Cardiovasc Surg.* 2009;137:971–977.
54. Lee S, Kamdar F, Madlon-Kay R, et al. Effects of the HeartMate II continuous-flow left ventricular assist device on right ventricular function. *J Heart Lung Transplant.* 2010;29:209–215.

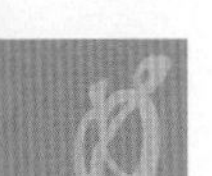

55. Maeder MT, Leet A, Ross A, et al. Changes in right ventricular function during continuous-flow left ventricular assist device support. *J Heart Lung Transplant.* 2009;28:360–366.
56. Slaughter MS, Rogers JG, Milano CA, et al. Advanced heart failure treated with continuous-flow left ventricular assist device. *N Engl J Med*, 2009;361:1–11.
57. Farrar DJ, Compton PG, Hershon JJ, et al. Right ventricular function in an operating room model of mechanical left ventricular assistance and its effects in patients with depressed left ventricular function. *Circulation.* 1985;72:1279–1285.
58. Moon MR, DeAnda A, Castro LJ, et al. Effects of mechanical left ventricular support on right ventricular diastolic function. *J Heart Lung Transplant.* 1997;16:398–407.
59. John R, Liao K, Kamdar F, et al. Effects on pre- and posttransplant pulmonary hemodynamics in patients with continuous-flow left ventricular assist devices. *J Thorac Cardiovasc Surg.* 2010;140:447–452.
60. Argenziano M, Choudhri AF, Moazami N, et al. Randomized, double-blind trial of inhaled nitric oxide in LVAD recipients with pulmonary hypertension. *Ann Thorac Surg.* 1998;65:340–345.
61. Klodell CT, Morey TE, Lobato EB, et al. Effect of sildenafil on pulmonary artery pressure, systemic pressure, and nitric oxide utilization in patients with left ventricular assist devices. *Ann Thorac Surg.* 2007;83:68–71.
62. De Robertis F, Rogers P, Amrani M, et al. Bridge to decision using the Levitronix CentriMag short-term ventricular assist device. *J Heart Lung Transplant.* 2008;27:474–478.
63. Seyfarth M, Sibbing D, Bauer I, et al. A randomized clinical trial to evaluate the safety and efficacy of a percutaneous left ventricular assist device versus intra-aortic balloon pumping for treatment of cardiogenic shock caused by myocardial infarction. *J Am Coll Cardiol.* 2008;52:1584–1588.
64. Siegenthaler MP, Brehm K, Strecker T, et al. The Impella Recover microaxial left ventricular assist device reduces mortality for postcardiotomy failure: a three-center experience. *J Thorac Cardiovasc Surg.* 2004;127:812–822.
65. Doll N, Kiaii B, Borger M, et al. Five-year results of 219 consecutive patients treated with extracorporeal membrane oxygenation for refractory postoperative cardiogenic shock. *Ann Thorac Surg.* 2004;77:151–157.
66. Oz MC, Goldstein DJ, Pepino P, et al. Screening scale predicts patients successfully receiving long-term implantable left ventricular assist devices. *Circulation.* 1995;92(suppl II):169–173.
67. Kherani AR, Cheema FH, Oz MC, et al. Implantation of a left ventricular assist device and the hub-and-spoke system in treating acute cardiogenic shock: who survives? *J Thorac Cardiovasc Surg.* 2003;126:1634–1635.
68. Levy W, Mozaffarian D, Linker D, et al. The Seattle Heart Failure Model. *Circulation.* 2006;113:1424–1433.

第 8 章

现有机械循环支持装置的种类

Igor Gregoric • Christian A. Bermudez

关键点

机械循环支持系统的发展

在过去的60年中出现了各种各样的机械循环支持（mechanical circulatory support，MCS）的方法，但因为生物医学技术发展的停滞不前和诸多困难导致MCS的发展变缓。临床医师和工程师们多年合作设计出多种辅助装置，尚未出现一个适合支持所有患者的理想系统[1]。许多的MCS系统已经由小的留置导管设备发展为可完全植入的心脏替代系统。这些设备对于支持庞大而复杂的心衰（heart failure，HF）患者群体起着非常重要的作用。虽然近来医疗技术和医疗护理已取得长足进步，但HF的治疗工作在未来仍然复杂而充满挑战。MCS治疗日渐成为HF治疗的重要组成部分。

各种血泵已经逐步向更小、更好的生物相容性和持久性方向演化。图8-1简要说明了MCS技术的发展史。现代的MCS发展开始于20世纪50年代早期，当时体外循环（cardiopulmonary bypass，CPB）首次应用于心内直视下的先天性心脏病矫治术。20世纪60年代随着心脏手术量激增，对于MCS的需求也明显增加。心源性休克的患者需要临时的循环支持以防止其他器官的衰竭并等待心肌功能的恢复[2,3]。1968年主动脉内球囊反搏（intra- aortic balloon pump，IABP）技术应用于临床，通过增加心输出量和减轻心肌负荷来增强心功能[4]。从此，IABP作为一种常规MCS设备有效支持了大量的HF患者。在此时期，人们已经认识到亟需某种长期循环支持用来治疗不断增加的HF患者。在60年代，心脏移植或全人工心脏（total artificial heart，TAH）的心脏替换和临时左心辅助装置（left ventricular assist device，LVAD）等治疗手段试用在了一些病例里[5,7]，但不甚理想的结果导致这一治疗手段一度被中止，不过MCS技术的研究仍然在持续。

在整个70年代，研究人员努力试图研制出一种可以提供接近完全循环支持并可持续使用多年的可植入设备[8]。由于排异反应及落后的免疫抑制剂导致心脏移植治疗的失败，科学家们坚信MCS可以替代心脏功能并能最大程度地模拟真实的心脏工作。早期的设备大而笨重，但可以在生理范围内的每搏输出量和泵速下提供10L/min的心输出量。80年代早期，有效的免疫抑制治疗的进展使得心脏移植被重新提出，此时MCS技术已经历经了十几年的研究和发展。在国家心肺血液学研究所的指导和资金支持下，作为TAH或者心室辅助装置（ventricular assist device，VAD）的搏动血泵技术日渐成熟。随着人们逐渐意识到心脏移植的局限性，且需要试用这些设备的患者群体日益庞大，应用左心辅助装置的过渡到移植（bridge to transplant，BTT）和心功能过渡到恢复（bridge to recovery，BTR）的临床试验逐渐展开。大多数的左心辅助装置都是基于搏动设计，与此同时，TAH已经作为终点治疗

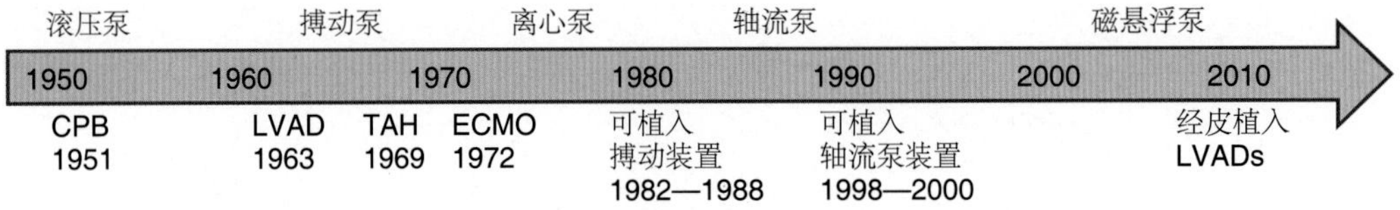

滚压泵 搏动泵 离心泵 轴流泵 磁悬浮泵

1950 1960 1970 1980 1990 2000 2010

CPB 1951
LVAD 1963
TAH 1969
ECMO 1972
可植入搏动装置 1982—1988
可植入轴流泵装置 1998—2000
经皮植入 LVADs

图 8-1 用于机械循环支持的各种不同类型血泵的发展时间表。

植入了一些患者体内[9,10]。

80 年代末，导管介入轴流血泵首次被引入，既可经皮由股动脉也可直接经胸穿过主动脉瓣植入左室[11]。临床研究表明由微型泵产生的持续血流是可行的，而且这种类型的泵可能会有更广阔的应用前景[12]。临床研究的结果表明这种泵是安全的，消除了人们早期对于这种小型泵溶血的担忧。90 年代，对于更小更稳定的长期支持设备的需求使可植入轴流泵得到发展。因为只有一个活动部件和稳固的轴，这些设备的泵故障发生率很低，为长期支持提供了安全保障。泵体积更小和稳定性更好，为减少威胁生命的并发症并且提高生存率做出了巨大贡献[13,14]。最近更多的 LVAD 采用了磁悬浮或者液压轴承甚至是二者兼用的离心泵的设计以减少旋转叶轮的磨损。这种泵的设计已经应用于短期或者长期使用的 MCS 系统。得益于离心泵或者轴流泵的小型化以及医用插管的改进，经皮植入的 LVAD 已经作为一线治疗应用于对心源性休克患者的支持。

心脏移植是公认的终末期心衰的最佳治疗方案。然而，器官捐赠的短缺促使可长期使用的 MCS 系统仍然在不断发展。心源性休克居高不下的死亡率要求 MCS 系统具有最快的植入速度和最小的损伤。在过去的 60 年中，MCS 设备（如 VAD 和全人工心脏）已经大体成熟，临床结果已经接近心脏移植。

临时心室辅助装置治疗的决策思路

临时心室辅助装置的选择对于急性难治性心源性休克患者的治疗是一个范式演变的过程（图 8-2）。心源性休克的病因通常是心肌梗死（myocardial infarction，MI）、（术后）脱离 CPB 失败、慢性 HF 的急性代谢失调、急性心肌炎、围产期心肌病和其他心功能失调如瓣膜病和先天性畸形。尽管应用了大剂量多联的强心药、血管活性药、IABP 的辅助等，这类患者的死亡率仍然很高[15]。若患者经内科治疗和 IABP 辅助仍然不稳定则可能应行血管重建术或其他外科治疗。在此情况下，可在备好 MCS 后行介入或外科治疗。对于有心脏骤停或血流动力学不稳定的患者，生存的唯一治疗手段就是 MCS 辅助下的过渡到恢复，过渡到心脏移植，或过渡到可植入的长期支持设备或者稳定后行外科矫治。临时 VAD 辅助治疗的目的在于迅速恢复稳定的血流动力学以阻止多脏器功能衰竭（multisystem organ failure，MSOF）的进一步发展。继发于心源性休克和心脏骤停的 MSOF 患者进行植入长期 LVAD 设备治疗的预后很差[16]；同时这些设备的植入是个创伤很大的外科手术，代价相

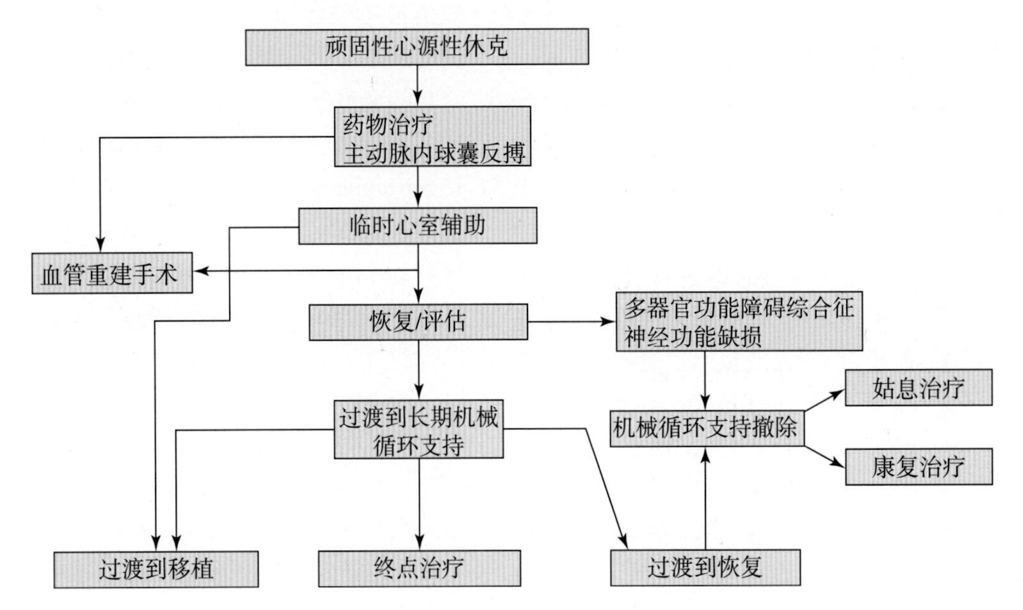

图 8-2 顽固性心源性休克患者治疗流程。

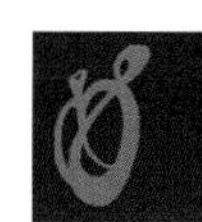

表 8-1 经皮插管的临时机械循环支持系统

设备名称	制造商	泵的类型	辅助方式	泵的安放位置
IABP	Maquet Cardiovascular，Fairfield，NJ；Teleflex Medical，Research Triangle Park，NC	主动脉球囊	反搏方式	主动脉内
ECMO	不同的部件来自不同的制造商	离心泵	静脉 - 动脉和静脉 - 静脉途径	体外，外周插管
Impella Recover	ABIOMED，Inc，Danvers，MA	轴流泵	LVAD	跨瓣膜，左心室 - 主动脉
TandemHeart	Cardiac Assist，Inc，Pittsburgh，PA	离心泵	LVAD	体外，跨房间隔插管

ECMO：体外膜肺氧合；IABP：主动脉球囊反搏；LV：左心室；LVAD：左心辅助装置。

表 8-2 经皮插管的临时机械循环支持系统

设备名称	制造商	泵的类型	辅助方式
CentriMag	Levitronix，LLC，Waltham，MA	叶轮磁悬浮离心	双心室辅助或单心室辅助
BVS 5000 和 AB 5000	ABIOMED，Inc，Danvers，MA	气动囊袋搏动血流	双心室辅助或单心室辅助

IVAD：体内心室辅助装置；LVAD：左心辅助装置；PVAD：外置式心室辅助装置；TAH：全人工心脏。

当大。

等待进一步决策的心源性休克患者 MCS 设备可经皮置入或经套管插入（表 8-1）或者经外科手术（表 8-2）置入。各种方法有着各自的优缺点，且尚未能确定某种方法比另一种方法在生存率上有优势。在心源性休克发生的早期实施循环辅助是防止 MSOF 的关键因素。各个机构对不同类型设备的选择取决于其专业化技术熟练程度和患者的具体需求。经皮穿刺技术可以避免外科手术及其并发症，但支持类型仅限于 LVAD，且最大血流量小于用外科方法置入的设备。外科方法置入的设备可提供 5 ～ 10L/min 流量的双心辅助，明显优于经皮置入的设备。但高流量的外科置入辅助装置是否更有利尚无定论。对于发生于心源性休克后急性肺水肿继发的严重低氧血症患者来说，经皮穿刺的 ECMO 是首选的支持方法。[17,18] 因为所有的 MCS 设备在辅助期间需要抗凝治疗，对于外科方法植入的设备来说，出血并发症更为重要。

对于心肌恢复可能性的评估应该开始于临时 VAD 辅助的初期，且贯穿整个辅助期间。要经常评估肾、肝、肺及神经系统的功能障碍以确定其严重性和可逆性。在 MCS 期间，许多 MSOF 患者病情得到改善，使其得以进行其他治疗，如长期辅助治疗的过渡甚至在有捐赠器官的情况下进行心脏移植[19,21]。MSOF 和严重不可逆神经系统损伤的患者则不可进行植入长期辅助装置治疗，且该终止 VAD 辅助。为了避免让存活概率极低的患者使用昂贵的辅助装置，在由短期辅助装置转为植入长期辅助装置前，对神经系统功能的评估至关重要。装置植入治疗仅在肾、肝、肺及神经系统功能正常或可恢复的情况下实施，且患者能成功耐受脱离 VAD 辅助。对于神经系统功能恢复毫无希望的患者则有必要实施移除辅助装置的临终关怀。理想状况下，在脱离 VAD 辅助之前，机械通气、透析和正性肌力药物支持应该已经停止或者处于停止前的终末阶段。

在临时 VAD 辅助治疗之后，对于终末器官功能已恢复且神经系统功能恢复良好但心功能仍然极差的患者，可考虑实施 BTT 或者 DT 等长期 LVAD 植入治疗。部分患者在短期辅助支持治疗期间可能接受 BTT 治疗[22]。在短期辅助装置植入时或者转换为长期辅助装置时，患者状况可能比较差，不适合心脏移植，但当他们的情况不断好转时，则治疗方案可能会改变。BTT 或者 DT 长期辅助的患者也可能在心功能恢复后最终撤除辅助装置。特别是对于非缺血性 HF 患者，对心肌功能的评估应该贯穿于整个支持期间。

临时辅助装置

经皮植入型

经皮插管技术实施的临时 MCS 设备是专为紧

急左心辅助所用的（表 8-1）。这种 MCS 建立方法的潜在优势是，可以在心源性休克发生后的很短时间内建立循环辅助。缺点是这些设备最大仅能提供 2.5 ~ 5L/min 的流量，这对于体重较大的患者和心搏停止或心功能极弱的患者来说是不够的。插管经由外周血管，这可能会在支持期间导致患者肢体并发症。这些装置的辅助时间大多数都只有 1 周或者更少。

主动脉内球囊反搏泵（intra-aortic balloon pump，IABP）

IABP 用作循环支持已经使用了超过 40 年，是目前最主要的治疗急性 HF 的方法。自 1968 年 IABP 首次应用于支持心源性休克患者以来[23]，它已成为目前应用最广泛的 MCS 系统；在美国每年有超过 42 000 例患者行 IABP 治疗[24]。早期的 IABP 因为体积较大需要外科手术置入；不过，在 80 年代早期引入的经皮置入的 IABP 导管得到了广泛的应用。因为有了预折叠的气囊和更小的体积等大幅度改进，IABP 已经成为心脏外科专家和心胸外科医生治疗左心功能不全的首选方案之一。

IABP 由安装在双腔管内的聚乙烯气囊组成，外部的管道可充气膨胀，所用气体为氦气或者二氧化碳，氦气具有低密度和高扩散系数的特点，二氧化碳在血液中溶解度很高可以减少气栓的潜在可能性。中心的导管是经皮穿刺置入导丝的通道。IABP 通常经由股动脉置入到降主动脉，并连接到外部控制台（图 8-3）。在固定到降主动脉近端后，气囊连接到一个可调节充放气时序的驱动控制台，其包括一个加压气仓、一个心电图（electrocardiogram，ECG）监视器、一个压力波形记录仪。理想状况下，气囊在心室舒张期充气，在收缩期前放气。这是由患者心电信号或者动脉波形或泵的固有频率协调控制完成的。IABP 的主要作用是通过增加舒张期的冠脉血供和降低收缩期的心室后负荷来增加心肌氧供降低心肌氧耗（左室壁张力）。次要作用就是增加心输出量和射血分数以及减慢心率和降低肺毛细血管楔压[25,26]。

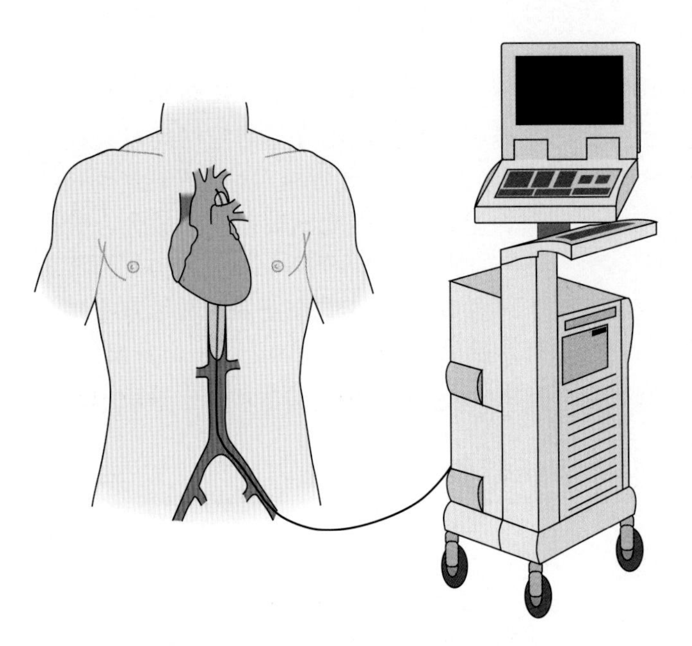

图 8-3 主动脉内球囊反搏泵（IABP）和控制台。

多年以来 IABP 的应用指征已经明确。最初 IABP 应用于急性心肌梗死（MI）引起的心源性休克，现在 IABP 已经被应用于各种不稳定的心脏状况，包括内科的难治性不稳定性心绞痛、急性心肌梗死后的机械性并发症、心脏术后心力衰竭、局部缺血相关的室性心律失常、内科难治性 HF 和对高风险的冠状动脉介入术或外科冠状动脉血管重建术的支持。[27]IABP 应用的禁忌证包括主动脉瓣大量反流、主动脉夹层、严重的外周血管疾病以及全身肝素化的禁忌证。各种并发症亦已经明确；最常见的临床并发症包括有血管性的，插管造成的以及出血性的。不同程度的肢体缺血的发生率为 2% ~ 5%，如果支持时间需要延长则需认真评估和全身肝素化[28]。

尽管 IABP 应用的指征越来越广，急性 MI 后的心源性休克仍然是最常见的。通过多个实验对 IABP 用于治疗 ST 段抬高型 MI 的研究结果表明，相对于单纯溶栓治疗，溶栓治疗联合 IABP 的治疗效果更佳[29]。然而这些结论可能并不适用于那些直接经皮介入治疗的患者[30]。迄今为止，尚未见随机的前瞻性研究阐明 IABP 在急性心梗后药物再灌注或者机械再灌注心源性休克患者中所起到的作用[31]。最近的一个 meta 分析表明，IABP 治疗 ST 段抬高型 MI 并发心源性休克的当前推荐证据不足[32]。

IABP 的另一个常见用途是用于需要接受高风险心脏手术的患者以及术后伴有左心功能不全者。在接受心脏手术的患者中，有 10% ~ 15% 在术前接受 IABP 治疗以减少风险或者在术后用于脱离 CPB 困难。术前使用 IABP 可降低在 CPB 下行高风险冠状动脉旁路移植术的患者的并发症和死亡率。[33]尽管缺少明确的科学证据表明 IABP 对于晚期心衰患者临床预后的影响，IABP 却一直用于这些患者的治疗。IABP 可以借助于经皮技术而快速建立并稳定患者病情。

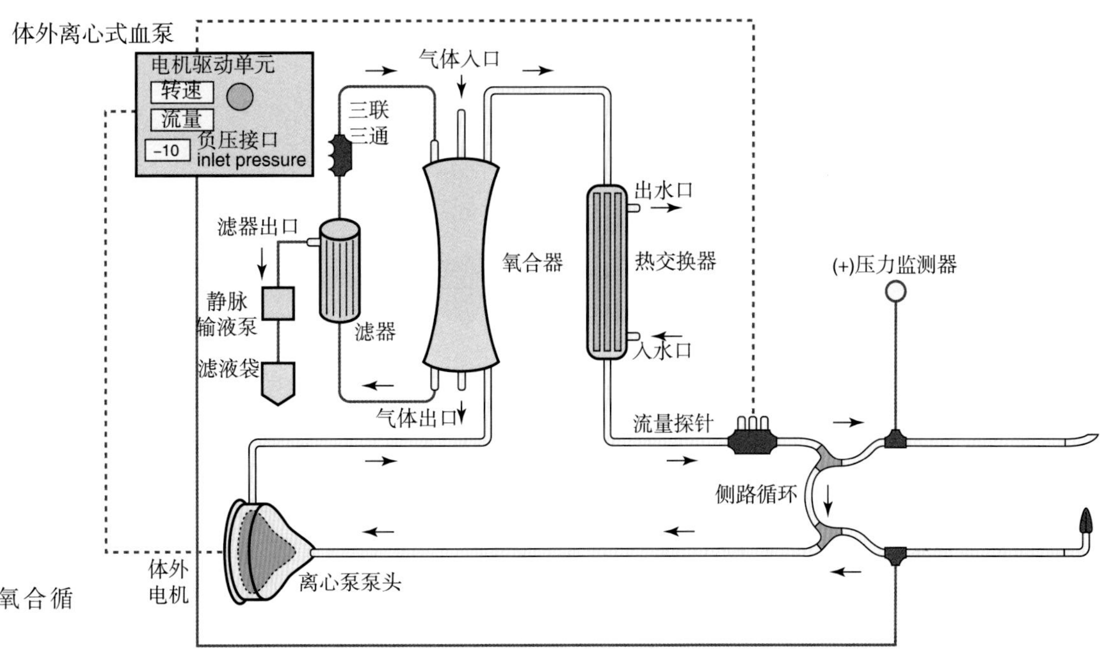

图 8-4 体外膜肺氧合循环管路示意图。

ECMO

ECMO 是得到确认的机械辅助装置，可以为心源性休克患者提供短期循环支持。最初是在 19 世纪 70 年代用于晚期呼吸衰竭的患者，之后 ECMO 的应用快速扩展到药物无法缓解的急性心源性休克儿童和成人患者。它已经被成功地用于过渡到恢复（BTR）[36]，过渡到移植（BTT）[37] 或者作为过渡到永久性 LVAD 替代治疗中 [38]，应用于各种病因引起的明显心衰，包括急性 MI、终末期扩张性心肌病、急性心肌炎、心脏术后困难脱机和心脏骤停 [39,40]。

ECMO 联合了离心泵或者滚压泵和一个膜式氧合器，从而有能力为晚期临床呼吸衰竭提供快速完整的氧合和血流动力学的支持，平流血流量可以达到 6L/min（图 8-4）。这个系统恢复受损器官和提供完全心肺支持的能力比其他经皮或者经外科手段植入的临时装置更具优点。ECMO 支持可以通过中心（外科开胸技术）置入，经过开胸，在右房放置一根插管行静脉引流，在主动脉插管使氧合血回输；这是心脏术后脱机困难时放置 ECMO 最常用的技术。外周插管技术更常用于急性血流动力学紊乱或者心脏骤停的患者。外周插管采用 Seldinger 法经皮置入（股静脉和股静脉），动脉插管型号从 17Fr 到 21Fr，静脉插管型号从 25Fr 到 29Fr，型号的选择取决于患者的大小和其他特征。偶尔，用 8mm 的人工血管吻合在股动脉插管位置以使下肢缺血并发症减少到最低程度 [41]，但是这在急诊状况下是不切实际的，也与存在凝血障碍的明显出血相关。

能够提供心肺支持以及改善氧合是 ECMO 比其他临时支持系统更突出的功能，特别是对于重症患者常见的严重低氧和肺水肿。容易植入、转运方便、耗材价格相对低廉，这些优越的特点使得 ECMO 成为心脏骤停后急诊复苏的一线选择 [42]。出血、感染以及栓塞和血管事件是 ECMO 发生率相对较高的并发症，从而限制了其使用期限，即在大多数病例中持续支持时间少于 7 天，这也是 ECMO 的一个致命的弱点 [43]。包括磁悬浮离心泵、生物相容性更佳的低跨膜压差氧合器等几种技术的改进使 ECMO 的应用再次活力焕发，迅速有效的经皮辅助使急性心功能失代偿患者病情稳定，从而为过渡到第三体系和再次复苏赢得时间，并帮助制订个体化的治疗方案。最常见的 ECMO 应用体系见图 8-5。

还有一个重要的方面是，经皮辅助不能为严重心功能不全患者的左心室卸载负荷，这可能会影响后期心肌的恢复。特别是在心室收缩功能障碍时，要减少使用外周途径，中心插管方案有助于卸载心室负荷。尽管在过去的 20 年里，使用 ECMO 获得的经验在不断增加，系统生物相容性更佳，ECMO 治疗心源性休克的院内生存率仅为 15% ~ 50%。在积极的心肺复苏后辅助的初始阶段和迅速出现的肝、肾衰竭是与重症监护室（intensive care unit，ICU）死亡率相关的高危因素。专业机构注意到在患者管理过程中，一个多学科小组参与管理对患者是有益的，可在很大程度上改善预后 [45]。

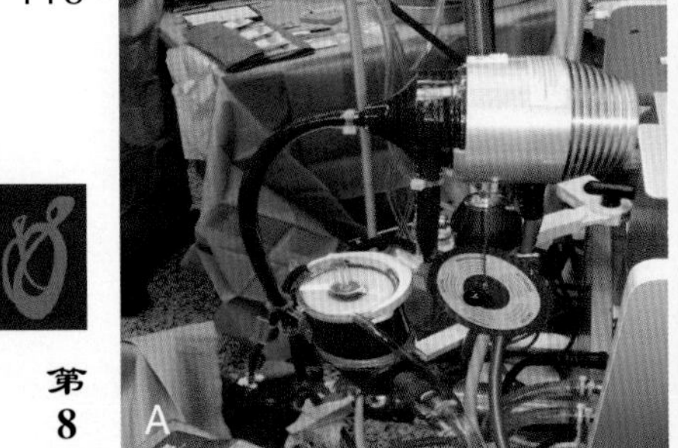

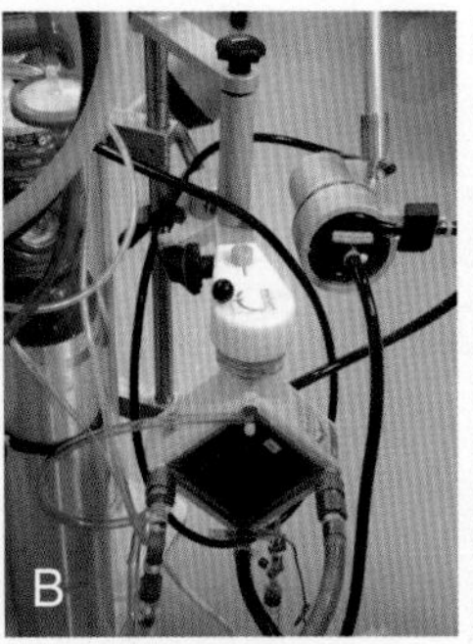

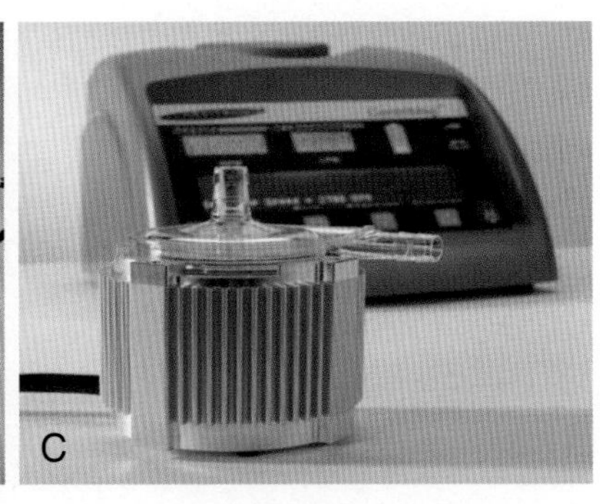

图 8-5 临床使用最多的 ECMO 泵。A. Biomedicus (Medtronic)。B. Rotaflow (Maquet)。C. CentriMag (Levitronix)。

Impella Recover

Impella Recover（ABIOMED Inc，Danvers，MA）主要用于急性 HF 的临时血流动力学辅助治疗。该装置由轴流血泵和导管两部分组成，轴流泵固定于升主动脉，导管穿过主动脉瓣尖端置于左心室内。Impella Recover 有 2.5 和 5.0 两种型号，以各自的最大流量命名。2.5 型号的可在透视引导下经皮由外周动脉植入。5.0 型号的可经股动脉切口置入但常直接由升主动脉置入，还可作为 CPB 的替代治疗或者用于心脏术后心衰。

Impella 2.5 型是 12Fr 的小型轴流泵，从左心室抽吸血液注入升主动脉，最大流量至 2.5L/min（图 8-6）。该装置固定于 9Fr 的猪尾导管经皮由股动脉借助于 13Fr 鞘管置入（图 8-7）。在透视引导下，先将导丝置入到主动脉逆行进入左室，然后泵沿导丝置入直至 J 形尖端部分进入左室腔。在导管近转轴处有两个压力传感器，当装置置入到合适位置时可显示主动脉压和左室压。导管连接了一个外部控制台用来监测和控制装置的功能状态。泵的密封件用肝素葡萄糖溶液不断地冲洗以防止血液进入马达或在密封件内形成血凝块。控制台是手持式的且在转运患者时可有电池驱动，但因为股动脉内置入了导管，所以患者无法活动。

Impella 2.5 型目前已广泛应用于急性 HF 患者和冠状动脉介入术（percutaneous coronary intervention，PCI）术中高风险患者的快速短期支持。Impella 2.5 型的禁忌证为严重的外周血管疾病，机械主动脉瓣和主动脉严重钙化。若患者心脏指数小于 2.0L/min/m^2，主动脉压低于 90mmHg，肺毛细血管楔压或左房压高于 18mmHg，有病因学可逆可能的患者应用此装置可能会获益。Impella 2.5 已经成功地应用于很多心脏术后低心排 [46-49]、MI 后心源性休克 [50-54]、急性心肌炎 [55,56]、严重移植排异反应 [57,58] 等的患者。该装置亦可应用于慢性 HF 急性失代偿的患者，用以过渡到移植或长期辅助装置植入 [53]。

关于 Impella 2.5 和 IABP 应用于心源性休克的随机对照试验显示应用 Impella 2.5 的患者血流动力学方面有优势；不过，这些差异并不显著，且 30 天死亡率也没有改善 [59,60]。因为研究中样本数量较小（n=25 和 n=41），这些初步的研究是有限的，Impella 相对于 IABP 的优势尚未能定论。有研究对高风险的 PCI 期间 Impella 2.5 的支持进行了评估，研究表明该设备是安全的且能提供足够的血流动力学支持。[61] 然而，之后的一项随机对照试验对 Impella 2.5 和 IABP 在 PCI 期间的支持进行了比较，作者认为若要证明 Impella 的优越性仍需大量实验。尽管 Impella 2.5 比 IABP 可以产生稳定的高心输出量和更多的减轻左心

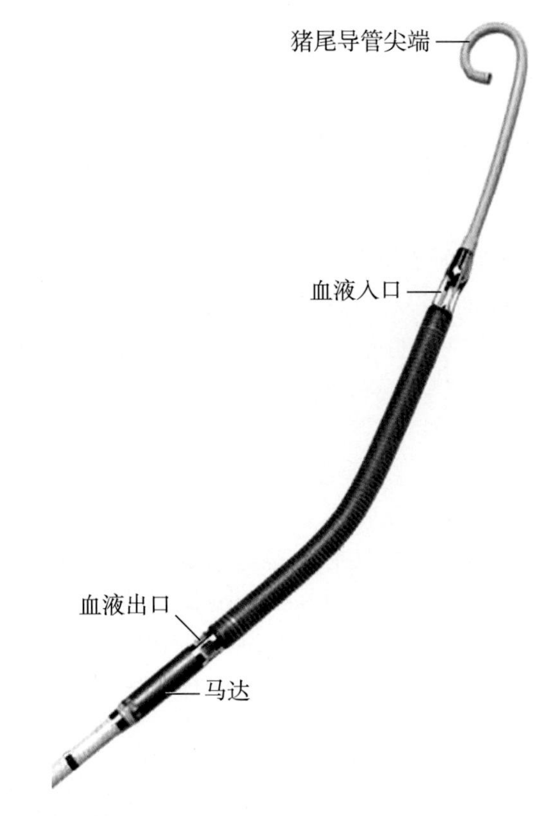

图 8-6 Impella Recover 2.5 血泵和插管

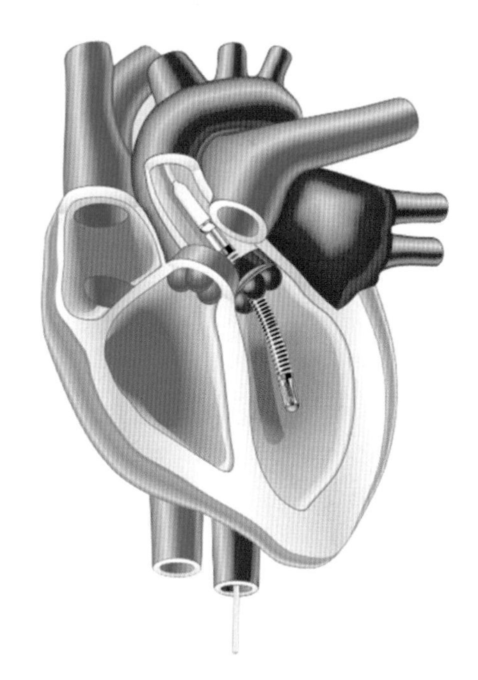

图 8-7 Impella 2.5 泵和插管的位置。泵和血流出口位于升主动脉。插管跨主动脉瓣尖端位于左心室内。

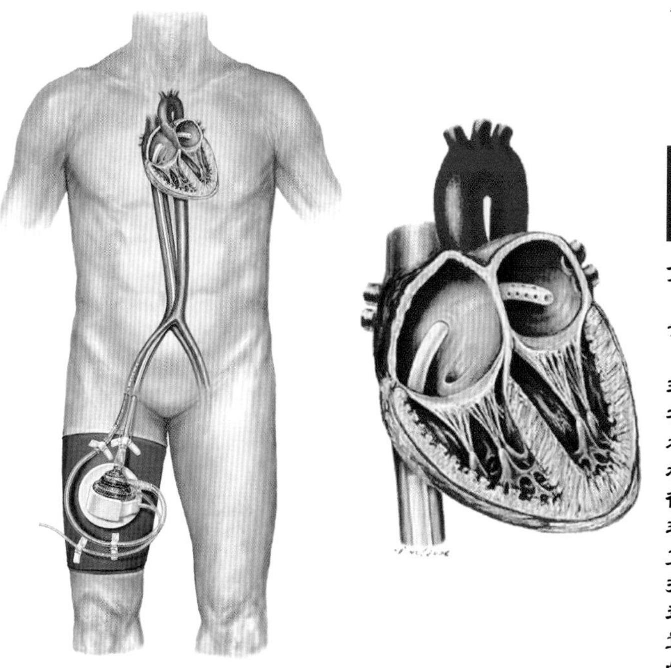

图 8-8 左图，TandemHeart 经皮左心辅助装置血泵位于患者大腿部位，与之连接的机械泵血液引流插管经股静脉置入，机械泵血液流出插管置于对侧股动脉。右图，经房间隔插管位置。

室负荷，但 IABP 能提供更好的冠脉灌注。

TandemHeart

TandemHeart 经皮植入的 LVAD（CardiacAssist，Inc，Pittsburgh，PA）通过将左心房的血液泵至股动脉提供支持（图 8-8）。由液压轴承驱动的离心泵提供离心血流。离心泵的转速为 3000 ～ 7000rpm，最高可提供 4L/min 的流量。该装置的独特之处就是需将引流插管跨房间隔置入左心房。21-Fr 的聚氨酯血液引流管尾部有一个大孔还有许多侧孔以维持流量。该装置插管的安装常在心导管室透视导向下完成。先经由右房内的 Mullins 鞘管送入 Brockenbrough 针穿通间隔，再将 0.035 英寸的猪尾导丝置入左房，用二级扩张器（14-Fr 和 21-Fr）扩开房间隔上的通道，之后血液引流插管穿过通道进入左房。血液流出管为固定于对侧股动脉内的 15-Fr 或 17-Fr 的插管。泵固定于患者腿部靠近动脉回流管处。床旁的控制台负责监测和控制功能，且持续泵肝素生理盐水到泵内。在最佳的设备，仪器和全体人员的配合下，可在 1 小时内建立起 TandemHeart 辅助 [62]。

TandemHeart 目前主要应用于心源性休克患者的临时辅助 [21,53,63-65] 和高风险 PCI 患者的暂时辅助 [66-68]。对心源性休克患者来说，应用 TandemHeart 比 IABP 更能明显提高心脏指数、平均动脉压，显著降低肺毛细血管楔压；然而，在 30 天死亡率方面二者没有差异 [69]。TandemHeart 亦应用于心脏手术期间的支持和心脏术后失败的患者支持 [70-72]。在 TandemHeart 辅助下病情缓解的心源性休克患者有多种可能的治疗方案。一些患者通过瓣膜置换术和外科血管重建术就可以使心功能恢复并出院。心功能未恢复且辅助装置外置的患者则可能借此过渡到接受心脏移植或接受长期植入式 LVAD 设备 [21,22,73]。亦有成功辅助暴发性心肌炎至恢复的病例报道 [74,75]。

TandemHeart 的禁忌证包括单纯右心衰和室间隔缺损，因为有大量右向左分流和周围血管病变的可能性 [76]。设备相关的可能并发症有永久性卵圆孔未闭、肢体局部缺血和血栓形成。此外，引流插管可能脱落到右心房，形成右向左分流致使辅助失败。患者通常给予镇静以避免插管意外脱落。不过人们已经注意到这些并发症，其发生率已经很低，而且应用此装置的收益是多于风险的。

外科植入

心脏术后心源性休克的患者最好植入能够单心室辅助或双心室辅助的临时 VAD 系统进行支持（表

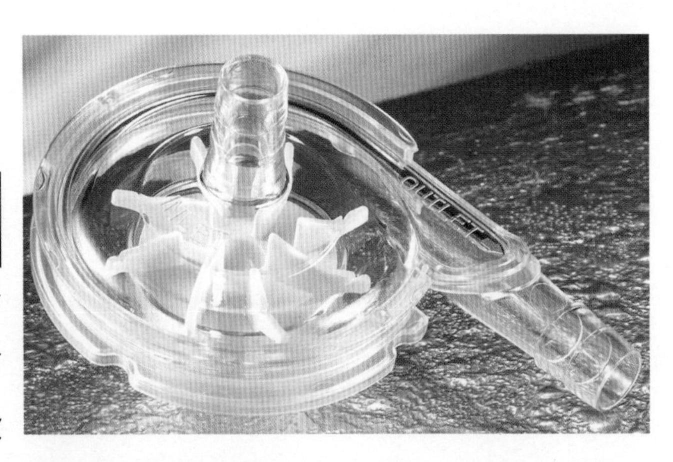

图 8-9 CentriMag 血泵泵头。

8-2)。对于脱离 CPB 困难的患者，用现有的插管转换为另一个 VAD 系统有时是可行的。VAD 支持需要几天到几周的时间，直到心肌功能充分恢复至可耐受撤除辅助装置，若恢复不佳，则需要转为长期 VAD 或心脏移植。多数心脏术后心衰的患者接受了双心 VAD 支持，有一些需要 ECMO 进行肺支持。ECMO 插管可经皮置入或外科手术置入，这在经皮置入装置章节已经讨论过。

CentriMag 心室辅助系统

CentriMag（Levitronix LLC，Waltham，MA）是应用磁性悬浮（Maglev）叶轮无接触型旋转的离心泵（图 8-9）。叶轮磁悬浮可以消除旋转部件的磨损和摩擦产生的热量。该 VAD 系统由泵头、电磁马达、超声流量探头、驱动控制台组成。配套使用标准 3/8 英寸的管路和各种可选型号插管。双心辅助的插管一般是经血管置于左房和右房，出口管置于升主动脉和肺动脉（图 8-10）。泵的最低流量为 31ml，当泵达到 5500rpm 最高转速时可提供最高 10L/min 的流量。连接在管路上的超声流量探头可实时监测泵的流量。控制台可至于床旁的轮式小车上或者在转运时放置在病床上。

Maglev 泵的设计在提供很高辅助流量的同时对血液成分的剪切力较低。由于此种泵的异物接触面积小，装置产热少，且因为流量高而使促凝性小，可在支持期间将抗凝水平维持在一个适度范围。大多数患者辅助期间的溶血已经微乎其微。

CentriMag 是一个通用的 VAD 系统，可用于多种临床情况。该系统可提供单心室支持和双心室支持，可外科途径置入也可经皮置入，还可用作 ECMO 系统中的泵。据报道用途包括心脏术后心衰、

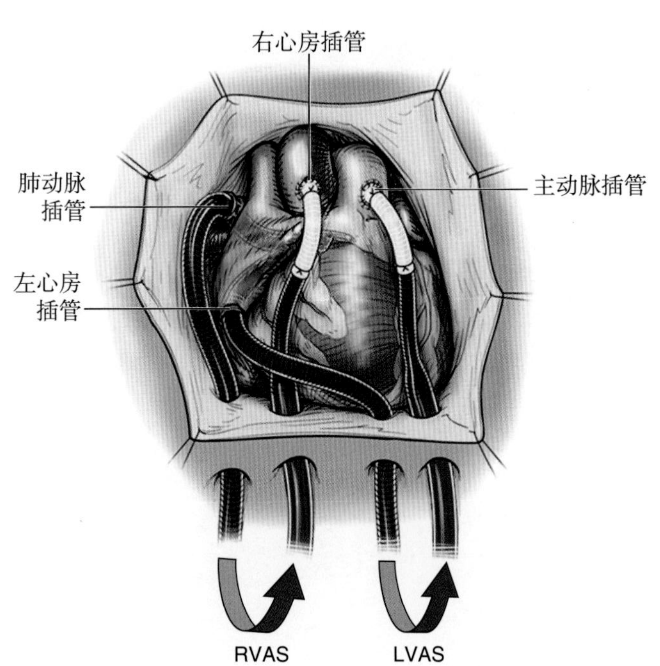

图 8-10 CentriMag 泵行双心室辅助时标准的插管位置。LVAS：左心室辅助系统；RVAS：右心室辅助系统。

移植后排斥、先天性心脏病、LVAD 置入后的右心衰、急性 MI 后的心源性休克、爆发性心肌炎等的支持治疗[77-83]。用途广泛的管路、流量可为 0 ~ 10L/min、可体外放置等特性使该装置可应用于包括儿童在内的各种体重的患者[84]。由于 CentriMag 临床用途广，费用相对较低，它作为治疗决策过渡的使用频率正在逐渐增加[9,80,84-86]。

ABIOMED BVS 5000 和 AB 5000

ABIOMED 双心室系统（ABIOMED Inc）是一种临时辅助系统，有 BVS5000 和 AB5000 两种型号。两种型号都是气动泵包含一个三叶瓣膜和一个弹性聚氨酯血囊。BVS5000 是用于急性 HF 患者的短期（< 2 周）辅助装置，是于 1992 年第一个获得美国食品和药物监督管理局（Food and Drug Administration，FDA）批准的心脏辅助装置。

BVS5000 是一个圆柱形聚碳酸酯材质的装置，包含心房和心室两个腔室（图 8-11）。该装置固定于床旁静脉导管架上。这种短期外置搏动辅助装置可提供左心、右心或者全心辅助并可根据需要产生 5L/min 的流量。上段的腔室（心房）靠重力引流，下段腔室（心室）驱动血液出泵。每个腔室都包含了一个 100ml 的聚氨酯囊，心室泵由压缩空气驱动压扁血囊向患者体内射血。引流管（32Fr ~ 42Fr）固定于右

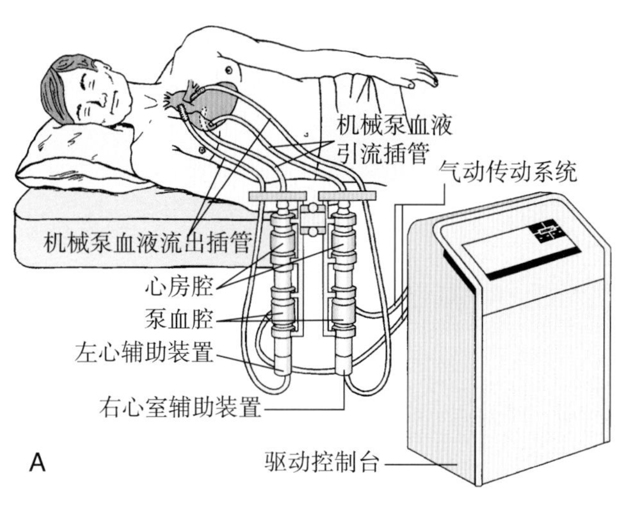

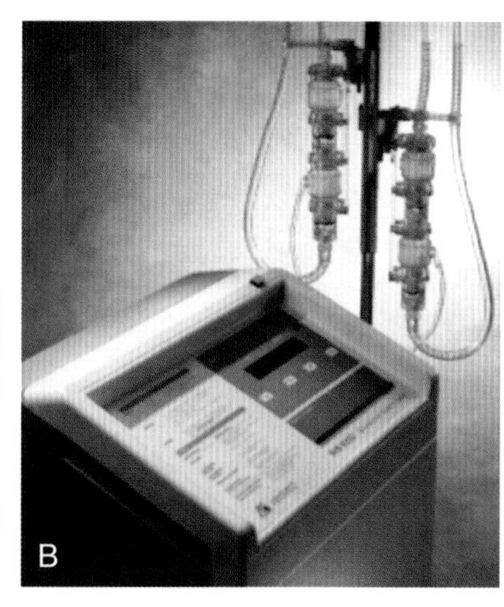

图 8-11 A 和 B，位于床旁的 ABIOMED BVS 5000 血泵（A）和驱动控制台（B）。

房、左房或左室，流出管则根据辅助类型的需要通过一根 10 ~ 12mm 的涤纶人工血管吻合至肺动脉或主动脉。插管的设计、人工血管尺寸和置入技术都已经为心肌复苏后撤除装置做了优化设计。

不同机构报告了 BVS 5000 作为短时辅助装置在不同适应证下的功效，包括心脏术后心衰，心脏移植术后同种异体移植物功能不全和作为 BTT[87-89]。ABIOMED 的全球登记报告显示，超过 60% 的 BVS 5000 应用于心脏术后心衰，平均辅助时间为 5 天，最长辅助时间持续了 90 天，52% 的患者需要双心室辅助。对于心脏术后的支持，如果将单心室辅助和双心室辅助比较的话，生存率分别有 30% ~ 60% 的改善。

AB 5000 和 BVS 5000 主要是尺寸上不同，没有心房腔室，放置于腹部前面（图 8-12）。此外，AB 5000 的血液回流是负压辅助的。用 BVS 型号辅助的患者是不能活动的，但 AB 5000 的控制台是可以活动的。在用于心脏术后心衰时，若需较长时间的辅助，有资料建议使用表现更佳的 AB 5000。[91] AB 5000 可进行右心室辅助、左心室辅助和全心辅助。泵头连接在固定于心脏内的插管上，血液回流靠重力和驱动控制台的负压辅助吸引。插管和驱动控制台和 BVS 5000 的相同。AB 5000 可提供最大 6L/min 的流量。

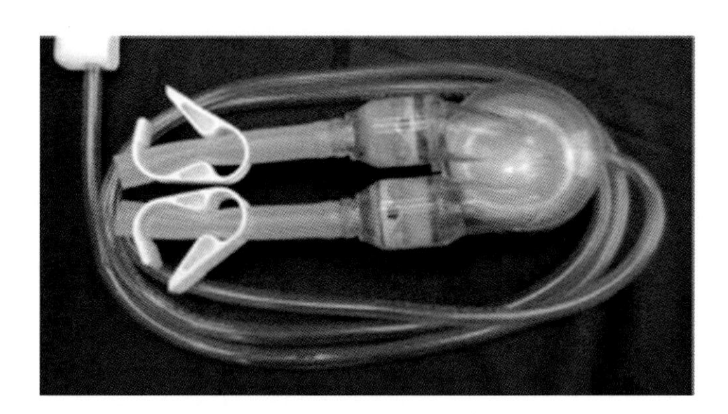

图 8-12 ABIOMED AB 5000 血泵。

ABIOMED VAD 的一般植入标准是应用包括 IABP 在内的最强医疗救治手段维持血流动力学效果不佳、患者仍表现顽固性的心源性休克。研究者制订出了特殊标准，即多种大剂量正力药物使用情况下仍然有低心排[92]或者 IABP 支持下仍有低心排[93]。这些标准基于这样一个事实：如果休克参数在 IABP 和正性肌力药物的情况下仍不能逆转，住院死亡率为 80% ~ 100%。迅速鉴别患者是否为急性休克状态，然后迅速开始 VAD 辅助是至关重要的，因为生存率和 VAD 置入不及时是呈负相关的。

VAD 置入时机对于急性心源性休克来说是非常重要的。目前来说，在首次脱离 CPB 失败后的 1 小时内使用心脏术后 VAD 是明智之举。在这关键的 1 小时内，可以尝试用 IABP 和正性肌力药物并且评估其疗效。在治疗过程中最佳的植入时机很难确切定义，但原则相同。延迟 VAD 植入会导致多脏器功能衰竭（MSOF）和其他全身系统问题；此外，单心室衰竭可进展为双心室衰竭，这样则必须行双心室辅助。尽管对于严重休克状态的患者是可以行双心室辅助的，但由于外科操作和其他的原因，实施 LVAD 后，再判断是否需要右心的机械辅助也是妥当的。大部分情况下，急性心力衰竭的元凶是左室功能不全。所以先行 LVAD 接着再根据需要决定是否加上右室辅助装置（right ventricular assist device，RVAD）是明智的方法。

插管方法和策略

BVS 5000 和 AB 5000 的引流管和流出管是相同

的。引流管通常选择32-Fr和42-Fr两种，流出管是单一尺寸的10mm Hemashield（Maquet，GmbH & Co Kg，Rastatt，Germany）人工血管桥接至插管；不需要预凝。插管的选择和安放取决于建立引流管和流出管最佳且最合适的位置以及心室的大小。LVAD引流管通常既可以经由左房也可以经左心室置入。流出桥接管通常吻合至升主动脉的前外侧。RVAD植入使用同样的引流管和流出管，只是在右侧（如右房、右室、肺动脉）。根据具体情况不同可以选择的插管位置，包括引流管和流出管的位置。[95] 特殊情况下可使用外周插管[96]。

ABIOMED插管的优势在于不管有无CPB时都可以植入且所用技术为每个心脏外科医生所熟悉。经由左房插管，通过两条荷包线缝合置入，再用橡胶止血带加固。以前，左室插管通过相似的置入和固定方式插在心尖部。最近，一种“套筒”的应用使得左室插管固定效果更佳。“套筒”固定于心尖插管置入和固定部位[97]。撤除的时候，先拔除插管，然后套筒则被订住或牢牢地系在基底上。

因为置管位置是心房或者心室；所以非体外循环下置管简单安全。根据LVAD置管优先策略，需注意两点：(1) 当VAD置入时，是否需要CPB来恢复维持血流动力学的稳定，(2) 是否要为LVAD建立左房或左室引流插管。是否需要CPB由当时患者的血流动力学状态来决定，另外，能否在休克状态下成功建立VAD。若在非体外循环下置入，则所有外科和麻醉的注意事项都需要慎重考虑[98]，应该做好迅速转至CPB辅助下置入的所有准备。

左房还是左室插管，有经验的VAD外科医生会认为基于以下两方面原因左室插管更有优势：(1) 和左房相比，从左室直接引流的效果更佳，(2) 左室内的血流停滞可能比左房插管更能增加全身性血栓栓塞和卒中的风险，特别是左室功能恢复或脱离VAD开始射血后。尽管如此，经左房插管也有它的优点：(1) 可用小一号的插管（32-Fr）直接在肺静脉之间或间接通过肺静脉本身或者左心耳（如果足够大的话）插入；(2) 对心脏的损伤最小，尤其是从左心耳插管[99]；(3) 新近发生左室梗死时，可以消除左室插管对这些脆弱区域的破坏。有个特殊情况病例是心肌梗死后的室间隔穿孔，插管策略选择双心室VAD，引流管置入双侧心房以完全避免梗死心室的损伤。室间隔缺损故意不作处理，循环通过缺损而有效再分布。经过近2个月的支持，成功完成BTT[100]。

尽管BVS 5000和AB 5000的插管相似，但两者有个重要区别是血泵如何连接到插管上的。BVS 5000的插管是将插管推入血泵衬套中，然后用塑料松紧带加固连接部位，而AB 5000也是将插管推入血泵衬套中但用螺丝拧上固定。

双心室辅助的注意事项

ABIOMED BVS 5000和AB 5000的特色之一是双心室辅助能力。尽管很多观点认为单心室辅助很好，但有时候双心室辅助是必要的。在LVAD的基础上再加上RVAD会产生并发症，包括：(1) 技术方面，纵隔腔内插满了各种管道导致胸骨难以闭合，(2) 右心上的引流和流出装置增加了额外的出血部位，(3) 平衡左右室的流量。加装RVAD的优点是对循环的整体控制，这在严重的循环衰竭和心律失常时非常重要[101,102]。在紧急情况下增加RVAD辅助的适应证也简单：在只有LVAD的情况下血流动力学难以维持。此种情况见于明确的右心室功能不全，如右心室梗死或心肌缺血，或其他影响右心室功能的因素，如大量肺栓塞或者继发于左心衰的右心衰。偶见（10% ~ 20%）LVAD置入后发生右心衰竭——特别是引流管置于左心室时，因为室间隔扭曲变形导致右心室几何形状的改变并导致心衰[103]。尽管最初LVAD应用于慢性HF患者，但据观察短期辅助装置也同样如此。不管是什么原因，LVAD情况下右心室管理与没有LVAD的情况下相似。

保护右心室功能的一般注意事项包括以下几点：

1. 保障右室的冠脉血供——如有必要修复狭窄或闭塞的右冠状动脉。
2. 让任何不小心进入右冠状动脉分布区域内的气栓消散——在LVAD运行后主动脉根部减压排气，等待右冠气栓导致的ST段抬高恢复正常。
3. 避免液体（晶体液或胶体液）负荷过重——控制出血。
4. 处理可逆的肺动脉高压——应用吸入或静脉内给药增强右室功能，应用米力农、前列环素或NO等降低肺动脉压力。
5. 考虑敞开胸骨以避免心脏受压，给心脏的“运动”提供足够的空间，防止胸骨贴近带来的额外挤压。

RVAD（在已有LVAD时）可能只需要进行短时间支持，撤除后只留下LVAD。

长期机械循环支持

搏动型装置

可植入的搏动型 VADs 可用于 BTT、BTR 或者终末期心脏替代治疗（DT）（表 8-3）。这些装置在 20 世纪 70 ~ 80 年代得以发展，在此期间长期使用的血泵设计概念是仿照人体心脏功能设计的。每搏输出量、泵速和总血流量要在正常生理范围内。在这个设计要求下产生了只能用于大体重患者的大型的 LVADs 和 TAHs。这些设备的型号限制了可植入装置在心衰患者中的使用，而体外设备的应用却得以扩展。大型可植入装置需要外科手术来植入，体外设备需要有多种经皮穿刺插管，这些都导致持续的出血和感染等并发症。大面积的异物血液接触形成的血栓也限制了这些设备的有效性。尽管存在问题，仍然有许多患者得到了长期成功的支持，而这些装置现在仍选择性地应用于某些患者。

XVE 型 HeartMate 左室辅助装置

XVE 型 HeartMate LVAD 是一个电力驱动装置，放置在左上腹部，从左室向升主动脉泵血（图 8-13）。泵血室由钛合金制成，内部由可弯曲的聚氨酯隔膜将血液和马达分开。该装置的出入口均有猪瓣膜引导血流通过泵并且防止反流。19mm 的钛质引流道插管置于左心室，在心尖部用硅橡胶和涤纶袖口固定。泵的流出道由一个直径 20mm 涤纶血管缝在升主动脉上。XVE 型 LVAD 一次搏动射血量可以达到 83ml，频率范围在 50 ~ 120 次 / 分钟。在固定速率模式下可以设定一个恒定的泵速，而在自动模式下可以根据充盈度调整泵速。这个便携式系统由电池驱动，由微处理控制器来操控。设备的视听指示器可以

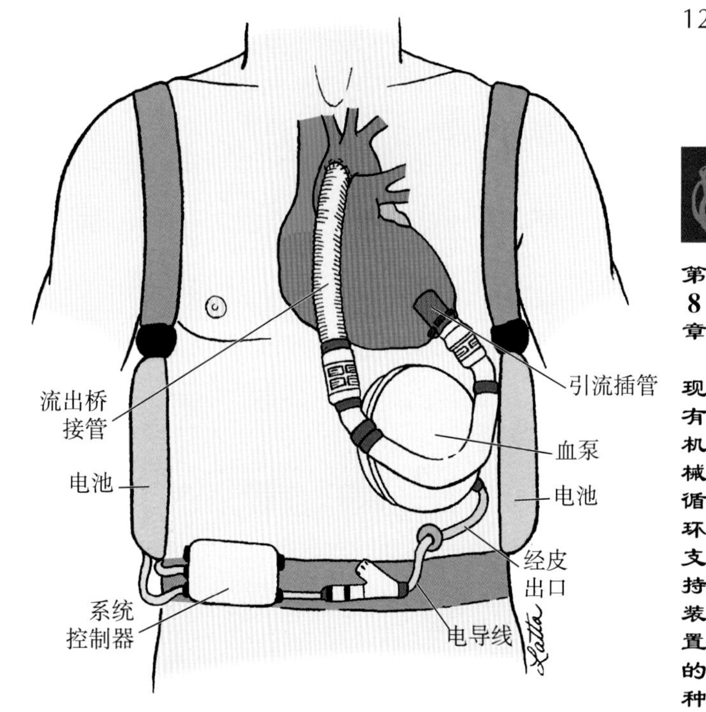

图 8-13　HeartMate XVE 左心辅助装置。

提供关于植入泵的正确手术操作的信息。便携式的手摇泵以及气动控制台可以提供备用辅助装置。

XVE 型 HeartMate LVAD 通过开胸手术植入，且需要建立一个腹膜前间隙或者腹膜内部囊带。该技术的优点就是可以将泵与腹内容物隔离开；易于再次手术时更换或者移除；可以减少向后对胃的挤压以及由此造成的过早的饱腹感。缺点包括创建腔室的时间以及延长袋增加的出血和感染的风险。将泵安置在腹部腔室是一个替代的方法。这个方法的好处是没有解剖腔室，从而减少手术后血肿形成的机会，利用网膜覆盖，以及一根经皮穿刺的导丝进行操作减少了潜在的感染。缺点就是会接触内脏或者造成对脏器的侵蚀，在更换或者移植时更复杂的再次暴露，对内脏的挤压，过早的饱腹感。一些外科医生会用 Gore-Tex

表 8-3　经皮长期机械循环支持系统

设备名称	制造商	泵的类型	辅助方式	泵的安放位置
HeartMate XVE LVAD	Thoratec 公司，Pleasanton，CA	电力驱动，搏动射血，叶片推进	LVAD	腹膜外或腹膜内
Thoratec PVAD	Thoratec 公司，Pleasanton，CA	气动驱动，搏动射血，囊袋型	双心室辅助或单心室辅助	体外
Thoratec IVAD	Thoratec 公司，Pleasanton，CA	气动驱动，搏动射血，囊袋型	双心室辅助或单心室辅助	腹膜外
CardioWest TAH	SynCardia Systems，Inc，Tucson，AZ	气动驱动，搏动射血，囊袋型	双心室辅助	心包内

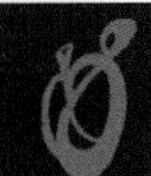

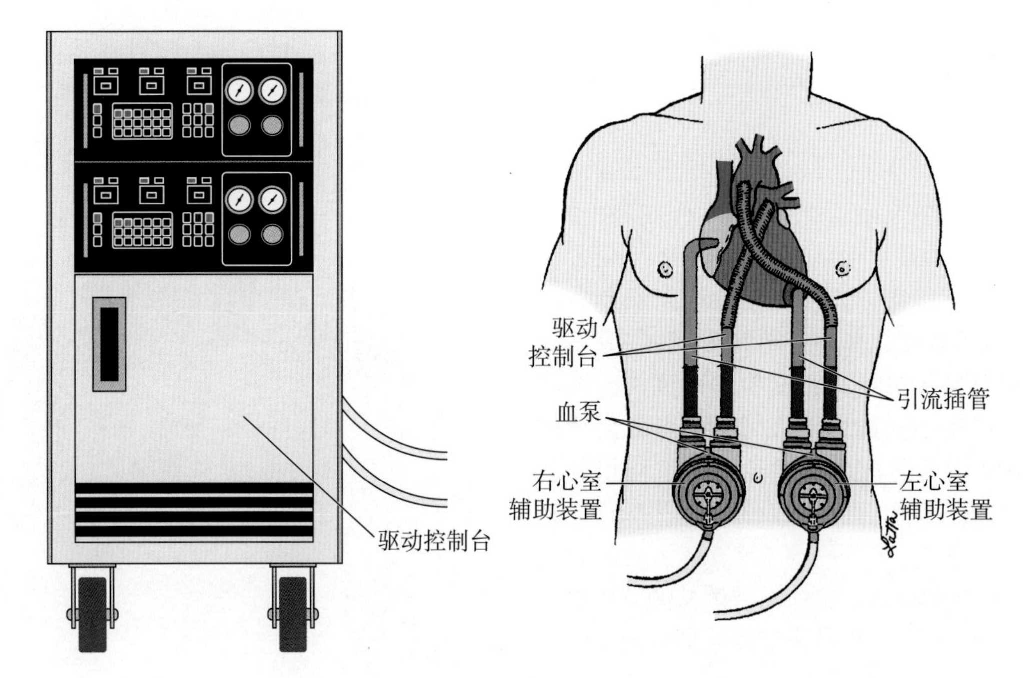

图 8-14 Thoratec 体外心室辅助装置（PVAD），心室辅助装置（VAD）。

网做一个口袋来防止对内脏的侵蚀，以及使移出更容易。这个泵可以在 CPB 开始前放置在口袋里；而在心肺转流下完成流出血管的吻合及左室心尖部引流插管的连接。流出血管以及带有单向瓣膜的引流管都需要术前预凝防止出血。

XVE 型 LVAD 的独特之处是，它的有纹理的血液接触面可以吸附血细胞聚集在此，从而形成一个没有血栓的细胞层。钛表面是由钛颗粒烧结形成，隔膜是由聚氨酯纤维挤压形成。表面形成的伪膜是由各种类型的细胞和纤维蛋白原基质组成的。这个抗血栓的表层可以抵消支持过程中所需要的持续抗凝。尽管这个表层具有抗血栓，但却有免疫活性，这可能会导致免疫缺陷，增加感染。

XVE 型 LVAD 是第一个可用做 BTT 和终点治疗（DT）的植入装置，在世界范围内已经广泛应用。具有里程碑意义的 REMATCH（机械辅助治疗充血性心力衰竭的随机评价）研究显示相对于内科治疗，XVE 型 LVAD 支持有更高的存活率以及更好的生存质量。REMATCH 研究和之后 XVE 型 LVAD 用于 DT 导致支持时间的延长，结果表明装置的寿命会因为磨损和瓣膜、马达的失功而缩短。虽然瓣膜管路的和控制软件的改良能提供一些改善，但是这个系统的使用期限还是受到限制，大约是 18 个月。目前大多会选择新型的轴流或者离心式的左心室辅助装置，而 XVE 型 LVAD 仍然用于那些不能耐受持续抗凝治疗的患者。

Thoratec VAD

Thoratec VAD（Thoratec 公司）是一个气动囊袋型装置，分为外置式和内置式两种类型。两种装置都可以用于单心室或双心室辅助。外置式气动驱动控制台和便携式的气动驱动装置可以为流动的门诊患者做支持治疗。Thoratec VADs 用于 BTR 和 BTT。自从 1995 年批准用于 BTT，1998 年批准用于心脏术后 HF 的支持治疗，使得在世界范围内有超过 3000 例患者接受了机械植入，Thoratec VADs 已经成为心室支持系统中的中流砥柱。除了双心室辅助的 TAH 外，Thoratec VAD 是唯一一个长期辅助装置，而且在心功能恢复的情况下还可撤除。在特殊情况下，双心室衰竭的危险性极高，如右心室功能不全时肺动脉压力降低，术后出血风险很高的合并终末器官衰竭的心源性休克，巨细胞心肌炎，预期再次移植的患者，心脏术后心衰室间隔穿孔，各种治疗效果不佳的严重肺水肿，外科手术致右心室功能不全引起的缺血性心肌病。

Thoratec VAD 每搏输出量为 65ml，血泵外壳为聚氨酯材料，有两个机械瓣膜。在控制器或者便携式气动泵的驱动下，Thoratec VAD 搏动次数为 40 ~ 110bpm，产生流量 1.3 ~ 7.2L/min。外置式心室辅助装置（paracorporeal ventricular assist device，PVAD）（图 8-14）外置于腹壁前，可适用于体重较轻的患者（体表面积> $0.73m^2$）。此装置需要外科手

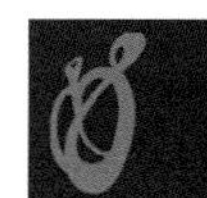

术置入；左心室辅助最常用的插管位置为左室心尖部，机械泵引流插管为12～15mm，流出管为桥接至升主动脉的14～18mm涤纶管。右心室辅助时引流插管最常用11mm口径，14～18mm流出管流连接至肺动脉。尽管也可以左心房插管，置入容易且在撤除时对心脏解剖结构和心肌损伤最小，但一般只经右心房插管。直接经左心室插管可提供更高的VAD辅助流量，还能降低血栓栓塞的风险，特别是在急性MI后和需要左心室充分减压时，可以减少梗死面积，提高恢复的机会。

PVAD置入在泵准备的短时间之后需要CPB的支持。泵的准备是用含100U肝素的250ml的5%白蛋白冲洗血泵液囊的生物接触表面15分钟以上使之钝化。VAD的引流插管和流出插管都有好几种型号可供选择，大部分情况下，直头的心室引流插管用于置入左心室，斜角的心房管插入右心房。流出管表面涂层可抗凝。对于多数患者来说，14mm的流出桥接管既适用于肺动脉又适用于主动脉。许多外科医生喜欢在主动脉上用18mm的流出管，因为18mm管道可降低流出道阻力；当患者体表面积大于2.0m^{2}时也可用于肺动脉。

左心室心尖插管需要开一隧道，引流插管穿过心包随后在左肋缘下两指处穿出。具体做法是在心尖部开1cm的开口加12根带垫片的缝线缝合固定插管至心尖，插管穿过隧道。插管排气后连接至泵的引流管路上，流出插管量好长度后端侧吻合至升主动脉。流出管也可经隧道，除非患者同时需要RVAD。在此种情况下，右心房插管通过一个肋下的隧道穿入纵隔，然后将量好长度的流出管端侧吻合至肺动脉。

插管和桥接管在纵隔内的布局是优化好的，这样使得再次手术置入时更容易；具体即将主动脉桥接管置于纵隔的右侧面紧挨着右心房，肺动脉桥接管置于右边在右心室上方。心房吸引管放置于右心耳，尖端朝向下腔静脉和心包连接处，插管本身骑跨在主动脉桥接管上方以防止在再次开胸时损坏。流出桥接管用修剪后剩余的桥接管包裹住。左右心泵排气后分别连接至各自的引流管和流出管。连接好空气管路和换能器管线。多数外科医生在脱离CPB后将泵设定在40次/分然后启动，逐步提高至60次/分并增加泵囊的负压以增加泵的充盈。此时，泵转换为容量位移模式，此时装置的心率完全依赖于泵的充盈率。

为使在心脏移植前患者恢复和心肌恢复达到预期，PVAD在需要的情况下可进行中期到长期支持。

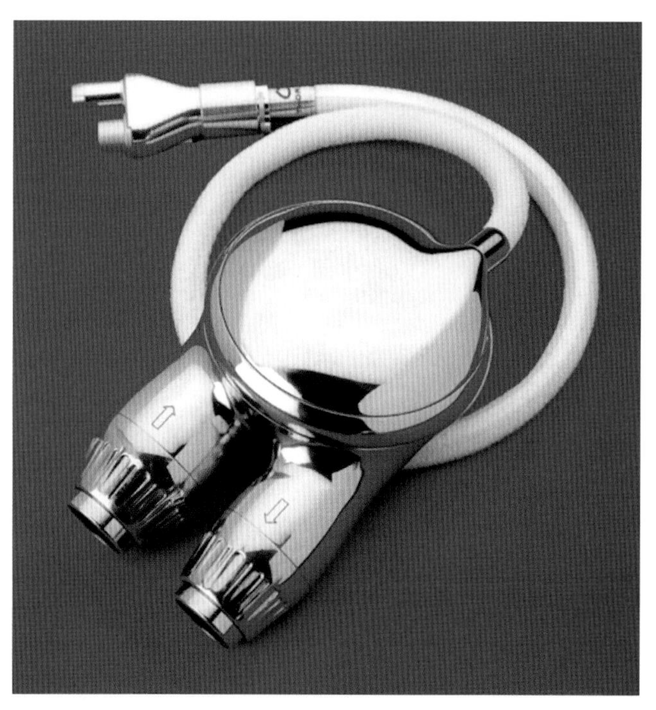

图8-15　体内心室辅助装置。

在特定的患者中，PAVD的辅助时间可达3年以上。PVAD具有长期辅助的能力和较满意的结果，这使其成为预期需要长期辅助的急性或边缘性右心室功能患者的辅助泵之一。PVAD用作BTT和心肌恢复治疗的生存率可媲美其他可植入的搏动性装置，特别是单独左心室辅助时，栓塞和出血并发症发生率接近。[110]

使用PVAD时不得不面对一个重要的问题，就是皮肤入口部位可能发生感染，这要求频繁且熟练的护理。尽管PVAD用于左心室辅助时生存率还可以接受，但PVAD用于双心室辅助的结果则变化很大，反观患者选择条件是因为PVAD经常用于非常晚期的HF和双心室功能衰竭。[111] 全世界范围内PVAD应用于BTT的临床经验表明超过50%的患者进行了双心室辅助，单独的右心室辅助仅占所有患者的3%。平均辅助时间为51.8天，移植患者和心功能恢复而脱离辅助装置的患者长期生存率都较为满意。[112]

Thoratec体内心室辅助装置（Thoratec intracorporeal ventricular assist device，IVAD）（图8-15）设计初衷和PVAD相同，不过在长期辅助时可最大程度地减少外置PVAD设计相关的感染并发症。泵室、机械瓣和每搏输出量都相似。不同点为钛合金外壳，更低的重量，更狭小的体积，9mm的经皮导线。此泵可体内放置也可体外放置，双驱动气动泵可供在院内使用，便携式的气动泵可在家使用。2004年的一项包含39例辅助患者的前瞻性、多中心的临床试验

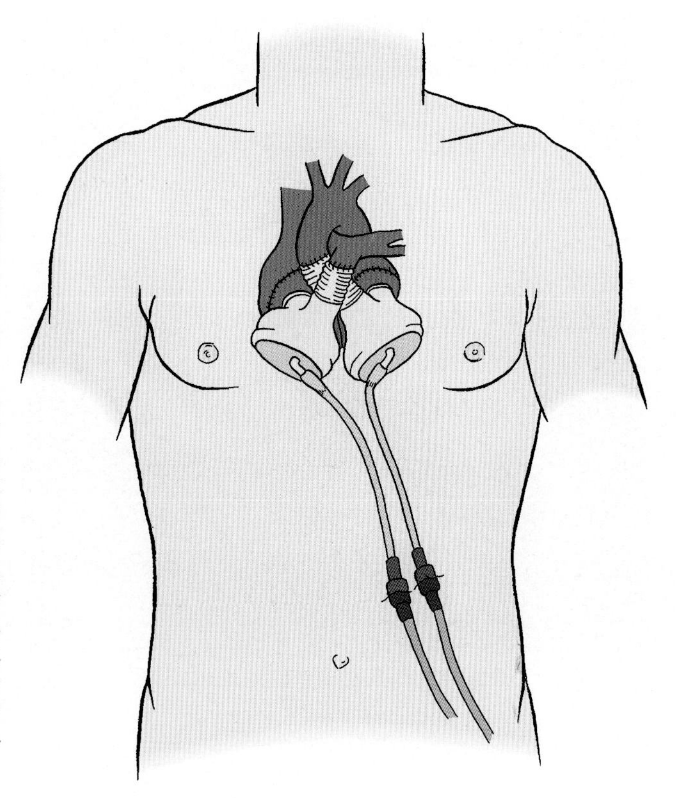

图 8-16 CardioWest 全人工心脏。

结果表明，作为 BTT 和心脏术后恢复治疗和其他的搏动装置相似，结果非常成功[113,114]。

Thoratec PVAD 和 IVAD 使用外置的气动驱动，装置便携性大大提高，可以让患者出院使用。整个装置重仅 9.8kg（含电池和手提箱）可提供预设和自动两种操作模式下的 LVAD、RVAD 和双心室 VAD 辅助。用移动推车使患者活动更方便，该控制器还可在患者家中和乘飞机出行时使用。

全人工心脏

TAH 用来完全代替心脏结构作为 BTT 的长期支持手段[115]。在大量心肌损伤的患者，例如心肌梗死后室间隔缺损，难治性心律失常和瓣膜病或者缺血性疾病导致的大面积心肌受损，双心室辅助支持是必要的，TAH 就被作为一个替代左室辅助装置的方案。不同类型的 TAH 已被设计出来，并且被批准为免检人工设备。SynCardia CardioWest C70 型 TAH（SynCardia 公司，亚利桑那图州市）已经批准在美国使用。历经自 20 世纪 60 年代以来的发展史，第一例 TAH 成功用作 BTT 是在 1985 年[116]。

SynCardia TAH（图 8-16）是一个双心室气动搏动型泵，可以替代原始心室以及所有 4 个瓣膜。心室由一个刚性的圆形外壳组成，支撑一个血液接触隔膜，两个中间隔膜，一个空气隔膜，这些隔膜都是由聚氨酯片段组成的。两个美敦力 Hall（Medtronic，Minneapolis，MN）型 25mm 和 27mm 机械瓣膜使心室分隔开。隔膜的完整移位会产生 70ml 的每搏输出量及 7 ~ 8L/min 的总心输出量。在缝合连接在容器袖口的左右心房的连接管后泵被安放在正常的位置。涤纶材质的流出管路在吻合完大血管后会与 TAH 心室对齐。通过经皮穿刺的动力传动系统连接到包含气动驱动的外部控制台。控制台的改变、新设计的移动装置和便携式的气动驱动装置允许患者自由行动甚至可能允许患者离院。

由于设备的体积和完全植入心包腔内，在植入之前要慎重考虑，以免在小体重患者中出现型号不匹配压迫左上肺静脉或者下腔静脉的现象。选择标准包括左室舒张末径大于 70mm，心胸比率大于 0.5，计算机断层扫描容积大于 1500ml，胸部前后径（胸骨至脊柱）大于 10cm。TAH 的不良事件与其他机械辅助装置经常出现的并发症相似。感染时最常见的并发症，可能与患者疾病的晚期状态相关。其他事件，包括出血和神经系统并发症的发生率，和其他心室辅助装置出现的不良事件是相似的。一些中心使用 TAH 积累的经验和在患者选择以及并发症的管理中吸取的教训，使得 TAH 成为用于不可逆的全心衰竭濒临死亡的患者一个有效的 BTT 辅助装置。一个重要的美国多中心临床试验涉及这个设备，试验显示与用 LVAD 支持的患者相比，应用 TAH 有更多患者存活到移植，移植后也有一个可以接受的中期预后（5 年）[117]。

平流左心室辅助装置

最近，植入平流血泵的 LVAD 已研制成功并应用于 BTT 和 DT（表 8-4）治疗。相比搏动装置，这种轴流泵或离心泵的 LVAD 装置体积更小且更耐用。基于大量病例的研究报告指出，这种新型的装置可安全地应用于长期辅助，且比搏动装置的不良事件更少[118,119]。多数平流辅助装置都经过了临床的考验，而且更多设备临床应用方面的资料都将被发布。

HeartMate Ⅱ

HeartMate Ⅱ（Thoratec 公司）是一款可植入的轴流 LVAD，用于慢性 HF 患者 BTT 和 DT 的长期支持。植入后，泵置于左半膈下的腹膜前，引流管在左心室上流出管吻合于升主动脉。驱动管路经皮

表 8-4 用于长期支持的平流机械循环支持系统

设备名称	制造商	泵的类型	辅助方式	泵的安放位置
HeartMate Ⅱ	Thoratec Corp，Pleasanton，CA	嵌入式轴承提供轴向血流	LVAD	腹膜外囊袋
Jarvik 2000	Jarvik Heart，Inc，New York，NY	嵌入式轴承提供轴向血流	LVAD	左心室
Synergy	CircuLite，Inc，Saddle Brook，NJ	嵌入式轴承提供轴向血流	LVAD	胸壁囊袋
INCOR	Berlin Heart，Berlin，Germany	嵌入式轴承提供轴向血流	LVAD	腹膜外囊袋
DuraHeart	Terumo Cardiovascular，Ann Arbor，MI	液压轴承或磁悬浮轴承提供离心血流	LVAD	腹膜外囊袋
HVAD	HeartWare，Inc，Framingham，MA	液压轴承或磁悬浮轴承提供离心血流	LVAD	心包内
Levacor	WorldHeart，Inc，Salt Lake City，UT 提供	磁悬浮轴承提供离心血流	LVAD	腹膜外囊袋

由泵引出连接至右上腹部。用于监测和控制泵功能的微处理器控制系统由患者佩戴。该装置泵速为 6000 ~ 15 000rpm，最大可提供 10L/min 的心输出量，通常采用的泵速为 8000 ~ 10 000rpm。直流电或交流电源供电，转运操作时使用可佩戴的微型电池。系统监视器用于在急症护理时控制泵速，收集设备功能状况的数据，显示泵的参数。

HeartMate Ⅱ左心室辅助系统（left ventricular assist system，LVAS）组件包括 HeartMate Ⅱ LVAD、系统控制器、动力单元、系统监视器、充电电池和一个电池线夹（图 8-17）。HeartMate Ⅱ LVAD 轴流泵里有一个由电机产生的电动势带动旋转的磁铁。转子旋转产生的推动力推动血流从左室通过泵体进入体循环。泵的输出依赖于转子的旋转速度以及泵入口端和出口端的压力差，和其他的轴流泵相似，对后负荷的改变比较敏感。HeartMate Ⅱ LVAD 的主要操作模式为恒速控制模式。在恒速模式中，装置在固定的速度下工作，速度可由专业人员通过系统监视器来控制。在此模式下，速度可设低于常规范围用以（1）减少辅助流量来对患者病情进行评估，（2）植入后缓慢启动装置以减少气栓的风险。患者没有权限改变所设定的速度值。泵的内表面是光滑的钛合金抛光表面。HeartMate XVE 系统中的血液接触面引流管和流出桥接管是类织物钛合金微粒表面。尽管这些表面的设计对防止血栓形成有一定作用，但仍需对所有患者抗凝。

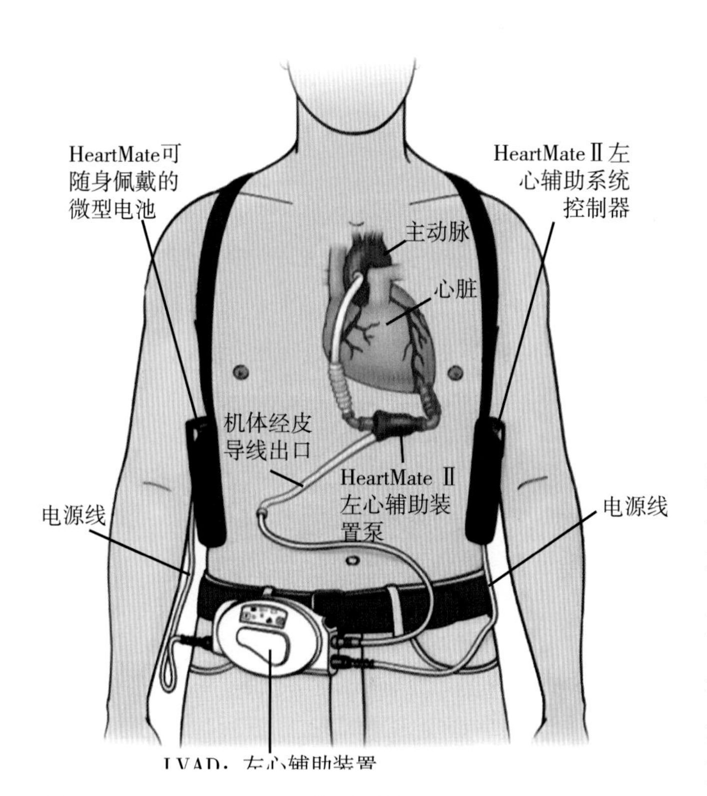

图 8-17 HeartMate Ⅱ左心辅助系统。

此装置是近年来应用最广泛的植入性 LVAD。大量 BTT 和 DT 的临床试验表明，在这些情况下使用该装置是安全有效的。HeartMate Ⅱ的 BTT 临床试验纳入 489 名患者，初期的 133 名患者的结果已发表[119]，281 名患者完成了为期 18 个月的后续随访分析[13]。初始研究组的患者 12 个月生存率为 68%，在后续的分析中提高至 73%。HeartMate Ⅱ的 DT 研究是与 HeartMate XVE LVAD 对照 2 ∶ 1 的随机试验，患者总数 200 人（HeartMate Ⅱ 组，n=134；HeartMate XVE 组，n=66）。在此试验中，HeartMate Ⅱ辅助组的患者达到治疗终点比例显著高于 HeartMate XVE 组，即患者存活的两年内无致残的休克也无泵置换手术。精算存活率 1 年 68% 两年 58% 也明显高于 HeartMate XVE 组的 1 年 55% 两年 24%。机械辅助循环支持注册登记系统（Interagency Registry for Mechanically Assisted Circulatory Support，INTERMACS）的数据显示 HeartMate Ⅱ辅助患者的存活率接近 90%。

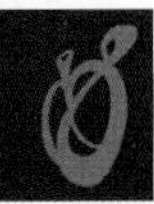

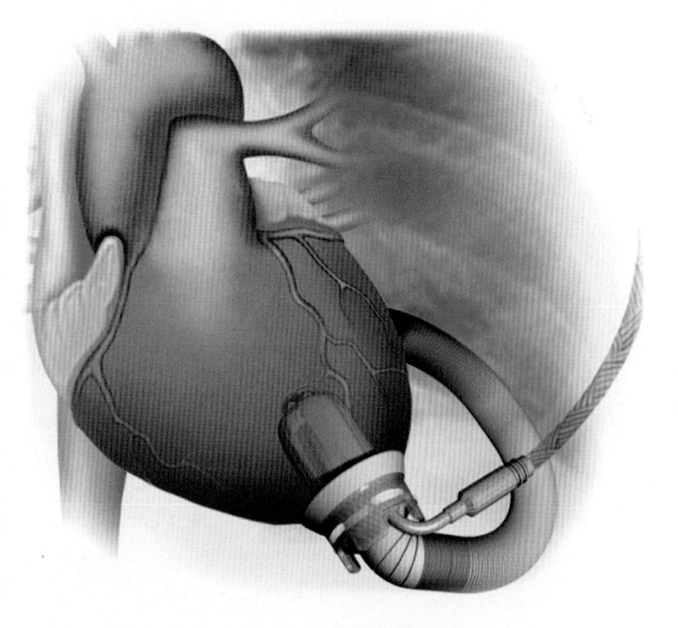

图 8-18 植入式 Jarvik 2000 左心辅助装置。

Jarvik 2000

Jarvik 2000 LVAD（Jarvik Heart 公司，纽约，纽约州）是一种小型的轴流泵装置，目前已经应用于 BTT 临床试验约 10 年。该泵的独特之处在于血泵置于心室腔的内部（图 8-18）。泵的流出管通过一个桥接管吻合于升主动脉或降主动脉。用于控制血泵和为血泵提供电力的驱动管线于右上腹部经皮穿出。模拟控制器用于显示警报情况，还可以在 8000 ~ 12000rpm 范围内每次增加 1000rpm 以调节泵速。患者可根据自身辅助需求调节泵速。该装置无法检测泵的流量。Jarvik LVAD 只能由直流电供电，交流电源只是用来给电池充电。便携式的锂电池可以在活动时使用，而铅酸蓄电池可以在非活动时使用。

虽然此装置的临床试验尚未完成，但很多报告表明其效果相当好[120-122]。有报道称患者成功地由该设备持续支持了大于 7 年而没有任何机械故障，DT 支持的患者平均生存时间为 402 天[123]。而且它独特的颅骨状底座的电力缆线连接装置似乎可以长时间使用而驱动管线的感染却发生率极低。早期的报道指出观察到使用该装置辅助的患者胃肠道出血的发生率高[124]，后来对 HeartMate Ⅱ辅助患者的观察也发现了这一现象[125]。对轴流泵装置辅助患者的细致分析指出胃肠道出血与获得性血管性血友病有关[126-128]。此种形式的血友病是剪切力诱发的且可能是平流装置特有的。

HVAD

HeartWare 心室辅助系统（HeartWare Ventricular

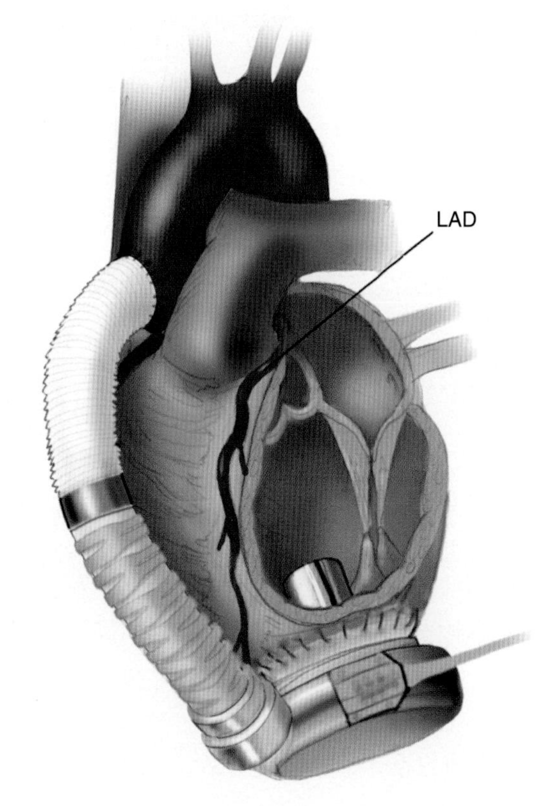

图 8-19 植入式 HeartWare HVAD。LAD：冠脉前降支。

Assist Device，HVAD）（HeartWare 公司，弗雷明汉，马萨诸塞州）是一种离心泵，置入于心包腔内心尖部或左心室的膈面（图 8-19）。HeartWare 主要用于终末期 HF 的 BTT 治疗。该设计院内和院外均可使用。泵的引流管很短且与泵是一体的，此外，泵的体积也很小，这样就使得泵可被完全置入心包腔内。

HeartWare 由以下部件组成：HVAD 泵，带可充电电池的 HeartWare 控制器还有一个 HeartWare 监视器。HeartWare 血泵（HVAD 泵）整合了一个引流管，一根 10mm 的减张凝胶浸渍聚酯流出桥接管，经皮的驱动管路，还有一个心尖部缝合环。驱动管路外包裹了一层聚酯织物以促使皮肤出口端的组织向内生长。

HVAD 泵的预充量为 50ml，重 140g。整个泵只有叶轮一个活动部件，泵速在 1800 ~ 4000rpm 可产生 10L/min 的流量。叶轮整合了马达磁铁，是一个被动悬浮非接触式旋转的叶轮系统[129]。泵壳内的一个封闭式的电动机产生电磁场来驱动双电动机定子的叶轮。叶轮无摩擦的运转消除了摩擦生热和部件的磨损。内置的短小的引流管插入左心室，流出桥接管将 HVAD 泵端侧吻合至升主动脉，然后用缝合环将泵固定于左心室。

基于微处理器的外置系统控制器通过经皮穿刺

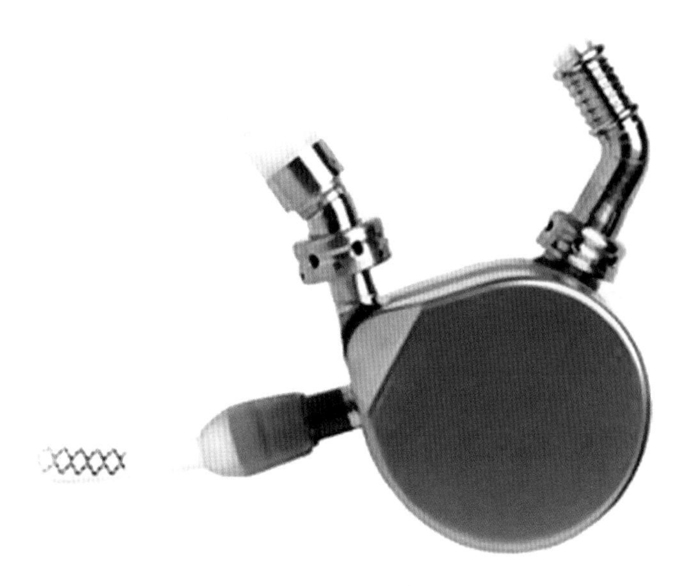

图 8-20　Terumo DuraHeart 左心辅助装置。

的驱动管路连接至泵体，主要功能为控制和监测置入装置。负压检测和交替速度模式由控制器自动调节，但是否使用有操作者来决定。控制器上的发光二极管显示屏显示了泵的运行参数和报警状况。系统监视器的主要功能为改变泵的运行参数和收集泵工作的相关数据。此装置可运行于交流电和直流电两种模式下。在转运期间可使用锂电池，还有个车载直流电转换器可以让行程时间更长。

HVAD 是一种经过国际上 BTT 和 DT 临床试验的新型 LVAD。此装置已经用于 BTR 和长期双心室辅助[130,131]。初期的临床报告显示此装置用于长期辅助是安全有效的，用于 BTT 患者 1 年生存率为 86%[132]。得益于泵体较小且置于心包腔内，所以此装置有减少出血和感染并发症的临床优势。因为没有腹部的泵袋使外科操作简化且消除了腹部放置 LVAD 相关的并发症。截至撰写此书的 2011 年，临床试验的结果尚未发布，且对于潜在益处的评估尚无结论。

DuraHeart

Terumo DuraHeart LVAS（Terumo Heart，Inc，Ann Arbor，MI）的离心泵由磁性滑动泵轴和无摩擦的旋转叶轮组成（图 8-20）[133]。DuraHeart 磁悬浮离心泵 LVAS 主要为晚期心衰患者长期循环辅助而设计，最初作为 MCS 用于濒危晚期左心衰竭的患者 BTT 治疗。DuraHeart LVAS 既可在院内使用也可在院外使用。

DuraHeart 使用钛合金制造，离心泵采用磁悬浮技术以达到零摩擦推进血液的目的。由于有电磁体和位置感应器，叶轮牢牢地悬浮于泵壳内，叶轮和泵壳体之间大约有 500μm 的间隙。后续的血流不断冲洗叶轮周围，冲走可能导致血栓形成的淤滞的血液。DuraHeart 直径 73mm，最厚处 46.2mm，重约 540g。叶轮旋转速度为 1200 ~ 2400rpm，产生的持续血流流量为 2.0 ~ 9.0L/min。泵的内表面涂以共价键结合的肝素。泵位于膈下腹部囊袋里，钛合金的引流管连接于左心室，流出管桥接吻合至升主动脉。引流管有多种可选长度以适合不同的患者。流出管长 350mm，外径 14mm 内径 12mm。它包含了一根 Vascutek Gelweave graft 人工血管（Terumo Cardiovascular Systems，Ann Arbor，MI），一个聚乙烯加固鞘，一个钛合金连接器。在系统植入期间，人工血管吻合至主动脉然后由 DuraHeart 扳手固定至泵出口端。外部控制器通过一根经皮的导线控制和监测血泵，还可存储多个操作参数。控制器连接至床旁监护仪可持续显示泵的功能参数。两只电池可以在持续运转时支持 4 ~ 5 小时。

DuraHeart LVAS 用于 BTT 和 DT 的初期临床试验结果显示该装置可以提供充足的血流动力学支持，且血栓栓塞和溶血发生率很低。截至 2009 年 7 月 31 日欧洲临床经验的结果，18 个月的生存率为 73%。33 例试验患者 1 年和 2 年未发生卒中的生存率为 94%，后 22 名患者植入后给予了低水平的抗凝和抗血小板治疗[133-135]。DuraHeart LVAS 是该类型中唯一集成了磁悬浮离心泵且为耐久设计的装置。至今未有泵机械故障的报告。较低的运行速度似乎可以减轻剪切应力造成的血液破坏，功耗很低，设备磨损亦很轻微。肝素涂层表面也可以降低血栓栓塞发生率；尽管如此，患者仍然用肝素或者华法林（香豆素）和阿司匹林常规抗凝。目标国际标准化比值是 2 ~ 3。正在进行的临床试验更完整的结果尚未公布。

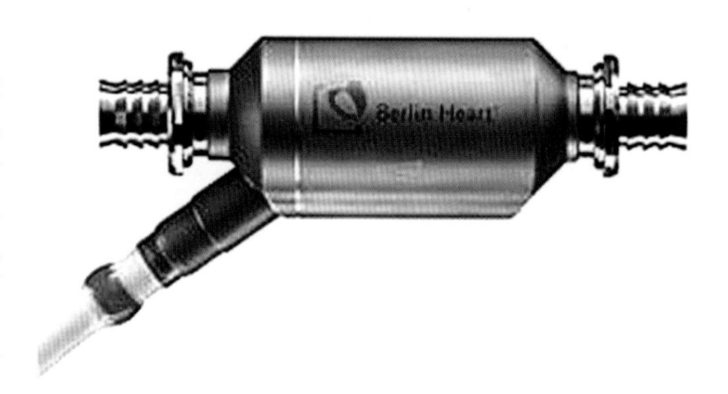

图 8-21　Berlin INCOR 左心室辅助装置。

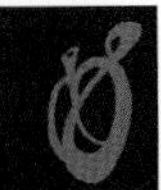

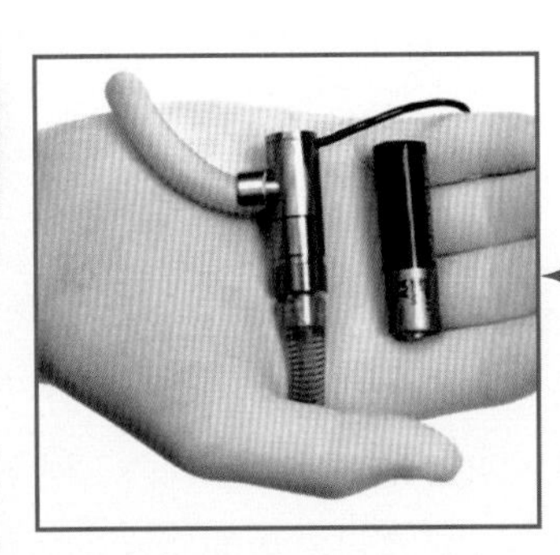

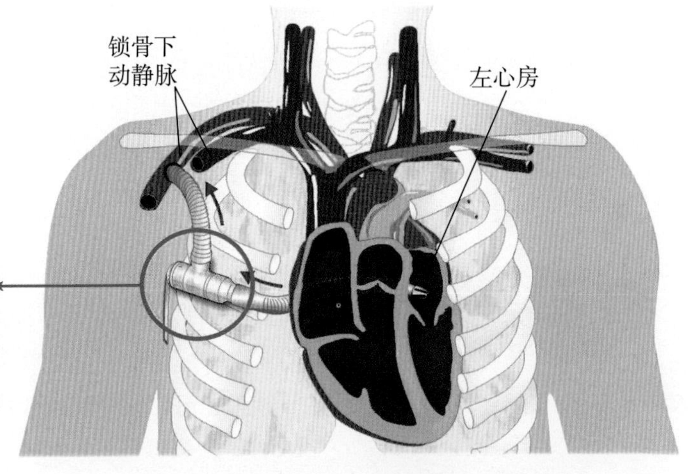

图 8-22 CircuLite Synergy 左心辅助装置。

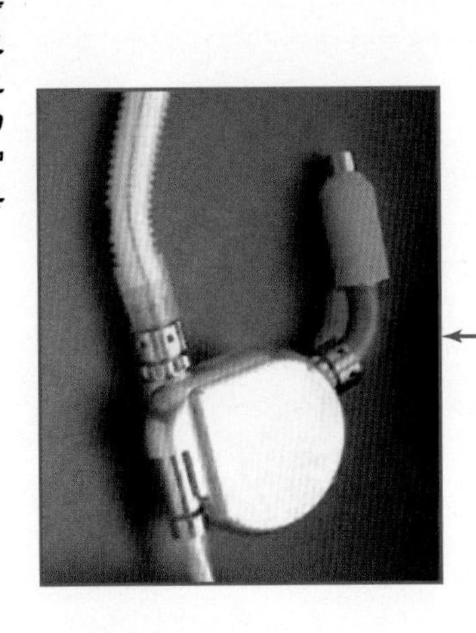

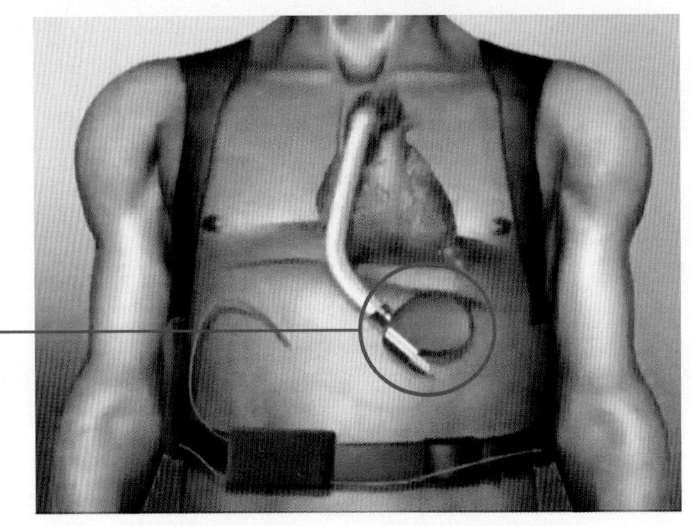

图 8-23 Levacor 左心辅助装置。

INCOR

INCOR LVAD（Berlin Heart AG，Berlin，Germany）是可植入的BTT和DT长期辅助装置（图8-21）。此装置的独特之处为非接触式的轴流叶轮，和其他的轴流泵完全不同。泵输出量为82ml，重200g。主动式和被动式的磁力使叶轮悬浮并驱动叶轮在圆柱形的泵壳内绕着泵轴旋转。泵速可在5000 ~ 10 000rpm调节。泵置于左侧膈下泵袋里，引流管置入左心室，流出管连接至升主动脉。血液接触表面均为肝素涂层以降低促凝性。泵体由一根经皮的驱动管路连接至外部控制器，控制器用来控制和监测血泵功能。装置可由直流电和交流电驱动，附带一个便携操作的小电池。控制器笔记本型的操作界面可用来设置操作参数。

INCOR装置是为长期辅助而设计，目前已经应用于DT、BTT和BTR[136-138]。此装置目前主要在欧洲使用，尚未进行过对照试验。临床数据表明在血流动力学支持，不良事件发生率和疗效等方面均与其他轴流型泵和搏动型LVAD相似[138-140]。

Synergy Micropump

The Synergy micropump（CircuLit公司，萨德尔布鲁克，新泽西州）是一种微型LVAD，可提供左心房至锁骨下动脉3L/min的转流流量。此装置的支持理念是为无需全左心室辅助的慢性HF患者提供部分心输出量辅助。此装置的适应证为纽约心脏协会的Ⅲb或者Ⅳ级HF和国际机械辅助循环协会的2类或更高类别。泵和AA电池大小接近，外径14mm重25g。血泵可埋置于皮下，大小和普通起搏器相似。协同的微型泵由内置的无刷微电流马达驱动的单级叶轮产生轴流（图8-22）。可充电的双电池组系统和控制器为装置提供电能和控制。电池重3.3磅（1磅>0.45kg），可驱动系统运行16 ~ 18小时。控制器可显示电池状态信息以及关于患者任何问题的警报。此微型泵通过由腹部穿出的经皮导线连接至电源。

一个可行性研究统计分析了 17 名患者的信息，这些患者平均支持时间为 81 天（6 ~ 213 天）[141]。在初期的实验组中，3 名患者死亡，9 名患者接受了移植，4 名患者持续辅助，1 名患者需要转至双心室 VAD。17 名患者中，有 13 名在 Synergy Micropump 的支持下出院。对术后的血流动力学的评估显示心脏指数有显著提高（$P < 0.001$）。装置相关的不良事件记录仅有 3 例出现血泵安放位置的皮下血肿。初步的研究结果令人兴奋，更大数量的对照试验正在进行之中。

Levacor

Levacor VAD（Worldheart 公司，盐湖城市，犹他州）是临床最新引进的 MCS 装置（图 8-23）。离心泵置于腹部的囊袋里，从左心室向升主动脉泵血。泵体为钛合金材料，磁悬浮叶轮在旋转时是有摩擦的。引流管的外表面覆盖了一层钛合金微粒形成类织物表面以使细胞附着并增强在左心室内的固定。经皮的导线连接至外部控制器为泵提供电源和对泵的控制。控制器上有个开关可允许患者对 3 个预设的速度自行选择。自动控制模式可用于防止左心室吸空而产生负压，或者用来对患者心输出量需求的变化作出及时反应。装置可由交流电和直流电供电，而且是为非卧床患者而设计的。初期的 Levacor VAD 临床试验已经在进行当中，但迄今为止没有结果发表。据一些中心的使用经验，结果还比较理想[142,143]。

小结

现在已有多种多样的装置可用于各种严重的 HF 患者提供短期及长期 MCS 支持。未来的 MCS 技术应该向更安全和更长时间的支持方面不断研究和发展。不存在一种理想的 MCS 可以用于所有 HF 病例，不同装置的混合使用和过渡支持可以为一些患者的长期生存提供最佳机会。随着临床经验的积累和更多的装置可用于临床，更多的 HF 患者将能得到 MCS 治疗。HF 的死亡率高的地区 MCS 的应用持续增多，这正揭示了其对不断增长的 HF 病患数量具有潜在的影响力。

（李景文 译　于　坤 校）

参考文献

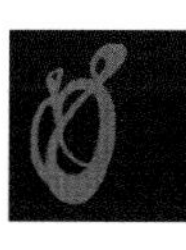

1. Holman WL, Teitel ER, Itescu S. Biologic barriers to mechanical circulatory support. In: Frazier OH, Kirklin JK, eds. *Ishlt Monograph Series.* New York: Elsevier; 2006:9–32.
2. Dennis C, Gorayeb EJ, Iticovici HN, et al. The artificial heart-lung apparatus, experimental creation and repair of interventricular septal defects. *Surg Forum.* 1956;6:185–189.
3. Gibbon Jr JH. Application of a mechanical heart and lung apparatus to cardiac surgery. *Minn Med.* 1954;37:171–185.
4. Kantrowitz A, Tjonneland S, Krakauer J, et al. Clinical experience with cardiac assistance by means of intraaortic phase-shift balloon pumping. *Trans Am Soc Artif Intern Organs.* 1968;14:344–348.
5. Liotta D, Hall CW, Henly WS, et al. Prolonged assisted circulation during and after cardiac or aortic surgery: prolonged partial left ventricular bypass by means of intracorporeal circulation. *Am J Cardiol.* 1963;12:399–405.
6. DeBakey ME. Left ventricular bypass pump for cardiac assistance: clinical experience. *Am J Cardiol.* 1971;27:3–11.
7. Cooley DA, Liotta D, Hallman GL, et al. Orthotopic cardiac prosthesis for two-staged cardiac replacement. *Am J Cardiol.* 1969;24:723–730.
8. Szycher M, Clay W, Gernes D, et al. Thermedics' approach to ventricular support systems. *J Biomater Appl.* 1986;1:39–105.
9. Gunby P. Utah group to implant "Jarvik 7" heart soon. *JAMA.* 1982;248:1944–1946.
10. Copeland JG, Smith RG, Icenogle TB, et al. Early experience with the total artificial heart as a bridge to cardiac transplantation. *Surg Clin North Am.* 1988;68:621–634.
11. Frazier OH, Nakatani T, Duncan JM, et al. Clinical experience with the hemopump. *ASAIO Trans.* 1989;35:604–606.
12. Wiebalck AC, Wouters PF, Waldenberger FR, et al. Left ventricular assist with an axial flow pump (hemopump): clinical application. *Ann Thorac Surg.* 1993;55:1141–1146.
13. Pagani FD, Miller LW, Russell SD, et al. HeartMate III: extended mechanical circulatory support with a continuous-flow rotary left ventricular assist device. *J Am Coll Cardiol.* 2009;54:312–321.
14. Kormos RL, Teuteberg JJ, Pagani FD, et al. Right ventricular failure in patients with the HeartMate II continuous flow left ventricular assist device: incidence, risk factors, and impact on outcomes. *J Thorac Cardiovasc Surg.* 2010;139:1316–1324.
15. Aggarwal S, Slaughter MS. Acute myocardial infarction complicated by cardiogenic shock: role of mechanical circulatory support. *Expert Rev Cardiovasc Ther.* 2008;6:1223–1235.
16. Kirklin JK, Naftel DC, Kormos RL, et al. Second INTERMACS annual report: more than 1,000 primary left ventricular assist device implants. *J Heart Lung Transplant.* 2010;29:1–10.
17. Saeed D, Kizner L, Arusoglu L, et al. Prolonged transcutaneous cardiopulmonary support for postcardiotomy cardiogenic shock. *ASAIO J.* 2007;53:e1–e3.
18. Hoefer D, Ruttmann E, Poelzl G, et al. Outcome evaluation of the bridge-to-bridge concept in patients with cardiogenic shock. *Ann Thorac Surg.* 2006;82:28–33.
19. John R, Liao K, Lietz K, et al. Experience with the Levitronix Centrimag circulatory support system as a bridge to decision in patients with refractory acute cardiogenic shock and multisystem organ failure. *J Thorac Cardiovasc Surg.* 2007;134:351–358.
20. Gregoric ID, Jacob LP, La Francesca S, et al. The TandemHeart as a bridge to a long-term axial-flow left ventricular assist device (bridge to bridge). *Tex Heart Inst J.* 2008;35:125–129.
21. Bruckner BA, Jacob LP, Gregoric ID, et al. Clinical experience with the TandemHeart percutaneous ventricular assist device as a bridge to cardiac transplantation. *Tex Heart Inst J.* 2008;35:447–450.
22. Reverdin S, Gregoric ID, Kar B, et al. Bridge to transplantation with the TandemHeart: bending the indications in a chronic aortic dissection patient with postcardiotomy shock. *Tex Heart Inst J.* 2008;35:340–341.
23. Kantrowitz A, Tjonneland S, Freed PS, et al. Initial clinical experience with intraaortic balloon pumping in cardiogenic shock. *JAMA.* 1968;203:113–118.
24. *National Hospital Discharge Survey: 2002 annual summary with detailed diagnosis and procedural data.* National Center for Health Statistics; 2002.
25. Sarnoff SJ, Braunwald E, Welch Jr GH, et al. Hemodynamic determinants of oxygen consumption of the heart with special reference to the tension-time index. *Am J Physiol.* 1958;192:148–156.
26. Gutterman DD, Cowley Jr AW. Relating cardiac performance with oxygen consumption: historical observations continue to spawn scientific discovery. *Am J Physiol Heart Circ Physiol.* 2006;291:H2555–H2556.
27. Cohen M, Urban P, Christenson JT, et al. Intra-aortic balloon counterpulsation in US and non-US centres: results of the benchmark registry. *Eur Heart J.* 2003;24:1763–1770.
28. Ferguson 3rd JJ, Cohen M, Freedman Jr RJ, et al. The current practice of intra-aortic balloon counterpulsation: results from the benchmark registry. *J Am Coll Cardiol.* 2001;38:1456–1462.
29. Sanborn TA, Sleeper LA, Bates ER, et al. Impact of thrombolysis, intra-aortic balloon pump counterpulsation, and their combination in cardiogenic shock complicating acute myocardial infarction: a report from the shock trial registry. Should we emergently revascularize occluded coronaries for cardiogenic shock? *J Am Coll Cardiol.* 2000;36:1123–1129.
30. Barron HV, Every NR, Parsons LS, et al. The use of intra-aortic balloon counterpulsation in patients with cardiogenic shock complicating acute myocardial infarction: data from the National Registry of Myocardial Infarction 2. *Am Heart J.* 2001;141:933–939.
31. Trost JC, Hillis LD. Intra-aortic balloon counterpulsation. *Am J Cardiol.* 2006;97:1391–1398.
32. Sjauw KD, Engstrom AE, Vis MM, et al. A systematic review and meta-analysis of intra-aortic balloon pump therapy in ST-elevation myocardial infarction: should we change the guidelines? *Eur Heart J.* 2009;30:459–468.
33. Christenson JT, Cohen M, Ferguson 3rd JJ, et al. Trends in intraaortic balloon counterpulsation complications and outcomes in cardiac surgery. *Ann Thorac Surg.* 2002;74:1086–1090.
34. Hill JD, Rodvien R, Snider MT, et al. Clinical extracorporeal membrane oxygenation for

acute respiratory insufficiency. *Trans Am Soc Artif Intern Organs.* 1978;24:753–763.
35. Pennington DG, Merjavy JP, Codd JE, et al. Extracorporeal membrane oxygenation for patients with cardiogenic shock. *Circulation.* 1984;70:I130–I137.
36. Chen JS, Ko WJ, Yu HY, et al. Analysis of the outcome for patients experiencing myocardial infarction and cardiopulmonary resuscitation refractory to conventional therapies necessitating extracorporeal life support rescue. *Crit Care Med.* 2006;34:950–957.
37. Pagani FD, Aaronson KD, Dyke DB, et al. Assessment of an extracorporeal life support to LVAD bridge to heart transplant strategy. *Ann Thorac Surg.* 2000;70:1977–1984.
38. Pagani FD, Aaronson KD, Swaniker F, et al. The use of extracorporeal life support in adult patients with primary cardiac failure as a bridge to implantable left ventricular assist device. *Ann Thorac Surg.* 2001;71:S77–S81.
39. Rastan AJ, Dege A, Mohr M, et al. Early and late outcomes of 517 consecutive adult patients treated with extracorporeal membrane oxygenation for refractory postcardiotomy cardiogenic shock. *J Thorac Cardiovasc Surg.* 2010;139:302–311.
40. Cardarelli MG, Young AJ, Griffith B. Use of extracorporeal membrane oxygenation for adults in cardiac arrest (E-CPR): a meta-analysis of observational studies. *ASAIO J.* 2009;55:581–586.
41. Smith C, Bellomo R, Raman JS, et al. An extracorporeal membrane oxygenation-based approach to cardiogenic shock in an older population. *Ann Thorac Surg.* 2001;71:1421–1427.
42. Haft JW, Pagani FD, Romano MA, et al. Short- and long-term survival of patients transferred to a tertiary care center on temporary extracorporeal circulatory support. *Ann Thorac Surg.* 2009;88:711–717.
43. Wu MY, Lin PJ, Tsai FC, et al. Postcardiotomy extracorporeal life support in adults: the optimal duration of bridging to recovery. *ASAIO J.* 2009;55:608–613.
44. Smedira NG, Moazami N, Golding CM, et al. Clinical experience with 202 adults receiving extracorporeal membrane oxygenation for cardiac failure: survival at five years. *J Thorac Cardiovasc Surg.* 2001;122:92–102.
45. Combes A, Leprince P, Luyt CE, et al. Outcomes and long-term quality-of-life of patients supported by extracorporeal membrane oxygenation for refractory cardiogenic shock. *Crit Care Med.* 2008;36:1404–1411.
46. Granfeldt H, Hellgren L, Dellgren G, et al. Experience with the Impella recovery axial-flow system for acute heart failure at three cardiothoracic centers in Sweden. *Scand Cardiovasc J.* 2009;43:233–239.
47. Lauten A, Franke U, Strauch JT, et al. Postcardiotomy failure after Ross operation: implantation of intravascular flow pump through pulmonary autograft. *Thorac Cardiovasc Surg.* 2007;55:399–400.
48. Siegenthaler MP, Brehm K, Strecker T, et al. The Impella recover microaxial left ventricular assist device reduces mortality for postcardiotomy failure: a three-center experience. *J Thorac Cardiovasc Surg.* 2004;127:812–822.
49. Jurmann MJ, Siniawski H, Erb M, et al. Initial experience with miniature axial flow ventricular assist devices for postcardiotomy heart failure. *Ann Thorac Surg.* 2004;77:1642–1647.
50. Patane F, Centofanti P, Zingarelli E, et al. Potential role of the Impella recover left ventricular assist device in the management of postinfarct ventricular septal defect. *J Thorac Cardiovasc Surg.* 2009;137:1288–1289.
51. Gupta A, Allaqaband S, Bajwa T. Combined use of Impella device and intra-aortic balloon pump to improve survival in a patient in profound cardiogenic shock post cardiac arrest. *Cathet Cardiovasc Interv.* 2009;74:975–976.
52. Cheng JM, den Uil CA, Hoeks SE, et al. Percutaneous left ventricular assist devices vs. intra-aortic balloon pump counterpulsation for treatment of cardiogenic shock: a meta-analysis of controlled trials. *Eur Heart J.* 2009;30:2102–2108.
53. Windecker S. Percutaneous left ventricular assist devices for treatment of patients with cardiogenic shock. *Curr Opin Crit Care.* 2007;13:521–527.
54. Meyns B, Stolinski J, Leunens V, et al. Left ventricular support by catheter-mounted axial flow pump reduces infarct size. *J Am Coll Cardiol.* 2003;41:1087–1095.
55. Garatti A, Colombo T, Russo C, et al. Different applications for left ventricular mechanical support with the Impella Recover 100 microaxial blood pump. *J Heart Lung Transplant.* 2005;24:481–485.
56. Colombo T, Garatti A, Bruschi G, et al. First successful bridge to recovery with the Impella Recover 100 left ventricular assist device for fulminant acute myocarditis. *Ital Heart J.* 2003;4:642–645.
57. Rajagopal V, Steahr G, Wilmer CI, et al. A novel percutaneous mechanical biventricular bridge to recovery in severe cardiac allograft rejection. *J Heart Lung Transplant.* 2010;29:93–95.
58. Beyer AT, Hui PY, Hauesslein E. The Impella 2.5 l for percutaneous mechanical circulatory support in severe humeral allograft rejection. *J Invasive Cardiol.* 2010;22:E37–E39.
59. Thiele H, Sick P, Boudriot E, et al. Randomized comparison of intra-aortic balloon support with a percutaneous left ventricular assist device in patients with revascularized acute myocardial infarction complicated by cardiogenic shock. *Eur Heart J.* 2005;26:1276–1283.
60. Seyfarth M, Sibbing D, Bauer I, et al. A randomized clinical trial to evaluate the safety and efficacy of a percutaneous left ventricular assist device versus intra-aortic balloon pumping for treatment of cardiogenic shock caused by myocardial infarction. *J Am Coll Cardiol.* 2008;52:1584–1588.
61. Dixon SR, Henriques JP, Mauri L, et al. A prospective feasibility trial investigating the use of the Impella 2.5 system in patients undergoing high-risk percutaneous coronary intervention (the PROTECT I trial): initial U.S. experience. *JACC Cardiovasc Interv.* 2009;2:91–96.
62. Kar B, Adkins LE, Civitello AB, et al. Clinical experience with the TandemHeart percutaneous ventricular assist device. *Tex Heart Inst J.* 2006;33:111–115.
63. Gregoric ID, Loyalka P, Radovancevic R, et al. TandemHeart as a rescue therapy for patients with critical aortic valve stenosis. *Ann Thorac Surg.* 2009;88:1822–1826.
64. Solomon H, Lim DS, Ragosta M. Percutaneous ventricular assist device to rescue a patient with profound shock from a thrombosed prosthetic mitral valve. *J Invasive Cardiol.* 2008;20:E320–E323.
65. Burkhoff D, O'Neill W, Brunckhorst C, et al. Feasibility study of the use of the TandemHeart percutaneous ventricular assist device for treatment of cardiogenic shock. *Catheter Cardiovasc Interv.* 2006;68:211–217.
66. Aragon J, Lee MS, Kar S, et al. Percutaneous left ventricular assist device: "TandemHeart" for high-risk coronary intervention. *Catheter Cardiovasc Interv.* 2005;65:346–352.
67. Kar B, Forrester M, Gemmato C, et al. Use of the TandemHeart percutaneous ventricular assist device to support patients undergoing high-risk percutaneous coronary intervention. *J Invasive Cardiol.* 2006;18:93–96.
68. Vranckx P, Schultz CJ, Valgimigli M, et al. Assisted circulation using the TandemHeart during very high-risk PCI of the unprotected left main coronary artery in patients declined for CABG. *Catheter Cardiovasc Interv.* 2009;74:302–310.
69. Burkhoff D, Cohen H, Brunckhorst C, et al. TandemHeart investigators group. A randomized multicenter clinical study to evaluate the safety and efficacy of the TandemHeart percutaneous ventricular assist device versus conventional therapy with intraaortic balloon pumping for treatment of cardiogenic shock. *Am Heart J.* 2006;152:e461–e468.
70. Gregoric ID, Bruckner BA, Jacob L, et al. Techniques and complications of TandemHeart ventricular assist device insertion during cardiac procedures. *ASAIO J.* 2009;55:251–254.
71. Pitsis AA, Visouli AN, Burkhoff D, et al. Feasibility study of a temporary percutaneous left ventricular assist device in cardiac surgery. *Ann Thorac Surg.* 2007;84:1993–1999.
72. Cohn WE, Morris CD, Reverdin S, et al. Intraoperative TandemHeart implantation as an adjunct to high-risk valve surgery. *Tex Heart Inst J.* 2007;34:457–458.
73. Brinkman WT, Rosenthal JE, Eichhorn E, et al. Role of a percutaneous ventricular assist device in decision making for a cardiac transplant program. *Ann Thorac Surg.* 2009;88:1462–1466.
74. Khalife WI, Kar B. The TandemHeart PVAD in the treatment of acute fulminant myocarditis. *Tex Heart Inst J.* 2007;34:209–213.
75. Chandra D, Kar B, Idelchik G, et al. Usefulness of percutaneous left ventricular assist device as a bridge to recovery from myocarditis. *Am J Cardiol.* 2007;99:1755–1756.
76. Lee MS, Makkar RR. Percutaneous left ventricular support devices. *Cardiol Clin.* 2006;24:265–275.
77. Loforte A, Montalto A, Lilla Della Monica P, et al. Simultaneous temporary CentriMag right ventricular assist device placement in HeartMate II left ventricular assist system recipients at high risk of right ventricular failure. *Interact Cardiovasc Thorac Surg.* 2010;10:847–850.
78. Jaroszewski DE, Marranca MC, Pierce CN, et al. Successive circulatory support stages: a triple bridge to recovery from fulminant myocarditis. *J Heart Lung Transplant.* 2009;28:984–986.
79. Bhama JK, Kormos RL, Toyoda Y, et al. Clinical experience using the Levitronix Centrimag system for temporary right ventricular mechanical circulatory support. *J Heart Lung Transplant.* 2009;28:971–976.
80. Shuhaiber JH, Jenkins D, Berman M, et al. The Papworth experience with the Levitronix Centrimag ventricular assist device. *J Heart Lung Transplant.* 2008;27:158–164.
81. Khan NU, Al-Aloul M, Shah R, et al. Early experience with the Levitronix Centrimag device for extra-corporeal membrane oxygenation following lung transplantation. *Eur J Cardiothorac Surg.* 2008;34:1262–1264.
82. Favaloro RR, Bertolotti A, Diez M, et al. Adequate systemic perfusion maintained by a Centrimag during acute heart failure. *Tex Heart Inst J.* 2008;35:334–339.
83. Santise G, Petrou M, Pepper JR, et al. Levitronix as a short-term salvage treatment for primary graft failure after heart transplantation. *J Heart Lung Transplant.* 2006;25:495–498.
84. Kouretas PC, Kaza AK, Burch PT, et al. Experience with the Levitronix Centrimag in the pediatric population as a bridge to decision and recovery. *Artif Organs.* 2009;33:1002–1004.
85. Haj-Yahia S, Birks EJ, Amrani M, et al. Bridging patients after salvage from bridge to decision directly to transplant by means of prolonged support with the Centrimag short-term centrifugal pump. *J Thorac Cardiovasc Surg.* 2009;138:227–230.
86. De Robertis F, Rogers P, Amrani M, et al. Bridge to decision using the Levitronix Centrimag short-term ventricular assist device. *J Heart Lung Transplant.* 2008;27:474–478.
87. Morgan JA, Stewart AS, Lee BJ, et al. Role of the Abiomed BVS 5000 device for short-term support and bridge to transplantation. *ASAIO J.* 2004;50:360–363.
88. Samuels LE, Holmes EC, Thomas MP, et al. Management of acute cardiac failure with mechanical assist: experience with the Abiomed BVS 5000. *Ann Thorac Surg.* 2001;71:S67–S72.
89. Petrofski JA, Patel VS, Russell SD, et al. BVS5000 support after cardiac transplantation. *J Thorac Cardiovasc Surg.* 2003;126:442–447.
90. Jett GK. Abiomed BVS 5000: experience and potential advantages. *Ann Thorac Surg.* 1996;61:301–304.
91. Anderson M, Smedira N, Samuels L, et al. Use of the AB5000 ventricular assist device in cardiogenic shock after acute myocardial infarction. *Ann Thorac Surg.* 2010;90:706–712.
92. Samuels LE, Kaufman MS, Morris RJ, et al. Pharmacologic criteria for ventricular assist device insertion: experience with the Abiomed BVS 5000 system. *J Cardiac Surg.* 1999;14:288–293.
93. Hausmann H, Potapov EV, Koster A, et al. Predictors of survival one hour after implantation of an intra-aortic balloon pump in cardiac surgery. *J Card Surg.* 2001;16:72–77.
94. Samuels LE, Darze ES. Management of acute cardiogenic shock. *Cardiol Clin.* 2003;21:43–49.
95. Samuels LE, Thomas MP, Morris RJ, et al. Alternative sites for Abiomed BVS5000 left ventricular assist device implantation. *J Congest Heart Fail Circ Support.* 1999;1:85–89.
96. Anderson MB, Plate JM, Krause TJ, et al. Peripheral arterial cannulation for Abiomed BVS 5000 left ventricular assist device support. *J Heart Lung Transplant.* 2005;24:1445.
97. Akhter SA, Raman J, Jeevanandam V. Technique for left ventricular apical cannulation for short-term mechanical circulatory support. *Ann Thorac Surg.* 2010;89:994–995.
98. Leyvi G, Taylor DG, Hong S, et al. Intraoperative off-bypass management of the Abiomed AB5000 ventricle. *J Cardiothorac Vasc Anesth.* 2005;19:76–78.
99. Jett GK. Atrial cannulation for left ventricular assistance: superiority of the dome approach. *Ann Thorac Surg.* 1996;61:1014–1015.
100. Samuels LE, Entwistle 3rd JC, Holmes EC, et al. Mechanical support of the unre-

paired post-infarction VSD with the Abiomed BVS 5000. *J Thorac Cardiovasc Surg.* 2003;126:2100–2101.
101. Tsukui H, Teuteberg JJ, Murali S, et al. Biventricular assist device utilization for patients with morbid congestive heart failure: A justifiable strategy. *Circulation.* 2005;112:165–172.
102. Zhang L, Kapetanakis EI, Cooke RH, et al. Bi-ventricular circulatory support with the Abiomed AB5000 in a patient with idiopathic refractory ventricular fibrillation. *Ann Thorac Surg.* 2007;83:298–300.
103. Kormos RL, Gasior T, Antaki J, et al. Evaluation of right ventricular function during clinical left ventricular assistance. *ASAIO Trans.* 1989;35:554–560.
104. Rose EA, Levin HR, Oz MC, et al. Artificial circulatory support with textured interior surfaces: a counterintuitive approach to minimizing thromboembolism. *Circulation.* 1994;90:II87–II91.
105. John R, Lietz K, Burke E, et al. Intravenous immunoglobulin reduces anti-HLA alloreactivity and shortens waiting time to cardiac transplantation in highly sensitized left ventricular assist device recipients. *Circulation.* 1999;100:II229–II235.
106. Ankersmit HJ, Edwards NM, Schuster M, et al. Quantitative changes in T-cell populations after left ventricular assist device implantation: relationship to T-cell apoptosis and soluble CD95. *Circulation.* 1999;100:II211–II215.
107. Frazier OH, Rose EA, Oz MC, et al. Multicenter clinical evaluation of the HeartMate vented electric left ventricular assist system in patients awaiting heart transplantation. *J Thorac Cardiovasc Surg.* 2001;122:1186–1195.
108. Rose EA, Gelijns AC, Moskowitz AJ, et al. Long-term mechanical left ventricular assistance for end-stage heart failure. *N Engl J Med.* 2001;345:1435–1443.
109. El-Banayosy A, Korfer R, Arusoglu L, et al. Bridging to cardiac transplantation with the Thoratec ventricular assist device. *Thorac Cardiovasc Surg.* 1999;47(suppl 2):307–310.
110. Farrar DJ. The Thoratec ventricular assist device: a paracorporeal pump for treating acute and chronic heart failure. *Semin Thorac Cardiovasc Surg.* 2000;12:243–250.
111. Fitzpatrick 3rd JR, Frederick JR, Hiesinger W, et al. Early planned institution of biventricular mechanical circulatory support results in improved outcomes compared with delayed conversion of a left ventricular assist device to a biventricular assist device. *J Thorac Cardiovasc Surg.* 2009;137:971–977.
112. Farrar DJ, Holman WR, McBride LR, et al. Long-term follow-up of Thoratec ventricular assist device bridge-to-recovery patients successfully removed from support after recovery of ventricular function. *J Heart Lung Transplant.* 2002;21:516–521.
113. Slaughter MS, Tsui SS, El-Banayosy A, et al. Results of a multicenter clinical trial with the Thoratec implantable ventricular assist device. *J Thorac Cardiovasc Surg.* 2007;133:1573–1580.
114. Samuels LE, Holmes EC, Hagan K, et al. The Thoratec implantable ventricular assist device (IVAD): initial clinical experience. *Heart Surg Forum.* 2006;9:E690–E692.
115. Copeland JG, Dowling R, Tsau PH. Total artificial hearts. In: Kirklin JK, Frazier OH, eds. *Ishlt Monograph Series.* New York: Elsevier; 2006:105–125.
116. Copeland JG, Levinson MM, Smith R, et al. The total artificial heart as a bridge to transplantation: a report of two cases. *JAMA.* 1986;256:2991–2995.
117. Copeland JG, Smith RG, Arabia FA, et al. Cardiac replacement with a total artificial heart as a bridge to transplantation. *N Engl J Med.* 2004;351:859–867.
118. Slaughter MS, Rogers JG, Milano CA, et al. Advanced heart failure treated with continuous-flow left ventricular assist device. *N Engl J Med.* 2009;361:2241–2251.
119. Miller LW, Pagani FD, Russell SD, et al. Use of a continuous-flow device in patients awaiting heart transplantation. *N Engl J Med.* 2007;357:885–896.
120. Feller ED, Sorensen EN, Haddad M, et al. Clinical outcomes are similar in pulsatile and nonpulsatile left ventricular assist device recipients. *Ann Thorac Surg.* 2007;83:1082–1088.
121. Siegenthaler MP, Frazier OH, Beyersdorf F, et al. Mechanical reliability of the Jarvik 2000 heart. *Ann Thorac Surg.* 2006;81:1752–1758.
122. Frazier OH, Myers TJ, Westaby S, et al. Clinical experience with an implantable, intracardiac, continuous flow circulatory support device: physiologic implications and their relationship to patient selection. *Ann Thorac Surg.* 2004;77:133–142.
123. Westaby S, Siegenthaler M, Beyersdorf F, et al. Destination therapy with a rotary blood pump and novel power delivery. *Eur J Cardiothorac Surg.* 2010;37:350–356.
124. Letsou GV, Shah N, Gregoric ID, et al. Gastrointestinal bleeding from arteriovenous malformations in patients supported by the Jarvik 2000 axial-flow left ventricular assist device. *J Heart Lung Transplant.* 2005;24:105–109.
125. Stern DR, Kazam J, Edwards P, et al. Increased incidence of gastrointestinal bleeding following implantation of the HeartMate II LVAD. *J Card Surg.* 2010;25:352–356.
126. Malehsa D, Meyer AL, Bara C, et al. Acquired von Willebrand syndrome after exchange of the HeartMate XVE to the HeartMate II ventricular assist device. *Eur J Cardiothorac Surg.* 2009;35:1091–1093.
127. Geisen U, Heilmann C, Beyersdorf F, et al. Non-surgical bleeding in patients with ventricular assist devices could be explained by acquired von Willebrand disease. *Eur J Cardiothorac Surg.* 2008;33:679–684.
128. Yoshida K, Tobe S, Kawata M, et al. Acquired and reversible von Willebrand disease with high shear stress aortic valve stenosis. *Ann Thorac Surg.* 2006;81:490–494.
129. Larose JA, Tamez D, Ashenuga M, et al. Design concepts and principle of operation of the Heartware ventricular assist system. *ASAIO J.* 2010;56:285–289.
130. Wood C, Maiorana A, Larbalestier R, et al. First successful bridge to myocardial recovery with a Heartware HVAD. *J Heart Lung Transplant.* 2008;27:695–697.
131. Hetzer R, Krabatsch T, Stepanenko A, et al. Long-term biventricular support with the Heartware implantable continuous flow pump. *J Heart Lung Transplant.* 2010;29:822–824.
132. Wieselthaler GM, O'Driscoll G, Jansz P, et al. Initial clinical experience with a novel left ventricular assist device with a magnetically levitated rotor in a multi-institutional trial. *J Heart Lung Transplant.* 2010;29:1218–1225.
133. Griffith K, Jenkins E, Pagani FD. First American experience with the Terumo DuraHeart left ventricular assist system. *Perfusion.* 2009;24:83–89.
134. Yoshitake I, El-Banayosy A, Yoda M, et al. First clinical application of the DuraHeart centrifugal ventricular assist device for a Japanese patient. *Artif Organs.* 2009;33:763–766.
135. Morshuis M, El-Banayosy A, Arusoglu L, et al. European experience of DuraHeart magnetically levitated centrifugal left ventricular assist system. *Eur J Cardiothorac Surg.* 2009;35:1020–1027.
136. Komoda T, Komoda S, Dandel M, et al. Explantation of Incor left ventricular assist device after myocardial recovery. *J Card Surg.* 2008;23:642–647.
137. Garatti A, Bruschi G, Colombo T, et al. Clinical outcome and bridge to transplant rate of left ventricular assist device recipient patients: comparison between continuous-flow and pulsatile-flow devices. *Eur J Cardiothorac Surg.* 2008;34:275–280.
138. Galantier J, Moreira LF, Benicio A, et al. Hemodynamic performance and inflammatory response during the use of VAD-Incor as a bridge to transplant. *Arq Bras Cardiol.* 2008;91:327–334.
139. Schmid C, Jurmann M, Birnbaum D, et al. Influence of inflow cannula length in axial-flow pumps on neurologic adverse event rate: results from a multi-center analysis. *J Heart Lung Transplant.* 2008;27:253–260.
140. Schmid C, Tjan TD, Etz C, et al. First clinical experience with the Incor left ventricular assist device. *J Heart Lung Transplant.* 2005;24:1188–1194.
141. Meyns B, Klotz S, Simon A, et al. Proof of concept: hemodynamic response to long-term partial ventricular support with the synergy pocket micro-pump. *J Am Coll Cardiol.* 2009;54:79–86.
142. Pitsis AA, Visouli AN, Ninios V, et al. Elective bridging to recovery after repair: the surgical approach to ventricular reverse remodeling. *Artif Organs.* 2008;32:730–735.
143. Pitsis AA, Visouli AN, Vassilikos V, et al. First human implantation of a new rotary blood pump: design of the clinical feasibility study. *Hellenic J Cardiol.* 2006;47:368–376.

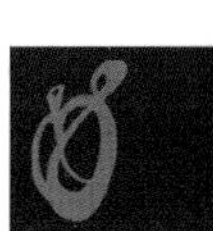

关键点

机械循环支持中的特殊临床情况

Shahab A. Akhter · Valluvan Jeevanandam

术后心力衰竭

尽管经历复杂和高风险心脏手术的患者数量在增加，术后总体发生心力衰竭（heart failure，HF）需机械循环支持（mechanical circulatory support，MCS）的发生率仍相对较低，估计在 0.2% ~ 0.6%[1]。潜在的病因包括术中心肌保护不充分；搭桥失败、未血管重建、气栓或者微栓导致的心肌缺血；自身或人工瓣膜功能异常；代谢异常；主动脉夹层；术前因素包括严重的心室功能障碍和急诊手术。最近更多研究显示术中不能脱离体外循环（cardiopulmonary bypass，CPB）的患者中，早期建立短期 MCS 能够促使其心肌功能恢复及增加患者生存机会[2]。与临时循环支持降低心脏负荷的策略相比而言，增加强心药用量会导致更差的预后（图 9-1）。

心脏术后心源性休克定义中包括心脏指数（cardiac index，CI）小于 1.8 ~ 2.0L/min/m^2，平均动脉血压（mean arterial pressure，MAP）小于 65mmHg，肺动脉楔压（pulmonary arterial wedge pressure，PAWP）大于 20mmHg，静脉氧饱和度小于 50%，进行性的代谢性酸中毒，终末器官灌注不足。有单中心研究显示在超过 3000 名成功脱离 CPB 的心脏手术患者中，使用强心药物的种类及剂量与术后早期患者的死亡率增加有关。应用低剂量强心药患者的死亡率为 2% ~ 4%，而中剂量患者的死亡率是 8%。使用一种高剂量强心药死亡率增加到 20%，两种高剂量强心药死亡率增至 42%，3 种高剂量强心药其死亡率达到 80%。导致其预后较差的生物学机制包括心肌氧耗增加和心肌细胞凋亡[4]。

主动脉球囊反搏

对于那些已服用中到高剂量强心药物仍不能脱离 CPB 的患者，在没有使用主动脉球囊反搏（intra-aortic balloon pump，IABP）明显禁忌证（比如严重的外周血管疾病）的情况下，应考虑早期安装 IABP。IABP 可增加冠状动脉血流量，降低心脏后负荷及心肌耗氧量，并且有实验显示在心肌梗死早期使用能够减少梗死面积[5]。IABP 安装时机可影响患者的住院死亡率：若术前安装其相关死亡率为 18.8% ~ 19.6%；术中为 27.6% ~ 32.3%；而术后则高达 39% ~ 40.5%[6]。假如安装 IABP 后，能够很好地增加生理性冠状动脉血流以及降低左室负荷，这时应该考虑将 IABP 机械支持作为一线治疗措施。而非增加强心药物（种类或剂量）。对于高风险患者（左室射血分数 < 30%，不稳定性心绞痛，左主干严重狭窄，二次 CABG），有些研究建议术前预防性安装 IABP 能够提高患者的心脏指数（CI），减少 ICU 停留时间，降低死亡率[7,8]。但是，目前仍没有相应的对照研究证实这种策略对患者是否有益。

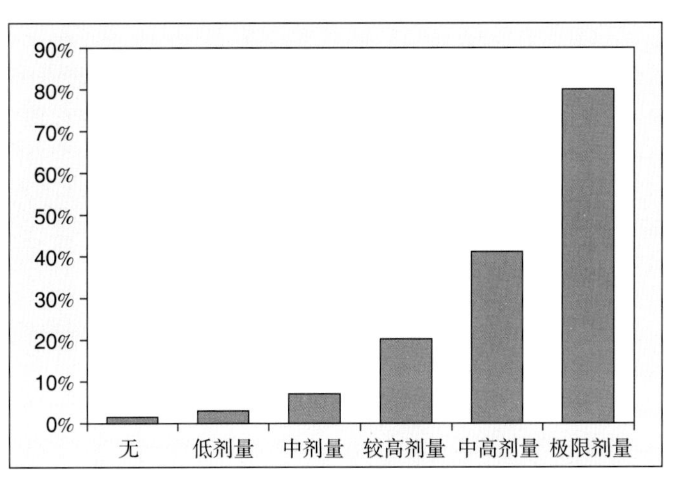

图 9-1　心脏术后强心药物死亡率评分。(Adapted from Aamuels LE, Kaufman, Thoma MP, et al. Pharmacological criteria for ventricular assist device insertion following postcardiotomy shock: experience with the Abiomed BVS system. J Card Surg. 1999; 14: 288-293.)

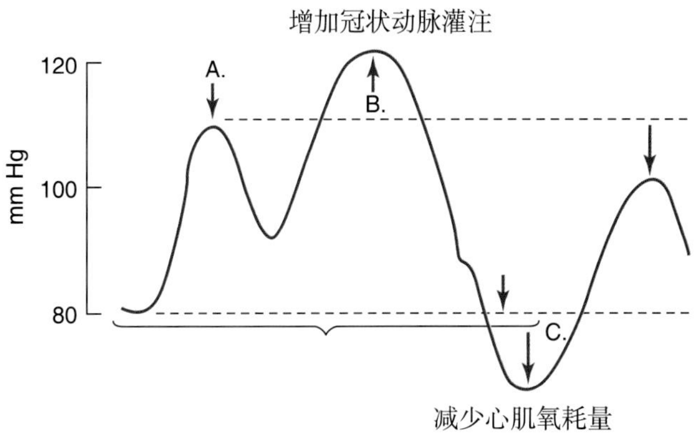

图 9-2　主动脉球囊反搏（IABP）对主动脉压力血流动力学的影响。左室自身射血过程后的波形（A），球囊膨胀增加的主动脉舒张压力（B）以及冠状动脉灌注。在心脏舒张末期，球囊放气减少了主动脉舒张末期压力（C），减少了后负荷及心肌耗氧量。

机械循环支持

MCS 能够提供更高的心输出量（cardiac output, CO），因此对于心脏术后使用强心药或 IABP 难以维持的左室衰竭患者可选择 MCS（图 9-2）。一个理想装置应该能够提供充足的血流量，稳定的血流动力学指标，还能降低心室负荷。如果肺可以维持氧合及通气，目前临时辅助装置都能进行双心室辅助。若发生急性肺损伤合并循环衰竭，体外膜肺氧合（extracorporeal membrane oxygenation, ECMO）是目前唯一被认可可以提供辅助支持的设备。

目前除 IABP 外，最常见的心脏术后辅助系统是 ABIOMED 公司生产的 BVS 5000 血泵（ABIOMED, Inc, Danvers, MA），1992 年被美国 FDA 批准上市（图 9-3）。该系统能够提供搏动血流，并且可以进行单心室或双心室辅助，在欧洲和美国主要用于心脏术

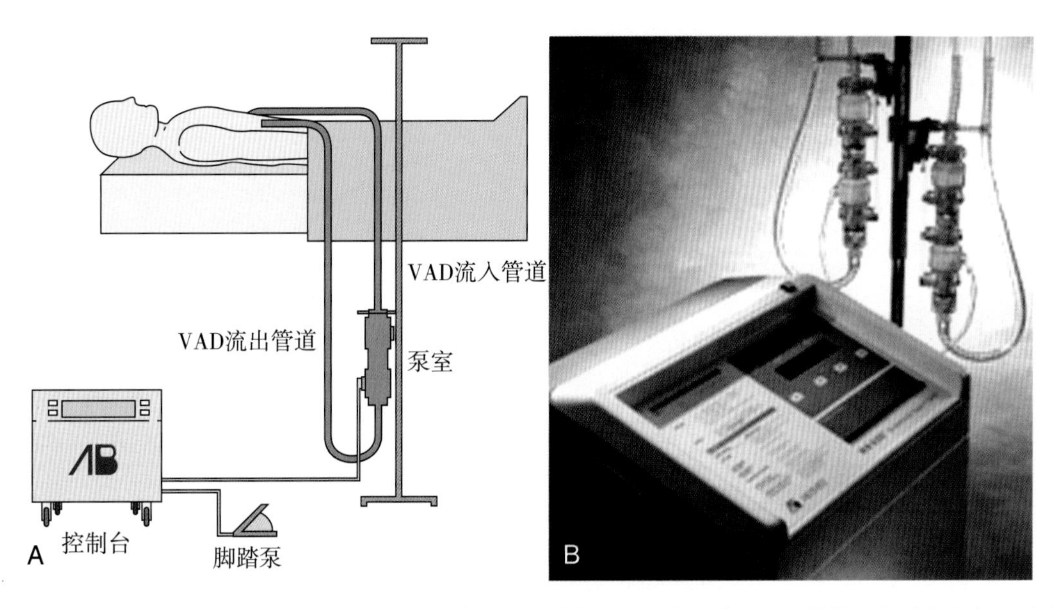

图 9-3　ABIOMED BVS 5000 系统（ABIOMED, Inc）。A. 靠重力引流流入血泵的双腔。通过操作台气动产生与心脏本身不同节律的搏动性外向血流。B. 操作台与血泵。VAD：心室辅助装置。

后心室衰竭的患者。这套系统简单、易操作，而且是一种体外搏动血流泵，在美国超过 550 家中心使用该系统，而这些中心大多数是非心脏移植中心。

此泵为双腔泵，包括依靠重力被动充盈血液的心房腔和一个能将血液泵出的气动心室腔。其中的聚氨酯三叶瓣膜将双腔以及流出道分隔开并能保证单向血流。泵速及收缩舒张的持续时间由泵自身的微处理器来调整，该微处理器与心脏自身心率不一致。泵能够根据心脏前后负荷变化进行调整，持续产生一个 80ml 的每搏输出量（stoke volume），最大心输出量为 5 ~ 6L/min。该装置没有明显的溶血现象，某种程度上其搏动血流对维持生理状态有一定益处。与 ECMO 不同，患者可以拔管并且进行一些有限制的活动。

以前许多中心使用 BVS 5000 血泵，而现在改用 ABIOMED AB5000 系统，因为它对无法脱机的患者可以提供长期的辅助，而且患者可以携带单心室或双心室 AB 5000 系统出院回家。ABIOMED BVS 或 AB5000 系统的插管选择和安装非常简便（图 9-4）。左室辅助装置（left ventricle assist device，LVAD）行循环支持时，可经由房间沟、左心房的顶部或左心耳进行左房插管或直接经左心尖行左心室插管，它能提供良好的心室减压效果，有利于心脏功能的恢复[9]。对于通过左心尖插管的短期 LVAD，我们团队已经建立了一种简单可靠的方法[10]。左心辅助时流出道连接升主动脉（图 9-5），右心辅助时经由右心耳、右心房游离壁或者右心室引流。右室辅助装置（right ventricle assist device，RVAD）流出道主要连接主肺动脉，从技术方面来说在 CPB 下插管更简单；但在某些特殊临床情况下，特别对于单纯右心辅助的患者来说，非体外循环下插管是可行的，并且可能有更好

图 9-4 ABIOMED 流入及流出插管。流出插管末端有一个 12mm 或 14mm 的涤纶移植片允许与主动脉或者肺动脉进行吻合。

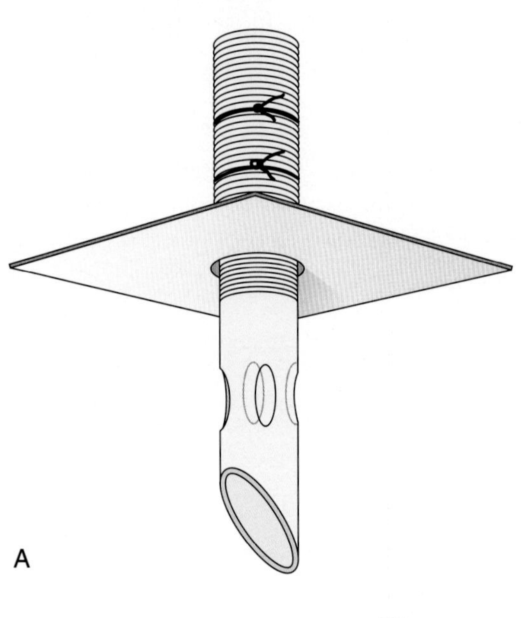

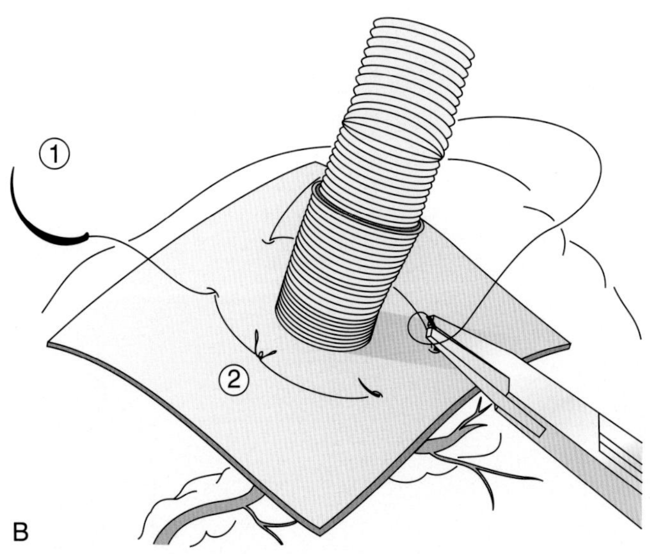

图 9-5 A. 短期左室辅助的左心尖插管技术。安装插管之前，在 12mm 的 Hemashield（MAQUET Cardiovascular，Wayne，NJ）移植片和中心切开一 12mm 圆的 4cm × 4cm 软特氟龙方布之间吻合起来。Hemashield 移植片长 5cm 通过左心尖插管，流入孔离方布远端接近 4cm。将插管用 2 根丝线紧紧固定在管道外端。B. 完成左心尖插管。插管穿过左室直到特氟龙方布与心外膜缝合。用 2-0 聚丙烯缝线将特氟龙方布与左室尖端水平缝合。

的效果。

最近，对于任何病因导致的急性心源性休克的患者，逐渐开始转为使用离心泵来进行循环辅助支持。这其中包括能提供 10L/min 的流量的 Levitronox CentriMag（Levitronox LLG，Waltham，MA）心室辅助系统（图 9-6），目前在世界范围内有接近 4000 例患者已经使用了该辅助装置。它可以应用于从心脏术后心源性休克到心脏移植后的早期移植物功能障碍患者，并也经常作为泵用于 ECMO 管路中。它由一无轴承电机驱动，其轴承自旋部分靠磁力悬浮于泵内旋转，并与周边没有接触与磨损。这样的设计可以大大减少溶血现象和血栓形成。该装置需要的插管技术在心脏外科中很常见，所以相对容易植入。术后管理只需通过直观的用户界面就可以很简便地进行操作，并且其抗凝要求相当低。在美国该装置目前已得到 FDA 批准用于 6 小时内的左心或右心辅助，而在欧洲可以达到 30 天；但因其延长期内并发症发生率低，所以临床应用非常成功。

体外膜肺氧合

一些中心已将 ECMO 应用于心脏术后使用强心药和 IABP 辅助后效果不佳的心力衰竭患者（图 9-7）。ECMO 能够提供 6L/min 的流量对心肺循环进

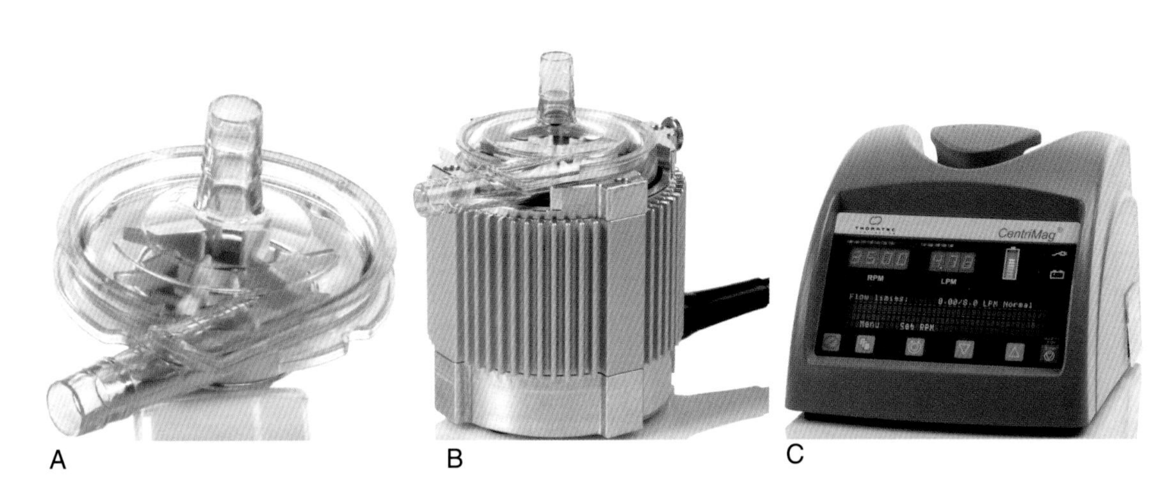

图 9-6 Levitronix CentriMag 是第一种一次性的、体外的、通过磁力驱动的短期血泵。其主要组成部件有聚碳酸酯泵头（A），位于一个马达（B）内，并由一个控制台（C）来进行操作。（Coutesy Thoratec Corp.，Pleasanton，CA.）

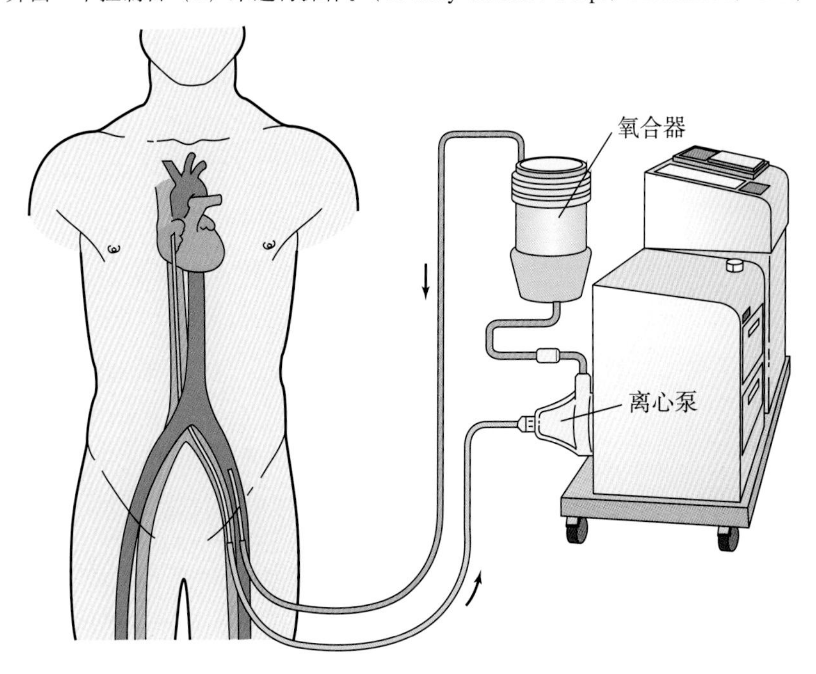

图 9-7 经皮体外膜肺氧合（ECMO）管路。右心房的血经通过股静脉插管最终进入右心房将血引流出来，然后氧合血通过股动脉逆行进入体内。为保证股动脉远端灌注在其远端也可以安装一个小一点的插管（图中未显示）。

行支持，其可以通过中心（右房和升主动脉）或外周（股动静脉）插管。ECMO管路基本组成部分由一个中空纤维膜式氧合器、一个离心泵、一个热交换器以及整个系统所需管道构成。成人心脏术后心源性休克使用ECMO的经验是有限的，因为这种患者几乎普遍存在胸部伤口出血以及ECMO管路肝素抗凝相关的难题[11]。

即使左室前负荷已经降低，在此情况下使用ECMO另一潜在的缺点是整个左室前负荷虽然有所降低，但是仍不能完全减负[12]。如果左室收缩功能很差，由于ECMO导致的后负荷增加抵消其对左室舒张末期容积的改善。这是因为左室不能射出足够血量来抵消增加的后负荷，心脏仍会胀满。从理论上来说ECMO会增加左室壁压力和心肌耗氧量，除非使用IABP或其他方法来降低左室负荷及减少左室壁压力，心脏术后在左房安装一个独立引流管可以降低左心压力。

克利夫兰心脏中心的调查者发现在107例心脏术后使用ECMO支持的成年患者存在以下并发症：48%出现感染，39%出现需要透析治疗的肾衰，29%出现神经系统事件，5%泵中出现血栓，另有27%出现肢体并发症[13]。其中，感染与ECMO系统本身或者插管位置没有相关性。术中输入红细胞的中位数是18单位。在本研究中，107例患者中有18例（17%）接受ECMO辅助后转为心脏移植，47例患者成功撤除ECMO，42例（39%）患者撤除ECMO后并存活，最终有35%的患者存活并出院。Magovern及其同事[14]报道了14例心肌血管重建患者术后使用肝素涂层管路的ECMO辅助预后有所改善。在这14例血管再通的患者中有11例（79%）脱机，但是3例接受二尖瓣手术以及4例停循环的患者中没有1例存活。最终，在整个组中有52%的患者存活，但是有2名患者在辅助期间发生了脑卒中（表9-1）。

表9-1 有代表性的评估ECMO治疗心脏术后心源性休克的临床试验

参考文献	患者数量	辅助时间（小时）	脱机人数（%）	出院生存率（%）
Magovern	21	9～92	16（76）	11（52）
Wang	18	7～456	10（55）	6（33）
Muehrcke	23	0.5～144	9（39）	7（30）
Magovern	55	8～137	36（55）	20（36）

患者管理以及辅助装置的撤除

心脏术后心力衰竭接受心室辅助装置（ventricular assist device，VAD）支持的最终目的就是保持机体末端器官最佳的血液灌注，提供充足时间以利于心肌功能恢复，以及防止器官功能的恶化。理想情况下，维持泵流量可使混合静脉血氧饱和度大于70%。通常在辅助48～72小时后尝试撤机，其关键在于使心脏及终末器官功能有充足时间恢复，而不是突然撤除机器。对于所有辅助装置撤机的原则一般相同，因为它们都能降低流量使患者自身心脏承担更多工作。减流量时以0.5～1L/min的流量逐渐降低。在低流量期间为防止泵出现血栓，完全抗凝显得非常重要，一般不推荐长时间将泵的流量设置在低于2.0L/min。在这期间注意添加肝素维持ACT大于300秒。

降低辅助装置的流量时要有系统血压、CI、肺动脉压以及心室大小的监测，并有最佳的药物支持和持续经食管超声评估心室功能的变化。维持较好的CI和较低的肺动脉压，通过经食管超声检测左室功能改善，提示撤除辅助装置是可行的。如果一次撤除辅助装置的尝试失败则需要重新恢复到全流量进行辅助。在几次尝试撤除辅助装置而心室功能没有恢复的患者预后较差，特别是辅助了1周后的患者。对于列入移植名单的患者，经过全面评估后，部分进行长期的左心辅助作为BTT。尽早转为长期心室辅助对患者有益，并且它能够提高心源性休克患者（尤其是心脏术后）的生存率[15,16]。

并发症

并发症有随着辅助持续时间延长而增加的趋势。一般来说，辅助装置使用时间少于2周，但也有使用更长时间的报道[17,18]。目前，所有短期辅助装置容易产生血栓，需抗凝。过分抗凝引起的出血与抗凝不足导致血栓形成之间的微妙平衡是并发症发生率的决定因素。术后早期出血是一个值得注意的问题，其常发生在缝线、插管部位或因弥散性凝血障碍很难具体定位的出血部位。凝血障碍及出血的高发生率部分因为手术相关的止血紊乱，泵所需设置的低流量状态以及

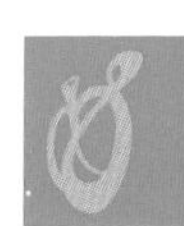

辅助早期抗凝的需要。

目前推荐当纵隔出血少于100ml/hr时，开始肝素抗凝。术中及术后早期的凝血障碍在给予肝素前要尽可能加以纠正。在全流量期间的目标ACT维持在180～200秒；在撤除辅助装置期间，抗凝水平需要适当增加。使用肝素涂层的管路并不能有效地减少ECMO相关的凝血障碍及出血。经外周插管建立ECMO要比心脏术后中心插管途径出血少。使用ABIOMED BVS装置其明显出血的发生率报道为40%[19]。

尽管肝素涂层技术有明显进步，血栓栓塞发生仍是一个持续的威胁。随着辅助时间的延长，离心泵上血栓形成是一个常见的现象。在一项纳入202例接受ECMO辅助治疗的成年患者的研究中，泵头出现血栓的概率为5%，而其神经系统并发症发生率为29%[20]。这两个因素与生存率及能否脱机有明显的负面影响。同样，据报道ABIOMED装置血栓形成的概率是13%，但这可能低估了急性血栓发生的次数。肝素诱导的血小板减少症（heparin-induced thrombocytopenia，HIT）的发展是血栓形成的另一风险。当血液中血小板数量显著减少或其绝对值少于75 000/μl，HIT的发生率明显升高。HIT的发展通常继发于再次静脉使用肝素，一旦这种情况出现，可使用其他替代药物抗凝使血小板数量恢复正常或者撤掉VAD辅助装置。

研究结果的总结

在心脏术后心源性休克患者中，在脱机及生存率方面没有资料表明一种装置好于其他装置。已发表文献表明45%～60%患者能够成功脱机，但总体生存率不到30%，只有大约50%的脱机患者能够出院[21,22]。目前，仍然没有长期的随访结果。在所有并发症中，感染、MSOF和神经系统并发症是死亡的主要原因。过去十多年间，移植中心那些等到合适供体的患者在辅助一段时间后接受心脏移植，这部分患者生存率有了明显的改善。

Minami及其同事[23]报道了68例由ABIOMED BVS 5000辅助的心脏术后心力衰竭的患者，其中有32例患者脱机，13例患者接受了心脏移植，总体生存率为47%。Guyton及其同伴[24]报道了55%心脏术后接受心室辅助的患者（n=31）能够脱机，29%的患者最终存活出院。另外一份报道中包括500例接受BVS 5000系统治疗的患者，其中265例（53%）患者不能撤机，27%的患者最终出院[19]。最新研究表明，在多种临床情况下（包括心脏术后心力衰竭）使用该装置，83%患者成功脱机，45%患者最终存活出院。Körfer及其同伴[25]也报道了在50例心脏术后接受ABIOMED辅助的患者中，有50%患者最终出院。根据ABIOMED世界范围登记注册使用经验表明在心脏移植中心的患者早期植入ABIOMED会改善患者的整体生存率。

心脏术后使用Levitronix CentriMag心室辅助装置的效果也是令人满意的，但到目前为止相关报道较少。英国Papworth组[26]的报道显示心脏术后心源性休克患者（n=7）植入该装置的生存率为42%。Robertis及其同事[27]报道12例需RVAD、LVAD或bi-VAD辅助1～27天的心脏术后患者有相似的生存率（42%）。

终末期心力衰竭患者MCS的时机选择

LVAD技术的不断进步和临床预后的持续改善使得更多晚期心力衰竭患者选择LVAD。如今持续血流LAVD装置的围术期及远期并发症发生率已经明显降低，包括出血、神经系统不良事件、感染、右心衰、心律失常以及与前代搏动泵相关的再住院率[28]。此外，这些持续血流装置的耐久性要远优于搏动性装置，有报道已使用5年却未发生装置相关并发症。

LVAD植入时机对于患者的短期及长期预后都很关键。大多数需MCS持续治疗的失代偿心力衰竭患者，一般都正在接受强心药治疗或IABP辅助或两者的联合治疗。在严重的心愿性休克发生之前植入LAVD术后生存率及出院率更高[29]。对于那些移植候选患者，LVAD植入时机应基于患者的临床状态和那些可能使等待时间延长因素之间的平衡。这些因素包括升高的反应性抗体水平、体重增高以及O型血等。与LVAD植入时机相关的另一重要因素是患者不能忍受短期强心药治疗，因为其通常会造成室性心律失常。患者1年生存率低于10%与其长期使用强心药治疗存在相关性[30]，若患者呈强心药依赖且移植等待时间较长时，就应考虑尽早植入LVAD。此外，通常因为需要本地供体的限制，心脏联合肾或其他腹部器官移植的患者往往需要更长的等待时间。此类患者应在失代偿以及病情明显恶化发生之前，考虑行MCS治疗。

对于正在进行心脏移植评估或已列入移植名单的患者，存在以下临床因素应考虑MCS，因为这些因素对患者1年生存率有明显的不良影响。日益恶化的肾功能，肌酸超过1.8mg/dl；不能耐受血管紧张素转换酶抑制剂（ACEI）、血管紧张素Ⅱ受体阻滞剂或β受体阻滞剂治疗；利尿剂剂量大于1.5mg/kg/d；因心衰复发入院；经心脏再同步化治疗（cardiac resynchronization therapy，CRT）无临床改善；步行60m以及静息时呼吸困难。[31] 存在不可逆肺血管阻力升高要考虑尽早行MCS治疗，一般认为大于4Wood单位是心脏移植的禁忌证。肺高压对LVAD植入后减低负荷有良好的反应性，使随后心脏移植引起右心衰的风险降低[32]。

更多新近资料显示患者植入HeartMate Ⅱ（Thoratec Corp，Pleasanton，CA）时的临床状态与其短期及长期预后有关[33]。根据INTERMACS（Interagency Registry for Mechanically Assisted Circulatory Support）评分（表9-2）将患者分为3组：组1（INTERMACS 1），组2（INTERMACS 2和3）及组3（INTERMACS 4～7）。其中，组1的出院生存率为70.4%（n=28），组2为93.5%（n=49），组3为95.8%（n=24）。住院时间与INTERMACS评分也相关：组1为44天，组2为41天，而组3仅为17天。组3的1年生存率最高为95.8%，而组1、2为73%。18个月时的长期生存率组3（95.8%）也较组1（50.2%）和组2（72.7%）明显改善。此外，最近一项在36家中心包含468例植入HeartMate Ⅱ LVAD过渡到心脏移植的患者资料显示，其30天和1年生存率（97%和87%）与传统的心脏移植的生存率相同[34]。LVAD辅助持续时间对移植后生存率没有明显影响。作者认为改善装置耐久度和减少与HeartMate Ⅱ LVAD相关的短期及长期并发症发生率已经减少了紧急心脏移植，在搏动性LVAD时代，使用LVAD过渡到移植会对心脏移植后的生存率有不利影响。

表9-2	INTERMACS选择患者的概况
	描述
1	临界性休克
2	强心药使用量下降
3	病情稳定但需要依赖强心药
4	口服药物治疗，休息出现症状
5	劳力性活动不耐受
6	劳力型活动受限
7	进一步出现NYHA Ⅲ级症状

From Kirklin JK，Naftel DC Stevenson LW，et al. INTERMACS database for durable devices for circulatory support：first annual report. J Heart Lung Transplant，2008；27，:1065-1072.

最近的趋势是认为LVAD植入应该是有选择性择期进行的。经过典型评估，患者接受LVAD治疗作为心脏移植过渡治疗或终点治疗（destination therapy，DT）。大多数患者可忍受2～3天不使用强心药物，以便他们能够出院，在手术当天被收住院。该策略可以减少院内感染和其他并存病的风险。最近一项测验显示85%使用该策略的治疗有不错的结果，目前该策略的使用正在增加。

左室辅助装置和双室辅助装置或全人工心脏

使用持续血流泵辅助装置后，植入LVAD时出现右心衰需行RVAD辅助的发生率已经明显降低。其降低原因不是很明确，但这可能与新一代泵减低右心容量负荷作用更强，以及在心脏超声引导下能及时调整泵速避免右室过度膨胀有关。只有4%的患者使用HeartMate Ⅱ作为过渡到心脏移植时需行RVAD辅助，但13%的患者需要更多强心药治疗[35]。在植入LVAD时需行RVAD辅助的患者比右心功能尚可的患者的生存率更低[36]。此外，按计划行双室辅助的患者比植入LVAD然后再行RVAD辅助的患者有更好的预后[37]。

确定患者是否处于右心衰的高风险和计划行biVAD或TAH辅助很有必要。对需要植入LVAD的候选患者术前发生右心衰竭的风险评估工具，美国密歇根大学一小组制订了右心衰竭风险评分（right ventricular failure risk score，RVFRS）（图9-8）。所谓右心衰竭定义为需行RVAD辅助，强心药物治疗超过14天或出院时仍需一种强心药物治疗。在197例植入LVAD装置的患者中、68例（35%）患者术后出现右心衰竭。这组患者主要使用的是搏动性LVAD装置，只有15%的患者使用持续性血流LVAD，右心衰竭的独立预测因素有：需要给予血管加压素（4分）、天冬氨酸转氨酶含量80U/L或更高（2分）、胆红素含量2.0mg/dl或更高（2.5分）、肌酸含量

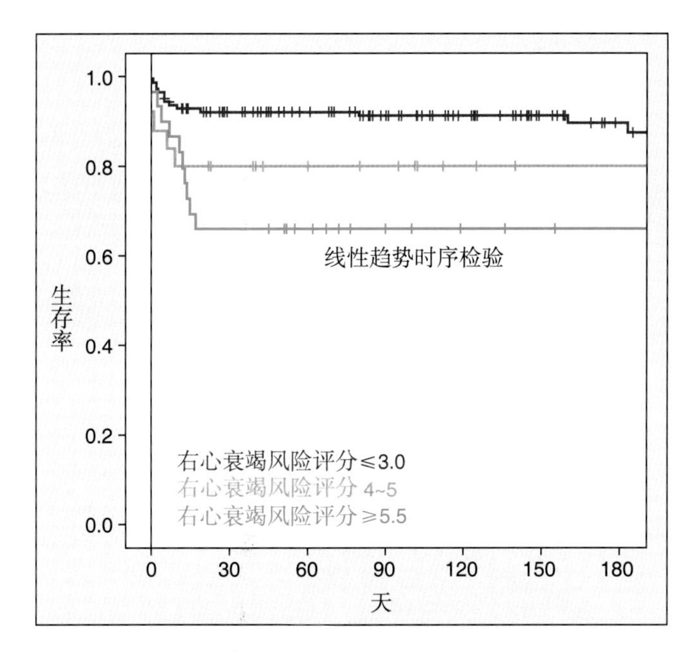

图 9-8　每个风险评分范围的右心衰竭的 Kaplan-Meier 生存曲线。每个评分范围植入 LVAD 的 180 天生存曲线展示。（From Matthews JC，Koelling TM，Pagani FD，et al. The right ventricular failure risk score：a pre-operative toll assessing the risk of right ventricular failure assist device candidates. J Am Coll Cardiol. 2008；51：2163-2172.）

表 9-3　Logistic 回归分析结果

变量	OR	95% 可信区间	*P*
CI ≤ 2.2L/min/m^2	5.7	1.3 ～ 24.4	0.0192
RVSWI ≤ 0.25mmHg·L/m^2	5.1	2.1 ～ 12.2	0.0002
VAD 辅助前严重 RV 功能障碍	5.0	2.0 ～ 12.5	0.0006
肌酸（Cr）≥ 1.9mg/dl	4.8	1.9 ～ 12.0	0.0010
之前心外科手术	4.5	1.7 ～ 11.8	0.0023
SBP ≤ 96mmHg	2.9	1.2 ～ 6.9	0.0162

2.3mg/dl 或更高（3 分）。右心衰竭患者的 RVFRS 评分分别为 3.0 分及更少，4.0 ～ 5.0 分和 5.0 分或以上的 OR 值分别为 0.49（95% 的可信区间内 0.37 ～ 0.64 为有意义），2.8（95% 的可信区间内 1.4 ～ 5.9 为有意义）和 7.6（95% 的可信区间内 3.4 ～ 17.1 为有意义）；不同分值组 180 天的生存率分别为 90±3%、80±8% 和 66±9%。

Fitzpatrick 及其同事[39]基于在宾夕法尼亚大学 1995 － 2007 年 266 例植入 LVAD 的患者中得出了植入 LVAD 时需行 RVAD 辅助的风险因素（表 9-3）。在这些患者中，有 99 例（37%）患者需要行 RVAD 辅助。植入 LVAD 时需行 RVAD 辅助最明显的预测标志是 CI 不低于 2.2L/min/m^2，右室做功指数低于 0.25mm Hg · L/m^2，术前严重的右室功能障碍，肌酸高于 1.9mg/dl，以前做过心脏手术以及收缩压低于 96mmHg。以上这些标准每满足一项得 1 分，不满足即为 0 分，风险评分来源于以下公式：18 · CI ＋ 18 ·（右室做功指数）＋ 17 ·（肌酸）＋ 16 ·（做过心脏手术）＋ 16 ·（右室功能障碍）＋ 13 ·（收缩压）。可能最大得分为 98 分，若得分高于 50 分预示需要行 bi-VAD，其敏感性及特异性分别为 83% 及 80%。

以我们在芝加哥大学医学中心超过 80 例持续性血流 LVAD 装置植入经验，平均肺动脉压 / 右房压已经能够预测右室功能障碍的程度及是否需要安装 RVAD。当此比值高于 2 时，患者一般不需要行 RVAD 辅助；但是当此比值小于 2 时，患者在植入 HeartMate Ⅱ LVAD 的同时一定要行 RVAD 辅助治疗（n=5）。我们观察到高的肺动脉压力与更好的右室功能相关。

存在严重右室功能障碍的患者在脱离 CPB 期间，表现为 LVAD 流量很低，右房压升高，肺动脉压和体循环血压降低的典型血流动力学特征。食管超声显示右室胀满，功能很差，并且室间隔朝左侧膨胀。在脱离 CPB 之前就应使用强心药物，右室功能不全时吸入一氧化氮作为辅助治疗是有益的。若使用两种及以上高剂量强心药才能获得完好的血流动力学状态，应考虑行短期 RVAD 辅助治疗。若经高剂量血管收缩药物治疗后，非因 LVAD 任何技术方面问题，LVAD 流量及混合静脉血氧饱和度仍很低，这种情况非常危险，应及时安装临时 RVAD。在我们中心因使用简便费用低，主要使用 Levitronix CentriMag 装置作为 RVAD。RVAD 常在植入 3 ～ 5 天后撤除并可以在床旁操作，在植入 RVAD 的同时可使用低到中剂量的强心药治疗。

严重双室功能障碍的移植候选患者植入 LVAD 后右心衰竭的风险非常高。目前从长期双室辅助过渡到心脏移植通常选择 Thoratec 公司的体外及体内

VAD（图 9-9），SynCardia 公司的 TAH（SynCardia，Tuscon，AZ）（图 9-10），以及 ABIOMED 公司的 AB 5000（图 9-11）。美国 FDA 已经批准 Thoratec 及 ABIOMED 公司的装置在家中使用。使用长期双室辅助过渡到心脏移植一定要综合考虑患者是否存在通过心脏超声能证实的严重右室功能障碍、右房压过高、肺动脉压过低以及右室梗死病史的缺血性心肌病。

终点治疗

据估计在美国有 25 万患者处于收缩性心力衰竭的终末阶段，存在严重症状，对内科治疗反应不佳。对此类患者而言，心脏移植是最好的、长期的解决方案，但因供体极其有限，只有少部分患者最终能够得到供心得以进行心脏移植。许多患者也因存在其他并

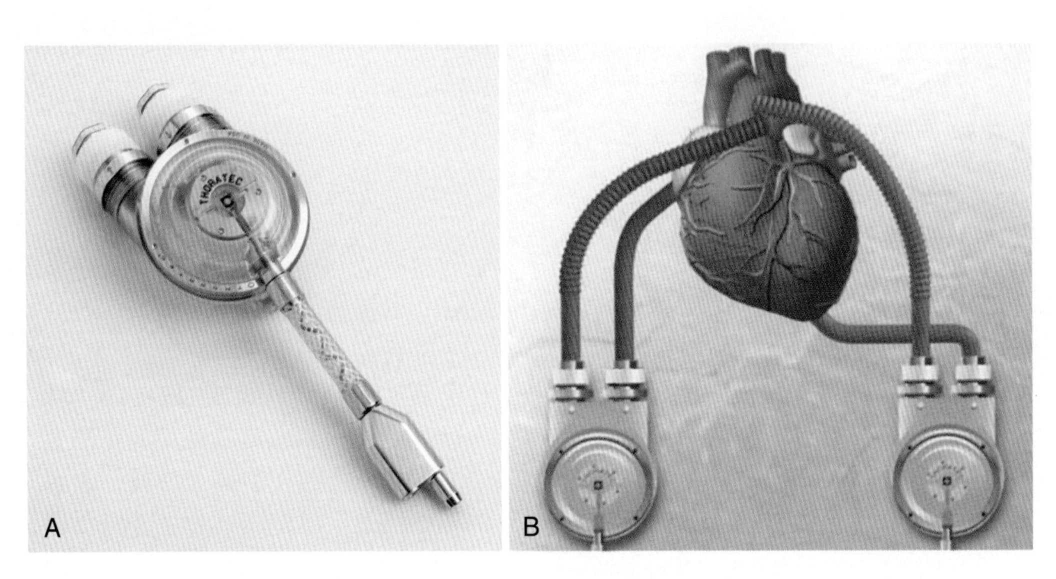

图 9-9 A，Thoratec 公司的心室辅助装置（VAD）。B，Thoratec 公司的双室 VAD（bi-VAD）的外形。

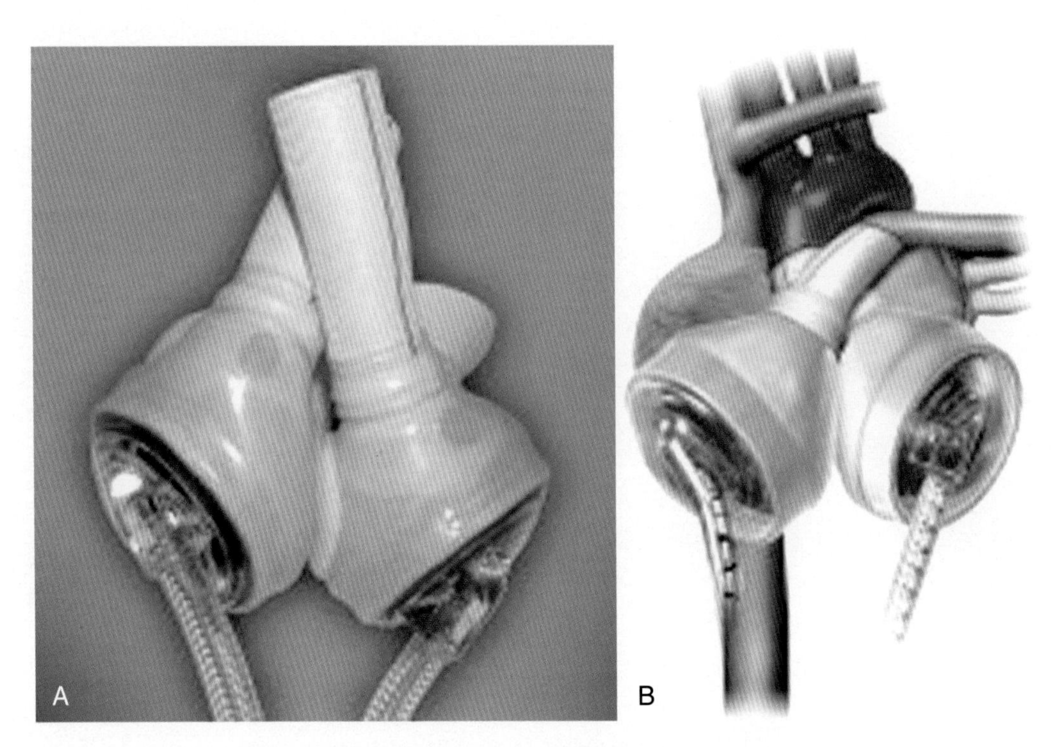

图 9-10 A，SynCaria 公司的全人工心脏（TAH）。B，SynCaria 公司 TAH 图示动脉吻合处。

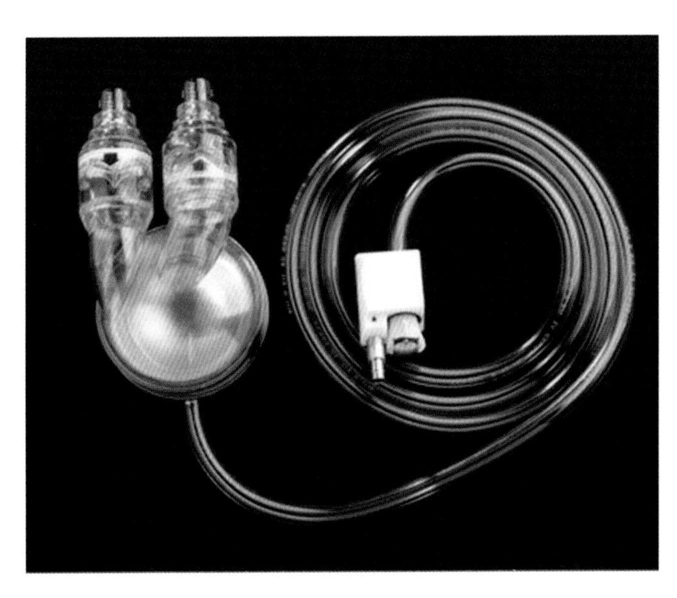

图 9-11 ABIOMED 公司的 AB 5000 系统进行长时间单心室或双心室辅助。

发症并不适合列入移植候选名单。2001 年发表的具有里程碑式的 REMATCH（Randomized Evaluation of Mechanical Assistance for the Treatment of Congestive Heart Failure）试验表明，对于那些不适合进行心脏移植的患者长期行 MCS，使用搏动性 LVAD 在 1 年及 2 年的结果优于最佳的内科治疗[41]。这是第一个评估 LVAD 作为 DT 的试验，它显示患者在功能方面及生存质量方面有明显的改善（表 9-4）。与内科治疗 2 年生存率 8% 相比，搏动性装置辅助治疗仅为 23%，却存在很高的术后死亡率，这使得人们对于其在 DT 治疗中的热情有所降低。HeartMate Ⅱ DT 试验结果显示有更高的生存率、装置耐久度以及较低的装置相关并发症的发生率[42]。在 HeartMate Ⅱ试验中，1 年及 2 年生存率分别为 68% 和 58%，这远优于 REMATCH 试验中使用搏动性装置的结果。

在 DT 中想取得出色的预后，候选者的选择及 LVAD 植入时机非常关键。相对于心脏移植，植入 LVAD 作为 DT 中最普遍的特征就是年龄。其次就是存在其他并存疾病，属于心脏移植的禁忌证，包括终末器官功能明显紊乱，过去 5 年内治疗罹患恶性肿瘤接受治疗，严重的肺动脉高压（肺血管阻力＞ 5Wood 单位），外周血管疾病，肥胖（BMI ＞ 35），滥用药物以及社会心理学因素。有任何以上这些问题对最佳内科治疗反应不佳的患者就应考虑植入 LVAD 作为 DT。肾衰竭及肺功能紊乱可能是 DT 的相对禁忌证；但持续性血流流 LVAD 装置和长期透析的经验非常有限，目前其长期结果还没有发表。

Lietz 及其同事[43]对 REMATCH 试验后期 2002—2005 年期间 66 家医院中 309 例植入搏动性 LVAD 作为 DT 的住院患者死亡率制订了一个风险评分（图 9-12）。LVAD 支持患者的 30 天、1 年以及 2 年时的总体生存率分别为 86.1%、56.0% 及 30.9%。以下由

表 9-4 植入 LVAD 作为 DT 90 天院内死亡率多变量风险因素分析（N=222）

患者特征	OR（CI）	*P*	风险评分
血小板≤ 148×10³/μl	7.7（3.0 ～ 19.4）	＜ 0.001	7
白蛋白≤ 3.3g/dl	5.7（1.7 ～ 13.1）	＜ 0.001	5
INR ＞ 1.1	5.4（1.4 ～ 21.8）	0.01	4
扩血管治疗	5.2（1.9 ～ 14.0）	0.008	4
平均 PAP ≤ 25mm Hg	4.1（1.5 ～ 11.2）	0.009	3
AST ＞ 45U/L	2.6（1.0 ～ 6.9）	0.002	2
Hct ≤ 34%	3.0（1.1 ～ 7.6）	0.02	2
BUN ＞ 51mg/dl	2.9（1.1 ～ 8.0）	0.03	2
没有静脉给强心药	2.9（1.1 ～ 7.7）	0.03	2

AST：天冬氨酸转氨酶；BUN：尿素氮；CI：可信区间；INR：国际标准化比值；PA：肺动脉血压。

From Lietz K，Long JW，Kfoury AG，et al. Outcomes of left ventricular assist device implantation as destination therapy in the post-REMATCH era：implications for patient selection. Circulation. 2007；116：497-505.

表 9-5 术中风险程度与插管风险评分相关的植入 LVAD 后作为 DT 90 天院内死亡率和生存率，以及根据术中风险程度得出的 1 年生存率*

手术风险级别	风险评分	数值	90 天院内死亡率			生存率（%）		
			观察数值	预测数值	可能性（%）（CI）	出院	90 天	1 年
低	0 ～ 8	65	2	1.6	2（1.1 ～ 5.4）	87.5	93.7	81.2
中	9 ～ 16	111	12	13.7	12（8.0 ～ 18.5）	70.5	86.5	62.4
高	17 ～ 19	28	10	7.9	44（32.8 ～ 55.9）	26	38.9	27.8
非常高	＞ 19	18	22	22.8	81（66.0 ～ 90.9）	13.7	17.9	10.7

* 分析结果限于对 208 例患者的肺动脉压以及血清白蛋白水平测量得出的。

From Lietz K，Long JW，Kfoury AG，et al. Outcomes of left ventricular assist device implantation as destination therapy in the post-REMATCH era：implications for patient selection. Circulation. 2007；116：497-505.

多因素分析得到植入 LVAD 后 90 天住院死亡率预测指标：血小板数目低于 148 000/μl、血清白蛋白低于 3.3g/dl、INR ＞ 1.1、在植入时进行了扩血管治疗、平均肺动脉压低于于 25.3mmHg、天冬氨酸转氨酶＞ 45U/L、Hct 低于 34%、BUN ＞ 51mg/dl 以及没有通过静脉给予强心药物。在权衡每个风险因素后，根据表 9-5 显示的结果计算出术中的风险评分。风险因素及得分可能与目前持续血流 LVAD 有所差别，但是对评估术中死亡率的风险非常有用。

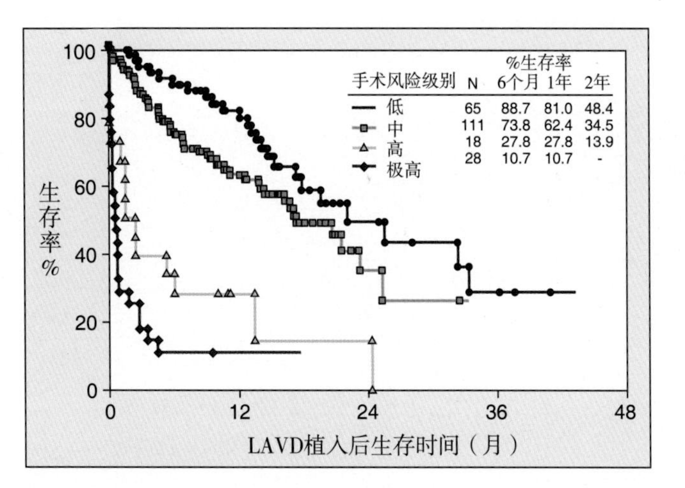

图 9-12 植入 LVAD 作为 DT 后候选者的术中风险的生存曲线。(From Lietz K，Long JW，Kfoury AG，et al. Outcomes of left ventricular assist device implantation as destination therapy in the post-REMATCH era：implications for patient selection. Circulation. 2007；116：497-505.)

理想情形就是患者按照计划入院进行手术当日选择性植入 LVAD 作为 DT。按照 INTERMACS 评分，得分在 4 ～ 7 分的患者围术期并发症风险最低，这些并发症包括右心衰竭、MOF 以及脓毒症。相对于过渡到移植的患者，接受 DT 患者右心衰竭是非常棘手的问题。在 HeartMate Ⅱ试验中只有 4% 的患者需行 RVAD 辅助，而 20% 的患者需要增加强心药的使用[42]。在植入 HeartMate Ⅱ装置的患者中，有 5% 患者因右心衰竭而死亡。这些资料强调了患者选择的重要性，最佳的手术时机以及精细手术技术可以使右室相关的发病率和死亡率减少到最低。

（黑飞龙 译 于 坤 校）

参考文献

1. Torchiana DF, Hirsch G, Buckley MJ, et al. Intra-aortic balloon pumping for cardiac support: trends in practice and outcome, 1968 to 1995. *J Thorac Cardiovasc Surg.* 1997;113:758–769.
2. Potapov EV, Loforte A, Weng Y, et al. Experience with over 1000 implanted ventricular assist devices. *J Card Surg.* 2008;23:185–194.
3. Samuels LE, Kaufman MS, Thomas MP, et al. Pharmacological criteria for ventricular assist device insertion following postcardiotomy shock: experience with the Abiomed BVS system. *J Card Surg.* 1999;14(4):288–293.
4. Dunser MW, Hasibeder WR. Sympathetic overstimulation during critical illness: adverse effects of adrenergic stress. *J Intensive Care Med.* 2009;24:293–316.
5. Maroko PR, Bernstein EF, Libby P, et al. Effects of intraaortic balloon counterpulsation on the severity of myocardial ischemic injury following acute coronary occlusion. *Circulation.* 1972;45:1150–1159.
6. Creswell LL, Moulton MJ, Cox JL, et al. Revascularization after acute myocardial infarction. *Ann Thorac Surg.* 1995;60:19–26.
7. Christenson JT, Badel P, Simonet F, et al. Preoperative intra-aortic balloon pump enhances cardiac performance and improves the outcome of redo CABG. *Ann Thorac Surg.* 1997;64:1237–1244.
8. Christenson JT, Schmuziger M, Simonet F. Effective surgical management of high-risk coronary patients using preoperative intra-aortic balloon counterpulsation therapy. *Cardiovasc Surg.* 2001;9:383–390.
9. Lohmann BP, Swartz RC, Pendelton DJ, et al. Left ventricular versus left atrial cannula-

tion for the Thoratec ventricular assist device. *ASAIO J.* 1995;41:M17–M22.
10. Akhter SA, Raman J, Jeevanandam V. Technique for left ventricular apical cannulation for short-term mechanical circulatory support. *Ann Thorac Surg.* 2010;89:994–995.
11. Pennington DG, Merjavy JP, Codd JE, et al. Extracorporeal membrane oxygenation for patients with cardiogenic shock. *Circulation.* 1984;70:I–130–I-137.
12. Pagani FD, Lynch W, Swaniker F, et al. Extracorporeal life support to left ventricular assist device bridge to heart transplant: a strategy to optimize survival and resource utilization. *Circulation.* 1999;100:II–206–II-210.
13. Smedira NG, Blackstone EH. Postcardiotomy mechanical support: risk factors and outcomes. *Ann Thorac Surg.* 2001;71:S60–S66.
14. Magovern GJ, Magovern JA, Benckart DH, et al. Extracorporeal membrane oxygenation versus the biopump: preliminary results in patients with postcardiotomy cardiogenic shock. *Ann Thorac Surg.* 1994;57:1462–1468.
15. DeRose JJ, Umana JP, Argenziano M, et al. Improved results for postcardiotomy cardiogenic shock with the use of implantable left ventricular assist devices. *Ann Thorac Surg.* 1997;64:1757–1762.
16. Samuels LE, Holmes EC, Garwood P, et al. Initial experience with the ABIOMED AB5000 ventricular assist device system. *Ann Thorac Surg.* 2005;80:309–312.
17. Couper GS, Dekkers RJ, Adams DH. The logistics and cost-effectiveness of circulatory support: advantages of the ABIOMED BVS 5000. *Ann Thorac Surg.* 1999;68:646–649.
18. Morgan JA, Stewart AS, Lee BJ, et al. Role of the Abiomed BVS 5000 device for short-term support and bridge to transplantation. *ASAIO J.* 2004;50:360–363.
19. Jett GK. ABIOMED BVS 5000: Experience and potential advantages. *Ann Thorac Surg.* 1996;61:301–304.
20. Smedira NG, Moazami N, Golding CM, et al. Clinical experience with 202 adults receiving extracorporeal membrane oxygenation for cardiac failure: survival at five years. *J Thorac Cardiovasc Surg.* 2001;122:92–102.
21. Paul S, Leacche M, Unic D, et al. Determinants of outcomes for postcardiotomy VAD placement: an 11-year, two-institution study. *J Card Surg.* 2006;21:234–237.
22. Mehta SM, Aufiero TX, Pae Jr WE, et al. Results of mechanical ventricular assistance for the treatment of postcardiotomy cardiogenic shock. *ASAIO J.* 1996;42:211–1208.
23. Minami K, Posival H, el-Bynayosy A, et al. Mechanical ventricular support using pulsatile Abiomed BVS 5000 and centrifugal Biomedicus-pump in postcardiotomy shock. *Int J Artif Organs.* 1994;17:492–498.
24. Guyton RA, Schonberger J, Everts P, et al. Postcardiotomy shock clinical evaluation of the BVS 5000 biventricular system. *Ann Thorac Surg.* 1993;56:346–356.
25. Körfer R, El-Banayosy A, Arusogul L, et al. Temporary pulsatile ventricular assist devices and biventricular assist devices. *Ann Thorac Surg.* 1999;68:678–683.
26. Shuhaiber JH, Jenkins D, Berman M, et al. The Papworth experience with the Levitronix CentriMag ventricular assist device. *J Heart Lung Transplant.* 2008;27(2):158–164.
27. De Robertis F, Birks EJ, Rogers P, et al. Clinical performance with the Levitronix CentriMag short-term ventricular assist device. *J Heart Lung Transplant.* 2006;25(2):181–186.
28. Miller LW, Pagani FD, Russell SD, et al. Use of a continuous-flow device in patients awaiting heart transplantation. *N Engl J Med.* 2007;357:885–896.
29. Kirklin JK, Naftel DC, Kormos RL, et al. Second INTERMACS annual report: more than 1,000 primary left ventricular assist device implants. *J Heart Lung Transplant.* 2010;29:1–10.
30. Hershberger RE, Nauman D, Walker TL, et al. Care processes and clinical outcomes of continuous outpatient support with inotropes (COSI) in patients with refractory end stage heart failure. *J Card Failure.* 2003;9:180–187.
31. Russell SD, Miller LW, Pagani FD. Advanced heart failure: a call to action. *Congest Heart Fail.* 2008;14:316–321.
32. Torre-Amione G, Southard RE, Loebe MM, et al. Reversal of secondary pulmonary hypertension by axial and pulsatile mechanical circulatory support. *J Heart Lung Transplant.* 2010;29:195–200.
33. Boyle AJ. Ascheim DD, Russo MJ, et al: Clinical outcomes for continuous-flow left ventricular assist device patients stratified by pre-operative INTERMACS classification. *J Heart Lung Transplant.* 2011;30(4):402–407.
34. John R, Pagani FD, Naka Y, et al. Post-cardiac transplant survival after support with a continuous-flow left ventricular assist device: impact of duration of left ventricular assist device support and other variables. *J Thorac Cardiovasc Surg.* 2010;140:174–181.
35. Miller LW, Pagani FD, Russell SD, et al. Use of a continuous-flow device in patients awaiting heart transplantation. *N Engl J Med.* 2007;357:885–896.
36. Dang NC, Topkara VK, Mercando M, et al. Right heart failure after left ventricular assist device implantation in patients with chronic congestive heart failure. *J Heart Lung Transplant.* 2006;25:1–6.
37. Fitzpatrick 3rd JR, Frederick JR, Hiesinger W, et al. Early planned institution of biventricular mechanical circulatory support results in improved outcomes compared with delayed conversion of a left ventricular assist device to a biventricular assist device. *J Thorac Cardiovasc Surg.* 2009;137:971–977.
38. Matthews JC, Koelling TM, Pagani FD, et al. The right ventricular failure risk score: a pre-operative toll for assessing the risk of right ventricular failure in left ventricular assist device candidates. *J Am Coll Cardiol.* 2008;51:2163–2172.
39. Fitzpatrick 3rd JR, Frederick JR, Hsu VM, et al. Risk score derived from pre-operative data analysis predicts the need for biventricular mechanical circulatory support. *J Heart Lung Transplant.* 2008;27:1286–1292.
40. *Heart Disease and Stroke Statistics: 2008 Update.* American Heart Association; 2008.
41. Rose EA, Gelijns AC, Moskowitz AJ, et al. Long-term mechanical left ventricular assistance for end-stage heart failure. *N Engl J Med.* 2001;345:1435–1443.
42. Slaughter MS, Rogers JG, Milano CA, et al. Advanced heart failure treated with continuous-flow left ventricular assist device. *N Engl J Med.* 2009;361:2241–2251.
43. Lietz K, Long JW, Kfoury AG, et al. Outcomes of left ventricular assist device implantation as destination therapy in the post-REMATCH era: implications for patient selection. *Circulation.* 2007;116:497–505.

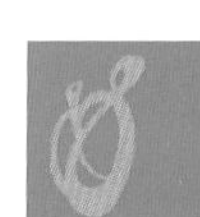

第 10 章

心室辅助装置植入围术期麻醉管理

Theresa Gelzinis

关键点

心室辅助装置（VAD）植入患者的麻醉管理十分复杂，需要多种相关知识，包括 VAD 使用指征、术前终末器官的损伤程度、是否存在并发症以及将要植入装置的型号和生理功能。本章节综述此类患者从术前评估到转移至重症监护室（ICU）期间的围术期管理。

病例选择

放置 VAD 有 3 个适应证：恢复过渡、移植前过渡和永久替代治疗。80% 的患者放置 VAD 的指征是移植前过渡[1]。恢复前接受 VAD 作为过渡的患者需要的是短期支持，这类患者包括心肌梗死、心脏术后，以及实施最终矫正手术前发生心衰、需要术前过渡的患者。使用 VAD 作为永久替代治疗手段的患者通常不适合做心脏移植，但是，其中也有一小部分人群植入 VAD 后状态稳定，可重新评估是否适合进行心脏移植。

病患的选择取决于患者的血流动力学状态、是否存在终末器官功能障碍及其严重程度。下列患者可因 VAD 获益：需要长时间使用正性肌力药物治疗的患者；不耐受血管紧张素转换酶抑制剂治疗的患者（临床表现为进行性心功能和肾功能障碍）；最大耗氧量 ≤ 12ml/kg^{-1}/min^{-1} 的患者；最大限度内科治疗仍不能恢复到 NYHA Ⅲ级的患者[2]。Norman 及其同事进一步完善了界定心源性休克的血流动力学指标[3]，使之适用于最大程度药物治疗、优化前负荷和主动脉内球囊反搏（IABP）支持的患者（框 10-1）。

目前已有多个评分系统，旨在对接受左室辅助（LVADs）治疗的患者进行风险分级，包括：急性生理学和慢性健康评价Ⅱ（APACHE Ⅱ）评分、西雅图心衰模型（SHFM）（该评价最早由重症患者验证、现用于接受 LVADs 患者的评估）、哥伦比亚 Leitz-Miller 标准，以及 INTERMACS（机械辅助循环支持注册登记系统）评分，均是由接受 LVAD 治疗患者推导并验证的死亡率风险评估方法[4]。Leitz-Miller 评分标准衡量术前肾、肝和肺功能障碍的程度，评价是否需要正性肌力或血管舒张药物的治疗，这一标准被广泛用于识别高风险患者和预测 LVAD 术后 1 年生存率[5]。INTERMACS 评分采用类似指标，判断 LVAD 植入的最佳时间[6]。Schaffer 和他的同事们[4]对接受平流 VADs 治疗的患者进行 SHFM 评估[7]，将患者分为 VAD 植入后死亡高风险和低风险两类。SHFM 使用的评分指标包括：年龄、体重和性别等临床特征，心衰的程度和病因，实验室检查（血色素、总胆固醇、尿酸等水平）、心电图（包括延长的 QRS），是否装有双心室起搏器、或植入型心律转复除颤器（AICD）、又或两者都有。

框 10-1 心源性休克的血流动力学标准

心脏指数< 2.0L/m²/min
每搏输出量< 25ml/beat
体循环血管阻力> 2100dyne·s·cm⁻⁵
左房压> 20mmHg
尿量< 20ml/hr

术前评估

术前评价应当综合考虑各方面因素，重点关注心脏病史、是否存在终末器官功能障碍及程度和是否有并发疾病（框 10-2）。

心脏评估

心脏评价包括心衰发生的病因和程度，心室受累情况，过去心脏干预的病史（如放置冠脉支架、冠脉或心内手术、胸廓切开术），是否存在恶性心律失常、肺高压、中心或周围静脉栓塞，是否已有机械辅助装置，如起搏器、AICD 或 IABP。当然窦性节律是最好的，但患者往往存在房性心律失常，如心房纤颤或房扑。为达到理想的右心室功能和 VAD 充盈，任何时候只要条件允许，无论是房性的还是室性的心律失常都需要对症治疗[8]。在一部分患者中，使用 VAD 改善血流动力学状况后，心律失常会消失。双心室支持一般适用于恶性或难治性心动过速的患者。

对于患有冠状动脉疾病使用 LVAD 的患者来说，诊断和治疗右心室缺血很重要，否则还需要右心室辅助（RVAD）。右室缺血的治疗包括在 LVAD 期间优化药物治疗、放置冠脉支架或进行冠脉搭桥等方法。如要放置冠脉支架，建议使用稀有金属支架，患者至少服用 4 ~ 6 周的阿司匹林和氯吡格雷双重抗血小板治疗，预防支架血栓形成。

如果心衰是由于先天性心脏病引起的，任何造成右向左分流的病变均需矫正，否则 VAD 植入后容易发生缺氧。对放置 LVAD 的患者来说，最重要的是评估植入前右心室的功能。原发性右室衰竭（RVF）的定义是最大程度的正性肌力药物支持下右房压大于 20mmHg，或者右房压大于肺毛细血管楔压。

一开始就使用 RVAD 的情况远较 LVAD 少，这是因为右心室恢复功能比左心室容易。15% ~ 20%

框 10-2 术前评价

心脏
病因
NYHA 分级
过去干预措施
支架
冠脉或瓣膜手术
充血性心脏疾病的矫正
先前的胸骨切开术
右室功能
肺高压
周围静脉血栓
心律失常
起搏器，AICD，IABP
肺
肺高压
肺水肿
固有肺疾病
慢性阻塞性肺疾病
限制性肺疾病
肺炎
胸腔积液
肾
尿素氮和肌酐
急性和慢性肾功能不全
透析
肝
AST，ALT，胆红素
白蛋白
INR 和凝血酶原时间
血管
脑血管疾病
高血压
周围血管疾病
内分泌和代谢
糖尿病
恶病质

AST：谷草转氨酶；ALT：谷丙转氨酶；AICD：植入型心律转复除颤器；BUN：血尿素氮；IABP：主动脉内球囊反搏；INR：国际标准化比值；NYHA：纽约心脏协会。

的患者植入 LVAD 后会发生右心衰（RVF），这往往是致死的主要原因之一。与植入后发生 RVF 的相关因素包括体外循环（CPB）时间过长、大量多次输血、非外科凝血障碍需要再次手术探查、终末器官功能障碍、ICU 停留时间延长、心脏移植术后等[9]。对于术前有严重右心室功能障碍的患者，一开始就采用双心室 VAD 比先用 LVAD、再加 RVAD 的预后要好[10]。

许多研究都曾经尝试预测哪些患者在植入心室辅助后需要 RVAD，但是也存在一些问题。大部分的研究是回顾性的，不同研究对于植入后RVF的定义不同，纳入研究的患者接受既有搏动性、又有平流的VAD。植入后发生RVF的危险因素可分为人口、临床、血流动力学、超声心动图和生物化学因素几类（框10-3）。人口危险因素包括较低龄、女性，以及较小的体表面积[2,9,11-13]。临床危险因素包括非缺血性心肌病（可能也包括右心室）、再次手术、术前机械通气或循环支持、需要血管加压素[2,12]、术前肺水肿和非感染性发热（炎症的一个指征）[14]。

血流动力学危险因素包括：平均动脉压低，平均肺动脉压低[11]（提示肺血管阻力升高时右心室收缩无力），中心静脉压大于15mmHg或高于左房压，右室每搏功指数降低，肺血管阻力高于3.8Wood单位。超声心动图危险因素包括重度右心室功能障碍、右心室扩张合并收缩末期和舒张末期容积增加、重度三尖瓣反流、中到重度肺动脉瓣反流和预计肺动脉收缩压低。生化危险因素包括：血尿素氮和肌酐升高，包含总胆红素、谷草转氨酶和谷丙转氨酶在内的肝酶升高，白细胞计数升高，血小板计数减低，国际标准化比值（INR）升高，葡萄糖水平升高，炎症标记物（如C反应蛋白、原降钙素、新蝶呤、N末端激素原脑钠尿肽和内皮素-1）[15]升高。

在试图预测植入后右心衰发生率的研究中，Matthews及其合作者[12]制定了右心室衰竭危险评分（RVFRS）（框10-4）。通过一项LVAD的回顾性研究，他们发现植入后右心衰的最强预测指标是术前血管加压素的使用、谷草转氨酶和胆红素升高以及肌酐升高或肾移植。每个预测指标都被赋以数值，如果患者的RVFRS如≥5.5，其发生植入后右心衰的概率将比RVFRS在3.3以下的患者增加15倍。

Kormos等[16]用中心静脉压/肺毛细血管楔压（CVP/PCWP）的比值来区别RVF是因左侧充盈压增加引起的，还是由于进行性心肌疾患导致的。前者的CVP/PCWP比值较低，后一种情况则较高。这一研究提示CVP/PCWP≤0.63的患者发生植入后RVF的可能性较小。

肺评估

肺部检查应核查是否存在慢性阻塞性肺疾病、肺水肿和肺高压。机械通气是预测VAD后并发症发生率和死亡率的最重要指标之一。所有急性病程，如肺炎，都应在VAD前得到治疗。慢性肺部疾病可导

框10-3　植入后右室衰竭的预测指标

人口学
低龄
女性
体表面积小
临床
非缺血性心肌病
再次手术
术前机械通气
术前循环支持
需要血管加压素
术前肺水肿
非感染性发热
血流动力学
低MAP
CVP > 15 mmHg
RAP > LAP
RVSWI > 300 mmHg × ml/m^2
低平均和收缩期PAP
PVR > 3.8 Wood单位
跨肺压差 > 15 mmHg
PAP – RAP < 4 mmHg
CVP/PCWP > 0.63
超声心动图
重度三尖瓣反流
中到重度肺动脉反流
预计低肺动脉收缩压
右室扩张合并EDV和ESV
RVEDV > 200 ml
RVESV > 177 ml
重度右室收缩功能障碍，FAC < 20%
右心室S/L < 0.6
生物化学
肌酐升高
肾移植
BUN升高
AST、ALT和总白蛋白升高
血糖升高
全血细胞计数
血小板计数减低
白细胞计数升高
红细胞比容减低
INR升高
炎症标记物升高
C反应蛋白
原降钙素
新蝶呤
NT-proBNP
内皮素-1

AST：谷草转氨酶；ALT：谷丙转氨酶；BUN：血尿素氮；CVP：中心静脉压；EDV：舒张末期容积；ESV：收缩末期容积；FAC：面积变化分数；INR：国际标准化比值；LAP：左房压；MAP：平均动脉压；NT-proBNP N：末端激素原脑钠尿肽；PAP：肺动脉压；PCWP：肺毛细血管楔压；PVR：肺血管阻力；RAP：右房压；RVEDV：右室舒张容积；RVESV：右室收缩末期容积；RVSWI：右室每搏功指数；S/L：短轴与长轴的比值。

框 10-4　右心室衰竭危险评分

需用血管加压素：4 分
AST ≥ 80 U/L：2 分
胆红素≥ 2.0 mg/dl：2.5 分
肌酐≥ 2.3：3 分

AST：谷草转氨酶。

致不可逆的肺高压，Aaronson 等[17]建议植入 VAD 前满足下述指标：肺血管阻力< 3 Wood 单位，预计 FEV_1 ≥ 50%，预计 FVC ≥ 50%，二氧化碳弥散量≥ 50%。

肾评估

肾功能不全是 VAD 术后疗效不良的重要危险因素。BUN > 40mg/dl[18]，肌酐> 3.0mg/dl，长期透析，VAD 植入后 6 ~ 8 小时尿量低于 20 ~ 30ml/hr，这些情况都会增加患者的危险性[19]。往往需要判断肾功能不全是由于肾器质性病变引起，还是由于心输出量降低造成的。虽然后者造成的肾功能不全是可逆的，但 VAD 植入后心输出量低仍是一个危险因素。

肝评估

术前肝功能障碍是 VAD 植入效果不佳的另一危险因素，尤其是当发生植入后 RVF 时，需要双心室支持，更增加了死亡的风险。关键是判断肝功能障碍的病因是原发的还是继发的，继发的原因有心输出量减低，或右心功能不全引起肝淤血。

肝动脉和门静脉是灌注肝的两大重要血管，肝血流量的大部分由门静脉供应。门静脉和肝动脉最终汇合引流入肝静脉，肝静脉压与中心静脉压的数值十分接近，门静脉与肝静脉间的压差在 5 ~ 10mmHg。右室功能不全，中心静脉压升高，肝静脉压随之升高，门静脉至肝静脉间的压力梯度则降低，从而削弱了门静脉对肝的供血。门静脉血流减少，使肝内血流分布减少，可引起肝细胞缺血缺氧和中心小叶的损伤。肝细胞缺血缺氧还会影响肝细胞分泌胆汁到胆小管，结果胆红素就被分泌入血进入体循环中去了[20]。此外，肝淤血导致凝血因子生成减少，与体外循环后发生凝血功能障碍有关。

不良后果的发生率随着以下指标的升高而升高：INR > 1.5，ALT 和 AST 是正常水平的 3 倍，总胆红素> 5mg/dl。已经证明，总胆红素增加，大于 5mg/dl，是与死亡率相关的最重要的肝标记物[2]。严重的肝损伤患者使用双心室 VAD 也许会从中获益。VAD 后肝功能障碍可能改善，也可能得不到改善。如果肺动脉压降低，右室后负荷减少，右心功能改善，肝功能可能好转。但由于促炎症细胞因子升高，也有部分患者的肝功能继续恶化[21]。

血管评估

高血压及其后遗症能显著影响 VAD 的植入和功能发挥。重度体循环高压引起血管收缩和舒张功能障碍，阻碍 LVAD 排出血液，所以应当在 VAD 前控制高血压。如患有严重的周围血管病变，也许难以建立动脉通路用以监护和放置主动脉插管。颈动脉病变严重的患者植入 VAD 很难成功，这是由于此类患者往往需要较高的平均动脉压来维持脑灌注，而平均动脉压高会阻碍 VAD 的排空。严重神经系统缺陷是 VAD 植入的禁忌证。

内分泌和代谢评估

为了适应腹部植入较大的搏动性 VAD，体表面积需大于 $1.5m^2$。部分患者因腹腔内拥挤，可引起慢性腹部不适、食欲减退和营养不良。恶病质及其他营养不良的标记物是预测死亡的独立危险因素，比如血浆白蛋白、前白蛋白和总蛋白水平低。之前做过腹部手术产生粘连会妨碍 VAD 的植入，并增加出血、感染或再发腹部并发症的风险[2]。这类患者多数患有糖尿病，术前应控制血糖以免高血糖诱发并发症。

药物治疗

药物治疗通常用于框 10-5 中列举的患者。目前已知药物治疗会影响麻醉，例如：抗凝血药引起 CPB 后凝血障碍，米力农可降低植入后 RVF 的风险，胺碘酮会增加这一风险[11]；再如，利尿剂能使电解质失衡（包括低钾和低镁），引起术中心律失常。

实验室检查

术前的实验室检查包括电解质（尤其对使用利

框 10-5 常规处方药物

正性肌力药
多巴酚丁胺、米力农、地高辛
抗高血压药
β- 受体阻断剂、血管紧张素转换酶抑制剂、血管紧张素Ⅱ受体阻断剂、直接血管扩张剂、利尿剂
抗心律失常药
胺碘酮
抗心绞痛药
抗脂质药
低血糖药
抗凝药
抗血小板药
华法林
肝素和低分子量肝素

尿剂或慢性肾功能不全的患者），血尿素氮和肌酐用来诊断慢性肾功能不全，基础红细胞比容和血小板计数，基础葡萄糖水平，肝功能检查诊断是否存在肝功能不全，还有凝血检查，例如功能血小板计数、凝血酶原时间、部分促凝血酶原激酶时间、INR 和纤维蛋白原。心脏检查包括心电图观察是否有心律失常，超声心动图检测右心室功能并发现可能存在的瓣膜病；右侧心导管检查确定肺血管阻力和对血管扩张剂的反应，以及跨肺梯度和心室充盈压[1]；左侧心导管确定左室充盈压和之前存在的移植物。正侧位胸片观察是否存在胸腔积液、肺水肿，对以前做过胸骨切开术的患者，还要看胸骨后空间（有无粘连情况）。建议做 CT 扫描，帮助描绘升主动脉的大小和钙化程度，胸腔积液的多少和胸骨后心脏的近似结构。对于有过周围血管病史的患者，CT 扫描应当延至腹部，评估肾血管、肠系膜血管等腹部血管的钙化程度。

麻醉诱导与监护

严重心脏病患者的麻醉管理与并发症发生率和死亡率上升有关，诱导是其中最重要的环节。诱导前应关闭 AICD，加用外部除颤器垫，特别是以前做过开胸手术的患者。除了常规的监护，必须经由 IABP 或动脉导管建立动脉通路，监测诱导过程中的每搏血压。S-G 导管很关键，它不仅可以更好地监测麻醉诱导后的各项指标，还能确定 LVAD 后右心的功能。热稀释导管适用于搏动装置，此处监测到的心输出量更可靠。对于旋转血泵，血流或心输出量多是推算出的，要想实时监测心输出量，必须使用 S-G 导管才能获得可靠的测量数据。当需要知道总心输出量时这根导管至关重要，总心输出量反映了 VAD 和患者自身心脏功能的总和。插入有创监测装置时必须严格无菌，预防感染。

诱导的目的是维持心输出量的同时产生催眠和镇痛。如果患者正在使用肌力药支持，在 CPB 前都应持续给药。诱导药物，例如依托咪酯、咪达唑仑和芬太尼，对循环影响较小，能够维持稳定的血流动力学，静脉内麻醉药的循环时间延长，而吸入药物药的循环时间缩短。为了预防诱导时交感神经张力缺失引起的低血压和低心排，可在诱导前或诱导中开始使用低剂量多巴酚丁胺、米力农和肾上腺素等肌力药。大剂量的血管加压药治疗低血压，会增加左室后负荷，引起无脉动的心肌电活动和心脏停搏。

除了 Jarvik 2000 VAD 可经开胸手术放置，大多数 VAD 是经正中胸廓切开术植入的。插管后应当建立大孔径中心和周围静脉通路，尤其是那些有开胸手术史或术前有凝血病的患者。肺动脉导管带有混合静脉氧饱和度监测，有助于测量肺动脉压和计算 CVP/PCWP，它所测得的混合静脉血氧饱和度可能是心输出量降低引起灌注不良的首要指征。机械通气建立后，获取实验室检查指标的基础值，并纠正一切异常。这些检查包括动脉血气、钾、HCT、葡萄糖、功能血小板测试、激活凝血时间（ACT）和血栓弹力图（TEG）。诱导时常见的异常有低钾、高血糖和贫血。

TEG 是评价是否存在术前凝血障碍的有效手段。TEG 用全血[22]评估血凝块的起始、形成和稳定性，以图的形式表现纤维蛋白聚合过程和血凝块的全长，30 分钟内即可测出血小板功能、凝血酶及其抑制剂，还有纤溶系统。从记录开始到血凝块开始形成的这段时间叫做 R 时间，R 时间延长提示凝血因子活动减低，用新鲜冰冻血浆处理。血凝块形成时间（K 时间）是指从开始形成（R 时间）到血凝块 20mm 长、TEG 达到特定水平幅值这段时间，代表血凝块形成的动力学。K 时间受到内源性凝血因子活动、纤维蛋白原和血小板三个因素的影响[23]，但引起 K 时间延长的最常见原因是纤维蛋白原不足，可给予冷沉淀物纠正[24]。R 值与 K 值的斜率形成 α 角，测量纤维蛋白聚集和交叉延长的速度，反映血凝块形成的速率，α 角减小也说明纤维蛋白原不足。最大的振幅表示血凝块的强度，它的大小取决于血小板的质量和功能，

还有血小板和纤维蛋白的相互作用，血小板可用于处理最大振幅减小。LY30是最大振幅后30分钟血凝块的溶解百分比，用来量化血凝块的稳定性。LY30 > 7.5%表示纤溶增加，给予抗纤溶药物，如氨甲环酸或氨基己酸[24]。图10-1是一张关于正常和异常TEG的示意图。不用任何抗凝剂的异常TEG，特别是R时间延长，可能提示潜在的由于右心功能不全造成的肝病，应考虑使用双心室VAD。

CPB转机前麻醉的目标是尽可能维持心输出量，控制入液量，避免中心静脉压和心室舒张末压过高，纠正电解质失衡、贫血和CPB前凝血障碍。如果INR升高或R时间延长，应输入新鲜冰冻血浆减少CPB前失血，预防CPB后凝血障碍。为了预防术后感染，输入胰岛素将血糖控制在100 ~ 150mg/dl。如果患者之前做过胸骨切开术，再次开胸前要在手术室备血。当患者适合做心脏移植时，使用白细胞滤器或输入少白红细胞很重要，防止继发HLA抗体致敏作用。

经食管超声心动图

在进行CPB前，患者要进行详细的经食管超声心动图（TEE）检查，评估右心室功能，观察是否存在心内或主动脉异常，阻碍VAD的植入和功能。这些异常包括卵圆孔未闭，主动脉瓣、二尖瓣或三尖瓣的异常，心内血栓和主动脉严重动脉粥样硬化。

在LAVD正常工作时，左房压可能会下降，低于右房压，造成右向左分流，导致低氧血症或在未闭合的卵圆孔处产生血栓。应当用彩色血流多普勒和注射生理盐水对比法检查房间隔。Valsalva动作（又称“鼓鼻通气法”）可发现右向左分流。当患者左房压升高，大大超过右房压，又或患者双心室功能不全，左房压和右房压均增高、心房内压力梯度减小时，Valsalva动作也难以发现卵圆孔未闭[25]。在做Valsalva动作时要格外小心，因为这一动作会引起血流动力学不稳定。室间隔缺损也会产生右向左分流，如怀疑患者有室缺则应检查室间隔。

TEE的关键检查之一是主动脉瓣关闭不全。LVAD治疗开始，左室舒张压降低，增加跨瓣压差，增加主动脉瓣反流的程度。主动脉瓣反流导致左心室扩张，产生血流动力学伤害性容量超载，前向血流不足。主动脉插管太靠近主动脉瓣会加重主动脉瓣反流的程度，产生瓣膜变形和湍流[2]。心衰患者CPB前主动脉瓣反流的程度可能会被低估，这是因为左室舒张

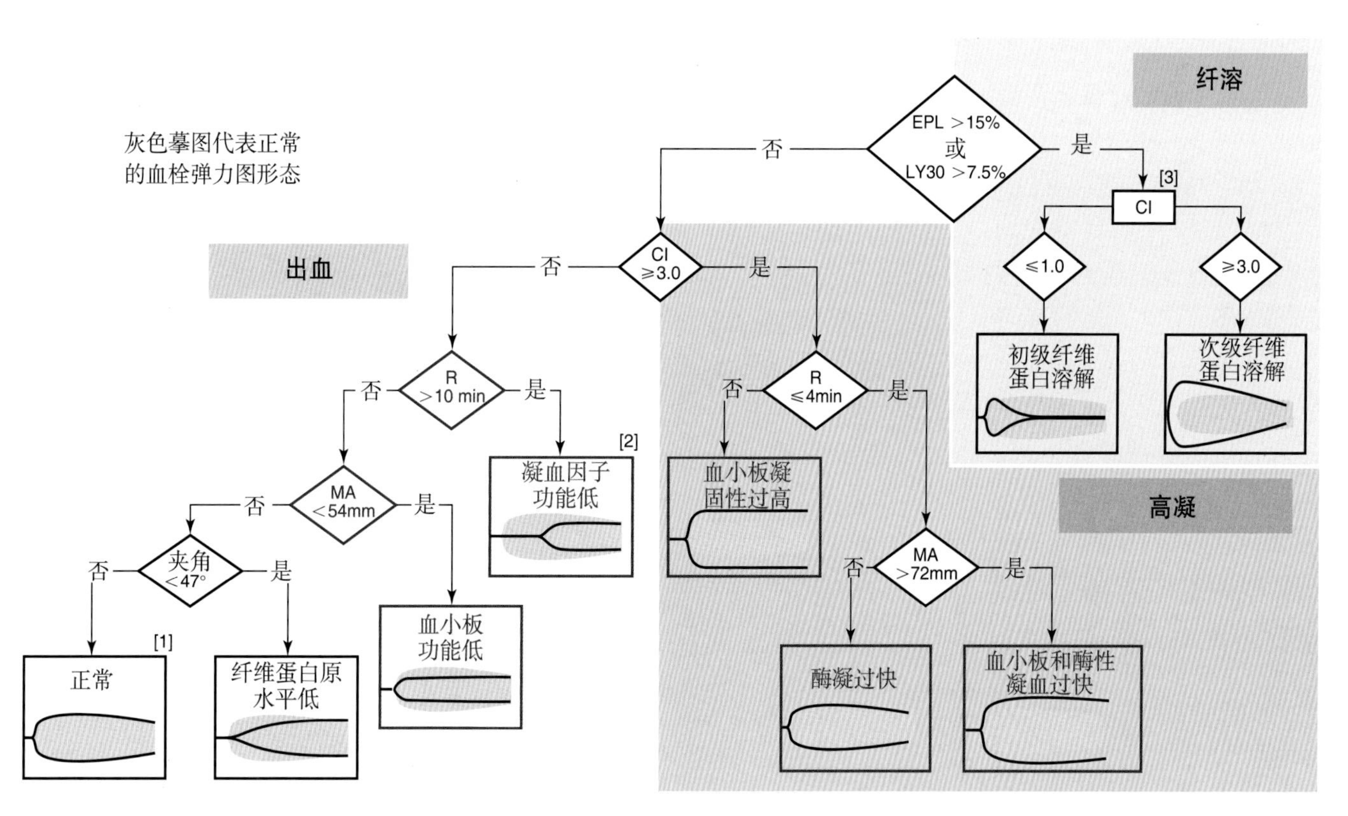

图10-1 TEG分析算法显示正常、出血和纤溶状态。

末压升高，主动脉舒张压降低，跨瓣压差降低[26]。中到重度主动脉瓣反流需要手术治疗。如果LVAD是连续血流装置或作为恢复期的过渡措施，则可能需要换上生物瓣膜；如果LVAD是搏动性血流或作为移植过渡或永久替代治疗，可缝合瓣膜防止反流和周围血栓形成。也有许多外科医师采用修复主动脉瓣的方法处理中央型主动脉反流。

存在主动脉瓣狭窄不会影响搏动性LVAD装置，因为后者不依赖收缩期血流通过主动脉瓣产生心脏输出；而对连续血流装置而言，主动脉瓣间断开放有助于心脏射血，应替换狭窄的主动脉瓣。由于主动脉瓣可能不开放或很少开放，机械瓣膜容易在动脉侧生成血栓，造成体循环栓塞，所以需要换上生物瓣，或者用补片缝合[25]。

二尖瓣狭窄阻碍LVAD充盈，加重肺高压和右心功能不全，从而使心输出量降低，因此，严重的二尖瓣狭窄需要在植入LVAD时纠正。而二尖瓣反流对LVAD功能无影响，这是由于LVAD开始起效时，左心室体积减小，改善二尖瓣瓣叶对合，减轻了反流。严重的植入后二尖瓣反流是一个危险信号，提示左室减压不当。

其他影响LVAD植入和功能的超声心动图发现包括：重度三尖瓣反流，降低LVAD充盈，应该使用瓣膜成型环治疗；心内血栓，尤其是在左心房和左心室，会引起体循环栓塞；主动脉粥样硬化，尤其是插管部位，对粥样硬化严重者，主动脉表面扫描可能有助于确定插管位置。

右室功能评价是TEE检查最重要的内容之一，因为左室和右室是串联的，而且右室受累会削弱LVAD的充盈。其包含的项目有：评估右室游离壁和室间隔的功能，是否存在右室扩张，三尖瓣反流的程度，测量右心室大小和右室流出道面积变化分数，以及三尖瓣环平面收缩偏移（TAPSE）[27,28]。

Catena和Milazzo[28]发明了一套超声心动图的标尺和植入后RVF的血流动力学预测。Ⅰ级右心室功能不全特征：中到重度三尖瓣反流，右房室间压差减小30~50mmHg，右室流出道面积变化分数（FAC）30%～35%，右室流出道面积FAC 20%～40%，TAPSE 10～15mm，肺动脉加速时间小于90秒。Ⅰ级右心室功能不全主要是由左房压和肺静脉压升高，引起肺动脉压显著上升引起的。降低右室后负荷即可改善右室功能，因此这类患者很少需要RVAD支持。Ⅱ级右心室功能不全的表现为严重右室运动功能减退，右室FAC ≤ 25%，右室流出道缩短分数（FS）≤ 20%，TAPES ≤ 10mm。这类患者本身就存在右室功能不全，许多人在VAD治疗一开始就会出现RVF，通常需要最大剂量正性肌力药和肺血管扩张剂的支持，右心室的功能才能得以维持并逐步改善。Ⅲ级右心室功能不全的特征：严重右室运动功能减退或运动丧失伴右室扩张，右室舒张末期内径大于85mm，舒张末容积大于200ml，收缩末期容积大于177ml。这类患者应直接使用双心室VAD治疗。

Potapov等发现，如果存在右心室扩张，右心室短轴与长轴的比值可作为预测植入后RVF的指标，该比值小于0.6，预示着LVAD植入后会发生右室功能不全。

体外循环管理

许多患者曾使用过肝素，导致获得性抗凝血酶Ⅲ不足，可通过输注新鲜冰冻血浆或重组抗凝血酶Ⅲ治疗。使用重组抗凝血酶Ⅲ的优点在于它是非人体制剂，不会出现血制品致敏作用，特别适用于将要做移植的患者。也可输注抗纤溶药物（氨甲环酸[赖氨酸类似物]或氨基己酸）帮助术后凝血。根据ACT数值判断充分肝素化以后，开始进行CPB，升主动脉和右心耳是常用的插管部位。一旦开始CPB，应再次确认是否存在主动脉瓣关闭不全，因为当VAD置入后跨瓣压差减低，主动脉关闭不全容易被掩盖[26]。

对CPB患者的管理略不同于其他心脏手术患者。麻醉管理包括维持正常的血糖和电解质水平、尿量和平均动脉压，纠正术前凝血障碍。CPB的神经激素应激产生胰岛素抵抗，以前患有糖尿病的患者容易出现高血糖，增加术后感染的发生率。输注胰岛素治疗高血糖，目标血糖控制在150mg/dl以下。由于往往存在术前肾功能不全、使用利尿剂和术中胰岛素滴注等原因，电解质失衡很常见。CPB停机前纠正低血钾和低血镁，防止术后发生房性或室性心律失常。

为改善CPB后右室功能，停机时应保持患者低血容量状态，使中心静脉压较低。要达到这一目的，给予利尿剂（尤其是以前用过利尿剂的患者）或由灌注师进行超滤，以减少患者体内和CPB通路中的液体量。对于有术后出血风险的患者，例如术前华法林治疗或有肝功能不全的，用新鲜冰冻血浆预充可减轻术后凝血障碍的严重程度。

麻醉管理的最后一个目标是维持满意的平均动

脉压，保证足够的脑血流和终末器官灌注。CPB期间的低血压导致术后血管麻痹的发生率高于其他心脏手术患者。血管麻痹综合征的定义是低体循环血管阻力状态伴高心排，儿茶酚胺难以纠正，术后死亡率明显增高[30]。产生围术期血管麻痹的危险因素是多方面的，包括长时间使用血管紧张素转换酶抑制剂、β-受体阻断剂、钙通道抑制剂、胺碘酮和肝素等药物；患者因素如左室射血分数小于35%、出现心衰症状、糖尿病；还有术中因素，例如平均动脉压低、术前使用缩血管药物、CPB时间长、常温CPB以及术前和术后红细胞比容较高[31]。

尽管（血管麻痹综合征）确切的发病原因不明，但有几种机制的解释：系统性炎症反应综合征发生，伴随促炎症血管扩张介质的释放，如白介素（IL）-1、IL-6、IL-8、肿瘤坏死因子和心房钠尿肽[32,33]；血管加压素旁路丢失[34]；内皮损伤[35]；广泛补体激活等[36]。炎症细胞因子的释放会引起鸟苷酸环化酶和环磷尿苷酸（cGMP）生成，导致血管平滑肌松弛。治疗CPB过程中的低血压使用α-受体激动剂，如去氧肾上腺素、去甲肾上腺素或加压素[37]。首选去氧肾上腺素，其次选用加压素，因为加压素在升高体循环血管阻力的同时对肺循环血管阻力的影响最小[38]。有人提出，如果患者的平均动脉压对儿茶酚胺或加压素有抵抗，可以用亚甲蓝（尿苷酸环化酶抑制剂）作为二线用药，抵抗cGMP介导的血管扩张[33]。

因为置入VAD不需要心脏停搏，在CPB停机前常常需要使用正性肌力药如米力农、多巴酚丁胺或肾上腺素，为心室提供支持。磷酸二酯酶抑制剂米力农既提供收缩力又扩张肺动脉血管。左西孟旦，一种具有扩张特点的钙激活剂，被证明可以改善双心室衰竭患者的右心室功能，然而这种药物在美国尚未获准使用[39,40]。对于术前肺高压或CPB后产生肺高压的患者，一氧化氮、依前列醇、米力农或硝酸甘油等吸入药物，或者静脉给药硝酸甘油或硝普钠，都可用于降低肺动脉压，改善右心功能，提高LVAD充盈。米力农可有效降低接受双心室支持患者的肺动脉压，帮助VAD充盈。

插管后要对心脏及体外循环管路进行排气，常见的气体聚集部位包括插管、肺静脉、左室心尖、左房、左心耳和右冠状Valvalsa窦[41,42]。右冠状动脉窦和动脉处的气体可导致右心室缺血，诱发CPB后RVF。完成排气后，患者即可脱离CPB，这时VAD装置开始运转。如果使用搏动心室辅助装置，如Thoratec VAD（Thoratec公司，Pleasanton，CA），开始时以非同步或固定的模式工作（固定速率慢，排出压力低，中度真空），检查缝线是否渗漏，而后才可调整排出压力和真空情况直至泵完全充盈和排空。

使用平流装置的，例如HeartMate Ⅱ（Thoratec公司，Pleasanton，CA）和CentriMag，VAD以最低速度启动，待装置完全排气，左室充满后，再逐步提高速率。如果在左室完全充满之前就提高LVAD速率，则会导致循环内产生气体。

CPB脱机后，一旦血流动力学稳定就要进行TEE检查。再次检查房间隔，防止之前因左房压升高漏诊了PFO。对LVAD植入的患者，还需要检查主动脉瓣反流程度、二尖瓣反流的程度、右室功能、左室减压程度和插管的位置（图10-2，图10-3）。

位于左室的LVAD流入道插管产生负压，经主动脉插管射出血液，主动脉与左室间压差增大，因而搏动性LVAD装置能够提供完全的循环支持，有效防止主动脉瓣收缩期开放。平流LVAD可以提供完全或部分的循环支持，与主动脉瓣的间断开放有关，支持程度越高，主动脉瓣开放频率越低[43]。

LVAD正常工作时，超声心动图显示：室间隔居中，左心室减压，与CPB前相比二尖瓣反流程度减轻，右室收缩有力，三尖瓣反流最少（图10-4）。LVAD流入道插管通常放置在左心尖，与左室流出道成一线，不得接触心室壁。流入道插管可用彩色、脉冲波和连续波多普勒进行评估，正常彩色血流多普勒图像应由单向层流组成，异常的速率和湍流提示插

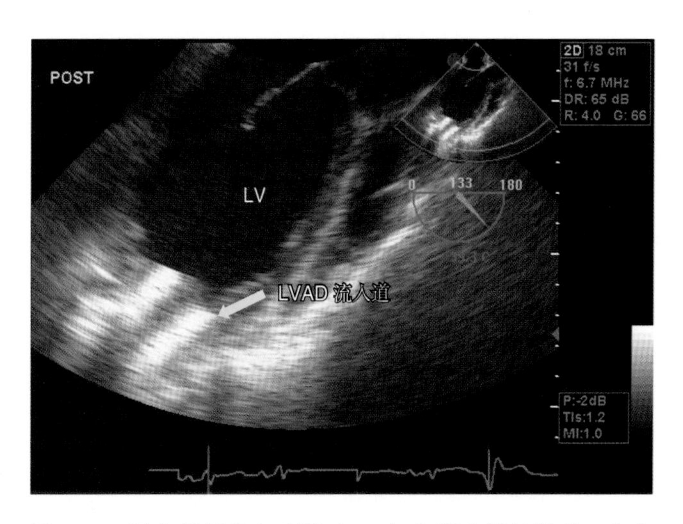

图10-2 经食管超声心动图（TEE）食管中部长轴观：左心室辅助装置（LVAD）插管。LV：左心室。

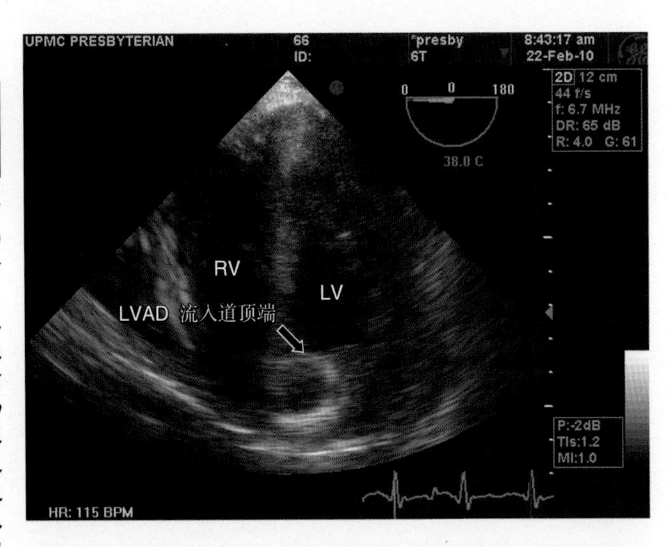

图 10-3 经食管超声心动图（TEE）胃短轴观：左心室辅助装置（LVAD）插管。LV：左心室，RV：右心室。

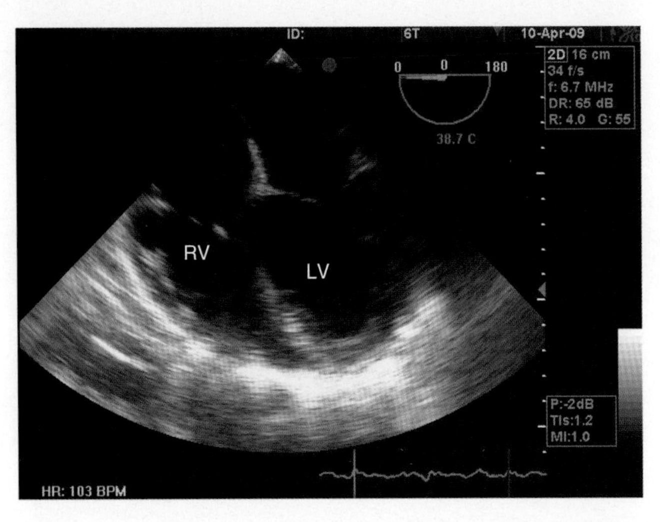

图 10-4 经食管超声心动图（TEE）四腔心切面观：减压的左室（LV），右室（RV）大小正常。

管有梗阻。

脉冲波多普勒可用于计算 VAD 装置的每搏输出量，连续波多普勒测量从心房到 VAD 的血流量。在脉冲波多普勒下，VAD 装置显示一种搏动血流，流入道插管直径在 16mm 时正常流速大约为 2.3 m/sec。连续血流 VAD 装置，如 HeartMate Ⅱ 和 CentriMag，显示搏动性血流模式，同步于和装置周期连续血流重叠的心电图，最大充盈速率为 1 ~ 2m/sec[44]。大多数装置的流出插管位于升主动脉的右前外侧，只有 Jarvik 2000 是个例外，它的流出插管位于胸主动脉的下 1/3 处。

接受 RVAD 或双心室 VAD 的患者，需要用 TEE 评价流入和流出插管的放置。流入插管通常位于右心房，插管顶端在心腔中间，远离三尖瓣和房间隔（图 10-5）。流出插管可被缝合在主肺动脉或右肺动脉，也可经右心室插入主肺动脉，其尖部应在肺动脉瓣上方 1.5 ~ 2cm[45]。与 LVAD 插管一样，RVAD 插管也需要用彩色血流、脉冲波和连续波多普勒评估，RVAD 血流类似于 LVAD 血流。

体外循环后管理

患者体内置入 LVAD 或 RVAD，脱离 CPB 以后的麻醉管理目标有以下几点：(1) 维持理想的前负荷，使机械泵得以充盈；(2) 保持体循环血管阻力，维持冠脉灌注压；(3) 预防体循环高压，高血压会妨碍 LVAD 的排空；(4) 预防肺高压，肺高压会阻碍 LVAD 充盈或 RVAD 排空；(5) 维持无辅助心室的收缩力。

搏动装置

搏动性装置，例如 Thoratec VAD，有 5 项主要设置：操作模式、装置速率、驱动压、真空负压和收缩期时长。其中最重要的设置是操作模式，有 3 种：不同步模式，装置速率是固定的，与患者的心电图不

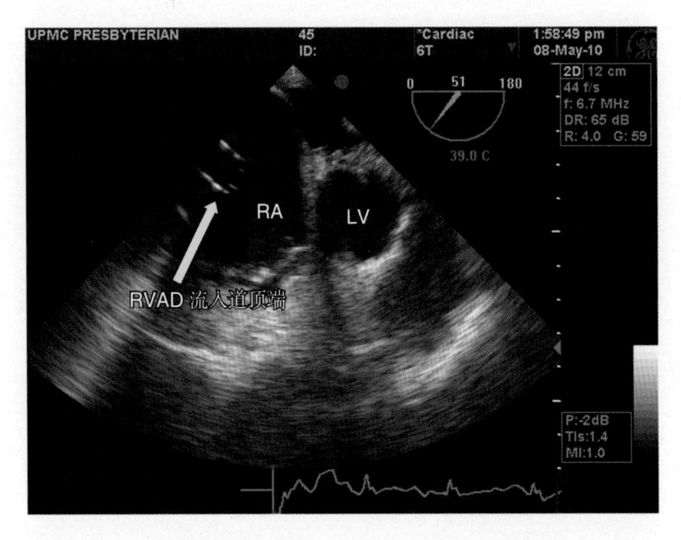

图 10-5 经食管超声心动图（TEE）四腔心切面观：右心室辅助装置（RVAD）插管。LV：左心室，RV：右心室。

同步；容量模式，另一种不同步模式，速率和心输出量取决于VAD充盈；外部不同步模式，VAD同步于心电图，是一种脱机模式。装置初始设置为不同步模式，当患者恢复时切换到有后备速率的容量模式，供正常活动和锻炼心输出量增加时使用。其他需要设置的参数有泵收缩期时长，保证舒张期充盈；驱动压力，泵出血液需要的装置内部压力；真空负压，帮助装置充盈。患有高血压的患者需要较高的驱动压力来排空装置[46]。

平流装置

平流装置可分为轴流泵和离心泵。轴流泵，例如HeartMate Ⅱ、Jarvik 2000和Impella都是轴流泵，它们都是通过转子旋转以低压力产生高流量；而离心泵（如CentriMag）则是用叶片旋转盘或同心圆锥以较低的流量产生较高的压力[47,48]。轴流泵的优点是小巧、舒适，需要的能量较离心泵要少[48]。最重要的参数设置是rpm（每分钟转数），起初设置较低，以后渐渐加大，直到获得正常的心脏指数。

心室辅助装置的生理功能

当植入VAD，有赖于自身心室功能还剩余多少，这样就有两个相互竞争的平行心室，它们竞争同一个左房前负荷，都取决于体循环和肺血管阻力。大多数情况下，自身心室只作为VAD充盈的一个被动管道。

搏动性VAD的装置速率和流量取决于前负荷和泵充盈。在容量模式下，血容量过低表现为装置心动过缓，而血容量过高则表现为装置心动过速[46]。相反的，连续血流泵可与自身心室并联，二者都能替代整个心脏输出或增强剩余的心室功能。当增大左心室时，主动脉瓣开放，产生搏动。提高每分钟转速设置会增加泵血流所占的比例。

双心室辅助

在双心室辅助下，自身的心脏并不参与维持心脏输出，此时的麻醉管理包括两点，一是通过输液确保合适的装置前负荷，预防血管舒张造成装置回血减少；二是防止肺循环和体循环血管阻力增加，否则会妨碍装置射血。双心室辅助装置正常工作时，LVAD输出通常大于RVAD，这是由于支气管循环血液通过肺静脉进入到左心房，使得LVAD前负荷增加的缘故。如果存在肺高压或LVAD困难，可用小剂量肺血管扩张剂，如吸入前列环素或NO，也可用正性肌力药，如米力农治疗，提高LVAD充盈。

设备故障的鉴别诊断

设备故障的鉴别诊断可分为充盈不足和装置射血受损。

心室辅助装置充盈不足

装置充盈不足的最常见原因是血容量过低、心包填塞和右心衰。VAD植入后血容量不足很常见，原因有术中给予利尿剂、CPB中超滤和CPB后凝血障碍。由于VAD是依赖于前负荷的，血容量过低会表现为平均动脉压降低和心输出量减少。TEE可见室间隔左移、三尖瓣反流，这进一步削弱了VAD的充盈。严重血容量不足的一个严重后果是气栓形成。安装搏动性LVAD的患者，重度血容量不足会导致左侧压力降低，左室心腔塌陷。LVAD从塌陷的左室引血，产生低于大气压达5mmHg的负压，于是空气从排气针孔、移植物、缝合线等手术部位进入心腔，形成体循环气栓，可引起右心室缺血继而导致右心衰，或诱发神经系统并发症。连续血流RVAD的患者出现血容量严重不足也很危险，大部分装置都会由于吸引作用，可从手术部位，或从右房插管或导管吸入空气[49,50]。

LVAD植入后RVF是常见的引起术后发病和死亡的重要原因，RVF的产生机制是潜在的右室功能不全或LVAD激活导致右心室几何形状改变，理解这一点需要了解右心室正常的和不正常的生理功能。正常情况下，右心室由室间隔（斜向排列的双层肌纤维）和右室游离壁（横向排列的肌纤维）组成[51]，肌纤维斜向排列使得室间隔在心室收缩时扭转，而横向排列则可令右室游离壁环形压缩。室间隔还与心室间相互依赖有关，室间隔的扭转运动可产生达40%的左室输出量。大部分右心室的正常收缩是依靠室间隔的，这一点已被实验和临床证实，当右心室游离壁被破坏或梗死，血流动力学不受影响[52]。

当发生左心室收缩或舒张功能不全时，室间隔的功能结构会受损。收缩功能障碍，如心室扩张，斜向肌纤维的排列变横，影响室间隔扭转、短缩，导致心室收缩功能减弱[53,54]。左室舒张功能障碍，左侧充盈压升高，造成室间隔向右心室移位、牵拉，影响右室功能，此时右心室的功能主要依赖右室游离壁的横向肌纤维。如果再发生肺动脉压升高，右室功能将进一步受损。除了继发于左心衰，RVF还可继发于冠脉疾病、心肌炎或肺高压等。

开始LVAD治疗还会影响右室的功能。左心室迅速去负荷，室间隔位移，右心室的大小、形状改变，会引起右室收缩功能降低，舒张顺应性下降[16]。LVAD治疗还会引起容量由中心转向周围间隙，降低肺动脉压和右室后负荷，但右室前负荷会升高。收缩力减弱，右室前负荷增加可使先前存在右室功能不全的患者立即出现明显的RVF。迅速诱发植入后RVF的术中因素包括：血容量过低；右冠状动脉进气或未经治疗的冠脉疾病导致的右心室缺血或顿抑；肺血管压力阻力增加，这可能是由于CPB诱发血栓素A_2和补体释放、低氧以及大量输血引起的，这些都会使肺血管收缩物质IL-1β、IL-6、IL-10和肿瘤坏死因子-α生成增加[20,44,55]。RVF会引起LVAD充盈减少、体循环低灌注不良和终末器官功能不全，可能需要暂时或永久性植入RVAD。除了RVF，三尖瓣反流和房颤也会阻碍LVAD的充盈。

TEE可以诊断植入后RVF，表现为右室扩张，运动减低，室间隔扁平且向左心室膨出，引起三尖瓣反流。RVF和肺动脉压低有关，反映的是右室输出量低，而不是右室压力减小（图10-6和图10-7）。

优化植入后围术期右室功能的策略有：CPB脱机时避免过多的右室前负荷；减少术中出血和血制品的输入；使用正性肌力药增强右室功能，如米力农、肾上腺素、多巴酚丁胺；吸入前列环素、米力农、硝酸甘油或NO降低右室后负荷。因为会造成体循环低血压和低氧性肺血管收缩，肺泡氧合减少，静脉内肺血管扩张剂（如硝酸甘油）的使用受到限制[56]。

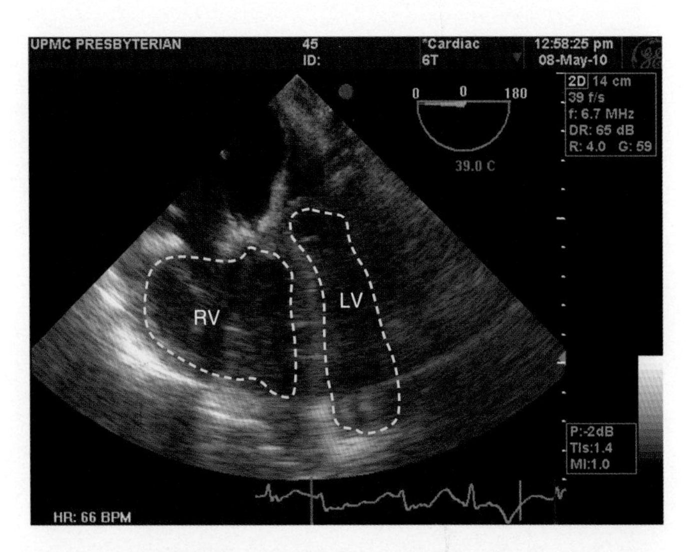

图10-6 经食管超声心动图（TEE）食管中部四腔心切面观：右心衰（RVF）伴左室塌陷。LV：左心室；RV：右心室。

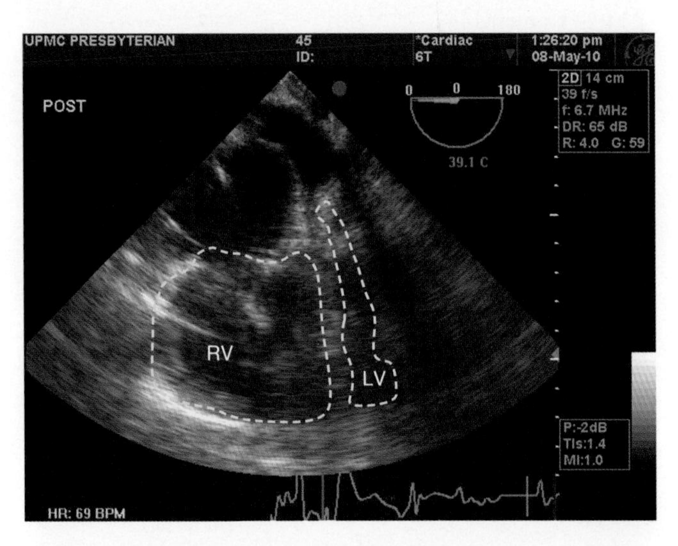

图10-7 经食管超声心动图（TEE）食管中部四腔心切面观：右房压升高，右心室膨胀，左心室塌陷。LV：左心室；RV：右心室。

装置射血量减少

装置射血量减少的最常见原因包括体循环或肺血管阻力过高、装置或自体的瓣膜反流、插管梗阻、装置射血动力不足，或自体心室功能恢复，偶见主泵功能故障。

TEE可用于诊断装置射血减少。左心房或左心室自发声学显影和左室扩张提示装置功能受损或插管梗阻[57]。除了RVF，左室在高速泵吸引下产生过度减压也会造成室间隔左移。

插管梗阻超声心动图可以做出诊断。流入道插管梗阻是指VAD舒张期进入插管的血流中断[58]。梗阻的原因有低血容量、心内血栓、插管位移，还有室间隔压缩。右心房插管的患者，其梗阻可能是由三尖瓣前叶、三尖瓣瓣膜下动脉瘤或是房间隔动脉瘤造成的。流入插管的梗阻用彩色血流多普勒诊断，表现为湍流；用脉冲波或连续波多普勒诊断，也表现为湍流，流速大于2.3m/sec。流出道插管的梗阻引起插管的近端流速增加，也可用上述3种多普勒超声检查诊断出湍流[44]。双心室VAD患者出现插管梗阻的征象是RVAD输出高于LVAD输出。

装置射血量减少的另一原因是装置或自体的瓣膜反流，临床表现为液体超载，安装搏动性装置的患者不恰当的心动过速，装置机械故障。正常的脉冲波多普勒血流是单向的层流[27]。流入道瓣膜反流在彩色多普勒下表现为在LVAD射血时出现湍流，而脉冲波多普勒显示的是流入插管中的反向血流。此外还发现左室扩张伴主动脉瓣频繁开放，流出植入装置流速的时间积分和最大流速减小，肺动脉瓣处多普勒计算得出的心输出量与装置输出量之间是有差别的[27,58]。流出装置反流与搏动性装置发生心动过速有关，彩色血流多普勒上表现为装置舒张期时的逆向血流，VAD输出和前向心输出量之间有差别[58,59]。

左心室的恢复可能会干扰搏动性装置的功能。正常情况下，左室仅仅作为VAD充盈的通道，本身不活动。当左心室功能开始恢复，它可能与装置同相，也可能不同相[60]。当左室收缩期落在LVAD舒张期时，两者同相，此时装置充盈最大，充盈压减小；当左室收缩期落在装置收缩期时，二者不同相，竞争同一个左室前负荷，导致LVAD充盈减小，充盈压升高。

凝血

当患者脱离CPB、血流动力学趋于稳定时给予鱼精蛋白，如果患者没有围术期危险因素，这项措施通常可有效逆转肝素化。CPB后凝血障碍是VAD植入后最常见的并发症，发生率在11%～48%[44]。术前危险因素包括胸骨切开手术史、急诊手术、肝或肾功能不全、家族遗传凝血病，以及抗凝剂、抗血小板药物的使用。术中的危险因素有术中出血、CPB时间、体温过低，鱼精蛋白用量不足或过量。过量的鱼精蛋白有抗凝作用，可减少血小板的黏附[61]。

CPB后凝血障碍的诊断包括临床和实验室两方面。临床表现为没有外科失血的情况下，无血凝块形成，缝合线和穿刺点处弥漫性出血。初步实验室检查包括ACT、血小板功能测定和TEG。

ACT测定最为简单、快捷，但最大的缺点是它不具备肝素特异性：ACT升高可能是由于肝素中和不完全，也可能是因为血小板减少症或血小板抑制剂的存在[62]。Hepcon HMS系统能够计算达到目标ACT值所需的肝素用量，可测量CPB结束时血中的肝素浓度，确定给予鱼精蛋白后肝素全部得到中和，这样可以减少输血。

血小板功能测定测量CPB后血小板的反应性程度。检查需要将全血和血小板激活剂一同加入分析仪中。根据不同的分析仪，血小板反应性的程度有两种测定方法，一种是由血小板形成血凝块的时间决定，例如PFA-100（纽约Siemens）和VerifyNow（圣地亚哥Accumetrics）分析仪；另一种根据激活的和未激活的血小板计数比，例如Platelet Works（得克萨斯博蒙特Helena实验室）分析仪。TEG也可辅助诊断血小板不足或功能障碍，表现为最大波幅值减小[62]。定量计数血小板需要全血细胞计数。TEG还可诊断凝血因子缺陷或肝素中和不足、低纤维蛋白原血症，判断是否存在纤维蛋白溶解以确定凝血障碍的诊断，还可获得血小板计数、凝血酶原时间、部分促凝血酶原激活时间、INR和纤维蛋白原等凝血功能指标。

凝血障碍的治疗应当针对病因。首先检查手术部位是否出血，如果没有证据表明有外科出血，而患者血小板计数低，TEG最大幅值减小或血小板功能检查异常，则需血小板治疗。先前有肾功能不全的患者也考虑使用血小板和去氨加压素。如果患者R时间延长、α角加大或k时间延长，则需备新鲜冰冻血浆或冷沉淀物。LY30升高要用抗纤溶药物治疗，如氨基己酸或氨甲环酸。当需大量输血时，要小心预防贫血、低钙血症和右室胀满。使用正性肌力药、肺血管舒张剂和利尿剂支持右心室功能。所有血制品必须筛查是否有病毒污染并减少其中的白细胞。

除了增加RVF的发生率，大量输血的后果还包括血制品致敏作用，输血相关的急性肺损伤的发生率增加，诱发免疫抑制状态从而增加感染的发生率[63-65]。除了去氨加压素，药物治疗还有在手术部位局部使用前凝血素，激活因子Ⅶ（因子Ⅶa）。目前，因子Ⅶa仅用于预防和治疗以下患者的出血：血友病A或带抑制剂的血友病B患者，获得性血友病患者和遗传性因子Ⅶ不足患者，推荐剂量是90μg/kg。这一药物已越来越多地被标示外使用，用以治疗心脏、肿瘤、一般以及整形手术过程中的出血。

因子Ⅶa起效的机制有依赖组织因子和不依赖组织因子两种。破坏内皮下表面暴露组织因子，后者与循环因子Ⅶa形成复合物，构成的组织因子——因子

Ⅶa复合物激活因子Ⅸ和因子X，从而产生少量的凝血酶。凝血酶激活血小板和辅助因子，后者产生更多的凝血酶来黏住纤维蛋白原以形成凝血。如果没有组织因子，因子Ⅶa靠结合血小板表面的因子X来生成凝血酶[66]。因子Ⅶa治疗CPB后凝血障碍的最佳剂量还无法得知，因为大剂量给予因子Ⅶa会诱发一系列血栓形成的并发症，包括卒中、深静脉血栓、肺栓塞、心室血栓、心肌梗死，最终导致死亡[67]。血栓栓塞性疾病的发生率上升是由于冠状动脉斑块上存在组织因子的表达，以及CPB产生的凝血启动[68]。

尽管没有因子Ⅶa的推荐剂量，但是多项前瞻性和回顾性研究表明，40μg/kg以内的剂量能够降低血栓并发症的发生率，10～20μg/kg即可起效[67]。在考虑使用因子Ⅶa之前，要先给患者补充足够的血制品和血小板作为反应的底物。

如果关胸以后凝血障碍仍持续存在，患者出现心包填塞，则需回到手术室二次开胸止血。心包填塞的指征有低血压、心动过速、右房压和肺动脉压升高、VAD输出减少、少尿，胸片显示纵隔增宽。这些症状与RVF的症状类似，最早的鉴别方法是TEE。超声心动图支持心包填塞的证据有局部的或广泛的心包渗出，伴随右心房收缩期或右心室舒张期塌陷，左心室和左室容积反常呼吸改变，下腔静脉扩张，跨二尖瓣、三尖瓣血流速度的呼吸变异[69,70]。心包填塞的治疗一方面进行手术探查纵隔，清除血凝块，另一方面通过输血纠正残余的凝血障碍。

当患者状态稳定，出血得到控制，就可以关胸了。此时还应检查房间隔看是否有PFO，这是因为关胸以后右房压升高，胸部引流管产生胸膜内负压从而降低左房压，因此右向左分流加大，PFO便暴露出来[71]。最后缝合切口，患者转入ICU。

使用心室辅助装置患者接受非心脏手术的麻醉

除了常规的术前评估，接受非心脏手术使用VAD的患者的术前评价还应包括：装置的类型、凝血要求，健侧心室的功能，有无终末器官功能不全，以及手术方式。在患者进入手术室之前，需要一名懂得操作VAD装置的工程师、电源和一定的电池寿命以备转移使用。对于择期手术，华法林抗凝的改用肝素抗凝；对于急诊手术，用新鲜冰冻血浆。如果患者有使用AICD，应关闭AICD，使用除颤板。

在手术室，监护的选择取决于装置类型、手术方式和健侧心室的功能。对接受简单手术、携带搏动性装置的患者，仅需要监测美国麻醉师学会规定的标准项目即可。安装连续血流装置的患者，较难获得血氧饱和度和无创血压，需监测有创血压。要保留患者的有创血压监测，对右心室功能受损或接受重大外科手术、预计大量失血的患者需要中心静脉压监测。所有的有创监测必须严格无菌操作，预防感染。TEE有助于评价右室功能、血容量过低、间隔位移和插管位置。

诱导和麻醉监护的目的是维持前负荷，维持健侧心室的收缩力和收缩节律，并维持后负荷。右室功能不全的患者给予正性肌力药和肺血管舒张剂可帮助预防明显的RVF。因为在腹部放置VAD泵，这些患者会有腹胀，有误吸的危险。

气管插管后，控制低氧和高碳酸血症很重要，尤其是腹腔镜或胸腔镜手术，此外避免酸中毒，预防肺高压和右心衰。呼气末正压也会影响右室功能。电极胶垫要远离VAD装置，防止电流通过转流泵。如果单极电刀干扰严重，可考虑使用双极电刀。

使用搏动性装置时，应当监测装置的心输出量和心率。不恰当的心动过速会加重低血容量。连续血流装置出现低血容量的表现是心输出量减少。为避免心输出量减少、健侧心室的冠脉灌注压降低，体循环血管阻力降低应使用小剂量的去氧肾上腺素或加压素治疗；右室功能减低用正性肌力药和肺血管扩张剂治疗。任何输血都应先过滤。手术最后，重点是预防高血压发生阻碍VAD排空，还要预防低氧血症或高碳酸血症加剧右室功能不全。

（江　瑜　侯晓彤　译　于　坤　校）

参考文献

1. Lietz K, Miller L. Patient selection for left-ventricular assist devices. *Curr Opin Cardiol.* 2009;24:246–250.
2. Wilson S, Mudge G, Stewart G, et al. Evaluation for a ventricular assist device: selecting the appropriate candidate. *Circulation.* 2009;119:2225–2232.
3. Norman J, Cooley D, Iago S. Prognostic indices for survival during postcardiotomy intra-aortic balloon pump support in 728 patients. *J Thorac Cardiovasc Surg.* 1977; 74:709–720.
4. Schaffer J, Allen J, Weiss E, et al. Evaluation of risk indices in continuous-flow left ventricular assist device patients. *Ann Thorac Surg.* 2009;88:1889–1896.
5. Alba A, Rao V, Ivanov J, et al. Usefulness of the INTERMACS scale to predict outcomes after mechanical assist device implantation. *J Heart Lung Transplant.* 2009;28:827–833.
6. Lietz K, Long J, Kfoury A. Outcomes of left ventricular assist device implantation as destination therapy in the post REMATCH era: implications for patient selection. *Circulation.* 2007;116:497–505.
7. Levy W, Mozaffarian D, Linker D, et al. The Seattle Heart Failure Model: prediction of survival in heart failure. *Circulation.* 2006;113:1424–1433.
8. Mielniczuk L, Mussivand T, Davies R, et al. Patient selection for left ventricular assist

devices. *Artif Organs*. 2004;28:152–157.
9. Dang N, Topkara V, Mercando M, et al. Right heart failure after left ventricular assist device implantation in patients with chronic congestive heart failure. *J Heart Lung Transplant*. 2006;25:1–6.
10. Fitzpatrick J, Hiesinger W, Hsu V, et al. Early planned institution of biventricular mechanical circulatory support results in improved outcomes compared to delayed conversion of a left ventricular assist device to a biventricular assist device. *J Thorac Cardiovasc Surg*. 2009;137:971–977.
11. Fukamachi K, McCarthy P, Smedira N, et al. Preoperative risk factors for right ventricular failure after implantable left ventricular assist device insertion. *Ann Thorac Surg*. 1999;68:2181–2184.
12. Matthews J, Koelling T, Pagani F, et al. The right ventricular failure risk score. *J Am Coll Cardiol*. 2008;51:2163–2172.
13. Ochiani Y, McCarthy P, Smedira N, et al. Predictors of severe right ventricular failure after implantable left ventricular assist device insertion: analysis of 245 patients. *Circulation*. 2002;106:I-198–I-202.
14. Kormos R, Gasior T, Kawai A, et al. Transplant candidate's clinical status rather than right ventricular function defines need for univentricular versus biventricular support. *J Thorac Cardiovasc Surg*. 1996;111:773–778.
15. Hennig F, Potapov E, Hetzer R, et al. Prediction of right ventricular function after implantation of left ventricular assist device. *J Card Fail*. 2005;11:S140.
16. Kormos KL, Teuteberg JJ, Pagani FD, et al. Right ventricular failure in patients with the HeartMate II continuous-flow left ventricular assist device: incidence, risk factors, and effect on outcomes. *J Thorac Cardiovasc Surg*. 2010;139:1316–1324.
17. Aaronson K, Patel H, Pagani F, et al. Patient selection for left ventricular assist device therapy. *Ann Thorac Surg*. 2003;75:S29–S35.
18. Farrar D. Preoperative predictors of survival in patients with Thoratec ventricular assist devices as a bridge to heart transplantation. Thoratec ventricular assist device principle investigators. *J Heart Lung Transplant*. 1994;13:93–100.
19. Oz M, Rose E, Levin H. Selection criteria for placement of left ventricular assist devices. *Am Heart J*. 1995;129:173–177.
20. Furukawa K, Motomura T, Nose Y. Right ventricular failure after left ventricular assist device implantation: the need for an implantable right ventricular assist device. *Artif Organs*. 2005;29:369–377.
21. Masai T, Sawa Y, Ohtake S, et al. Hepatic dysfunction after left ventricular mechanical assist in patients with end-stage heart failure: role of inflammatory response and hepatic microcirculation. *Ann Thorac Surg*. 2002;73:549–555.
22. Luddington R. Thromboelastography/thromboelastometry. *Clin Lab Haematol*. 2005; 27:81–90.
23. Klein S, Slaughter T, Vail P, et al. Thromboelastography as a perioperative measure of anticoagulation resulting from low molecular weight heparin: a comparison with anti-Xa concentrations. *Anesth Analg*. 2000;91:1091–1095.
24. Narani K. Thromboelastography in the perioperative period. *Indian J Anaesth*. 2005; 49:89–95.
25. Hagen P, Scholz D, Edwards W. Incidence and size of patent foramen ovale during the first 10 decades of life: an autopsy study of 965 normal hearts. *Mayo Clin Proc*. 1984;59:17–20.
26. Rao V, Slater J, Edwards N, et al. Surgical management of valvular disease in patients requiring left ventricular assist device support. *Ann Thorac Surg*. 2001;71:1448–1453.
27. Scalia G, McCarthy P, Savage R, et al. Clinical utility of echocardiography in the management of implantable ventricular assist devices. *J Am Soc Echocardiogr*. 2000;13:754–763.
28. Catena E, Milazzo F. Echocardiography and cardiac assist devices. *Minerva Cardioangiol*. 2007;55:247–265.
29. Potapov E, Stepanecnko A, Dandel M, et al. Tricuspid incompetence and geometry of the right ventricle as predictors of right ventricular function after implantation of a left ventricular assist device. *J Heart Lung Transplant*. 2008;27:1275–1281.
30. Byrne J, Leacche M, Paul S, et al. Risk factors and outcomes for "vasoplegic syndrome" following cardiac transplantation. *Eur J Cardiothorac Surg*. 2004;25:327–332.
31. Levin M, Lin H, Castillo J, et al. Early-on cardiopulmonary bypass hypotension and other factors associated with vasoplegic syndrome. *Circulation*. 2009;120:1664–1671.
32. Wan S, Marchant A, DeSmet J, et al. Human cytokine responses to cardiac transplantation and coronary artery bypass grafting. *J Thorac Cardiovasc Surg*. 1996;111:469–477.
33. Shanmugam G. Vasoplegic syndrome—the role of methylene blue. *Eur J Cardiothorac Surg*. 2005;28:705–710.
34. Argenziano M, Chen J, Choudhri A, et al. Management of vasodilatory shock after cardiac surgery: identification of predisposing factors and use of a novel pressor agent. *J Thorac Cardiovasc Surg*. 1998;116:973–980.
35. Boyle E, Pohlman T, Johnson M, et al. Endothelial cell injury in cardiovascular surgery: the systemic inflammatory response. *Ann Thorac Surg*. 1997;63:277–284.
36. Kirklin J. Prospects for understanding and eliminating the deleterious effects of cardiopulmonary bypass. *Ann Thorac Surg*. 1991;51:529–531.
37. Argenziano M, Choudhri A, Oz M, et al. A prospective randomized trial of arginine vasopressin in the treatment of vasodilatory shock after left ventricular assist device placement. *Circulation*. 1997;96:II-286–II-290.
38. Jeon Y, Ryu J, Lim Y, et al. Comparative hemodynamic effects of vasopressin and norepinephrine after milrinone-induced hypotension in off-pump coronary artery bypass surgical patients. *Eur J Cardiothorac Surg*. 2006;29:952–956.
39. Poelzl G, Zwick R, Grander W, et al. Safety and effectiveness of levosimendan in patients with predominant right heart failure. *Herz*. 2008;33:368–373.
40. Yilmaz M, Yontar C, Erdem A, et al. Comparative effects of levosimendan and dobutamine on right ventricular function in patients with biventricular heart failure. *Heart Vessels*. 2009;24:16–21.
41. Orihashi K, Matsuura Y, Hamanaka Y, et al. Retained intracardiac air in open heart operations examined by transesophageal echocardiography. *Ann Thorac Surg*. 1993;55:1467–1471.
42. Tingleff J, Joyce P, Pettersson G. Intraoperative echocardiographic study of air embolism during cardiac operations. *Ann Thorac Surg*. 1995;60:673–677.
43. Stainback R, Croitoru M, Hernandez A, et al. Echocardiographic evaluation of the Jarvik 2000 axial-flow LVAD. *Texas Heart Inst J*. 2005;32:263–270.
44. Chumnanvej S, Wood M, MacGillivray T, et al. Perioperative echocardiographic examination for ventricular assist device implantation. *Anesth Analg*. 2007;105:583–601.
45. Minami K, Bonkohara Y, Arugoglu L, et al. New technique for the outflow cannulation of right ventricular assist device. *Ann Thorac Surg*. 1999;68:1092–1093.
46. Mudge G. The management of mechanical hearts. *Trans Am Clin Climatol Assoc*. 2005;116:283–291.
47. Bolno P, Kresh J. Physiologic and hemodynamic basis of ventricular assist devices. *Cardiol Clin*. 2003;21:15–27.
48. Song X, Throckmorton A, Untariou A, et al. Axial flow pumps. *ASAIO J*. 2003;49:355–364.
49. Leyvi G, Rhew E, Crooke G, et al. Transient right ventricular failure and transient weakness: a TEE diagnosis. *J Cardiothorac Vasc Anesth*. 2005;19:406–408.
50. Pollock S, Dent J, Kaul S, et al. Diagnosis of ventricular assist device malfunction by transesophageal echocardiography. *Am Heart J*. 1992;124:793–794.
51. Saleh S, Liakopoulos O, Buckberg G. The septal motor of biventricular function. *Eur J Cardiothorac Surg*. 2006;295:S126–S138.
52. Agata Y, Hiraishi S, Misawa H, et al. Two-dimensional echocardiographic determinants of interventricular septal configurations in right or left ventricular overload. *Am Heart J*. 1985;110:819–825.
53. Shapiro E, Rademakers P. Importance of oblique fiber orientation for left ventricular wall deformation. *Technol Health Care*. 1997;5:21–28.
54. Chouraqui P, Rabinowitz B, Livschitz S, et al. Effects of antegrade/retrograde cardioplegia on postoperative septal wall motion in patients undergoing open heart surgery. *Cardiology*. 1997;88:526–529.
55. Kavarana M, Pessin-Minsley M, Urtecho J, et al. Right ventricular dysfunction and organ failure in left ventricular assist device recipients: a continuing problem. *Ann Thorac Surg*. 2002;73:745–750.
56. Rademacher P, Santak B, Becker H. Prostaglandin E1 and nitroglycerin reduce pulmonary capillary pressure but worsen ventilation-perfusion distributions in patients with adult respiratory distress syndrome. *Anesthesiology*. 1989;70:601–606.
57. Peterson G, Brickner M, Reimold S. Transesophageal echocardiography: clinical indications and applications. *Circulation*. 2003;107:2398–2402.
58. Horton S, Khodaverdian R, Chatelain P, et al. Left ventricular assist device malfunction: an approach to diagnosis by echocardiography. *J Am Coll Cardiol*. 2005;45: 1435–1440.
59. Amir O, Kar B, Delgado R, et al. Images in cardiovascular medicine: high left ventricular assist device flows resulting from combined native aortic valve and outflow valve regurgitation. *Circulation*. 2005;111:E34.
60. Maybaum S, Williams M, Barbone A, et al. Assessment of synchrony relationships between the native left ventricle and the HeartMate left ventricular assist device. *J Heart Lung Transplant*. 2002;21:509–515.
61. Mochizuli T, Olson P, Szlam F, et al. Protamine reversal of heparin affects platelet aggregation and activated clotting time after cardiopulmonary bypass. *Anesth Analg*. 1998;8:781–785.
62 Enrizuez L, Shore-Lesserson L. Point-of-care coagulation testing and transfusion algorithms. *Br J Anaesth*. 103:I-14–I-22.
63. Speis B. Blood transfusion: the silent epidemic. *Ann Thorac Surg*. 2001;72(suppl):1832–1837.
64. Murphy P, Connery C, Hicks G, et al. Homologous blood transfusion as a risk factor for infection as a risk factor for postoperative infection after coronary artery bypass graft operations. *J Thorac Cardiovasc Surg*. 1992;104:1092–1099.
65. Goldstein D, Seldomridge J, Chen J, et al. Use of aprotinin in LVAD recipients reduces blood loss, blood use, and perioperative mortality. *Ann Thorac Surg*. 1995;59:1063–1068.
66. Hardy J, Belisle S, Van der Linden P. Efficacy and safety of activated recombinant factor VII in cardiac surgical patients. *Curr Opin Anaesthesiol*. 2009;22:95–99.
67. Bruckner B, DiBardino D, Ning Q, et al. High incidence of thromboembolic events in left ventricular assist device patients treated with recombinant activated factor VII. *J Heart Lung Transplant*. 2009;28:785–790.
68. Mayer S, Brun N, Begtrup K, et al. Recombinant activated factor VII for acute intracerebral hemorrhage. *N Engl J Med*. 2005;352:777–785.
69. Fowler N. Cardiac tamponade: a clinical or an echocardiographic diagnosis? *Circulation*. 1993;87:1738–1741.
70. Kuvin J, Harati N, Pandian N, et al. Postoperative cardiac tamponade in the modern surgical era. *Ann Thorac Surg*. 2002;74:1148–1153.
71. Peters J, Fraser C, Stuart R, et al. Negative intrathoracic pressure decreases independently left ventricular filling and emptying. *Am J Physiol*. 1989;257:H120–H131.
72. Riha H, Netuka I, Kotulak T, et al. Anesthesia management of a patient with a ventricular assist device for noncardiac surgery. *Semin Cardiothorac Vasc Anesth*. 2010; 14:29–31.

第 11 章

机械循环支持的外科技术

Mark S. Slaughter

关键点

由于过去 10 年人工血泵在可靠性方面取得了长足进步，现有的机械循环支持（MCS）装置体积显著减小，在治疗严重心衰患者时的死亡率和并发症发生率也明显下降。目前，对有安装 MCS 指征的人群（从新生儿到老年人）而言，已有多种心室辅助装置（VADs）可供选择。从小型的可经皮植入的导管泵到需要较大手术和经严格专业训练的心外科医生才能植入的全人工心脏。根据患者的病情和病因，VAD 辅助治疗时间可从数天到几年。

植入 MCS 装置的手术方法主要取决于 VAD 装置本身。短期的 VAD 通常是体外泵或者是血管内置泵。长期的左心室辅助装置（LVADs）多是需要开胸手术的可植入装置。不管使用的是哪种 LVAD，影响患者死亡率的主要术后并发症是出血[1-5]。继发于多器官功能衰竭的凝血性疾病、术中凝血因子消耗、抗凝治疗以及植入手术本身都会导致出血[6]。这就需要严谨细致的手术操作以避免出血并发症并达到最佳的循环支持。具体措施包括尽量减少体外循环（CPB）时间，减少过度游离组织，维持正常体温以及对薄弱组织部位加强缝合；另外，合理使用血液制品、抗凝拮抗因子和促凝因子来维护凝血系统功能也非常重要。

左心室插管方法

植入长期 LVADs 必需行左心室插管，植入短期 LVADs 有时也会这样。左心室心尖是插管的首选位置，原因有二：(1) 可以彻底卸载心室负荷；(2) 可以避免因心室内血流停滞导致的血栓形成。心尖插管时，应建立 CPB 来避免空气进入血泵和动脉循环中，并且可以最大程度地检查左室腔内有无潜在血栓。插管位置应该在心尖的前外侧，距前降支 2 ~ 3cm，插管应指向左室腔中部以避免被室间隔或左室外侧壁阻塞（图 11-1）。可通过食管超声来确认插管位置，并在开始循环辅助之前调整好最佳位置。一些患者可能有卵圆孔未闭；如果存在卵圆孔未闭，必须将其闭合以免在 LVAD 支持期间发生右向左分流。

尽管左室心尖插管是 LVAD 的首选，但如果患者合并左室室壁瘤或心尖组织缺血薄弱则无法从心尖插管，这种情况应选择左心房插管。如果预计辅助时间较短时，也可选择左心房插管。

Thoratec 体外（Paracorporeal）型 VAD（Thoratec Corp，Pleasanton，CA）（表 11-1）[7]和体内（intracorporeal）型 VAD（表 11-2）[8]有多种类型的左室插管。插管的选择是基于插管的

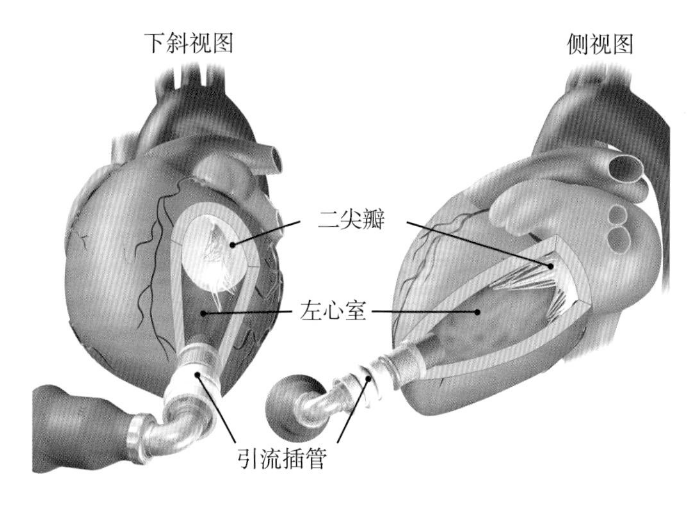

图 11-1 LVAD 左心室内引流插管内的正确安置。

类型和部位，以及是单心室还是双心室辅助（图 11-2）。Thoratec 的引流插管都包括一个插管外壁的毡片袖口，用于固定插管位置。在心尖做环形多个褥式垫片缝合，直径为 3 ~ 4cm（图 11-3）。在心尖环形缝线的中央用刀片和剪刀或者 12mm 直径的 环形切割刀切开左心室。检查左室腔有无血栓后，将插管通过心尖切口插入左心室。将环形缝线穿过毡片袖口，打结固定管道。固定好管道后，将管道从腹壁的肋下切口拉出，与血泵连接。装置的血液引流和流出管道的正确位置很重要，可避免其与血泵连接后管道扭曲打折。Thoratec 管道表面有丝绒，在穿出身体部位可与组织紧密粘连。

表 11-1	Thoratec 体外式心室辅助装置可用的插管
流出道动脉插管	短，直，15cm 的直管和 30cm 的管道（14mm 的 ID）
	短，弯曲，15cm 的弯管和 30cm 的管道（14mm 的 ID）
	长，直，18cm 的直管和 30cm 的管道（14mm 的 ID）
	长，弯曲，18cm 的弯管和 30cm 的管道（14mm 的 ID）
	直长，18mm 的管道；18cm 的长直管和 30cm 的长管道（18mm 的 ID）
	超长的，直的，18mm 管道；20cm 的直管和 30cm 的管道（18mm 的 ID）
密封的动脉插管	短，直，15cm 的直管和 30cm 的管道（14mm 的 ID）
	短，弯曲，15cm 的弯管和 30cm 的管道（14mm 的 ID）
	长，直，18cm 的直管和 30cm 的管道（14mm 的 ID）
	长，弯曲，18cm 的弯管和 30cm 的管道（14mm 的 ID）
	直长，18mm 的管道；18cm 的直管和 30cm 的管道（18mm 的 ID）
	超长的，直的，18mm 管道；20cm 的直管和 30cm 的长管道（18mm 的 ID）
心房内引流插管（笼尖）	短，带 10cm 丝绒袖口的 25cm 直角管
	长，带 10cm 丝绒袖口的 30cm 直角管
	长管，带超长的丝绒袖口；带 13cm 丝绒袖口的 30cm 直角管
尖端斜面的心房引流插管	短，带 11cm 丝绒袖口的 25cm 直角管
	长，带 11cm 丝绒袖口的 30cm 直角管
心室内引流插管	两个侧孔；20cm 的直管；5cm，16mm 外径光滑头（斜面，带两个侧孔）
	超长，带两个侧孔；25cm 的直管；和 5cm，16mm 外径光滑头（斜面，带两个侧孔）
	钝尖，27cm 直管和 2.5cm，16mm 外径丝绒覆盖头（钝，无侧孔）
	超长，钝尖，29cm 直管和 2.5cm，16mm 外径丝绒覆盖头（钝，无侧孔）
	短，弯曲，16cm 的弯管和 3cm，16mm 外径丝绒覆盖头（斜面，无侧孔）
	长，弯曲，21cm 的弯管和 3cm，16mm 外径丝绒覆盖头（斜面，无侧孔）
	长，大头，28cm 直管和 4cm，19mm 外径光滑头（斜面，无侧孔）

ID：内径；OD：外径。

表 11-2	Thoratec 体内式心室辅助装置可用的插管			
插管类型	长度	插管内径	插管尖端内径	插管形状
心室引流插管	短（钝头）：8cm	16mm	13mm	弧形
	短（斜面）：9cm			
	长：13cm			
心房引流插管	短：17cm	11 ~ 16mm	11mm	90°
	长：22cm	锥形的		弯曲
动脉流出插管	短：8cm	16mm	14mm	短：
	短			直和弯曲
	弯：8cm			
	长：11cm			长：弯曲
密封动脉流出插管	短：8cm	16mm	14mm	短：直
	长：11cm			长：弯曲

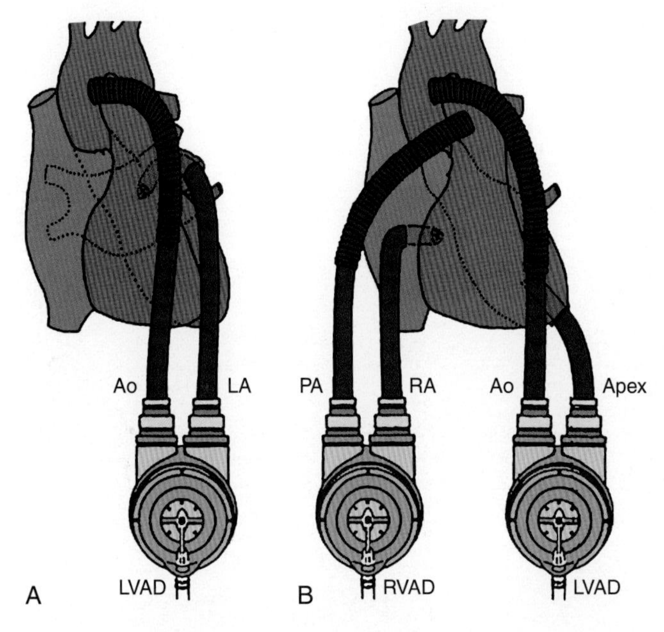

图 11-2 单心室和双心室辅助的插管选择。A，采用左心耳引流插管和引流管道与升主动脉吻合的左心室辅助。B，双心室辅助装置（VAD），右心室辅助的引流插管在右心房和流出管道吻合到主肺动脉。左心室辅助装置（LVAD）引流插管在左心室心尖和流出管道吻合到升主动脉。

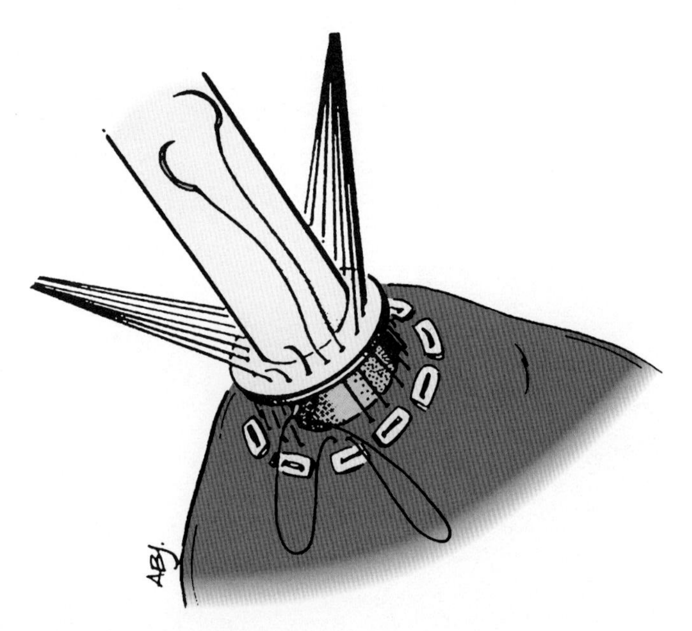

图 11-3 Thoratec 体外式和体内式心室辅助装置（VAD）插管的植入。插管通过心尖打孔插入左心室并用 12 针穿过心肌和插管毡片袖口的缝线来固定。

ABIOMED BVS/AB 5000（ABIOMED，Inc，Danvers，MA）的单心室或双心室辅助的插管部位与 Thoratec VAD 相似[9,10]。ABIOMED 的引流管道用金属线加强，40cm 长，有多种型号可选（表 11-3）。插管有可塑形的或直角或钝头或 open-tip 型的。在左心室心尖缝两个荷包缝线，套止血带（图 11-4）。心尖刺入切开，插入插管，收紧止血带固定管道。这种插管及拔管方法不用体外循环，但必须保证左室血液充盈以免进气。

表 11-3	ABIOMED BVS/AB 5000 可用的插管	
支持	部位	尺寸
左侧引流	左心房，房间沟	32Fr，42Fr
左侧引流	右上肺静脉	32Fr
左侧引流	左心室心尖部	32Fr，42Fr
左侧流出	升主动脉	10mm，14mm
右侧引流	右心房中壁	32Fr，42Fr
右侧流出	肺动脉	10mm，14mm

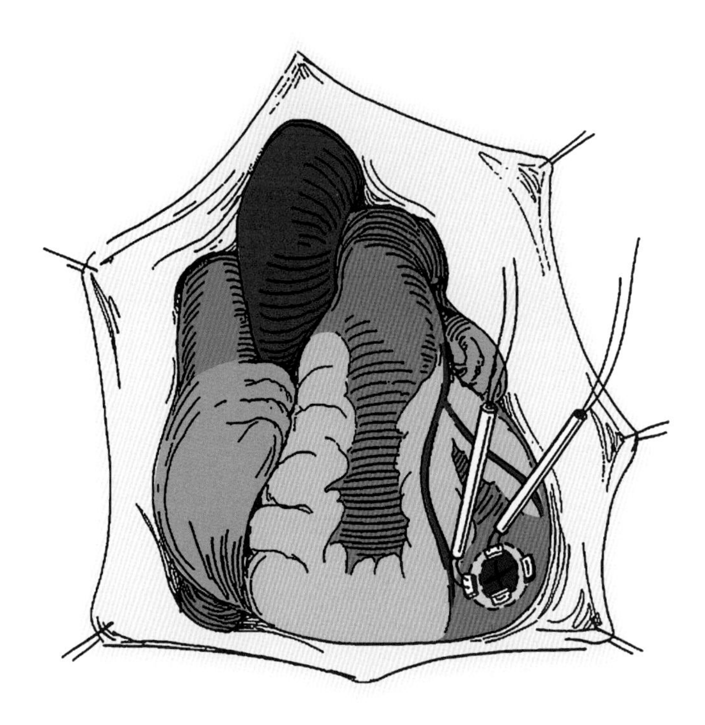

图 11-4 ABIOMED BVS/ AB5000 左心室插管的准备。两个带垫片荷包缝线放在心尖上，做一个十字切口。每个缝线的止血带用于插管插入后固定。（From DiCorte CJ，Van Meter CH Jr. Operative Techniques in Thoracic and Cardiovascular Surgery：A Comparative Atlas 1999；4:301-317.）

大多数长期、植入式的 LVADs 的左心室插管位置与上述相同，但用于插管的缝合袖口和打孔装置不同。长期、植入式的 LVADs 影响手术植入的设计特点总结见表 11-4。HeartMate XVE 和 HeartMate Ⅱ LVADs（Thoratec Corp）使用同样的引流插管，由于二者的血泵都放在膈肌下，引流管植入方法也一样。

在 CPB 支持下，在心尖的前外侧，距前降支 2 ~ 3cm 处用环形切割刀刺入左心室，旋转并下压直至在心肌打出个全层厚度的孔洞（图 11-5A）。通过孔洞检查有无左室血栓。围绕孔洞的心肌上做全层间断缝合，并穿过缝合袖口的毡片部分（图 11-5B）。打结将缝合袖口固定在心尖打孔处（图 11-5C）。缝合袖口是柔软的硅橡胶和 Dacron 材料，中央包裹硬的塑料材料使其保持圆形。袖口的缝线可用毡片条加固。引流管插入并通过缝合袖口和管道外面的环形缝线打结来固定。

HVAD（HeartWare，Inc，Framingham，MA）的植入与 HeartMate VADs 不同。HVAD 的缝合袖口的使用不同，引流管和血泵是一体的，并且打孔刀有一个堵塞器尖端[11]。缝合袖口连接在心尖的前外侧，距前降支 2 ~ 3cm 处，预置 12 针带垫片缝线（图 11-6）。开始 CPB 后，在缝合环内做一个全层的十字切口（图 11-7）。打孔装置的堵塞器尖端插入心室；旋转环形刀，左室上完成打孔。血泵和引流管插入左室并通过打结收紧缝合环内的钛环来固定（图 11-8）。该系统的优点是在做心尖切口前就固定好缝合环，减少了 CPB 时间。

Jarvik 2000 的植入与 HeartMate 和 HeartWare VADs 的植入方法不同，因为它没有引流管道，整个泵都放在左室里。除了袖口被剪成斜面使血泵朝向二

表 11-4 常用的长期左心室辅助装置特性

设备	重量和置换容积	泵的位置	引流管直径	流出管直径
HeartMate XVE	1250g，450ml	腹腔或腹膜外	19mm	20mm
HeartMate Ⅱ	390g，63ml	腹腔或腹膜外	20mm	16mm
thoratec PVAD	419g，318ml	体外式	16mm	14mm 或 18mm
thoratec IVAD	339g，252ml	腹膜外	11mm 或 13mm	14mm
ABIOMED BVS	NA	床旁	32Fr 或 42Fr	10mm 或 14mm
ABIOMED AB	NA	体外式	32Fr 或 42Fr	10mm 或 14mm
CentriMag	31ml 的预充量	床旁	多种	多种
HeartWare HVAD	145g，50ml	心包	21mm	10mm
Jarvik 2000	90g，25ml	心室内	NA	16mm
DuraHeart	540g，196ml	腹膜前	12mm	12mm

IVAD：体内式心室辅助装置；NA：不详；PVAD：体旁式心室辅助装置。

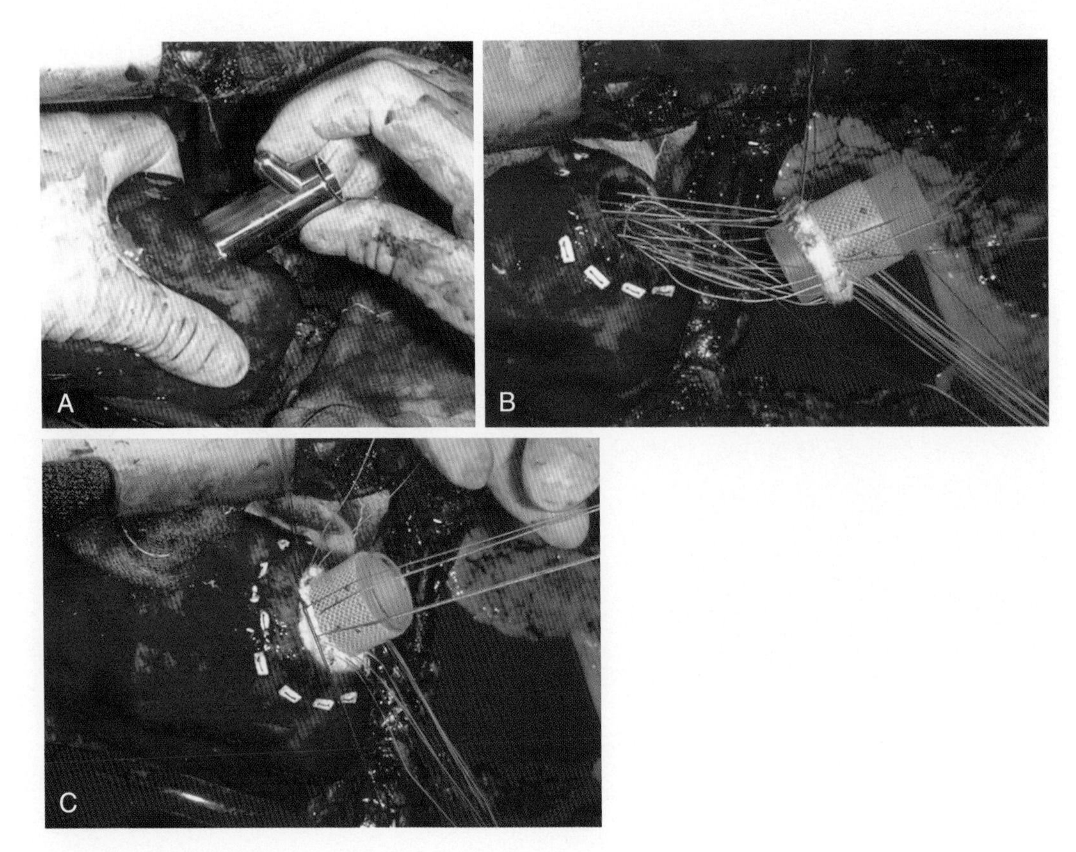

图 11-5 A，HeartMate 引流插管的插入。HeartMate 打孔刀用于在左心室打孔来插入引流插管。B，12 针带垫片缝线将缝合袖口与心室固定。C，结扎缝线将袖口与心脏固定。

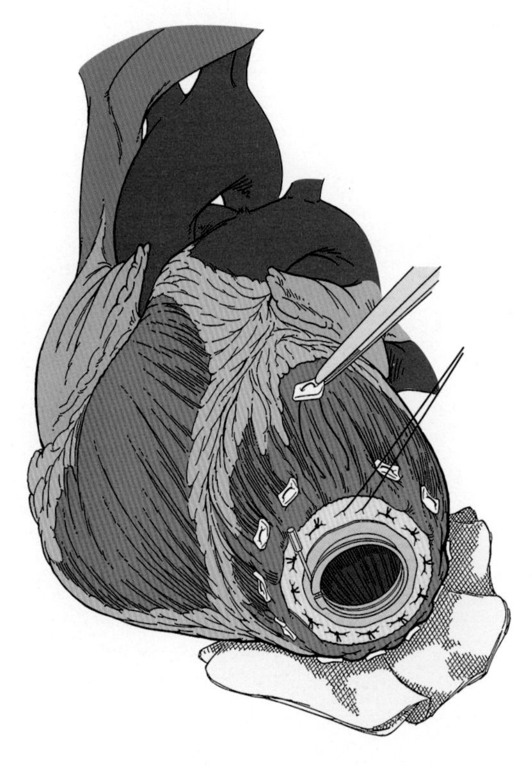

图 11-6 HVAD 的缝合袖口缝到左心室心尖。

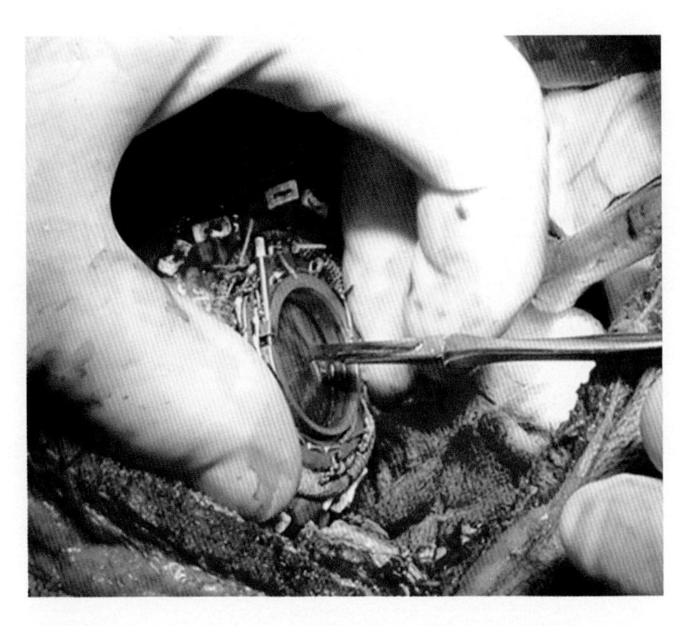

图 11-7 在缝合环内做全层厚度的十字切口来插入打孔刀的堵塞器。

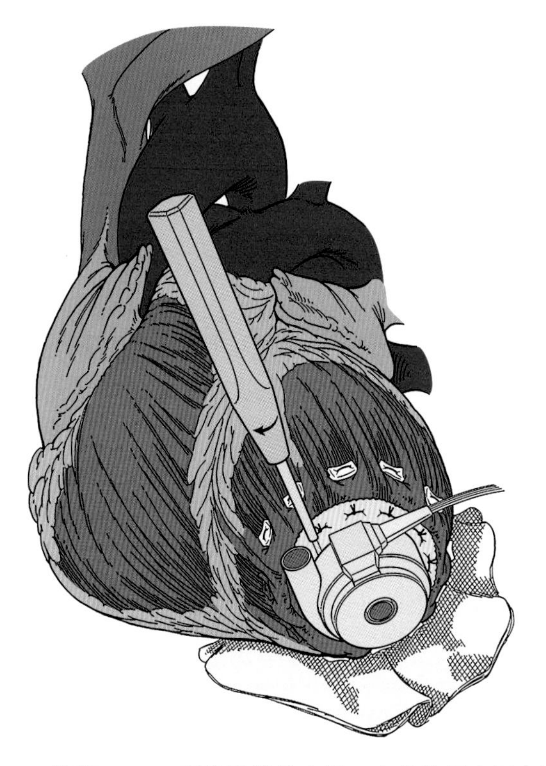

图 11-8 拧紧 HVAD 引流插管缝合袖口内的钛环来固定泵的位置。

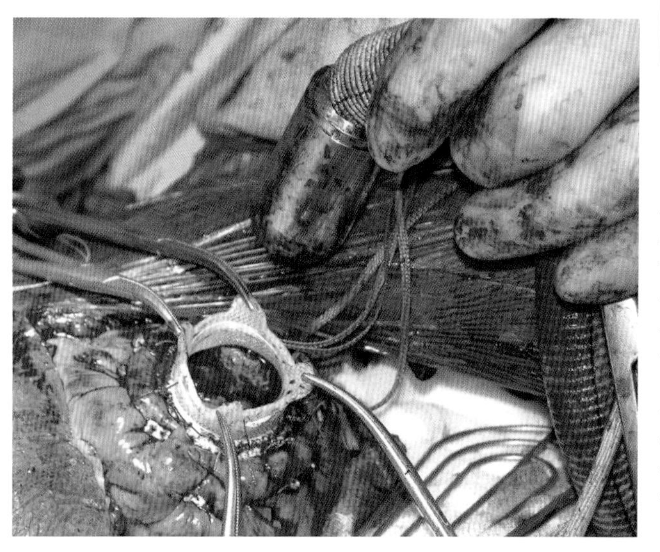

图 11-9 Jarvik 2000 装置的植入。固定好缝合袖口，做左心室切口，植入 Jarvik 2000 装置。

尖瓣，缝合袖口的放置和心尖打孔与前述方法几乎一样。CPB 支持下完成左室打孔，首先，心室做一十字切口。环形刀的堵塞器尖端经过袖口插入心室，向心肌按下切割刀。旋转并在心尖打孔。然后插入血泵并用两个棉带围绕袖口和血泵打结固定（图 11-9）。

VAD 流出管道

除了经皮植入 VADs 和 CentriMag device（Levitronix，Waltham，MA），每个 VAD 装置有专门的流出管道和动脉插管。这些管道的直径为 10 ~ 20mm。有些是多孔的，有些是胶原涂层的以减少渗透性。为减少出血，非涂层的多孔管道需要用患者血液或其他材料如白蛋白或外科胶黏剂（如 BioGlue，Cryolife，Kennesaw，GA）预凝。表 11-1 ~表 11-4 列出了不同 VAD 装置的流出道管道尺寸。每个 VAD 装置的管道在植入前都有专门的特殊处理步骤。

流出泵后血液输出道管道吻合前，应该修剪至合适长度，其尖端按管道方向剪成斜面，上述处理是防止管道扭曲所必需的。管道过长或过短可导致其与血泵连接后吻合口处张力过大[12]。管道通常位于胸骨下，二次开胸时易损伤管道。因为管道充满血液后会伸展开。估测合适长度时应将管道人为拉直，主动脉管道应该剪成约 30° 斜面，肺动脉管道斜面应更大。

LVAD 支持时流出管道吻合于升主动脉，右室辅助装置的流出管道吻合于主肺动脉（图 11-10）。LVAD 流出管道的首选吻合位置是升主动脉的前外侧，但 CABG 患者的吻合位置随冠脉血管桥的位置不同而不同。目标血管上侧壁钳阻断，纵向切开，切口长度同管道直径大小，用聚丙烯缝线吻合流出管道。开放侧壁钳，排气，仔细检查吻合口。如果需要，可用间断带垫片缝线或毡片条进行吻合口加固（图 11-11）。

血泵放置

血泵放置位置主要取决于预计使用 VAD 支持的时间。表 11-4 列出不同 VAD 的放置部位。短期装置，如 ABIOMED BVS 和 CentriMag，血泵放在患者附近的床旁，通过 PVC 管道与植入的插管相连。ABIOMED AB5000 和 Thoratec 体旁型 VAD 的血泵放置在患者的腹壁表面，它们的支持时间是数周到

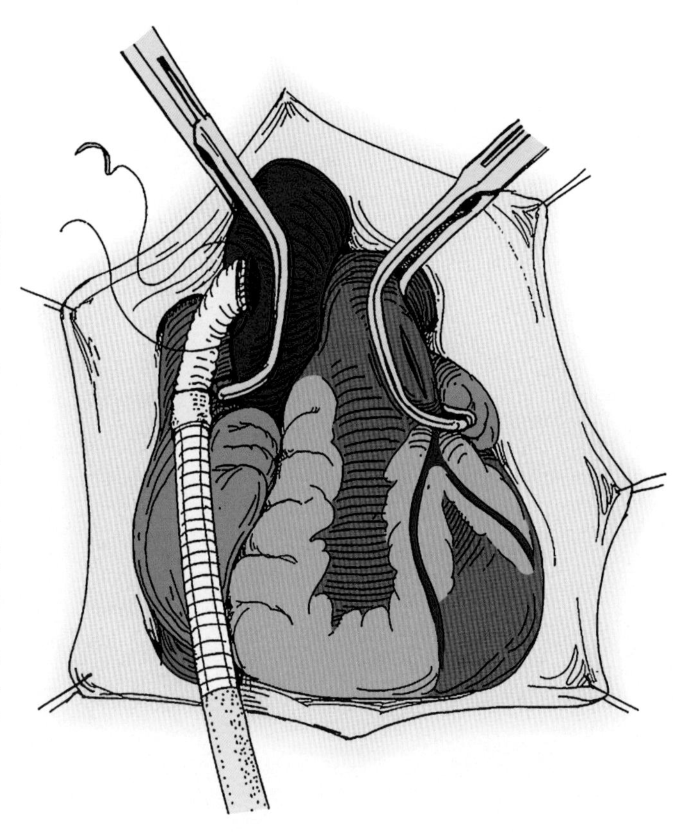

图 11-10 心室辅助装置（VAD）流出管道吻合到升主动脉和主肺动脉。（From DiCorte CJ，Van Meter CH Jr.Operative Techniques in Thoracic and Cardiovascular Surgery：A Comparative Atlas 1999；4:301-317.）

图 11-11 显示主动脉流出管道吻合口用毡片条加固。

数月。长期装置用于心脏移植过渡及终点的血泵，可植入到腹腔、心包腔或左心室内。两个放置位置比较特殊的短期 VAD 装置是 Impella（ABIOMED，Inc，Danvers，MA）和 TandemHeart（CardiacAssist，Inc，Pittsburgh，PA）。这两种装置的植入技术将在下文中分别描述。

HeartMate XVE，HeartMate Ⅱ LVADs，Thoratec IVAD 和 DuraHeart（Terumo Heart，Inc，Ann Arbor，MI）的血泵通常放置于肋下的腹膜前皮下（图 11-12）[12-15]。血泵放在腹腔内还是腹膜前有争议，但由于前者有严重的腹部并发症，多数医生首选把血泵放于腹膜前皮下[16-19]。皮下囊袋建立在腹直肌后鞘和腹横筋膜上面，腹直肌和腹内斜肌下面。另外，血泵也可放在腹腔内左上 1/4 象限内。既往有腹部手术史或躯干较短的患者首选将血泵放在腹膜前。腹膜前放置还可以避免装置和肠道发生粘连。腹膜前放置的缺点包括囊袋血肿，囊袋和出口感染，伤口裂开，血泵表面皮肤磨损。瘦弱的患者和安装过植入式自动心脏除颤器的患者首选腹腔内放置血泵。腹腔内放置血泵的缺点包括膈肌疝，伤口裂开，肠粘连及肠梗阻，以及周围组织的磨损[20,21]。

由于 Jarvik 2000 血泵很小，可以放置在左心室内（图 11-13）。它可通过胸骨正中切口将流出管道吻合于升主动脉，或通过左侧开胸将流出管道吻合于胸降主动脉[22]。血泵放于心室内有两个优点：（1）避免了腹部手术，（2）装置不占用心包腔。Jarvik 2000

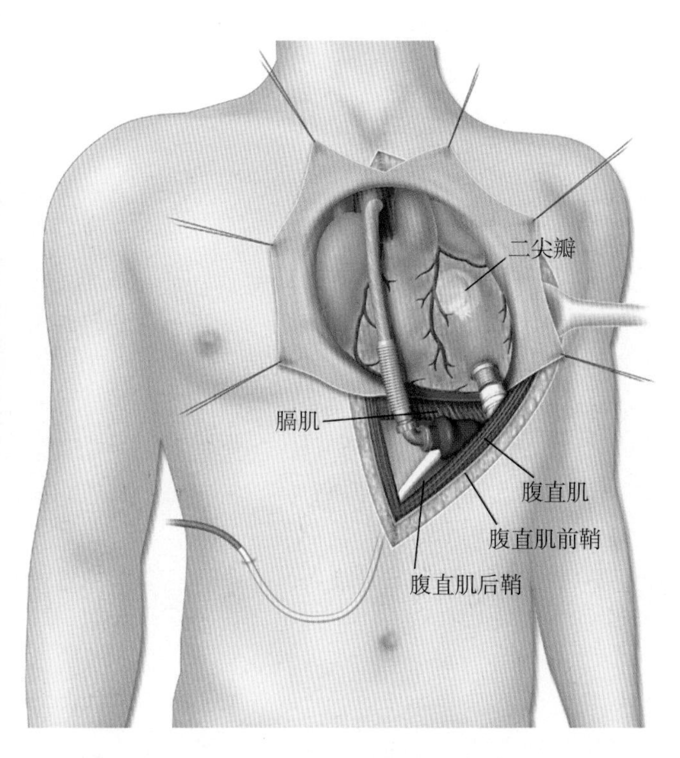

图 11-12 HeartMate Ⅱ 左心室辅助装置（LVAD）泵位于腹膜前囊袋。

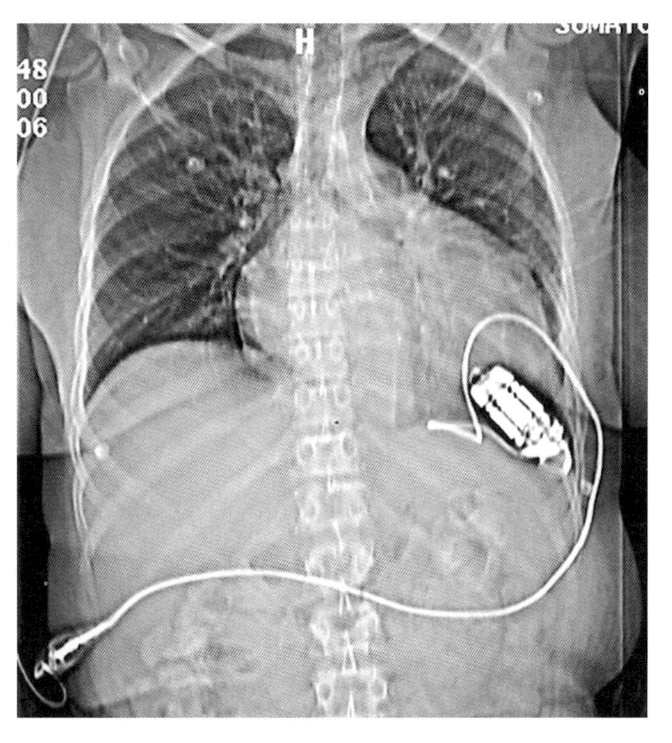

图 11-13　胸部 X 线片显示在左心室的 Jarvik 2000 血泵。

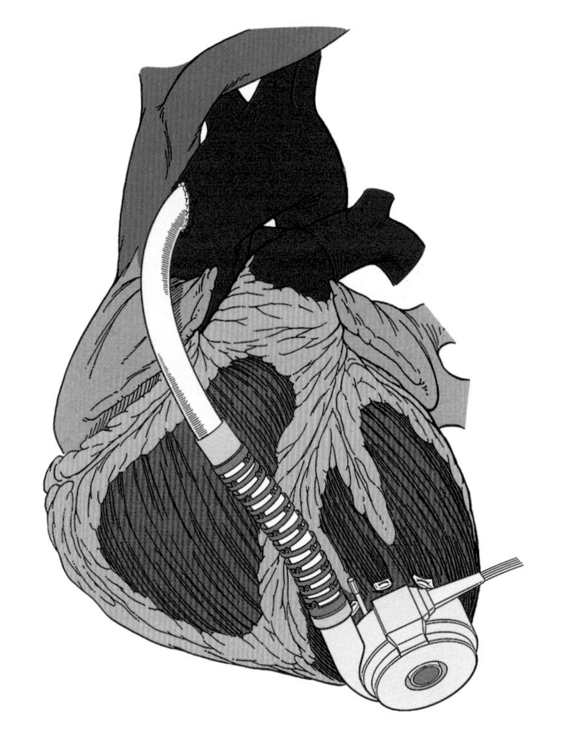

图 11-14　HeartWare HVAD 泵位于心包内左心室心尖。

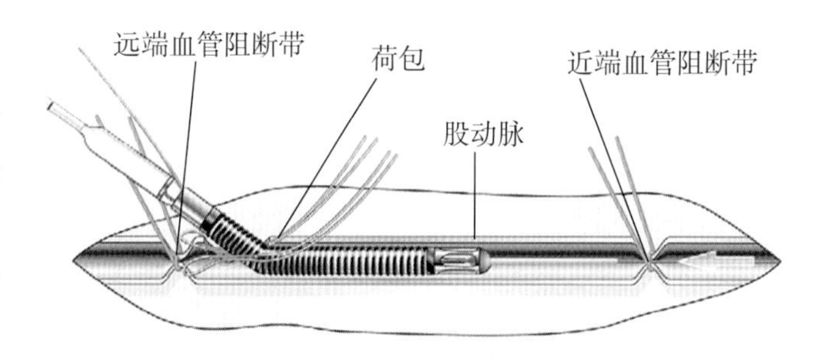

图 11-15　Impella 5.0 设备，通过股动脉切开植入。结扎来控制插管处出血。

的流出管道是为胸降主动脉设计的，可通过左侧开胸植入。但是，流出管道吻合于降主动脉会导致主动脉根部血流停滞，有致命性血栓形成的风险[23,24]。

HVAD 是一种集成引流管道和机械泵为一体的小型血泵，可通过胸骨正中切口在 CPB 支持下植入[11]。HVAD 可放在心包腔内的心尖或左心室膈面，流出管道吻合于升主动脉（图 11-14）[25]。该装置用带钛 C-clamp 的缝合袖口来固定。由于无需进入腹腔，避免了腹部并发症。

Impella 5.0 装置是一种独特的，经介入导管输送的 LVAD，可通过股动脉切开或开胸状态直接经主动脉植入[26]。该装置命名为 5.0 表示可达到 5.0L/min 的最大血流量。该装置有两种设计：一种是经股动脉植入的，一种是直接从升主动脉植入的。从外周动脉植入的，须在 X 线透视下将 21Fr 的血泵和导管经股动脉，逆行经主动脉送入左心室（图 11-15）。植入过程中，股动脉切口远端和近端套阻断带控制出血。先送入 0.025 英寸的导丝尖端入左心室，导丝的近端经过猪尾导管的尖端，接着引导血泵进入股动脉，经过主动脉弓和主动脉瓣。股动脉内放入一个引导器，并用血管套带固定，可以保证远端的血流和植入部位不出血。导管上有压力感受器，可通过压力波形判断装置的位置是否正确。

对于正在开胸接受其他心脏手术的患者，如果升主动脉有足够空间，可以直接经主动脉植入 Impella 5.0 LVAD[27-29]。直接经主动脉植入时，在升主动脉端侧吻合一个 10mm 粗细的 Dacron 血管。将带两个硅胶塞子的导管插入血管，围绕塞子处结扎防止出血。血泵经过主动脉瓣放入左心室，通过压力波形确认血泵位置（图 11-16）。Impella 5.0 应用的禁忌证包括主动脉机械瓣置换术后、主动脉瓣狭窄、中重度主动脉瓣关闭不全和影响血泵植入的严重外周血管疾病。移除装置时，常规缝合股动脉或主动脉切口。

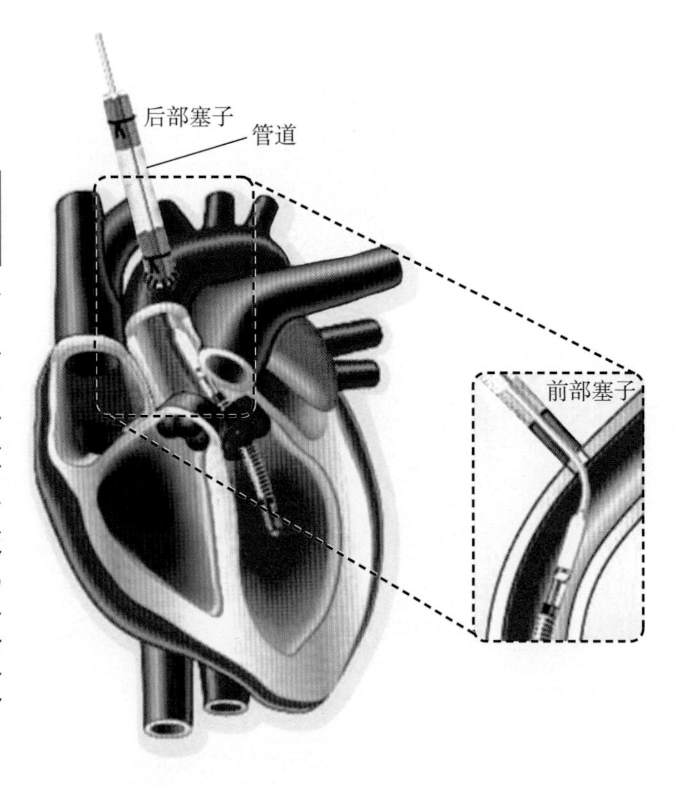

图 11-16 Impella 5.0 设备，直接插入到升主动脉。一个管道缝合到主动脉，插入带有两个用于止血的硅橡胶塞子的泵或插管。

经皮驱动管线的引出

所有的植入式 VADs 需要一个经皮的驱动线连接植入的血泵和外部电源及控制装置。驱动线路感染是最常见的植入式 VADs 装置的相关并发症之一[30,31]。为减少感染，驱动线路外表面用聚酯丝绒覆盖，使其与皮下组织紧密结合；此外，使驱动线路经皮下的隧道尽可能长，选择合适的出口部位以减少移动和外伤的影响也可降低驱动线路感染发生率。为增加皮下隧道长度，可采用 U 形隧道，或者在与血泵连接前将驱动线绕一圈再经隧道穿出（图 11-17）[6]。注意不要使驱动线弯曲角度过大，这样会使驱动线张力过大甚至折断。右侧肋弓下沿锁骨中线走行的出口适用于多数患者。但是，应考虑个体的解剖变异，所以出口的位置应该适时改变使其更稳固并便于护理。出口的直径应尽量与驱动线的直径一样，以减少皮下组织的暴露、或避免皮肤的张力过大。出口应该用缝线闭合并在皮肤愈合后拆除缝线。出口处固定好驱动线对于预防术后感染很关键。

VAD 装置排气及撤除体外循环

VAD 装置的排气和从 CPB 到 VAD 支持的转换是很关键的步骤，要避免灾难性的气栓发生。开放的胸腔和帮助 VAD 充盈的真空，使得装置和动脉循环内进气的风险很大。从 CPB 转换到 VAD 的过程应很缓慢。外科医生、麻醉师、灌注师和 VAD 操作师都必须十分小心避免装置进气。CPB 和 LVAD 支持加在一起不应超过心输出量的 100%。LVAD 植入后，自身心脏功能应该通过调整血容量、正性肌力药物、

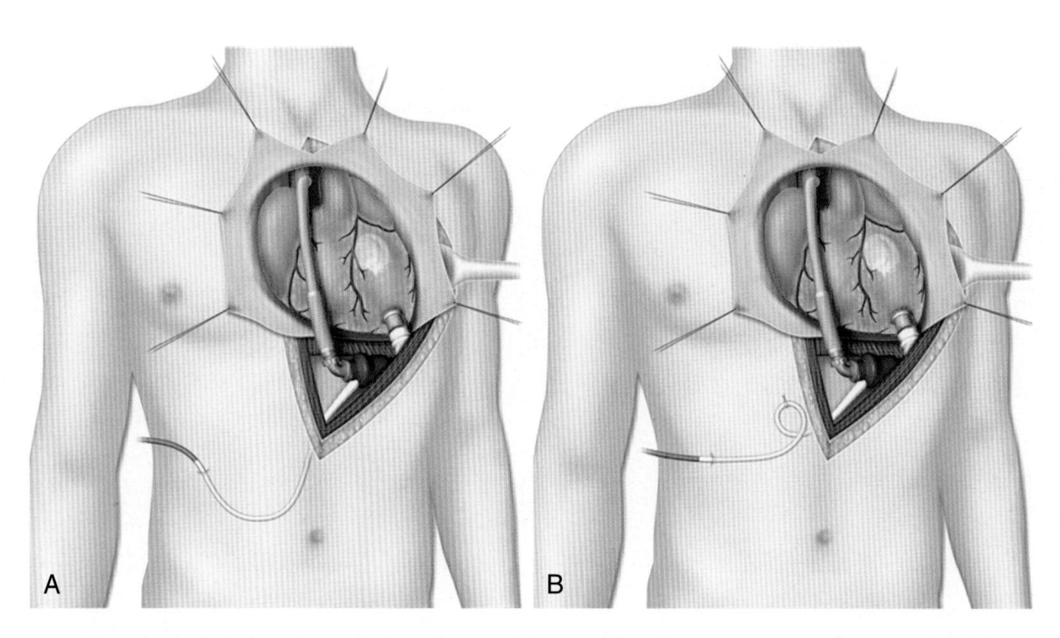

图 11-17 HeartMate Ⅱ左心室辅助装置驱动线的两种隧道技术，可最大限度地增加皮下组织和丝绒覆盖面的接触。A，U 形隧道。B，驱动线环出口部位恰好在锁骨中线肋下。

心脏电复律（如果有必要的话）来维持。CPB 流量逐渐减低，LVAD 支持应该从最小流量开始。心脏的血容量必须保持最佳状态——既不过度充盈也不空虚。有些中心通过监测左房压来评估左室容量，但这也增加了进气风险，因为左心系统又多了个可能进气的部位。

为避免连接插管时血泵进气，血泵和插管应该用生理盐水或血液预充排气。当引流和流出插管均就位时，与预充好的血泵连接。缓慢松开主动脉阻断钳，使血液回流。也可以在连接时用生理盐水持续浇注其上。在大多数情况下，连接插管与血泵后，仍然会用阻断钳阻断流出道管道，用排气针在管道的最高点刺入排气（图 11-18）。小心旋转血泵，轻敲排除装置内气体。可能的话，手动缓慢开动装置。当无法手动开启时，将血泵放在最小速度。

排气过程中，保持左室足够的血容量使血液前向流动经过血泵和心脏十分重要。当管道和血泵中所有空气排净后，CPB 流量减至最小值（1 ~ 2L/min）。转换过程中用食管超声来监测左室、主动脉及流出道管道是否存在空气[32]。当 LVAD 流量稳定，出血很少，自身心脏功能足够时，移除 CPB 插管。某些 VAD 装置有专门的辅助装置用来辅助排气；应该根据厂家的推荐使用这些装备。

经皮左心室辅助装置

Impella 2.5 和 TandemHeart 是为心源性休克或高风险冠脉介入手术提供短期支持的 LVADs[33-35]。患者在辅助期间必须卧床限制活动。由于植入过程需要 X 线指引，通常在心脏导管室完成。很少需要外科手术来植入。

Impella 2.5 是导管携带的轴流 LVAD，可以提供最多 5 天的支持。用于为心源性休克或高风险冠脉介入手术提供短期支持[36]。装置通过股动脉植入，经主动脉逆行穿过主动脉瓣进入左心室（图 11-19）。当血泵工作时，血液从左室通过导管抽出，泵入升主动脉。0.035 英寸的导丝，6Fr 或 8Fr 的扩张器和 13Fr 的引导器，用来植入血泵。12Fr 的血泵和导管经过

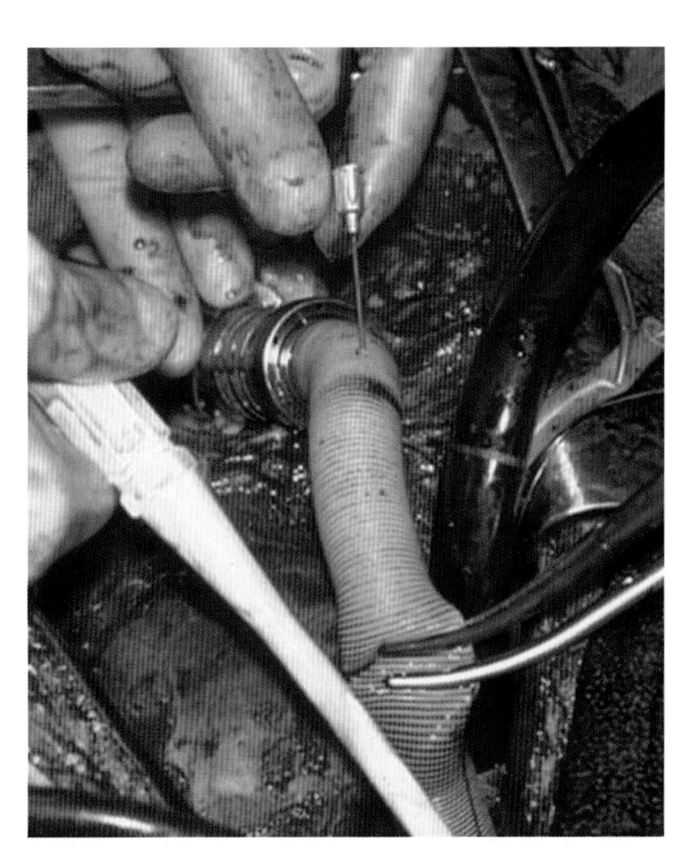

图 11-18 泵和流出管道的排气。针放在管道的最高点，让空气逸出而泵设置在最小的流量。

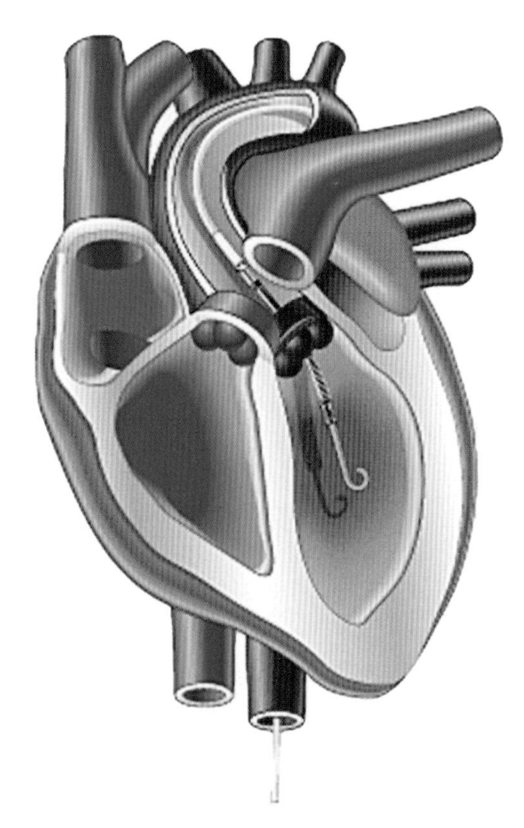

图 11-19 从股动脉经皮插入 Impella 2.5 装置后的位置。导管尖端在左心室，泵在升主动脉。

导丝在X线引导下植入。如果撤除装置后出血过多，可能需要外科手术缝合股动脉。

TandemHeart装置是个体外离心泵LVAD，可将血液从左房泵到股动脉（图11-20）[37]。在X线引导下，插管通过房间隔穿刺完成。0.035英寸的猪尾导丝植入左房，2级（14Fr和21Fr）扩张器用来扩大房间隔穿刺点。21Fr的经房间隔引流插管有一个大的端孔和14个侧孔，植入左房并与血泵引流部相连。连接到血泵流出管道的15Fr或17Fr插管插入股动脉。有时股动脉很细，可选择用12Fr或14Fr管道双侧股动脉插管。当患者心功能恢复到可以撤除装置时，在床旁撤除插管。用手压迫穿刺部位通常足以止血。小的房间隔缺损和不多的右向左分流通常在几周内消失。

体外膜肺氧合

体外膜肺氧合（ECMO）最初主要用来支持严重呼吸衰竭的儿童和成人。自从1965年首次应用以来[38]，ECMO的临床应用由于其复杂性、高并发症和结果欠佳受到限制[39,40]。随着插管技术和生物材料的进步、医疗护理的提高，ECMO的应用逐渐增多并且适应证也越来越广。ECMO适应证包括药物治疗无效的严重心肺衰竭并且需要快速的循环或呼吸支持来挽救患者生命。静脉动脉ECMO用于心肺支持；静脉静脉ECMO只用于呼吸支持。心脏骤停、心脏切开术后和心梗后心源性休克、原发性严重呼吸衰竭等情况下，ECMO都是有效的。

ECMO的基本组件包括动脉和静脉插管、中空纤维氧合器、离心泵、氧气混合器和热交换器（图11-21）。不同单位所用的组件有所不同，但最常用的泵是CentriMag和BioPump（Medtronic，Eden Prairie，MN）。CentriMag泵的优点是叶轮片无轴承无摩擦，减少产热和血栓形成。另外，肝素涂层管道、插管、连接器、氧合器和血泵经常用于减少血栓及对抗凝治疗的需要。对血流停滞的部位，如左房和左室，需要持续肝素抗凝来预防血栓。接受ECMO治疗的患者要维持活化凝血时间180 ～ 220秒。

ECMO可以采用很多插管技术，具体取决于患者的临床状况。对于无法撤除CPB的患者，可以用已有的右房和主动脉插管，将ECMO管路变成便携的系统。插管部位用荷包缝线和止血带加强；插管从胸壁上引出。胸骨不用钢丝闭合，只缝合皮肤。有些外科医生喜欢将插管位置挪到股动静脉，这样可以将胸骨完全闭合，日后撤除插管可以在床旁完成。由于需要用较粗插管，对有外周血管病的患者无法从外周插管。

ECMO可以通过经皮外周静脉-动脉插管或静脉-静脉插管快速建立。经皮插管不需要外科手术切开，插管部位出血并发症很少。标准的经皮插管，静脉引流管要经过股静脉插到右心房水平，动脉回流管插到股动脉或股静脉。静脉-静脉ECMO的静脉引流管在右心房，泵后血液输出管到股静脉。由于静脉-动脉ECMO氧合血从股动脉泵入会增加左室后负荷，用主动脉内球囊反搏和血管扩张药可增加心输出量。静脉-动脉ECMO如果从股动静脉插

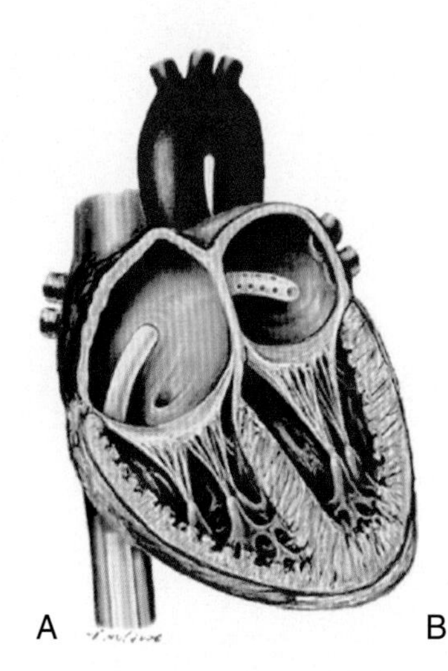

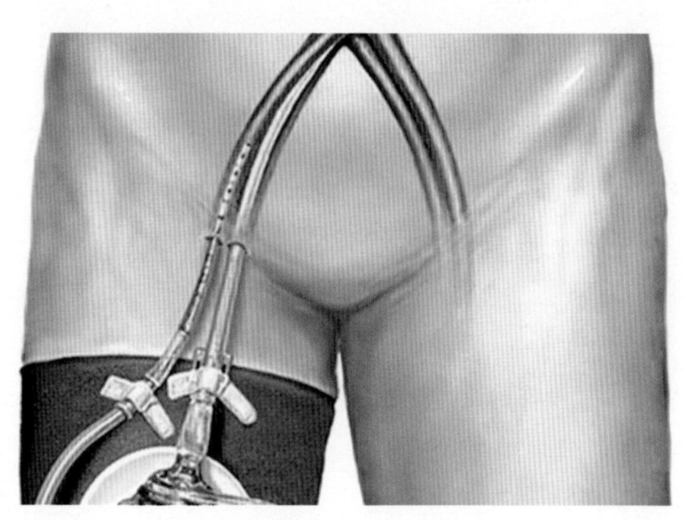

图 11-20 A和B，TandemHeart装置植入。TandemHeart插管是经皮通过股静脉和动脉插入（B）。引流插管的尖端定位在穿过房间隔在左心房（A）。

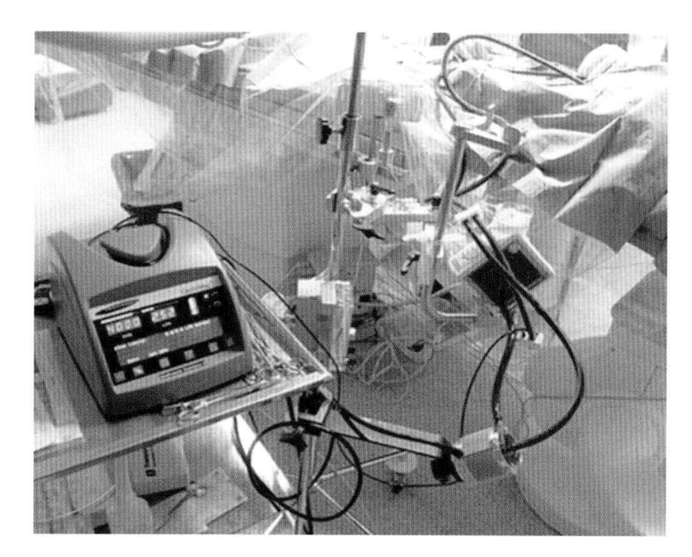

图 11-21　典型的体外膜肺氧合系统（ECMO）在床旁，包括一个 CentriMag 控制台和泵、一个氧合器、一个气源和一台监视器。

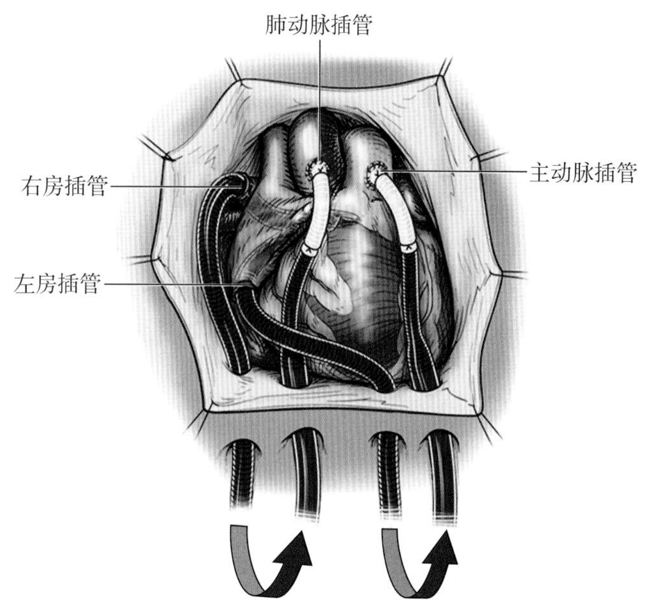

图 11-22　用 CentriMag 装置行双心室支持的插管。左心室辅助装置（LVAD）引流插管通过右上肺静脉插入左心房，流出管道在升主动脉。右心室辅助装置引流插管通过心耳放置到右心房，流出管道在主肺动脉。LVAS：左心室辅助系统；RVAS：右心室辅助系统。

管，应当选择能插入的较粗插管（如静脉引流管选 18Fr ～ 28Fr，动脉插管选 16Fr ～ 20Fr）。长的二阶梯管是理想选择，因为它可以插到右房水平。为减少下肢缺血，在动脉插管部位的近远端都要插动脉管，20Fr 的插管朝主动脉方向，10Fr 的插管朝下肢远端。

ECMO 通常用来支持患者 2 ～ 3 天时间，但少数患者支持时间达数周。ECMO 的支持时间与严重并发症，如出血、感染、肾衰和血栓栓塞等发生率直接相关[41]。氧合器失效和血泵血栓形成的发生率也随支持时间的增加而增加。

CentriMag 心室辅助装置

CentriMag 心室辅助装置（VAS）没有特殊的插管要求，可用于多种情况[42-44]。CentriMag VAS 可用于 CPB、ECMO 下心脏切开后双心室辅助。插管通常采用标准的 CPB 插管和技术。CentriMag VAS 的多种插管选择使得该装置可用于广泛的患者。图 11-22 是用 CentriMag VAS 进行双心室辅助的标准插管方法。首选可塑形的、金属线加强的引流插管和粗的低阻力的流出道插管。对于心脏切开术后心衰患者，可以使用已有的 CPB 插管。对于左侧 VAS 支持，32Fr 的引流插管插入上下肺静脉连接水平的左心房或直接插入左心室。22Fr 的流出道动脉插管插入升主动脉，如果无法插入升主动脉，也可插入股动脉。对于右室支持，可使用 CPB 静脉引流插管，动脉插管部位在肺动脉。

插管和管路连接完成后，将 CPB 流量减到最低水平（1 ～ 2L/min）以使心室充盈。当 VAS 开始工作并运行良好时，停止 CPB。血泵速度逐渐增加直至达到所需的心排量水平并确认没有负压情况发生。如果有左房压力监测，应维持压力在 10 ～ 15mmHg。当增加流量时，操作人员应监测泵的转速，患者自身和辅助循环管路有无负压现象。应实时监测 VAS 的流量和患者的总心排量、中心静脉压、肺毛细血管楔压和动脉压，因为血流动力学在手术中可能不断变化。和大多数短期辅助泵一样，CentriMag 泵的流量可以进行调节以评估右室或左室数小时到数天的恢复情况，而不是简单看一下是否需要继续辅助。

非体外循环心室辅助装置植入

如果手术切开了左室或心脏手术导致心功能受损，植入 VAD 时常规要使用 CPB。但是，CPB 可能会加重已有的终末器官衰竭和术后凝血功能异常。非体外循环下植入 VAD 对存在终末器官衰竭和既往有心脏手术史的患者有好处。有很多非体外循环下植入 VAD 的报道。但此技术需要仔细计划并应该由有丰富 VAD 植入经验的外科医生操作。

非体外循环下植入 VAD 过程中最大的风险存在于左室插入引流管的操作。心尖打孔后，左室和动脉系统可能进气。维持左心足够的压力和容量并且快速插入引流管以免进气很重要。引流管要尽量在心室收缩开始时插入，以免左室舒张期进气。只要一切开左室，患者就应该保持头低脚高位。装置的排气可通过打开流出口让前向血流流过装置来完成。左室插入插管时心脏固定装置可能有帮助。

HeartMate LVAD 植入的标准技术是心尖打孔，孔洞周围心肌全层褥式缝线并穿过缝合袖口，这个过程中左室会呈开放状态数分钟。一种植入 HeartMate XVE 的非体外循环技术中[45]，先用打孔刀在要做缝线的部位心外膜做个标记，然后缝合袖口，在要打孔的心肌中央缝一针牵引线从打孔刀的中央穿出，用打孔刀全层切除打孔。迅速插入引流插管到孔中并固定。流出管道吻合于主动脉并和血泵的流出口相连。排气后，血泵开始工作。这种技术的可能问题是打孔时可能不小心切断预置的袖口固定缝线。

Jarvik 2000 LVAD 在许多患者中可经左侧开胸或肋下途径非体外循环下植入[46,47]。两个小型研究中，它比在 CPB 下植入的其他装置出血更少，患者也恢复得更快[48]。由于 Jarvik 装置很小，可以在打孔后迅速插入左室。另外，带阻塞器的打孔刀也可以防止打孔时切断缝合袖口的缝线。

Thoratec LVAD 的非体外循环左室心尖插管的步骤是：预置缝线缝合心肌和插管上的环形毡片，缝线中央全层切开心肌，插管尖端插入左室[49]，缝线打结固定插管。

总结

VAD 的手术植入方法取决于所用 VAD 的类型。无论要植入的 VAD 种类如何，都需要精细的外科技术来避免并发症，尤其是术后出血，以及最好地发挥 VAD 功能。本章强调了对短期和长期 MCS 的成功起重要作用的手术方法。

（胡晓鹏　译　于　坤　校）

参考文献

1. Velik-Salchner C, Hoermann C, Hoefer D, et al. Thromboembolic complications during weaning from right ventricular assist device support. *Anesth Analg.* 2009;109:354–357.
2. Stulak JM, Dearani JA, Burkhart HM, et al. ECMO cannulation controversies and complications. *Semin Cardiothorac Vasc Anesth.* 2009;13:176–182.
3. Gregoric ID, Bruckner BA, Jacob L, et al. Techniques and complications of TandemHeart ventricular assist device insertion during cardiac procedures. *ASAIO J.* 2009;55:251–254.
4. Lahpor J, Khaghani A, Hetzer R, et al. European results with a continuous-flow ventricular assist device for advanced heart-failure patients. *Eur J Cardiothorac Surg.* 2010;37:357–361.
5. John R, Kamdar F, Liao K, et al. Improved survival and decreasing incidence of adverse events with the HeartMate II left ventricular assist device as bridge-to-transplant therapy. *Ann Thorac Surg.* 2008;86:1227–1234.
6. Slaughter MS, Pagani FD, Rogers JG, et al. Clinical management of continuous-flow left ventricular assist devices in advanced heart failure. *J Heart Lung Transplant.* 2010;29:S1–S39.
7. Thoratec Ventricular Assist Device (VAD) System Instructions for Use. Thoratec, Pleasanton, CA, 2009.
8. Thoratec Implantable Ventricular Assist Device (IVAD) Instructions for Use. Thoratec, Pleasanton, CA, 2008.
9. ABIOMED AB5000 Circulatory Support System AB5000 Ventricle Instructions for Use. Abiomed, Danvers, MA, 2003.
10. ABIOMED BVS5000 Bi-ventricular Support System Operator's Manual. Abiomed, Danvers, MA, 2002.
11. Heartware Ventricular Assist System HVAD Pump Surgical Implant Procedure. HeartWare, Miami Lakes, FL, 2009.
12. Radovancevic B, Frazier OH, Duncan JM. Implantation technique for the HeartMate left ventricular assist device. *J Card Surg.* 1992;7:203–207.
13. Komoda T, Weng Y, Nojiri C, et al. Implantation technique for the DuraHeart left ventricular assist system. *J Artif Organs.* 2007;10:124–127.
14. Slaughter MS, Tsui SS, El-Banayosy A, et al. Results of a multicenter clinical trial with the Thoratec implantable ventricular assist device. *J Thorac Cardiovasc Surg.* 2007;133:1573–1580.
15. Frazier OH, Gemmato C, Myers TJ, et al. Initial clinical experience with the HeartMate II axial-flow left ventricular assist device. *Tex Heart Inst J.* 2007;34:275–281.
16. Capek P, Kadipasaoglu KA, Radovancevic B, et al. Human intraperitoneal response to a left ventricular assist device with a Ti-6Ai-4V alloy surface. *ASAIO J.* 1992;38:M543–M549.
17. el-Amir NG, Gardocki M, Levin HR, et al. Gastrointestinal consequences of left ventricular assist device placement. *ASAIO J.* 1996;42:150–153.
18. Icenogle T, Sandler D, Puhlman M, et al. Intraperitoneal pocket for left ventricular assist device placement. *J Heart Lung Transplant.* 2003;22:818–821.
19. Wasler A, Springer WE, Radovancevic B, et al. A comparison between intraperitoneal and extraperitoneal left ventricular assist system placement. *ASAIO J.* 1996;42:M573–M576.
20. Costantini TW, Taylor JH, Beilman GJ. Abdominal complications of ventricular assist device placement. *Surg Infect (Larchmt).* 2005;6:409–418.
21. Bhama JK, Rayappa S, Zaldonis D, et al. Impact of abdominal complications on outcome after mechanical circulatory support. *Ann Thorac Surg.* 2010;89:522–528.
22. Westaby S, Frazier OH, Pigott DW, et al. Implant technique for the Jarvik 2000 heart. *Ann Thorac Surg.* 2002;73:1337–1340.
23. Delgado 3rd R, Frazier OH, Myers TJ, et al. Direct thrombolytic therapy for intraventricular thrombosis in patients with the Jarvik 2000 left ventricular assist device. *J Heart Lung Transplant.* 2005;24:231–233.
24. Kar B, Delgado 3rd RM, Frazier OH, et al. The effect of LVAD aortic outflow-graft placement on hemodynamics and flow: implantation technique and computer flow modeling. *Tex Heart Inst J.* 2005;32:294–298.
25. Tuzun E, Roberts K, Cohn WE, et al. In vivo evaluation of the HeartWare centrifugal ventricular assist device. *Tex Heart Inst J.* 2007;34:406–411.
26. Impella 5.0 and Impella LD Instructions for Use. Abiomed, Danvers, MA, 2009.
27. LaRocca GM, Shimbo D, Rodriguez CJ, et al. The Impella Recover LP 5.0 left ventricular assist device: a bridge to coronary artery bypass grafting and cardiac transplantation. *J Am Soc Echocardiogr.* 2006;19:468 e465–468 e467.
28. Rossiter-Thornton M, Arun V, Forrest AP, et al. Left ventricular support with the Impella LP 5.0 for cardiogenic shock following cardiac surgery. *Heart Lung Circ.* 2008;17:243–245.
29. Samoukovic G, Rosu C, Giannetti N, et al. The Impella LP 5.0 as a bridge to long-term circulatory support. *Interact Cardiovasc Thorac Surg.* 2009;8:682–683.
30. Holman WL, Park SJ, Long JW, et al. Infection in permanent circulatory support: experience from the REMATCH trial. *J Heart Lung Transplant.* 2004;23:1359–1365.
31. Zierer A, Melby SJ, Voeller RK, et al. Late-onset driveline infections: the Achilles' heel of prolonged left ventricular assist device support. *Ann Thorac Surg.* 2007;84:515–520.
32. Simon P, Owen AN, Moritz A, et al. Transesophageal echocardiographic evaluation in mechanically assisted circulation. *Eur J Cardiothorac Surg.* 1991;5:492–497.
33. Jolly N. Role of Impella 2.5 heart pump in stabilizing diastolic aortic pressure to avert acute hemodynamic collapse during coronary interventions. *J Invasive Cardiol.* 2009;21:E134–E136.
34. Harjai KJ, O'Neill WW. Hemodynamic support using the Impella 2.5 catheter system during high-risk percutaneous coronary intervention in a patient with severe aortic stenosis. *J Interv Cardiol.* 2010;23:66–69.
35. Kar B, Adkins LE, Civitello AB, et al. Clinical experience with the TandemHeart percutaneous ventricular assist device. *Tex Heart Inst J.* 2006;33:111–115.
36. Vecchio S, Chechi T, Giuliani G, et al. Use of Impella Recover 2.5 left ventricular assist device in patients with cardiogenic shock or undergoing high-risk percutaneous coronary intervention procedures: experience of a high-volume center. *Minerva Cardioangiol.* 2008;56:391–399.
37. Pretorius M, Hughes AK, Stahlman MB, et al. Placement of the TandemHeart percutaneous left ventricular assist device. *Anesth Analg.* 2006;103:1412–1413.

38. Spencer FC, Eiseman B, Trinkle JK, et al. Assisted circulation for cardiac failure following intracardiac surgery with cardiopulmonary bypass. *J Thorac Cardiovasc Surg.* 1965;49:56–73.
39. Zwischenberger JB, Cox Jr CS. ECMO in the management of cardiac failure. *ASAIO J.* 1992;38:751–753.
40. Magovern Jr GJ, Magovern JA, Benckart DH, et al. Extracorporeal membrane oxygenation: preliminary results in patients with postcardiotomy cardiogenic shock. *Ann Thorac Surg.* 1994;57:1462–1468.
41. Smedira NG, Blackstone EH. Postcardiotomy mechanical support: risk factors and outcomes. *Ann Thorac Surg.* 2001;71:S60–S66.
42. CentriMag Blood Pump Instructions for Use. 2006.
43. Bhama JK, Kormos RL, Toyoda Y, et al. Clinical experience using the Levitronix CentriMag system for temporary right ventricular mechanical circulatory support. *J Heart Lung Transplant.* 2009;28:971–976.
44. De Robertis F, Birks EJ, Rogers P, et al. Clinical performance with the Levitronix CentriMag short-term ventricular assist device. *J Heart Lung Transplant.* 2006;25:181–186.
45. Piacentino 3rd V, Jones J, Fisher CA, et al. Off-pump technique for insertion of a HeartMate vented electric left ventricular assist device. *J Thorac Cardiovasc Surg.* 2004;127:262–264.
46. Anyanwu AC, Fischer GW, Plotkina I, et al. Off-pump implant of the Jarvik 2000 ventricular assist device through median sternotomy. *Ann Thorac Surg.* 2007;84:1405–1407.
47. Frazier OH, Gregoric ID, Cohn WE. Initial experience with non-thoracic, extraperitoneal, off-pump insertion of the Jarvik 2000 heart in patients with previous median sternotomy. *J Heart Lung Transplant.* 2006;25:499–503.
48. Selzman CH, Sheridan BC. Off-pump insertion of continuous flow left ventricular assist devices. *J Card Surg.* 2007;22:320–322.
49. Collart F, Feier H, Metras D, et al. A safe, alternative technique for off-pump left ventricular assist device implantation in high-risk reoperative cases. *Interact Cardiovasc Thorac Surg.* 2004;3:286–288.

第 12 章

机械循环支持的术中处理

Walter Dembitsky · Yoshifumi Naka

关键点

植入心室辅助装置（VADs）时外科医生需要考虑很多的技术问题。本章重点探讨安装 VADs 的术中处理策略，以使接受 VADs 治疗的患者获得最佳结果。最重要的原则是矫正患者和其自身心脏的特殊生理异常，然后努力解决其他特殊问题。本章主要是对现有成功策略的整理，需要指出的是术中处理也是随着 MCS 的发展而不断变化的。目前主要问题包括自身瓣膜失功、存在人工心脏瓣膜、心律失常、心尖血栓和心梗，以及卵圆孔未闭。将患者从 CPB 转换到 LVAD 支持的过程中要特殊注意的问题是保护右心室功能包括使用临时右心室辅助装置（RVAD）。最后，总结了预防和治疗术中出血和 VAD 植入后使用人工材料便于关胸。

瓣膜关闭不全和修复

下面讨论的问题是 LVAD 植入过程中自身瓣膜关闭不全的处理。左侧二尖瓣和主动脉瓣关闭不全的处理会直接影响左室 -LVAD 血泵复合体的完整性。如果左心系统工作良好，整个循环系统功效取决于右心的泵血能力。矫正三尖瓣关闭不全将强化右室血泵复合体，包括右室和肺血管阻力。

预计 LVAD 支持的时间和患者特点都会影响对自身瓣膜关闭不全是否修复的决定。短期支持（即时间 < 3 个月），在相对健康的接受 LVAD 植入的患者，往往能够较好地耐受自身主动脉瓣关闭不全，并且病变远期发生进展的可能性很小；而非常衰弱的患者在 LVAD 植入后则很难耐受自身瓣膜功能不全。潜在的移植患者，住在供体平均等待时间较短的病房的以及临床特点适合尽早移植的患者，比如体型较小，可能只等较短时间；但是，由于患者在 LVAD 支持过程中可能发生情况也会导致辅助时间延长。

超急性心衰的患者，尤其是高度怀疑或被证实患心肌炎的年轻患者，其心室功能恢复的可能性很大，需要特殊考虑。如果预期心肌可恢复，关闭正常的二尖瓣和三尖瓣以及无狭窄的主动脉瓣会提高 VAD 支持期间心室恢复评估的可靠性。因为辅助时间难以确定，积极矫治三尖瓣和主动脉瓣关闭不全应该是合理的，尤其是当矫治的死亡率和并发症率较低时[1]。

LVAD 植入期间和之后，左心及右心自身瓣膜适应由此对其产生的急性或慢性影响。左侧自身瓣膜的功能不仅随 VAD 植入而变化，而且随着不同种类的 LVAD 植入而变化。容量置换血泵提供搏动血流，独立于自身左室的搏动血流。若搏动不是同步的，左室可作为充满 LVAD 的序贯泵，主动脉瓣不打开，二尖瓣压力要求降低与卸载后的自身左室产生的压力相称。若搏动是同步关系，二尖瓣关闭不全可表现为周期性左房压升高，潜在的对肺血管阻力有害的影响，及可能的左室充盈。如果自身左室仍无功能，二尖瓣反流的影响甚微。

三尖瓣关闭不全

安装LVAD后，对于三尖瓣的影响与心衰造成的三尖瓣负荷加重作用叠加。通常右心室压力的降低，因为LVAD支持下肺血管阻力中的左心房压成分降低。仅在部分内源性肺血管阻力较高的患者中，左心室-LVAD复合体产生的流量增加可能增加肺动脉压力。

LVAD受体的三尖瓣关闭不全原因是多方面的。高龄、慢性房颤、慢性右心压力和容量超负荷导致的肺动脉高压都可以造成三尖瓣环扩张。在室间隔顺应性好的患者，LVAD植入后回流到右心的静脉血增加可导致室间隔左移。右心室容量增加会通过增加瓣叶牵引或室间隔牵引而加重现有的三尖瓣反流。LVAD受体的继发性三尖瓣关闭不全还经常由植入式心脏复律器——除颤器和心脏起搏器的跨瓣膜导线影响而引起（图12-1）。三尖瓣反流的程度和发生率与跨瓣膜导线的数量和质量相关[2]。这些导线可以在几天内形成血块，几周内炎症形成，1年内硬化。有报道导线植入17天后就硬化了。这种情况通常影响后瓣，可能会发生穿孔，也可能发生瓣下结构的缠结。因为导线在超声心动图中会产生阴影，所以术前诊断很困难。

如果左心室-LVAD复合体工作正常并且肺高压和肺功能不全明显减轻，继发性三尖瓣反流可能随时间延长而减轻。慢性肺动脉血栓栓塞引起的肺动脉高压患者，甚至重度三尖瓣反流在肺动脉血栓内膜剥脱术后右心室压力下降后也会减轻。近年来在这些患者中用瓣环成形技术修复三尖瓣的治疗方式逐渐减少，这仍然是一个有争议的问题。一些数据表明，右心功能尚可的患者，对其中度以上三尖瓣反流不处理，三尖瓣反流会随着时间推移恶化，有时需要再次手术矫正[3]。

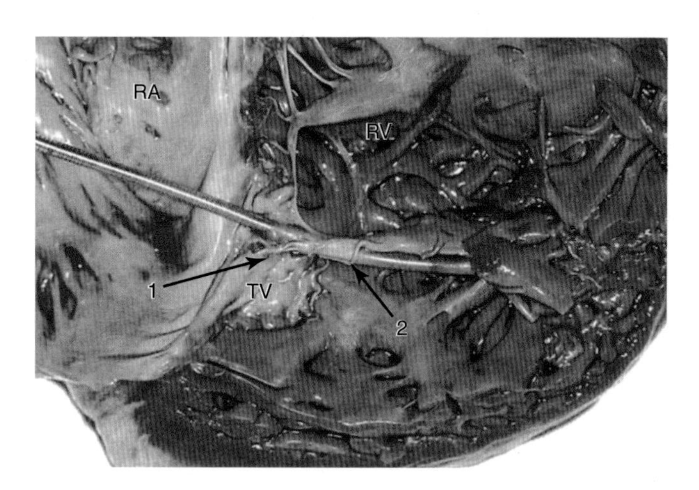

图12-1　跨瓣起搏导线与相关的三尖瓣隔瓣破坏及瓣下的机制。RA：右心房；RV：右心室；TV：三尖瓣。

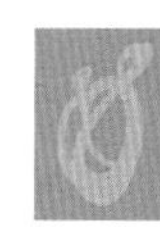

其他研究者已经发现，除非有严重右心室衰竭，安装LAVD时修复三尖瓣并不会延长体外循环（CPB）时间[4]。尽管三尖瓣关闭不全的患者最初状况可能尚可，但他们不会比三尖瓣关闭正常患者的状况好，尤其是对那些预期右心室功能或三尖瓣功能或两者均不会恢复的患者。限制性心肌病、严重扩张型心肌病、缺血性心肌病伴右心室梗死和持续性心律失常可产生三尖瓣反流和医源性瓣膜破坏，这类患者通常三尖瓣功能不会恢复，需要矫正。接受二尖瓣和主动脉瓣手术的非植入LVADs患者，如果三尖瓣关闭良好，会有更好的运动耐力和更长的存活时间。

三尖瓣环成形术可有效减少瓣环扩张导致的三尖瓣关闭不全。然而，如果瓣叶牵引严重，瓣环成形通常受限或失败[5]。根据我们的经验，如果不可能做瓣膜成形，用生物瓣置换三尖瓣，跨过心脏起搏导线并保留自身三尖瓣装置的远期效果良好[6]。右心系统植入生物瓣的缺点是发生人工瓣膜感染可能性增大。由于LVAD植入后右心血流动力学仍然主要是生理的、跨瓣膜的血流模式，而且较低的压力可能有利于三尖瓣人工瓣膜的耐久性。一般来说心脏手术患者，三尖瓣位人工瓣膜要比二尖瓣位人工瓣膜更耐用。

二尖瓣异常

连续血流的血泵，二尖瓣可在整个自身心动周期保持开放状态。这种二尖瓣开放状态在术后早期尤其明显，这时自身左心室功能最差；随着左心室功能恢复，搏动血流逐渐恢复。由于二尖瓣承受压力降低，对二尖瓣的功能需求也随之降低。这些异常的压力和流量模式是否影响自身二尖瓣功能并不清楚，但LVADs患者的二尖瓣位的机械瓣和生物瓣膜失功的原因可能是由于这些血流动力学的改变造成。二尖瓣位机械瓣和生物瓣膜置换患者成功进行LVAD支持的情况也有报道[8]。

作为移植前过渡支持也已成功用于一例左心室无功能且无二尖瓣的患者；然而，缺少二尖瓣可能导致严重的心室腔塌陷，并可能影响左室充盈。对二尖瓣机械瓣膜的处理有争议。对机械瓣膜来说，间歇搏动血流冲洗血流停滞的区域可以最大限度减少血栓形成。在LVAD长期支持的患者，LVADs导致的出血有时可能需要停止使用抗凝和抗血小板聚集药物。停用这些药物对植入机械瓣膜的影响尚不清楚，但令人担忧。已有对二尖瓣机械瓣置换术后患者植入LVAD并成功辅助689天的报道[9]。

在LVAD支持时，腱索牵引导致的严重继发性二尖瓣关闭不全会减轻，因为LVAD支持会减少左心室容积并缩小乳头肌间距离；随左心室功能恢复，二尖瓣环扩张和收缩可能恢复。如果二尖瓣关闭不全程度是2+或更重，可在不停跳的心脏中植入一个二尖瓣成形环，这可提供一个低风险的安全疗法。存在结构性瓣叶畸形的病例中，畸形矫正可使用标准技术，包括腱索置换、缘对缘修复和瓣环成形。肥厚性心肌病合并二尖瓣关闭不全的患者，通过二尖瓣环和心尖切除二尖瓣和所有可切除的乳头肌可消除LVAD流入插管梗阻的可能。二尖瓣置换使用生物瓣，LVAD辅助时自身左心室流出道的血流很少。

主动脉瓣异常

LVAD支持期间对自身主动脉瓣的功能要求是非生理性的。LVAD支持期间辅助流量越高，经主动脉瓣的血流减少就越多。采用搏动泵辅助时，主动脉瓣在承受正常的舒张压负荷外，对脉冲式的收缩压产生持续的阻抗。因为从LVADs产生的流量通常朝向升主动脉，主动脉根部不断有血液冲洗；这在搏动VADs中尤其如此。连续血流VADs存在有利于主动脉根部血流停滞和再循环的血流条件，主动脉插管与主动脉瓣距离越远这种情况越严重[10]。

在既往冠状动脉搭桥术患者和主动脉根部封闭患者的无冠瓣和左冠状动脉窦观察到血栓，原因可能是血流停滞。这种血栓形成倾向可以导致体循环栓塞。

收缩期主动脉瓣开放时间减少被认为是老年患者主动脉瓣恶化的机制[11]。随着年龄增长收缩期开放时间减少，并可能使主动脉瓣基质细胞不能很好地保持瓣叶完整性。体外研究显示，在LVAD支持期间瓣叶张力增加。在使用平流泵LVAD支持的模型中，径向应力大于圆周应力。这些因素可能有助于解释LVAD受体的自身主动脉瓣关闭不全发病率越来越高（HeartMate Ⅱ设备Thoratec公司，普莱森顿，CA患者在1年为15%；2年在20%～25%）[13]。

主动脉瓣关闭不全

主动脉瓣关闭不全在VADS患者可导致左心室容量负荷加重和进行性充血性心力衰竭。主动脉瓣关闭不全的临床重要性取决于许多因素，包括自身左心室功能和自身二尖瓣关闭不全程度。随着主动脉瓣关闭不全的进展，更多的血液通过左心室-LVAD复合体再循环并导致全身血流灌注不足和进行性左心室容量负荷增加。严重的主动脉瓣关闭不全患者表现为体循环低灌注状态，同时表现高LVAD辅助流量下肺毛细血管楔压增加和肺淤血。这种情况的严重程度可以通过测量右心输出量（菲克，热稀释）来确认，它比由VAD控制台上测试计算出的左心室-LVAD复合体的输出量小。术中超声心动图可以确认心尖插管的正确位置。超声心动图显示右心室小，左心室扩张，房间隔偏向右侧。这种情况下，高肺动脉压和高肺毛细血管楔压可以证实患者存在由主动脉瓣关闭不全导致的难以耐受的心衰。

术中治疗主动脉瓣关闭不全没有绝对的标准。主动脉瓣关闭不全程度在CPB建立后确定。LVAD受体升高的左心室舒张末压对主动脉瓣关闭不全的超声心动图诊断有干扰，因为跨瓣压差降低了。体外循环开始后，随着左心室舒张末压的降低，跨瓣压差增加，食管超声心动图下主动脉瓣关闭不全会更加明显。通过心尖插管部位或不阻断主动脉行二尖瓣成形时通过二尖瓣环直接检查主动脉瓣反流也是可能的。瓣叶对合良好的主动脉瓣随着时间的推移仍然可以保持完好，增厚的瓣叶可能更耐久。

由于以后必须进行瓣膜修复而且需要再次手术，要保证存在主动脉瓣关闭不全患者，尤其是长期LVAD支持瓣叶较薄患者的早期瓣膜关闭。Adamson描述了一个有效的技术（图12-2）[14]。瓣膜硬化的患者，单纯缝合可能就足够了，但在其他方面正常的瓣膜中央对合缝线不能防止主动脉瓣关闭不全的进展及其后遗症[15]。

人工瓣置换也可治疗主动脉瓣关闭不全。然而，长期少量断断续续的跨瓣血流会导致机械瓣和生物瓣产生血栓。对这些人工瓣膜的永久封闭可能是最好的，因为这样可以减少间歇性开放期间瓣膜血栓导致的全身栓塞。主动脉机械瓣的患者血栓栓塞的风险很高。已有多种技术可以降低这种风险，包括缝合阻止瓣叶活动，补片关闭瓣膜，采用生物瓣，主动脉根部补片替代瓣膜。

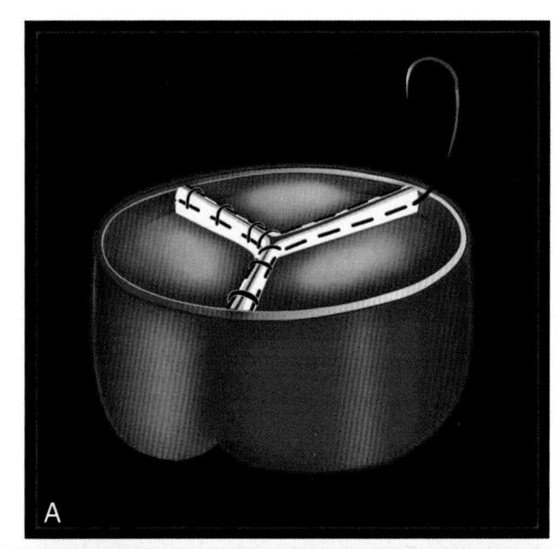
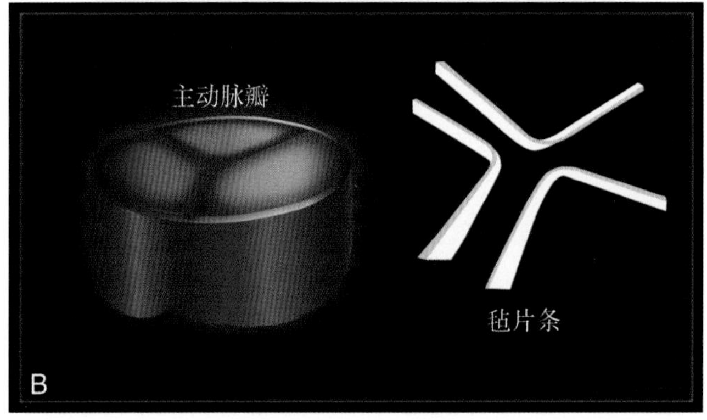

图 12-2 A，用 4-0 聚丙烯（Prolene）线和毡片条关闭主动脉瓣的 Adamson 技术。 B，用 4-0Prolene 线和毡片条关闭主动脉瓣的 Adamso 技术。

文献报道部分慢性左心室流出道闭塞患者迄今尚未见不良的长期结果[14]。血栓栓塞的发病率没有增加，但并没有消失。生存率不低于左心室流出道没有闭塞的患者，并且血流动力学状况非常好。心室功能恢复并能够撤除辅助装置的左心室流出道闭塞患者，需要行主动脉瓣置换术。

卵圆孔未闭

LVAD 可以造成一个从右心房到左心房的压力梯度，并使通过 PFO 的右向左分流增加导致明显的氧饱和度下降。术中需要仔细地直视检查确保不存在 PFO。如果没有直视检查，经食管超声心动图（TEE）多普勒检查可以证实存在生理学意义的 PFO，如果在 LVAD 植入前测试，通过压迫肺动脉（图 12-3）使房间隔移向左边观察是否存在 PFO。植入后增加 LVAD 流量观察是否存在 PFO 及严重程度，由于 LVAD 降低左心房压力，增加右心房压力，存在的 PFO 可导致严重缺氧。PFO 的发生率是 20% ~ 30%。所有的 PFOs 术中应手术关闭，尽管有术后使用经皮技术成功关闭的报道[16]。

Pal 及其同事[17] 回顾了 LVAD 植入同期行相关手术的影响。近 30% 的患者行卵圆孔关闭或三尖瓣或主动脉瓣修复。几乎有一半患者接受了瓣膜手术；最常见的瓣膜修复是三尖瓣，其次是主动脉瓣。只接受 HeartMate Ⅱ LVAD 植入组的 30 天死亡率是 5.8%，同时接受相关手术组的 30 天死亡率是 11.3%。亚组分析显示，同期 PFO 修补的 30 天死亡率并不增加，但同期瓣膜手术死亡率增加至 8.5%。同期接受主动脉瓣手术患者的 30 天死亡率为 25%，高于同期二尖瓣（0%）或三尖瓣（3.3%）的死亡率。单独接受 HeartMate Ⅱ LVAD 患者的 180 天生存率为 87%；接受合并手术组为 80%。主动脉瓣手术一般需要心脏停搏，这对右心室功能可能有负面影响，造成不良结果。此外，机械瓣置换患者有人工瓣膜处血流动力学异常，这可能容易导致血栓形成及栓塞并发症。

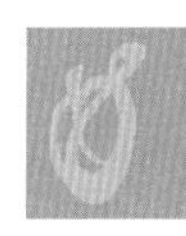

室性心律失常

严重室性心律失常患者可能需要双心室支持，但心律失常可能会改善或在 LVAD 植入后更好耐受。标准室性心律失常消融技术可用于消除或减轻这些异

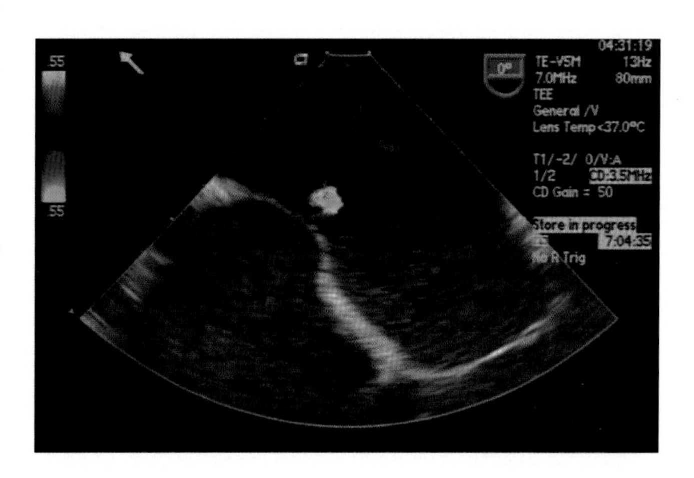

图 12-3 体外循环（CPB）开始前通过压迫肺动脉用经食管超声心动图（TEE）显示房间隔左移确认通过卵圆孔未闭（PFO）从右到左分流的生理意义。

常节律。如果可能的话，术前的标测可以指导术中消融。用冷冻消融连接心尖插管部位到任何最近的瘢痕也可能是审慎的。该手术消除了瘢痕和心尖插管部位之间形成心肌峡部，该峡部可形成术后室性心动过速的短路。VAD植入期时，通常缝闭左心耳，尤其是有房颤的患者。

双心室辅助装置和左心室辅助装置治疗右心衰竭

LVAD植入后右心室衰竭的处理是LVAD使用中的一个重要临床问题。术后右心室衰竭仍然是一个挑战。右心室衰竭定义为需要使用RVAD或使用强心药物超过14天。与2001年比较HeartMate Ⅰ和最佳药物治疗的REMATCH（评价机械辅助治疗充血性心力衰竭的随机研究）试验比，最近的对比HeartMate Ⅰ和HeartMate Ⅱ设备试验中RVADs的应用减少[18]。

右心室生理

右心室的功能是维持低的全身静脉压力，泵入血流至肺部，保证左心室有足够的充盈。相比于体循环，肺血管床的低压、低阻力、高顺应性（压力梯度为5mmHg）通常允许连续血流。右室的解剖适于产生持续低压灌注。它主要是一个容积泵，和左心室相反，它容忍持续急性后负荷增加的能力要差得多。右心室包括两个功能和解剖不同的腔。窦部产生收缩压，在圆锥部衰减。开始的收缩压产生于窦部，由乳头肌、右心室游离壁、左心室的顺序收缩产生。加压的血液流到顺应性更好的圆锥区，肺动脉瓣下，这里峰值压力降低。实验条件下，肺动脉搏动压力在20mmHg时气体交换最佳。压力大于20mmHg可见组织学损害以及间质水肿形成[19]。

肺血管床的特点允许右心室射血时间延长。肺叶切除患者的正常肺血管床可以接受更高血流的能力是显而易见的，因为其肺动脉压力保持正常。急性右心室后负荷升高会改变这些射血特点，右心室压力容积环不再是三角形，而是类似左心室压力容积环。尽管射血分数降低，右心室通过扩张以维持每搏输出量。延长的等容收缩和射血时间增加心肌耗氧和冠状动脉血流增加的相关需求。通常情况下，右心室的冠状动脉血流量均等地分布于舒张期和收缩期之间。在肺动脉压力增加期间，血流变得与左心室冠状动脉血流量相似，几乎是完全舒张期的。

右心室和左心室相互作用

心室的相互依存受无顺应性的心室周围组织（通常是心包）的影响。很多研究已经定义了每次心跳中都是心室相互依存，并且表明20% ~ 70%的右心室功能来自左心室。独立于收缩期变形的室间隔收缩功能似乎是右心室收缩功能的一个重要决定因素。此外，室间隔的位置变化通过改变右心室容积来改变右心室前负荷[20]。急性肺动脉压力增加期间的全身血压降低导致右心室心内膜下心肌缺血，尤其是当右心室心肌组织灌注梯度受到右心室舒张末压力增加和限制血流的冠状动脉闭塞疾病的进一步损害时。

左室辅助装置对右室功能的影响

LVADs的使用改变了两个心室之间的相互作用。LVAD支持期间，在室间隔顺应性正常患者，室间隔向左偏向左心室导致左室容积显著减少，会损害右室整体功能。这种偏移扭曲了右心室的几何形态，降低了其泵血能力。通过肺动脉压力下降和右心室充盈压增加往往可维持心肌效能和能量输出[21,22]。

与缺血性心肌病患者中常见的由右冠状动脉闭塞引起的单独右心室缺血相比[23]，LVAD支持期间单独右心室游离壁缺血往往不是RVAD支持的指征[21]。相比之下，左前降支闭塞性疾病引起的室间隔缺血常很重要并可导致LVAD支持期间右心室功能的显著降低[24]。

LVAD支持期间右心室收缩性能的任何减弱，主要通过左心房压力降低以减轻肺动脉高压来减少后负荷来代偿。左心室舒张末期压力降低反射到肺循环可导致肺动脉压力降低，减轻右心室后负荷和增强右心室功能。提高体循环血压增加右冠状动脉血流。旋转泵LVAD提高转速可增加其排血量，从而增加全身血流量，增加静脉血回流右心室，造成右心室膨胀，并增加三尖瓣反流。

LVAD支持期间通过以下3个情况可以区分右心室轻到重度抑制：(1) 存在基础的右心室功能不全；(2) 右心室后负荷减少的程度很重要，尤其是肺动脉压力；(3) 冠状动脉闭塞性疾病导致的局部缺血（尤其是室间隔）尤为重要[20]。这些实验条件在临床都已经观察到并已经发表[18,25]。

左心室辅助装置支持期间右心室衰竭的临床经验

需长期使用正性肌力药物、起搏、肺动脉扩张剂和RVAD支持来改善已植入LVAD患者的明显右心室功能不全，仍是一个棘手的临床问题并且死亡率较高（图12-4）。慢性左心房压力升高造成的肺动脉高压通常是继发性肺动脉高压。相比于心脏移植中的高肺动脉压力，LVAD植入期间的高肺动脉压力通常表明右心室代偿较好。相反，高中心静脉压（CVP）、低肺动脉压、低心排的左心衰竭患者提示右心室功能衰竭，无法产生高肺动脉压力。右心房压力可能是右心室功能的最好指标。已被证明与右心室衰竭相关的右心室功能的测量指标是右心室每搏量工作指数。右心室每搏量工作指数降低表明右心室复合体的功能减弱并有助于确定LVAD植入期间可能需要RVAD支持的患者。

一些患者的术中右心室功能可以通过术前使用药物或机械方法包括超滤降低中心静脉压得以优化（见第7章）。术前口服或静脉注射肺血管扩张剂是有益的，并可增强一氧化氮效果。术前插入主动脉内球囊反搏通过降低左心房和肺动脉压力，增加平均动脉压力和增加舒张期冠状动脉灌注压力来起到对右心室功能有益的作用。

术前肺动脉压力高不是RVAD支持的预测指标。因为左心室舒张末压和肺血管阻力都降到最低，LVAD植入后总肺血管阻力减少。减少的右心室后负荷使植入前高压右心室的功能增强，类似于肺移植治疗肺动脉高压或肺血栓内膜剥脱术治疗慢性肺动脉高压后右心室功能马上改善。植入式LVADs长期支持患者中的右心室运动血流动力学研究表明，最大运动能力主要受左心室-LVAD复合体限制而不是右心室，而右心室的泵功能有所改善[26]。组织学和化学结构的变化表明LVADs支持患者的右心室发生逆向重构[27]。右心室压力减少降低了单相右心室动作电位时间并降低发生右心室心律失常的机会[28]。一些学者认为，术前可通过两个右心室的指标评分来确定植入LVAD后右心室衰竭的风险，详见第6和第7章。

撤除体外循环和植入右室辅助装置

撤除体外循环的血流动力学处理

当植入LVAD完成，心脏药物支持开始后，患者撤离体外循环。稍后启动LVAD设备。这一顺序允许左心室充盈并为植入的LVAD提供一个安全的蓄血池。在撤离的关键期间，必须十分关注左心室充盈量的维持。如果心室排空，旋转血泵会发生负压吸引事件。负压吸引事件会导致短暂的室性心律失常，或最差的情况，导致心尖插管周围的气体（希望是二氧化碳）吸入并泵入升主动脉，然后进入右冠状动脉和脑循环。如果主动脉瓣是关闭的，LVAD启动，当CPB撤离时增加其流量。

对连续流量血泵，当左心室逐步从肺部获得更

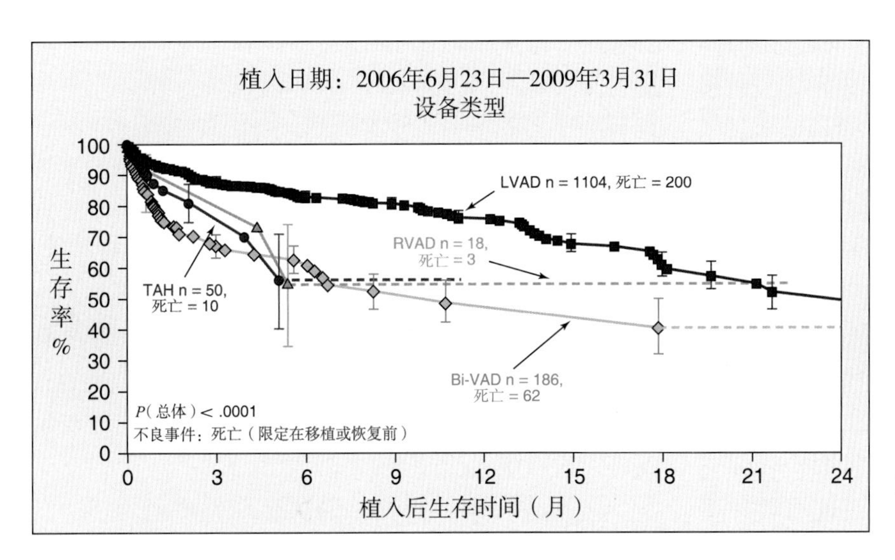

图12-4 INTERMACS（机械辅助循环支持注册登记系统）注册数据说明了右心室衰竭对生存的不利影响。BiVAD：双心室辅助装置；LVAD：左心室辅助装置；RVAD：右心室辅助装置；TAH：全人工心脏。

多的血流时，每分钟的转速（rpms）缓慢增加。用TEE监测室间隔和房间隔和将其保持在中间位置。心尖插管的正确位置可以通过增加泵的转速和观察左心室容量减少来确认。在TEE短轴切面左心室的合适形状是一个圆形；扁平或凸的室间隔（“D”形左心室）表示LVAD引流过度。室间隔顺应性良好的患者，室间隔心室间的动态运动在LVAD植入后可显著改变并损害右心室功能，尤其是连续血流装置。如果左心室过度引流，暂时降低泵速通常可恢复左心室的形状和血流动力学。

20% ～ 40% 的LVAD受体发生右心室衰竭，并与不良的结果相关[29,30]。优化右心室功能是LVAD植入后撤离体外循环中血流动力学管理的关键，没有装置相关的机械故障，装置的输出取决于右心室的输出量，而右心室功能在接受LVAD植入患者中很少是正常的，并且在LVAD植入后可能进一步受损。右心室功能由外科医生直视观察，更重要的是用TEE监控。在从体外循环到LVAD支持过渡期间，通过调节心率、收缩力、前负荷和后负荷对右心室功能进行优化。

主动和积极治疗轻度的右心室功能不全可以防止血流动力学恶化并实现平稳过渡。右心室心肌脆弱的特性及其对左心室功能的依赖，以及右心室后负荷对右心室功能的影响可共同在短时间内导致右心衰竭，进行性肺循环衰竭进而导致体循环衰竭。强有力的治疗措施可以消除这种不良的正反馈机制。CPB下植入LVAD时，肺血管阻力最小。慢性功能性肺动脉高压患者可以用肺血管扩张剂来治疗，包括一氧化氮、米力农、多巴酚丁胺、前列腺素、异丙肾上腺素、伊洛前列素和西地那非。

从体外循环撤离时，调整机械通气以减少呼气末 CO_2 至24mmHg，使用适当的吸入氧浓度保持较高血氧饱和度。纠正全身酸中毒来优化肺血管对药物的反应。应该尽量引出胸腔积液，如果需要的话支气管内阻塞用气管镜予以解决。通过TEE或左心室表面的手持超声探头确定LVAD左心室或左心房插管的正确位置。调整左心室腔大小使室间隔位于中线。过度引流可能会导致心尖插管顶在室间隔或游离壁并产生室性心律失常。

要格外小心以避免右冠状动脉气栓。为了最大限度减少冠脉气栓的影响，在整个植入过程中用 CO_2 充弥术野。比重较重的 CO_2 可取代心包中较轻的空气，如果 CO_2 被吸入，它可以被血液迅速溶解并不易造成明显的心肌缺血损伤。任何影响右心室功能的冠状动脉闭塞性疾病均应采用大隐静脉移植。右心室的特殊功能要求锐缘支和后降支和左前降支血运良好以确保右心室的游离壁和重要室间隔部分的灌注良好。

如前所述，三尖瓣不全最初可能很轻微，但某些患者由正常运作的左心室-LVAD复合体和相关的室间隔偏移导致的右心房回流增加可能会大幅增加三尖瓣反流。中度以上反流患者应该用三尖瓣成形环纠正或生物瓣置换。通过右心房100 ～ 110次/分起搏心率来提高右心室心率，这可最大程度地减少右心室舒张期充盈时间，提高右心室收缩力。右心室直接起搏最好是在右心室窦部而不是圆锥部。上述干预措施可减少三尖瓣反流。

影响撤除体外循环的因素

以下参数是血流动力学管理的关键因素（表12-1）：前负荷（CVP）、后负荷和肺血管阻力、右心室收缩力、室间隔互动、心率、心律、冠状动脉灌注和全身血管阻力。前负荷用中心静脉压监测。必须避免右心室的过度膨胀。中心静脉压大于15mmHg是右心室功能不全的标志。增加薄弱右心室壁的压力会导致三尖瓣关闭不全加重。后负荷根据术前计算肺血管阻力来估计，LVAD植入后肺血管阻力经常升高。如果肺阻力高伴低心输出量，肺动脉压力低。右心室功能良好的患者甚至在低心输出量下可以产生肺动脉高压。右心室功能差和低心输出量低的患者肺动脉压力低。

米力农（0.25 ～ 0.5μg/kg/min）或多巴酚丁胺（3 ～ 5μg/kg/min）用于增强右心室的收缩并扩张肺血管。这两种药物可与异丙肾上腺素合并使用。这3种药物与一氧化氮合用时有协同肺血管扩张作用。低潮气量一氧化氮吸入通常在CPB期间开始。如果出现右心室功能不全的轻微征象，马上加用肾上腺素进一步辅助。如果患者需要正性肌力药或升压药的支持逐步升级，应及时植入RVAD。应用心脏起搏或抗心律失常药物，或两者同时应用来控制心率和心律。通过维持全身血管阻力和足够的灌注压（动脉平均血压约80mmHg）来保证冠状动脉灌注。精氨酸抗利尿激素被证明是治疗这些血管扩张性低血压患者的有效药物[31]。后负荷过高可以减少机械泵血流量，特别是连续血流泵。

通常进行RVAD支持的决定在手术室做出。偶

表 12-1	血流动力学参数			
收缩力				
全身血管收缩剂维持平均血压 80mmHg 以上	避免过度膨胀	防止心内膜缺血	需要冠状动脉搭桥术	正性肌力药：多巴酚丁胺，米力农，异丙肾上腺素，肾上腺素
后负荷降低				
左室舒张末压 < 10mmHg	肺动脉血管扩张剂（NO，异丙肾上腺素，多巴酚丁胺，米力农，西地那非）	正常化的 pH，PaO_2		
前负荷				
保持中心静脉压小于术前；< 15mmHg 更好				
心率				
心房起搏，RV 心尖附近起搏，100 次 / 分	治疗房颤和室性心动过速			
矫治自身心脏异常				
2 + 或更大的 TR，大概 2+ 或 > MR，CABG1+ 或 > AI	治疗室间隔缺损	保留或更换冠状动脉搭桥术移植物		

AI：主动脉瓣关闭不全；BP：血压；CABG：冠状动脉搭桥；CVP：中心静脉压；LVEDP：左心室舒张末期压力；MR：二尖瓣关闭不全；NO：一氧化氮；PaO_2：动脉血氧分压；RV：右心室；TR：三尖瓣反流；VSD：室间隔缺损。

尔，可以术前直接决定安装双心室 VAD 或全人工心脏。有全身灌注不足征象及多系统器官衰竭的患者最好接受双心室支持，它可以在提供最高的心脏输出量的同时，维持最低的静脉压力和最少的肾上腺素药物需求。当机体自身心脏功能持续恶化，完全的双心室支持是最好的。以下的临床情况如急性心脏同种移植物衰竭、严重难治性室性心律失常、广泛缺血性损伤（包括某些合并梗死性室间隔缺损）、重症的心肌炎合并全身性炎症、心室内血栓尤其是双侧等都会导致机体自身心脏功能进一步恶化，会损害右心室泵功能并增加肺血管阻力。如果肺血管阻力保持在较低水平，单心室支持几乎总能成功。

植入 LVAD 后撤离体外循环，低肺毛细血管楔压、低肺动脉压力、高 LVAD 输出都表明左心室成功减压和右心室泵功能良好。一过性全身性低血压和低流量伴右心室充盈压升高会导致右心室衰竭并影响 LVAD 充盈，由此产生的循环崩溃和肺血管收缩将造成右心室功能进一步恶化。如果存在肺内分流，会导致心输出量减少，由此产生的全身静脉血氧饱和度降低及全身缺氧，同时可引起肺血管收缩。当氧需增加、冠状动脉流量减少、三尖瓣开始反流时，右心室将受到很大的挑战，发生进行性衰竭。当这种情况很明显时，应用临时右心转流来帮助右心室恢复，已有很多报道右心和肺转流成功地逆转病情发展。

用体外循环管路进行短期右心支持

在低心输出量、低左心房压力或肺毛细血管楔压、高中心静脉压的患者，上述处理策略失败时，可以使用体外循环管路临时支持。肺动脉行单纯荷包缝合，插入插管。使用“Y”形连接器，转流管路的动脉血流可以进入肺动脉（图 12-5）[32]。这种血流的重新分配允许右心室保持减压状态，且可逐步提高全身灌注压力并且增加右心室心肌血流灌注。增加的心输出量提高了全身静脉血氧饱和度，肺内分流导致的动脉血氧饱和度下降到最小。全身酸中毒更容易矫正。

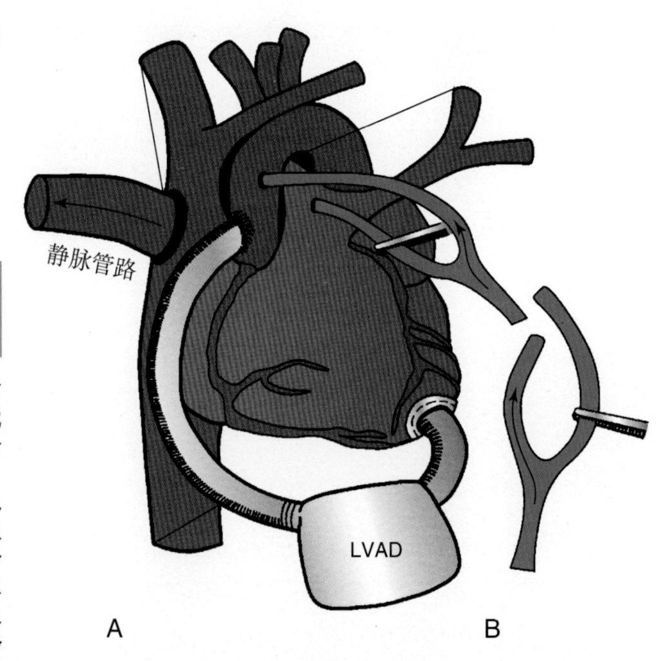

图 12-5 A 和 B，使用标准的体外循环（CPB）（A）作为一个临时右心旁路（B）用一个“Y”形接头和管道钳将动脉血流通过静动脉旁路分流到肺动脉。LVAD：左心室辅助装置。

临时右心支持期间，氧合器气体流量减少，可评估自身肺的气体交换功能。肺血管阻力可以用药物降低。临时泵流量从开始的 4 ～ 5L/min 逐渐减少，CVP 允许高到 10 ～ 15mmHg。如果自身右心室在 0.5 ～ 1 小时内不能承担充盈 LVAD 所需的肺血流负担，要植入短期装置，中和肝素，止血关胸。

右心支持的泵选择

RVAD 受体生存率降低的报道影响了 RVADs 的合理应用。 RVADs 使用减少导致的高右心室压、中心静脉压和 LVAD 输出流量降低可能会影响术后早期患者的恢复。由此产生的较低的平均动脉压和较高全身静脉压会使组织血流灌注梯度降到维持组织有效灌注所需的最小值（40mmHg）以下。这种情况和高静脉压本身的不良作用会影响右心室、肝、肾、胃肠道、脑的恢复并可能直接导致脏器功能恶化。在选择使用机械泵支持衰竭的右心时，必须要评估可能的支持时间。大多数患者只需要短期支持，如果所需支持时间超过 1 或 2 小时但不到 2 周，可使用短期泵。经皮植入的体外连续血流旋转泵很适于短期使用。

如果需要超过 2 周的支持，则植入长期辅助装置。迄今为止，长期辅助装置多数是体外搏动血流泵，近年来用植入式离心泵成功进行双心室辅助的报道越来越多。

LVAD 相关的术中出血

普通心脏手术相关的术中及围术期出血通常易于处理。但是，LVAD 植入相关的出血并发症一般是常规心脏手术的 3 ～ 4 倍。失血过多会增加继发于右心衰竭、肾衰竭、呼吸衰竭、多脏器衰竭的死亡率和发病率。止血系统是凝血和纤溶之间的动态平衡；当一个功能下降，另一个则过度激活，并产生或血栓或出血的临床问题。往往两种力量同时激活达到一个平衡，并不表现出血或血栓形成的临床后果。出血的原因是多方面的，因此处理出血的努力应遵循科学的途径。

术前出血风险的评价

需要植入 LVAD 患者初步评估的重要组成部分是确定患者出血的可能性。遗传性出血性问题，如血友病或血管性血友病缺陷，较少见的但有明确的家族史。这种情况通常可以通过正确补充缺乏的因子来处理。继发性病变是术中出血最常见的罪魁祸首。继发性病变通常多种多样，而且治疗更困难。术前明确这些疾病和可能的情况下并予以纠正，有助于减少术中、术后出血。由于植入 LVADs 的患者通常有慢性 D 期心力衰竭，他们存在低心排量和低平均动脉血压、肺动脉高压和高中心静脉压。患者往往营养不良，并有不同程度的肾和肝功能障碍和活动的全身炎症反应，所有这些都会使他们术中发生严重出血的可能性增加。

肝的高代谢率和复杂血供使它特别容易发生循环障碍。合并肝功能障碍准备接受 LVAD 植入的患者应仔细询问病史，查体排除原发性肝病或其危险因素。这种评估应包括询问既往输血史、纹身、非法使用毒品、性滥交、黄疸或肝疾病的家族史、麻醉后黄疸或发热史、酒精使用情况，目前所用药物。肝损伤的严重性和特点取决于淤血和 / 或灌注减少所涉及的血管及其损伤程度 [33]。内脏淤血往往与心输出量减少及血压降低并存，使它们对肝造成损伤。因为凝血系统正常工作所需的大多数蛋白质在肝中产生，肝功能障碍可导致术中出血。

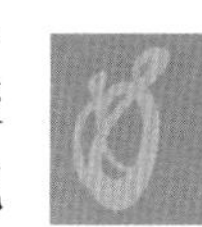

术前凝血功能恶化与肝功能障碍的严重程度相关，并且通常表明严重的肝功能障碍，因为通常50%的正常功能的肝即可以维持正常的合成功能。除了凝血蛋白缺乏，肝功能衰竭患者可能发生不同程度的弥漫性血管内凝血、纤溶亢进、维生素K缺乏症、纤维蛋白原异常血症和血小板减少，所有这些都可能增加术中出血。许多患者术前的凝血酶原时间轻度异常。当国际标准化比值（INR）在没用抗凝药物的情况下明显升高，这可能部分由于肝合成凝血因子Ⅱ、Ⅴ、Ⅶ、Ⅸ、Ⅹ的功能受损。由于凝血酶原时间延长不能通过应用维生素K完全纠正，其他凝血缺陷（例如弥漫性血管内凝血）也可能参与其中[34]。

患者经常存在低于3mg/dl的轻度高胆红素血症。其他肝生化检查通常只是轻度增高。所有这些检验在急性严重右心衰时可以显著升高。30%～50%肝功能障碍患者的血清白蛋白水平下降，但很少低于2.5g/dl。低蛋白血症最可能由炎症、营养不良、蛋白丢失性肠道疾病引起。静息状态下普通肝功能测试可能掩盖肝对手术应激的反应能力。严重肝衰竭患者也可能存在主要由门脉高压伴充血性脾大引起的血小板减少。继发于右心衰竭门脉高压的脾大可以导致高达90%循环血小板的暂时滞留[35]。血小板生成素水平降低也可能导致血小板减少。其他考虑因素包括药物作用和肝素诱导血小板减少症。

慢性充血性心力衰竭可以导致肝硬化。硬化肝可能会扩大，正常或缩小。当可触及时，硬化肝有一个坚实的硬度。如果怀疑是肝硬化，80%～100%病例可通过活检确诊。肝硬化患者通常有许多的血液学异常，包括凝血功能障碍和不同程度的血细胞减少[36]。

血小板减少症是最常见的血液学异常，而白细胞减少症和贫血在病程中稍晚阶段出现[37]。与其他手术相比，肝硬化患者心脏手术的死亡率更高[38]。晚期肝硬化患者不适于植入LVAD。

心力衰竭对肾功能的影响已有充分叙述，肾功能障碍对骨髓和血小板功能的抑制作用众所周知。尿毒症伴心力衰竭主要通过导致血小板功能障碍，包括血小板内在缺陷和血小板内皮细胞的相互作用异常来影响止血[39]。造成血小板功能障碍的因素包括血小板内在的因素和外部因素。血小板内在的因素包括糖蛋白的异常表达、二磷酸腺苷改变，血小板α颗粒释放的血清素、花生四烯酸分子缺陷，前列腺素代谢障碍、血小板血栓素A_2产生减少、血小板细胞骨架组装异常。外在因素包括尿毒症毒素的作用、贫血、一氧化氮产生增加、血管性血友病因子异常、血小板生成减少和血小板和血管壁内皮细胞的异常相互作用。输血或促红细胞生成素纠正贫血通常能提高尿毒症患者的血小板功能。

剪切应力增加伴血管病变可导致术中出血增加，可能是由血管性血友病因子（von Willebrand）多聚体退化造成。合并主动脉缩窄、主动脉瓣狭窄、肥厚性心肌病、周围血管疾病及已植入LVAD的患者，都容易有这种异常。轴流泵患者通常缺少正常的血管性血友病因子大多聚体。在一个小系列研究中，20%的HeartMate Ⅱ LVAD受体术前缺乏这种因子[40]。

直接测量血管性血友病因子多聚体昂贵且费时。血小板功能检测作为存在这种缺陷的一个简单的替代测试，但测试也受肝素和贫血的影响。血清血管性血友病因子水平可能是正常的，因为测试测定的是总血友病因子而不是特定的大型多聚体。合并主动脉瓣狭窄的患者，用生物瓣行主动脉瓣替换后数小时内可以将缺陷矫正。矫正程度与残余跨瓣压差相关。

充血性心力衰竭与许多自分泌和旁分泌的信号系统的改变相关，其中许多参与介导炎症，包括一氧化氮、炎性细胞因子、趋化因子、环氧合酶。这些变化的生理和临床意义很复杂，许多目前尚难以解释。终末期心力衰竭导致的全身炎症反应影响相互依存的凝血级联反应，一定程度上可以通过测量C-反应蛋白、白蛋白、血小板计数和纤维蛋白原水平确定[41]。

医源性凝血病在终末期心力衰竭患者中很常见。患者通常用华法林（Coumadin）抗凝以预防心房、心室内血栓形成，人工瓣膜血栓形成或功能障碍。抗血小板聚集药物的影响，包括氯吡格雷（波立维）和阿司匹林，可用血小板功能测试来检验。

为了减少术中出血及伴随的并发症，术前尽量停用抗凝血药物，优化血流动力学。优化血流动力学的策略是通过减少内脏器官淤血，同时保持适宜的心输出量和动脉血压使内脏器官处于正常功能状态。淤血性肝病及其临床特点包括黄疸和腹水，对应用利尿剂降低中心静脉压反应良好。此外，使用适当的正性肌力药、血管扩张剂及液体减容技术，包括利尿剂、血液滤过、外周超滤和治疗性穿刺排液来优化血压、心输出量、静脉压。应避免过度利尿，这可能造成心输出量减少和血压降低，损害肝动脉灌注[42]。Lietz and Miller[43]的研究表明，INR轻度升高可使患者住院死亡的风险增加4倍。

肌内注射或口服维生素K有助于纠正凝血酶原时间异常。普外科单纯性肝功能衰竭的患者术前应用新鲜冰冻血浆行血浆置换术可减少术中出血。LVAD受体可能无法耐受血浆置换术，这种方法在LVAD受体中很少成功。体外循环可能通过诱发血小板功能障碍、纤溶亢进和低钙血症加重已有的肝源性凝血病[44]。

手术前4～5天应停止使用华法林，当INR正常时准备植入LVAD。慢性心房颤动或机械瓣膜存在时需要使用肝素。手术前应停止使用抗血小板药物（如氯吡格雷）4～5天，之后90%的抗血小板效果已消失。抗血小板影响消失的判定可以用美国爱科美思公司（accumetrics）的P2 Y12测试来证实。近期放置支架接受氯吡格雷的患者有支架内血栓形成的风险，手术前应接受肝素治疗。鉴于大多数VAD受体状况不佳，手术的出血性倾向可能会被放大，表现为术中出血增加。既往有过正中开胸手术的患者因游离范围广泛出血风险增加。

血管内装置的表面积过大，产生不同程度的剪切应力，从而影响患者的凝血功能。直接与血液接触的异物表面会发生蛋白质附着而影响异物表面的凝血和纤溶系统的相互作用。异物表面蛋白质的黏附有利于纤维蛋白原合成，而纤维蛋白原又会促进血管内凝血疾病的发生。对接触血液的材料表面进行稳定化处理被认为是一种引导优势蛋白黏附的手段。某些蛋白质，比如白蛋白，可以被动地涂抹于材料表面，以成功降低异常凝血的级联反应的启动。体外循环本身会影响凝血功能；非体外循环下植入VADs可减少出血（Sun B，personal communication，Ohio State University）。已观察到非体外循环冠状动脉旁路移植术比体外循环冠状动脉搭桥移植术出血少。植入VADs不使用体外循环的缺点是可能存在血栓和左心室内部解剖对心尖插管位置有影响。大部分VAD植入必须使用体外循环，因为需要相关手术来纠正心脏其他异常。

通常情况下，体外循环需要肝素，甚至已知患者肝素过敏时。不能安全使用肝素时，如报道的肝素诱导的血小板减少症和血小板少于100 000 /mm^3，可以用比伐卢定来代替[45]。

影响出血的术中技术因素

LVAD植入所需的解剖区域由其大小决定。无论是腹膜前或腹腔内，较大的搏动VADS放置在膈肌下面。较小轴流泵需要游离的范围缩小了，但仍需要置于膈肌下。更小的离心泵可以完全植入到膈上区域，常常完全在心包内。左室心尖部插管目前是机械泵的标准入路，其晚期栓塞后遗症少见，流量一般高于左心房插管所提供的流量。1/3的急性Q波心肌梗死患者、50%的左心室室壁瘤患者和18%的扩张型心肌病患者会发生左室附壁血栓[46]。需要心脏停搏以便充分看清左心室腔来彻底切除左心室血栓以防止后续体循环栓塞，或泵吸引导致的功能受损、溶血及设备更换。

最大限度地减少心尖插管部位出血需要特别注意细节。一个很好的技术是使用水平褥式缝合环聚四氟乙烯（特氟龙）毡片垫将插管固定在心尖心室切口。使用圆周的环扎缝合控制心肌和插管之间的出血。当导管插入水肿脆弱的梗死心室时，用减张的缝合来达到止血目的，以免脆弱肌肉破裂。一个大的毡片锥延伸到心脏表面和正常心肌可以解决这种问题。有时存在广泛心室心尖梗死，心尖插管部位可以在受累区域用两个毡片三明治缝合心肌来建立。由于左心室压力在VAD支持下大大降低，心尖出血通常可控。

LVAD植入相关出血的治疗

目前，还没有确定行之有效的策略可以治疗各种原因造成LVAD植入相关的出血。终末心力衰竭患者的一般条件，大的异物表面、药物以及血管内旋转泵的高剪切应力都共同导致了一个难以破译的临床非手术出血难题。临床观测到的病情是动态发展的。植入泵后，经过一段时间相对稳定的止血稳态，开始出现非手术出血增加。此期间测量特定的凝血因子表明有不同程度的纤溶（F1.2，D-二聚体）、凝血（thrombomodulant）血小板活化与破坏。还有结合血小板到活性部位所需配体的退化，血管性血友病因子多聚体显示迅速减少。这一重要血小板配体的缺失表现为尽管血小板计数正常，患者持续存在的出血倾向。在手术室可使用动态试验，如TEG和血小板功能测试、血小板计数、纤维蛋白原水平INR等进行粗略诊断，以指导血液制品应用。

输血纠正贫血常常可提高血小板功能。当血细胞比容大于30%，红细胞主要占据血管中心，血小板向周边移动到可以活化它们的内皮表面。术中经常使用一氧化氮来降低肺动脉压力。实验观测表明，一氧化氮对血小板的影响可能会增加术中出血[47]；然而，目前并无临床证据。

醋酸去氨加压素（DDAVP）可以治疗血小板功能障碍；DDAVP通过增加内皮存储部位释放血管性血友病因子多聚体来起作用。避免转流后关胸时间延长和低温可优化肝功能，促进凝血和纤溶系统之间的适当平衡。凝血因子Ⅶ的使用伴随着过多的血栓形成，但在较低剂量可能是有好处的[48]。

氨基己酸已被证明在一般心脏手术的患者中可减少术中出血。这在LVAD患者中可能有益，但缺乏研究证实。抑肽酶已被证明可减少LVAD患者术中出血；然而，其使用会小幅增加肾衰发生率，在美国已不再应用该药物。

主动脉插管最常与升主动脉吻合；这是最佳部位，因为它产生较少的血栓前静态主动脉根部血流。管路的渗血很小，一些管路用密封胶处理过，如加热的白蛋白溶剂或有机或合成手术胶。使用合成密封剂可能对止血有好处[49]。主动脉吻合通过切除部分主动脉以便与机械泵插管管道直径匹配，这将最大程度减小主动脉壁张力，降低主动脉夹层的可能。

用抗纤维化无细胞基质材料覆盖VAD

VAD植入后，可能需要再次开胸，最常见的是随后心脏移植，这具有挑战性，因为在心脏和设备周围通常有紧密的粘连。粘连可增加游离受体心脏的时间，也可能延长供心的缺血时间，还会增加移植后出血的风险[50]。已有多种材料用来减少心脏手术后的粘连。最常用的材料是膨体聚四氟乙烯膜。这种心包替代物被认为是安全的并可有效减少各类心脏再次手术开胸时的风险，包括VAD植入后手术[51]。近来随着组织工程的进步，细胞外基质成分（ECM）作为保持三维心肌细胞聚集物特点的关键要素已经获得了越来越多的关注[52]。ECM主要由胶原蛋白组成，在所有的人类和动物中都存在。以前ECM只被看做是组织发育的支架，ECM还在提供基本信号影响主要细胞间通路（比如增殖、分化和细胞新陈代谢）中起重要作用。 ECM已在再生医学研究中被用来更换和重建自身组织（包括心脏及心包）。最近通过ECM技术合成的市售产品CorMatrix（CorMatrix Cardiovascular，Inc）使重建心包具有了临床可行性。

CorMatrix是由消毒、脱细胞猪小肠黏膜下层制成，保持复杂的ECM完整。当用于重建心包，它允许细胞渗透ECM并重塑和形成一个新的心包层。此产品已获得关注并越来越多用于临床。它已被用于VAD植入后心包重建，并在随后的VAD撤除和心脏移植中证实了抗纤维化性能满意（Naka Y，personal communication，Columbia University）。CoreMatrix边缘与打开的心包边缘用4-0聚丙烯连续缝合覆盖整个心脏和流入及流出管道。引流置于膜的下方，VAD装置留在腹膜前未覆盖。

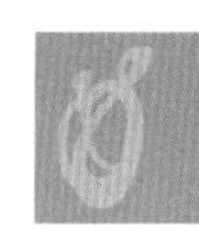

急性心梗并发症的LVAD应用

急性心肌梗死时可能存在不寻常情况，从而增加LVAD植入的复杂性，尤其是在预期需要长期辅助的患者植入长期装置时。一个直接的因素是，这些患者的心脏较小，心室腔容积远小于慢性心衰患者。要求LVAD精确定位，这至关重要，以避免流入导管尖端插入室间隔或左室侧壁。

第一个问题以前讨论过，是确定右心室的受累程度和其功能的损害程度。在许多患者左主干或左前降支心肌梗死的情况下，右心室区域受室间隔心肌梗死或水肿的影响很常见。因此，至少外科医生必须准备好应用临时的右心室辅助装置（RVAD）。右冠状动脉闭塞和梗死的情况下，RVAD单独应用可能就足够了。然而，合并有继发于室间隔心肌梗死的心脏传导阻滞往往是另一个关键性问题，由于此时心动过缓会导致血液被过度抽取到左室。这时如果不使用起搏，可能会发生严重急性肺水肿以及左心负荷过重。放置可靠的心室起搏导线并以至少100次/分超速起搏左心室非常重要，以便左心室可适应RVAD泵出的血液。如果长期来看需要RVAD，应放置一个永久起搏器，并且保驾心率应立即设置为至少100次/分以防肺水肿。

急性心肌梗死也可伴有急性炎性改变和心内膜壁出血。在这些情况下，外科医生应该预见在左心室腔，特别是近心尖区，存在大量脆弱的血栓。这些血栓在插入LVAD流入导管前需要认真清理。左心室壁由于心肌梗死往往水肿、脆弱，心尖放置和固定流入套管时缝合必须小心以免肌肉撕裂。许多外科医生使用毡片条来支持组织和加强缝线。实际情况是LVAD辅助时心室破裂很少见，因为心室腔压力已有效地降低了，所以室壁张力较低。

LVAD应用中一个罕见的情况是室间隔破裂。

这类患者最重要的处理是完整修复室间隔缺损以防右心室血液分流入 LVAD 导致严重血氧饱和度下降。文献中关于这种情况的报道很少[53]，但有限的报道显示在这种情况下可成功过渡到移植。这种情况下相关的右心衰竭很常见，可能有必要使用双心室 VAD 方案。

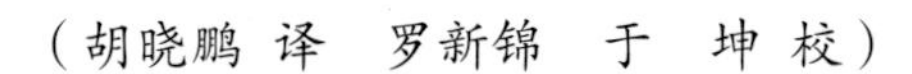

参考文献

1. Adamson RM, Dembitsky WP, Baradarian S, et al. Aortic valve closure associated with HeartMate LVAD support: technical considerations and long-term results. *J Heart Lung Transplant.* 2011;30:576–582.
2. Lin G, Nishimura RA, Connolly HM, et al. Severe symptomatic tricuspid valve regurgitation due to permanent pacemaker or implantable cardioverter-defibrillator leads. *J Am Coll Cardiol.* 2005;45:1672–1675.
3. Kwak JJ, Kim YJ, Kim MK, et al. Development of tricuspid regurgitation late after left-sided valve surgery: a single-center experience with long-term echocardiographic examination. *Am Heart J.* 2008;155:732–737.
4. Saeed D, Shalli S, Kidambi T, et al. Tricuspid valve repair at the time of left ventricular assist device implantation: is it warranted? *J Heart Lung Transplant* 2011;30:530–535.
5. McCarthy PM, Bhudia SK, Rajeswaran J, et al. Tricuspid valve repair: durability and risk factors for failure. *J Thorac Cardiovasc Surg.* 2004;127:674–685.
6. Adamson R, Dembitsky W, Baradarian S, et al. *Tricuspid valve replacement coincident with HeartMate II LVAD insertion.* ASAIO presentation, Baltimore, 2010.
7. Barbone A, Rao V, Oz MC, et al. LVAD support in patients with bioprosthetic valves. *J Thorac Surg.* 2002;74:232–234.
8. Krishan K, Pinney S, Anyanwu AC. Successful fuse of continuous flow ventricular assist device in a patient with mechanical mitral and aortic valve prosthesis without replacement or exclusion of valves. *Interact Cardiovasc Thorac Surg.* 2010;10:325–327.
9. Greegoric I, Loyalka P, Salem A. HeartMate II LVAD support in patients with mechanical mitral valves (abstract). *ASAIO J.* 2010;56:111.
10. May-Newman K, Hillen B, Dembitsky W. Effect of left ventricular assist device outflow conduit anastomosis location on flow patterns in the native aorta. *ASAIO J.* 2006;52:132–139.
11. Schoen FJ. Evolving concepts of cardiac valve dynamics: the continuum of development, functional structure, pathobiology, and tissue engineering. *Circulation.* 2008;118:1864–1880.
12. Matthews JC, Aaronson KD, Jain R, et al. Aortic insufficiency—trends over time in LVAD support patient. *J Heart Lung Transplant.* 2009;28:S306.
13. Pak SW, Uriel N, Takayama H, et al. Prevalence of de novo aortic insufficiency during long-term support with left ventricular assist devices. *J Heart Lung Transplant.* 2010;29:1172–1176.
14. Adamson RM, Dembitsky WP, Baradarian S, et al. Aortic valve closure associated with HeartMate LVAD support: technical considerations and long-term results. *J Heart Lung Transplant.* 2011;30:576–582.
15. Park SJ, Liao KK, Segurola R, et al. Management of aortic insufficiency in patients with left ventricular assist devices: a simple coaptation stitch method (Park's stitch). *J Thorac Cardiovasc Surg.* 2004;127:264–266.
16. Kapur NK, Conte JV, Resar JR. Percutaneous closure of patient foramen ovale for refractory hypoxemia after HeartMate II left ventricular assist device placement. *J Invasive Cardiol.* 2007;19:E268–E270.
17. Pal JD, Klodell CT, John R, et al. Low operative mortality with implantation of a continuous-flow left ventricular assist device and impact of concurrent cardiac procedures. *Circulation.* 2009;120(suppl 1):S215–S219.
18. Slaughter MS, Pagani FD, Rogers JG, et al. Clinical management of continuous-flow left ventricular assist devices in advanced heart failure. *J Heart Lung Transplant.* 2010;29(suppl 4):S1–S39.
19. Eda K. Optimal pulse pressure of pulmonary circulation under biventricular assist after cardiogenic shock. *Ann Thorac Cardiovasc Surg.* 1999;5:365–369.
20. Klima UP, Lee MY, Guerrero JL, et al. Determinants of maximal right ventricular function: role of septal shift. *J Thorac Cardiovasc Surg.* 2002;123:72–80.
21. Moon MR, Castro LJ, DeAnda A, et al. Right ventricular dynamics during left ventricular assistance in closed-chest dogs. *Ann Thorac Surg.* 1993;56:54–66.
22. Santamore WP, Gray Jr LA. Left ventricular contributions to right ventricular systolic function during LVAD support. *Ann Thorac Surg.* 1996;61:350–356.
23. Farrar DJ, Chow E, Compton PG, et al. Effects of acute right ventricular ischemia on ventricular interactions during prosthetic left ventricular support. *J Thorac Cardiovasc Surg.* 1991;102:588–595.
24. Daly RC, Chandrasekaran K, Cavarocchi NC, et al. Ischemia of the interventricular septum: a mechanism of right ventricular failure during mechanical left ventricular assist. *J Thorac Cardiovasc Surg.* 1992;103:1186–1191.
25. Drakos SG, Janicki L, Horne BD, et al. Risk factors predictive of right ventricular failure after left ventricular assist device implantation. *Am J Cardiol.* 2010;105:1030–1035.
26. Jaski BE, Branch KR, Adamson R, et al. Exercise hemodynamics during long-term implantation of a left ventricular assist device in patients awaiting heart transplantation. *J Am Coll Cardiol.* 1993;22:1574–1580.
27. Kucuker SA, Stetson SJ, Becker KA, et al. Evidence of improved right ventricular structure after LVAD support in patients with end-stage cardiomyopathy. *J Heart Lung Transplant.* 2004;23:28–35.
28. Chen PS, Moser KM, Dembitsky WP, et al. Epicardial activation and repolarization patterns in patients with right ventricular hypertrophy. *Circulation.* 1991;83:104–118.
29. Van Meter Jr CH. Right heart failure: best treated by avoidance. *Ann Thorac Surg.* 2001;71(suppl 3):S220–S222.
30. Patel ND, Weiss ES, Schaffer J, et al. Right heart dysfunction after left ventricular assist device implantation: a comparison of the pulsatile HeartMate I and axial-flow HeartMate II devices. *Ann Thorac Surg.* 2008;86:832–840.
31. Argenziano M, Choudhri AF, Oz MC, et al. A prospective randomized trial of arginine vasopressin in the treatment of vasodilatory shock after left ventricular assist device placement. *Circulation.* 1997;96(9 suppl):II–286–II-290.
32. Loebe M, Potapov E, Sodian R, et al. A safe and simple method of preserving right ventricular function during implantation of a left ventricular assist device. *J Thorac Cardiovasc Surg.* 2001;122:1043.
33. Giallourakis CC, Rosenberg PM, Friedman LS. The liver in heart failure. *Clin Liver Dis.* 2002;6:947.
34. Jafri SM. Hypercoagulability in heart failure. *Semin Thromb Hemost.* 1997;23:543.
35. Pratt D, Kaplan M. Evaluation of the liver: laboratory tests. In: Schiff E, Sorrell M, Maddrey W, eds. *Schiff's Diseases of the Liver.* 8th ed. Philadelphia: Lippincott Williams & Wilkins; 1999:205.
36. Matthews JC, Pagani FD, Haft JW, et al. Model for end-stage liver disease score predicts left ventricular assist device operative transfusion requirements, morbidity, and mortality. *Circulation.* 2010;121:214–220.
37. Qamar AA, Grace ND, Groszmann RJ, et al. Incidence, prevalence, and clinical significance of abnormal hematologic indices in compensated cirrhosis. *Clin Gastroenterol Hepatol.* 2009;7:689.
38. Suman A, Barnes DS, Zein NN, et al. Predicting outcome after cardiac surgery in patients with cirrhosis: a comparison of Child-Pugh and MELD scores. *Clin Gastroenterol Hepatol.* 2004;2:719.
39. Weigert AL, Schafer AI. Uremic bleeding: pathogenesis and therapy. *Am J Med Sci.* 1998;316:94.
40. Crow S, Milano C, Joyce L, et al. Comparative analysis of von Willebrand factor profiles in pulsatile and continuous left ventricular assist device recipients. *ASAIO J.* 2010;56:441–445.
41. Levi M, van der Poll T. Inflammation and coagulation. *Crit Care Med.* 2010;38(suppl 2):S26–S34.
42. Kisloff B, Schaffer G. Fulminant hepatic failure secondary to congestive heart failure. *Am J Dig Dis.* 1976;21:895.
43. Lietz K, Miller LW. Patient selection for left ventricular assist devices. *Curr Opin Cardiol.* 2009;24:246–251.
44. Pollard RJ, Sidi A, Gibby GL. Aortic stenosis with end-stage liver disease: prioritizing surgical and anesthetic therapies. *J Clin Anesth.* 1998;10:253.
45. Mann MJ, Tseng E, Ratcliffe M, et al. Use of bivalirudin, a direct thrombin inhibitor, and its reversal with modified ultrafiltration during heart transplantation in a patient with heparin-induced thrombocytopenia. *J Heart Lung Transplant.* 2005;24:222–225.
46. Cregler LL. Antithrombotic therapy in left ventricular thrombosis and systemic embolism. *Am Heart J.* 1992;123(4 Pt 2):1110–1114.
47. Roberts W, Michno A, Aburima A, et al. Nitric oxide inhibits von Willebrand factor-mediated platelet adhesion and spreading through regulation of integrin alpha(IIb) beta(3) and myosin light chain. *J Thromb Haemost.* 2009;7:2106–2115.
48. Bruckner BA, DiBardino DJ, Ning Q, et al. High incidence of thromboembolic events in left ventricular assist device patients treated with recombinant activated factor VII. *J Heart Lung Transplant.* 2009;28:785–790.
49. Elefteriades JA. How I do it: utilization of high-pressure sealants in aortic reconstruction. *J Cardiothorac Surg.* 2009;4:27.
50. Oz MC, Levin HR, Rose EA. Technique for removal of left ventricular assist devices. *Ann Thorac Surg.* 1994;58:257–258.
51. Leprince P, Rahmati M, Bonnet N, et al. Expanded polytetrafluoroethylene membranes to wrap surfaces of circulatory support devices in patients undergoing bridge to heart transplantation. *Eur J Cardiothorac Surg.* 2001;19:302–306.
52. Akhyari P, Kamiya H, Haverich A, et al. Myocardial tissue engineering: the extracellular matrix. *Eur J Cardiothorac Surg.* 2008;34:229–241.
53. Faber C, McCarthy PM, Smedira NG, et al. Left ventricular assist device for patients with postinfarction ventricular septal defect. *J Thorac Cardiovasc Surg.* 2002; 124:400–401.

第13章

机械循环支持的不良事件和并发症

Robert L. Kormos · William L. Holman

心室辅助装置（ventricular assist devices，VADs）为终末期心力衰竭提供有效的治疗，作为心脏移植[1-3]、恢复性治疗[4-9]或目标治疗[10-14]的过渡性手段。心室辅助装置可以帮助患者增强心脏功能，这使这些患者于移植前和移植后的存活率等同于不需要VAD支持的患者，而且显著改善了他们的生活质量和功能状态[1-3,15-23]。随着VAD的技术进步和临床经验的增加，患者的预后也更好[14,24-28]。然而，心室辅助支持仍伴有严重的并发症或不良事件，虽然发生概率降低，但依然影响了治疗的效果和安全性。

对于不良事件的风险，临床上已有很好的认识。但是文献显示重要不良事件的发生频率和发生时间仍是变化的。从历史上看，大多数研究报告简单总结了患者经历的最常见不良事件，包括出血、感染、神经系统问题（如卒中）以及设备故障的整体百分比[2,20,29-31]。这些研究没有考虑到VAD的支持时间或未考虑到在心室辅助支持期间流量的变化。其他研究考虑了VAD的支持时间，但很少有证据提供不良事件发生率如何随时间而改变[1,10,12,14,22,32,33]。很少一部分不良事件发病的时间有严格审查的报告，但是往往只有一个或两个最突出的不良反应事件类型，而没有全盘考虑所有事件[1,34-38]。不良事件的发生率受以下因素影响：术前终末器官功能状态，患者年龄，VAD植入时的紧迫性，VAD的类型是双心室VAD还是单纯左心室辅助装置（left ventricular assist device，LVAD）。20世纪80年代以来，随着技术的进步、手术团队经验的增长以及对于植入时机的把握，每过10年，不良事件的总发病率均有显著减少。

不良事件的发生随着发生时间的不同具有不同的特点：开始的60天内及60天后发生，最常见在出院后发生。植入后早期发生的不良事件主要涉及患者的术前状况，往往反映了术前的发病率或实验室异常或失代偿性充血性心力衰竭的患者进行相关主要心血管手术的风险，而植入后中远期发生的事件，则是设备的设计问题或管理方案的结果。

最重要的是，因为缺乏具体不良事件的标准定义，对于过去研究的结果很难做出比较。为了确保结果的普遍性，临床研究者、医疗器械行业以及美国食品和药物监督管理局（Food and Drug Administration，FDA）已使用机械辅助循环支持注册登记系统（Interagency Registry for Mechanically Assisted Circulatory Support，INTERMACS）的不良事件的标准化定义（参见本章附录）。在包括业界代表、心脏外科、心脏科医师、护士和科学家的机械循环支持协会、国家心肺血液研究所、FDA、医疗保险和医疗补助服务中心的共同努力下，INTERMACS于2005年成立[39]。

标准化定义的第一次尝试开始于国际心肺移植协会对于机械循环系统支持的注册登记的启动[40]。医疗器械行业是定义的另一个来源，因为

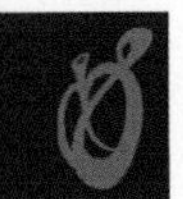

一些VAD设计制造商为了他们的设备上市前获得批准，对不良事件做出了定义。虽然类似，但这些定义往往对于某个特定设备的设计有利而存在细微差别。美国食品和药物监督管理局批准这些定义是基于指定的制造商有证明检测所有重要事件的相关性和完整性的能力。具体不良事件有主观的定义，如出血事件，或以输血单位数定义出血不良事件。考虑到这些不同，INTERMACS不良事件小组和MCS设备行业、FDA、医生开始了一系列研讨以标准化可在整个MCS设备范畴中应用的不良事件定义。常见设备相关不良事件标准定义的建立将简化未来的临床试验，为未来设备上市前的批准研究和上市后监测研究提供标准化，便于为当前设备建立最好的工业作业基准[41]。此外，建立标准化不良事件的目标之一是能够对不同设备进行相互比较，对具体并发症（如卒中）的发生率进行直接比较。

植入后急性期的临床不良事件

Genovese和同事[42]报告了14个大类的不良事件以及在14个大类中特定类型不良事件的累积发病率。控制死亡、需要移植、恢复或撤机等因素后，在心室辅助器植入后的60天内各个不良事件发生概率的估计如表13-1所示。表13-1显示，大多数患者在植入后60天内，至少发生一个不良事件。到这个时间点，累计发病率达89%。不良事件最常见的类型是出血和感染（发病率＞40%），其次是心律失常、心包填塞、神经系统障碍、呼吸功能障碍、再次手术（发生率22%～33%）。其他不良事件相对少见。

任何不良事件发生的累积发生率和死亡、器官移植、恢复撤机等不同结果的发生率如图13-1所示。图13-1显示了心室辅助装置植入后早期不良事件的发生率很高。30天后，发生率下降。在早期阶段，死亡率和移植率呈稳步增长。

在图13-2显示了主要类别的不良事件的累计发生率：心脏/血管系统，其他器官系统和其他类型的不良反应事件。许多不良事件，如心律失常、心包填塞、右心衰竭、肾和肝的不良事件和出血，在心室辅助装置植入早期的发生率高，随后下降。如再次发生也多在初始的60天内。相反，如神经系统并发症、感染、再次手术、设备故障等不良事件是逐渐出现的，这类事件将贯穿于整个60天。

如表13-2所示，在植入后10、20和30天，不

表13-1 心室辅助装置植入后的开始60天内发生严重不良事件的风险：这段时期的累积发病率

事件类型	发生不良事件的患者数量	实际发生率 累计发病率*	95%可信区间
任何不良事件	192	88.9	83.9,92.4
心脏/血管			
心律失常	78	36.1	29.5,42.5
心室	40	18.5	13.7,24.0
心房	46	21.3	16.1,27.0
填塞	59	27.3	21.6,33.2
右室衰竭	25	11.6	7.8,16.2
血栓形成（非CNS）	18	8.3	5.1,12.5
溶血	6	2.9	1.1,5.6
其他器官系统			
呼吸系统	54	25.0	19.4,30.9
气管切开术	30	13.9	9.7,18.8
插管	27	12.5	8.5,17.3
神经系统	50	23.2	17.8,29.0
梗死或出血性卒中	31	14.4	10.1,19.4
TIA	24	11.2	7.4,15.8
肾	33	15.3	10.8,20.4
肝	20	9.2	5.9,13.6
胃肠道	1	0.5	0.0,2.4
其他			
出血	105	48.6	42.0,55.1
凝血功能障碍	38	17.6	12.9,23.0
纵隔或囊袋	59	27.3	21.6,33.4
胸部	20	9.2	5.9,13.6
胃肠道	13	6.0	3.4,9.7
感染	92	42.6	35.9,49.1
传动系统	35	16.2	11.6,21.4
血液	40	18.5	13.7,24.0
肺	43	19.9	14.9,25.5
纵隔或囊袋	13	6.0	3.4,9.7
再次手术	71	32.9	26.7,39.2
出血	51	23.6	18.1,29.4
感染	12	5.6	3.0,9.2
伤口裂开	7	3.2	1.4,6.2
伤口清创	15	6.9	4.1,10.8
设备故障	20	9.2	5.9,13.6

*已按移植、死亡或恢复/撤机等校正。

CNS：中枢神经系统；CVA：脑血管意外；RV：右心室；TIA：短暂性脑缺血发作。

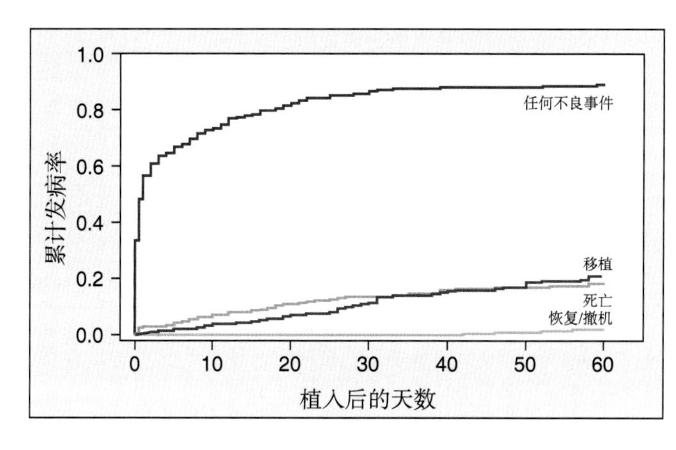

图 13-1　心室辅助装置（VAD）植入后的第一个 60 天内，任何不良事件累计发病率，与之对照的是移植、死亡和恢复 / 撤机等发生的风险。

同类型的早期不良事件的发生率和风险增加量是不同的。心室辅助器植入后 5 天内有 24.1% 的患者发生心律失常。5 ～ 10 天，风险增加了 4.6%，10 天内心律失常总累积发病率为 28.7%。图 13-1、图 13-2 和表 13-3 显示，在 VAD 植入后的第一个 5 ～ 10 天，不良事件的发生率最高，此后风险发生的增加量逐渐变小。此外，发生神经功能障碍和设备故障风险在整个时期逐步增加。

最常见的单个 VAD 植入后的不良事件是出血（特别是纵隔或局部出血）、感染，需要除颤或电复律的心律失常。除累计发病率之外，在 VAD 植入的最初几天，人们可以看到不同的不良事件模式（心律失常、心包填塞、出血、肾事件、肝事件）在特定的时段发生，然后发生率急剧下降。相反，类似于神经系统并发症、感染、再次手术、设备故障等不良事件呈现渐进的发病模式。整个 60 天期间，这些类别的事件持续发生。这些研究结果与其他报告一致。这些类型的不良反应事件是 VAD 受体长期被关注的[35,37,38]，也是作为长期使用这些装置，尤其是作为终点治疗时的一项挑战。

一项 INTERMACS 的大型回顾分析[43]显示，最常见的不良事件主要发生在植入后的第 1 年［事件 /（100 人・月）］，包括感染（17.46）、出血（16.52）、心律失常（7.68）（表 13-3）。其他一些较少见的不良事件依次递减为呼吸衰竭（4.50）、神经功能障碍（2.87）、肾功能不全（2.48）和高血压（2.31）。这些数据还显示，第二代比第一代搏动式心室辅助装置不良事件的发生率要低（表 13-4）。与旋转泵相比，

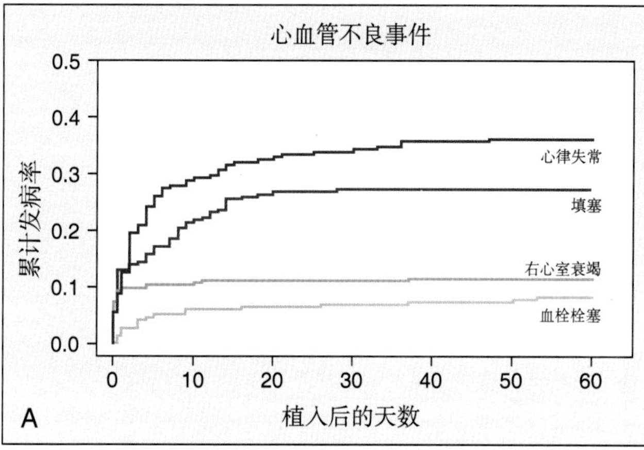

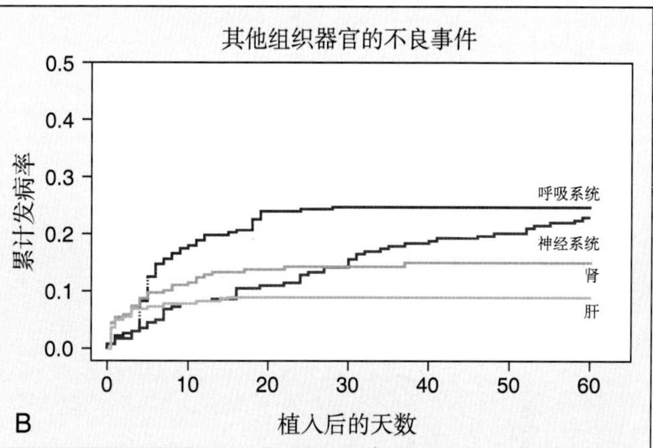

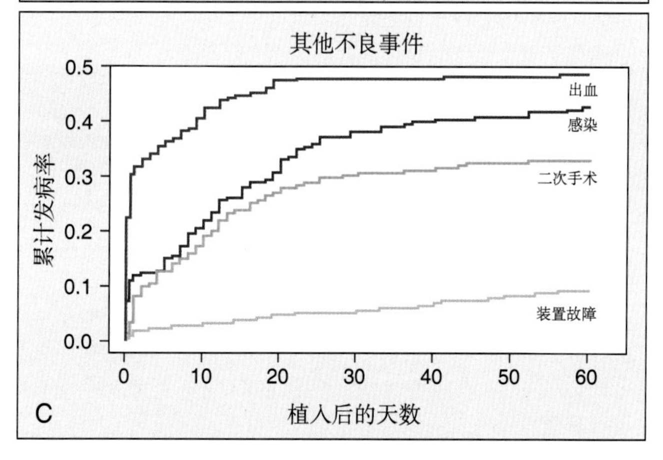

图 13-2　心室辅助装置（VAD）植入后 60 天内不良事件大类的累积发生率。A，心血管不良事件。B，其他组织器官的不良事件。C，其他不良事件。

使用搏动系统，感染、肝功能障碍、神经功能障碍的发生率增加超过两倍以上，高血压发生率高出 6 倍。

需要插管或气管切开术的围术期呼吸衰竭，生存率显著减少。1/4 的患者会发生围术期呼吸衰竭，一旦出现呼吸衰竭将会有较高的死亡率，1 年存活率只有 35%（无呼吸衰竭的患者 65%）。这些呼吸系统的不良事件可能与组织缺氧发作、右心室后负荷增加、长期机械通气以及活动减少有关，所有这些都可

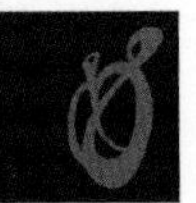

表 13-2 心室辅助装置植入后 60 天内特定时间点发生临床严重不良事件的风险

事件类型	5 天时实际发病率（累计发病率）	发病率递增*			
		10 天时	20 天时	30 天时	60 天时
任何不良事件	64.4	8.3	8.8	4.1	3.3
心脏 / 血管					
心律失常	24.1	4.6	3.7	1.4	2.3
填塞	15.7	5.6	5.1	0.4	0.5
右室衰竭	10.2	0.0	0.9	0.0	0.5
血栓（非 CNS）	5.6	0.4	0.5	0.4	1.4
溶血	1.4	0.5	0.0	0.5	0.5
其他器官系统					
呼吸系统	8.8	8.8	6.5	0.9	0.0
神经系统	3.7	4.2	3.2	3.3	8.8
肾	8.3	2.8	2.8	0.4	1.0
肝	6.9	1.0	1.3	0.0	0.0
胃肠道	0.0	0.0	0.0	0.5	0.0
其他					
出血	35.2	5.1	6.9	0.5	0.9
感染	12.5	7.9	10.2	7.4	4.6
再次手术	12.5	4.6	9.7	3.4	2.8
设备故障	2.3	0.5	1.8	0.5	4.1

* 每个增量值表示自前一时期增加的风险。10 天时不良事件的风险比 5 天时的 64.4（累计发病率）增加了 8.3，20 天时不良事件的风险比 10 天时（累计发病率）增加了 8.8。
CNS：中枢神经系统；RV：右心室。

表 13-3 1092 例左心室辅助装置植入后前 12 个月不良事件发生率［事件 /（100 人 · 月）］*

不良事件	事件数	发生率
设备故障	113	1.98
出血	944	16.52
心脏 / 血管		
右心衰竭	108	1.89
心肌梗死	4	0.07
心律失常	439	7.68
心包引流	86	1.50
高血压†	132	2.31
动脉非中枢神经系统栓塞	20	0.35
静脉血栓事件	83	1.45
溶血	31	0.54
感染	998	17.46
神经功能障碍	164	2.87
肾功能不全	142	2.48
肝功能障碍	52	0.91
呼吸衰竭	257	4.50
伤口开裂	27	0.47
精神病发作	112	1.96
总计	3712	64.96

* INTERMACS2006 年 6 月—2009 年 3 月。非最终数据。
†目前的报告，不能确定连续血流泵时的高血压。
CNS：中枢神经系统；MI：心肌梗死。

能对生存率产生影响。

VAD 植入早期的一些不良事件，对随后的 1 年生存产生的影响如表 13-5 所示[44]。与死亡率相关最为密切的不良事件是肾和呼吸系统并发症、出血、再次手术。在多变量分析中认为肾功能不良事件是最有影响力的因素，而神经系统事件和右心室功能衰竭一般不会产生一个长期的潜在影响。

出血是心室辅助装置植入后最常见的不良事件[42,45-47]。与出血相关的输血已经被证明能增加感染、过敏和急性肺损伤的风险[48,49]。早期非致命性出血对晚期死亡率有重大影响。虽然发生出血事件的患者往往通过输血和 / 或再次手术得到成功治疗，但其 1 年生存率仅为 48%，显著低于无出血事件患者的生存率（71%）。出血事件，可能需要多次输血并可能导致急性肺损伤，这可能会影响右心室功能，增加末梢器官缺血的风险，需要再次手术，以确保止血。

再次手术也增加死亡风险，包括出血带来的影响和需要清创或移植皮瓣的严重感染，或两者兼而有之。与这些情况相关的晚期生存率下降可能说明了严重的出血事件和感染的影响。伤口裂开显示，与营养不良有关的慢性感染（如心室辅助装置植入后 2 周内

表 13-4	954 例植入左室辅助装置作为移植患者或候选者 * 的过渡的患者，12 个月内不良事件发生率 [事件 /（100 人 · 月）]					
	搏动性（$n = 406$）		持续性（$n = 548$）		搏动性 / 持续性	
不良事件	事件	发生率	事件	发生率	比率	P
设备故障	45	2.95	17	0.82	3.60	＜ 0.0001
出血	369	24.22	360	17.41	1.39	＜ 0.0001
心脏 / 血管						
右心衰竭	48	3.15	46	2.23	1.41	0.05
心肌梗死	2	0.13	2	0.10	1.30	0.37
心律失常	154	10.11	218	10.54	0.96	0.65
心包引流	44	2.89	30	1.45	1.99	0.003
高血压†	75	4.92	17	0.82	6.00	＜ 0.0001
动脉非中枢神经系统栓塞	7	0.46	6	0.29	1.59	0.21
静脉血栓事件	38	2.49	32	1.55	1.61	0.03
溶血	11	0.72	12	0.58	1.24	0.29
感染	431	28.29	244	11.80	2.40	＜ 0.0001
神经功能障碍	66	4.33	40	1.93	2.24	＜ 0 .0001
肾功能障碍	63	4.14	45	2.18	1.90	0.0007
肝功能障碍	24	1.58	14	0.68	2.32	0.009
呼吸衰竭	121	7.94	89	4.31	1.84	＜ 0.0001
伤口裂开	8	0.53	9	0.44	1.20	0.34
精神病发作	43	2.82	38	1.84	1.53	0.03
总计	1549	101.69	1219	58.96	1.72	＜ 0.0001

* INTERMACS，2006 年 6 月—2009 年 3 月。

† 目前的报告，不能确定连续血流泵时的高血压。

CNS：中枢神经系统；MI：心肌梗死。

表 13-5	是否发生早期非致命不良事件（AEs）对 12 个月时实际存活的影响差别		
	设备支持的存活百分比		
不良事件	≥ 1 AEs	无 AE	测试的显著性 *
肾	32.0%	65.1%	$\chi^2 = 15.464$ $P < 0.001$
呼吸系统	35.3%	68.7%	$\chi^2 = 8.623$ $P = 0.003$
出血	48.3%	70.9%	$\chi^2 = 4.945$ $P = 0.026$
再次手术	47.9%	67.7%	$\chi^2 = 4.343$ $P = 0.037$
右心室衰竭	43.0%	66.7%	$\chi^2 = 3.714$ $P = 0.054$
感染	53.9%	65.2%	$\chi^2 = 2.717$ $P = 0.099$
神经事件	57.3%	60.6%	$\chi^2 = 1.026$ $P = 0.311$
填塞	58.0%	61.2%	$\chi^2 = 0.001$ $P = 0.980$
心血管功能障碍	57.7%	62.1%	$\chi^2 = 0.000$ $P = 0.984$

* 统计检验：对数秩分析。

前白蛋白小于 15mg/dl）与院内死亡密切相关。长期的炎症反应、健康恶化以及败血症等都会对患者的治疗效果产生长期的影响[50,51]。

急性肾衰竭在 VAD 支持早期发生，与 1 年生存率显著下降相关。慢性心力衰竭由于充盈压持续升高、持续下降的心输出量、不良的神经内分泌环境可能导致肾功能障碍[52,53]。同样常见的是继发于糖尿病、高血压或其他原因的基础肾疾病。心室机械辅助恢复终末器官灌注，改善神经内分泌环境，并有效地减少容量负荷，这些都可能有益于肾功能[54-57]。然而，即使在 VAD 的支持治疗下，一小部分患者仍会发生肾衰竭。心室辅助装置植入后肾衰竭的预后极差。以前的报告中显示了此类患者 6 个月死亡率可达 71%[58-60]。发生肾衰竭的患者即使在开始 60 天存活，其长期生存预后依然很差。6 个月时，此类患者只有 50% 存活；12 个月时，只有 30% 存活。

早期肾事件首要任务就是调查植入后发生急性肾衰竭的机制，以调整日常治疗方案，确定临床目标。以前的报告提出，肾衰竭的发展可能伴随高风

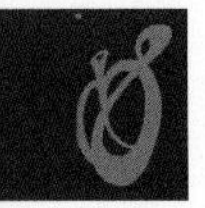

险[61]。其中，心源性休克和使用高剂量或多个升压药造成的肾损伤不会因为VAD支持的应用而改善。尽管LVAD植入后，右心室衰竭是早期肾功能障碍的主要原因之一，但有些看法认为VAD支持后发生肾衰竭是由于原发疾病的血管病变导致原本存在的肾内弥漫性血管的变化[61]，从而限制肾储备，并导致死亡率上升。

INTERMACS数据（表13-6）进一步确认主要不良事件发生在植入后的最初3个月内。装置植入后前3个月内，最常见的不良事件是出血和感染。这两个不良事件在双心室VAD支持中发生较为频繁，可能反映了患者病情更加危重需要更全面的治疗。尤其是出血更频繁，达单心室辅助的3倍以上，这主要是因为相关的凝血功能障碍，往往伴随着原有的右心室衰竭。许多患者二次手术时服用过一个或多个抗血小板药物和华法林，从而增加了出血的危险。即使不进行再次手术，静脉压力升高，也增加了出血的危险。即使在左心室辅助组，出血和感染事件发生频率高的往往是病情极度严重的患者。大多数搏动VADs被应用于非常危重的患者，达到了80%，如INTERMACS分布图1或2所示。

因为严重右心衰竭需要使用了双心室VAD的患者，并发症的发生较仅使用单心室辅助的更为普遍。这些并发症包括呼吸衰竭、高血压、神经功能紊乱、心律失常、呼吸衰竭，常发生在双心室心室辅助器植入后早期。支持3个月后，不良事件的特点发生改变。除了感染仍然是一个长期存在的问题外，大多数不良事件发生率大幅下降。在接受双心室VAD的患者，出血以一定比例持续发生，比左心室辅助组高3倍。晚期感染率在双心室VAD组和LVAD组没有任何不同。

特定类型的不良反应事件

出血

出血是伴随机械循环支持的最常见的不良事件。第10章中叙述了术前凝血状态的优化对减少术后出血风险是很有必要的。抗凝、出血和血栓之间复杂的相互作用，将在第19章具体阐述。术前营养状况受损和心源性休克引起的急性失代偿导致的肝、肾功能障碍（尿毒症与血小板功能障碍）、严重右心室衰竭和中心静脉压升高，是影响术后和术中出血的发病率

表13-6 左心室辅助装置和双心室辅助装置的主要不良事件

	事件/100人·月	
不良事件	**≤3个月**	**>3个月**
左心室辅助器		
设备故障	2.6	3.3
出血	29.1	5.5
心脏/血管		
右心衰竭	4.0	0.3
心肌梗死	0.2	0
心律失常	13.7	0.7
心包引流	3.4	0.1
高血压	6.1	1.4
动脉栓塞	0.7	0.1
静脉血栓	3.5	0.3
溶血	0.5	0.5
感染	31.0	11.1
神经事件	6.7	1.4
肾功能障碍	6.1	0.4
肝功能障碍	2.1	0.4
呼吸衰竭	11	1.0
伤口裂开	1.2	0.1
精神病发作	3.7	0.7
双心室VAD		
设备故障	5.6	2.5
出血	102.0	18.4
心脏/血管		
右心衰竭	2.3	0
心肌梗死	0	0
心律失常	10.3	2.0
心包引流	10.3	0
高血压	4.2	0.6
动脉栓塞	1.4	1.3
静脉血栓	1.4	0
溶血	5.6	1.9
感染	47.6	10.8
神经事件	10.7	3.2
肾功能障碍	11.7	1.3
肝功能障碍	9.8	1.3
呼吸衰竭	11	1.0
伤口裂开	0	0
精神病发作	5.6	1.2

MI：心肌梗死。

的主要危险因素。此外，术前抗凝剂的使用，尤其是用于急性冠状动脉介入治疗的血小板抑制剂，加剧了术中和术后出血问题。已证明，国际标准化比值（international normalized ratio，INR）升高与出血、出院前死亡的高风险相关。所有患者都需要在LVAD植入前使INR正常化。

以前接受的心脏手术的复杂性和次数，都会加重出血。除了需要增加血液制品输入外，出血也显著增加了LVAD植入手术的并发症。与其他心脏手术相比，出血使二次手术的风险增加了3倍。因为出血需要再次手术的患者超过30%。大量输血可引发细胞因子大量释放，可能会引起呼吸功能不全和肺血管性高压反应造成的右心室衰竭[62]。输血也可导致院内感染和过敏的风险增加[63]。对于避免出血至关重要的术中止血和血液制品的谨慎应用，在第10章都有阐述。胸骨关闭前必须仔细检查手术部位。潜在的非左心室辅助装置手术出血部位，包括体外循环插管位置、胸骨边缘、胸膜脂肪垫以及再次手术部位：心包、心外膜和肺表面之间粘连部位。主动脉流出道缝合口和左心室心尖部插管部位，都需要注意。然而，最有潜在问题的位置往往是膈膜的肌肉边缘，也是泵的周边囊袋。

许多外科医生使用一些辅助化合物，以减少缝合线处出血。比如CoSeal，是一种生物相容性聚乙二醇聚合物，可以迅速交联组织中的蛋白在应用部位立即黏附[64]。TISSEEL，是一种蒸汽加热和溶剂洗涤处理的纤维蛋白胶。它是一种双组分合成人体血浆纤维蛋白胶。合并后，这两个部分，封口蛋白（人）和凝血酶（人）可模仿凝血级联的最后阶段。本制剂也经常被使用于二次手术以减少出血。FLOSEAL[65]，是一个专有组合交联明胶颗粒和局部人凝血酶的外用止血剂，在缝合线处出血明显时，可以用于缝线引起出血较重的情况。

二次手术时，心室和心包粘连，由于粘连溶解停止而导致伴瘀斑的出血，这种出血更加严重。在安装了左心室辅助装置的情况下，与术前相比，左室通常明显减压，产生较大的心包空间，从而减少了心包填塞的压迫止血效果导致持续出血。随着设备变得更加紧凑，患者的选择也趋向于病情不太严重的患者，手术过程更短，术后出血量已出现减少。尽管术后出血比较常见，但通过谨慎使用抗凝剂、改良泵的设计，与以前使用第一代LVADs相比，需要大量输血并再次手术止血的出血已显著减少。心包填塞是出血最常见的继发并发症，可大大降低右心室功能并导致心室辅助装置充盈不佳。有些医生选择LVAD植入后延迟24小时关胸，以减少心包填塞的风险，并避免由于出血而再次开胸手术。

密歇根大学最近的研究发现了术前终末期肝病模型（Model for End Stage Liver Disease，MELD）评分（一个胆红素、血清肌酐和INR的加权总和），和LVAD植入后出血和死亡的风险有很强的相关性[66]。研究人员发现，围术期每使用10个血液制品，围术期死亡率增加5%，术后发生右心室衰竭和肾衰竭的可能性增加8%。他们还发现，在MELD评分中，每增加5个单位血液制品，术后设备相关感染的可能性增加70%。MELD评分作为术后出血和死亡的独立风险预测，是一个连续变量，而不是作为两个切点存在的。这些数据的重要性在于所有系列中患者都没有肝硬化，这一点在MELD评分的开始就已经得到验证。

LVAD受者晚期出血更常见于旋转式泵LVADs。由于治疗要求口服华法林，通常表现为慢性胃肠道出血。关于这个问题[67]的第一次报告比较了多个旋转式泵和搏动泵系统，发现30天内应用旋转泵的患者消化道出血率为46.5/100人·年，而应用搏动设备的患者为4.7/100人·年。约96%使用搏动泵的患者2年内不会出血，而旋转泵患者中，只有66%不发生消化道出血。上消化道内镜检查最常发现的是血管发育不良，往往呈多个存在，并通常在胃或小肠的前半部分。这种症状被认为是由于旋转泵患者产生了与主动脉瓣狭窄患者类似的低脉压而引起。

主动脉瓣狭窄患者[68]中发生血管发育不良和胃肠道出血的患者已被证明存在高分子量的血管性血友病因子（von Willebrand factor，vWF）多聚体减少。非搏动血流被认为可促进胃肠道血管发育不良的发展。这种病理生理机制与主动脉瓣狭窄所致低脉压相似。由于低脉压，非搏动设备的受体的血管腔内压力缓慢增长，静脉扩张，导致动静脉畸形和血浆vWF多聚体显著减少，这使得患者在抗凝治疗时更容易出血[69]。在另一项研究中，研究人员测量了消化道出血患者的vWF水平，所有18个应用旋转泵的患者都有上消化道出血史，并且在出血时几乎完全耗尽vWF水平。研究人员还发现，在同样一组18例应用旋转泵LVADs的患者，心脏移植前vWF的水平也几乎完全耗尽[70]。患者接受心脏移植后对输血量的需求，使用旋转泵比搏动性心室辅助装置的患者高两倍。这一发现导致了许多医生调整泵的流量，以提高

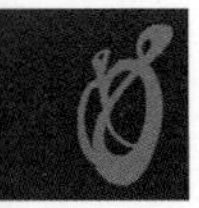

搏动效率和减少抗凝水平。很多报道描述了出现明显的胃肠道出血后停止口服抗凝剂数月后，在LVADs系统中未发现明显的血栓形成。然而，这些报道极具争议，而且不充分抗凝导致血栓形成的风险也未作详细说明。

目前还不清楚，患者是否需要使用抗血栓或抗血小板剂或两者兼而有之。离心泵式设计的其他旋转泵是否会产生与轴流型泵目前相似的问题，仍有待观察。INTERMACS数据回顾发现，植入后早期，在搏动VADs，尤其是双心室VADs（图13-3）出血的发病率很高。第一次出血事件的时间较短，在双心室VADs累计发病率更高。与搏动设备相比，旋转泵的不良事件发生率已经下降了超过一半。但是出血发生率在植入后30天内降低，植入后期并不减少。约62%的患者需要至少2～3U红细胞，21%的患者需要4～7U，14%的患者需要8 U或以上。31%的出血发生在患者没有抗凝，而且可能手术后立即发生。24%的患者在单独使用肝素抗凝时发生，16%发生在患者单独使用华法林（香豆素）时，18%发生在单独服用阿司匹林的患者。此外，妇女和60岁以上的患者似乎更容易出血。

神经功能障碍

LVAD受体的神经系统并发症显著增加住院时间和成本，是死亡的首要原因，是最具破坏性和预后最差的不良事件[71]。脑血管事件的原因是多方面的，但栓塞事件发挥了重大作用。这些通常是由于：(1)

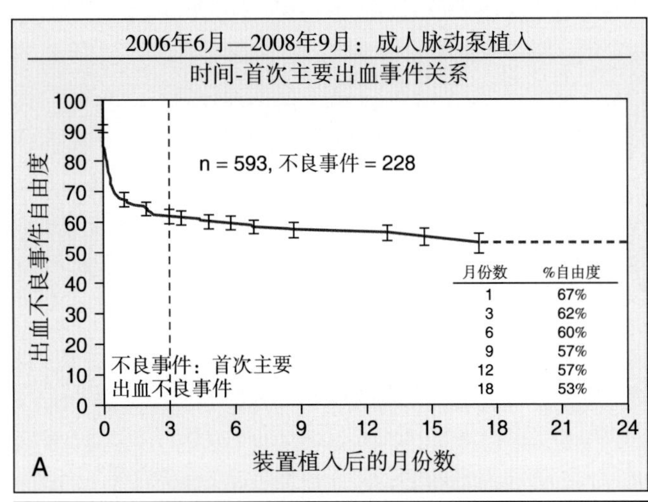

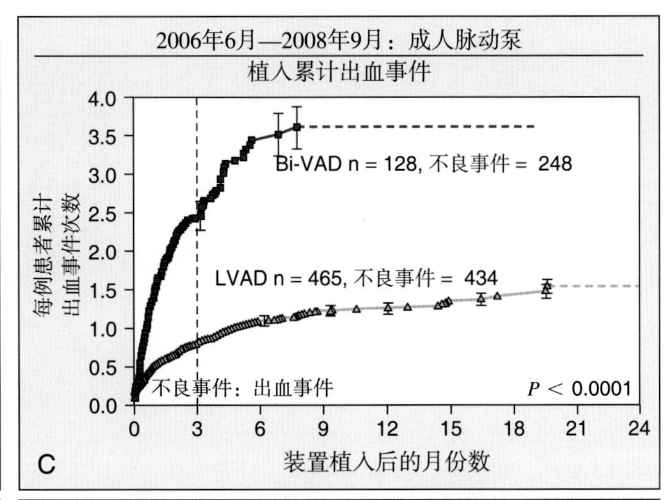

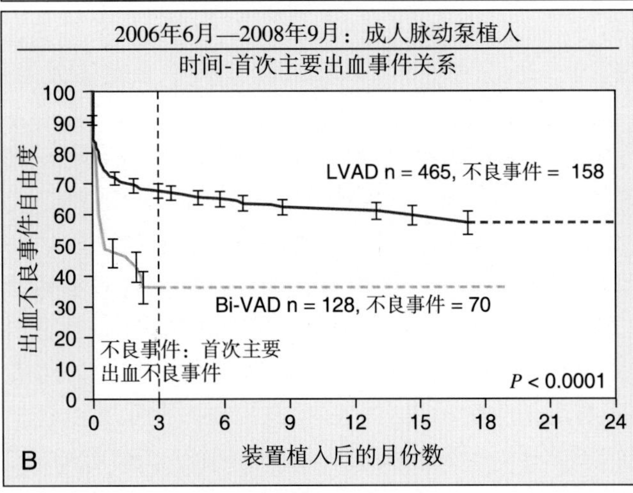

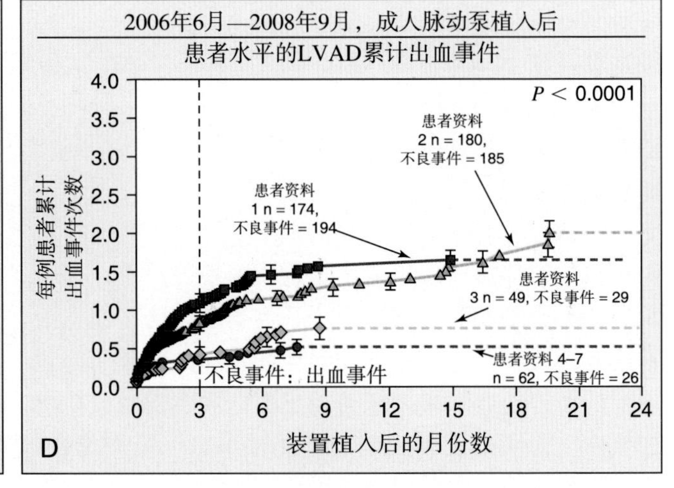

图13-3 A，搏动性心室辅助装置（VADs）主要出血事件的精算自由度。B，使用搏动泵的左心室辅助装置（LVADs）与双边心室辅助装置（BiVADs）主要出血事件的精算自由度对比。C，使用搏动泵的左心室辅助装置（LVADs）与双心室辅助装置（BiVADs）主要出血事件累计发病率比较。D，根据INTERMACS患者资料获得的使用搏动泵的左心室辅助装置（LVADs）主要出血事件累计发病率。

低流量状态或设备内存在滞流区域；(2) 存在生成血栓的表面；(3) 高凝状态；(4) 抗凝治疗无效或过度抗凝；(5) 左房室腔内血栓。

设计设备时，针对神经系统不良事件发病要考虑很多事情。在INCOR装置（Berlin Heart GmbH，Berlin）中，进口套管长度很小的变化对神经系统发病率产生了较大影响[72]。具有长流入套管的患者比短流入套管的患者成活率更高（63.4%对比52.9%）。血栓性不良事件发生率也显著降低。78例使用长流入套管的患者，只有3例（3.8%）发生了血栓性不良事件（血栓事件每年每例患者），而使用短流入套管的患者，则有32例（23.2%）发生了血栓性不良事件（血栓事件每年每例患者）。Novacor装置（World Heart，Salt Lake City，UT）因为神经系统不良事件的高发生率（> 35%）最终未能达到市场预期。同样，LionHeart装置（Arrow International，Inc.，Reading，PA）的实验[74]，第一个完全植入式心室辅助装置的失败也是因为神经系统不良事件发生率大于55%。

多种合并症或因素可能会导致植入心室辅助器的患者产生神经系统不良事件。在有周围血管疾病、脑血管疾病和缺血性心肌病病史的患者，不良事件往往发生在异常的血流状况和心室辅助器植入后高血压共同作用的情况下，增加卒中的危险。同样，术前多器官功能衰竭状态导致术后出血会限制抗凝治疗的实施，增加血栓风险。右心室衰竭对左心室及LVAD的充盈造成影响，也可以诱发血栓形成。如前所述，上消化道出血的存在使抗凝进一步受限也易诱发血泵血栓形成和血栓栓塞并发症。

文献中常见与神经系统不良事件有关的一个因素是设备或血源性感染。一组接受多种不同设备的临床研究显示[75]，有25%的患者发生脑血管意外，66%脑血管意外发生在植入后4个月内。不同装置6个月内发生脑血管意外的概率分别是HeartMate XVE（Thoratec Corp，Pleasanton，CA）75%，Thoratec biventricular VAD（Thoratec Corp）64%，Thoratec LVAD（Thoratec Corp）63%和（Novacor设备）33%。所有发生脑血管意外的患者中，42%的患者存在感染。脑血管意外时的平均白血细胞计数大于感染患者的正常范围（12 900/ mm^3）和无感染患者的正常范围（9500/mm^3）。感染患者的血栓弹力图的平均最大振幅63.6mm高于无感染患者的60.7mm。

机械辅助用于治疗充血性心力衰竭的随机评价（Randomized Evaluation of Mechanical Assistance-for the Treatment of Congestive Heart Failure，REMATCH）测试的结果显示了以前神经系统不良事件的问题。这预示着目的性治疗的问世。尽管由于左室辅助装置受体的生存率高于随机分配到药物治疗的患者生存率，使得测试结果视为成功，但是左室辅助装置受体中有44%的患者发生神经系统不良事件，而药物治疗组只有7%。使用左室辅助装置的患者有16%卒中，而药物治疗组只有3%[76]。大多数（65%）此类事件是一过性的，并且40%与患者的代谢状态有关。INTERMACS最近的数据显示，应用搏动设备发生的神经不良事件的发生率接近17%。约43%的事件被认为是由栓塞引起，27%为出血性，26%为脑病。虽然LVADs和双心室VADs发生神经不良概率没有明确的差异，但是患者接受双心室VADs在1年内累计不良事件发生更多。

HeartMate Ⅱ作为心脏移植过渡治疗和终点治疗试验[77,78]的数据显示卒中的发病率分别为19%和17%。研究中过渡到移植患者，出血性和缺血性卒中率分别为2%和6%；而这在反映较长支持时间的终点治疗的患者中发生率为11%和8%。这可能是由于在使用HeartMate Ⅱ装置早期阶段，使用过于激进的抗凝方案，而激进的抗凝治疗又是由于一些医生在使用HeartMate XVE时，预先考虑到神经不良事件的发生率而过于自信地限制了抗凝剂的使用。这种认识来源于一项研究，这项研究强调了精细控制抗凝[79]的好处。300多名患者，使INR保持在1.5 ~ 2.5，缺血性卒中率为2.4%，而出血性卒中率为1.2%，然而，在接受标准体外循环心脏直视手术的患者中，即使没有明显的卒中，执行认知功能也会发生变化[80]。

出血性卒中比栓塞性卒中的死亡率高，这常常是由于显著高血压所致。现在已经很清楚，传统手臂血压袖带测量血压只是平均动脉压，而不是动脉收缩压。

最后，一项少见但是认为由于使用心室辅助装置增加了脑灌注而产生的副作用是脑灌注综合征[81]。脑灌注综合征是一种威胁生命的综合征，可发生在脑血管系统低灌注的患者，而这些患者重新建立了正常脑循环。心室辅助流量过大的并发症包括严重的脑水肿和出血[82]。植入前表现出的精神障碍证明LVAD的候选人中脑血流可能已经明显受损。可能是装置植入后，心脏输出突然恢复正常，使脑自动调节功能紊乱，导致移植后意识混乱和脑病。此时计算机断层扫

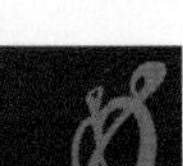

描（computed tomography，CT）并不能发现器质性改变。目前这些病理生理改变主要还是依靠推理得来的。

神经不良事件多发生一个原本存在的复杂病理状态中，这种状态很容易出现神经功能障碍。植入状态可使这种病理状态恶化。植入往往是在急性炎症反应和多器官功能衰竭时进行。而急性炎症反应和多器官功能衰竭会导致周围血管扩张并需要使用血管收缩剂，从而可能会影响脑灌注。术后出血和不断变化的抗凝管理，使患者容易发生神经系统不良事件。此外，泵的设计也会对这些患者发生卒中有不同程度的影响。

设备故障

MCS 设备设计的最重要一点就是可靠。与 INTERMACS 或 FDA 比，开发 MCS 设备的工程师们对设备的可靠性有不同的看法。因为工程师们需要预测设备故障，而不是准确地报告故障。

工程设备故障的定义是"组件或系统的不履行或无法履行指定时间内特定环境条件下其预定的功能"[83]。故障率被定义为设备的累计运行时间期间发生的故障次数。对 MCS 设备而言，包括硬件和软件故障。硬件故障可能是由于制造时无法识别的缺陷或部件的老化。在制造中产生的缺陷，通过明确说明各部件的使用限制和适用范围、装配过程中优良的质量控制、组装 MCS 设备足够的预测试以降至最低。这种预测试可能包括潮湿测试。潮湿测试期间，MCS 设备持续运行在消毒液（如盐水）中一段时间。如果指标超出指定范围，该设备将被丢弃。潮湿试验也提供了一个工作阶段，用于识别不合格组件。这种早期控制器故障比泵本身发生的更典型。不合格组件的故障可能导致意料之外的 MCS 设备的早期故障。

软件故障通常等同于控制器故障。通过上市前试验或上市后的监控，几种设备的软件缺陷已确定。软件故障通常可以通过在现有的硬件上安装一个新的软件版本解决。

由于使用者的错误或认识不足造成的故障在 MCS 是非常重要的。人的因素被定义为"应用人们所掌握的科学知识和创造能力，设计研制设备和系统，以期生产出最安全有效，操作可靠的产品"[84]。工程师被分配在初始 MCS 设备设计开发的人力和设备接口。在开始人体试验之前，工程师把他们的设计，假定为有危害的，并进行可操作性研究，以确定 MCS 设备使用不当的后果。人力设备接口需要考虑的因素很多，包括能源的改变（如电池供电电源到基础电源，反之亦然），以及各种不同的报警条件，适当的识别和响应，环境因素（例如，接触到水、极热或传动系统反复弯曲）。人力设备接口应尽量减少由患者或照料者造成巨大错误的机会。报警条件必须相对简单，使只有有限的听觉、认知能力、阅读能力的人可以很容易地了解情况，并对警报作出恰当反应。

设备故障范例

搏动泵是第一个进入临床试验的 MCS 设备。各种不同设备的故障原因已经查明，这在设计类型和各种不同的设备中也是唯一的。在搏动泵的时代，Novacor 心室辅助器是唯一完全模拟循环回路的 MCS 设备。这种泵的双推板机制，使压力在泵的收缩早期相对温和地增长。双推板机制和生物瓣在发生故障之前需要承受很多次这样的周期。Novacor 的传动系统是强大的，只有相对较少的故障。然而，流入转接的设计导致许多栓塞性卒中。最终，重新设计的流入套管成功地减少了这个问题的发生频率。

HeartMate 减压电动心室辅助器（后来被称为 HeartMate XVE 和 HeartMate Ⅰ LVAD）经历了几个设计方案的更替。REMATCH 对 HeartMate XVE 和 HeartMate Ⅰ LVADs 进行了一项试验。这项试验是关于将 MCS 装置永久性使用在一些不能进行心脏移植的患者的。这项试验明确了故障模式和设备的预期寿命。

早期设备故障原因之一是失败的流入道瓣膜故障。HeartMate XVE 的瓣膜是猪的瓣膜，可直接缝合到流入和流出管道上。植入流入管道的弯曲可能使瓣叶轻度扭曲导致对合不理想。更重要的是，推板是由直流电动机驱动，泵收缩时能够迅速产生高 DP / DT（即压力增加的速度）。流入瓣故障问题被确认后，流入管道和控制器软件被改进。该软件通过收缩前几毫秒快速中断能源信号来减少泵的推动力。其他适配软件的修改也安装了，以确保囊接近完全充盈，从而在收缩开始之前优化了推盘和电动机凸轮输出器之间的联系。由于这些修改的结果，泵的 DP / DT 下降，流入瓣的故障在整个泵的使用期间也不常见了。

HeartMate XVE 流入瓣耐久性的增加暴露了设备故障第二个原因是中央凸轮的轴承和凸轮输出器的设备故障。HeartMate XVE 电动机轴承承受的力量是很大的，18 ～ 24个月内轴承严重磨损很常见。因此，泵的电力需求增加导致间歇性高电压报警。这些报警服务可作为即将发生设备故障的信号。具体来说，中央凸轮或凸轮输出器最终停滞，泵也会停止。停泵是否为灾难性的取决于两方面，首先，流入和流出道瓣膜确保没有血液从主动脉逆行到左心室；第二，采用气动驱动器控制台产生的气压或使用手压泵。在紧急情况下采用手压泵，直到患者到达医院或其他气动驱动控制台可用的地方。在阿拉巴马州伯明翰大学，经历过 HeartMate XVE 或 HeartMate Ⅰ LVAD 发生故障后用气动驱动的患者，大部分可以很好地耐受。采用气动驱动模式，血栓形成的倾向较高。这些患者采用全身肝素或华法林抗凝。就我们的经验而言，在气动驱动 HeartMate XVE 或 HeartMate Ⅰ LVAD 时，很少产生血栓栓塞等不良事件。

人与设备接口故障后果可能很严重。当更换电池或由电池供电改为不间断电源时，患者或照顾者可能失误断开所有电源，此时，后果可能是灾难性的。因为旋转泵没有阀门，当电源断掉后，前向的动力消失，逆流马上发生。逆流程度取决于左室和主动脉之间的压力差。对于目前使用的各种旋转泵，主动脉和左心室间的压力差无法量化。有报道认为，有些患者比较耐受逆流，而有些患者在几分钟之内就会发展成急性心力衰竭、心源性休克。这个时候如果患者为独自一人，发生急性血压下降，可引起晕厥，继而死亡。老年死亡患者的数据表明，在患者失去意识前没有觉察到发生的故障，所以也没有有效解决存在的问题。认知能力受限的患者往往需要一个能听见装置报警的保姆。

设备故障的预测和管理

重要设备故障是指如果不及时确认和解决，导致严重不良事件或死亡的故障情况。这些故障主要是停泵。在一个设备彻底发生故障时，由电动机驱动的搏动泵以气动驱动作为备份是可行的。电驱动搏动性 LVADs 的开发经验足够丰富，故障模式明确，并已开发了检测设备性能异常和预测即将发生的设备故障的方法。HeartMate Ⅰ电动马达的使用电压增加时，可产生迟发性间歇黄色警报，就是这样一个例子。

旋转泵在其发展初期的故障模式尚未完全确定。然而，由于停泵导致的快速失代偿和死亡的潜在危险，几乎存在于所有旋转泵。离俄克拉何马医院不远的一个保健中心制订了一个如何处理此类故障的巧妙方案[85]，他们的方案是当旋转泵发生故障时，不管是否有失代偿的症状，直接把患者送到当地医院的介入导管室。介入心脏医生要用一个大小合适的球囊导管逆行插管阻塞辅助装置的流出道。导管到位后，产生血栓的机会很高，但逆行血流将消失。如果患者耐受这种干预措施，就有充分的时间来运送患者和进行更换心室辅助装置的术前准备。

与搏动设备相比，旋转泵的早期经验表明其具有显著优越的耐用性。然而，动力传动系统的弯曲所致的重复性损伤可能会导致电线断裂和电机电力中断。这个问题和传动系统感染的解决方法之一就是把传动系统锚定在头骨底部[86]（图 13-11）。其他的解决方案包括患者教育和修改设计以增加传动系统本身的强度。最终只有淘汰传动系统，传动系统故障和经皮传动系统相关的感染才能彻底消除。然而，植入部件对液体侵入的耐久性和抵抗性的要求很高，这些要求使完全植入的 MCS 设备的成本大幅增加。LION-HEART LVAD 的经验表明，植入一个控制器、一个提供临时支持的电池和其他必要的组件（例如一个搏动装置的软囊）是可行的设计[87,88]。经皮能量传输系统的使用是一个具有挑战性的工作，但它的使用将使 MCS 设备对患者的日常生活的影响微乎其微。

感染

在这些设备的发展早期感染被确认为是威胁到患者生存和生活质量的最常见的不良事件。在 20 世纪 90 年代，单中心的经验和多中心临床试验证实感染是一种比较常见的不良事件和死因[89,90]，在植入后发生率为 20% ～ 70%[89]。到 2000 年，作为心脏移植的过渡，MCS 的应用呈持续稳步增长。未进入心脏移植候选名单的患者需要接受永久设备植入（即终点疗法）等原因，使研究者们认为确定在植入过程中发生感染的最大风险（例如，在植入后第 30 天）时间点比调查感染发病率更为重要。

Gordon 和他的同事[91]报道了与从 LVAD 植入到首次血液感染诊断的时间和无感染的存活时间相联系的时间相关不良事件。这项研究表明，血源性感染最常见于植入后的 30 天之内，但也可能在此之后出现（图 13-4）。随后，REMATCH 试验的 post-hoc 分析调查了患者在接受 HeartMate Ⅰ搏动 LVADs 作为终点治疗的感染等并发症[92]。作为一个死亡原因，败血症的重要性已经被确认。研究比较了心室辅助组与药

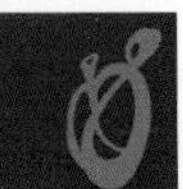

物治疗对照组，证实了感染对 MCS 装置治疗效果的重要性。作为一个植入后 30 ～ 60 天内发生的早期不良事件，败血症和败血症死亡的频率被描绘成一个瞬时风险（图 13-5），败血症对 MCS 设备受体幸存者的负面影响也被记录在案（图 13-6）。

INTERMACS 阐述了长期 MCS 设备的感染不良事件[93]。INTERMACS 的感染数据分析显示出对感染不良事件累计数量的危险因素：植入前病情危重（即 INTERMACS Ⅰ级），使用双心室支持，患者的年龄，植入时血尿素氮增高[94]。

最近，INTERMACS 数据分析证实，植入 6 个月后测试，旋转泵 MCS 设备与搏动设备相比感染不良事件的发生率显著降低[95]，之前单中心非随机研究结果也是如此[96,97]。旋转泵感染率较低，可能与其外形较小有关。搏动泵感染的一个主要因素，是泵的囊袋感染。与搏动泵相比，旋转泵越小表面积越小，而且植入时，泵周围积聚得血块和液体也越少。搏动性 HeartMate Ⅰ的流入和流出管路之间的间隙，提供了液体和血块聚集的空间，然后容易发展成为感染病灶。搏动 MCS 设备植入技术的改变，将它们植入腹腔，会减少囊袋感染[98,99]。然而，与放置一个小回转泵相比，该技术比较烦琐。因为旋转泵只需要一个小囊袋或根本无需囊袋。本节的重点是设备相关的感染（即经传动系统、泵的囊袋和内部泵组件），也包括其他方面的感染（如败血症），往往涉及 MCS 设备。

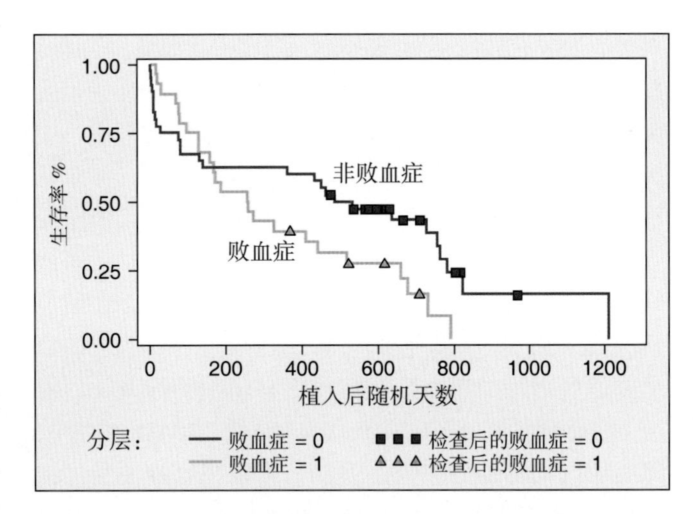

图 13-6 VAD 植入后心室辅助装置（VAD）败血症对于绝对生存的影响。AE：不良事件。

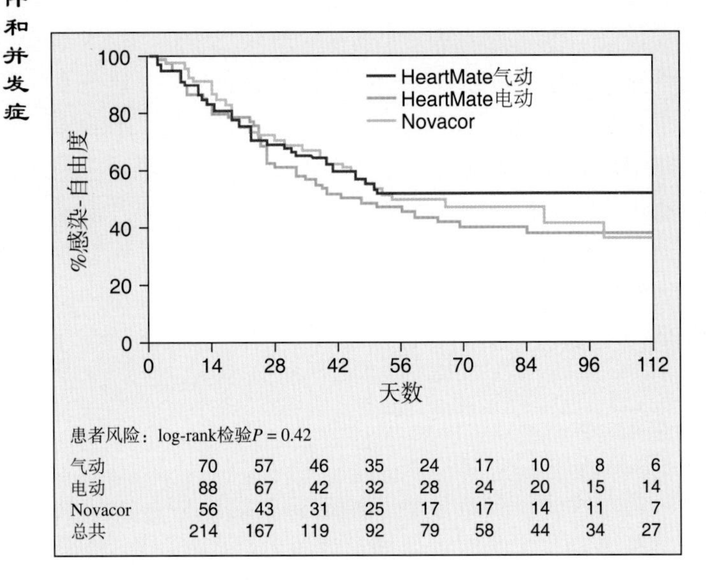

气动	70	57	46	35	24	17	10	8	6
电动	88	67	42	32	28	24	20	15	14
Novacor	56	43	31	25	17	17	14	11	7
总共	214	167	119	92	79	58	44	34	27

图 13-4 第一代脉动左心室辅助装置（LVADs）血液感染的精确自由度。

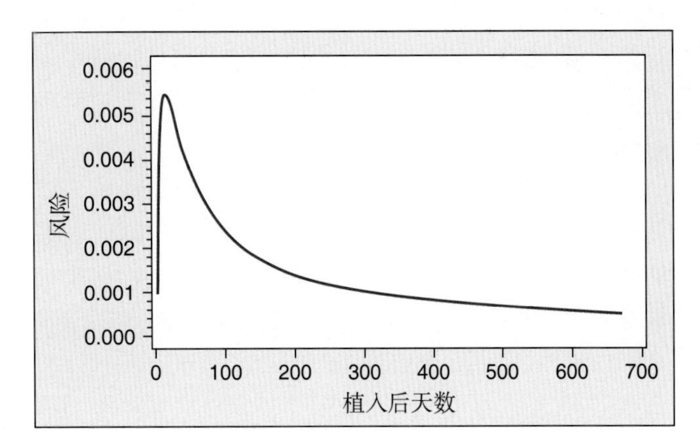

图 13-5 心室辅助装置（VAD）植入后败血症和败血症死亡的瞬时风险（危险性）。

设备感染的微生物学

了解设备感染的微生物学对于明确这些感染是如何发生的，如何预防，怎样治疗，如何制订合理的新疗法以防止或消除感染是非常重要的。了解泵表面细菌定植、微生物黏附、菌落扩散、菌膜形成等概念是提高认识的基础[100]。

术前使用抗生素（例如洗必泰消毒剂）清洁患者皮肤，并结合修剪体毛，而不是剃除毛发，这样可以减少皮肤切口部位的微生物负荷。然而，滞留在表皮和毛囊的活菌，可以在植入时移入伤口。有证据显示，如来源于鼻子或会阴的致病菌（如耐甲氧西林金黄色葡萄球菌 [methicillin-resistant Staphylococcus aureus，MRSA]）对植入后感染是额外的危险因素。

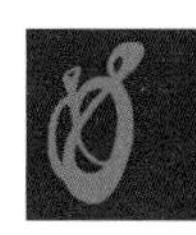

一些中心使用聚合酶链反应快速筛选定植MRSA是否来源于鼻腔或会阴，并有报道局部应用抗生素消灭MRSA后胸骨感染率有所降低[101]。

尽管有了这些措施，一些细菌定植到手术伤口和植入泵组件表面也是不可避免的。预防性使用抗生素、自身防御机制和微生物（细菌和真菌）之间的战斗就开始了。泵囊袋血块上的细菌可以在预防性使用抗生素过程中存活下来，当它们繁殖时，一些微生物就会到达并黏附到植入的MCS设备部件表面。最初定植于表面的微生物，通过一个称为群体感应的过程能够探测到附近其他微生物的存在[102]。群体感应是一种微生物基因表达的变化引起的菌膜形成机制。菌落把自身包裹在黏液层或生物膜中，定义为“在自产的聚合物基质中细菌细胞的结构性群体”[103]。菌膜使微生物菌落稳固存在于假体表面，并显著提高微生物对抗菌药物或宿主免疫攻击的抵抗力（图13-7）[102,104]。此时，患者开始表现出感染的明显特征（例如，发热和白细胞增多），可发展为败血症。

在菌膜包裹中存在的细菌和真菌具有几个特点使它们难以被消灭（图13-8）[102]。首先，一些细菌可能由于药物作用发生基因改变，从而可以分解或灭活抗生素。第二、微生物生存在相对营养缺乏和缺氧的有菌膜包裹的环境中，自身代谢减缓，增强了对抗菌药物的耐药性。第三、生存机制显示为新陈代谢放缓的极端形式。这是“持续状态”，即一个单独的生物体代谢基本停滞，对抗生素在内的外界环境非常耐受[105,106]。这种状态，似乎是一个自发产生的表型，在菌膜内的微生物只占很小的比例，而且能在活动性微生物体消亡后复活成为一个菌落。

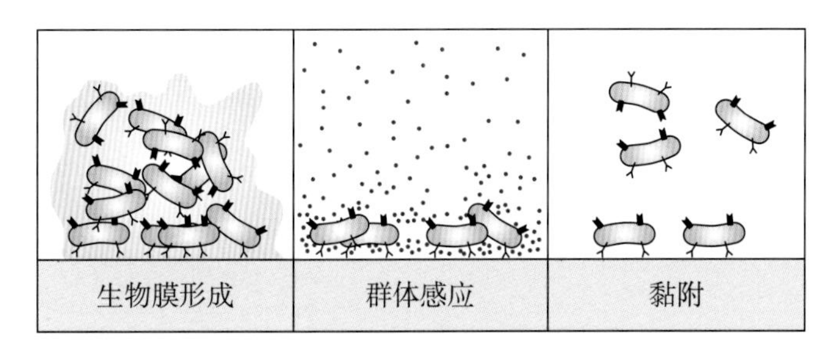

图 13-7 生物材料性生物膜与细菌黏附的关系。

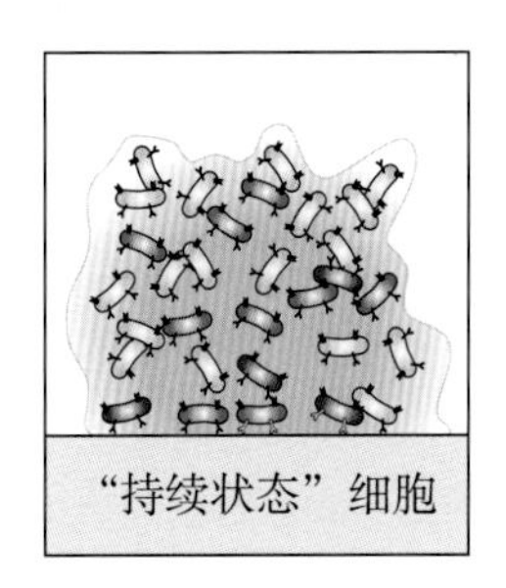

图 13-8 感染生物膜层“持续状态”。

微生物可附着于人工材料表面，并迅速增殖，具备在各种杀灭微生物的措施中始终存活的顽强特性。MCS设备相关感染成为影响受体的生存和生活质量的重大挑战，也就不足为奇了。在外科手术和对经皮传动系统出口部位的细致操作和精心护理，可最大限度地减少伤口和泵表面的定植感染。在建立设备感染管理的基础上通过任何可能的治疗手段，包括使用抗菌药物、消毒剂，或宿主防御（例如，大网膜覆盖的感染泵囊袋）清除菌膜，以抑制或消除感染复发。

设备相关感染的管理

经皮传动系统感染 防止传动系统感染始于仔细的术中操作。尽量固定经皮出口部位的管线是很重要的，因为来回移动可以将皮肤边缘的细菌带入纤维面料，最终停留在皮下。一些单位常规将传动系统材料浸泡于抗菌溶液中[107]。在阿拉巴马州伯明翰大学的小组使用从肺动脉导管插入塑料护套覆盖传动系统。传动系统浸泡于万古霉素和庆大霉素溶液。作为植入过程中的最后一步，塑料护套从传动系统通道拉出，传动系统被皮肤缝合和外部设备（Horizontal Drain/Tube Attachment Device；Hollister，Inc，Libertyville，IL）固定。传动系统在患者身体内被持续稳定地强制性固定，以减少或避免传动系统的任何拉扯或扭曲，是防止后期传动系统经皮感染的必要措施。经皮部位的管理尚无明确定义，但可能涉及定期清洗，以除去脱落的上皮细胞和杀死微生物，然后以干敷料覆盖以尽量减少污染。

优化传动系统设计以防止感染是有争议的。需考虑的要点如下，人们普遍接受经皮传动系统应由纤维织物覆盖，从而刺激成纤维细胞增长，形成一个稳定和抗感染的胶原复合物。然而，理想的纤维织物材料，传动系统的直径和灵活性，以及纺织物是否穿过真皮都存在争论。这种材料需要有足够的抗老化和抗物理应力（如拉、重复弯曲、扭矩）特性。传动系统应该柔软，使弯曲力不会传递到皮肤与传动系统交界的愈合边缘，但也必须有抵抗过度弯曲危害传动系统内线路完整性的韧度。传动系统周径越小，有感染风险的区域就越小，但传动系统周围的组织愈合且周径固定后，就没有足够的力量抵御拉力或扭力。

关于纤维材料是穿过皮肤还是埋在真皮层以下几毫米的问题已研究多年[108]。本研究大多集中在长期腹膜透析导管（例如Tenckhoff和有关的导管）[109]或静脉导管的设计。腹膜透析导管的设计通常在防止透析液渗漏的绷带水平使用一个纤维翻边，真皮组织10～15mm以下的筋膜水平采用第二个纤维翻边。人体形成一个从真皮到纤维翻边的内衬窦。纤维翻边边缘覆盖了小肉芽组织边缘[110]。C-脉冲反搏的MCS设备制造商已经在气动经皮传动系统（Sunshine Heart，Inc，Tustin，CA）使用这种方法。而其他厂商选择丝绒覆盖经皮传动系统或套管穿过真皮交界。没有试验比较过人体的MCS设备传动系统设计。长期的动物模型对这个问题也不太可能提供有价值的信息。

即使经皮传动系统初期充分愈合，感染仍可发生。在一些研究中，累计的传动系统感染率接近100%[110]。后期感染的机制可能是因为突然拉伸或扭转在真皮与纤维之间产生撕裂，因为LVAD植入后期许多患者活动性明显增加会导致这一后果，证实了这种推论。这种松动可以导致一个感染病灶的发生，进而破坏已长到传动系统绒面的胶原蛋白。湿润组织是良好的细菌培养基，这种湿润的组织刺激细菌的进一步生长并进入传动系统通道。哥伦比亚大学的一个研究小组[111]发表了关于表皮葡萄球菌造成后期传动系统感染机制的研究。这些研究人员从人体完全愈合的传动系统提取出胶原蛋白并从聚酯丝绒中分离出表皮葡萄球菌表面黏附分子（surface adhesion molecule，SdrF），同时做出了合理的推测：裂口附近的组织和材料附着的微生物，侵入破口，然后沿在皮下的传动系统部分向胶原纤维界面传播。这种感染机制的推测已在小鼠模型上得到了验证[112]。

只要经皮插管部位受损时，患者就应该报告，这是传动系统感染管理的第一步。手机摄像功能的问世，使患者或照顾者拍摄了传动系统的图片，并直接上传给植入中心协调员或医生。如果以前未使用外用消毒剂（如洗必泰）的话，可以添加到传动系统护理疗程中。如果有红斑或明显的交界处真皮和纤维的撕裂，针对金黄色葡萄球菌的抗生素，应该应用或加量。如果感染已发展到经皮插入部位形成湿润的肉芽组织，可使用硝酸银烧灼。如果感染开始沿传动系统隧道扩散，应考虑对感染组织清创。有些机构已使用辅助愈合真空设备（Vacuum Assisted Closure；Kinetic Concepts，Inc，San Antonio，TX），以加速所产生的伤口愈合[113,114]，但我们小组认为通道感染的复发率较高。阿拉巴马州伯明翰大学的做法是，广泛清创受感染的隧道（图13-9），并使用强效消毒剂清洗（例如纯双氧水）。消毒剂减缓愈合过程，但在某些患者，肉芽组织和丝绒（图13-10）之间的胶原粘连会再次形成。同时伤口采样行组织培养来指导抗生素治疗，并根据结果与感染专家协商用药。

泵囊袋感染 体内MCS设备周围组织可能会受到感染。较大的泵体会产生一个容易存留血块或其他液体的潜在空间，从而更容易出现这个问题。比如

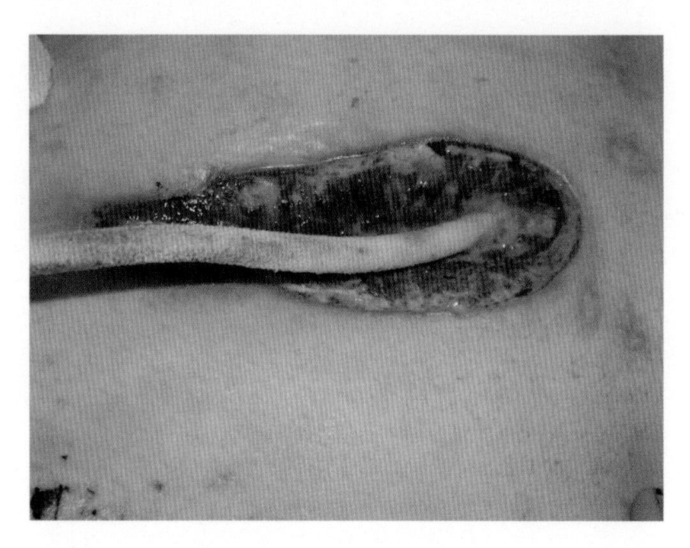

图13-9 经过清创手术的左心室辅助装置（LVAD）传动系统感染创口。

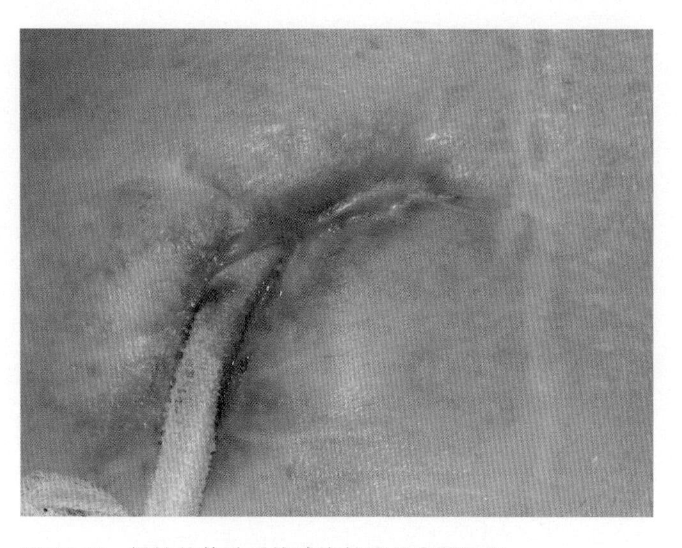

图13-10 慢性的传动系统感染粘连的肉芽组织。

HeartMate Ⅰ LVAD 在流入和流出管道间的空隙就是一个典型的例子。

泵囊袋感染的患者可出现败血症综合征，没有其他症状的发热，或仅有轻微症状和体征（如低热，轻度白细胞增多）的发热。当患者血培养为阳性（常为葡萄球菌），且出现泵体周围渐进性的疼痛时，应怀疑囊袋感染。CT 扫描或超声显示植入泵周围有流体存在就可以确诊。而其他原因，如长期留置静脉通路致血培养阳性的患者，超声波扫描可显示泵周囊袋充满未受感染的液体。我们的做法是消除细菌的其他来源，然后探查泵周囊袋并进行培养和治疗。因为假阴性或假阳性的可能，同时为了避免污染其他无菌部位，我们没有用针抽吸泵周囊袋。尽管非感染性区域炎症和其他假象可以混淆结果，但有些中心仍使用放射性标记白细胞扫描，以帮助诊断。

外科手术技术的改进可以减少泵囊袋感染的发生率，如把搏动泵放在腹腔，用聚四氟乙烯板（W.L. Gore & Associates，Flagstaff，AZ）防止腹腔脏器粘连或肠疝[17,18]。旋转泵体积一般都小于搏动泵，只需要一个小囊袋甚至不需要腹膜外囊袋。旋转泵囊袋感染的发病率一直较低，但仍有发生。

泵周囊袋感染的治疗需要充分引流，还包括细菌和真菌培养，组织和泵表面彻底清洗。我们使用

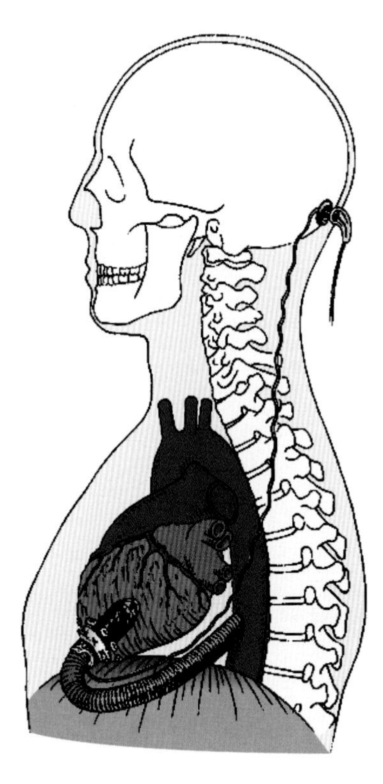

图13-11　头骨传动系统基座配置：Jarvik Flowmaker LVAD。

每升含 5 ~ 10ml 碘化皂无菌生理盐水的稀释溶液（Betadine Purdue Pharma L.P.，Stamford，CT）和一个搏动灌洗设备（Pulsavac Irrigation System；Zimmer，Inc，Warsaw，IN）来清洁泵周囊袋以及灭菌。灌洗后，制备骨水泥颗粒，与热稳定抗生素混合物置于伤口[115,116]。这些颗粒释放的抗生素可维持 6 ~ 8 周，具体取决于颗粒的大小和数量。

最初，该区域的抗生素浓度非常高，被机体吸收的抗生素在外周血液样本就能检测到，一般低于中毒剂量，但是，如果患者正在接受相同的抗生素静脉注射（如万古霉素），需要测定药物血浆浓度，以确保安全。许多患者需要多个疗程的囊袋灌洗和抗生素颗粒治疗。在多疗程治疗过程中，感染患者可以在门诊治疗。可适当给予全身性抗生素长期治疗并只有在仔细监测（如温度、白细胞计数，并监测血培养）证实痊愈后停止。

植入泵上方伤口裂开也可能发生，这种情况在使用小旋转泵时要少得多。当伤口裂开时，一个整形外科医生的协助对于计划重建手术非常重要[116-119]。即使泵暴露表面存在大面积严重感染，也可用旋转皮瓣和大网膜覆盖有效治疗。考虑到附着在泵上的组织薄弱的情况，我们使用了非细胞真皮基质（如 Alloderm；LifeCell Corporation，Branchburg，NJ）覆盖来加强。

泵接触性血液感染（泵源性心内膜炎） 与其他感染的不良事件相比，泵源性心内膜炎很罕见。有或无赘生物的感染可发生在流入套管、流出套管、瓣膜和泵囊。旋转泵没有瓣膜或囊，减少了泵源性心内膜炎发生的可能性。

区别泵源性心内膜炎与血液感染是一个难题。从左心室流出管道取血培养和核标记白细胞扫描可以帮助鉴别[120]，但诊断最终也可能是由于排除了其他情况而得出的。泵源性心内膜炎的治疗选择有限，并有很大的风险。如果感染还处于初级阶段，可以撤除设备并行心脏移植[121]，也可以更换泵的感染组件[120]或更换整个设备[122]。

心律失常

按照 INTERMACS 定义，按心律失常的种类和持续时间分为两种：(1) 需要除颤或复律的持续性室性心律失常；(2) 需要药物治疗或复律的持续性室上性心律失常。植入 LVADs 的患者，发生心律失常

会造成严重后果。但是对于植入双心室VADs患者，后果则没有那么严重。对植入了全人工心脏的患者没有影响。

LVADs患者机械泵正常运行依赖于右心充足射血，这样才能确保LVAD的充盈。尤其是持续性室性心动过速，直接影响右心室功能，导致相关的各种表现。此外，自身左心室的收缩也会帮助VAD充盈。

室上性心律失常，导致房室不同步，可能会影响右心室输出。使用标准的医疗措施优化心室辅助装置的功能以控制室上性心律失常。在慢性心房颤动和心室率缓慢的患者，使用临时起搏导线，确保足够的心室率，度过术后早期。

持续性室性心动过速通常会减少心室辅助装置的输出流量，而心室颤动可进一步减少心室辅助装置流量。在心室颤动时心室辅助装置的流量变化因患者而异。在某些情况下，剩余的流量也足够保持患者意识和活动。在搏动性心室辅助装置治疗的时代，哥伦比亚大学研究小组记录了心室辅助装置在心室纤颤持续几分钟到几天的患者中的应用情况[123]，还记录了VAD对非缺血性室性心律失常的治疗效果[124]。一般来说缺血性室性心律失常患者使用心室辅助装置治疗后有所改善。如果患者有难治性心律失常的历史，同时双心室支持是可行的，这将是一个比单心室支持治疗更好的模式。如果全人工心脏可行，将是难治性室性心律失常最好的解决方案。

当单心室辅助装置患者发生持续室性心律失常，并导致流量减少，可予以复律或除颤治疗。如果流量仍可以维持意识时，患者接受外部的电击前应充分镇静。MCS设备的设计需承受内部和外部的电击复律和除颤。然而，使用外部电击时，应参考说明书。有时可能需要从控制器拆卸传动系统或其他操作。植入式心脏除颤器（implantable cardioverter-defibrillators，ICD）使用很低的能量除颤，这样对泵部件的潜在影响大幅度降低。植入VAD后应检查ICD，以确保起搏和感知阈值没有改变，设备可正常运行。

在某些情况下，植入泵（例如HeartMate Ⅱ）发出的射频能量与发送到ICD射频信号发生干扰。此时，泵的电源必须暂时中断，以保证ICD信号的传递及转换。患者通常可以耐受短时的停泵，但也有例外。如果必须中断电源，患者应该处于舒适的仰卧位。一旦患者出现晕厥或先兆晕厥，必须立即恢复泵的电源。最新型的ICD已使用另一个频率成功地解决了射频干扰的问题。

（胡 强 译 于 坤 校）

参考文献

1. Miller LW, Pagani FD, Russell SD, et al. Use of a continuous-flow device in patients awaiting heart transplantation. *N Engl J Med*. 2007;357:885–896.
2. Frazier OH, Rose EA, Oz MC, et al. Multicenter clinical evaluation of the HeartMate vented electric left ventricular assist system in patients awaiting heart transplantation. *J Thorac Cardiovasc Surg*. 2001;122:1186–1195.
3. Frazier OH, Rose EA, Macmanus Q, et al. Multicenter clinical evaluation of the HeartMate 1000 IP left ventricular assist device. *Ann Thorac Surg*. 1992;53:1080–1090.
4. Ueno T, Bergin P, Richardson M, et al. Bridge to recovery with a left ventricular assist device for fulminant acute myocarditis. *Ann Thorac Surg*. 2000;69:284–286.
5. Simon MA, Kormos RL, Murali S, et al. Myocardial recovery using ventricular assist devices: prevalence, clinical characteristics, and outcomes. *Circulation*. 2005;112(suppl 9):I–32–I-36.
6. Farrar DJ, Holman WR, McBride LR, et al. Long-term follow-up of Thoratec ventricular assist device bridge-to-recovery patients successfully removed from support after recovery of ventricular function. *J Heart Lung Transplant*. 2002;21(5):516–521.
7. Chen JM, Spanier TB, Gonzalez JJ, et al. Improved survival in patients with acute myocarditis using external pulsatile mechanical ventricular assistance. *J Heart Lung Transplant*. 1999;18:351–357.
8. Westaby S, Katsumata T, Pigott D, et al. Mechanical bridge to recovery in fulminant myocarditis. *Ann Thorac Surg*. 2000;70:278–282.
9. Frazier OH, Myers TJ. Left ventricular assist system as a bridge to myocardial recovery. *Ann Thorac Surg*. 1999;68:734–741.
10. Rose EA, Gelijns AC, Moskowitz AJ, et al. Long-term mechanical left ventricular assistance for end-stage heart failure. *N Engl J Med*. 2001;345:1435–1443.
11. Rogers JG, Butler J, Lansman SL, et al. Chronic mechanical circulatory support for inotrope-dependent heart failure patients who are not transplant candidates: results of the INTrEPID Trial. *J Am Coll Cardiol*. 2007;50:741–747.
12. Richenbacher WE, Naka Y, Raines EP, et al. Surgical management of patients in the REMATCH trial. *Ann Thorac Surg*. 2003;75(suppl 6):S86–S92.
13. Stevenson LW, Miller LW, Desvigne-Nickens P, et al. Left ventricular assist device as destination for patients undergoing intravenous inotropic therapy: a subset analysis from REMATCH (Randomized Evaluation of Mechanical Assistance in Treatment of Chronic Heart Failure). *Circulation*. 2004;110:975–981.
14. Park SJ, Tector A, Piccioni W, et al. Left ventricular assist devices as destination therapy: a new look at survival. *J Thorac Cardiovasc Surg*. 2005;129:9–17.
15. Burnett CM, Duncan JM, Frazier OH, et al. Improved multiorgan function after prolonged univentricular support. *Ann Thorac Surg*. 1993;55:65–71.
16. Frazier OH, Macris MP, Myers TJ, et al. Improved survival after extended bridge to cardiac transplantation. *Ann Thorac Surg*. 1994;57:1416–1422.
17. DeRose Jr JJ, Umana JP, Argenziano M, et al. Implantable left ventricular assist devices provide an excellent outpatient bridge to transplantation and recovery. *J Am Coll Cardiol*. 1997;30:1773–1777.
18. Morrone TM, Buck LA, Catanese KA, et al. Early progressive mobilization of patients with left ventricular assist devices is safe and optimizes recovery before heart transplantation. *J Heart Lung Transplant*. 1996;15:423–429.
19. Dew MA, Kormos RL, Roth LH, et al. Life quality in the era of bridging to cardiac transplantation: bridge patients in an outpatient setting. *ASAIO J*. 1993;39(2):145–152.
20. Frazier OH, Rose EA, McCarthy P, et al. Improved mortality and rehabilitation of transplant candidates treated with a long-term implantable left ventricular assist system. *Ann Surg*. 1995;222:327–336.
21. Aaronson KD, Eppinger MJ, Dyke DB, et al. Left ventricular assist device therapy improves utilization of donor hearts. *J Am Coll Cardiol*. 2002;39:1247–1254.
22. Esmore D, Kaye D, Spratt P, et al. A prospective, multicenter trial of the VentrAssist left ventricular assist device for bridge to transplant: safety and efficacy. *J Heart Lung Transplant*. 2008;27:579–588.
23. Frazier OH, Benedict CR, Radovancevic B, et al. Improved left ventricular function after chronic left ventricular unloading. *Ann Thorac Surg*. 1996;62:675–681.
24. Portner PM, Jansen PG, Oyer PE, et al. Improved outcomes with an implantable left ventricular assist system: a multicenter study. *Ann Thorac Surg*. 2001;71:205–209.
25. Strauch JT, Spielvogel D, Haldenwang PL, et al. Recent improvements in outcome with the Novacor left ventricular assist device. *J Heart Lung Transplant*. 2003;22:674–680.
26. Long JW, Kfoury AG, Slaughter MS, et al. Long-term destination therapy with the HeartMate XVE left ventricular assist device: improved outcomes since the REMATCH study. *Congest Heart Fail*. 2005;11:133–138.
27. Lietz K, Long JW, Kfoury AG, et al. Outcomes of left ventricular assist device implantation as destination therapy in the post-REMATCH era: implications for patient selection. *Circulation*. 2007;116:497–505.
28. Long JW, Healy AH, Rasmusson BY, et al. Improving outcomes with long-term “destination” therapy using left ventricular assist devices. *J Thorac Cardiovasc Surg*. 2008;135:1353–1360.
29. Thomas CE, Jichici D, Petrucci R, et al. Neurologic complications of the Novacor left ventricular assist device. *Ann Thorac Surg*. 2001;72:1311–1315.
30. Morgan JA, John R, Rao V, et al. Bridging to transplant with the HeartMate left ventricular assist device: the Columbia Presbyterian 12-year experience. *J Thorac Cardiovasc Surg*. 2004;127:1309–1316.
31. Haj-Yahia S, Birks EJ, Rogers P, et al. Midterm experience with the Jarvik 2000 axial flow left ventricular assist device. *J Thorac Cardiovasc Surg*. 2007;134:199–203.

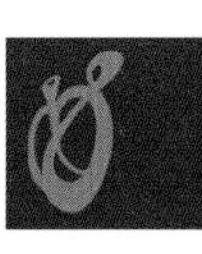

32. Sharples LD, Cafferty F, Demitis N, et al. Evaluation of the clinical effectiveness of the Ventricular Assist Device Program in the United Kingdom (EVAD UK). *J Heart Lung Transplant.* 2007;26:9–15.
33. Deng MC, Edwards LB, Hertz MI, et al. Mechanical circulatory support device database of the International Society for Heart and Lung Transplantation: third annual report—2005. *J Heart Lung Transplant.* 2005;24:1182–1187.
34. Gordon SM, Schmitt SK, Jacobs M, et al. Nosocomial bloodstream infections in patients with implantable left ventricular assist devices. *Ann Thorac Surg.* 2001;72: 725–730.
35. Birks EJ, Tansley PD, Yacoub MH, et al. Incidence and clinical management of life-threatening left ventricular assist device failure. *J Heart Lung Transplant.* 2004;23:964–969.
36. Holman WL, Rayburn BK, McGiffin DC, et al. Infection in ventricular assist devices: prevention and treatment. *Ann Thorac Surg.* 2003;75(suppl 6):S48–S57.
37. Navia JL, McCarthy PM, Hoercher KJ, et al. Do left ventricular assist device (LVAD) bridge-to-transplantation outcomes predict the results of permanent LVAD implantation? [erratum in *Ann Thorac Surg.* 2004;77(1):383]. *Ann Thorac Surg.* 2002;74: 2051–2062.
38. Tsukui H, Abla A, Teuteberg JJ, et al. Cerebrovascular accidents in patients with a ventricular assist device. *J Thorac Cardiovasc Surg.* 2007;134:114–123.
39. Holman WL, Kormos RL, Naftel DC, et al. Predictors of death and transplant in patients with a mechanical circulatory support device: a multi-institutional study. *J Heart Lung Transplant.* 2009;28:44–50.
40. Deng MC, Edwards LB, Hertz MI, et al. Mechanical Circulatory Support Device Database of the International Society for Heart and Lung Transplantation—first annual report, 2003. *J Heart Lung Transplant.* 2003;22:653–662.
41. INTERMACS. *Adverse Event Definitions.* Available at http://www.uab.edu/ctsresearch/intermacs/manuals.htm. Accessed Sept 10, 2010.
42. Genovese EA, Dew MA, Teuteberg JJ, et al. Incidence and patterns of adverse event onset during the first 60 days after ventricular assist device implantation. *Ann Thorac Surg.* 2009;88:1162–1170.
43. Kirklin JK, Naftel DC, Kormos RL, et al. Second INTERMACS annual report: more than 1,000 primary left ventricular assist device implants. *J Heart Lung Transplant.* 2010;29:1–10.
44. Genovese EA, Dew MA, Teuteberg JJ, et al. Early adverse events as predictors of late mortality during mechanical circulatory support. *J Heart Lung Transplant.* 2010;29:981–988.
45. Miller LW, Pagani FD, Russell SD, et al. Use of a continuous-flow device in patients awaiting heart transplantation. *N Engl J Med.* 2007;357:885–896.
46. Holman WL, Pae WE, Teutenberg JJ, et al. INTERMACS: interval analysis of registry data. *J Am Coll Surg.* 2009;208:755–761.
47. Pagani FD, Miller LW, Russell SD, et al. Extended mechanical circulatory support with a continuous-flow rotary left ventricular assist device. *J Am Coll Cardiol.* 2009;54:312–321.
48. McKenna Jr DH, Eastlund T, Segall M, et al. HLA alloimmunization in patients requiring ventricular assist device support. *J Heart Lung Transplant.* 2002;21: 1218–1224.
49. Sihler KC, Napolitano LM. Complications of massive transfusion. *Chest.* 2010;137: 209–220.
50. Schulman AR, Martens TP, Russo MJ, et al. Effect of left ventricular assist device infection on post-transplant outcomes. *J Heart Lung Transplant.* 2009;28:237–242.
51. Asadollahi K, Beeching NJ, Gill GV. Leukocytosis as a predictor for non-infective mortality and morbidity. *QJM.* 2010;103:285–292.
52. Forman DE, Butler J, Wang Y, et al. Incidence, predictors at admission, and impact of worsening renal function among patients hospitalized with heart failure. *J Am Coll Cardiol.* 2004;43:61–67.
53. Hillege HL, Girbes AR, de Kam PJ, et al. Renal function, neurohormonal activation, and survival in patients with chronic heart failure. *Circulation.* 2000;102:203–210.
54. Russell SD, Rogers JG, Milano CA, et al. Renal and hepatic function improve in advanced heart failure patients during continuous-flow support with the HeartMate II left ventricular assist device. *Circulation.* 2009;120:2352–2357.
55. Sandner SE, Zimpfer D, Zrunek P, et al. Renal function after implantation of continuous versus pulsatile flow left ventricular assist devices. *J Heart Lung Transplant.* 2008;27:469–473.
56. Radovancevic B, Vrtovec B, de Kort E, et al. End-organ function in patients on long-term circulatory support with continuous- or pulsatile-flow assist devices. *J Heart Lung Transplant.* 2007;26:815–818.
57. James KB, McCarthy PM, Jaalouk S, et al. Plasma volume and its regulatory factors in congestive heart failure after implantation of long-term left ventricular assist devices. *Circulation.* 1996;93(8):1515–1519.
58. Sandner SE, Zimpfer D, Zrunek P, Rajek A, Schima H, Dunkler D, et al. Renal function and outcome after continuous flow left ventricular assist device implantation. *Ann Thorac Surg.* 2009;87:1072–1078.
59. Kanter KR, Swartz MT, Pennington DG, et al. Renal failure in patients with ventricular assist devices. *ASAIO Trans.* 1987;33:426–428.
60. Kaltenmaier B, Pommer W, Kaufmann F, et al. Outcome of patients with ventricular assist devices and acute renal failure requiring renal replacement therapy. *ASAIO J.* 2000;46:330–333.
61. Gaudino M, Luciani N, Giungi S, et al. Different profiles of patients who require dialysis after cardiac surgery. *Ann Thorac Surg.* 2005;79:825–829.
62. Goldstein DJ, Beauford RB. Left ventricular assist devices and bleeding: adding insult to injury. *Ann Thorac Surg.* 2003;75:S42–S47.
63. McKenna Jr DH, Eastlund T, Segall M, et al. HLA alloimmunization in patients requiring ventricular assist device support. *J Heart Lung Transplant.* 2002;21:1218–1224.
64. Wallace DG, Cruise GM, Rhee WM, et al. A tissue sealant based on reactive multifunctional polyethylene glycol. *J Biomed Mater Res.* 2001;58:545–555.
65. Oz MC, Cosgrove III DM, Badduke BR, et al. Controlled clinical trial of a novel hemostatic agent in cardiac surgery. *Ann Thorac Surg.* 2000;69:1376–1382.
66. Matthews JC, Pagani FD, Haft JW, et al. Model for End-Stage Liver Disease score predicts left ventricular assist device operative transfusion requirements, morbidity, and mortality. *Circulation.* 2010;121:214–220.
67. Crow S, John R, Boyle A, et al. Gastrointestinal bleeding rates in recipients of nonpulsatile and pulsatile left ventricular assist devices. *J Thorac Cardiovasc Surg.* 2009;137:208–215.
68. Warkentin TE, Moore JC, Morgan DG. Aortic stenosis and bleeding gastrointestinal angiodysplasia: is acquired von Willebrand's disease the link? *Lancet.* 1992;340:35–37.
69. Letsou GV, Shah N, Gregoric ID, et al. Gastrointestinal bleeding from arteriovenous malformations in patients supported by the Jarvik 2000 axial-flow left ventricular assist device. *J Heart Lung Transplant.* 2005;24:105–109.
70. Uriel N, Pak SW, Jorde UP, et al. Acquired von Willebrand syndrome after continuous-flow mechanical device support contributes to a high prevalence of bleeding during long-term support and at the time of heart transplantation. *J Am Coll Cardiol.* 2010;56: 1207–1213.
71. Lazar RM, Shapiro PA, Jaski BE, et al. Neurological events during long-term mechanical circulatory support for heart failure: the Randomized Evaluation of Mechanical Assistance for the Treatment of Congestive Heart Failure (REMATCH) experience. *Circulation.* 2004;109:2423–2427.
72. Schmid C, Jurmann M, Birnbaum D, et al. Influence of inflow cannula length in axial-flow pumps on neurologic adverse event rate: results from a multi-center analysis. *J Heart Lung Transplant.* 2008;27:253–260.
73. Thomas CE, Jichici D, Petrucci R, et al. Neurologic complications of the Novacor left ventricular assist device. *Ann Thorac Surg.* 2001;72:1311–1315.
74. Pae WE, Connell JM, Boehmer JP, et al. Neurologic events with a totally implantable left ventricular assist device: European LionHeart Clinical Utility Baseline Study (CUBS). *J Heart Lung Transplant.* 2007;26:1–8.
75. Tsukui H, Abla A, Teuteberg JJ, et al. Cerebrovascular accidents in patients with a ventricular assist device. *J Thorac Cardiovasc Surg.* 2007;134:114–123.
76. Lazar RM, Shapiro PA, Jaski BE, et al. Neurological events during long-term mechanical circulatory support for heart failure: the Randomized Evaluation of Mechanical Assistance for the Treatment of Congestive Heart Failure (REMATCH) experience. *Circulation.* 2004;109:2423–2427.
77. Miller LW, Pagani FD, Russell SD, et al. Use of a continuous-flow device in patients awaiting heart transplantation. *N Engl J Med.* 2007;357:885–896.
78. Slaughter MS, Rogers JG, Milano CA, et al. Advanced heart failure treated with continuous-flow left ventricular assist device. *N Engl J Med.* 2009;361:2241–2251.
79. Boyle AJ, Russell SD, Teuteberg JJ, et al. Low thromboembolism and pump thrombosis with the HeartMate II left ventricular assist device: analysis of outpatient anti-coagulation. *J Heart Lung Transplant.* 2009;28:881–887.
80. Komoda T, Drews T, Sakuraba S, et al. Executive cognitive dysfunction without stroke after long-term mechanical circulatory support. *ASAIO J.* 2005;51:764–768.
81. Lietz K, Brown K, Ali SS, et al. The role of cerebral hyperperfusion in postoperative neurologic dysfunction after left ventricular assist device implantation for end-stage heart failure. *J Thorac Cardiovasc Surg.* 2009;137:1012–1019.
82. Boyle AJ, Park SJ, Colvin-Adams MM, et al. Cerebral hyperperfusion syndrome following LVAD implantation (abstract). *J Heart Lung Transplant.* 2003;22(suppl):S203.
83. Fries RC. The concept of failure. In: *Reliable Design of Medical Devices.* New York: Marcel Dekker; 1997:11–21.
84. Fries RC. Human factors. In: *Reliable Design of Medical Devices.* New York: Marcel Dekker; 1997:313–355.
85. Chrysant GS, Hostmanshof DA, Snyder TA, et al. Successful percutaneous management of acute left ventricular assist device stoppage. *ASAIO J.* 2010;56:483–485.
86. Haj-Yahia S, Birks EJ, Rogers P, et al. Midterm experience with the Jarvik 2000 axial flow left ventricular assist device. *J Thorac Cardiovasc Surg.* 2007;134:199–203.
87. el-Banayosy A, Arusolglu L, Kizner L, et al. Preliminary experience with the LionHeart left ventricular assist device in patients with end-stage heart failure. *Ann Thorac Surg.* 2003;75:1469–1475.
88. Pae WE, Connell JM, Adelowo A, et al. Does total implantability reduce infection with the use of a left ventricular assist device? The LionHeart experience in Europe. *J Heart Lung Transplant.* 2007;26:219–229.
89. Holman WL, Rayburn BK, McGiffin DC, et al. Infection in ventricular assist devices: prevention and treatment. *Ann Thorac Surg.* 2003;75(suppl):S48–S57.
90. Simon D, Fischer S, Grossman A, et al. Left ventricular assist device-related infection: treatment and outcome. *Clin Infect Dis.* 2005;40:1108–1115.
91. Gordon SM, Schmitt SK, Jacobs M, et al. Nosocomial bloodstream infections in patients with implantable left ventricular assist devices. *Ann Thorac Surg.* 2001;72: 725–730.
92. Holman WL, Park SJ, Long JW, et al. Infection in permanent circulatory support: experience from the REMATCH trial. *J Heart Lung Transplant.* 2004;23:1359–1365.
93. INTERMACS. *Manual of Operations.* Available at http://www.uab.edu/ctsresearch/intermacs/manuals.htm. Accessed Sept 10, 2010.
94. Holman WL, Kirklin JK, Naftel DC, et al. Infection after implantation of pulsatile mechanical circulatory support devices. *J Thorac Cardiovasc Surg.* 2010;139: 1632–1636.
95. Milano CA, Naftel DC, Padera RF, et al. Infection during mechanical circulatory support: can we really expect a better outlook with continuous flow technology (abstract). *J Heart Lung Transplant.* 2010;29:S52.
96. Siegenthaler MP, Martin J, Pernice K, et al. The Jarvik 2000 is associated with less infections than the HeartMate left ventricular assist device. *Eur J Cardiothorac Surg.* 2003;23:748–755.
97. Schulman AR, Martens TP, Christos PJ, et al. Comparisons of infection complications between continuous flow and pulsatile flow left ventricular assist devices. *J Thorac Cardiovasc Surg.* 2007;133:841–842.

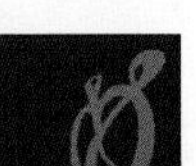

98. Icenogle T, Sandler D, Puhlman M, et al. Intraperitoneal pocket for left ventricular assist device placement. *J Heart Lung Transplant.* 2003;22:818–821.
99. Holman WL, Pamboukian SV, Bellot SC, et al. Use of an intraperitoneal ventricular assist device with a polytetrafluoroethylene barrier decreases infection. *J Heart Lung Transplant.* 2008;27:268–271.
100. Holman WL. Microbiology of infection in mechanical circulatory support. *Int J Artif Organs.* 2007;30:764–770.
101. Cimochowski GE, Harostock MD, Brown R, et al. Intranasal mupirocin reduces sternal wound infection after open heart surgery in diabetics and nondiabetics. *Ann Thorac Surg.* 2001;71:1572–1578.
102. Fux CA, Costerton JW, Stewart PS, et al. Survival strategies of infectious biofilms. *Trends Microbiol.* 2005;13:34–40.
103. Rani SA, Pitts B, Stewart PS. Rapid diffusion of fluorescent tracers into Staphylococcus epidermidis biofilms visualized by time lapse microscopy. *Antimicrob Agents Chemother.* 2005;49:728–732.
104. Hall-Stoodley L, Costerton JW, Stoodley P. Bacterial biofilms: from the natural environment to infectious diseases. *Nature.* 2004;2:95–108.
105. Kussell E, Kishony R, Balaban NQ, et al. Bacterial persistence: a model of survival in changing environments. *Genetics.* 2005;169:1807–1814.
106. Balaban NQ, Merrin J, Chait R, et al. Bacterial persistence as a phenotypic switch. *Science.* 2004;305:1622–1625.
107. Hernandez MD, Mansouri MD, Aslam S, et al. Efficacy of combination of N-acetylcysteine, gentamicin, and amphotericin B for prevention of microbial colonization of ventricular assist devices. *Infect Control Hosp Epidemiol.* 2009;30:190–192.
108. Poirier VL. *Percutaneous drivelines: developmental history.* 2010 Personal communication.
109. Twardowski ZJ. History and development of the access for peritoneal dialysis. *Contrib Nephrol.* 2004;142:387–401.
110. Twardowski ZJ, Dobbie JW, Moore HL, et al. Morphology of peritoneal dialysis catheter tunnel: macroscopy and light microscopy. *Perit Dial Int.* 1991;11:237–251.
111. Zierer A, Melby SJ, Voeller RK, et al. Late-onset driveline infections: the Achilles' heel of prolonged left ventricular assist device support. *Ann Thorac Surg.* 2007;84:515–520.
112. Arrecubieta C, Toba FA, von Bayern MP, et al. SdrF, a Staphylococcus epidermidis surface protein, contributes to the initiation of ventricular assist device driveline-related infections. *PLoS Pathog.* 2009;5:1–13.
113. Yuh DD, Albaugh M, Ullrich S, et al. Treatment of ventricular assist device driveline infection with vacuum-assisted closure system. *Ann Thorac Surg.* 2005;80:1493–1495.
114. Baradarian S, Stahovich M, Krause S, et al. Case series: clinical management of persistent mechanical assist device driveline drainage using vacuum-assisted closure therapy. *ASAIO J.* 2006;52:354–356.
115. McKellar SH, Allred BD, Marks JD, et al. LVAD pocket infection controlled with antibiotic-impregnated polymethylmethacrylate beads. *Ann Thorac Surg.* 1999;67:554–555.
116. Holman WL, Fix RJ, Foley BA, et al. Management of wound and left ventricular assist device pocket infection. *Ann Thorac Surg.* 1999;68:1080–1082.
117. Buck DW, McCarthy PM, McGee Jr E, et al. Exposed left ventricular assist device salvage using the components separation technique. *Plast Reconstr Surg.* 2008;122:225e–227e.
118. Piper HM, Siegmund B, Ladilov YV, et al. Calcium and sodium control in hypoxic-reoxygenated cardiomyocytes. *Basic Res Cardiol.* 1993;88:471–482.
119. Sajjadian A, Valerio IL, Acurturk O, et al. Omental transposition flap for salvage of ventricular assist devices. *Plast Reconstr Surg.* 2006;118:919–926.
120. de Jonge KC, Laube HR, Dohmen PM, et al. Diagnosis and management of left ventricular assist device valve-endocarditis: LVAD valve replacement. *Ann Thorac Surg.* 2000;70:1404–1405.
121. Poston RS, Husain S, Sorce D, et al. LVAD bloodstream infections: therapeutic rationale for transplantation after LVAD infection. *J Heart Lung Transplant.* 2003;22:914–921.
122. Nurozler F, Argenziano M, Oz MC, et al. Fungal left ventricular assist device endocarditis. *Ann Thorac Surg.* 2001;71:614–618.
123. Oz MC, Rose EA, Slater J, et al. Malignant ventricular arrhythmias are well tolerated in patients receiving long-term left ventricular assist devices. *J Am Coll Cardiol.* 1994;24:1688–1691.
124. Ziv O, Dizon J, Thosani A, et al. Effects of left ventricular assist device therapy on ventricular arrhythmias. *J Am Coll Cardiol.* 2005;45:1428–1434.

附 录

机械循环支持装置植入后 INTERMACS 对于临床严重不良事件的定义

不良事件类型	定义
心 / 血管	
心律失常(室性/房性)	任何记录的室性或房性心律失常，都会导致临床损害（例如，减少 VAD 的输出、少尿、头晕或晕厥），这些损害往往需要住院治疗或在住院期间发生 室性心律失常：持续性室性心律失常需要除颤或复律 房性心律失常：持续的室上性心律失常需要药物治疗或复律
右心衰竭	LVAD 植入 14 天后，出现持续性右心室功能不全的症状和体征（无升高的左房压或肺毛细血管楔压［> 18mmHg］的情况下，中心静脉压> 18mmHg 且心脏指数< 2.0L/min/m^2，心包填塞，室性心律失常或气胸）要求 VAD 植入或强心剂治疗
高血压	新发高血压，收缩压≥ 140mmHg 或舒张压≥ 90mmHg（搏动泵）或平均动脉压≥ 110mmHg（旋转泵）
血栓形成 (动脉或静脉)	动脉血栓：通过临床和实验室检查结果、手术或尸检证实，任何非脑血管系统的急性全身动脉灌注不足 静脉血栓：深静脉血栓形成或其他静脉血栓事件的证据
溶血	植入后第 72 小时内，血浆游离血红蛋白> 40mg/dl 同时伴溶血的临床症状（如贫血、低血细胞比容、高胆红素血症）与装置无关的原因（例如，输血或药物）不包括在这个定义中

不良事件类型	定义
心肌梗死	心肌梗死分为两类： 围术期心肌梗死：心肌梗死的临床怀疑与 CK-MB 或肌钙蛋白大于当地医院正常范围上限 10 倍，VAD 植入 7 天内发现心电图结果符合急性心肌梗死 这个定义对血清标志物浓度要求较高，因为 VAD 植入时在心尖的中心，不会引起室壁运动的变化，而原有的心尖缝纫环会导致室壁运动异常 非围术期心肌梗死：植入后 7 天后，符合以下 3 个标准中的 2 条即可： （1）胸痛是心肌缺血的特点 （2）图案或变化与心肌梗死的心电图一致 （3）肌钙蛋白或 CK（标准的临床病理或实验室检验方法测量）高于当地医院的正常值，且 MB 比例正常（≥ 3%CK 总量）。同时心肌显像显示出现新的区域性左心室或右心室室壁运动异常
其他器官系统	
呼吸道（气管切开或插管）	呼吸系统功能受损，需要插管，气管切开术，或（5 岁以上患者）VAD 方案植入后 6 天（144 小时）内无法停止呼吸机支持。这不包括再次手术或诊断或治疗程序的临时插管
神经系统（梗死或出血卒中或 TIA）	任何新的，临时或永久性的，中心性或全身性的神经功能缺损，都需要由标准的神经测试确定（由神经科医师或其他合格的医师管理，有合适的诊断测试和咨询的记录） 医生检查区分 TIA 和卒中：TIA24 小时内完全可逆（没有证据表明心肌梗死）。卒中持续 24 小时以上（或 24 小时内，有梗死证据） 美国国立卫生研究院卒中量表（5 岁以上患者）规定在事件发生后 30 天、60 天时必须重新记录神经缺陷的存在和严重性 每个神经不良事件，必须分类为： （1）TIA（急性事件，在 24 小时内解决，没有证据表明梗死） （2）缺血性或出血性脑卒中（事件持续大于 24 小时或小于 24 小时但伴有梗死相关影像证据） 此外，6 个月以下的患者： （3）新的异常头部超声 （4）癫痫发作的脑电图阳性，有或无临床发作
肾	急性肾功能不全（肾功能异常需要透析的患者植入过程之前未行透析 或血肌酐增加大于正常值 3 倍或大于 5mg/dl） 慢性肾功能不全（要求正常值以上 2mg/dl 的血清肌酐增加或至少有 90 天的血液透析）
肝	正常植入后 14 天，任何两个肝实验室值（总胆红素，AST 或 ALT）水平 > 提高上限的 3 倍（或肝功能障碍是死亡的首要原因）
胃肠道	胆囊炎、克罗恩病、憩室、食管炎、胆囊炎、胃食管反流病、食管裂孔疝、需要手术探查的缺血性肠病、需要鼻饲胃肠减压治疗的淀粉酶或脂肪酶异常的胰腺炎、息肉或溃疡
出血（凝血功能障碍，纵隔或囊袋，胸部，胃肠道）	在纵隔、囊袋、胸部或肠胃系统内部或外部出血发作导致死亡或需要再次手术或住院，或必须输入红细胞（任何植入后 7 天内 24 小时期间输入超过 4U 浓缩红细胞或植入后 7 天后输入超过 2U 红细胞）
感染（传动系统，血液，肺，纵隔，或囊袋感染）	传动系统、血液感染或伴有疼痛，发热，渗出，或白细胞增高需抗生素治疗（非预防性使用） 传动系统感染：传动系统周围的皮肤组织，或泵周组织细菌培养阳性，有临床感染证据（疼痛，发热，渗出，白细胞增多）时，需要抗生素治疗。细菌培养阳性时需要明显的临床证据支持治疗的必要性 感染种类有： 区域性非装置感染：无全身涉及（见败血症定义）的证据，局限于任何器官系统或部位（如，纵隔）的感染，标准临床方法确定的感染，有细菌、病毒、真菌或原虫感染的证据或需要经验性治疗 经皮穿刺部位或囊袋感染：皮肤或驱动系统周围或体内泵周外部组织的培养阳性证据，抗生素治疗有效，有临床感染的证据，如疼痛、发热、渗出或白细胞增多

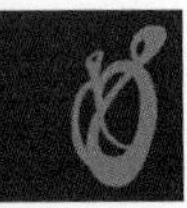

不良事件类型	定义
	泵的内部组件，流入或流出道感染：LVAD 与血液接触表面感染显示血培养阳性。对于体内的泵，应该是一个单独的数据领域描述在经皮导管部位（例如，胸部 PVAD）感染 脓毒症：感染、血培养阳性或低血压或两者都有的表现，显示全身累及
二次手术（出血、感染、手术切口裂开）	继发出血后的再次手术、感染，或手术切口裂开等都需要手术修复
心包液体引流	液体或血块积聚在心包空间，需要手术治疗或经皮导管引流，此事件被分为伴填塞临床症状的事件（例如，中心静脉压升高和心输出量减低或心室辅助器输出减低）和无填塞迹象的事件
设备故障	设备故障表示一个或多个 MCS 设备系统的组成部分故障。它可以直接导致或诱发循环支持不足（低心输出状态）或死亡。制造商必须确认设备故障。医源性或受体导致的故障将被列为医源性 / 受体引发的故障 设备故障根据下列组件故障分类： （1）泵故障（血液接触元件的泵和任何电机或其他置于与血液接触部件的泵的制动部分）。在特殊情况下形成泵血栓，血栓存在于设备和管道中或可诱发循环衰竭 （2）非泵故障（例如，外部气动驱动装置，电力供应装置，电池，控制器，连接电缆，软腔）
精神病发作	思维、情绪或行为紊乱，导致功能重大损伤或需要干预的主观情绪低落。干预是指增加新的精神科药物、住院治疗或转到精神科治疗。这个定义中包括自杀

ALT：谷丙转氨酶；AST：谷草转氨酶；CK-MB：肌酸磷酸激酶；CVA：脑血管意外；ECG：心电图；EEG：脑电图；LVAD：左心室辅助装置；MCS：机械循环支持；MI：心肌梗死；NIH：美国国立卫生研究院；PVAD：体旁心室辅助装置；RVAD：右心室辅助装置；TIA：短暂性脑缺血发作；VAD：心室辅助装置。

第 14 章

出院前治疗和门诊治疗

Jeffrey Teuteberg · Kathleen L. Lockard

关键点

超声心动图

超声心动图对于所有心脏手术尤其是手术后早期患者是不可或缺的检查工具。通过超声心动图可以简便快捷地评估心室功能、瓣膜异常、是否存在心包积液及其血流动力学意义。对于接受机械循环支持（mechanical circulatory support，MCS）治疗的患者的一些特殊情况，超声心动图可以提供有价值的信息。这些情况在各种类型的机械循环支持装置中很常见，安装持续性循环装置的患者在手术早期和远期治疗过程中均需要超声心动图检查的评估。与被动充盈的搏动性血流辅助装置不同，持续血流辅助装置可以主动进行左心室减压，减压程度与泵速、后负荷和前负荷相关。优化装置设置以取得适当左心室减压效果并避免产生抽吸事件（suction events）是至关重要的。抽吸事件是左心室过度减压造成室间隔和侧壁贴附。抽吸事件影响泵效能，造成室性心律失常，并降低室间隔对右心室功能的作用而恶化右心室功能[1]。

左心室辅助的患者需要系统的超声心动图评估方案。超声心动图声窗受限，尤其是术后早期。通常只有经心尖四腔心和五腔心切面才能评估准确。评估内容包括左心室减压程度、右心室功能、插管位置和角度，以及主动脉瓣反流程度。在二尖瓣微量反流和主动脉瓣关闭时左心室舒张末容积减少程度可以判断左心室减压是否合适（图 14-1）。室间隔向左移位超过中线的程度可以判断是否过度减压。右心室功能很难通过超声心动图定量评估，通常仅限于粗略评估，但是患者基础的右心室收缩功能越差，越难承受室间隔向左即使是轻微的移位[2,3]。除了右心室收缩状态之外，评估三尖瓣反流程度和肺动脉压力也很重要。

如有可能，左心室心尖管道位置和角度也需评估。虽然计算机断层扫描（CT）是描述插管精确解剖位置的最佳方法，超声心动图通常是首选的筛查工具[4]。有时左心室心尖插管会进入心室腔过深，或者位置靠近乳头肌、腱索装置、突出的肌小梁，或者与侧壁或室间隔成角。插管方向与左心室中心轴线不一致会造成充盈不良，如果是持续性血流装置，可增加抽吸事件的发生。最后，无论何种程度的主动脉瓣反流都需注意。无效的前向血流会加重主动脉瓣反流程度，因为从泵输出的射向升主动脉的部分血流通过主动脉瓣会反流回左心室，再回流至泵中造成无效的血流循环[5]。

在设定左心室辅助时，右心室功能对维持泵血流至关重要。在进行性心功能衰竭，特别是慢性左心室充盈压升高引起肺动脉高压的患者中，右心室功能不全很常见。机械循环支持后，由于急性肺损伤造成肺动脉高压加重，持续右房压升高，或继发于右冠状动脉旁路移植引起的心肌缺血可能进一步损伤右心室功能[6]。LVAD植入后的右心室功能衰竭可导致病死

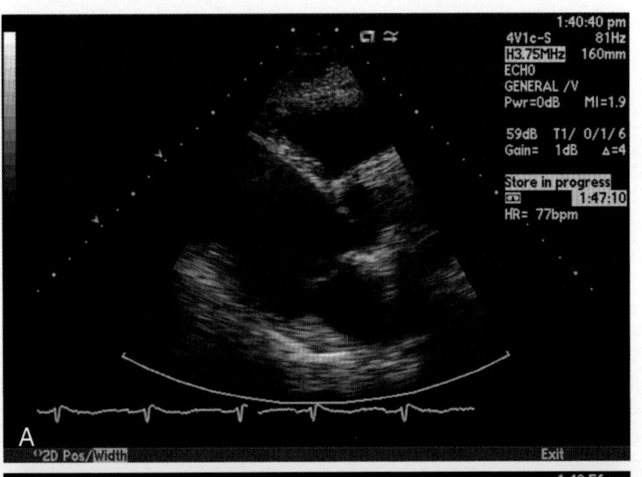

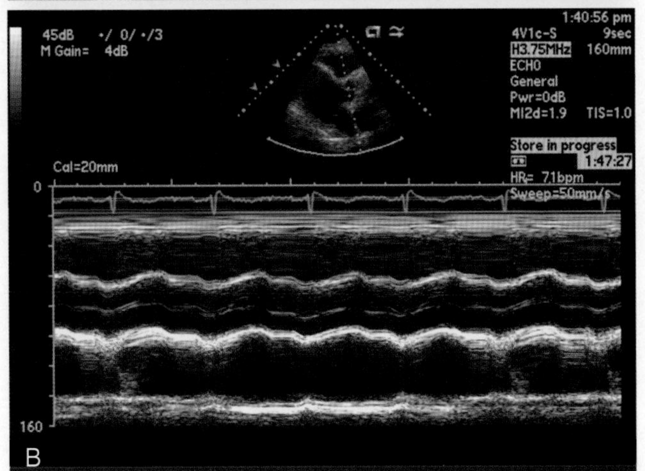

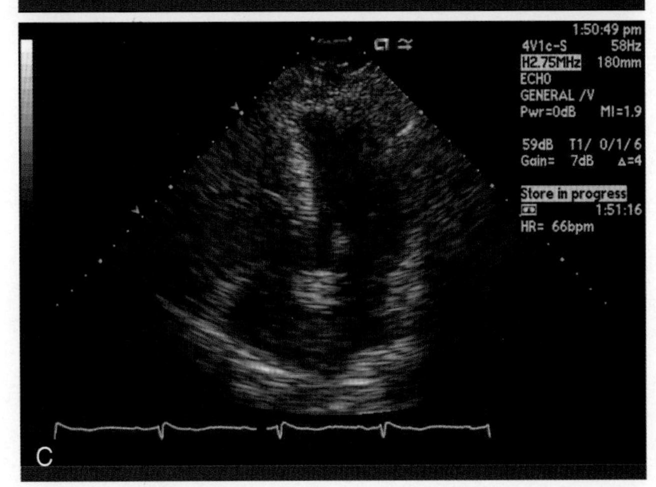

图 14-1 超声心动图评估心室减压。A，胸骨旁长轴切面显示左心室舒张末容积 5cm。B，经主动脉瓣 M 型超声显示主动脉瓣收缩期少许移位。C，心尖四腔心切面显示室间隔靠近中线。

率和并发症发生率增高[7-9]。

右心室功能衰竭是重要的术后并发症，可借助实时超声心动图诊断，并积极治疗右心室功能衰竭。左心室辅助植入后右心室功能不全的典型临床表现是右房压升高，泵速未变而泵流量下降，在肺动脉高压或急性肺损伤等引起右心室受损时可能发生。虽然超声心动图评估右心室功能效果不佳，但通过显示右心室功能不全并结合左心室充盈不良可以明确临床诊断。超声心动图也可以用于监测右心室衰竭的治疗效果，例如增加血管活性药量，减少容量负荷，治疗肺动脉高压或调整泵速后的变化。

抽吸事件常出现于非耐受性室性心律失常，可由 HeartMate Ⅱ装置（Thoratec Corp，Pleasanton，CA）自带的抽吸探查公式显示[4]。抽吸事件可在下列多种情况下出现：增加泵速后；过度利尿，出血，或由呕吐、腹泻或不显性失水引发的脱水等情况造成容量减少；治疗高血压引起后负荷突然下降；或上述因素综合引起[4]。超声心动图不常用于诊断抽吸事件，但可通过显示室间隔过度左移来明确临床诊断。可在超声心动图指导下调整设备泵速使室间隔回归中线，从而维持左心室适当减压。

考虑到术后早期心脏前、后负荷和右心室功能不断改变会引起血流动力学的剧烈变化，持续性血流辅助泵的泵速只要满足生理足够的需求即可，不需要达到最大泵输出量。然而当患者病情平稳，不需血管活性药物，机体液量平衡时需调整泵速达到最佳流量，同时使心室减压适当，和抽吸事件保持适度的安全界限。虽然仅通过临床指标就可以完成以上调整，但超声心动图监测下的增速实验对于确定理想的泵速会有帮助（图 14-2）[10]。首先通过评估舒张末容积、二尖瓣反流程度、主动脉瓣开放和室间隔位置获得患者基本信息。在进行速度增加实验时，逐渐调大泵速并通过超声不断评估，直到室间隔超越中线移至左心室腔内，说明在这种泵速下容易出现抽吸事件。最终在此阈值以下调整泵速使室间隔位于中线同时保持左心室减压适当。

泵体或管路中血流梗阻会导致泵性能下降。虽然对泵和插管位置引起插管扭曲、压迫或栓塞，CT 扫描能提供更加全面的评估（图 14-3），但通常用超声心动图对异常血流进行最初筛查。严重的插管外压迫或扭曲可导致插管内多普勒血流信号消失[11]。多普勒显示左心室心尖部流入插管处有彩色混杂血流，同时流入插管内血流速度异常升高，提示存在血流梗阻的迹象。搏动性血流泵流入部血流速度大于 2.3m/sec，流出部大于 2.1m/sec，持续性轴流泵流入部插管内血流速度大于 2.0m/sec 提示存在异常，需用适当的临床检查迅速探查原因[5,12,13]。最后，如果怀疑有栓塞现象，超声心动图还可显示心腔内血栓或左心室流入

PARASTERNAL LONG AXIS　　APICAL 4 CHAMBER

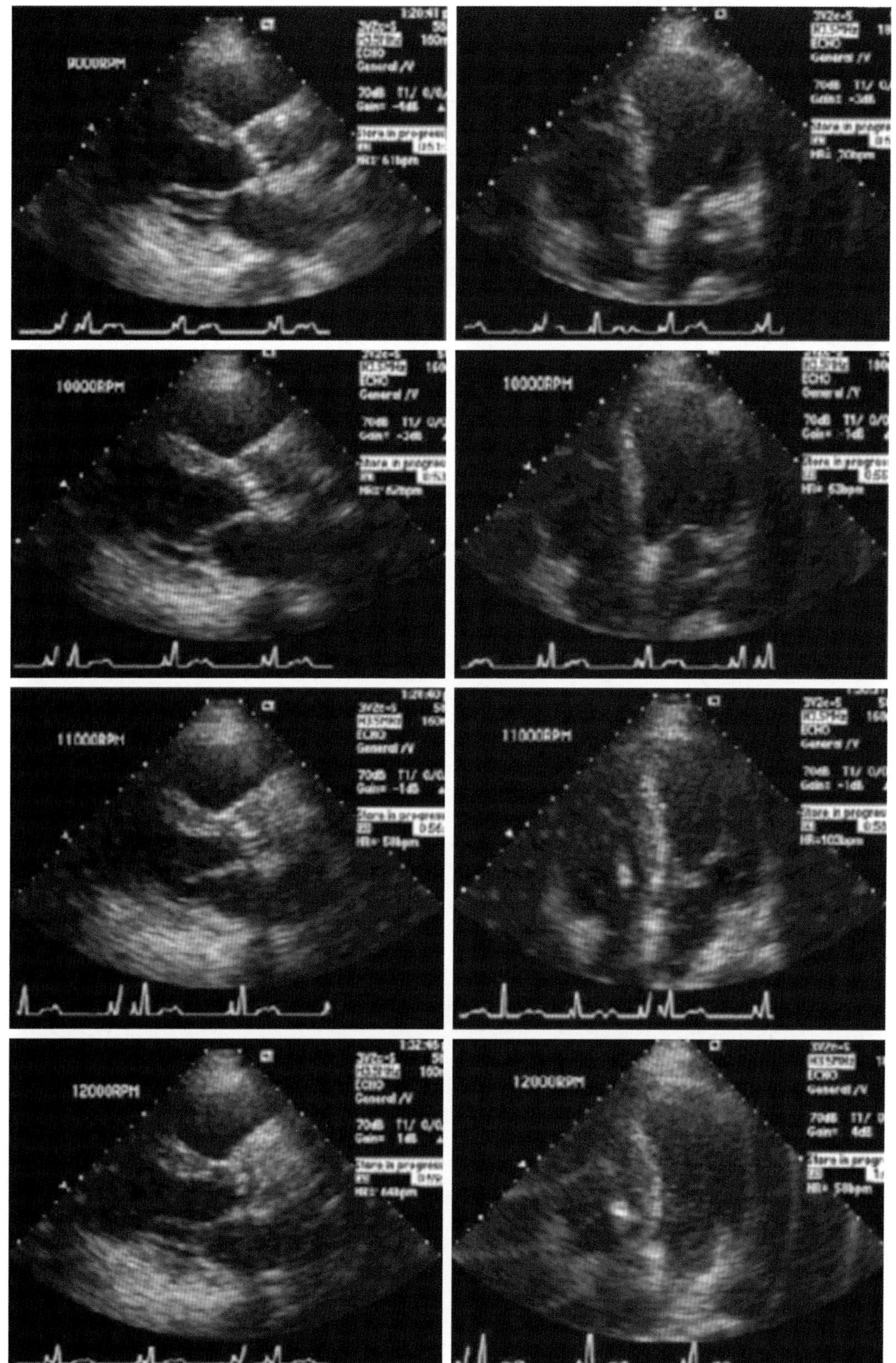

图 14-2 HeartMate Ⅱ左心室辅助装置（LVAD）患者进行速度增加实验（9000 ~ 12 000rpm）的超声心动图。装置速度增加时，左心室减压程度越大，室间隔明显拉至左心室。（From Slaughter MS，Pagani FD，Rogers JG，et al. Clinical management of continuous-flow left ventricular assist devices in advanced heart failure. J Heart Lung Transplant. 2010；29:S1-S39.）

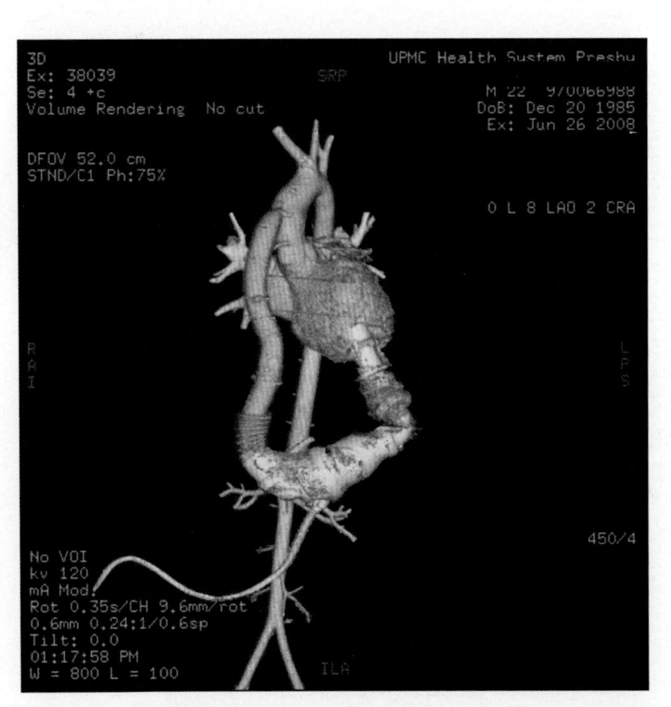

图 14-3 HeartMate Ⅱ装置的计算机断层扫描三维重建。

插管周围血栓。

心力衰竭治疗的应用

针对接受心室辅助装置（VADs）作为过渡至康复的患者，许多医生加入有循证基础的心力衰竭治疗方案以增加康复的概率；然而，尚无证据支持这种策略是否有效。有报道称积极的心力衰竭治疗方案加上β-受体激动剂克伦特罗可以使非缺血性心肌病患者心肌恢复概率增加[14]；但是克伦特罗只能用于实验研究尚不能用于临床。作为移植前过渡治疗或终点治疗时，任何公认的心衰治疗方案无论单独或联合使用，尚无证据证明对结果或康复有益。

MCS可使患者心衰状态迅速好转[15]，但是容量负荷过多往往直到患者出院仍持续存在，如果不积极治疗，某些患者可能成为慢性。许多情况可能造成静脉充血，例如术前或术后右心室功能不全，肾功能不全，低蛋白血症，以及由于VAD设定不合理或流入和流出管路机械性梗阻造成左心室减负不充分等。多数植入VAD装置的患者出院时需利尿剂治疗。患者经过一段时间治疗达到正常容量负荷后利尿剂可以减量或停用。

患者经MCS治疗恢复后，高血压很常见，特别是植入之前就存在高血压的患者。除了正规高血压治疗的远期获益之外，由于高血压造成后负荷增加可能影响VAD的功效和耐久性。在高血压状态下泵流量和左心室负荷卸载程度降低。对于搏动性泵，高血压增加气动或机械驱动部件的压力，从而增加机械磨损。持续性血流泵的流量高度依赖后负荷：等速运转时，血压升高，前向流量下降。如果血压慢性升高，由于前向血流减少会造成持续的左心室负荷卸载不足。MCS植入后高血压的首选药物是血管紧张素转化酶抑制剂（ACEIs）和血管紧张素Ⅱ受体阻断剂（ARBs），因为它们降低后负荷以及对糖尿病和血管疾病患者的益处已广为证实。出于价格考虑，通常选择ACEI类药物多于ARB类。肾功能不全或高血钾会限制ACEI和ARB类药物的剂量或使用，特别是术后早期肾功能完全恢复之前。其他抗高血压治疗也可选择β-受体阻断剂、钙离子拮抗剂和α-受体阻断剂。

β-受体阻断剂有助于ACEI和ARB类药物控制高血压，但右心室功能边缘状态尤其是右心室持续容量负荷过度时需谨慎使用β-受体阻断剂治疗。β-受体阻断也有利于控制房性和室性心动过速。除非作为限制钾摄入治疗之外，极少推荐也无证据表明MCS植入后需要醛固酮阻断药物治疗。虽然晚期心衰患者植入MCS后肾功能障碍常常好转[16]，但是许多患者仍有不同程度肾功能不全，如果常规使用醛固酮阻断治疗，会和其他心衰患者一样容易出现高血钾。由于肾功能不全或高血钾不能耐受ACEI和ARB类药物的患者，应用硝酸酯和肼苯哒嗪降低后负荷是有益的。除了快速房颤影响泵效率并且其他药物治疗无效之外，MCS植入患者很少使用地高辛。

血压监测与控制目标

如上所述，血压控制很重要，但是植入MCS患者的目标血压是多少尚无试验证据。INTERMACS对高血压不良事件的定义是搏动性血流泵收缩压高于140mmHg或舒张压高于90mmHg，持续性血流泵平均动脉压高于110mmHg。考虑到血管疾病和糖尿病很常见，而且搏动性血流泵经常造成血压持续升高等因素，美国糖尿病协会推荐血压控制目标（收缩压小于130mmHg和舒张压小于80mmHg）是合理的。

如上所述，持续性血流泵植入患者的血压控制对于最大提升泵血流和保证左心室适当减压非常重要。然而门诊患者尤其是在家评估血压非常困难，因为患者血压几乎没有搏动性，难以听诊（图 14-4）。为植入持续性血流泵患者提供服务的诊所必须配备多普勒探头才能正确评估血压（图 14-5）。持续性血流泵的血压目标值尚无证据基础，但平均动脉压 ≤ 80mmHg 是理想的目标。

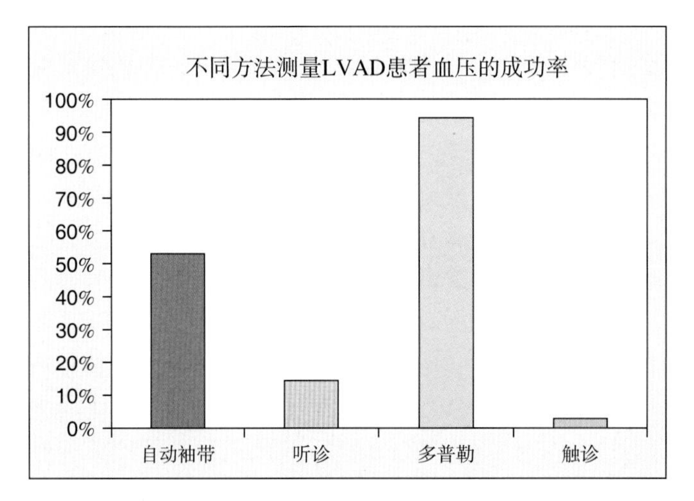

图 14-4 植入持续血流左心室辅助装置（LVAD）患者成功测量血压的方法。17 例持续血流机械循环支持（MCS）患者的 70 次测量结果与动脉导管血压对比。（From Bennet MK，Roberts CA，Dordunoo D，et al. Ideal methodology to assess systemic blood pressure in patients with continuous-flow left ventricular assist devices. J Heart Lung Transplant 2010；29:593-594.）

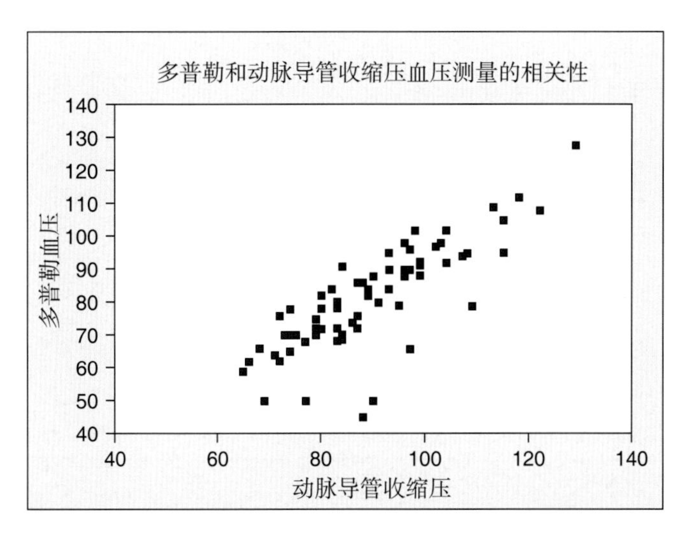

图 14-5 多普勒和动脉导管血压测量的相关性。（From Bennet MK，Roberts CA，Dordunoo D，et al. Ideal methodology to assess systemic blood pressure in patients with continuous-flow left ventricular assist devices. J Heart Lung Transplant 2010；29:593-594.）

心律失常的治疗

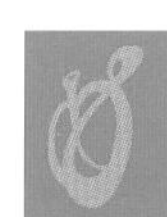

埋藏式心脏复律除颤器和起搏器

多数植入 MCS 患者也植入埋藏式心脏复律除颤器（Implantable Cardioverter-Defibrillator，ICD）或同时植入双心室起搏器。在 HeartMate Ⅱ BTT 临床研究中有 76% 患者植入 ICD，在 HeartMate Ⅱ 作为终点治疗的临床研究中，82% 的患者植入了 ICD[15,19]。没有持续性室性心律失常时，需在术后恢复 ICD 的除颤功能，这一点必须在患者出院前确认。只有双心室支持并且顽固性室速或室颤的患者才需要常规永久性取消除颤器功能。起搏器或 ICD 的功能例如心动过缓起搏支持、双心室起搏、抗心动过速起搏和除颤等对多数现代的泵或控制系统会造成不良影响。偶有一些 ICD 和起搏器可以通过改变控制程序避免与辅助装置产生电磁干扰。设备生产商常在网站上列出对机械辅助泵有干扰的 ICD 名单。

植入 MCS 之前未安装 ICD 的患者通常是因急性心肌病或心脏术后心衰而需要植入 MCS 的。目前没有清晰资料能证明之前未安装 ICD 的 MCS 患者在出院前植入 ICD 的功效，尤其是在预防性植入效果方面。

心房颤动和心房扑动

房颤和房扑在晚期心衰中很常见，常在植入后持续出现，新发的房性心律失常多在围术期出现。治疗方案主要是控制心率和适当抗凝。术后容量过度负荷，左心室或右心室减压不当或右心衰时容易出现或者复发房性心律失常。如果患者心率得到控制，阵发或持续性房性心律失常的主要影响是，国际标准化比值（INR）目标值小于 2 的设备需要增加 INR 目标值。在右心室功能边缘状态和左心室辅助装置（LVAD）灌注不良时，如果心率控制不佳会造成右心室衰竭。

对于植入前长期房颤患者，心衰状态缓解可降低心房张力以达到恢复窦性心律的可能。然而，许多心房确实逆向重构的患者即使血流动力学正常也不能保持窦性心律。对于新发房颤患者如果已停用血管活性药物且容量状态正常就可以尝试电击或药物复律。心脏复律的患者需要在严密的随访下继续抗心律失常，尤其是使用盐酸胺碘酮的患者。对于心室律得到控制情况下过度追求窦性心律的MCS植入患者，除了抗凝需求之外并无远期益处。然而，对于心室律控制不佳的房性心律失常，可以选择抗心律失常治疗，心脏转复，房室结消融并永久起搏（如果ICD或起搏器已经植入）[20]。

室性心动过速和室颤

术后即刻室性心律失常也很常见。这种心律失常可在MCS之前，或由于术后状态或抽吸事件而恶化。在HeartMate Ⅱ BTT临床实验中，56%的患者有室性心律失常史，42%术后有室性心律失常，多数出现在术后前30天[21]。植入术第1个月过后，持续室性心律失常很少见。门诊患者发生持续性室速或室颤时表现为心悸，眩晕，一次适时的ICD电击除颤，或在设备常规检查时发现。持续性室性心律失常影响LVAD功能主要表现在心动过速对右心室功能的影响。患者右心室功能越接近边缘状态、心室率越快，越容易出现右心室功能不全。

右心室功能不全常导致左心室和LVAD充盈不足。患者可能出现低血压和低流量报警，持续性血流泵患者容易出现抽吸现象。最后，相对于LVAD，植入双心室辅助装置的患者常能耐受室速或室颤，没有症状或无严重血流动力学改变。然而，这类患者的右心室辅助装置充盈会受影响，使远期栓塞的风险略有增加，如果装置失灵或用户失误引起辅助中断会使自体心脏功能失去支持。

发生室性心动过速时，应对可逆的病因，例如电解质异常，延长QTc间期的药物，或更少见的心肌缺血等进行筛查，而且需要明确造成室性心律失常的MCS特有的原因。伴随持续性血流泵的广泛应用，临床医生需注意到抽吸事件可能是室性心律失常的原因之一。许多由于抽吸事件伴发的室性心律失常不会持续存在，但可反复发生室性期前收缩或短阵室速；心律失常可能延长或变成持续性。发生抽吸事件时需要仔细察看患者和装置参数。最后一点，患者新发室速还可能是心室尖插管重置的结果。与抽吸事件无关的室速治疗方案建议与未置入MCS患者相同，包括β-受体阻断剂、抗心律失常药物或心脏电复律[22]。有时ICD重新程式化可以有效避免不必要和不适当的电击。如果患者心律很难用药物控制可以选择标测和消融治疗。

抗凝目标和出血风险

除了现在很少使用的HeartMate XVE之外，多数装置需要华法林长期抗凝。患者通常在植入装置后出院回家之前达到INR目标值；不同装置的INR目标值范围见表14-1。所有植入MCS患者需要可靠的系统管理方案，用来追踪INR值，保持目标抗凝水平，保证常规INR检测方法，告知患者华法林药量的必要变化以保持患者处于治疗范围内。考虑到植入MCS患者的复杂性，装置的多样性和患者相伴的医疗情况，门诊患者抗凝治疗通常由MCS治疗小组而不是由抗凝门诊或外院医师决定。

INR目标值常在潜在的血栓栓塞或泵血栓形成的风险和出血风险之间折中平衡。带有机械瓣膜的搏动装置（如Thoratec体外心室辅助装置）需用华法林抗凝，INR范围与心脏机械瓣膜类似。与多数装置不同，HeartMate XVE没有机械瓣膜，具有内皮化的无网纹腔室设计，不需华法林，只用阿司匹林即可。然而，随着更小巧耐久的泵应用于BTT和终点治疗，HeartMate XVE已经基本停止使用。

许多上一代搏动性泵的临床使用正在减少，而持续血流泵，例如HeartMate Ⅱ的使用在不断增长[23]。在HeartMate Ⅱ BTT临床研究中，目标INR值是

表14-1 永久性装置的抗凝治疗

装置	血流类型	INR范围
永久性左心室辅助装置		
ABIOMED AB5000	搏动性	2.5 ~ 3.5
HeartMate XVE	搏动性	不需华法林
HeartMate Ⅱ	持续性	1.5 ~ 2.0
HVAD	持续性	2.0 ~ 3.0
Jarvik 2000	持续性	2.0 ~ 3.0
MicroMed DeBakey	持续性	2.0 ~ 3.0
Thoratec PVAD/IVAD	搏动性	2.5 ~ 3.5
永久性双心室辅助装置		
Thoratec PVAD	搏动性	2.5 ~ 3.5
AbioCor	搏动性	2.5 ~ 3.5
SynCardia CardioWest	搏动性	2.5 ~ 3.5

INR：国际标准化比值；IVAD：体内心室辅助装置；PAVD：体外心室辅助装置。

2 ~ 3。在此 INR 目标值下，术后 30 天以上的患者平均每年发生出血需要输血超过 2 个单位的情况是 0.69 次，平均每年发生脑出血或缺血性脑卒中的情况小于 0.1 次，平均每年发生泵栓塞的情况是 0.02 次[21]。回顾 HeartMate Ⅱ研究中辅助超过 1 个月的 331 例患者资料，发现 INR 小于 1.5 的患者栓塞事件发生率增加，INR 大于 2.5 的患者出血事件发生率增加。如图 14-6 所示，INR 值范围在 1.5 ~ 2.0 与 2.0 ~ 2.5 的患者相比出血和栓塞发生率相似。[24] 许多中心已将 HeartMate Ⅱ的 INR 目标值从 2.0 ~ 3.0 降至 1.5 ~ 2.0。对于某些泵植入术后从肝素转换为华法林的过渡期不需严格的抗凝规则。一项接受 HeartMate Ⅱ治疗的 418 例患者发现，患者抗凝转换为华法林期间不使用肝素与使用肝素相比，栓塞事件风险短期没有增加，需要输血的出血事件短期有所下降[25]。

需要达到 INR 治疗目标值的患者出院后监测 INR 的频率目前尚未达成共识。可能需要每周或更频繁地监测 INR，直到达到稳定的目标 INR 值的药量。之后 INR 值可每月检查 1 次以达到临床稳定。MCS 支持的患者在家监测 INR 的可行性尚未确立，但可通过更加频繁的监测严格维持治疗范围的 INR 值。当患者置换机械瓣膜或房颤时，华法林可在不出血的前提下超越 INR 治疗值。目前尚未发现在没有临床严重出血情况下紧急转换抗凝治疗的潜在危害。

带有机械瓣膜的装置，INR 在 2 ~ 2.5 的患者仅需要简单调整华法林剂量；INR 低于目标值患者，可在家使用低分子肝素，行肝素过渡治疗。需经常行有创操作的患者不能用华法林抗凝治疗。绝大多数患者收住院后，尤其是安装了需要严格抗凝装置的患者应采用肝素作为抗凝过渡治疗。需较低 INR 治疗值的持续血流泵植入患者，如 HeartMate Ⅱ，可在 INR

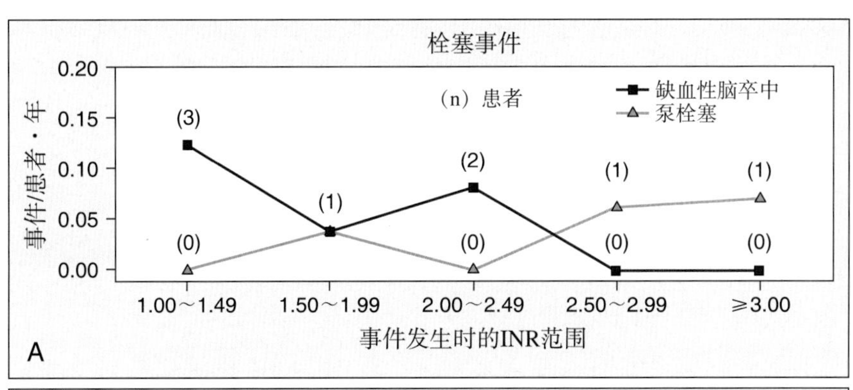

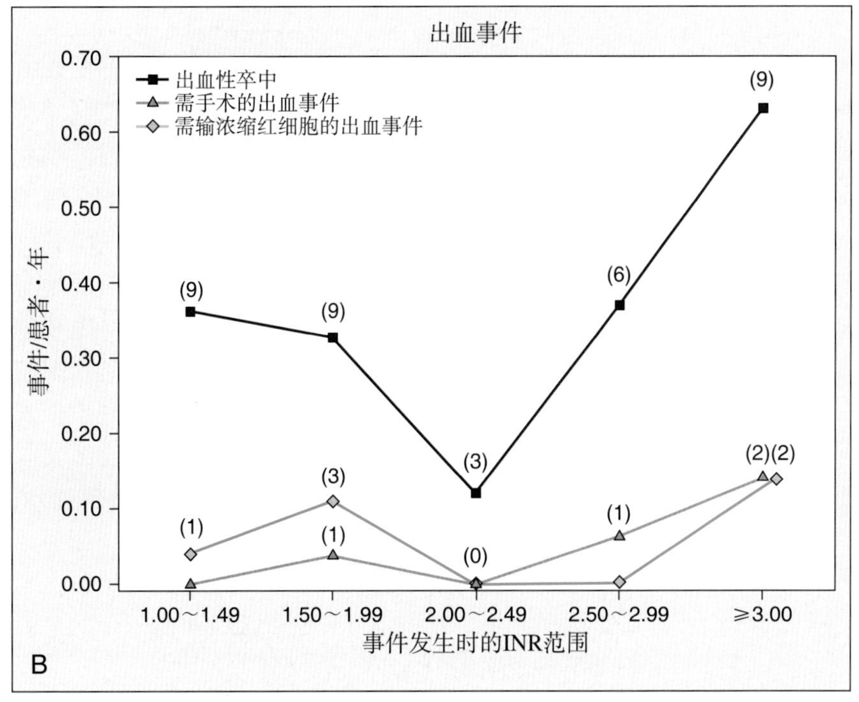

图 14-6 术后 6 个月的栓塞（A）和出血（B）不良事件。仅统计患者第一次事件。INR：国际标准化比值；PRBC：浓缩红细胞。（From From Boyle AJ，Russell SD，Teuteberg JJ，et al.Low thromboembolism and pump thrombosis with the HeartMate II left ventricular assist device：analysis of outpatient anti-coagulation.J Heart Lung Transplant.2009；28:881-887.）

治疗值低限进行许多有创操作。

出现严重失血时，需停用华法林或中和其药效。许多患者的抗血小板治疗也需暂时停止。在此情况下需较高 INR 范围的 VAD 装置和机械瓣的患者有极高风险。如果抗凝需要停止，安装体外泵的患者需监测泵外壳内的血栓，但血栓可能仅用肉眼难以观测。在停止抗凝的情况下持续血流装置发生血栓形成的风险低于搏动血流装置。有一些安装持续血流泵的患者由于严重胃肠道出血，停用华法林后 VAD 安全运转数天至数周。这种情况虽属特例，但对于不同的患者、机械泵和临床情况，需平衡出血风险和泵血栓形成或机体血栓栓塞风险之间的关系。

需要加强抗凝使之达到或高于 VAD 所需抗凝水平的某些临床情况也需考虑，例如房颤、肺栓塞、LVAD 低流量或机械瓣膜。[4] 这些治疗指征部分是短期的，部分可伴随 MCS 治疗全程。持续性低血流量辅助也是一种需要加强抗凝防止血栓形成的情况。

抗血小板治疗

许多装置在华法林规范治疗的基础上推荐使用阿司匹林，配合相应的华法林剂量，添加阿司匹林 81mg/d 或 325mg/d；然而必需的抗血小板药物的剂量尚未确立。HeartMate Ⅱ研究中不同的抗血小板治疗策略可见图 14-7。文献报道阿司匹林耐药性广泛存在，为 5.5% ~ 60%，而心衰患者可能为 55%[26,27]。Thoratec LVAD 的小样本研究发现阿司匹林耐药性为 26%，某些患者术后数周仍存在[28]。研究表明植入术后数周持续血小板激活的标记物仍旧处于较高水平[29]。持续血流装置的小样本研究也发现类似现象，炎性标记物持续升高，血小板功能受损[30,31]。

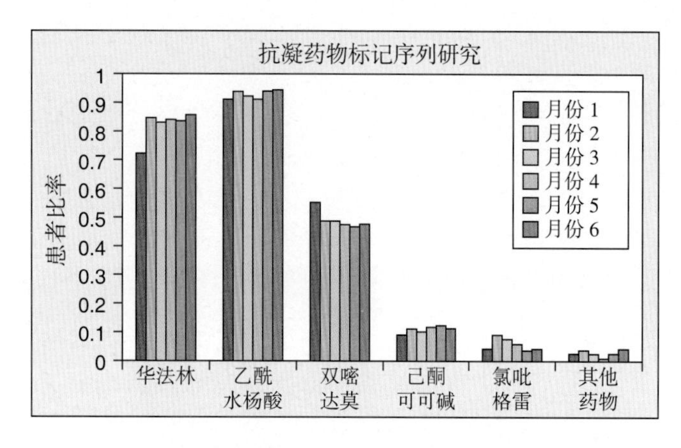

图 14-7 HeartMate Ⅱ辅助过渡至移植试验的抗血小板治疗。

安装轴流泵的患者比搏动血流泵患者发生严重胃肠道出血的比率高[32]。此类泵的高剪切力可能导致大量 von Willebrand 因子多聚体破坏，引起血小板凝聚功能下降，导致获得性 von Willebrand 病[30,33,34]。这与主动脉瓣狭窄患者的高剪切力和由此引起的高出血风险情况相似[35,36]。虽然许多胃肠道出血患者与动静脉畸形相关，是未发现的动静脉畸形造成血小板凝聚下降导致出血，还是缺乏搏动血流本身导致动静脉畸形尚不清楚[32,34,37,38]。安装离心泵的患者也容易出现类似的 von Willebrand 因子缺乏症。

虽然如此，患者在心脏移植后血小板聚集和 von Willebrand 因子活性会恢复正常[33]。血小板功能损伤和获得性 von Willebrand 综合征的出现让一些作者对轴流泵患者常规应用抗血小板治疗提出质疑[33]。

当应用抗血小板治疗时，应用固定剂量的抗血小板治疗还是基于血小板功能的剂量，甚至采用监测血小板功能的策略尚未达成共识[30]。应用华法林同时应考虑临床上其他需要抗血小板治疗的情况，例如药物洗脱支架，之前的脑血管事件和外周血管疾病；这些抗凝要求可能是短期的也可能是永久的。

神经系统并发症和风险

神经系统恶性事件是 MCS 术后致残率和死亡率的根源之一。INTERMACS 数据库回顾发现首次 LVAD 术后死亡患者中 14.1% 是由于神经系统不良事件。植入术后 1 个月内 11.6% 患者死亡的主要原因是神经系统不良事件，而 1 个月以上 15.6% 患者死亡是由于神经系统不良事件[39]。HeartMate Ⅱ BTT 患者群在早期支持治疗阶段有较高的脑卒中发生率。第 1 个月与 1 个月之后的发生率相比较，缺血性脑卒中是 0.37/ 患者・年和 0.05/ 患者・年，而出血性脑卒中是 0.18/ 患者・年比 0.03/ 患者・年。这项研究总体卒中发生率是 8.9%，缺血性卒中发生率更高。然而，卒中患者近 40% 死亡。另外，短暂缺血发生率为 2%，其他神经系统事件发生率为 5%。[15]INTERMACS 数据库统计总体神经系统恶性事件发生率在首次植入 LVAD 的第 1 年是 2.87% 或者 164/100 患者・月。持续血流 LVAD 相比搏动性血流 LVAD，第 1 年患者神经系统恶性事件发生率明显下降（1.93% 对比 4.33%；$P < 0.0001$）[39]。这些数据需考虑以下情况，未植入 MCS 系统性功能不全的患者每年卒中发生率为 1.4% ~ 3.5%[40]。

引流插管的外表面，各种插管或泵的组件都可能是栓塞来源；然而植入MCS的患者还有许多其他潜在的栓子来源。如上所述，术前心房颤动和心房扑动很常见，心房内日益形成血栓，继而造成栓塞。另一个血栓来源可能来自主动脉根部。LVAD流出道桥接管吻合在升主动脉瓦氏窦上方；再加上主动脉瓣不开放或很少开放可能造成这一区域血栓形成。MCS植入前心室内血栓也很常见，可成为围术期血栓来源[41]。仔细探查和移除左心室血栓对于减少此来源的栓塞风险至关重要。虽然不停跳植入MCS可避免体外循环的影响，但必需与错失探查严重血栓的风险相权衡，后者在经食管超声下也可能探查不到。围术期神经系统事件也可能是体外循环需要升主动脉操作或长期转机造成的主动脉粥样硬化斑块栓塞[42,43]。最后，许多患者只是因为存在的主动脉、颈动脉或椎动脉病变而有远期卒中风险。

减轻卒中风险的策略对于优化神经系统事件结果也是非常重要的。之前华法林监测和抗血小板治疗策略是这一方案至关重要的第一步。虽然某些泵允许INR目标值小于2，当植入MCS术后出现慢性或阵发性房颤需重新设定目标值[4]。如前所述，无论是搏动性还是持续性血流泵装置，适当控制高血压是防止神经系统恶性并发症的长期方案。对于持续血流装置，需根据左室减负程度和主动脉瓣开放程度设定泵速。即使泵速低于抽吸事件的阈值，主动脉瓣也很少开放。这种情况下，主动脉瓣和流出道插管之间的血液可形成血栓继而造成栓塞。许多中心设定泵速不仅考虑左室减压程度也考虑主动脉瓣开放频率。设定泵速的策略是每3个心脏收缩主动脉瓣开放1次，这样可保证更好地冲洗主动脉根部，这可能是合理的但尚未证实[41]。Jarvik 2000泵的控制组件可间断调低泵速增加左室充盈和主动脉瓣开放时间来冲刷主动脉根部。

驱动线路管理

虽然当代持续血流泵驱动线路感染发生率有所降低，但仍有约14%患者发生感染[15,44]。健康教育是操作驱动线路降低创伤和感染风险的基石。虽然患者很少自己换敷料，但注意维护驱动线路的正确操作对于患者和更换敷料的护理人员同等重要。驱动线路敷料更换应该成为患者和护理人员健康教育的一部分，并且作为出院前正式检查和观察的操作技术。具体操作流程各机构有所不同，但均包括用无菌敷料维护无菌区域，正确洗手，戴无菌手套和口罩。移除以前的敷料，轻柔清洁该区域，观查引流、分泌物、出血、皮肤红斑和弹性等征象（图14-8），使用新敷料并固定位置。驱动线路敷料更换的频率各机构各有不同，但当驱动线路出现分泌物引流或出血情况时通常需更频繁的更换[45]。

驱动线路管理应从手术室开始，需仔细斟酌驱动线路引出位置，尤其是容易感染的糖尿病患者[46]。在驱动线路放置时要考虑患者体型、身体或解剖方面的限制。驱动线路不能放置在容易引起磨损或创伤的部位，例如靠近患者腰线位置。术后驱动线路不仅需敷料包裹、彻底探查、定期更换每个敷料，而且需在远离皮肤出口处固定，在驱动线路敷料之外需用类似Hollister引流管道固定（图14-9）。这种固定器可防止驱动线路移动，如果控制器跌落或无意牵拉可限制驱动线路的张力。使用腹带可以防止驱动线路损

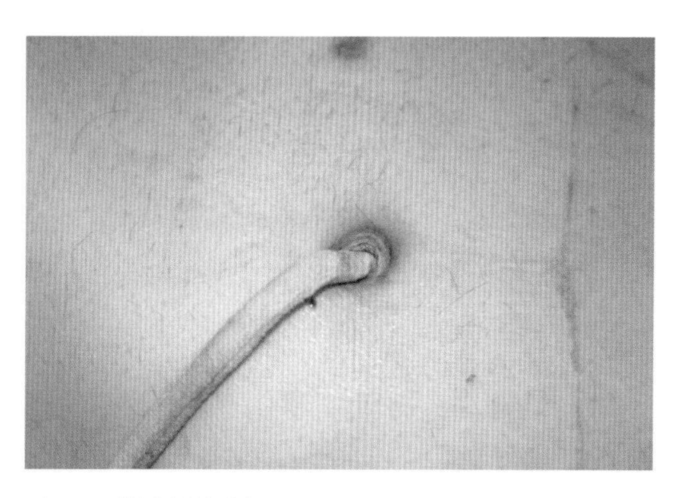

图14-8 驱动线路感染。

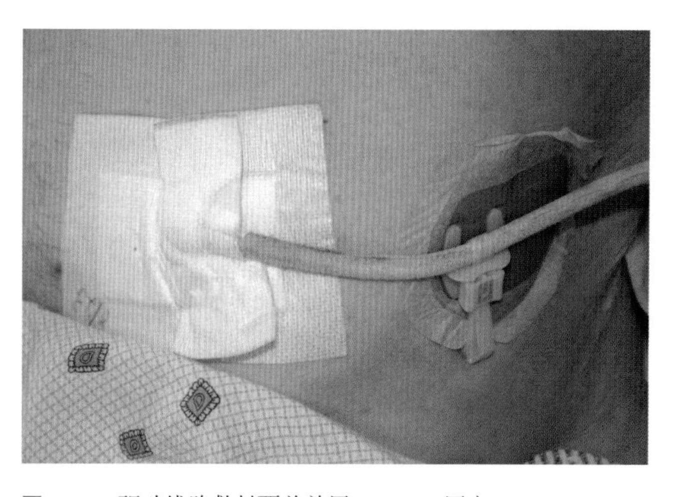

图14-9 驱动线路敷料覆盖并用Hollister固定。

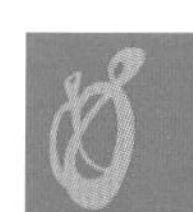

伤；但需正确放置，因为放置不当可能造成引出部位损伤。严格遵循驱动线路管理流程，保护驱动线路位置，避免创伤造成组织向内生长，尽量长期避免驱动线路感染。

只要临床上怀疑驱动线路引出部位感染或创伤，患者需重返诊所探查和获取驱动线路部位的组织培养。对于确诊的驱动线路感染，需长期使用静脉抗生素。治疗不当可造成反复感染，可引起泵囊袋感染或菌血症时导致菌群在辅助装置上种植。极少情况下，有些驱动线路严重感染的患者需要外科清理感染部位，如果是移植候选人，需尽快排入移植名单。

对出院前患者设备装置知识的教育工具和标准

植入之前

患者教育应在转诊至MCS治疗小组时开始。教育的正确途径从了解患者既往病史开始，包括目前治疗状态、职业、获得的最高教育水平、家庭支持程度和生活安排。植入策略（例如移植前过渡治疗，终末治疗）是教育的重要内容；根据预期MCS辅助的时间、患者期望、家庭和资助系统各有不同。对于患者和资助系统需进行评估。

理想状态下，MCS应择期植入以便有机会进行植入前教育。患者及其资助系统最初相遇时应讨论植入MCS原因，可能植入的泵，泵如何工作和术后可能遇到的问题。需要向患者展示泵、控制器、电池和驱动线路引出的部位。最初教育应简要包含植入术后住院期间可能遇到的情况和出院前需要取得效果的总体时间表。最后，需要告知患者MCS可能对其生活方式造成的限制。

植入前教育不需强调细节但要有整体概述。即使只在基本概念和整体运用方面进行教育，也有利于快速评估患者的认知能力和身体功能（例如视力、色盲、听力障碍、运动能力）水平；而对患者进行支持系统和最紧急情况处理方面的教育，则更有助于确定患者术后教育的障碍所在。这些障碍点的确立可以使术后的教育更加有效，从而根据每个患者的需求建立合适的个体方案，更加合理地调配资源。

植入前教育有局限性。低心排可能影响患者处理大量复杂事务的能力。患者及其资助系统对即将到来的手术充满焦虑，很难完全集中精力。择期手术可提供许多短期学习时间来克服这些难题，同时提供机会让患者和MCS团队相处更加融洽。最后，与另一位正接受MCS辅助治疗且最好是同一辅助泵技术的患者进行谈话对于植入前教育非常有用。

植入后

植入后教育进程应在患者离开加强监护病房并在外科病房状态稳定时正式开始。与植入前教育一样，植入后教育应进行数天，使患者和资助系统理解和执行相关内容。然而，安排学习应从患者转运出加强监护病房时立即开始，因为MCS团队和患者及资助系统的时间很难协调。

植入后的最初教育应从回顾植入前的教育课程开始，如患者对辅助装置的需求，辅助装置的基础功能和自身护理。所有教育课程需配备书面材料以便在课程中参考及在之后复习。应当介绍关于泵参数的特殊教育，例如泵流量、速率和功率，这对于观测、记录和评估这些参数的动态趋势很重要。非设备相关参数（例如体温、体重和症状）如果出现异常也需要及时采取行动，告知MCS团队的偏差，这些都需要审查。需要向患者提供其他疾病相关信息以供未来参考，例如抗凝、饮食、运动和与以前药物治疗不同的变更。监测血压也是重要概念，非搏动血流泵患者需熟悉使用多普勒血压监测。居家环境也要检查确保有适合和可靠的电源供应，充足的资助系统，以及当地第一联络人的地址和电话。

下一步教育内容主要是辅助装置功能及其附属组件。控制器系统的操作是主要内容，因为控制器是设备报警的根源。每次报警均需检查，同时对每次报警做出正确反应。通过模拟循环报警演练，不仅可以更好地展示报警，还可以给患者提供亲手解决问题的机会。向患者和护理人员提供设备相关手册可帮助他们复习辅助装置组件和报警条件。另一个控制器的重要部分是理解、操作和管理控制器与泵以及外部电源和电池的连接部件。

要审查控制器更换的方法和控制器设定需要变更的情况。最初的教育课程可在模拟循环中进行，以便强调重要组件操作的每一步，然后由患者重复。将设备从固定的外接电源转换至电池再转换回来也需演示。因为这是患者和设备界面最常见的交互功能，需要反复熟悉和测试。

患者、护理人员和适合的家庭护理人员也需要熟悉更换驱动线路敷料。虽然很多患者不能自己更换敷料，让他们熟悉维护无菌部位清洁的程序仍很重要。需要掌握驱动线路感染的早期症状和体征以及驱动线路管理方案。随后需要熟悉更详细的驱动线路管理细节。

设备知识证书

出院前最后的课程应该保证患者及其支持系统正确理解设备及其附属结构的功能，并具备处理常见问题的能力[47]。每种设备都有单独的书面测验和设备管理实践评价，例如改变电源类型和成功完成控制器变更。出院前患者和家庭成员必需顺利通过书面和实际操作的胜任力测试。如果患者或护理人员难以通过这些测验，需要根据学员特殊需求采取补救性训练课程。这些测试文件、参加人员、测试结果和补救措施都是教育课程的重要部分。偶尔，有些患者不能通过能力测试，出院前需要一位家庭成员接受训练以防万一。否则需送患者至VAD康复训练或专业护理机构直到患者掌握设备操作或家庭成员能提供有效支持。

支持系统的作用

家庭成员或直接的护理人员是患者遇到紧急情况时的第一处理人员。然而，许多患者返回社区后，其社区从未有过MCS患者，MCS中心需保证本地第一反馈人员接受严格的MCS设备操作训练，并且能正确评估患者，能联系合适的植入中心工作人员，如果需要能安全转运患者[48,49]。出院前，MCS团队成员需约见并培训本地急诊工作人员、急诊治疗服务（emergency medical services，EMS）提供商、家庭护理人员和合适的心脏康复人员。

需对上述医疗服务人员提供患者医疗情况简要介绍，包括病情、使用设备，是否是搏动性泵、VAD敷料、报警设置、MCS中心联系信息，并提供相应的设备患者手册。提供设备展示和模拟循环操作对教育课程有帮助。需指导急诊部门人员和EMS供应商了解，出现什么症状或体征时需要让患者联系EMS将其转运至本地急诊部门或返回最初植入医院。基本的设备功能、报警和常见设备相关的不良事件也需要熟悉。需要鼓励本地EMS人员主动探访VAD患者，检查患者辅助装置的设置并熟悉患者及其相关支持系统。最后，需联系并告知本地电力系统有一MCS患者出院回家，以便发生电力中断时享受优先权。

如果患者需要在家治疗，接受MCS患者的机构需要被认证，并且能提供评估患者和处理驱动线路或插管部位的详细标准。家庭看护护士需要到植入医院接触患者，接受适当的培训并熟悉设备操作。患者也偶尔需要出院到专业护理或康复机构接受服务。这些机构需要接受比社区第一反馈人员更严格的培训。需要所有工作人员参加培训课程，在患者转运之前工作人员必须参加并通过书面和操作考核。这些机构有许多工作人员频繁流动，确保核心员工可作为"超级用户"并对其他员工继续进行训练和能力测试，这种方法很有帮助。

MCS患者出院返回社区需要重要的基础设施和多学科工作团队。植入医院、患者和社区医疗机构之间的交流至关重要[50,51]。程式化流程和提供书面建议和信息会减少患者护理相关的不同部门之间的误解。MCS护理协调员通常作为植入中心、患者和本地社区服务之间的联络人。

康复

许多长期心衰患者会有衰弱和肌肉萎缩；这种情况在术后和MCS术后恢复过程会加重。早期开始对住院患者进行物理治疗有利于患者的康复；通过物理治疗还可评判一些出院患者是否需要再次入院加强治疗[47]。患者出院后应持续进行物理治疗，这可以通过理疗师或返回医院心脏康复中心接受治疗来实现。康复中心需要就设备相关知识进行培训，以制订舒适的康复计划并指导MCS患者。正式的康复计划完成后，应鼓励所有患者在整个辅助过程中进行有氧锻炼。

（张 旌 译 于 坤 校）

参考文献

1. Kormos RL, Teuteberg JJ, Pagani FD, et al. Right ventricular failure in patients with the HeartMate II continuous-flow left ventricular assist device: incidence, risk factors, and effect on outcomes. *J Thorac Cardiovasc Surg*. 2010;139:1316–1324.
2. Farrar DJ. Ventricular interactions during mechanical circulatory support. *Semin Thorac Cardiovasc Surg*. 1994;6:163–168.
3. Farrar DJ, Compton PG, Hershon JJ, et al. Right heart interaction with the mechanically assisted left heart. *World J Surg*. 1985;9:89–102.
4. Slaughter MS, Pagani FD, Rogers JG, et al. Clinical management of continuous-flow left ventricular assist devices in advanced heart failure. *J Heart Lung Transplant*. 2010;29:S1–S39.
5. Horton SC, Khodaverdian R, Chatelain P, et al. Left ventricular assist device malfunction: an approach to diagnosis by echocardiography. *J Am Coll Cardiol*. 2005;45:1435–1440.

6. Miller LW, Lietz K. Candidate selection for long-term left ventricular assist device therapy for refractory heart failure. *J Heart Lung Transplant.* 2006;25:756–764.
7. Kavarana MN, Pessin-Minsley MS, Urtecho J, et al. Right ventricular dysfunction and organ failure in left ventricular assist device recipients: a continuing problem. *Ann Thorac Surg.* 2002;73:745–750.
8. Ochiai Y, McCarthy PM, Smedira NG, et al. Predictors of severe right ventricular failure after implantable left ventricular assist device insertion: analysis of 245 patients. *Circulation.* 2002;106:I-198–I-202.
9. Farrar DJ, Hill JD, Pennington DG, et al. Preoperative and postoperative comparison of patients with univentricular and biventricular support with the Thoratec ventricular assist device as a bridge to cardiac transplantation. *J Thorac Cardiovasc Surg.* 1997;113:202–209.
10. Myers TJ, Frazier OH, Mesina HS, et al. Hemodynamics and patient safety during pump-off studies of an axial-flow left ventricular assist device. *J Heart Lung Transplant.* 2006;25:379–383.
11. Kirkpatrick JN, Wiegers SE, Lang RM. Left ventricular assist devices and other devices for end-stage heart failure: utility of echocardiography. *Curr Cardiol Rep.* 2010;12:257–264.
12. Scalia GM, McCarthy PM, Savage RM, et al. Clinical utility of echocardiography in the management of implantable ventricular assist devices. *J Am Soc Echocardiogr.* 2000;13:754–763.
13. Catena E, Milazzo F, Montorsi E, et al. Left ventricular support by axial flow pump: the echocardiographic approach to device malfunction. *J Am Soc Echocardiogr.* 2005;18:1422.
14. Birks EJ, Tansley PD, Hardy J, et al. Left ventricular assist device and drug therapy for the reversal of heart failure. *N Engl J Med.* 2006;355:1873–1884.
15. Pagani FD, Miller LW, Russell SD, et al. Extended mechanical circulatory support with a continuous-flow rotary left ventricular assist device. *J Am Coll Cardiol.* 2009;54:312–321.
16. Kamdar F, Boyle A, Liao K, et al. Effects of centrifugal, axial, and pulsatile left ventricular assist device support on end-organ function in heart failure patients. *J Heart Lung Transplant.* 2009;28:352–359.
17. Juurlink DN, Mamdani MM, Lee DS, et al. Rates of hyperkalemia after publication of the Randomized Aldactone Evaluation Study. *N Engl J Med.* 2004;351:543–551.
18. Executive summary: standards of medical care in diabetes—2009. *Diabetes Care.* 2009;32(suppl 1):S6–S12.
19. Slaughter MS, Rogers JG, Milano CA, et al. Advanced heart failure treated with continuous-flow left ventricular assist device. *N Engl J Med.* 2009;361:2241–2251.
20. Fuster V, Ryden LE, Cannom DS, et al. ACC/AHA/ESC 2006 Guidelines for the Management of Patients with Atrial Fibrillation: a report of the American College of Cardiology/American Heart Association Task Force on Practice Guidelines and the European Society of Cardiology Committee for Practice Guidelines (Writing Committee to Revise the 2001 Guidelines for the Management of Patients With Atrial Fibrillation): developed in collaboration with the European Heart Rhythm Association and the Heart Rhythm Society. *Circulation.* 2006;114:e257–e354.
21. Miller LW, Pagani FD, Russell SD, et al. Use of a continuous-flow device in patients awaiting heart transplantation. *N Engl J Med.* 2007;357:885–896.
22. Zipes DP, Camm AJ, Borggrefe M, et al. ACC/AHA/ESC 2006 Guidelines for Management of Patients With Ventricular Arrhythmias and the Prevention of Sudden Cardiac Death: a report of the American College of Cardiology/American Heart Association Task Force and the European Society of Cardiology Committee for Practice Guidelines (writing committee to develop Guidelines for Management of Patients With Ventricular Arrhythmias and the Prevention of Sudden Cardiac Death): developed in collaboration with the European Heart Rhythm Association and the Heart Rhythm Society. *Circulation.* 2006;114:e385–e484.
23. Holman WL, Pae WE, Teutenberg JJ, et al. INTERMACS: interval analysis of registry data. *J Am Coll Surg.* 2009;208:755–761.
24. Boyle AJ, Russell SD, Teuteberg JJ, et al. Low thromboembolism and pump thrombosis with the HeartMate II left ventricular assist device: analysis of outpatient anti-coagulation. *J Heart Lung Transplant.* 2009;28:881–887.
25. Slaughter MS, Naka Y, John R, et al. Post-operative heparin may not be required for transitioning patients with a HeartMate II left ventricular assist system to long-term warfarin therapy. *J Heart Lung Transplant.* 2010;29:616–624.
26. Gasparyan AY, Watson T, Lip GY. The role of aspirin in cardiovascular prevention: implications of aspirin resistance. *J Am Coll Cardiol.* 2008;51:1829–1843.
27. Mason PJ, Jacobs AK, Freedman JE. Aspirin resistance and atherothrombotic disease. *J Am Coll Cardiol.* 2005;46:986–993.
28. Houel R, Mazoyer E, Boval B, et al. Platelet activation and aggregation profile in prolonged external ventricular support. *J Thorac Cardiovasc Surg.* 2004;128:197–202.
29. Dewald O, Schmitz C, Diem H, et al. Platelet activation markers in patients with heart assist device. *Artif Organs.* 2005;29:292–299.
30. Steinlechner B, Dworschak M, Birkenberg B, et al. Platelet dysfunction in outpatients with left ventricular assist devices. *Ann Thorac Surg.* 2009;87:131–137.
31. Radovancevic R, Matijevic N, Bracey AW, et al. Increased leukocyte-platelet interactions during circulatory support with left ventricular assist devices. *ASAIO J.* 2009;55:459–464.
32. Crow S, John R, Boyle A, et al. Gastrointestinal bleeding rates in recipients of nonpulsatile and pulsatile left ventricular assist devices. *J Thorac Cardiovasc Surg.* 2009;137:208–215.
33. Klovaite J, Gustafsson F, Mortensen SA, et al. Severely impaired von Willebrand factor-dependent platelet aggregation in patients with a continuous-flow left ventricular assist device (HeartMate II). *J Am Coll Cardiol.* 2009;53:2162–2167.
34. Geisen U, Heilmann C, Beyersdorf F, et al. Non-surgical bleeding in patients with ventricular assist devices could be explained by acquired von Willebrand disease. *Eur J Cardiothorac Surg.* 2008;33:679–684.
35. Warkentin TE, Moore JC, Anand SS, et al. Gastrointestinal bleeding, angiodysplasia, cardiovascular disease, and acquired von Willebrand syndrome. *Transfus Med Rev.* 2003;17:272–286.
36. Warkentin TE, Moore JC, Morgan DG. Aortic stenosis and bleeding gastrointestinal angiodysplasia: is acquired von Willebrand's disease the link? *Lancet.* 1992;340:35–37.
37. Letsou GV, Shah N, Gregoric ID, et al. Gastrointestinal bleeding from arteriovenous malformations in patients supported by the Jarvik 2000 axial-flow left ventricular assist device. *J Heart Lung Transplant.* 2005;24:105–109.
38. Veyradier A, Balian A, Wolf M, et al. Abnormal von Willebrand factor in bleeding angiodysplasias of the digestive tract. *Gastroenterology.* 2001;120:346–353.
39. Kirklin JK, Naftel DC, Kormos RL, et al. Second INTERMACS annual report: more than 1,000 primary left ventricular assist device implants. *J Heart Lung Transplant.* 2010;29:1–10.
40. Pullicino PM, Halperin JL, Thompson JL. Stroke in patients with heart failure and reduced left ventricular ejection fraction. *Neurology.* 2000;54:288–294.
41. John R, Kamdar F, Liao K, et al. Low thromboembolic risk for patients with the HeartMate II left ventricular assist device. *J Thorac Cardiovasc Surg.* 2008;136:1318–1323.
42. Clark RE, Brillman J, Davis DA, et al. Microemboli during coronary artery bypass grafting: genesis and effect on outcome. *J Thorac Cardiovasc Surg.* 1995;109:249–257.
43. Moazami N, Roberts K, Argenziano M, et al. Asymptomatic microembolism in patients with long-term ventricular assist support. *ASAIO J.* 1997;43:177–180.
44. Zierer A, Melby SJ, Voeller RK, et al. Late-onset driveline infections: the Achilles' heel of prolonged left ventricular assist device support. *Ann Thorac Surg.* 2007;84:515–520.
45. Chinn R, Dembitsky W, Eaton L, et al. Multicenter experience: prevention and management of left ventricular assist device infections. *ASAIO J.* 2005;51:461–470.
46. Raymond AL, Kfoury AG, Bishop CJ, et al. Obesity and left ventricular assist device driveline exit site infection. *ASAIO J.* 2010;56:57–60.
47. Wilson SR, Givertz MM, Stewart GC, et al. Ventricular assist devices the challenges of outpatient management. *J Am Coll Cardiol.* 2009;54:1647–1659.
48. MacIver J, Ross HJ, Delgado DH, et al. Community support of patients with a left ventricular assist device: the Toronto General Hospital experience. *Can J Cardiol.* 2009;25:e377–e381.
49. Seemuth SC, Richenbacher WE. Education of the ventricular assist device patient's community services. *ASAIO J.* 2001;47:596–601.
50. Drews TN, Loebe M, Jurmann MJ, et al. Outpatients on mechanical circulatory support. *Ann Thorac Surg.* 2003;75:780–785.
51. El-Menyar AA. Multidisciplinary approach for circulatory support in patients with advanced heart failure. *Expert Rev Cardiovasc Ther.* 2009;7:259–262.

第 15 章

人工心脏的社会心理和生活质量问题

Kathleen L. Grady · Mary Amanda Dew

关键点

对于患者及患者家庭来说，应用机械循环支持（MCS）治疗晚期心力衰竭涉及一系列的社会心理问题。这些问题贯穿治疗的整个过程，主要包括：诊断、知情同意、植入前决策的制订、健康相关生活质量（health-related quality of life，HRQOL）、MCS 植入期间和之后疗效评价，以及临终生命关怀。正如其他医学干预措施，MCS 的成功评价标准不仅能延长生命，更重要的是使人的心理和身体达到最大程度的健康。因此，让医务人员和和科研工作者了解 MCS 治疗过程中每个阶段出现的主要社会心理问题以及与此有关的经验证据是非常重要的。当可能选择 MCS 治疗时，加强对患者及其家属的教育，使其更好地理解与之相关的问题也很重要。同样，使接受 MCS 的患者社会心理结果最佳化对于一种新治疗措施的发展和评价也是至关重要的。

本章讨论了有关 MCS 治疗过程中的社会心理问题，并根据图示 15-1 列举的项目进行阐述。从提供更好的临床治疗角度来考虑问题，同时报道这些治疗和研究所取得的成果。在本章的最后部分，我们将提出临床治疗和研究中亟待解决的最迫切问题，在将来涉及 MCS 社会心理方面的工作中，它们必须得到解决。纵观本章，尽管我们考虑的大部分社会心理因素涵括了各个年龄组中应用 MCS 的患者，但由于成年人中 MCS 应用的增多，尤其是用于延长生命周期，因此我们将重点放在成年人群体。

植入前注意事项

患者是否接受 MCS 取决于一系列的医学和社会心理学因素。关于 MCS 的临床适应证将另行讨论，我们在此回顾分析社会心理因素及患者的倾向性对于这项治疗的影响。当患者接受 MCS 评估时，我们把社会心理问题作为在确定 MCS 过渡治疗或者终点治疗时必须考虑的问题，并且通过相关程序确保患者及其家属对这项治疗的知情同意。

接受 MCS 的差异

患者所接受医疗卫生保健服务，包括器官移植在内，受到基于种族、性别、地域和社会地位差别的影响而有所不同，目前已达成广泛共识[1-3]。有证据表明，接受 MCS 的患者存在类似的社会心理差异，并且一些差异对 MCS 技术发展造成影响。例如，20 世纪 90 年代和 21 世纪初期，体积较大的完全植入式心室辅助装置不能与女性患者的体型很好地匹配。因此，接受 MCS 的女性患者所占的比例不能充分代表女性晚期心衰患者从这种治疗中获益的比例[4]。

接受 MCS 的患者还存在许多难

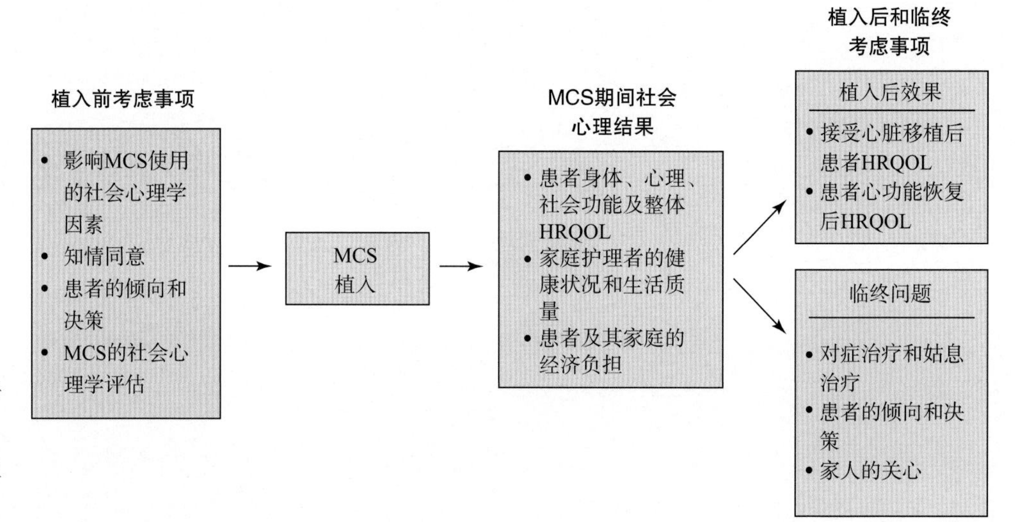

图 15-1 在 MCS 过程每一步中的社会心理因素。HRQOL：健康相关生活质量；QOL：生活质量。

以单纯用 MCS 技术因素解释的社会心理差异。Joyce 和他的同事就这一问题首次做了综合的专业性分析研究。他们查阅了 2002—2003 年美国医院收治的被诊断为充血性心力衰竭和心源性休克并接受干预治疗的患者的数据资料。资料排除了年龄低于 18 岁和高于 85 岁以及被诊断有明显的接受 MCS 禁忌证的患者。他们发现，即使经历过严重并发症的患者，高于 65 岁、女性及非裔美国人接受 MCS 比例很低。此外，还存在明显的地域化倾向，美国西部的患者较其他地区接受 MCS 比例更高。

Joyce 的研究显示，在 MCS 治疗中，种族和地域差异不受医疗条件以及是否收住在医学院校的医疗中心的影响。通常被收住在医学院校的医疗中心的患者会有更高接受 MCS 植入的概率，事实上非裔美国人更有可能被收住在这些医院，然而较欧裔美国人，他们更少愿意接受 MCS。有趣的是患者保险状况及平均收入并不影响他们接受 MCS 的意愿。没有发现影响接受 MCS 的种族特征。

正如已经在器官移植中观察到的一样，Joyce 和他的同事们所记录的种族差异反映了临床实践中的参考标准的执行的偏倚，还有就是患者对治疗的倾向性。我们稍后将解释患者的倾向性，在此指出将来的工作需要揭示接受 MCS 的患者潜在性的不平等的原因，以便采取有效的措施来减少或者消除这些问题。

知情同意

对患者的影响

告知晚期心衰患者及其家属治疗方案是十分必要的，包括讨论患者目前的身体状况、风险、获益、自我需求、对生活方式的影响、费用、护理负担以及术后注意事项。在告知患者目前身体状况的谈话中应包括关于患者心衰严重程度和预后、并存疾病的严重程度以及目前的治疗方案。对于因急性心衰住院的患者，治疗方案还要包括强心、利尿、扩血管药物。对于难治性心源性休克，可能需要主动脉内球囊反搏或者是短期经皮或体外循环支持[6,7]。对于门诊患者的处理要追加心脏危险分级和进一步优化的药物治疗[8]，同时评估并存疾病，并且向患者推荐其他医学专家、社会心理学家或者是社会工作者，以解决可能出现的社会心理的、行为的、环境的和经济的问题。

选择继续药物治疗主要包括讨论晚期心衰情况和它的自然病程，即疾病将逐步发展为终末期心衰，预后不良，比如已有症状会逐渐加重，心脏功能进一步衰退，生活质量下降，护理负担增加，目前医疗水平下今后可采用的最优化治疗方法（包括姑息性治疗和临终关怀），频繁住院的潜在可能，增加费用和加强的护理计划[9]。让患者明白药物治疗的风险和获益以及后续治疗计划是非常重要的。患者及其家属与多学科综合小组的成员良好的交流非常重要，主要包括心脏病学专家、外科医生、心室辅助装置协调员、姑息护理和临终关怀团队、社工以及其他相关人员。

当讨论选择 MCS 治疗时，需要着重探讨被推荐植入的特定设备的风险和获益（这类装置的整体情况和将在某医院使用的特定装置），以及植入目的（例如：作为过渡到心脏移植或者是终点治疗）。以期获得生存率、生活质量的提高和功能改善的同时，需要考虑治疗所蕴藏着的风险，包括设备相关的不良反应（如出血、卒中、感染），还有就是已经并存或是新出现的疾病[10-12]。虽然在一定程度上，风险往往具有患者特异性，但是讨论需要涉及被重要刊物发表的研究结果。此外，一些潜在症状，如疲劳、焦虑、抑郁、疼痛、入睡困难都需要和患者交待清楚。住院治疗和恢复时间，接受 MCS 治疗后是否需要再次住院也是重要的内容。关于植入手术的方案，要使患者明白预定的治疗方案可能在手术后有所改变。例如，一位患者接受了植入装置作为等待心脏移植的过渡，但是期间出现了严重的、不可逆转的装置相关并发症，他就有可能从等待心脏移植的患者名单中被去除，而植入的 MCS 将一直留在他体内直到患者生命的终结。另一方面，患者可能因不适合心脏移植，接受 MCS 作为终点治疗，但经机械辅助后病情改善，经评估可以接受心脏移植，从而列入心脏移植候选名单。最后，如果从医学角度来讲是有益的和合适的，关于装置的耐久性和更换的选择，在最初植入时就需要深入讨论[14]。

关于自我管理和生活方式改变的讨论应该包括设备的管理和故障的排除，换药，可以允许进行的活动（例如，重新工作和回家管理），不允许进行的活动（例如浸入水中，像游泳、驾驶）等方面。另外，制订一份“心脏健康”饮食，积极主动参加一项正式的康复计划或者是家庭运动计划也是讨论的重要议题。再者，患者需要了解在家庭和社区环境下重要的安全问题，诸如：电源供应、电话服务以及紧急入院方法。当与患者及其家属讨论决定采用哪种治疗方案时，告知 MCS 植入的费用（包括设备植入时的费用和后续治疗的费用）也是非常有必要的。

对家庭和护理者的影响

生活方式的改变可能会增加护理者的负担。接受 MCS 的患者最好在有基本护理人员的情况下才能出院。慢性疾病的患者的护理工作大多由其家庭成员承担[15]。许多设备的管理都需要经过相关培训的专业人员随时守护在患者的身边，如果这些人也是受雇来的，那么就会增加家庭的压力和经济负担。同时，如果接受 MCS 的患者出现了不良的并发症，如卒中并导致了永久性的神经损害，还会产生额外的护理负担。因而，应要求主要护理人员参与有关选择治疗方案的讨论，以便了解这些他们可能承担的重要责任，包括：换药、排除设备故障、送患者进行约定的随访和测试以及紧急情况下协助患者入院治疗。还应告知护理人员他们可能经历心理学后遗症，包括抑郁、焦虑、创伤后压力紊乱。

生命的终结

在选择接受 MCS 的情况下，探讨临终问题很困难，但这是必需的。什么时间及如何告知患者，取决于患者自身的情况（例如患者的倾向性和治疗目标），临床危险因素（例如手术风险高），以及植入方式。例如，对于接受 MCS 作为过渡到心脏移植（BTT）的患者来说，关于临终问题我们可能谈论的细节就少一些，然而对于接受 MCS 植入是为了能够成为接受心脏移植候选人（BTC）、特别是作为终点治疗（DT）的患者来说，就需要涉及更多的内容。应在合适的时间行临终谈话，谈论预期的疾病发展趋势、可用的临终关怀以及设备失灵等问题[10,18]。

除了和 MCS 小组的成员讨论外，让患者和已经接受 MCS 治疗的患者交谈更有益处，尤其是介绍给患者的是同一款设备。同时我们也鼓励患者参加一些支持组织。编写关于设备管理、故障排除、换药过程以及设备插图的手册或者是视频资料，这些辅助教育在患者知情同意过程中很重要。

患者的倾向性和决定

患者关于 MCS 植入的决定取决于在知情同意的过程中了解到的已被证实的情况。患者做出决定需要时间，因为他要考虑自身的诊断、预后、治疗方法的选择，以及对未来生存和生活质量的影响。如果患者的意识和认知程度阻碍了其做决定，那么这个过程将变得很复杂。这是一个不理想的境况，因为对于家庭来说负担很重，尤其是在预期患者结果不好的情况下。家庭成员可能会面临抉择采用哪种治疗措施，尤其是治疗具有高风险且潜在预后不良的患者时。如果可能，安装一个短期经皮或者体外装置作为接受长期 MCS 或者是心脏移植的过渡，将为稳定患者病情、评估下一步治疗提供一段时间，并且允许家属尤其是患者来考虑相应的治疗方案。前期的医疗指导应该对接受指导的家庭成员和患者家属对治疗方案做出紧急决定提供指导[14]。如果患者术后失去了做决定的能力，在手术前预约一位决策制订代理人非常重要[18]。

然而，当了解了全部可能的治疗方案后，有些晚期心衰患者可能会选择药物治疗，而这被认为是一种拒绝挽救生命的态度。有决策能力的患者如果明白药物治疗的益处和风险后，拒绝接受MCS植入的后果，那么当然可以这样选择[19]。了解患者的价值观、选择权、期望目标，文化背景能帮助我们了解患者选择药物治疗的决定[9]。对于患者及其家属来说，在考虑有关方案时请生命伦理学、社会福利工作者及精神病学方面的专家咨询是很有帮助的。可是，这一决定可能会给健康护理人员带来一些麻烦，并且认为这与护理的道德规范相冲突。道德规范的咨询不仅对患者及其家属有帮助，而且能使健康护理人员明白他们是否做了他们该做的，以及患者能合理地拒绝接受治疗（即：不是因为抑郁或压力或者是不能做出合理的决定）。

当前文献中关于患者倾向性和决策的表述

晚期心衰患者所做的决策在一些文献中已经有所研究，尽管其在关于MCS问题的文章中并没有直接出现。在最近的研究中，通过与西雅图心衰模型中的预期生存相比，晚期心衰的门诊患者过高地估计了自身的预期寿命。而且，病情严重（即：高心功能分级，低射血分数）与过高的估计自身预期寿命有关。心衰患者预期与模型生存率相比较不一致的原因尚不清楚，但可能与临床医生和患者交流不足、患者的特殊因素（例如乐观和存在希望）、语言和文化障碍有关[20]。研究者提出更好地认识预后和预期寿命，对晚期心脏病患者做出选择相应治疗（包括MCS）的决定很重要。许多晚期心衰患者可能没有很好地了解他们的不良预后，考虑MCS治疗时的讨论很突然，影响了他们对于有限的治疗方案的理解和选择。

除了估计生存时间之外，应询问晚期心衰患者关于生活质量和生存时间他们更倾向于哪一个[21-24]。这项以倾向性为基础的研究的复杂性在于患者的倾向性可能影响治疗方案的选择。Stanek和他的同事发现更多的心衰患者（67% NYHA分级Ⅲ级到Ⅳ级）倾向于改善他们的症状而不是延长他们生命的治疗方案[21]。同样的，Lewis和他的同事们报道称：患者更倾向于能感受健康的生存方式，而不是伴着更严重心衰症状的生命延长（例如更低的峰值耗氧量，更高的心功能分级，更严重的颈静脉怒张）[22]。

MCS作为特殊的治疗选择只在两项关于决策的研究中验证。应用标准随机方法，Moskowitz和他的同事研究了BTT患者在左心室辅助（LVAD）前，LVAD辅助支持期间，心脏移植后的选择情况[24]。在LVAD之前，晚期心衰患者更倾向于接受45%的死亡率，而不是经受一种特殊的治疗来帮助他们恢复健康，然而在植入后3个月内，他们仅愿意承担19%的死亡率风险来改善自己的健康[24]。简而言之，他们对自己的健康越来越满意，以至于不希望承担风险来进一步地改善病情。通过一种治疗权衡工具，MacIver和他的同事[23]指出了心功能NYHA分级在Ⅱ级和Ⅳ级之间的心衰患者选择治疗方案的倾向性。患者更喜欢口服强心药物。左心室辅助装置植入和药物治疗在NYHA分级中并没有多少不同。只有3位患者被推荐选择了LVAD作为终点治疗[23]。这是此项研究的最重要的局限性。遗憾的是，关于申请MCS作为永久替代或是终点治疗方面，未见关于当前患者倾向性的相关研究。

关于患者决策的理解还可以从其对于一项治疗做出决定后是否后悔来获得。后悔是对所做决定的一种自责和懊悔。Grady和她的同事[26,27]对接受VAD植入的患者进行了调查。他们被问及："如果您能重新来过，在了解了您现在所被告知内容的前提下，您还会选择VAD植入吗？"大部分接受VAD植入术后2周[26]和1个月[27]的患者回答："是的"（分别为87%和91%）。VAD植入后远期患者是否后悔，以及后悔是否与VAD植入后健康相关生活质量有关就不得而知了。因为治疗对患者日常生活产生了重大影响（特别是接受VAD作为最终治疗的患者），后悔是一个非常重要的研究领域。

MCS的社会心理评价

前面我们讲过了关于接受MCS的社会心理差异问题，现在讨论谁有接受这种装置治疗的资格。尽管此过程存在固有的不平等和不道德，接受MCS治疗程序必须合理地权衡每一个MCS治疗候选者的社会心理及医学因素，以便能恰当地选择那些更能从此项治疗中获益的患者，无论是作为BTT/BTC，还是DT。应该以调查社会心理相关因素来确定是否心理的、行为的或者其他社会心理干预有助于改善患者植入MCS后的疗效。

在关于MCS的文献中，社会心理评价这个特殊部分很少有人关注。这项评价应该像其他作为选择合适MCS候选人的标准的医学因素一样受到更广泛的关注[28,29]。总体来说，这些因素已被用于评价潜在的心脏移植候选人和接受MCS候选人。表15-1列举了一些重要的因素，包含了精神紊乱史、过去和现在使用和滥用的药物、过去和现在对治疗方案的依从程度、认知能力和理解MCS护理要求的能力、社会史、目前的经济情况、有无一个主要的家庭护理员和来自家庭的支持、个人的预期以及对于MCS的知识。在这些因素中，精神病和药物使用史、认知程度、治疗依从性、有一名家庭护理员是团队做出关于MCS合适人选的重要指标，同时也是是否提供社会心理干预的参考。关于合格的条件，例如，一名家庭护理员、来自家庭和朋友的支持是术后患者安全出院的根本保证，同时患者没有认知障碍（或者有合适的护理支持来克服任何障碍），否则将限制他们对MCS基本功能和维护的认识[29,31]。如果潜在候选人有认知障碍，那么必需慎重，认知障碍使他们不理解设备报警，这就加重了对于护理员的依赖程度，并且由于缺少相应的了解而增加了发生严重并发症的风险。

评价的一个重要的目的，是考虑社会心理因素作为资格标准是否影响患者选择BTT、BTC或者是DT。如果MCS被用作BTT，移植候选人所要用的社会心理学标准尽管会有修改，但是很明确。例如：更加强调在MCS期间有一位家庭护理员，与此同时还需要有移植资格。另外，尽管药物使用节制对于获得MCS资格来说是很重要的，但是等候时间通常较典型的心脏移植申请候选者短，这是因为MCS经常是在紧急情况下安装的。持续时间可能会要求MCS设备被用作BTT而不是BTC。因此，如果患者在MCS评估期间不能达到心脏移植的合格标准，那么社会心理学评价可能会导致患者接受MCS作为BTC而不是BTT。然后，当标准符合了，那么患者可能过渡成BTT。这可能是紧急时患者接受MCS的个例，对于那些需要完整社会心理评价的心脏移植患者来说并不能立刻实施的。就这点而言，值得注意的是在2007年12月期间在INTERMACS的157名患者中主要是BTC而不是BTT，38%（n=60）因为社会心理因素被认为是没有达到移植标准的（因为药物滥用的约占一半，n=28）[32]。

然而对于DT的患者来说，可能需要一套不同的社会心理标准。当然这些人不是心脏移植的候选人。因此，申请心脏移植的社会心理标准（这涉及了使捐赠者的器官得到最大限度的应用）作用有限。因为MCS设备并不是限量供应的（与之相反的是心脏移植的器官捐赠者），有讨论表明很少有令人信服的理由来否定患者接受DT，比如基于以下因素，持续的药物滥用或者是永久性的认知障碍，这些因素会限制移植候选人的选择。对于考虑DT的患者，申请社会心理标准的目的是证明患者能带着MCS在家生活。然而，放宽关于DT申请社会心理标准的因素使这些人成了潜在的心脏移植候选人。在这种情况下，患者需要进行关于心脏移植社会心理标准的再次评估，此时申请移植候选人的社会心理学标准就与之相关了。

表15-1 MCS候选人社会心理评估组成部分

组成部分	针对领域
精神史和目前状态	心情和焦虑紊乱，有自杀的想法或曾经尝试过，精神病，人格紊乱，治疗史
药物滥用史和近期状况	数量、频率、最近的饮酒、吸烟及其他东西、依赖性及滥用的症状、治疗康复史
信奉史和最近状态	对心脏病或者其他慢性病先前治疗计划组成部分的信奉程度（例如，吃药，完成治疗过程，常规评估，信奉关注运动和饮食的生活方式）
认知功能	关于人、时间、地点的定向力，形象和影响力，对健康状况的洞察力，认知程度（例如：注意力和集中力，记忆力，视觉能力），有对接受MCS期间及植入后（如果涉及）的理解能力
社会史及目前状态	受雇环境和经济状况，婚姻状况，生活规律，借鉴处理健康问题的方法，宗教信仰和定向力，应激源（与工作有关，与家庭有关，等等）
家庭护理及家庭支持	有一成员对日常生活提供护理和帮助，家庭的情感或者是亲密朋友的支持，家庭成员对患者健康状况的了解
个人的期望和关于MCS和植入（如果涉及）的知识	对医疗形势的看法，健康相关的认识日常生活障碍，对MCS风险和益处的认识，了解植入的过程（如果涉及）

MCS期间的社会心理情况

心脏替代治疗领域的社会心理结果包含了患者HRQOL的全部要素[33]。HRQOL是多方面的，包括良好的身体功能、健康的情感和社会功能、对生活质量的全面感知。接下来，我们讨论关于患者HRQOL

的证据，总结关于家庭护理者的生活质量。最后，患者和家属的经济负担也要包含在内，因为与其他治疗方案相比，MCS的相关治疗费用可能最终影响患者的选择。

患者的生活质量

身体功能健康相关生命质量

在过去的15～20年中，客观（如运动能力）和主观（如功能的感知状态）的测试一致表明在MCS期间身体功能是提高的。这些零星的证据来自没有根据的报道和小样本研究[34-38]。然而，一些不断增加的大型或者是多中心的研究同样证明，一旦患者从植入的即刻影响中恢复过来，那么大部分人能自由行走，康复出院，并且可以进行日常生活中的常见活动[11-13,39-42]。不考虑患者接受VADs是作为BTT或者DT，仅从身体功能角度来看，他们较植入前有了显著的提高（例如：NYHA分级，6分钟行走距离测试）[11,12,41-48]。在接受MCS作为BTT的患者中关于身体功能状态和身体健康感知的客观评估，表明他们较那些没有接受MCS的心脏移植候选者要好[39]。与接受最佳药物治疗的患者比较，接受MCS作为DT的患者表现出同样的优势[42,46]。接受MCS的患者对于身体功能的感知较接受心脏移植的患者基本没有差别[39,49]，对于他们身体功能的客观评价表明，已经达到了接受心脏移植的患者水平[44]。

一个重要的问题是患者的HRQOL在植入MCS后会不会变化，是如何变化的。在接受MCS作为BTT的患者中，Drady和她的同事们[26]发现，最早在植入后2周，身体症状的自身反馈报告减少，有一些在植入术后1年的研究已经获得了或者是继续获取患者的整个身体功能和对身体状况的满意程度的相关资料[13,39,50,51]。尽管很少有对接受BTT患者的实验性研究超过1年的，有一份报告发现在2年的研究中平流设备和搏动性设备都能改善心功能。

随着时间的推移，DT患者表现出持续的获益。在充血性心力衰竭的机械辅助治疗的随机评价（REMATCH）研究中，不符合移植标准的患者随机接受MCS作为DT（而不是接受最佳的药物治疗），甚至在术后1个月就表现出身体功能的提高，尽管部分患者出现出血和感染[52]。这些获益能持续到术后1年，这和患者接受的医疗管理有关[42]。这些观察是在排除了植入时患病的严重程度，并且在进行随机化时，患者需要接受如同其他MCS患者一样的强心治疗情况下所得到的结果[53]。

除了有证据表明的HRQOL中获益的身体功能，接受MCS患者与标准的健康人群相比仍有差别[42,49]。接受MCS的患者会报告有严重的身体功能障碍和对一些情况的担忧，他们频繁地报告植入后新出现的身体症状，并指出是与设备相关的并发症或者是和他们所接受的设备特性有关。在所有这些并发症中最多的是感染[54,55]，并经常因此住院，住院期间身体适应性和功能进一步下降。接受MCS患者在植入前或辅助期间，因为体质虚弱（如营养不良、感染），这类并发症的后果可能会很严重。其他并发症如卒中，可能导致语言和永久性肢体残疾[12,56,57]。患者非常担心由并发症带来的风险和由此导致的损伤[16,58,59]，并且这种担忧随着术后时间延长逐渐增长。关于和设备有关的并发症，患者频繁报道称传动切口部位疼痛，因为驱动管路位置导致睡眠困难和性生活能力下降[16,59,60]。另外，虽然身体功能诸多方面在植入后普遍提高外，有些方面并没有显著改变。例如：Grady和她的同事们发现睡眠障碍在植入后并无改善。

最后，值得注意的是，在报道随着时间的推移身体功能相关HRTQOL不断提高的研究中，主要采集了能够持续提供数据的患者的HRQOL。并发症发生率和死亡率在MCS患者中的风险仍然很高，一些并发症（设备的功能失常）的发生率随时间增长[54,61]。然而，最近生产的MCS设备耐久性显著提高，大大降低了设备的失灵和故障的发生率。在大多数的研究中并没有收录由于病情太重或者是病情逐渐加重而不能提供HRQOL数据的患者资料，因此，对于患者术后1～2年HRQOL身体功能水准的表述是有偏倚的[13,47]。尽管有些结论并不能从所有患者中得到，但许多著作或者数据中的结论都显示出随着时间的推移，接受MCS的患者HRQOL可表现出显著和持续性的提高。不断提高的MCS技术的诊治方案都能确保患者受益程度不断提高。尤其是关于患者的管理，MCS植入后享有提供覆盖心脏病康复项目的统一保险是最根本的。

心理健康相关的生命质量

心理HRQOL包括良好的情绪的和认知功能。HRQOL在这一领域随着MCS发展而发展，尽管不像身体功能改善那样明显。关于情感健康，一些关于接受BTT和DT患者的研究指出，与抑郁和焦虑有关的症状在植入后较植入前明显降低[39,42]。尽管植入时患者的病情严重程度不同，已经观察到一些关于心理健康方面的改善。一小部分再次接受评估的患者，在接受MCS1年内苦恼的程度可能继续增高或者是维持不变[13,42]。对于将MCS作为BTT的患者，一旦他们从最初的设备植入的影响中恢复，他们的心理健康水平较没有选择MCS的心脏移植候选者高[39]。他们心理相关HRQOL平均水平与心脏移植接受者相似，但是低于标准的健康人群[49]。接受MCS作为DT的患者较接受药物治疗的患者1年后困扰水平较低[42]。

然而对于MCS患者，情感健康的获益被认为是与在MCS期间负面性事件的发生及能否出院成为门诊患者等因素有关的。这些因素对于心理健康相关的HRQOL的影响远较其在身体健康相关的HRQOL多。门诊患者相对于需要住院治疗的患者有更好的心理状况[39,50]。然而，如不考虑护理机构，抑郁和焦虑症状等被认为是不良事件和并发症[35,62,63]，且焦虑的症状与过度担心潜在的不良事件或者这些事件的发生有关[35,39,64]。有代表性的是一次可诊断性的精神紊乱，这在MCS患者中很普遍，大部分的人在MCS期间至少经历一次发作[62,65,66]。经常报道的应激源包括担忧设备的功能障碍和失灵[16,58,59]。

心理健康相关的MCS对于负性事件和植入后并发症的敏感程度，可解释为什么一些研究不能指出植入前和植入后患者的情感方面的提高[26,50]。潜在的破坏性不良事件（在BTT患者，对于什么时候和是否能接受移植的不确定性）的风险可解释大部分接受MCS的患者需要精神药物和其他心理、行为上的干预来控制精神健康的问题[60,62,66]。

尽管很少有研究工作能延续到患者接受MCS作为BTT或者DT治疗1～2年后，个案报道和小规模的病例分析指出，随着MCS植入时间的延长，最初心理健康提高的患者可能会表现出心理健康状况的持续下降。这些降低和身体健康状况的下降有关[35,65,67]。Tigges-Limmer和他的同事[63]报告称尽管有精神药物干预治疗，但是一名患者还是在接受MCS植入3年后，在经受了一段身体健康恶化的时期后自杀了。

在MCS患者中，感知功能在心理健康相关HRQOL中也是一个重要的部分，并且感知功能的状态对患者独立的活动功能有重要的影响。尽管有大量的证据表明晚期心脏疾病患者（包括等待心脏移植的患者）感知的差异是很普遍的，然而很少有文献记载接受MCS是如何影响感知功能的[68]。可是，在MCS期间神经系统损害仍旧很普遍，患者接受MCS面临新的、不可逆转的感知差异。这种差异是否与MCS设备或者是与心脏手术的并发症有关，很难被区分开来。虽然如此，在MCS人群中感知差异仍是个问题。

值得注意的是Petrucci和他的同事们[69]通过对接受MCS作为BTT的患者最初6个月进行几个感知功能提高的统计显示：他们在视觉记忆、执行功能、空间的视觉感知、运算速度等方面有所提高，在各领域的评估和各种测试中没有显著的下降。虽然这些结果鼓舞人心，但仍需要事实来验证，就像先前指出的，患者因为病情太重而不能接受再评估。因此，这些发现可能反映的是在缺乏主要的神经损伤时获得的感知功能的水准。

社会功能健康相关的生命质量

MCS患者的社会功能评价方面面临着挑战，可能是与此领域涵盖内容非常广泛有关。文献一般不是以系统性评价为主，而是采用一般性的评价，诸如接受MCS的患者是否能完成日常生活中的一些常规活动，参与一些的娱乐活动（例如去餐馆、园艺、参加体育活动），旅行，重返工作和学校，或者是有一个“积极的生活方式”[38,70-72]。

在少数几篇尝试量化社会功能的研究中，MCS患者自身报告的与家庭成员以及朋友相互沟通能力，或者参加工作和业余爱好的能力是否有所提高，结果不一致[26,39]。事实上，Grady和他的同事发现生活中社会经济领域的满足感（例如工作能力）从植入前到植入后2周期间会下降。与之相反，决定社会功能相关的HRQOL是否提高的因素可能是MCS植入后并顺利出院。因此Grady和他的同事的研究表明[50]，接受BTT治疗的患者在出院后社会经济满意度显著提高，他们很少有关于社会经济压力的担忧，也很少有同家人和朋友关系的压力。Dew和他的同事们[39]也指出出院的好处，尽管这些益处不像身体功能和社会心理相关的HRQOL领域报道的那么多。Morales和他的同事们[73]报告称30%～40% MCS患者出院后会重新返回工作岗位或者学校，并能继续开车，而且在接下来的几个月中开始性生活。

接受MCS后1年，社会功能相关的HRQOL较其他的HRQOL领域可能不再持续获益。例如：

Grady 和她的同事们[13]观察发现尽管对于社会经济的满意度仍然很稳定，但是人与人之间关系的满意度不明原因下降，并且患者也称参加社会交际能力的局限性在不断增加。

尽管与其他 HRQOL 领域相比，社会功能的获益有更多的变数，门诊 MCS 患者表现出与接受心脏移植患者相似的社会功能水平[39,49]，比没有接受 MCS 的心脏移植候选者好得多[39]。例如：Dew 和他的同事们[39]发现接受 BTT 的门诊患者社会交际受限制较少，很少认为对家庭造成负担，与 BTT 住院患者或者不接受 MCS 的心脏移植候选者相比，待在家里房间中的时间较少。

几项定量性的研究提供了更多的关于 MCS 患者回家后面临的社会功能问题。患者强调他们构建自己日常生活以便维持一种和别人交流的能力的重要性，并且他们通过特殊的方法和活动来使自己的生活正常化[64]。很多患者不喜欢依赖他人的帮助来参加日常活动，希望在 MCS 期间获得更多的独立[58,64]。能否享有性生活是患者最担心的问题[60]，身体特征（包括对于手术伤疤和暴露的驱动设备的忧虑）也是患者重返日常活动和与他人交际的重要问题[58,64]。

总体的生活质量

最近的临床试验和大宗的 MCS 患者相关研究报道了整体指数，而不是 HRQOL 特定领域的评价。因此，可能要求患者完成包括反映全部 HRQOL 范围的多项目测试，然后计算出整体指数得分。同样的，可能要求患者简单地对全部 HRQOL 进行打分评价。不管怎样，这一结果是一项综合评价同时又有通过患者的角度反映了“宏图”的优势，但是它的缺点是不允许对 MCS 患者可能产生独特影响的特殊方面进行鉴定。

值得注意的是整体相关的 HRQOL 通常从以下角度来阐述：(1) 接受 BTT 和 DT 的患者从植入前到移植后的提高[26,41,42,47,51,74]；(2) 在 MCS 期间，至少是在此项支持最初几年中随时间延长而提高[11,12,47,75]；(3) 与相同疾病没有接受 MCS 的患者相比的优势[42,74]。除了这些积极的变化外，接受 MCS 患者的整体相关的 HRQOL 较所观察的心脏移植接受者要少得多[39]。然而，对于 MCS 的总体的、全面的、感知提高依旧很显著，并且应得到临床上的特别关注[47]。

有关 MCS 在 HRQOL 特殊领域的重要的限制和担忧，提供整体的 HRQOL 的相关信息，通过对患者分别在身体功能、心理和社会领域的自我报告的特殊测试是最基本的。另外，对整体 HRQOL 感知有影响的因素，可能不同于在特定 HRQOL 方面最强有力的因素。例如：Dew 和他的同事们[59]发现和身体功能有关的 HRQOL 相关性最强的因素（例如：与 MCS 设备有关的失眠）对于患者整体 HRQOL 感知来说并不是最重要的。有趣的是，一份报告发现在 HRQOL 的各个领域里，心理健康是整体 HRQOL 最主要的贡献者[27]。然而，心理健康相关的 HRQOL 并不能充分解释全面感知的差异，其他因素也提高了整体 HRQOL 获取[27]。

家庭照顾者的健康和生活质量

MCS 的影响远远超过了患者自身，扩展到了主要的家庭护理者和其他家庭成员。家庭护理者被授予的角色是为 MCS 接受者提供帮助和情感支持，了解家庭成员承受的负担和益处，以便提供教育方案和干预措施使家庭的负担最小化。然而，很少有关于家庭护理者如何帮助 MCS 患者及护理者生活质量情况的调查。在两份仅有的实验性研究中，发现对于门诊 MCS 患者来说，家庭护理者比为其他几个接受护理的患者组（包括接受 MCS 住院的患者、没有接受 MCS 的仍在家中心脏移植候选者以及心脏移植的接受者）[39,76]承受更高的压力和护理的负担。值得注意的是尽管门诊 MCS 患者声称自己较其他患者组来说不是家庭的负担，他们的护理者感觉自己的护理负担较其他患者组的护理负担要重得多。然而，护理者自审报告称 MCS 患者出院前和出院后身体的健康并没有恶化[39]。这些护理者也报告了让患者待在家里接受辅助治疗的益处，包括和患者之间的友谊。

像接受 MCS 患者一样，家庭护理者表现出与 MCS 患者一起生活的担忧。事实上，这些普遍性的担心在护理者中较在患者中更严重，尤其是对于有感染、卒中、设备使用风险的患者[16,59,76]。护理者会担心患者正在经受持续性的疼痛和经常性的不适感[16]。

两份定量性的分析指出护理者在患者 MCS 期间同时面临负担和获益的问题[17,77]。与患者状况有关的护理及责任负担，在护理者早先对于 MCS 患者的工作中被认为是占支配地位的因素。另外一些负担包括与患者有关的担心和焦虑以及护理者提供帮助的能力。植入后随着时间的流逝，护理者在两份研究中都宣称患者们有越来越强烈的掌控日常工作和适应

MCS生活的感觉，尤其是在他们接受心脏移植后，有更多对于未来的希望和乐观精神。值得注意的是这些定量性的研究，就像是关于护理者的实验性研究一样，只关注于接受BTT治疗患者的护理者。这种对于未来的乐观主义在DT患者的护理者中是否一样普遍就不得而知了。

患者和家庭的经济负担

鉴于在美国心衰患病率很普遍，治疗心衰的经济负担显得很重要[78]。在2007年，在美国估计直接和间接地用于心衰的花费为332亿美元[79]。这些费用在2010年据估计已增长到了392亿美元[78]。重要的是，随着死亡逼近，花费和资源的应用会非常显著地增加。在一份从1998—2001年的研究指导中，Russo和他的同事们[80]估计晚期心衰患者在其生命的最后2年中平均花费为156 168美元，其中最后的6个月的花费占50%。在晚期心衰患者最后6个月的花费是其他晚期状况花费的2～4倍。

对于药物难治性的晚期心衰患者，选择其他治疗措施（包括心脏移植和MCS）的患者数量在不断增加。MCS是一项昂贵的技术。在一份REMATCH中关于植入最初住院费的报告称其平均花费为210 187±193 295美元/患者，并且每年的再住院花费为105 326美元/患者[31]。在REMATCH中存活患者的住院治疗费用较死亡患者显著低。与此同时，并发症（例如败血症、感染和出血）对花费有重要的影响。自从REMATCH证明了较低的住院费用和与之相随的较短的住院时间，有许多关于植入泵研究的文章相继发表[81]。在早先REMATCH研究中，较死亡患者而言，花费较低的存活者明显受惠。迄今还未见关于更持久耐用的第二代泵的使用费用的报道。

这项昂贵的技术花费在美国和全世界都有社会影响。可行性问题已在有国家医疗保健计划的国家中提出[82]。作为有公立和私立卫生系统的欧洲国家，在VAD植入的偿还模式上是有差异的[83]。花费和偿还限制因国家不同而异。重要的是，在当今世界，对于成本控制、公众接受、公平接受治疗以及费用的合理分配是很重要的，是通过商业保险、医疗保险覆盖、自费或者是高税收支付，这些新技术的花费最终将由特定的社会人群来承担。因此，在引进新的昂贵的技术时必须根据健康保健系统和社会团体以及有限的资源来慎重考虑。

随着应用这项技术所展现出的优势，MCS的效价比可能不断提高。在患者选择、设备设计以及手术前/手术后的护理技术等方面的提高，都可能为降低未来MCS治疗的成本做出贡献。合理的适应证标准能通过植入后的效果产生积极影响来为降低护理费用做出贡献（即：提高生存率、减少并发症、提高生活质量）。美国的医疗保险和医疗服务中心已经改进了VAD作为DT晚期特殊疾病护理标准要求的一部分（框15-1）[84]。Lietz和他的同事们开发了一种复杂的术前风险评分来估计搏动性左心室辅助装置植入后在住院期间90天中的死亡率。最能预示住院期间死亡率的是营养不良、血液学异常、终末器官或者是右心功能不全、缺少强心剂支持。鉴于MCS设备植入后存活者花费较少，这些发现为MCS患者的选择提供了指导，提高了患者的术后结果，并且能提供更高的效价比。证明MCS成本效益的优越性是很复杂的，因为药物治疗可能有更高的死亡率但费用更低，因此这是一种经济的选择。

MCS设计的改进可能会通过诸如感染、出血、神经系统问题以及死亡率发生的减低来降低花费。一项关于二代平流LVAD的DT实验与一代搏动性LVAD相比，证明其显著提高了2年生存率并免受卒中和设备修复或置换的再手术[12]。此外，接受平流心脏辅助装置的患者较接受搏动性心脏辅助装置的患者相比其生存率显著提高，同时主要的不良事件（如感染、右心衰竭、呼吸衰竭、肾衰竭、心律失常）显著减低。这些在技术方面的提高对于成本效益有重要的意义。

最后，对于MCS患者术前和术后系统性的管理可能会为改善预后和降低费用做出贡献。在一项试图对接受MCS作为DT患者的规范化治疗的努力过程中，DT项目需要联合委员会在覆盖全国的管理系统下进行认证。认证是在关于这一项目承诺能够对特殊

框15-1　针对心室辅助装置最终治疗的要求

接受标准

- 有预期生存利益的患者
- 患者为NYHA心功能Ⅳ级，有心衰症状并且不适于最佳药物治疗
- 患者被证实有功能限制，最高耗氧为14ml/kg/min或者更少
- 患者需要静脉应用强心剂治疗
- 经过心脏移植评估，而没有被选为候选者的患者

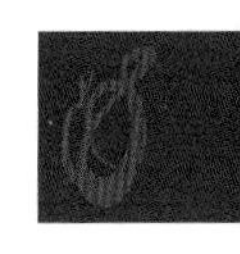

疾病提供全面的服务的审查之后授予的[84]。Lierz 和他的同事们[85]称尽管中心并不能独自预测 LVAD 植入后 1 年的生存率，但是在调整了术前风险评分、机构经验和系统的护理方法后，可能会影响结果。提高结果的同时可能会导致成本效益的增加[86]。

另外，对于 MCS 患者的实践指导方针已经出版，它可以帮助患者提高护理质量并且降低费用。此外，费用问题对于患者和护理者来说是尤其值得关注的。如先前所述，必须和患者及家庭在术前讨论费用（入院患者和门诊患者）问题。依靠保险和政府保险计划，许多患者和家庭可能不能够承受 MCS 的经济负担。植入后，患者和家庭可能会有明显的经济压力和负担，包括如果家庭成员想担当护理者，然而又不得不去工作，由此所产生的护理提供者方面的负担。

针对患者和护理者，干预措施主要集中于提高心衰患者自我照顾的能力，这与降低心衰患者因心衰住院率和全因住院率相关[87,88]。另一项研究证实患者的自我照顾直接和心衰患者的住院费用相关[89]。在 MCS 的文献中对于这种关系的证据还没有被发现。然而，提高患者和家庭 MCS 的自我管理的方案能对患者安全（或者是提前）出院和减少在住院的发生率起重要作用，这些最终可节省更多的费用[73,90]。对于 MCS 患者和护理者自我管理以及治疗的费用之间关系的了解是必需的。

植入术后和生命终结的注意事项

与不断扩大的接受 MCS 前和期间社会心理问题注意事项的范围相比，很少会有人将注意力指向于 MCS 术后一段时期的结果或者是这种支持的终端阶段。对于接受 BTT 的患者或者能够不经移植就能自行恢复的患者，移植后的结果包含一个关于 MCS 的成本利益分析的有争议的部分。对于所有接受 MCS 的患者，社会心理问题在生命终结时被提出来也是值得关注的，不仅仅是为了让患者和家属有准备，也是为了教育专业医护人员在此类患者中应该注意相关问题。

植入术后的结果

患者术后的健康相关生活质量

关于患者 MCS 植入术后的 2 个社会心理问题已经探讨过了。首先担忧的是植入是否与将来特定领域和整体相关性的 HRQOL 改变相关联：尽管心脏移植自身对 HRQOL 有积极的影响，但能否为已经从植入中恢复并且已取得显著 HRQOL 收益的 MCS 患者提供进一步的利益？在植入后的最初几个星期，MCS 患者在身体和社会心理领域并不表现出更多的 HRQOL 益处[51]。然而，到植入后 1 ～ 3 个月，通过客观评价，运动功能（例如持续运动时间）表现出超过在相似的时间点所观察的 MCS 植入后患者[91]。在植入 3 个月后，Grady 和她的同事们发现先前的 MCS 患者称他们经受了很少令人苦恼的身体症状，较少的身体功能失用，对自己身体和情感的幸福感较 MCS 植入后 3 个月时有更多的满足感。尽管在这些提高中并没有表现出植入与这些患者社会功能的提高有何关联（例如，参与和他人交流的能力，对社会和经济状况的满意度），同时与植入相伴随的还有自身报告高的、与自理活动和医院和诊所访问相关的压力[50]。作者推测植入术后所要求的新的相关的频繁治疗过程（例如心内膜组织切片检查、右心导管），外加新的医疗和行为制度，可能导致患者在这些领域中感受到高压力。在先前 MCS 患者中，定量性研究注意力也从植入后发生了转移，从心衰的日常生活转移到为更长远的未来学习新的方法[64]。

第二个重要的社会心理学问题是关于患者 MCS 植入后 HRQOL 结果的担忧，这些患者的结果与其他接受心脏移植而不是 MCS 的患者如何相比。在植入术后 1 年，Dew 和他的同事们[92]发现在心脏移植前接受 MCS 的患者和没有接受 MCS 的患者在身体运动状态表现出相似的、显著的提高（例如睡眠、移动、行走、身体方面的主诉）。情感的幸福感（例如抑郁、焦虑、愤怒症状）相对稳定或者是在两组中都有提高。然而，MCS 患者植入后感知功能状态显著较低，并且 MCS 患者很少会再就业。社会相关性的 HRQOL（例如人际间的活动 / 参与、角色功能）呈现一种复合性模式的影响。感知功能障碍可以解释大部分关于 MCS 和植入术后就业的关系，有严重感知障碍的患者很少会再就业。

更多的研究检查全面评价了情绪和焦虑紊乱，同时还有精神病学的症状，没有发现 MCS 接受者植入术后的表现较没有接受 MCS 的心脏移植接受者表现差的证据[92,93]。Bunzel 和他的同事们[16]观察到先前的 MCS 接受者植入后不会发生创伤后应激障碍（posttraumatic stress disorder，PTSD），但是有超过 1/4 的患者配偶会有 PTSD。然而，没有心脏移植受体和护理者的非 MCS 对照组，很难推测与 MCS 有关的应激源导致了护理者的 PTSD，可能由其他与植入有关的因素触发了这些紊乱。在心脏移植的护理者中观察到的 PTSD（像 Bunzel 和他的同事们认为的一样[16]）很少关注受体是否需要 MCS[94]。尽管如此，他们的研究指出从 MCS 过渡到心脏移植期间，像对患者一样，更好地理解护理者是有必要的。

MCS 恢复后患者的健康相关生活质量

MCS 后充分恢复以至于装置能被撤除的患者也存在同样的社会心理学问题。迄今为止，很少有关于这一组患者的观察结果，因为心功能恢复而撤除装置的患者很少[55]。一份关于心功能恢复而撤除装置的小案例的报告表明他们的 HRQOL 很少受损[95]。另二份研究没有清楚地分辨患者是因心功能恢复而撤除装置，还是接受了心脏移植，或者是继续 MCS 状态[49]。在缺少大样本的关于恢复患者总体研究的情况下很难得出相应的结论。一份定量性报告指出心功能恢复而撤除装置的患者更肯定他们在当前生活中所享有的独立感，他们认为在 MCS 期间经历的不确定感已经远离[64]。

生命终结的注意事项

对症处理和姑息治疗的选择

当患者经历植入术后不良事件并且接近死亡时，向有关的姑息治疗小组寻求帮助是合情合理的。姑息治疗主要通过缓解症状和身体的以及社会心理的问题来预防和减轻患者的痛苦，提高生活质量[10]。因此，如果发生灾难性的 MCS 并发症，姑息治疗团队的成员将会扮演重要角色，包括症状的缓解和提供使患者舒适的措施及支持治疗，同时对预期的痛苦给予家庭成员相应的阐述，与此同时可能会选择性停用设备以便患者能自然死亡[19,96]。

患者的倾向性 / 决策制定和家庭成员的担忧

当治疗只是为了延长生命而不能改变潜在的病情时，美国医学协会得出结论称，如果能对患者有更好的选择，那么可以退出治疗[97]。撤除生命支持治疗是“有明确的目的来停止一项正在进行的医学治疗，而不是替代选择一项等价值的另一治疗。”[98] 撤销生命支持治疗（例如设备的停用）作为和患者及家属讨论知情同意过程的一部分，就像先前所述，当预后和持续设备辅助的费用负担远远超过了收益时[10,18]，和患者及家属的关于设备停用的谈话要告知他们患者目前的状况和预后，停用 MCS 的选择，和停用设备后将产生的预期后果（例如死亡）[96]。撤除治疗最终由患者决定，如果患者没有能力做出决定将由代理人完成。生物伦理学家，社会工作者，精神病学家还有临终关怀小组在患者和家庭成员考虑撤除设备治疗，尤其当患者和家庭成员或者是家庭成员之间对于是否停用 MCS 有不同意见时可提供帮助[19]。

停用设备通常在医院中完成，但是当患者和家庭成员已经做出决定并且准备好实行时也可以在家里完成。此外，如果患者仍在住院，那么 MCS 的成员应该有一份设备停用协议。专业治疗保健人员很难面对患者和家庭成员做出决定。尤其当患者认定治疗的负担已经超过了受益，可是治疗的提供者并不这样认为，并且怀疑患者没有能力做出这项决定的情况下。成员之间关于计划的任何争执都应以达成一致和形成一份可执行的计划来在内部讨论[100]。生物伦理学家在这一过程中可通过教育使成员们明白已经做出了伦理道德的选择而起作用。设备停用由接受过 MCS 培训的工作人员完成，该工作人员知道如何停止设备，关闭警报，监测患者的状况直到患者去世，切断装置，同时为家庭成员提供安慰和支持。在停用设备后工作人员做一份听证报告可帮助个人来应对停用 MCS 的情感[100]。相应体系应该在与 MCS 和临终关怀小组及社会伦理学家合作的情况下围绕设备停用制订相关策略。

结论和未来临床和研究的方向

MCS 作为一种治疗方案，通常植入后会提高患者的 HRQOL，但是也存在许多问题，包括与 MCS 有关的并发症。理解“依靠装置的生活”能为临床医生提供重要的信息，通过这些信息来在知情同意的过程中对患者和家庭成员进行解释。HRQOL 的相关研究已经对 MCS 植入后结果较差和潜在的危险因素提供了相应的信息，指导临床医生改进方案来提高术后结果。

关于 MCS 决策制订和社会心理学表现的文献有限，有时是基于相关意见而不是数据。几乎没有 MCS 决策制订相关的文献。而且，对于 MCS 术后 HRQOL 结果描述最多的是接受第一代设备行 BTT 治疗的患者。少数关于平流泵有代表性的报道提供了相应的数据，拓宽了视野，然而几乎没有关于HRQOL专业领域的信息。关于MCS的生命终结在文献中已经被讨论过，很多是通过案例研究得到的。显然，对于MCS决策制订的研究、社会心理学评价、植入术后长时间内的HRQOL、生命终结的思考等，还有很多问题需要我们进一步研究。

（高国栋 译　于　坤 校）

参考文献

1. Smedley BD, Stith AY, Nelson AR, eds. *Unequal Treatment: Confronting Racial and Ethnic Disparities in Health Care* [2002 report]. Washington, DC: National Academies Press; 2003.
2. Mensah GA, Mokdad AH, Ford ES, et al. State of disparities in cardiovascular health in the United States. *Circulation.* 2005;111:1233–1241.
3. Dew MA, DiMartini AF. Transplantation. In: Friedman HS, ed. *The Oxford Handbook of Health Psychology.* New York: Oxford University Press (in press).
4. Shumway S. Transplant and ventricular assist devices: gender differences in application and implementation. *J Thorac Cardiovasc Surg.* 2004;127:1253–1255.
5. Joyce DL, Conte JV, Russell SD, et al. Disparities in access to left ventricular assist device therapy. *J Surg Res.* 2009;152:111–117.
6. Pang PS, Komajda M, Gheorghiade M. The current and future management of acute heart failure syndromes. *Eur Heart J.* 2010;31:784–793.
7. Gregoric ID, Jacob LP, La Francesca S, et al. The TandemHeart as a bridge to a long-term axial-flow left ventricular assist device (bridge to bridge). *Tex Heart Inst J.* 2008;35:125–129.
8. Jessup M, Abraham WT, Casey DE, et al. 2009 focused update: ACCF/AHA guidelines for the diagnosis and management of heart failure in adults: a report of the American College of Cardiology Foundation/American Heart Association Task Force on Practice Guidelines: developed in collaboration with the International Society for Heart and Lung Transplantation. *Circulation.* 2009;119:1977–2016.
9. Goodlin SJ, Hauptman PJ, Arnold R, et al. Consensus statement: palliative and supportive care in advanced heart failure. *J Card Fail.* 2004;10:200–209.
10. Rizzieri AG, Verheijde JL, Rady MY, et al. Ethical challenges with the left ventricular assist device as a destination therapy. *Philos Ethics Humanit Med.* 2008;3:20.
11. Pagani FD, Miller LW, Russell SD, et al. Extended mechanical circulatory support with a continuous-flow rotary left ventricular assist device. *J Am Coll Cardiol.* 2009; 54:312–321.
12. Slaughter MS, Rogers JG, Milano CA, et al. Advanced heart failure treated with continuous-flow left ventricular assist device. *N Engl J Med.* 2009;361:2241–2251.
13. Grady KL, Meyer PM, Dressler D, et al. Longitudinal change in quality of life and impact on survival after left ventricular assist device implantation. *Ann Thorac Surg.* 2004;77:1321–1327.
14. Dudzinski DM. Ethics guidelines for destination therapy. *Ann Thorac Surg.* 2006; 81:1185–1188.
15. Farran C. Family caregiving intervention research: where have we been? Where are we going? *J Gerontol Nurs.* 2001;27:38–45.
16. Bunzel B, Laederach-Hofmann K, Wieselthaler G, et al. Mechanical circulatory support as a bridge to heart transplantation: what remains? Long-term emotional sequelae in patients and spouses. *J Heart Lung Transplant.* 2007;26:384–389.
17. Casida J. The lived experience of spouses of patients with a left ventricular assist device before heart transplantation. *Am J Crit Care.* 2005;14:145–151.
18. Bramstedt KA, Wenger NS. When withdrawal of life-sustaining care does more than allow death to take its course: the dilemma of left ventricular assist devices. *J Heart Lung Transplant.* 2001;20:544–548.
19. Bramstedt KA, Nash PJ. When death is the outcome of informed refusal: dilemma of rejecting ventricular assist device therapy. *J Heart Lung Transplant.* 2005;24:229–230.
20. Allen LA, Yager JE, Funk MJ, et al. Discordance between patient-predicted and model-predicted life expectancy among ambulatory patients with heart failure. *JAMA.* 2008;299:2533–2542.
21. Stanek EJ, Oates MB, McGhan WF, et al. Preferences for treatment outcomes in patients with heart failure: symptoms versus survival. *J Card Fail.* 2000;6:225–232.
22. Lewis EF, Johnson PA, Johnson W, et al. Preferences for quality of life or survival expressed by patients with heart failure. *J Heart Lung Transplant.* 2001; 20:1016–1024.
23. MacIver J, Rao V, Delgado DH, et al. Choices: a study of preferences for end-of-life treatments in patients with advanced heart failure. *J Heart Lung Transplant.* 2008;27:1002–1007.
24. Moskowitz AJ, Weinberg AD, Oz MC, et al. Quality of life with an implanted left ventricular assist device. *Ann Thorac Surg.* 1997;64:1764–1769.
25. Brehaut JC, O'Connor AM, Wood TJ, et al. Validation of a decision regret scale. *Med Decis Making.* 2003;23:281–292.
26. Grady KL, Meyer P, Mattea A, et al. Improvement in quality of life outcomes 2 weeks after left ventricular assist device implantation. *J Heart Lung Transplant.* 2001;20:657–669.
27. Grady KL, Meyer P, Mattea A, et al. Predictors of quality of life at 1 month after implantation of a left ventricular assist device. *Am J Crit Care.* 2002;11:345–352.
28. Lietz K, Long JW, Kfoury AG, et al. Outcomes of left ventricular assist device implantation as destination therapy in the post-REMATCH era: implications for patient selection. *Circulation.* 2007;116:497–505.
29. Miller LW, Lietz K. Candidate selection for long-term left ventricular assist device therapy for refractory heart failure. *J Heart Lung Transplant.* 2006;25:756–764.
30. Eshelman AK, Mason S, Nemeh H, et al. LVAD destination therapy: applying what we know about psychiatric evaluation and management from cardiac failure and transplant. *Heart Fail Rev.* 2009;14:21–28.
31. Oz MC, Gelijns AC, Miller L, et al. Left ventricular assist devices as permanent heart failure therapy: the price of progress. *Ann Surg.* 2003;238:577–583 discussion 583–575.
32. Kirklin JK, Naftel DC, Stevenson LW, et al. INTERMACS database for durable devices for circulatory support: first annual report. *J Heart Lung Transplant.* 2008;27:1065–1072.
33. Cupples S, Dew MA, Grady KL, et al. Report of the Psychosocial Outcomes Workgroup of the Nursing and Social Sciences Council of the International Society for Heart and Lung Transplantation: present status of research on psychosocial outcomes in cardiothoracic transplantation: review and recommendations for the field. *J Heart Lung Transplant.* 2006;25:716–725.
34. Drews T, Loebe M, Jurmann M, et al. Outpatients on biventricular assist devices. *Thorac Cardiovasc Surg.* 2001;49:296–299.
35. Faggian G, Santini F, Franchi G, et al. Insights from continued use of a Novacor Left Ventricular Assist System for a period of 6 years. *J Heart Lung Transplant.* 2005;24:1444.
36. Myers TJ, Catanese KA, Vargo RL, et al. Extended cardiac support with a portable left ventricular assist system in the home. *ASAIO J.* 1996;42:M576–M579.
37. Siegenthaler MP, Martin J, van de Loo A, et al. Implantation of the permanent Jarvik-2000 left ventricular assist device: a single-center experience. *J Am Coll Cardiol.* 2002;39:1764–1772.
38. Westaby S, Banning AP, Saito S, et al. Circulatory support for long-term treatment of heart failure: experience with an intraventricular continuous flow pump. *Circulation.* 2002;105:2588–2591.
39. Dew MA, Kormos RL, Winowich S, et al. Quality of life outcomes in left ventricular assist system inpatients and outpatients. *ASAIO J.* 1999;45:218–225.
40. Frazier OH, Rose EA, Oz MC, et al. Multicenter clinical evaluation of the HeartMate vented electric left ventricular assist system in patients awaiting heart transplantation. *J Thorac Cardiovasc Surg.* 2001;122:1186–1195.
41. Miller LW, Pagani FD, Russell SD, et al. Use of a continuous-flow device in patients awaiting heart transplantation. *N Engl J Med.* 2007;357:885–896.
42. Rose EA, Gelijns AC, Moskowitz AJ, et al. Long-term mechanical left ventricular assistance for end-stage heart failure. *N Engl J Med.* 2001;345:1435–1443.
43. Allen JG, Weiss ES, Schaffer JM, et al. Quality of life and functional status in patients surviving 12 months after left ventricular assist device implantation. *J Heart Lung Transplant.* 2010;29:278–285.
44. de Jonge N, Kirkels H, Lahpor JR, et al. Exercise performance in patients with end-stage heart failure after implantation of a left ventricular assist device and after heart transplantation: an outlook for permanent assisting? *J Am Coll Cardiol.* 2001;37:1794–1799.
45. Haft J, Armstrong W, Dyke DB, et al. Hemodynamic and exercise performance with pulsatile and continuous-flow left ventricular assist devices. *Circulation.* 2007;116(suppl 11):I8–I15.
46. Rogers JG, Butler J, Lansman SL, et al. Chronic mechanical circulatory support for inotrope-dependent heart failure patients who are not transplant candidates: results of the INTrEPID Trial. *J Am Coll Cardiol.* 2007;50:741–747.
47. Rogers JG, Aaronson KD, Boyle AJ, et al. Continuous flow left ventricular assist device improves functional capacity and quality of life of advanced heart failure patients. *J Am Coll Cardiol.* 2010;55:1826–1834.
48. Sharples LD, Cafferty F, Demitis N, et al. Evaluation of the clinical effectiveness of the Ventricular Assist Device Program in the United Kingdom (EVAD UK). *J Heart Lung Transplant.* 2007;26:9–15.
49. Wray J, Hallas CN, Banner NR. Quality of life and psychological well-being during and after left ventricular assist device support. *Clin Transplant.* 2007;21:622–627.
50. Grady KL, Meyer PM, Dressler D, et al. Change in quality of life from after left ventricular assist device implantation to after heart transplantation. *J Heart Lung Transplant.* 2003;22:1254–1267.
51. Miller K, Myers TJ, Robertson K, et al. Quality of life in bridge-to-transplant patients with chronic heart failure after implantation of an axial flow ventricular assist device. *Congest Heart Fail.* 2004;10:226–229.
52. Richenbacher WE, Naka Y, Raines EP, et al. Surgical management of patients in the REMATCH trial. *Ann Thorac Surg.* 2003;75(suppl 6):S86–S92.
53. Stevenson LW, Miller LW, Desvigne-Nickens P, et al. Left ventricular assist device as destination for patients undergoing intravenous inotropic therapy: a subset analysis from REMATCH (Randomized Evaluation of Mechanical Assistance in Treatment of Chronic Heart Failure). *Circulation.* 2004;110:975–981.
54. Genovese EA, Dew MA, Teuteberg JJ, et al. Incidence and patterns of adverse event onset during the first 60 days after ventricular assist device implantation. *Ann Thorac Surg.* 2009;88:1162–1170.
55. Kirklin JK, Naftel DC, Kormos RL, et al. Second INTERMACS annual report: more than 1,000 primary left ventricular assist device implants. *J Heart Lung Transplant.* 2010;29:1–10.
56. Lazar RM, Shapiro PA, Jaski BE, et al. Neurological events during long-term mechanical circulatory support for heart failure: the Randomized Evaluation of Mechanical Assistance for the Treatment of Congestive Heart Failure (REMATCH) experience. *Circulation.* 2004;109:2423–2427.
57. Pae WE, Connell JM, Boehmer JP, et al. Neurologic events with a totally implantable left ventricular assist device: European LionHeart Clinical Utility Baseline Study (CUBS). *J Heart Lung Transplant.* 2007;26:1–8.
58. Chapman E, Parameshwar J, Jenkins D, et al. Psychosocial issues for patients with ventricular assist devices: a qualitative pilot study. *Am J Crit Care.* 2007;16:72–81.
59. Dew MA, Kormos RL, Winowich S, et al. Human factors issues in ventricular assist device recipients and their family caregivers. *ASAIO J.* 2000;46:367–373.
60. Samuels LE, Holmes EC, Petrucci R. Psychosocial and sexual concerns of patients with implantable left ventricular assist devices: a pilot study. *J Thorac Cardiovasc Surg.* 2004;127:1432–1435.
61. Hunt SA. Mechanical circulatory support: new data, old problems. *Circulation.*

2007;116:461–462.
62. Shapiro PA, Levin HR, Oz MC. Left ventricular assist devices: psychosocial burden and implications for heart transplant programs. *Gen Hosp Psychiatry.* 1996;18(suppl 6):30S–35S.
63. Tigges-Limmer K, Schonbrodt M, Roefe D, et al. Suicide after ventricular assist device implantation. *J Heart Lung Transplant.* 2010;29:692–694.
64. Hallas C, Banner NR, Wray J. A qualitative study of the psychological experience of patients during and after mechanical cardiac support. *J Cardiovasc Nurs.* 2009; 24:31–39.
65. Baba A, Hirata G, Yokoyama F, et al. Psychiatric problems of heart transplant candidates with left ventricular assist devices. *J Artif Organs.* 2006;9:203–208.
66. Petrucci R, Kushon D, Inkles R, et al. Cardiac ventricular support: considerations for psychiatry. *Psychosomatics.* 1999;40:298–303.
67. Marcus P. Left ventricular assist devices: psychosocial challenges in the elderly. *Ann Thorac Surg.* 2009;88:e48–e49.
68. Cupples SA, Stilley CS. Cognitive function in adult cardiothoracic transplant candidates and recipients. *J Cardiovasc Nurs.* 2005;20(suppl 5):S74–S87.
69. Petrucci RJ, Wright S, Naka Y, et al. Neurocognitive assessments in advanced heart failure patients receiving continuous-flow left ventricular assist devices. *J Heart Lung Transplant.* 2009;28:542–549.
70. Siegenthaler MP, Westaby S, Frazier OH, et al. Advanced heart failure: feasibility study of long-term continuous axial flow pump support. *Eur Heart J.* 2005;26:1031–1038.
71. Helman DN, Addonizio LJ, Morales DL, et al. Implantable left ventricular assist devices can successfully bridge adolescent patients to transplant. *J Heart Lung Transplant.* 2000;19:121–126.
72. Potapov EV, Jurmann MJ, Drews T, et al. Patients supported for over 4 years with left ventricular assist devices. *Eur J Heart Fail.* 2006;8:756–759.
73. Morales DL, Argenziano M, Oz MC. Outpatient left ventricular assist device support: a safe and economical therapeutic option for heart failure. *Prog Cardiovasc Dis.* 2000;43:55–66.
74. Park SJ, Tector A, Piccioni W, et al. Left ventricular assist devices as destination therapy: a new look at survival. *J Thorac Cardiovasc Surg.* 2005;129:9–17.
75. Sharples LD, Dyer M, Cafferty F, et al. Cost-effectiveness of ventricular assist device use in the United Kingdom: results from the evaluation of ventricular assist device programme in the UK (EVAD-UK). *J Heart Lung Transplant.* 2006;25:1336–1343.
76. Williams DL, Shapiro PA, Weinberg AD, et al. Quality of life and caregiver burden in LVAD, heart transplant, and heart failure patients. *J Heart Lung Transplant.* 1996;15:S54.
77. Baker K, Flattery M, Salyer J, et al. Caregiving for patients requiring left ventricular assistance device support. *Heart Lung.* 2010;39:196–200.
78. Lloyd-Jones D, Adams R, Carnethon M, et al. Heart disease and stroke statistics—2009 update: a report from the American Heart Association Statistics Committee and Stroke Statistics Subcommittee. *Circulation.* 2009;119:e21–e181.
79. Rosamond W, Flegal K, Friday G, et al. Heart disease and stroke statistics—2007 update: a report from the American Heart Association Statistics Committee and Stroke Statistics Subcommittee. *Circulation.* 2007;115:e69–e171.
80. Russo MJ, Gelijns AC, Stevenson LW, et al. The cost of medical management in advanced heart failure during the final two years of life. *J Card Fail.* 2008;14:651–658.
81. Miller LW, Nelson KE, Bostic RR, et al. Hospital costs for left ventricular assist devices for destination therapy: lower costs for implantation in the post-REMATCH era. *J Heart Lung Transplant.* 2006;25:778–784.
82. Carrier M. Left ventricular assist device: can Canada afford this? *Can J Cardiol.* 2005;21:1166–1168.
83. Bieniarz MC, Delgado R. The financial burden of destination left ventricular assist device therapy: who and when? *Curr Cardiol Rep.* 2007;9:194–199.
84. The Joint Commission. Disease-Specific Care Certification Guide. Oakbrook Terrace, IL: The Joint Commission; 2010.
85. Lietz K, Long JW, Kfoury AG, et al. Impact of center volume on outcomes of left ventricular assist device implantation as destination therapy: analysis of the Thoratec HeartMate Registry, 1998 to 2005. *Circ Heart Fail.* 2009;2:3–10.
86. Slaughter MS, Pagani FD, Rogers JG, et al. Clinical management of continuous-flow left ventricular assist devices in advanced heart failure. *J Heart Lung Transplant.* 2010;29(suppl 4):S1–S39.
87. McAlister FA, Stewart S, Ferrua S, et al. Multidisciplinary strategies for the management of heart failure patients at high risk for admission: a systematic review of randomized trials. *J Am Coll Cardiol.* 2004;44:810–819.
88. Jovcic A, Holroyd-Leduc JM, Straus SE. Effects of self-management intervention on health outcomes of patients with heart failure: a systematic review of randomized controlled trials. *BMC Cardiovasc Disord.* 2006;6:43.
89. Lee C, Carlson B, Riegel B. Heart failure self-care improves economic outcomes, but only when self-care confidence is high. *J Card Fail.* 2007;13:S75.
90. Grady K, Shinn J. Care of patients with circulatory assist devices. In: Moser D, Riegel B, eds. *Cardiac Nursing: A Companion to Braunwald's Heart Disease.* St. Louis: WB Saunders; 2008:977–997.
91. Jaski BE, Lingle RJ, Kim J, et al. Comparison of functional capacity in patients with end-stage heart failure following implantation of a left ventricular assist device versus heart transplantation: results of the experience with left ventricular assist device with exercise trial. *J Heart Lung Transplant.* 1999;18:1031–1040.
92. Dew MA, Kormos RL, DiMartini AF, et al. Prevalence and risk of depression and anxiety-related disorders during the first three years after heart transplantation. *Psychosomatics.* 2001;42:300–313.
93. Dew MA, Myaskovsky L, Switzer GE, et al. Profiles and predictors of the course of psychological distress across four years after heart transplantation. *Psychol Med.* 2005;35:1215–1227.
94. Dew MA, Myaskovsky L, DiMartini AF, et al. Onset, timing and risk for depression and anxiety in family caregivers to heart transplant recipients. *Psychol Med.* 2004;34:1065–1082.
95. Birks EJ, Tansley PD, Hardy J, et al. Left ventricular assist device and drug therapy for the reversal of heart failure. *N Engl J Med.* 2006;355:1873–1884.
96. Wiegand DL, Kalowes PG. Withdrawal of cardiac medications and devices. *AACN Adv Crit Care.* 2007;18:415–425.
97. American Medical Association. *Opinion 2.20. Withholding or withdrawing life-sustaining medical treatment.* AMA Code of Medical Ethics, Council on Ethical and Judicial Affairs of the American Medical Association. Available at www.ama-assn.org/ama/pub/physician-resources/medical-ethics/code-medical-ethics/opinion220.page; Accessed 12.06.11.
98. Prendergast TJ, Claessens MT, Luce JM. A national survey of end-of-life care for critically ill patients. *Am J Respir Crit Care Med.* 1998;158:1163–1167.
99. *Deciding to Forego Life-Sustaining Treatment: A Report on the Ethical, Medical, and Legal Issues in Treatment Decisions.* Washington, DC: U.S. Government Printing Office; 1983.
100. MacIver J, Ross HJ. Withdrawal of ventricular assist device support. *J Palliat Care.* 2005;21:151–156.

第 16 章

儿科机械循环支持

Peter D.Wearden · Elizabeth D.Blume

关键点

自从 20 世纪 50 年代首次报道心肺转流术（cardiopulmonary bypass，CPB）以来，小儿机械循环支持领域取得了长足的进展。1953 年，Gibbon[1] 和 Lillehei 及其同事 [2] 报道了小儿心脏手术心肺支持。Kirklin 和其他研究者 [3] 最先研发出了较小预充量的心肺机。在 Casteneda 和其同事 [4] 以及 Barratt-Boyes[5] 描述了婴幼儿深低温停循环（deep hypothermic circulatory arrest，DHCA）之后，许多允许表面降温和缩短转机时间的重大改进也在 20 世纪 70 年代应运而生。接下来的几十年里，随着心肺转流技术和手术方法的不断改进，与小儿心脏手术相关的死亡率显著下降。在早期，将成人心室辅助装置用于小儿的方法展现出了令人鼓舞的成果，然而，关键的技术和挑战仍悬而未决，专为小儿设计的泵也正在研制中。小儿的机械支持领域持续快速发展，因此，理解和详细评价这个领域取得的成果和现存的具体挑战是重要的。

小儿心力衰竭

严重的儿童心力衰竭比较罕见 [6]。活产婴儿先天性心脏病和小儿心肌病总的发病率分别约为 8/1000[6] 和 0.56/10 万 [7,8]。诊断为这两种病之一的小儿，只有一小部分进展成需要机械支持的严重心力衰竭。在终末期心脏疾病引起的高死亡率原因方面，小儿与成人类似，都直接源自于后遗症，比如心输出量不足、呼吸衰竭、恶性心律失常、卒中、血栓栓塞、不可逆性晚期器官功能障碍和感染 [9]。

过去几十年，患有严重先天性心脏病的婴幼儿总的生存率取得了大幅度提高。在美国国家卫生统计中心的疾病控制中心编制的多原因死亡率的文件中，Boneva 和同事 [10] 查阅了美国所有的死亡证明文件。从 1979 年到 1997 年，在各个年龄段由心脏缺损导致的死亡率下降了 39%，从 2.5/10 万降至 1.5/10 万。过去两年调查的 5822 例死亡人数中，婴儿占 51%，1 ～ 4 岁的儿童占 7%。随着时间推移，由于更多先天性心脏缺陷症状较轻的婴幼儿都存活到了青春期和成年期，因此，每一种先天性心脏缺陷的死亡年龄也随之增长了 [10]。这些患者生存期的延长，加上复杂的解剖学和医疗的需求，将会让年龄成为一个重要的因素。

心脏移植已经成为继发于心肌病和先天性心脏病的终末期心脏病儿童的标准治疗。尽管心脏移植后生存率稳步提高 [11,12]，但是患儿候补名单死亡率（waiting list mortality）仍旧没有解决 [13-18]。目前 [13]，分析美国器官共享网络（United Network for Organ Sharing，UNOS）的数据显示，超过 1/5（约 500 例）的小儿在等待心脏移植的过程中，由于没有得到合适的心脏供体而死亡，这些死亡患儿中大多数体重都低于 20kg（图 16-1）。Almond 和其同事 [13] 在这项分析中发现，诸如体外膜肺氧合（extracorporeal membrane oxygenation，ECMO）

支持、呼吸机支持、候补名单状态1A期、先天性心脏病、透析和非白色人种等都是与候补名单死亡率相关的独立危险因素（图16-2）。这些数据表明，如果这些患儿单独应用药物治疗可以稳定病情，那么他们一般都可以生存下来，直至心脏移植。考虑到候补名单中死亡多发生于最小的患者，提示美国目前适用于婴儿和儿童使之过渡到心脏移植的辅助循环装置的选择较少。鉴于临床需求，过去5年小儿机械辅助领域取得了许多进展。来自工业、国立卫生研究院（National Institutes of Health，NIH）和美国食品和药物监督管理局（Food and Drug Administration，FDA）的资助以及它们与临床医生和工程师的密切合作，引发了机械支持领域的巨大进步。

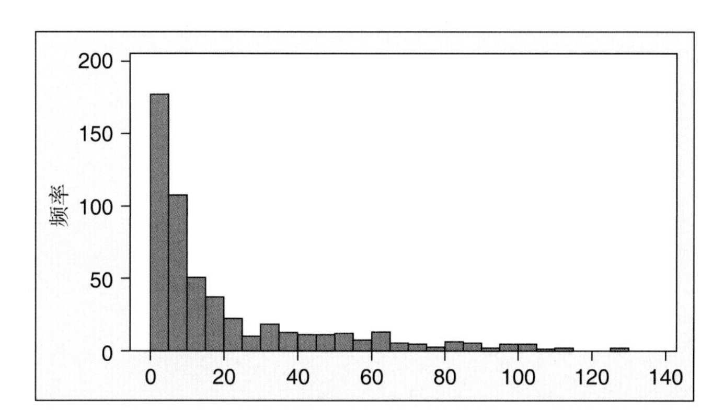

图16-1 体重与接受心脏移植儿童的候补名单死亡率关系。UNOS当今的分析揭示1/5的儿童在等待合适供体器官时死去。几乎所有的死亡儿童体重都小于20kg。（From Almond CS, Thiagarajan RR, Piercey GE, et al. Waiting list mortality among children listed for heart transplantation in the United States. Circulation.2009;119:717-727.）

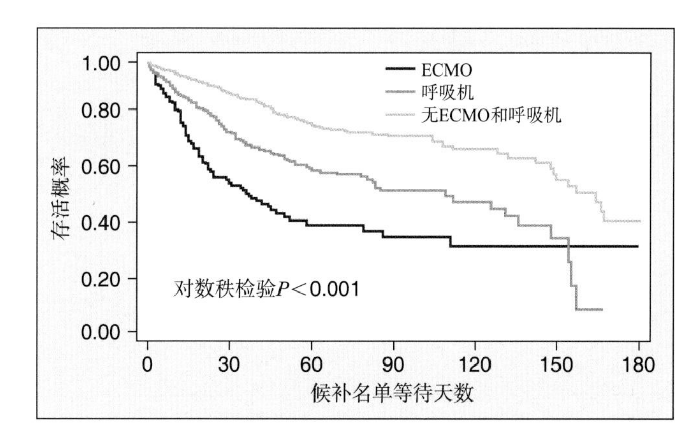

图16-2 根据机械支持的程度，处于候补名单1A期的儿童存活率。在UNOS分析中，ECMO和呼吸机是患儿等待供体器官中死亡的两个独立危险因素。（From Almond CS, Thiagarajan RR, Piercey GE, et al. Waiting list mortality among children listed for heart transplantation in the United States. Circulation. 2009;119:717-727.）

用于小儿的现代心脏辅助装置

ECMO

ECMO仍然是患儿机械循环支持最常用的方法（框16-1）。在过去的30年，通过改进和完善，ECMO已发展为多数心脏科重症监护病房常用的治疗方式。作为向心脏移植[23-26]或植入长期装置的过渡，ECMO辅助曾被用来维持心肺功能，直至心肺的其他功能紊乱得到充分的治疗[19-22]。仅支持肺功能的技术（如静脉-静脉）和支持心肺功能的技术（如静脉-动脉）都得到了良好的描述，同时也充分报道了优化结果的管理策略，然而这不在本文探讨范围之内。在儿童，ECMO常用于严重的、可治疗的患有肺或心脏疾病的患者。其优势包括快速、简单建立，提供呼吸和心脏支持，可信赖的应用历史和丰富的临床经验。

从历史上来讲，ECMO最初应用于患有原发性呼吸衰竭的儿科患者，1975年，Bartlett及其同事首次取得了成功[27]。在接下来的这些年，ECMO频繁应用于治疗各种形式的新生儿呼吸窘迫和呼吸功能不全，患儿存活率大于50%，并且大多数存活患儿都可以正常生长发育[28,29]。

随后进行的几项随机、对照试验验证了ECMO治疗新生儿呼吸衰竭的效果，所有的试验都证明ECMO对那些患者的疗效优于当时的标准药物治疗[30,31]。最具说服力的是1996年英国ECMO中心发布的研究，5个中心、185个患者随机分组接收ECMO或传统药物治疗，结果表明，ECMO治疗组在生存率上占优势，两者生存率比例为70%对比

框16-1 ECMO用儿童机械循环辅助的优势

1. 快速部署
2. 易于建立
3. 提供呼吸支持
4. 多中心的丰富经验
5. 灵活的插管选择（颈部、胸骨、腹股沟）

41%，这使得研究者在招满预计的300名患者之前就终止了这项研究[32]。

在阐述小儿心脏辅助时，了解ECMO成功治疗小儿呼吸衰竭非常重要，原因有二：首先，20世纪70年代早期，在Bartlett的初次报道之前，已经有ECMO用于患有呼吸窘迫的成人，并进行了一项NIH试验。在两个治疗组（传统的治疗方法和ECMO）招募了有限个数的患者之后，试验就被迫停止了，因为两组的死亡率都高达90%。因此，得出了ECMO不能使呼吸窘迫患者受益的结论[33]。成人与小儿患者ECMO治疗成功率不同的原因是多方面的。其中一点可能是成人与儿童的"终末期"疾病存在差异。在儿童，这些疾病倾向于发病快，恢复也快。新生儿呼吸窘迫通常适合应用药物治疗（比如表面活性剂），成人呼吸衰竭则相反。此外，常见于成人的复杂并发症在儿童则很少见，这也简化了小儿的治疗。这些治疗小儿呼吸衰竭的成功事件表明，如果采用机械辅助时不损伤小儿的肺，并能明确呼吸衰竭潜在的病因学，用ECMO治疗小儿呼吸衰竭将会是成功的。导致成人和小儿疗效截然不同的最重要的因素是儿童和成人呼吸衰竭的病因和发病机制不同。其次，早期ECMO在新生儿呼吸疾病中的成功应用至关重要，因为它促进小儿机械循环支持的发展。ECMO在呼吸辅助领域的成功极大地鼓励了临床医师，其结果是ECMO逐步用于心脏辅助，并且越发普遍。这一时期在开发成人心室辅助装置上煞费苦心，但是几乎没有支持性的研究用于发展儿童心室辅助装置。

此后不久，首次报道了关于ECMO辅助用于小儿心力衰竭[34-37]，主要用于心脏术后的患儿。ECMO用于治疗有心脏辅助适应证的患儿时，院内死亡率超过50%，并会产生诸如出血、血栓形成和神经损伤等严重并发症[38-40]。1992年，Del Nido及其同事[19]报道了ECMO对心脏术后33例患者进行循环辅助的研究，其中11个患者在心脏骤停后进行了ECMO支持，并接受平均65分钟的心肺复苏（cardiopulmonary resuscitation，CPR）。尽管CPR的相对时间较长，采用这种"急救"模式治疗的患者却获得了64%的早期存活率和55%的长期存活率[19]。而且，这一组的存活率与整体存活率类似。这些结果使一些小儿心脏外科手术量较多的中心部署了ECMO急救病房[41,42]。

ECMO除了拓展到CPR患者的急救，主要用于CPB后不能脱机、心脏术后低心排或肺动脉高压患儿的循环辅助；在某些心脏中心，ECMO则作为心脏移植的过渡治疗[43]。总体上来讲，ECMO辅助一直用于治疗处于极端条件下的患者，在这种情况下，所有非机械辅助方式都已尝试殆尽，从这个角度说，阐释结果和数据是有必要的。使用ECMO辅助治疗的潜在禁忌证包括严重的神经损伤、未成熟及低体重（< 2kg）、不可逆疾病、无心脏结构和染色体异常[44]。根据体外生命支持组织（Extracorporeal Life Support Organization，ELSO）注册登记报告，自1985年以来，ECMO辅助用于循环支持的患者数量和百分率逐年增长（图16-3）。考虑到应用ECMO辅助之前大多数患者的极端情况，那么初期报道的ECMO辅助存活率基本不变就不足为奇了，只有39%的新生儿患者和47%的小儿患者能存活至出院（图16-3）。近年来，ECMO平均辅助时间一直在150～160小时之间波动。此外，机械性、出血性和神经性并发症发生率均超过了30%[45]。几个中心调查了心脏切开术后ECMO辅助的使用和结果（表16-1）[46]。心脏病患者的使用率介于1.8%～5.4%，存活率在35%～61%。几个中心调查的患者存活率整体上要高于ELSO注册表登记患者的存活率，这反映了个别中心的专长和规模。

显而易见，残余血流动力学病变的存在通常会妨碍ECMO脱机和增加死亡风险。这些患者其他脏器功能基本正常时可以考虑作为心脏移植的候

表16-1 心脏切开术后用ECMO辅助的结果

作者	研究阶段	需用ECMO的心肺事件和心脏切开术事件（%）	生存率（%）
Walters Ⅲ	1984—1994	66（3.0）	57.6
Jaggers	1994—1999	35（3.4）	61
Aharon	1997—2000	50（4.0）	50
Kolovos	1995—2000	74（2.2）	50
Chaturvedi	1992—2001	81（2.5）	49
Morris	1995—2001	89（3.4）	40
Thourani	2002—2004	17（1.8）	35

From Salvin JW, Laussen PC, Thiagarajan RR. Extracorporeal membrane oxygenation for postcardiotomy mechanical cardiovascular support in children with congenital heart disease. *Paediatr Anaesth*. 2008;18:1157-1162.

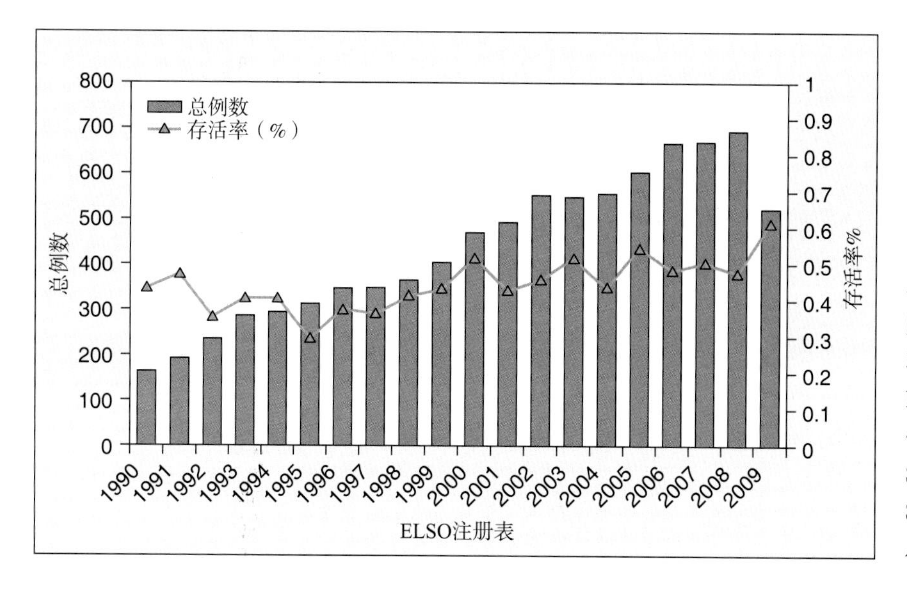

图 16-3 每年小儿 ECMO 辅助的存活率。因为多个中心在治疗 CPB 脱机失败、急性失代偿性心力衰竭方面积累的经验，加上 ECMO 可以作为 CPR 的拓展，ECMO 的使用与日俱增。但是总的存活率仍然相对稳定。(From Extracorporeal Life Support Organization. Extracorporeal Life Support Organization Registry Report. Ann Arbor, MI: University of Michigan; 2010.)

选人。将 ECMO 用作心脏移植前的过渡一直与较高的死亡率相关（图 16-2），出院的存活率也低于 50%[23,24,26,47-49]。

总体来说，成功的辅助时限一般小于两周。比较令人困扰的是，有报道[50]显示移植后 1 年存活率低达 67%，5 年存活率为 52%，总体上显著低于小儿心脏移植受体，风险因素包括肾功能受损、真菌感染和接触血液制品。

早期左心室辅助装置：离心泵的经验

ECMO 除了辅助肺功能，还可以辅助左心和右心功能。因此在当代，多数中心对待需要快速的或者心脏切开术后辅助的患者仍旧依赖 ECMO。ECMO 用于小儿心脏辅助的适应证中，尽管许多需要左心和右心辅助患儿同时需要氧合器辅助肺功能，也有相当一部分患儿不需要氧合器。认识到这一点，一些研究者提出在心脏切开术后的患者左心室辅助装置（ventricular assist device，VAD）治疗中，使用标准的离心泵或者滚压泵[51-54]。在调查 1989—2005 年的 116 位辅助患者过程中，Melbourne 小组观察到，66% 的患者成功脱离 VAD 辅助，43% 的患者存活出院，平均辅助时间是 75 小时[55]。Ungerleider 和同事[56]调查了 23 位 I 期诺伍德手术（Norwood procedure）后接受滚压泵辅助的患者，按照常规，不管手术过程如何，这些患者在手术之前被纳入了左心辅助治疗计划。他们报道的出院存活率为 87%，术后并发症发生率为 22%，重症监护病房停留期间的护理也较简单。这项研究比 I 期诺伍德手术后报道的总体出院存活率要高[54,56]。

因此，很明显，ECMO 应用于儿童一般来说要比用于成人的结果好，ECMO 也可以迅速安装，并且经常可以挽救生命。然而，自 1985 年以来，接受 ECMO 治疗的患儿存活率一直没有明显提高，且有较高的并发症发生率和一般低于 2 周的辅助时间，这都为进一步改善留下了巨大空间。小儿 ECMO 技术发展的同时，不断提高的 VAD 技术被用于长期的成人心脏辅助。因为这项技术具有潜在的儿童适用性，因此正被重新审视。

用于小儿患者的成人装置

过去的 20 年，随着成人 VAD 的普及，VAD 也逐渐应用于青少年。本书中其他章节已对 VAD 做了详细描述（见第 8 章，左心辅助装置的分类），VAD 在广义上分为两类，搏动泵和平流泵。搏动泵首先被开发用于患者。搏动泵装置的工作原理与人体心脏相似，它有一个储血腔室，气动或电动的力量可以将里面的血液射出去。与搏动泵不同，平流泵没有充盈期（舒张）和射血期（收缩），其血流是连续的，这一点与 ECMO 非常相似。由于需要储血池，搏动泵要比平流泵大。因此，用于较大的患儿时，搏动泵大都置于体外。另外，搏动泵被批准只能用于体表面积大于 $1.5m^2$ 的患者。与平流泵相比，因为搏动泵要在短时间内从插管中引流出大量的血，因此通常需要较粗的插管。由于这些原因，搏动泵只能用于年龄较大的儿童。

与 ECMO 应用获得的经验相反，VAD 用于年长儿童的结果较好，并且还在继续改善。起初，较小的、单中心研究[56-59]和装置注册数据[58,60]报道，VAD 辅助小儿患者向心脏移植过渡的成功率接近 60% ~ 70%。随着时间的推移，疗效改善[60,61]（图 16-4）可能与外科技术和围术期护理经验的积累、适应证选择更合理、不可逆性晚期器官损伤之前及时应用辅助和设备装置不断完善有关。

最初的这些患者的结果至少与成人相似，前途可谓光明。儿科心脏移植研究（Pediatric Heart Transplant Study，PHTS）的研究者[60]查阅了 PHTS 数据库，它包括 23 个北美中心记录的年龄小于 18 岁的患儿。1993 − 2003 年 10 年间，有 2375 位患者被纳入实施计划心脏移植名单，其资料被输入了数据库。在这些患者中，99（4%）位患者在移植前植入了 VAD，这些患者的比例在研究中逐年增长。不接受 VAD 植入的患者平均年龄是 4.8 岁，与之相比，接收 VAD 植入患者的平均年龄是 13.3 岁。类似的差异也体现在体表面积（VAD 1.5 m^2，非 VAD 0.67 m^2）和体重（56kg，20kg）。所有接受 VAD 的患者都被植入了某种类型的搏动装置。植入 VAD 后 1 个月、3 个月、6 个月成功过渡到心脏移植的概率分别为 85%、80%、76%（图 16-5）。诊断为先天性心脏病、年龄较小、体表面积较小是增加患儿在等待心脏移植过程中死亡的危险因素。重要的是，患者是否用 VAD 辅助，移植后存活率并没有显著的差异。

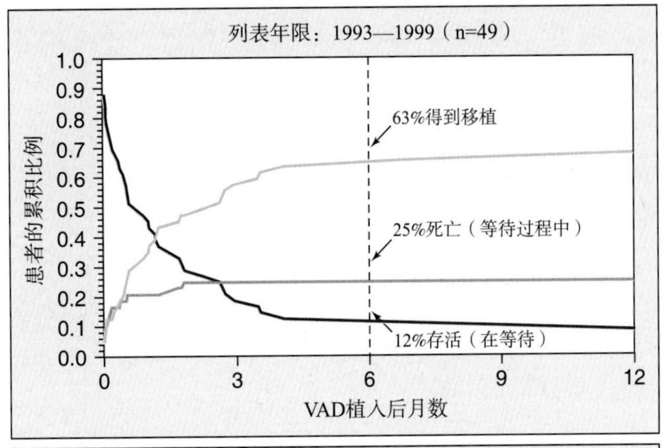

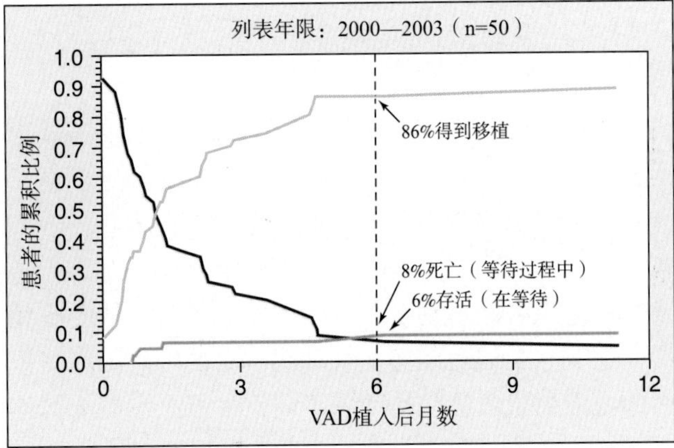

图 16-4 小儿 VAD 结果：随访时间改善的存活率。接受“成人”VAD 的儿童在（A）早期与（B）后期竞争性结果的风险。分析从时间对移植前存活率的显著影响方面展示了结果的改善。（From Blume ED, Naftel DC, Bastardi HJ, et al. Outcomes of children bridged to heart transplantation with ventricular assist devices: a multi-institutional study. Circulation . 2006;113:2313-2319.）

Hill 和 Reinhartz[60]分析了 Thoratec 注册的 209 例患儿，他们的平均年龄、体重、体表面积分别为 14.5 岁、57kg 和 1.6m^2，结果表明，VAD 技术主要用于年龄较大的青少年，VAD 辅助的平均时间是 44 天，存活至康复或者移植的比例是 68.4%。Pittsburgh 等报道了 1990 − 2005 年间的 18 例搏动泵辅助患儿，3 人死亡，77% 的患儿存活到进行心脏移植。移植后 6 个月的存活率是 93%，移植后 1 年和 5 年存活率保持在 83%。平均辅助时间是 57 天[62]。

这些数据表明 ECMO 作为小儿患者向心脏移植的过渡治疗取得了明显的进步，至少对于那些年龄体重达标、可以接受成人搏动性 VAD 的患者来说是这样。总体来讲，与成人相比，小儿辅助时间更短。另外，与 ECMO 相比，用成人 VAD 辅助改善了小儿移植后的存活率，这与那些仅接受强心药的患者结果相似[60]。出现这种情况的原因有可能是多方面的。首先，VAD 治疗引起炎症反应比 ECMO 要少，因为它没有氧合器。其次，ECMO 辅助患者往往存在更严重的肺损伤。最后，患者植入 VAD 后具备有利于康复的因素，包括可以走动、允许拔管和胃肠营养，这些有助于改善将要进行移植患者的健康状况。

最近，成年患者的辅助方式转向了连续流泵，并逐渐被广泛接受和应用（见第 21 章），尤其是 HeartMate Ⅱ（Thoratec Corporation，Pleasanton，CA），已作为 BTT 或终点治疗的策略。在终点治疗的患者中，随机比较 HeartMate Ⅱ与搏动泵 HeartMate XVE（Thoratec）时，就会发现，HeartMate Ⅱ“无致残性卒中、无再次手术修复或替换左心室辅助装置（left ventricular assist device，LVAD）”的生存率（62% 对比 7%）明显高于对照组，植入连续血流泵与搏动泵的患者 1 年生存率分别为 68% 和 58%。对

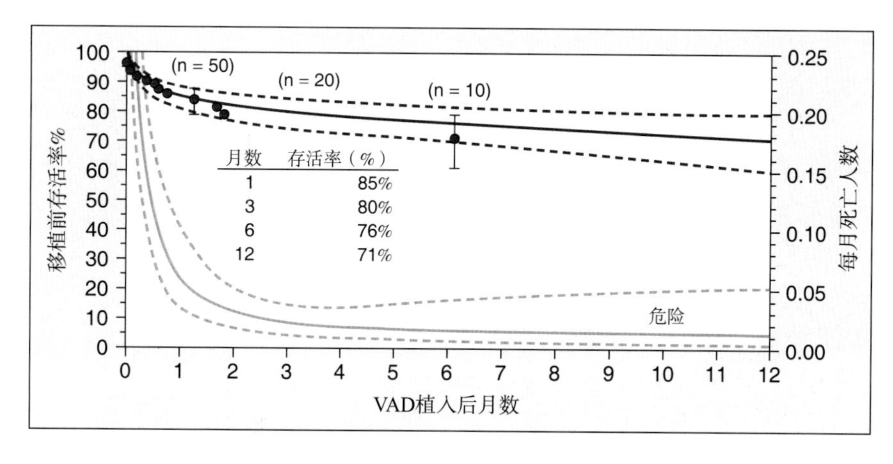

图 16-5 “成人”VAD 植入小儿后存活率移植的概率。可以看到应用 VAD 过渡到移植的儿童的存活比分率。等待中的死亡危害风险对这些病人来说是一种早期风险，并伴有小动持续的晚期风险。(From Blume ED, Naftel DC, Bastardi HJ, et al. Outcomes of children bridged to heart transplantation with ventricular assist devices: a multiinstitutional study. Circulation . 2006;113:2313-2319.)

应用平流泵的患者来说，与改善的生存率相伴的是生活质量和功能状态的显著改善[63]。鉴于泵性能的改进，最近一项报道称将此泵应用于小儿患者取得了良好的效果[64,65]。CentriMag（Levitronix LLC，Waltham，MA）是一种塑料铸造、完全磁悬浮的体外离心泵，主要用于暂时性辅助成年患者右心功能[66]，在小儿患者中也有少量的应用[67,68]。现在，在欧洲市场上可以见到一款基于相同设计但预充量和流量都较低的泵[69]。其他已经零星地应用于小儿患者的连续流泵包括 Impella 导管泵（Abiomed Corporation，Danvers，MA）[70]、VentrAssist LVAD（Ventracor Corporation，Sydney，Australia）[71]、TandemHeart（CardiacAssist Technologies，Inc.，Pittsburgh，PA）[72] 和 DeBakey VAD Child（MicroMed Corporation，Houston，TX）。DeBakey VAD Child（图 16-6）[73] 被 FDA 批准作为人道主义应用装置（Humanitarian Use Device，HUD），但是由于它只能提供左心辅助、早期研究结果矛盾，尚未批准用于体表面积小于 $0.7m^2$ 的儿童，所以其应用非常有限（少于 10 例患者）[74,75]。

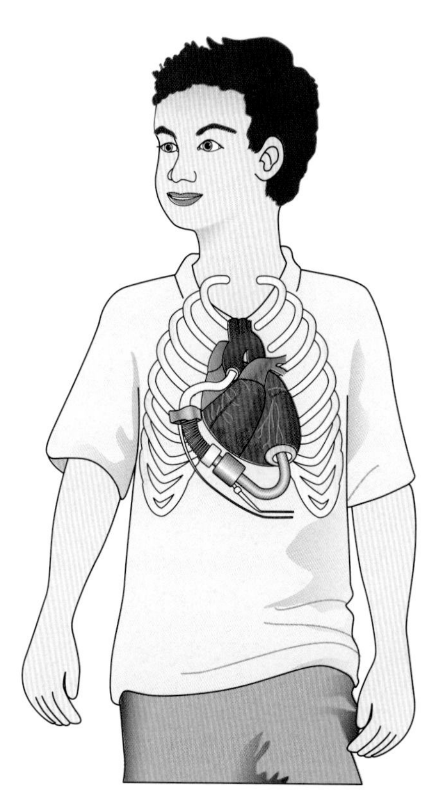

图 16-6 DeBakey VAD Child 是第一个被 FDA 批准的用于小儿的装置。(Courtesy of MicroMed Corporation, Houston, TX.)

小儿机械辅助装置

Berlin Heart EXCOR

Berlin Heart EXCOR（Berlin Heart AG，Berlin，Germany）是一个外置搏动、气动压缩的容量置换泵，与之前讨论的容量置换泵相似。它可以提供型号为 10ml、25ml、30ml、50ml 和 60ml 的储血腔室（图 16-7）。用传统的聚氨基甲酸酯瓣膜可以生产型号较小的血泵，成人血泵型号较大则不能应用聚氨基甲酸酯瓣膜，它用的是市场上可以购买到的机械瓣膜。据报道，1990 年，Berlin Heart EXCOR 作为 BTT 首次被成功应用[76]。现在，它已经在全世界 109 个中心的 800 多个患者中使用，这些患者植入时的平均年龄是 2 岁，平均辅助时间是 68 天。辅助的最长时间是 476 天（个人交流得到的数据）。德国柏林心脏研究所（Berlin Heart Institute）的经验也得到了广泛的报道[77-79]。从 1990 年到 2006 年，总共有 74 名小儿患者接受辅助，他们的平均年龄是 7.6 岁（从出生后 2 天到 17 岁），平均辅助时间是 36 天。15% 的患者脱离装置，43% 的患者接受了心脏移植；41% 的患者

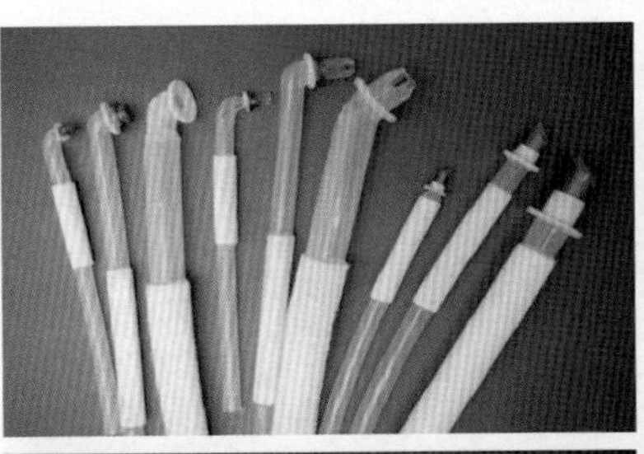
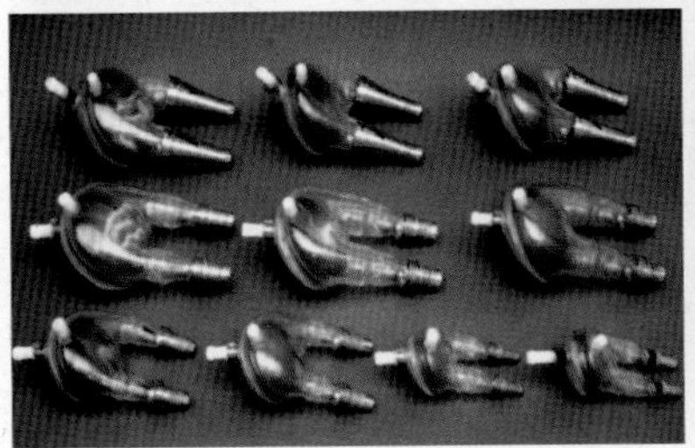
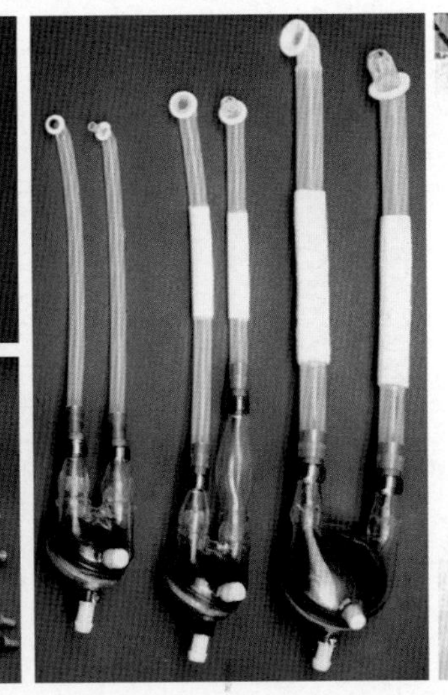
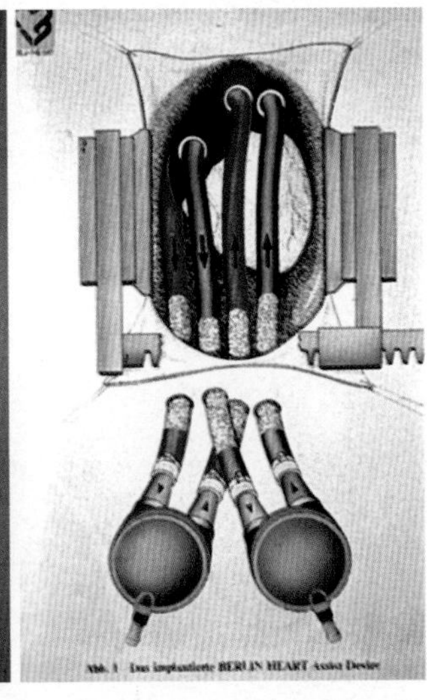

图 16-7 Berlin Heart EXCOR 装置有 5 个型号的血池（10ml、25ml、30ml、50ml 和 60ml）和多种插管选择，因此可以扩大它应用于小儿的年龄范围。(Courtesy of Robert Kroslowitz, Berlin Heart, Inc., Berlin, Germany.)

在 VAD 辅助过程中死亡。作者报告了从 2000 年以来取得的巨大进步，尽管患者年龄较小，74% 的患者能够存活至移植或出院。作者还总结了他们治疗过程中积累的经验，包括在患儿进展为不可逆性器官衰竭之前及时应用机械辅助、改进插管设计、从左心室心尖而非心房插管以及完善抗凝治疗方案等。

2001 年，Berlin Heart EXCOR 首次在北美应用，到 2004 年，开始风靡世界。2008 年，FDA 批准该装置在多达 10 个中心进行器械临床研究豁免（Investigational Device Exemption，IDE）试验。IDE 试验包括两组研究对象：年龄较小和年龄较大的患者。在写本文之前，两组患者已经招募完毕，而 FDA 的继续使用豁免（Continuing Use Exemption）让该装置可以继续使用。尽管几个单中心作了报告，但是考虑到整个北美的结果（表 16-2），当下可用的数据几乎没有，因为在 FDA 批准之前，这仅是该装置的一个研究性的实验。多伦多报道了 15 例平均年龄 8.8 岁、平均体重 31.3kg 的患者结果。辅助的平均时间为 29 天，有 3 例患者此前已用 ECMO 辅助。在这 15 例患者中，14 位患者接受了双心室 VAD 辅助，两名患者（13%）在 VAD 辅助过程中死亡[80]。另一项研究调查了平均年龄为 1.7 岁、平均体重为 9.4kg 的 9 例患者。所有患者均接受了双心室辅助，平均辅助时间为 35 天。在植入 VAD 之前，33% 的患者应用了 ECMO 辅助。有 1 例死亡，另外 8 名患者顺利进行了心脏移植[81]。另外一项研究描述了一项单中心 17 例患儿的情况，其中只有 4 人需要双心室辅助。他们的平均年龄、体重分别是 1.8 岁和 10kg。在用 Berlin Heart EXCOR 辅助前，1/3 的患者接受了

表 16-2 柏林心脏中心的单中心经验

作者，年	序号	平均年龄	辅助时间（天）	移植前存活率（%）
Humpl, 2010[3]	15	8.8 岁	29	87
Gandhi, 2008	9	1.7 岁	35	89
Stanford, 2009	17	1.8 岁	57	76
Brancaccio, 2010	10	10 个月	61	60
Karimora, 2010	11	12 个月	27	91
Fan, 2010	56	12 个月	55	81（30 天）
				51（1 年）

From Fan Y, Weng YG, Xiao YB, et al. Outcomes of ventricular assist device support in young patients with small body surface area. *Eur J Cardiothorac Surg*. 2011;39:699-704.

ECMO 辅助。最终有 4 例（29%）患者死亡，其中 3 例死于辅助过程中，1 例在移植后死亡。然而，具体考虑到最小的患者时，最近发布的两项关于 Berlin Heart EXCOR 应用于体重小于 10kg 的患儿的研究却得出了矛盾的结果。在意大利的一项系列研究中，在 2002—2010 年，10 例患者（平均年龄 10.4 个月，平均体重 6.4kg）植入了 Berlin Heart EXCOR。30% 的患者应用了双心室 VAD，平均辅助时间为 61 天。死亡率为 40%，还有 1 个患儿在等待移植[82]。另一项研究来自伦敦 Great Ormond Street 医院，他们报道了 2004—2009 年 11 例患者的治疗结果。在这组患者中，平均体重为 8.0kg，平均年龄为 12.3 个月，平均辅助时间为 27 天。10 例（91%）患者成功过渡到

移植。需要进一步指出的是，这些结果与体重大于10kg 的患者的结果具有可比性[83]。

尽管数据有限，但是却非常令人振奋，并且优于用ECMO辅助的患者的结果。人们对大型北美IDE试验的结果拭目以待，然而，这些早期的报告显示，北美的经验从早期欧洲经验中获益，而不会经历一个完整的“学习曲线”。

小儿心室辅助装置的开发

随着 Berlin Heart EXCOR 在北美的应用，美国健康与人类服务部（Department of Health and Human Services）将小儿机械辅助确立为重要的有待解决的项目。因为与成人相比，需要辅助的小儿患者较少，企业投资也比较稀缺。这促使政府投资 2200 万美元启动国家心肺血液研究所（National Heart，Lung and Blood Institute ，NHLBI）的小儿机械循环支持项目，以促进专门用于小儿机械辅助装置的研究和发展。这一项目的实施（2004—2009 年）促进了的科学进步，最终研发了 5 种新的小儿循环辅助装置。这些装置包括小型 Jarvik 2000(Jarvik Heart，New York）平流泵；基于 Pierce-Donachy 设计的 Thoratec 小儿心室辅助装置研发的小型的搏动泵（Penn State Pediatric VAD；Pennsylvania State University-Hershey Medical Center，Hershey，PA)；基于成人导管泵改良的用于心脏外、心包内的泵（Cleveland Clinic PediPump；Cleveland，OH)；一种植入式、完全磁悬浮混流泵（PediaFlow；University Of Pittsburgh，Pittsburgh，PA）和一种外置整合氧合器的泵（Ension pCAS；Ension，Inc.，Pittsburgh，PA)。这几种泵用在动物实验中都非常成功，但至今还没有应用于儿童。

小儿机械辅助循环支持计划的下一步，是国家心肺血液研究所（NHLBI）开发分别适用于儿童、婴幼儿和新生儿的泵（PumpKIN）(2010)。PumpKIN 计划正在资助 4 个项目，以便在未来的 3 ~ 5 年时间内，将这些装置应用到临床前研究和 IDE 试验阶段。在这个项目中，受资助的装置包括 PediaFlow、小儿 Jarvik 2000 和 Ension pCAS。另外一个整合泵 - 氧合器的装置（Levitronix LLC）也受到了资助。这些项目和 Berlin Heart IDE 试验引发了研究者对小儿机械辅助循环领域极大的兴趣（表 16-3）。

除了装置的发展，NIH 也意识到了批准一项装置后严谨采集数据的重要性。建立 INTERMACS 是这个领域一个重要的发展。因为缺乏获批的小儿装置，现在注册数据库里面的数据有限，但是数据定义和不良事件已经为儿童标准化了，这对未来在美国应用这些装置后进行数据采集是非常重要的。

接受心脏辅助装置治疗的小儿患者的管理

小儿心脏辅助遇到的特殊挑战要超出成人。由于小儿较小，应用于小儿的装置就必须要小于成人的，这就增加了复杂性。另外，大多数需要这些装置的成年人有正常的心脏和动静脉解剖，然而，小儿的解剖学却非常复杂。更棘手的是，小儿需要的装置型号比成人要小得多，导致了每个装置的学习曲线和它在每个中心的拓展应用滞后了数月甚至数年。

小儿机械循环支持的适应证

如前所述，小儿心脏辅助一般的适应证是移植过渡或康复。当前，在允许小儿长期应用且能适应其成长的（比如数年）完善可靠的装置设计出现前，成年患者的终点治疗不太可能成为小儿普遍的适应证。然而，终点治疗在年龄较大的小儿患者和患有复杂的先天性心脏病的患者中也许有作用，因为对这些患者来讲，心脏移植不是继发于慢性疾病后的一个治疗方法。在这些患者中，终点治疗会改善终末器官功能，促进某些患者逐渐恢复过渡到移植。

小儿心力衰竭通常表现为急性心力衰竭，因此，允许制订治疗策略的时间不长。急性小儿心力衰竭（框 16-2）最多见的是发生在心脏切开术后，可由 CPB 和缺血性心脏骤停诱发，或者是由于原有心肌功能障碍的加剧引起。其次是近期没有行心脏切开术的患者，主要包括心脏结构正常发生急性心肌炎或失代偿性心肌病的患者。最后还包括存在长期心肌功能障碍的先天性心脏病病情急性恶化的患者[84]。由于 ECMO 辅助时间短的特性，传统上，机械循环支持最初用于伴有爆发性心血管虚脱和有心脏骤停前兆的危重患者，一般仅用于心脏骤停之后。因为 ECMO 可以快速建立并可实施双心室辅助，因此依然常用于这些极端的情况。它还继续用于辅助时间较短的情况。在心血管系统完全崩溃之前干预有可能改善存活率。Chaturvedi 和同事[85]描述了 Great Ormond Street 医院 81 例接受 ECMO 治疗的患者。手术室中上 ECMO 的患者存活率是 64%，心脏重症监护病房中上 ECMO 的患者存活率是 29%。尽管不能排除选

表 16-3 研发中的小儿机械辅助循环装置（2010）

设备名称	适用人群 / 体重	心输出量（L/min）	预充量（mL）	支持时限（月）	氧输送	植入式	搏动血流
Impella Pediatric（AbioMed）	3 ~ 10 kg	0.5 ~ 1.5	0	0.25 ~ 0.50		是	是
pCAS（Ension）	2 ~ 12 kg	0.7 ~ 2.0	105	0.5	是		是
PediPL（University of Maryland/Levitronix）	3.5 ~ 25 kg	3.0	< 100	1	是		†
Syncardia Pediatric VAD	3 ~ 9 kg	1.2 ~ 1.4	10	1		是	是
PediVAS（Levitronix）	< 20 kg	3.0	14	1			†
TinyPump（Tokyo Medical & Dental University）	3.5 ~ 15 kg	0.1 ~ 2.0	5	1		是	
PedM-Pump（MC3）	< 25 kg	2.5	35	1	是		是
PediPump（Perfusion Solutions）	> 15 kg	3.0	0.6	1		是	
Pediatric Synergy VAD（Circulite）	婴儿 儿童	0.3 ~ 1.5 1.5 ~ 3.0	1.75	> 3		是	
Ultramag Pediatric VAS（Levitronix）	新生儿～成人	0.5 ~ 6	7.5	6			†
PediaFlow（Pittsburgh）	新生儿～ 2 岁	0.3 ~ 1.5	0.5	6		是	
Penn State Pediatric VAD	婴儿 儿童	0.7 ~ 1.6 1.6 ~ 3.3	10 25	6		是	是
Jarvik Pediatric 2000	婴儿～ 25 kg	0.25 ~ 4.0	1	120		是	

Courtesy Tim Baldwin, PhD.

† 具备开发此功能的可能性

框 16-2 小儿短期机械辅助循环的适应症

1. 急性心肌炎
2. 心脏移植术后
   （1）移植失败；（2）急性排斥反应
3. 顽固性心率失常
4. 肺动脉高压危象
5. CPB 不能脱机
6. 急性失代偿性心力衰竭（扩张性心肌病）

择偏倚，不过数据的确显示，早期干预可能有利于心脏的康复[85]。早期启用辅助也许可以避免过多使用传统药物（儿茶酚胺），它们增加心肌氧耗量，同时增加心脏做功（系统和肺血管阻力），同时加快的心率会进一步恶化这些效应。这些额外的应激会加剧正在发生的心肌损伤。机械辅助究其本质就是为心脏“减负”，减少心肌做功的同时增加心肌氧供。让患者摆脱药物支持可以增加患者受益[84]。其他仍可受益于 ECMO 辅助的疾病包括急性心肌炎、顽固性心律失常和肺动脉高压。

心肌炎

爆发性心肌炎患者往往让临床医生在做决定时进退维谷。在一项大型多中心数据库研究中，表现有心肌炎的患儿平均住院时间为 14.4 天，死亡率为 7.8%。37.5% 的患儿需要机械通气，包括 32.2% 存活下来的患者，还有 40% 的患者需要血管活性药物。216 例患者中，只有 7.4% 的患者需要上 ECMO。存活的患儿只有 4.5% 接受了 ECMO 治疗，然而，却有 41.2% 的死亡患儿接受了 ECMO[86]。尽管作者建议 ECMO 只应该用于那些其他疗法失败的患者，但是必须考虑更早期的 ECMO 辅助是否会让更多人受益。然而，对早期应用 ECMO 辅助的热情随着其高并发症发生率逐渐下降。调查 1995—2006 年的 ELSO 注册数据可以发现，共有 255 例心肌炎患儿接受了 260（1.3%）次 ECMO 治疗[87]。患儿的平均年龄和体重分别是17个月和11kg。73%的患儿ECMO成功撤机，61%的患者存活出院。在70个死于ECMO辅助期间或撤机后的患者中，83%的原因是发生了不可逆性器官衰竭。存活者与死亡者的辅助时间没有差别。在这些患者中，15%的患儿辅助时间超过了两周，其中47%存活出院；6%的患儿辅助时间超过3周，其中33%存活出院。ECMO的并发症包括出血（27%）、脑损伤（21%）、肾损伤（36%）、感染性并发症（15%）和肺出血（11%）。除了感染，其他所有的并发症发生率在死亡组明显增高[87]。

心脏移植后

另外一组可受益于ECMO短期辅助的是原发性移植失败或者心脏移植后发生急性排斥反应的患者。这组患者受益于ECMO既能辅助肺功能又能辅助双心室功能的特点；由于长期的左心衰竭，这组患者中多数都有不同程度的肺动脉高压和肺功能障碍。在一项对310个患儿的序列研究中，因早期供心功能衰竭，28（9%）个接受了心脏移植的患儿需要术后ECMO支持。这些患者只有54%的存活率。存活者的平均辅助时间是2.8天，死亡者则是4.8天。在这些存活者中，供心功能与那些不需要ECMO辅助的患者的心功能具有可比性，尽管前者排斥反应发生率较高。应用ECMO存活出院的患者3年随访存活率为100%，但是平均随访8.1年后的存活率只有46%[88]。这些数据与其他关于小儿患者心脏移植后使用ECMO的文献结果是相似的[89-91]。然而，54%的总存活率与其他行心脏切开术后上ECMO的患儿存活率差不多，这意味着心脏移植后如果供心功能没有迅速恢复，也许有必要早期过渡到VAD辅助。

心律失常

心律失常本身不是小儿ECMO辅助的常见适应证，在几项小儿ECMO治疗的系列实验中，ECMO辅助治疗心律失常的患者还不到4%[92,93]。然而，室上性心动过速往往加剧术后心脏功能处于临界状态的患儿病情恶化，在这类患者中这个数字也许被低估了。假如心律失常可以迅速得到控制，那么这类患者就是ECMO辅助的理想的候选人[94]。

对于通过短期辅助可以治疗的可能恢复的问题，ECMO仍然是小儿循环支持常用的手段。这些情况包括心脏切开术后或移植后心功能恢复延迟、作为CPR的后续治疗、心肌炎或心律失常。在小儿患者，因为缺乏长期的辅助装置，应用ECMO可能还存在一个处理偏倚。Berlin Heart EXCOR在北美的广泛使用和研究者对长期小儿辅助的浓厚兴趣，使多中心在开始使用辅助治疗时，不断精炼决策过程。难以区分的急性心肌炎和慢性心肌病，以及小儿心脏移植相对较短的等候时间，让临床医生在相对较短的机会窗做这个决定时变得无所适从。因为，这要求临床医生将患者康复的可能性，或者说至少让患者在等待移植时给予传统治疗的情况下，病情迅速恶化需要急救的的风险相对VAD的植入风险及其相关并发症进行权衡。所以，与成年人不同，若非要求的适应证，植入小儿VAD之前应该先应用ECMO。在发布的一系列接受VAD的小儿患者研究中，VAD植入之前，6%～53%的患者都应用了ECMO辅助[77,80-83,95]，一些研究还暗示这两种方式可以互补[96]。柏林心脏研究所相当确定地认为，在晚期器官恶化之前，早期应用VAD辅助会有明显较好的结果[77,97,98]。在小儿患者，相对缺少可信赖的、客观的数据来帮助做决定。然而，对于成年患者，肾或肝损伤的迹象被视为VAD植入的禁忌证，在小儿患者却不受限制[62,99]。事实上，晚期器官损伤的迹象应被视为小儿患者植入VAD的相对适应证。

至少在不远的将来，到那时，会依据每个患者的临床病程，个体化地选择是否启用机械辅助。ECMO对那些急性衰竭或几天内可以迅速被逆转的疾病（如心律失常、心脏切开术后或者移植后、心肌炎）的患者来说，是适宜的机械支持方式。预计几天内（小于1周）不能脱离ECMO且无禁忌证（如严重的神经损伤、不能康复的伴随疾病）的情况，应被视为是ECMO的适应证。对那些不需要紧急ECMO辅助的患者，由于心力衰竭加重、逐渐增加或持续使用高剂量的正性肌力药物，出现酸中毒或碱缺失、低混合静脉饱和度和四肢末梢冰冷可以确定周围灌注不足；这是晚期器官衰竭的开始（肾或肝衰竭，框16-3），临床医生应该考虑有插管行循环支持的必要。

作者认为上述情况中的任何一个都是启用VAD辅助强有力的相对适应证，但只能用患者在几天内可以恢复的概率来权衡是否安装VAD。

双心室与左心室辅助装置辅助的比较

在两项大规模的成人系列研究中，接受VAD的患者中有16%～24%的患者需要双心室辅助。这两

框 16-3 考虑长期心室辅助装置支持的情形

1. 由于心力衰竭需要插管
2. 不断增加的高剂量正性肌力药物支持
3. 周围灌注不足
4. 出现晚期器官功能障碍迹象
5. 72 ~ 96 小时内不能脱离 ECMO（无 VAD 禁忌证）

项研究中，对双心室辅助的需求与升高的死亡率明显相关[100,101]。在小儿患者中，使用双心室辅助比较普遍。在年龄稍大的患者，Blume 和同事观察到当时有 39% 的患者使用双心室辅助[61]，Pittsburgh 团队报道的是 56%[62]，Thoratec 注册表是 50%[99]。然而，并未在小儿中观察到双心室辅助与不良的临床结果有关。最近的系列研究和 Berlin Heart 的研究也显示了小儿对双心室辅助的巨大依赖程度，在 3 项研究中，采用双心室辅助的占 82% ~ 100%[80,81,102]。这个差异可能在于小儿与成人心力衰竭本质的不同：小儿心力衰竭通常影响两个心室并且会增加肺血管阻力。与小儿应用 LVAD 相比，双心室辅助可能会增加某些风险。最明显的就是出血和感染性并发症会增加，因为小儿患者需要植入较多的器材，并在体内及体表留存较多的管路通道。柏林心脏研究所指出它们对双心室辅助依赖度逐渐降低，从 68% 降至 33%，丰富的经验积累是他们取得良好结果的一个原因[77]。作者指出，从左心房过渡到左心室心尖有助于降低肺血管阻力。Hetzer 和同事[79]指出，植入 EXCOR 的 121 例欧洲小儿患者中，应用 LVAD 的存活率为 71%，应用双心室辅助装置的则为 59%。在这段时间，为了脱离 CPB，多数中心都植入一个 LVAD。一旦患者脱机开始用 LVAD 辅助，就要在手术室用经食管超声、有创肺动脉监测和右心室或中心静脉压来监测右心室的功能和结构，同样还要监测气体交换和肺顺应性。出现右心室功能不好的任何迹象都要用一氧化氮和血管收缩药物治疗；继续恶化则需要植入右心室辅助装置（RVAD）。不能控制的心律失常同样需要双心室辅助。就双心室 VAD 和 LVAD 来说，在重症监护病房管理上有些不同，通常不需要血管收缩药，也不需要药物或控制心率。只用 LVAD，必须关注右心室充盈情况，以确保 LVAD 足量充盈。中心静脉压从刚开始就要密切监测。应该用超声心动图监测三尖瓣关闭不全并估算右心室 / 肺动脉压比值。心包积液和 LVAD 流出管压迫右心室也会降低右心室充盈和右心室功能。应用双心室 VAD 辅助，要确保 RVAD 流量稍小于 LVAD，以避免增加肺的液体负荷。

呼吸支持的需要

除了心脏支持需要，肺支持应被视为 ECMO 的相对适应证和植入 VAD 的相对禁忌证。当改善气体交换成为必要时，这种情况也许会变化。这通常由伴随的 ECMO 中心或周围插管完成。如果采用动静脉插管策略，就会引发 VAD 充盈等独特的问题，这需要更大程度的抗凝治疗。体外离心泵，如 Levitronix Centri 或 PediVAS，Jostra RotaFlow（MAQUET，Inc.，Rastatt，Germany）或 Medtronic（Minneapolis，MN）Biomedicus 泵，有助于氧合器“拼接”进入 VAD 回路管道[103]。这增加了凝血的风险，并且需要更高程度的抗凝治疗。其他曾经用过的创新方法是将气体交换膜放进现有的 VAD 回路中[104,105]。

先天性心脏病

先天性心脏病的长期机械辅助是临床的巨大挑战，比心肌病的患者预后明显要差[61,99]。出现这样结果的原因是多因素的。多数患者在一个或多个手术失败后才开始辅助，并且通常在心脏手术期间。多数患者还有心内通讯、混合循环或单心室表现，这让应用 VAD 变得非常困难。对具有双心室生理功能的患者，所有的心内分流在 VAD 植入之前必须停止以避免去饱和作用和肺过度循环。在单 VAD 植入以辅助单心室患者时，已有多数这样的病例报告。包括体肺分流患者[106,107]、腔静脉肺动脉或 Glenn 吻合术患者[108,109]和全腔静脉肺动脉或 Fontan 吻合术患者[110-115]。这些病例中的大多数是 Christina 和同事报告的[116]。最近动物实验和临床试验表明，在右心室功能处于边缘状态的情况下，行腔静脉肺动脉吻合术后双心室辅助的成年患者可能有助于其心功能恢复[117,118]。一般来说，对需要辅助多天的患者来说，搏动性 VAD 就可以完成这种辅助，尽管新型的平流泵也适宜于这种应用（图 16-8）。

肺血管阻力升高

多数由先天性心脏病导致的长期心力衰竭患者表现为肺血管阻力明显升高，并被认为是不适合心脏移

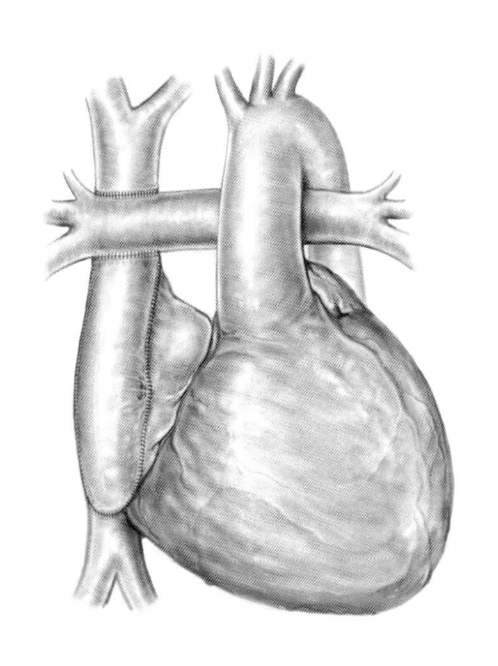

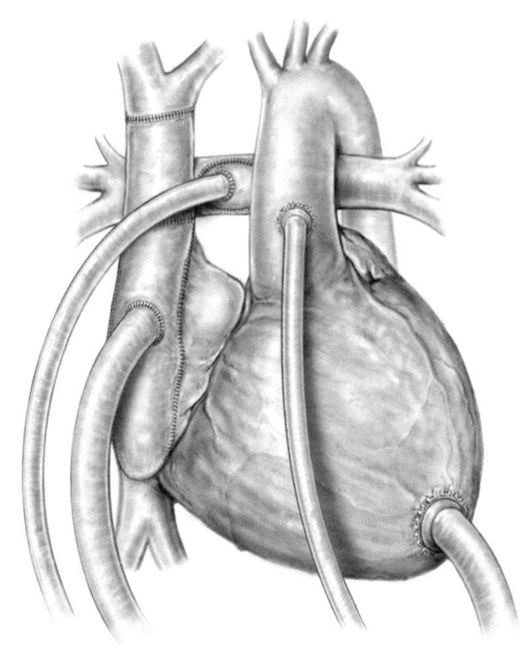

图 16-8 VAD 辅助单心室生理功能。对不同的复杂性先天解剖装置和 VAD 放置策略有许多描述。用图中所示的双心室 VAD 装置辅助了一个单心室病人 28 天。(From Nathan M, Baird C, Fynn-Thompson F, et al. Successful implantation of a Berlin Heart biventricular assist device in a failing single ventricle. J Thorac Cardiovasc Surg. 2006;131:1407-1408.)

植。LVAD 辅助一段时间或最大程度的药物控制下，肺血管阻力有可能可以大幅降低。这时重复置管测压可以证明这些患者是心脏移植的合适候选人[81,119]。

成人先天性心脏病

成人先天性心脏病比小儿先天性心脏病总体人数多，在心脏移植的受体中占的比例逐渐增大。这些患者有较高的死亡率和再移植风险，平均等待时间较长，肺血管阻力较高[109,120,121]。因此，可能会有越来越多的成人先天性心脏病患者在心脏移植之前植入 VAD。这些患者非常有可能是单心室生理功能，也有可能是大动脉转位（d-TGA）或先天的纠正性大动脉转位（l-TGA）。如前所述，有单心室生理功能的成人和小儿患者都需要 VAD 支持。根据残余的心室功能和血栓栓塞的风险，考虑患者选择心房还是心室插管。至少在最近的报道的病例中，单心室 VAD 支持看起来可以充分支持体循环和肺循环。

一旦心衰需要心脏移植，经心房转流术（Senning or Mustard 术）纠正的 l-TGA 和 d-TGA 患者易受解剖右心室长期作为功能左心室的影响。一般来说，VAD 是为了从心尖植入左心室而设计的。由于左、右心室解剖学的差异和左心室的确不形成心尖的事实，因此，为这些患者植入心室插管充满了挑战。因为机体心室可能前置（d-TGA）或过度后置或伴有转位（l-TGA），并且大血管位于与正常解剖位不同的位置，因此，也需要调整泵的方向。搏动泵[122-126]和平流泵都曾应用于这种情况[127,128]。许多作者在他们的报道中具体描绘了相关的植入技术。

不良事件

在 2005 年国际心肺移植机械循环支持数据库的一项报告中，报道了下述并发症的比例：感染（32.5%）、出血（27.8%）和神经功能异常（14%）[129]。早期依赖“成人”辅助装置的小儿患者的研究也有相似的结果。Thoratec 注册数据库表明感染性并发症发生率为 52%、出血事件为 33%，神经系统不良事件为 27%，这些数据与注册数据库中成年患者的不良事件发生率相似[99]。同样，Pittsburgh 团队报道需要再次手术的出血发生率为 22%，感染发生率是 39%，不良神经事件发生率为 28%[62]。2006 年，Blume 和同事[61]报道感染发生率为 41%，出血后再次手术率为 31%，卒中发生率为 13%。从这些数据可以看出，感染并发症和不良神经事件可能更多地发生于小儿患者。柏林心脏研究所的不良神经事件发生率在 6% ~ 15%，“血栓栓塞并发症”为 23%[130]。根据报道的时间不同，出血需再次手术的发生率在 20% ~ 23.5%。因为 EXCOR 是透明的，最终会追踪到血栓性物质的聚集，若有必要还可以更换。这些血泵的更换为评价抗凝水平和发生血栓性事件提供了另一方式。在 Berlin Heart 的系列研究中，68 例患者更换了 35 台泵，尚不清楚有多少患者更换了一次以上的血泵[77]。Arkansas 报道了 17 例更换血泵的患者，发现有 30% 的出血率和 41% 的神经并发症，其中有两例是致命的[102]。在 8 名患者中，Stanford 团队只观察到 13% 的出血并发症发生率，没有装置相关的感染，50% 的患者有装置更换，神经事件发生率是 63%，其中多数可用栓塞或出血来解释[95]。在 9 例接受双心室 VAD EXCOR 植入的患者，Gandhi 和同事没有观察到出血、神经和血栓栓塞事件，但是有 44% 的感染率和 56% 的泵更换率[81]。多伦多的 Humpl 及其助手报道了 15 例患者，并指出出血再手术率、神经症状发生率，泵更换率皆为 20%[80]。这些结果出现较大的变异性很有可能是由于这些实验都是小样本研究，同时还存在管理策略、辅助时间和不同研究所之间学习曲线的差异。然而，所有的数据都表明小儿并发症发生率将不会高于成人，可能比成人的并发症发生率要低。

抗凝

小儿独特的生理特点会影响大多数药物的剂量、代谢和并发症。另外，与成人相比，小儿患者群体中几乎不存在广泛研究的药物。这些因素为小儿患者的抗凝提出了独特的挑战。小儿和成人的抗凝和促凝通路存在巨大的差异。这些差异在成年之前还在不断变化。Andrew 和同事调查了早产儿、足月儿在产后 6 个月和 1 ~ 16 岁儿童的差异[131-133]。在婴幼儿，接触因子和维生素 K 依赖因子的水平是成年群体的 70%。凝血抑制剂抗凝血酶Ⅲ、蛋白质 C 和蛋白质 S 在出生时同样较低。在新生儿和 16 岁前的儿童，产生凝血酶的能力既有下降也有所延迟。尽管这些变化在年长儿童不明显。各种基因突变，包括血栓突变因子 V Leiden 和凝血酶原基因；抗凝血酶、蛋白质 C 和蛋白质 S 缺陷；还有高同型半胱氨酸血症和血纤维蛋白原异常，也会影响婴幼儿患者[134]。所有这些变化都有可能改变儿童抗凝的治疗效果[135]。中心静脉置管被看做是儿童静脉血栓形成的最大独立风险因素[136-138]。它与 90% 的新生儿静脉血栓和超过 66% 的儿童静脉血栓有关[137,139]。感染在儿童凝血过程中也有重要的作用[134]。新生儿血小板对凝血酶、肾上腺素 / 腺苷二磷酸和血栓素不敏感[140]，然而，红细胞体积和红细胞比容增加以及 von Willebrand 因子水平增高，会使出血时间缩短。由此可见，将表面积较大的人工材料放入危重症小儿的血流中时，即使同时给予抗凝剂，也将会影响血栓和出血的发生率。

传统上，小儿机械循环支持的抗凝与 ECMO 中肝素管理有关。一般来说，需要检测全血凝血激活时间，ECMO 辅助的出血和血栓并发症发生率仍然高于 30%。管理长期辅助装置的抗凝有一系列挑战。在使用长期装置的小儿和成人，临床医生更为关注机械循环支持中的持续血小板激活[141]。从持续静脉输注（比如肝素）到间断给予抗凝剂（如华法林，低分子量肝素，抗血小板药物）的治疗转变也被认为是有利的，因为这有助于患者活动，降低感染风险。华法林口服患者凝血的管理比较困难，因为对于不能服用药片和经常有胃肠问题的儿童，药物的服用和吸收都存在问题。许多婴儿食品中都含有维生素 K，因为在发育中的小儿饮食摄入量变化较大，这就要求华法林的服用剂量随之改变。由于这些原因，低分子量肝素可能是儿童更易于接受的替代药物，虽然它需要一天两次的皮下注射。

柏林心脏研究所的团队描述了他们抗凝治疗中与时俱进的改变[130,142]。目前，他们将抗凝治疗方案分成了几个阶段。在术前阶段，不给抗血小板药，肝素仅用于患有心力衰竭的患者。在术中阶段，肝素用于 CPB，并在植入结束时，用鱼精蛋白完全拮抗。术后第一个 8 小时，不给任何抗凝药物。8 小时之后，无出血情况时，开始小剂量肝素治疗并逐渐增加剂量。几天之后，一旦血小板功能和数量正常时，就会给予抗血小板聚集（阿司匹林）和抗血小板黏附（潘生丁）的药物。在术后晚期，逐渐向华法林或低分子量肝素过渡。采用此策略，他们证明了出血和血栓并发症有小幅下降。但是，出血的并发症发生率仍旧高达 38%，血栓并发症为 22%[130]。北美的 IDE 试验很大程度上遵循了这个方案。

柏林心脏研究所的团队也回顾性的比较了接受 ECMO 和 VAD 的患者血液制品的使用情况。使用 VAD 的患者每天接受 4.3ml/kg 的血小板，与之相比，ECMO 患者每天则为 24.6ml/kg。红细胞悬液（17.2ml/kg 对比 60.3ml/kg）和血浆（8.5ml/kg 对比 46.9ml/kg）每天的用量也有显著的差异[143]。尽管从差异明显的患者群体的非随机研究中得出确切的结论比较困难，但是多数研究者都认为使用 ECMO 的患者血液制品的使用量远远大于 VAD。

随着抗血小板药物在这些患者中的应用，抗凝管理的复杂程度也增加了。实验室常用的检测，比如凝血酶原和部分凝血活酶时间不能衡量血小板功能，尽管激活凝血时间可以，但是它主要用于检测较高水平的抗凝。虽然探索了多种用于衡量成人 VAD 和介入心脏病学血小板功能和聚集的检测，小儿 VAD 群体中唯一常用的衡量血小板功能的检测是凝血弹性描记图[144]。这个检测在 Berlin Heart IDE 实验中是必须要做的。

其他管理问题

其他管理问题包括机械支持期间实施其他手术的麻醉问题。一个团队调查了 29 个麻醉病例，其中 11 个人应用了 Berlin Heart EXCOR，研究发现，由于心输出量固定的性质，这些患者对系统血管阻力降低尤其敏感[145]。小儿 VAD 辅助与人类白细胞抗原敏感性增加有关[146]，但是这与心脏移植的近期或中期结果没有相关性。因为这个领域最近才有长期支持治疗的能力，用支持治疗使小儿损坏的心肌能力恢复在很大程度上仍然未被验证。一个团队研究了 4 个用 VAD 治疗的患者的系列活检标本，他们发现，即使短期的 VAD 治疗也会出现逆转心肌重塑的结果[147]。这个令人兴奋的结果需要 VAD 脱机治疗方案的发展，以更好地预测哪些患者可以脱离 VAD。

结论

随着严重类型的先天性心脏病的生存率不断提高，允许心脏病患儿长期存活的心力衰竭管理策略的不断进步，小儿晚期心力衰竭的群体数量正在扩张。过去，对这个患者群体的机械支持选择十分有限。在前些年，管理机构、NIH、临床医师和倡导团体齐心协力，使小儿机械循环支持的状况发生了巨大的改变。理解小儿和成人晚期患者之间的差异对于评估结果非常重要。下一代装置的研究应将财务分析和费用研究考虑在内。此外，科学严谨的评估抗凝和神经发育结果等小儿专有问题非常重要。小儿专用装置的发展和注册数据采集将会继续发展，这个领域未来的几十年将会是充满挑战和机遇的。

（刘晋萍 译 于 坤 校）

参考文献

1. Gibbon Jr JH. Application of a mechanical heart and lung apparatus to cardiac surgery. *Minn Med.* 1954;37:171–185; passim.
2. Lillehei CW, Varco RL, Cohen M, et al. The first open heart corrections of tetralogy of Fallot: a 26–31 year follow-up of 106 patients. *Ann Surg.* 1986;204:490–502.
3. Kirklin JW, Dushane JW, Patrick RT, et al. Intracardiac surgery with the aid of a mechanical pump-oxygenator system (Gibbon type): report of eight cases. *Proc Staff Meet Mayo Clin.* 1955;30:201–206.
4. Castaneda AR, Lamberti J, Sade RM, et al. Open-heart surgery during the first three months of life. *J Thorac Cardiovasc Surg.* 1974;68:719–731.
5. Barratt-Boyes BG. Complete correction of cardiovascular malformations in the first two years of life using profound hypothermia. In: Barratt-Boyes BG, Neutze JM, Harris EA, eds. *Heart Disease in Infancy.* Edinburgh: Churchill Livingstone; 1973:25–36.
6. Keane J, Lock J, Fyler D, eds. *Nadas' Pediatric Cardiology.* 2nd ed. Philadelphia: Saunders Elsevier; 2006.
7. Lipshultz SE, Sleeper LA, Towbin JA, et al. The incidence of pediatric cardiomyopathy in two regions of the United States. *N Engl J Med.* 2003;348:1647–1655.
8. Nugent AW, Daubeney PE, Chondros P, et al. The epidemiology of childhood cardiomyopathy in Australia. *N Engl J Med.* 2003;348:1639–1646.
9. Rosenthal D, Chrisant MR, Edens E, et al. International Society for Heart and Lung Transplantation: practice guidelines for management of heart failure in children. *J Heart Lung Transplant.* 2004;23:1313–1333.
10. Boneva RS, Botto LD, Moore CA, et al. Mortality associated with congenital heart defects in the United States: trends and racial disparities, 1979–1997. *Circulation.* 2001;103:2376–2381.
11. Boucek MM, Aurora P, Edwards LB, et al. Registry of the International Society for Heart and Lung Transplantation: tenth official pediatric heart transplantation report—2007. *J Heart Lung Transplant.* 2007;26:796–807.
12. United Network for Organ Sharing. Available at www.unos.org; Accessed 21.01.2008.
13. Almond CS, Thiagarajan RR, Piercey GE, et al. Waiting list mortality among children listed for heart transplantation in the United States. *Circulation.* 2009;119:717–727.
14. Mah D, Singh TP, Thiagarajan RR, et al. Incidence and risk factors for mortality in infants awaiting heart transplantation in the USA. *J Heart Lung Transplant.* 2009;28:1292–1298.
15. McGiffin DC, Naftel DC, Kirklin JK, et al. Predicting outcome after listing for heart transplantation in children: comparison of Kaplan-Meier and parametric competing risk analysis. Pediatric Heart Transplant Study Group. *J Heart Lung Transplant.* 1997;16:713–722.
16. Mital S, Addonizio LJ, Lamour JM, et al. Outcome of children with end-stage congenital heart disease waiting for cardiac transplantation. *J Heart Lung Transplant.* 2003;22:147–153.
17. Morrow WR, Naftel D, Chinnock R, et al. Outcome of listing for heart transplantation in infants younger than six months: predictors of death and interval to transplantation. The Pediatric Heart Transplantation Study Group. *J Heart Lung Transplant.* 1997;16:1255–1266.
18. Nield LE, McCrindle BW, Bohn DJ, et al. Outcomes for children with cardiomyopathy awaiting transplantation. *Cardiol Young.* 2000;10:358–366.
19. del Nido PJ, Dalton HJ, Thompson AE, et al. Extracorporeal membrane oxygenator rescue in children during cardiac arrest after cardiac surgery. *Circulation.* 1992;86(suppl 5):II300–II304.
20. Kulik TJ, Moler FW, Palmisano JM, et al. Outcome-associated factors in pediatric patients treated with extracorporeal membrane oxygenator after cardiac surgery. *Circulation.* 1996;94(suppl 9):II63–II68.
21. Raithel SC, Pennington DG, Boegner E, et al. Extracorporeal membrane oxygenation in children after cardiac surgery. *Circulation.* 1992;86(suppl 5):II305–II310.
22. Walters III HL, Hakimi M, Rice MD, et al. Pediatric cardiac surgical ECMO: multivariate analysis of risk factors for hospital death. *Ann Thorac Surg.* 1995;60:329–336.
23. del Nido PJ, Armitage JM, Fricker FJ, et al. Extracorporeal membrane oxygenation support as a bridge to pediatric heart transplantation. *Circulation.* 1994;90:II66–II69.
24. Fiser WP, Yetman AT, Gunselman RJ, et al. Pediatric arteriovenous extracorporeal membrane oxygenation (ECMO) as a bridge to cardiac transplantation. *J Heart Lung Transplant.* 2003;22:770–777.
25. Gajarski RJ, Mosca RS, Ohye RG, et al. Use of extracorporeal life support as a bridge to pediatric cardiac transplantation. *J Heart Lung Transplant.* 2003;22:28–34.
26. Kirshbom PM, Bridges ND, Myung RJ, et al. Use of extracorporeal membrane oxygenation in pediatric thoracic organ transplantation. *J Thorac Cardiovasc Surg.* 2002;123:130–136.
27. Bartlett RH, Gazzaniga AB, Huxtable RF, et al. Extracorporeal circulation (ECMO) in neonatal respiratory failure. *J Thorac Cardiovasc Surg.* 1977;74:826–833.
28. Bartlett RH, Andrews AF, Toomasian JM, et al. Extracorporeal membrane oxygenation for newborn respiratory failure: forty-five cases. *Surgery.* 1982;92:425–433.
29. Bartlett RH, Gazzaniga AB, Huxtable RH, et al. Extracorporeal membrane oxygenation (ECMO) in newborn respiratory failure: technical consideration. *Trans Am Soc Artif Intern Organs.* 1979;25:473–475.
30. Bartlett RH, Roloff DW, Cornell RG, et al. Extracorporeal circulation in neonatal respiratory failure: a prospective randomized study. *Pediatrics.* 1985;76:479–487.
31. O'Rourke PP, Crone RK, Vacanti JP, et al. Extracorporeal membrane oxygenation and conventional medical therapy in neonates with persistent pulmonary hypertension of the newborn: a prospective randomized study. *Pediatrics.* 1989;84:957–963.
32. UK Collaborative ECMO Trial Group. UK collaborative randomised trial of neonatal extracorporeal membrane oxygenation. *Lancet.* 1996;348:75–82.
33. Zapol WM, Snider MT, Hill JD, et al. Extracorporeal membrane oxygenation in severe acute respiratory failure: a randomized prospective study. *JAMA.* 1979;242:2193–2196.
34. Bartlett RH, Gazzaniga AB, Wetmore NE, et al. Extracorporeal membrane oxygenation (ECMO) in the treatment of cardiac and respiratory failure in children. *Trans Am Soc Artif Intern Organs.* 1980;26:578–581.

35. Hardesty RL, Deeb GM, Griffith BP, et al. Clinical experience with pediatric microporous oxygenator for profound hypothermia. *Arch Surg.* 1980;115:1355–1358.
36. Hardesty RL, Griffith BP, Debski RF, et al. Extracorporeal membrane oxygenation: successful treatment of persistent fetal circulation following repair of congenital diaphragmatic hernia. *J Thorac Cardiovasc Surg.* 1981;81:556–563.
37. Trento A, Estner SM, Griffith BP, et al. Massive hemoptysis in patients with cystic fibrosis: three case reports and a protocol for clinical management. *Ann Thorac Surg.* 1985;39:254–256.
38. Kanter KR, Pennington G, Weber TR, et al. Extracorporeal membrane oxygenation for postoperative cardiac support in children. *J Thorac Cardiovasc Surg.* 1987;93:27–35.
39. Klein MD, Shaheen KW, Whittlesey GC, et al. Extracorporeal membrane oxygenation for the circulatory support of children after repair of congenital heart disease. *J Thorac Cardiovasc Surg.* 1990;100:498–505.
40. Weinhaus L, Canter C, Noetzel M, et al. Extracorporeal membrane oxygenation for circulatory support after repair of congenital heart defects. *Ann Thorac Surg.* 1989;48:206–212.
41. Duncan BW, Ibrahim AE, Hraska V, et al. Use of rapid-deployment extracorporeal membrane oxygenation for the resuscitation of pediatric patients with heart disease after cardiac arrest. *J Thorac Cardiovasc Surg.* 1998;116:305–311.
42. Jacobs JP, Ojito JW, McConaghey TW, et al. Rapid cardiopulmonary support for children with complex congenital heart disease. *Ann Thorac Surg.* 2000;70:742–749; discussion 749–750.
43. Hines MH. ECMO and congenital heart disease. *Semin Perinatol.* 2005;29:34–39.
44. Van Meurs KP, Hintz SR, Sheehan AM. ECMO for neonatal respiratory failure. In: Van Meurs K, Lally K, Peek G, et al., eds. *ECMO: Extracorporeal Cardiopulmonary Support in Critical Care.* 3rd ed. Ann Arbor, MI: Extracorporeal Life Support Organization; 2005:273–295.
45. Extracorporeal Life Support Organization. *Extracorporeal Life Support Organization Registry Report.* Ann Arbor, MI: University of Michigan; 2010.
46. Salvin JW, Laussen PC, Thiagarajan RR. Extracorporeal membrane oxygenation for postcardiotomy mechanical cardiovascular support in children with congenital heart disease. *Paediatr Anaesth.* 2008;18:1157–1162.
47. Alsoufi B, Al-Radi OO, Gruenwald C, et al. Extra-corporeal life support following cardiac surgery in children: analysis of risk factors and survival in a single institution. *Eur J Cardiothorac Surg.* 2009;35:1004–1011.
48. Ishino K, Weng Y, Alexi-Meskishvili V, et al. Extracorporeal membrane oxygenation as a bridge to cardiac transplantation in children. *Artif Organs.* 1996;20:728–732.
49. Pollock-BarZiv SM, McCrindle BW, West LJ, et al. Competing outcomes after neonatal and infant wait-listing for heart transplantation. *J Heart Lung Transplant.* 2007;26:980–985.
50. Levi D, Marelli D, Plunkett M, et al. Use of assist devices and ECMO to bridge pediatric patients with cardiomyopathy to transplantation. *J Heart Lung Transplant.* 2002;21:760–770.
51. del Nido PJ, Duncan BW, Mayer Jr JE, et al. Left ventricular assist device improves survival in children with left ventricular dysfunction after repair of anomalous origin of the left coronary artery from the pulmonary artery. *Ann Thorac Surg.* 1999;67:169–172.
52. Karl TR, Sano S, Horton S, et al. Centrifugal pump left heart assist in pediatric cardiac operations: indication, technique, and results. *J Thorac Cardiovasc Surg.* 1991;102:624–630.
53. Kesler KA, Pruitt AL, Turrentine MW, et al. Temporary left-sided mechanical cardiac support during acute myocarditis. *J Heart Lung Transplant.* 1994;13:268–270.
54. Shen I, Ungerleider RM. Routine use of mechanical ventricular assist following the Norwood procedure. *Semin Thorac Cardiovasc Surg Pediatr Card Surg Annu.* 2004;7:16–21.
55. Karl TR, Horton SB, Brizard C. Postoperative support with the centrifugal pump ventricular assist device (VAD). *Semin Thorac Cardiovasc Surg Pediatr Card Surg Annu.* 2006;83–91.
56. Ungerleider RM, Shen I, Yeh T, et al. Routine mechanical ventricular assist following the Norwood procedure: improved neurologic outcome and excellent hospital survival. *Ann Thorac Surg.* 2004;77:18–22.
57. Arabía FA, Tsau PH, Smith RG, et al. Pediatric bridge to heart transplantation: application of the Berlin Heart, Medos and Thoratec ventricular assist devices. *J Heart Lung Transplant.* 2006;25:16–21.
58. Coskun O, Parsa A, Weitkemper H, et al. Heart transplantation in children after mechanical circulatory support: comparison of heart transplantation with ventricular assist devices and elective heart transplantation. *ASAIO J.* 2005;51:495–497.
59. Kaczmarek I, Sachweh J, Groetzner J, et al. Mechanical circulatory support in pediatric patients with the Medos assist device. *ASAIO J.* 2005;51:498–500.
60. Hill JD, Reinhartz O. Clinical outcomes in pediatric patients implanted with Thoratec ventricular assist device. *Semin Thorac Cardiovasc Surg Pediatr Card Surg Annu.* 2006;115–122.
61. Blume ED, Naftel DC, Bastardi HJ, et al. Outcomes of children bridged to heart transplantation with ventricular assist devices: a multi-institutional study. *Circulation.* 2006;113:2313–2319.
62. Sharma MS, Webber SA, Morell VO, et al. Ventricular assist device support in children and adolescents as a bridge to heart transplantation. *Ann Thorac Surg.* 2006;82:926–932.
63. Slaughter MS, Rogers JG, Milano CA, et al. Advanced heart failure treated with continuous-flow left ventricular assist device. *N Engl J Med.* 2009;361:2241–2251.
64. Blume ED, Rosenthal DN, Chen JM, et al. Outcomes of children implanted with ventricular assist device therapy: analysis of the Interagency Registry for Mechanical Circulatory Support (INTERMACS). *J Heart Lung Transplant.* 2010;29:S34.
65. Owens WR, Bryant 3rd R, Dreyer WJ, et al. Initial clinical experience with the HeartMate II ventricular assist system in a pediatric institution. *Artif Organs.* 2010;34:600–603.
66. John R, Long JW, Massey HT, et al. Outcomes of a multicenter trial of the Levitronix CentriMag ventricular assist system for short-term circulatory support. *J Thorac Cardiovasc Surg.* 2011;141:932–939.
67. Hirata Y, Charette K, Mosca RS, et al. Pediatric application of the Thoratec CentriMag BIVAD as a bridge to heart transplantation. *J Thorac Cardiovasc Surg.* 2008;136:1386–1387.
68. Kouretas PC, Kaza AK, Burch PT, et al. Experience with the Levitronix CentriMag in the pediatric population as a bridge to decision and recovery. *Artif Organs.* 2009;33:1002–1004.
69. Dasse KA, Gellman B, Kameneva MV, et al. Assessment of hydraulic performance and biocompatibility of a maglev centrifugal pump system designed for pediatric cardiac or cardiopulmonary support. *ASAIO J.* 2007;53:771–777.
70. Andrade JG, Al-Saloos H, Jeewa A, et al. Facilitated cardiac recovery in fulminant myocarditis: pediatric use of the Impella LP 5.0 pump. *J Heart Lung Transplant.* 2009;29:96–97.
71. Ruygrok PN, Esmore DS, Alison PM, et al. Pediatric experience with the VentrAssist LVAD. *Ann Thorac Surg.* 2008;86:622–626.
72. Ricci M, Gaughan CB, Rossi M, et al. Initial experience with the TandemHeart circulatory support system in children. *ASAIO J.* 2008;54:542–545.
73. U.S. Food and Drug Administration. *DeBakey VAD Child Left Ventricular Assist System—H030003.* Available at www.accessdata.fda.gov/cdrh_docs pdf3/H030003a.pdf.
74. Fraser Jr CD, Carberry KE, Owens WR, et al. Preliminary experience with the MicroMed DeBakey pediatric ventricular assist device. *Semin Thorac Cardiovasc Surg Pediatr Card Surg Annu.* 2006;109–114.
75. Padalino MA, Ohye RG, Chang AC, et al. Bridge to transplant using the MicroMed DeBakey ventricular assist device in a child with idiopathic dilated cardiomyopathy. *Ann Thorac Surg.* 2006;81:1118–1121.
76. Warnecke H, Berdjis F, Hennig E, et al. Mechanical left ventricular support as a bridge to cardiac transplantation in childhood. *Eur J Cardiothorac Surg.* 1991;5:330–333.
77. Hetzer R, Alexi-Meskishvili V, Weng Y, et al. Mechanical cardiac support in the young with the Berlin Heart EXCOR pulsatile ventricular assist device: 15 years' experience. *Semin Thorac Cardiovasc Surg Pediatr Card Surg Annu.* 2006:99–108.
78. Hetzer R, Dandel M, Knosalla C. Left ventricular assist devices and drug therapy in heart failure. *N Engl J Med.* 2007;356:869–870; author reply 871–862.
79. Hetzer R, Potapov EV, Stiller B, et al. Improvement in survival after mechanical circulatory support with pneumatic pulsatile ventricular assist devices in pediatric patients. *Ann Thorac Surg.* 2006;82:917–924; discussion 924–915.
80. Humpl T, Furness S, Gruenwald C, et al. The Berlin Heart EXCOR Pediatrics: the SickKids experience 2004-2008. *Artif Organs.* 2010;34:1082–1086.
81. Gandhi SK, Huddleston CB, Balzer DT, et al. Biventricular assist devices as a bridge to heart transplantation in small children. *Circulation.* 2008;118(suppl 14):S89–S93.
82. Brancaccio G, Amodeo A, Ricci Z, et al. Mechanical assist device as a bridge to heart transplantation in children less than 10 kilograms. *Ann Thorac Surg.* 2010;90:58–62.
83. Karimova A, Van Doorn C, Brown K, et al. Mechanical bridging to orthotopic heart transplantation in children weighing less than 10 kg: feasibility and limitations. *Eur J Cardiothorac Surg.* 2011;39:304–309.
84. Cohen G, Permut L. Decision making for mechanical cardiac assist in pediatric cardiac surgery. *Semin Thorac Cardiovasc Surg Pediatr Card Surg Annu.* 2005;41–50.
85. Chaturvedi RR, Macrae D, Brown KL, et al. Cardiac ECMO for biventricular hearts after paediatric open heart surgery. *Heart.* 2004;90:545–551.
86. Klugman D, Berger JT, Sable CA, et al. Pediatric patients hospitalized with myocarditis: a multi-institutional analysis. *Pediatr Cardiol.* 2009;31:222–228.
87. Rajagopal SK, Almond CS, Laussen PC, et al. Extracorporeal membrane oxygenation for the support of infants, children, and young adults with acute myocarditis: a review of the Extracorporeal Life Support Organization registry. *Crit Care Med.* 2009;38(2):382–387.
88. Tissot C, Buckvold S, Phelps CM, et al. Outcome of extracorporeal membrane oxygenation for early primary graft failure after pediatric heart transplantation. *J Am Coll Cardiol.* 2009;54:730–737.
89. Bae JO, Frischer JS, Waich M, et al. Extracorporeal membrane oxygenation in pediatric cardiac transplantation. *J Pediatr Surg.* 2005;40:1051–1056 discussion 1056–1057.
90. Fenton KN, Webber SA, Danford DA, et al. Long-term survival after pediatric cardiac transplantation and postoperative ECMO support. *Ann Thorac Surg.* 2003;76:843–846 discussion 847.
91. Galantowicz ME, Stolar CJ. Extracorporeal membrane oxygenation for perioperative support in pediatric heart transplantation. *J Thorac Cardiovasc Surg.* 1991;102:148–151 discussion 151–142.
92. Delmo Walter EM, Stiller B, Hetzer R, et al. Extracorporeal membrane oxygenation for perioperative cardiac support in children: I. Experience at the Deutsches Herzzentrum Berlin (1987-2005). *ASAIO J.* 2007;53:246–254.
93. Thourani VH, Kirshbom PM, Kanter KR, et al. Venoarterial extracorporeal membrane oxygenation (VA-ECMO) in pediatric cardiac support. *Ann Thorac Surg.* 2006;82:138–144 discussion 144–135.
94. Walker GM, McLeod K, Brown KL, et al. Extracorporeal life support as a treatment of supraventricular tachycardia in infants. *Pediatr Crit Care Med.* 2003;4:52–54.
95. Malaisrie SC, Pelletier MP, Yun JJ, et al. Pneumatic paracorporeal ventricular assist device in infants and children: initial Stanford experience. *J Heart Lung Transplant.* 2008;27:173–177.
96. Imamura M, Dossey AM, Prodhan P, et al. Bridge to cardiac transplant in children: Berlin Heart versus extracorporeal membrane oxygenation. *Ann Thorac Surg.* 2009;87:1894–1901 discussion 1901.
97. Potapov EV, Stiller B, Hetzer R. Ventricular assist devices in children: current achievements and future perspectives. *Pediatr Transplant.* 2007;11:241–255.
98. Stiller B, Weng Y, Hubler M, et al. Pneumatic pulsatile ventricular assist devices in children under 1 year of age. *Eur J Cardiothorac Surg.* 2005;28:234–239.
99. Reinhartz O, Keith FM, El-Banayosy A, et al. Multicenter experience with the Thoratec ventricular assist device in children and adolescents. *J Heart Lung Transplant.* 2001;20:439–448.
100. Deng MC, Edwards LB, Hertz MI, et al. Mechanical circulatory support device database of the international society for heart and lung transplantation: third annual report—2005. *J Heart Lung Transplant.* 2005;24:1182–1187.
101. Holman WL, Pae WE, Teutenberg JJ, et al. INTERMACS: interval analysis of registry data. *J Am Coll Surg.* 2009;208:755–761; discussion 761–752.
102. Rockett SR, Bryant JC, Morrow WR, et al. Preliminary single center North American experience with the Berlin Heart pediatric EXCOR device. *ASAIO J.* 2008;

54:479–482.
103. Huang SC, Chi NH, Chen CA, et al. Left ventricular assist for pediatric patients with dilated cardiomyopathy using the Medos VAD cannula and a centrifugal pump. Artif Organs. 2009;33:1032–1037.
104. Camboni D, Philipp A, Haneya A, et al. Serial use of an interventional lung assist device and a ventricular assist device. *ASAIO J.* 2010;56:270–272.
105. Wermelt JZ, Honjo O, Kilic A, et al. Use of a pulsatile ventricular assist device (Berlin Heart EXCOR) and an interventional lung assist device (Novalung) in an animal model. *ASAIO J.* 2008;54:498–503.
106. Matsuda H, Taenaka Y, Ohkubo N, et al. Use of a paracorporeal pneumatic ventricular assist device for postoperative cardiogenic shock in two children with complex cardiac lesions. *Artif Organs.* 1988;12:423–430.
107. Pearce FB, Kirklin JK, Holman WL, et al. Successful cardiac transplant after Berlin Heart bridge in a single ventricle heart: use of aortopulmonary shunt as a supplementary source of pulmonary blood flow. *J Thorac Cardiovasc Surg.* 2009;137:e40–e42.
108. Chu MW, Sharma K, Tchervenkov CI, et al. Berlin Heart ventricular assist device in a child with hypoplastic left heart syndrome. *Ann Thorac Surg.* 2007;83:1179–1181.
109. Irving C, Parry G, O'sullivan J, et al. Cardiac transplantation in adults with congenital heart disease. *Heart.* 2010;96:1217–1222.
110. Calvaruso DF, Ocello S, Salviato N, et al. Implantation of a Berlin Heart as single-ventricle by-pass on Fontan circulation in univentricular heart failure. *ASAIO J.* 2007;53(6):e1–e2.
111. Cardarelli MG, Salim M, Love J, et al. Berlin Heart as a bridge to recovery for a failing Fontan. *Ann Thorac Surg.* 2009;87:943–946.
112. Frazier OH, Gregoric ID, Messner GN. Total circulatory support with an LVAD in an adolescent with a previous Fontan procedure. *Tex Heart Inst J.* 2005;32:402–404.
113. Morris CD, Gregoric ID, Cooley DA, et al. Placement of a continuous-flow ventricular assist device in the failing ventricle of an adult patient with complex cyanotic congenital heart disease. *Heart Surg Forum.* 2008;11:E143–E144.
114. Newcomb AE, Negri JC, Brizard CP, et al. Successful left ventricular assist device bridge to transplantation after failure of a Fontan revision. *J Heart Lung Transplant.* 2006;25:365–367.
115. Wheeler DS, Dent CL, Manning PB, et al. Factors prolonging length of stay in the cardiac intensive care unit following the arterial switch operation. *Cardiol Young.* 2008;18:41–50.
116. Christina JV, Ivan MR, David BR, et al. The use of ventricular assist devices in pediatric patients with univentricular hearts. *J Thorac Cardiovasc Surg.* 2011;141:588–590.
117. Martin JP, Allen JG, Weiss ES, et al. Glenn shunt facilitated weaning of right ventricular mechanical support. *Ann Thorac Surg.* 2009;88:e16–e17.
118. Succi GM, Moreira LF, Leirner AA, et al. Cavopulmonary anastomosis improves left ventricular assist device support in acute biventricular failure. *Eur J Cardiothorac Surg.* 2009;35:528–533.
119. Liden H, Haraldsson A, Ricksten SE, et al. Does pretransplant left ventricular assist device therapy improve results after heart transplantation in patients with elevated pulmonary vascular resistance? *Eur J Cardiothorac Surg.* 2009;35:1029–1034; discussion 1034–1025.
120. Karamlou T, Hirsch J, Welke K, et al. A United Network for Organ Sharing analysis of heart transplantation in adults with congenital heart disease: outcomes and factors associated with mortality and retransplantation. *J Thorac Cardiovasc Surg.* 2010;140:161–168.
121. Patel ND, Weiss ES, Allen JG, et al. Heart transplantation for adults with congenital heart disease: analysis of the United Network for Organ Sharing database. *Ann Thorac Surg.* 2009;88:814–821; discussion 821–812.
122. George I, Xydas S, Mancini DM, et al. Effect of clenbuterol on cardiac and skeletal muscle function during left ventricular assist device support. *J Heart Lung Transplant.* 2006;25:1084–1090.
123. Gregoric ID, Kosir R, Smart FW, et al. Left ventricular assist device implantation in a patient with congenitally corrected transposition of the great arteries. *Tex Heart Inst J.* 2005;32:567–569.
124. Stewart AS, Gorman RC, Pocchetino A, et al. Left ventricular assist device for right side assistance in patients with transposition. *Ann Thorac Surg.* 2002;74(3):912–914.
125. Sugiura T, Kurosawa H, Shin'oka T, et al. Successful explantation of ventricular assist device for systemic ventricular assistance in a patient with congenitally corrected transposition of the great arteries. *Interact Cardiovasc Thorac Surg.* 2006;5:792–793.
126. Wiklund L, Svensson S, Berggren H. Implantation of a left ventricular assist device, back-to-front, in an adolescent with a failing Mustard procedure. *J Thorac Cardiovasc Surg.* 1999;118:755–756.
127. Jouan J, Grinda JM, Bricourt MO, et al. Non-pulsatile axial flow ventricular assist device for right systemic ventricle failure late after Senning procedure. *Int J Artif Organs.* 2009;32:243–245.
128. Joyce DL, Crow SS, John R, et al. Mechanical circulatory support in patients with heart failure secondary to transposition of the great arteries. *J Heart Lung Transplant.* 2010;29:1302–1305.
129. Deng MC, Edwards LB, Taylor DO. et al. Mechanical circulatory support device database of the International Society for Heart and Lung Transplantation: third annual report 2005. *J Heart Lung Transplant.* 2005;24:1182–1187.
130. Drews T, Stiller B, Hubler M, et al. Coagulation management in pediatric mechanical circulatory support. *ASAIO J.* 2007;53:640–645.
131. Andrew M, Paes B, Milner R, et al. Development of the human coagulation system in the healthy premature infant. *Blood.* 1988;72:1651–1657.
132. Andrew M, Paes B, Milner R, et al. Development of the human coagulation system in the full-term infant. *Blood.* 1987;70:165–172.
133. Andrew M, Vegh P, Johnston M, et al. Maturation of the hemostatic system during childhood. *Blood.* 1992;80:1998–2005.
134. Hoppe C, Matsunaga A. Pediatric thrombosis. *Pediatr Clin North Am.* 2002;49:1257–1283.
135. Revel-Vilk S, Chan A, Bauman M, et al. Prothrombotic conditions in an unselected cohort of children with venous thromboembolic disease. *J Thromb Haemost.* 2003;1:915–921.
136. Andrew M, Marzinotto V, Pencharz P, et al. A cross-sectional study of catheter-related thrombosis in children receiving total parenteral nutrition at home. *J Pediatr.* 1995;126:358–363.
137. Massicotte MP, Dix D, Monagle P, et al. Central venous catheter related thrombosis in children: analysis of the Canadian Registry of Venous Thromboembolic Complications. *J Pediatr.* 1998;133(6):770–776.
138. Nowak-Göttl U, Dubbers A, Kececioglu D, et al. Factor V Leiden, protein c, and lipoprotein (a) in catheter-related thrombosis in childhood: a prospective study. *J Pediatr.* 1997;131:608–612.
139. Monagle P, Adams M, Mahoney M, et al. Outcome of pediatric thromboembolic disease: a report from the Canadian Childhood Thrombophilia Registry. *Pediatr Res.* 2000;47:763–766.
140. Monagle P, Chan A, Massicotte P, et al. Antithrombotic therapy in children: the Seventh ACCP Conference on Antithrombotic and Thrombolytic Therapy. *Chest.* 2004;126(suppl 3):645S–687S.
141. Houel R, Mazoyer E, Boval B, et al. Platelet activation and aggregation profile in prolonged external ventricular support. *J Thorac Cardiovasc Surg.* 2004;128:197–202.
142. Stiller B, Lemmer J, Schubert S, et al. Management of pediatric patients after implantation of the Berlin Heart EXCOR ventricular assist device. *ASAIO J.* 2006;52:497–500.
143. Stiller B, Lemmer J, Merkle F, et al. Consumption of blood products during mechanical circulatory support in children: comparison between ECMO and a pulsatile ventricular assist device. *Intensive Care Med.* 2004;30:1814–1820.
144. Seibel K, Berdat P, Boillat C, et al. Hemostasis management in pediatric mechanical circulatory support. *Ann Thorac Surg.* 2008;85:1453–1456.
145. Cave DA, Fry KM, Buchholz H. Anesthesia for noncardiac procedures for children with a Berlin Heart EXCOR Pediatric Ventricular Assist Device: a case series. *Paediatr Anaesth.* 2010;20:647–659.
146. O'Connor MJ, Menteer J, Chrisant MR, et al. Ventricular assist device-associated anti-human leukocyte antigen antibody sensitization in pediatric patients bridged to heart transplantation. *J Heart Lung Transplant.* 2010;29:109–116.
147. Mohapatra B, Vick 3rd GW, Fraser Jr CD, et al. Short-term mechanical unloading and reverse remodeling of failing hearts in children. *J Heart Lung Transplant.* 2010;29:98–104.

第 17 章

心肌复苏与心室辅助装置的使用

Emma J. Birks · Leslie W. Miller

关键点

心衰（HF）的特征是其具有重塑的过程，临床上常表现为进行性的心室扩张、收缩性减弱以及心内压力的升高。这些变化与心肌的细胞成分、空间结构和功能的变化有关。一旦心衰出现一段时间（数年），尽管一些口服药物可有适当的改善作用，重塑过程仍被认为几乎不可逆转。然而，慢性晚期心衰患者，使用几乎可以全部卸载心室负荷的左室辅助装置（LVAD）进行支持后，其心肌的几乎所有异常结构将恢复接近正常，重塑过程出现逆转。尽管大多数患者接受一段时间辅助支持后会在心肌结构上出现有意义的逆转，但只有很小比例的患者心功能明显改善，可以脱离辅助装置（恢复）。心肌重塑出现逆转并不等同于恢复。然而，许多成功脱机的患者都得到了持久的恢复（数年），恢复正常生活质量，无需心脏移植。

机械循环支持（MCS）的远期目标是了解重塑过程的分子机制，发现新的靶点和治疗策略，以介导显著的可逆性重塑和非辅助下的持久恢复。如前所述，大量数据表明 MCS 辅助一段时间后，许多心肌结构的关键部位接近正常，β- 受体、钙调节蛋白、代谢基质以及增强的心肌收缩力均显示患者接受阶段性 LVAD 支持后其恢复是有可能的。最近的一项研究显示 LVAD 支持联合辅助的药物治疗，尤其是联合 5 种口服的抗心衰药物和 1 种最新的 β_2- 受体激动剂双氯醇胺，可以获得 70% 的恢复率，随访 3 年以上恢复率依然显著[1]。慢性心衰的心肌恢复是一项崭新的、令人激动的逐渐走向成熟的研究领域。然而，许多充满争议的挑战性难题依然存在：慢性心衰真的可逆吗？会是不可逆转的吗？临床医生如何鉴定其可以恢复？这种恢复是可持续的吗？本章节立足于这些问题，揭示 LVAD 支持下心肌恢复这一概念的相关数据。

心肌恢复撤除装置的历史

LVAD 在重建全身血流时可以对左室压力和容量负荷进行显著的卸载。Frazier 和其同事[2,3]于 1994 年首先描述了对 18 例患者采用气动的 HeartMate（Thoratec Corp，Pleasanton，CA）进行辅助情况。18 例患者中有 12 例心衰的病因是非缺血性，其余 6 例心衰是缺血性。研究者发现所有进行 LVAD 辅助的病例，心胸比明显下降（从 0.65 到 0.55，$P < 0.003$），舒张末左室内径减小（从 7.0 到 5.5cm，$P < 0.05$），超声评估左室射血分数在基础值上提高 43%。患者的血流动力学也得到了改善，包括肺毛细血管楔压下降和心脏指数改善[2,3]。组织学检验显示 MCS 植入后相较于植入前，功能低下的心肌细胞，其平均面积从 60% 降至 21%。这是提示 LVAD 支持可以显著改善心功能的首篇报道。

Levine 和其同事监测了心脏移植接受药物治疗和使用 LVAD 作为

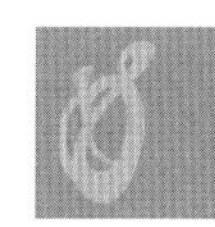

过渡的患者的舒张末期压力容量关系（EDPVR）[4,5]。药物治疗的患者，其心脏 EDPVR 的容量显著增大。相比之下，LVAD 支持的患者，其心脏的 EDPVR 接近于正常心脏，严格说来甚至不适于心脏移植（图 17-1）。该研究显示，长期血流动力学负荷的卸载，在程度和持续时间足够的情况下，可以起到逆转心腔扩大、恢复心脏正常结构（EDPVR 系数评定）的作用，即便最严重的心衰也是如此。

关于阶段性 LVAD 辅助后患者获得确切性恢复并顺利脱离辅助装置的首次报道是关于 5 例晚期非缺血性心衰患者（3 例先天性扩张型心肌病，2 例产后心肌病）。3 例先天性扩张型心肌病患者心肌功能恢复后，LVAD 成功撤除。另两例产后心肌病患者由于辅助装置故障而被迫撤除。除 1 例患者在移除 LVAD 后第 10 天非心脏性死亡，其余 4 例在移除 LVAD 后的第 35 个月、33 个月、14 个月和 2 个月后仍然生存。

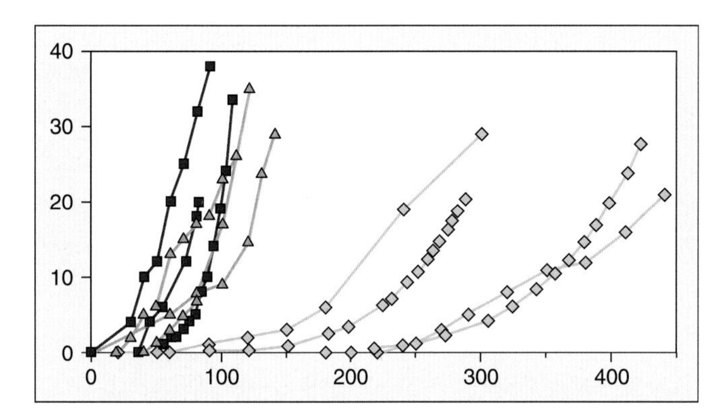

图 17-1　药物治疗下终末期特发性心肌病舒张末期压力容量关系（EDPVRs）（◆），心衰患者安装 LVAD 后（▲），正常受试者（■）。药物治疗下心衰患者 EDPVRs 曲线位于正常值的右侧，LVAD 组曲线接近正常心脏。x 轴：容量（ml）；y 轴：压力（mmHg）。（From Levine HR，Oz MC，Chen JM，et al. Reversal of chronic ventricular dilation in patients with end-stage cardiomyopathy by prolonged mechanical unloading. Circulation .1995；91:2717-2723.）

一些随后的报道显示恢复率在 5% ～ 10%，非心脏移植脱机后 5 年的生存率接近 70%（表 17-1）。Farrar 和其同事[7]报道了在 Thoratec 公司注册的多中心的研究结果，该大宗报道显示 281 例病因分类中非缺血性心衰的患者有 22 例（8.1%）脱机，最新的随访中 22 例脱机患者里有 17 例（70%）生存良好（16 例 NYHA 分级Ⅰ级，1 例分级Ⅱ级）。这些患者 1 年和 5 年的非心脏移植生存率分别为 86% 和 77%（表 17-1）。余下 5 例患者，2 例死亡，3 例实施了心脏移植。约 50% 的患者被证实其心衰的原因是心肌炎或产后心肌病，这一发现从 LVAD 支持后恢复的患者中得到证实。

Mancini 和其同事[8]对 111 例通过 LVAD 支持作为过渡到心脏移植（BTT）（46% 的患者患有扩张型心肌病）的患者资料进行了回顾性研究，这一大宗报道称 111 例患者中仅有 5 例（总数的 4.5%，但 9% 的患者病因为非缺血性）通过辅助装置最终心脏功能充分恢复并脱机。5 例患者中有 4 例为非缺血性心肌病。5 例患者中仅有一例脱机后长期生存，并在随后 15 个月的随访中维持较好的左室功能；1 例在脱机后 3 个月死于心衰，1 例猝死，2 例再次植入 LVAD。作者表明仅有很小比例的患者心肌功能可以获得显著恢复，主要是非缺血性心衰患者。此研究削弱了心衰很有可能恢复的信念。

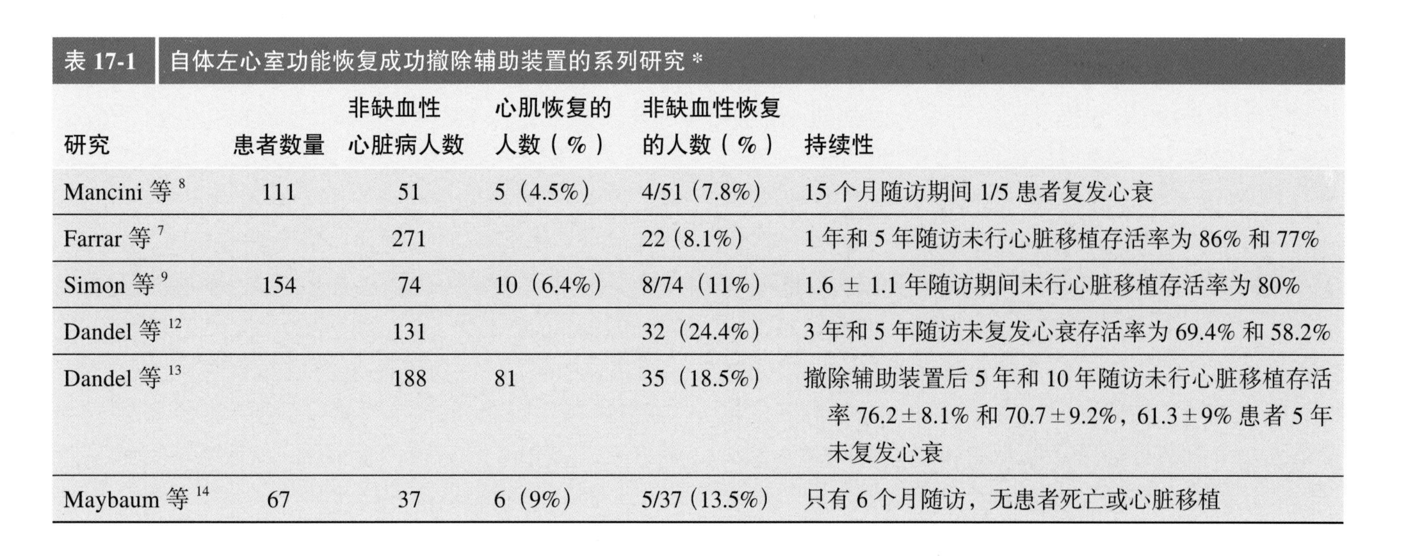

表 17-1　自体左心室功能恢复成功撤除辅助装置的系列研究 *

研究	患者数量	非缺血性心脏病人数	心肌恢复的人数（%）	非缺血性恢复的人数（%）	持续性
Mancini 等[8]	111	51	5（4.5%）	4/51（7.8%）	15 个月随访期间 1/5 患者复发心衰
Farrar 等[7]		271		22（8.1%）	1 年和 5 年随访未行心脏移植存活率为 86% 和 77%
Simon 等[9]	154	74	10（6.4%）	8/74（11%）	1.6 ± 1.1 年随访期间未行心脏移植存活率为 80%
Dandel 等[12]		131		32（24.4%）	3 年和 5 年随访未复发心衰存活率为 69.4% 和 58.2%
Dandel 等[13]		188	81	35（18.5%）	撤除辅助装置后 5 年和 10 年随访未行心脏移植存活率 76.2±8.1% 和 70.7±9.2%，61.3±9% 患者 5 年未复发心衰
Maybaum 等[14]	67	37	6（9%）	5/37（13.5%）	只有 6 个月随访，无患者死亡或心脏移植

尽管在慢性心衰患者中存在心肌恢复的表现，但成功的病例几乎都局限在心衰时间较短的年轻患者中，大多数被怀疑或证实是心肌炎（普遍被认为是一种严重的急性炎症性状态，更有可能获得恢复）。慢性心衰（有数年明确治疗史）获得持久恢复的情况还需进一步证实。但还没有人做积极干预促进心肌恢复或使用系统性研究来证实心肌恢复的可能性。

柏林的一个团队报道了许多患者成功移除辅助装置并获得持久性恢复，该团队在过去10年内报道了多项最新研究。最初的报道显示第一批脱机的5例患者均恢复了正常的心功能，持续51～592天[10-12]。至2004年，131例非缺血性心衰患者中有32例（24%）脱离辅助装置，脱机后5年的生存率高达78.3 ± 8.1%。31例脱机患者中有14例（31.3%）3年内再次发生心衰，但仅2例死于心衰。另12例再发心衰的患者实施了成功的心脏移植。脱机的患者3年和5年后未再发心衰的比例分别为69.4%和58.2%。与脱机后再发心衰相关的风险因素包括：脱机前射血分数（EF）低于45%；舒张末期内径（EDD）超过55mm；心衰史超过5年。无以上风险因素者，脱机后3年均未再发心衰。至2008年，该团队共报道了81例终末期心衰进行机械辅助后成功脱机的病例，类型包括左心室辅助、双心室辅助和右心室辅助[13]。研究者分析了大于14岁使用LVAD支持的非缺血性心肌病患者（包括心肌炎患者），发现188例患者中的35例（18.5%）成功脱机，作为BTT的指征而随后实施了心脏移植。35例患者中，30例择期脱机，另5例由于机械泵相关的并发症，出现凝聚物而被迫脱机[13]。当时没有确定的标准去定义心功能恢复的标准，也没有什么情况下可以安全移除辅助装置的建议。8例择期脱机的患者脱机前EF(30%～44%）和左室舒张末内径（LVEDD）（56～60mm）均未达到正常。然而，移除LVAD后总的5年和10年生存率（包括再发心衰而进行心脏移植后的生存率）分别为79.1±7.1%和75.3±7.7%。脱机后的第5年，此类患者未再发心衰的概率为61.3±9.0%。作者表示若患者脱机后1年病情保持稳定，脱离LVAD后5年和10年未再发心衰的概率分别为84.2±8.4%和61.8±11.4%。另一重要发现是脱机后长期稳定的患者心衰史较短且较年轻，所需的支持时间也较短。该团队研究方式的另一重要特征是装置植入1个月后，通过降低泵速和流量来检测患者本身的心功能，但依据已发表的关于恢复的报道，没有针对此类患者口服心衰药物的使用标准。

唯一一项LVAD支持对心室大小和功能影响的无干预史的前瞻性系列观察是关于67例缺血和非缺血性心衰的多中心研究（37例非缺血性心肌病和30例缺血性心肌病）。8个LVAD中心的研究者在此类难治性心衰患者体内植入LVAD装置，被称为LVAD研究小组[14]。患者均使用HeartMate XVE装置，将不同类型辅助装置可能存在的差异降至最小。装置植入后如果能耐受，则使用口服心衰药物，包括血管紧张素转换酶抑制剂（ACEI）、β-受体阻滞剂、地高辛、血管紧张素Ⅱ受体抑制剂以及醛固酮抑制剂。心衰药物的靶剂量无统一规定，研究者根据个人经验来决定药物种类和剂量，而非治疗规范。因此，患者用药的最大剂量变化区间很大，甚至无需药物治疗，常规使用口服心衰药物的潜在优势尚无明确结论。

上述的辅助装置Thoratec HeartMate XVE，可以从自动泵血调至4～5次/分的手动泵血状态，以便在无其他干预情况下观察自身心功能状况。参与研究的医学中心，并非都有“停泵”的经验，也并非在所有患者身上实施。一些患者在低流量的LVAD辅助（LVAD流量降至4 L/min后15分钟）下进行超声心动图检查，而非停止机械辅助。EF高于40%的患者则可在降低辅助流量或完全停止LVAD辅助的状态下，给予多巴酚丁胺而行超声心动图检查，同时检测血流动力学指标。额外的检查还包括心肺运动试验，部分患者需要在全流量辅助的情况下实施。

超声心动图结果在一个重点实验室经分析显示，辅助1个月后自体心功能会有很好的恢复，EF从LVAD植入前的平均17%上升至平均34%（$P < 0.001$），与可逆性重塑相关的LVEDD从7.1cm降至5.1cm（$P < 0.001$）（图17-2），左室重量从320g降至194g（$P < 0.001$）。然而在接下来的4个月里，心室再次扩张，EF从30%降至22%。患者例数虽然不多，但通过数月对EF和LVEDD两个终点指标的观察，其趋势呈线性下降，除去对负荷的卸载，自体的心功能没有明显改善。最大摄氧量通过LVAD支持得到了提高（30天和120天分别为13.7±4.2ml/kg/min和18.9±5.5ml/kg/min；$P < 0.001$）。仅6例患者（9%）心功能恢复而成功脱机，但并没有与脱机特异性相关的治疗标准。此研究提供的观察数据显示，第1个月后再次出现的心室扩张和EF下降提示长时间的机械循环支持本质上并没有导致心肌恢

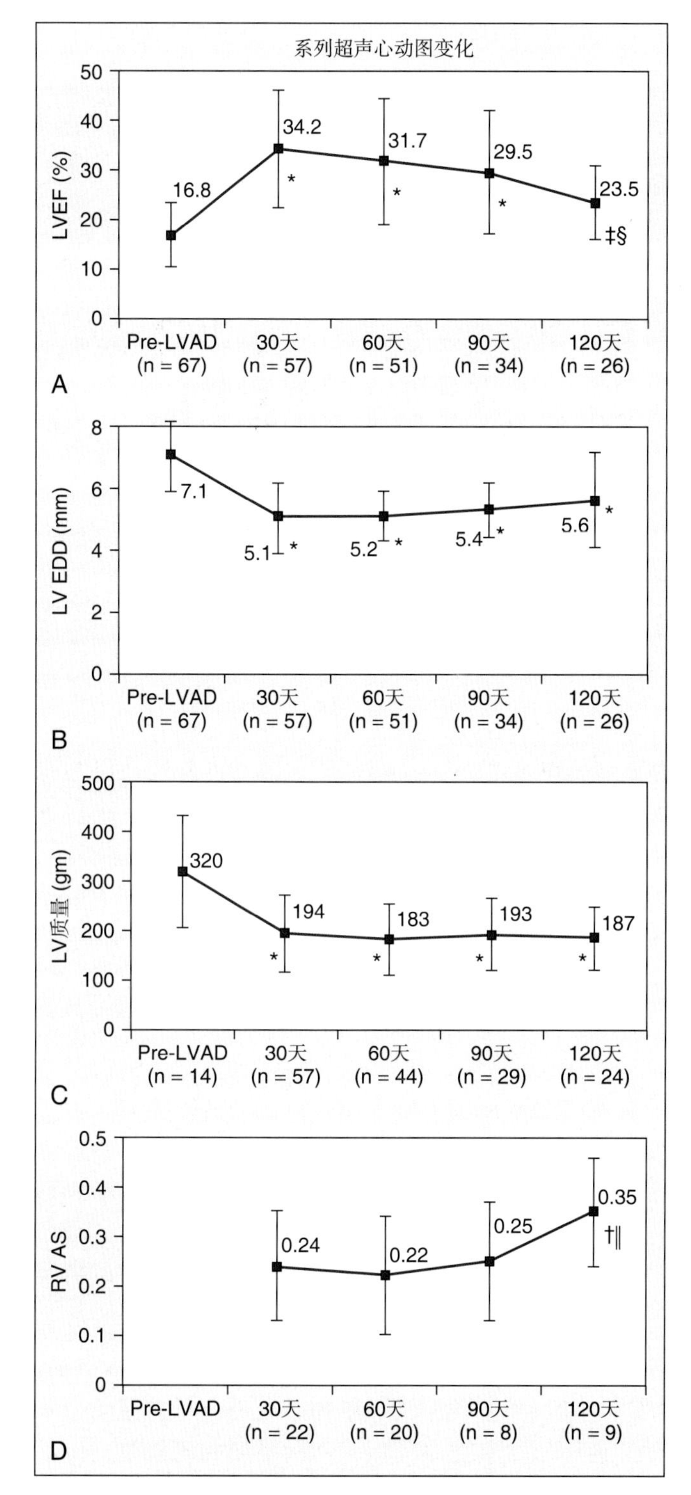

图 17-2 系列超声心动图变化情况。A-C，左心室射血分数（LVEF）（A），与 LVAD 植入前比较，左心室舒张末内径（LV EDD）（B）和左心室质量（C）显著改善。D，辅助 120 天时右心室面积变化分数（RVAS）较 30 天和 60 天明显改善。与 LVAD 治疗前比较：* $P < 0.001$。与 30 天比较：† $P < 0.05$，‡ $P < 0.01$。与 60 天比较：§ $P < 0.05$，‖ $P < 0.01$。（From Maybaum S，Mancini D，Xydas S，et al. Cardiac improvement during mechanical circulatory support a prospective ulticenter study of the LVAD Working group Circulation. 2007；115:2497-2505.）

复。

心肌恢复低成功率的可能解释

上述研究显示在 LVAD 支持后，心肌可能发生显著的可逆性重塑并达到允许脱离机械辅助的程度，但概率较低，且这种恢复可以持续的时间变异较大。然而，多数辅助仅作为心脏移植的过渡，甚至没有进行心肌是否恢复的检测。因此恢复比例和持续时间还没有定论。

心室无机械做功时的萎缩情况

许多情况下，肢体损伤后需要进行石膏固定，由于缺乏机械做功，骨骼肌萎缩很常见。阶段性 LVAD 负荷卸载也可能导致心肌“萎缩”，这也很符合逻辑，心室缺乏前负荷和机械做功也许可以在一定程度上解释上述心肌恢复缺乏持续性的原因。[14] 如果希望成功脱机并维持心肌恢复状态，心肌细胞病理性肥大缓解后应阻止或降低失用性萎缩的发生[15]。

对比难治性心衰患者 LVAD 植入时的心肌细胞和卸载负荷一段时间后的心肌标本，发现前者的心肌细胞体积明显大于后者，阶段性辅助后心肌细胞体积甚至会小于正常心肌细胞（图 17-3）。研究者[16] 观察到持续的机械性负荷卸载引起心肌细胞的减小，减小至小于正常心肌细胞体积。由此得出结论，持续的机械性负荷卸载可导致心脏和单个心肌细胞的萎缩。对要捐献器官的脑死亡患者进行 48 ～ 72 小时的被动机械通气和膈肌运动，研究结果[17] 验证了上述结论。器官摘取时取膈肌活检标本作为研究组，对照组的膈肌活检标本取自年龄相仿的行腹部手术的患者。与对照组相比，虽然只是短期的膈肌被动运动，组织学分析显示膈肌的横断面积减小了 50%。上述研究均支持，骨骼肌萎缩可被机械做功不足所诱导，这种萎缩作用可迅速出现，并有可能随着时间的推移而不断进展。

心室再负荷的作用

间歇性的减慢泵速可减少心室的引流，继而增加前负荷，提供主动脉瓣开瓣足够的心肌收缩力以及增加心肌做功，这样可以选择性地对左室进行再训练，并在日后发生生理性的心肌肥大。睡眠时通过电

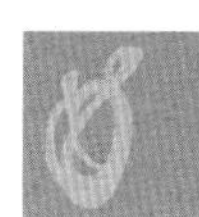

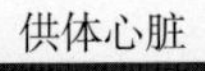

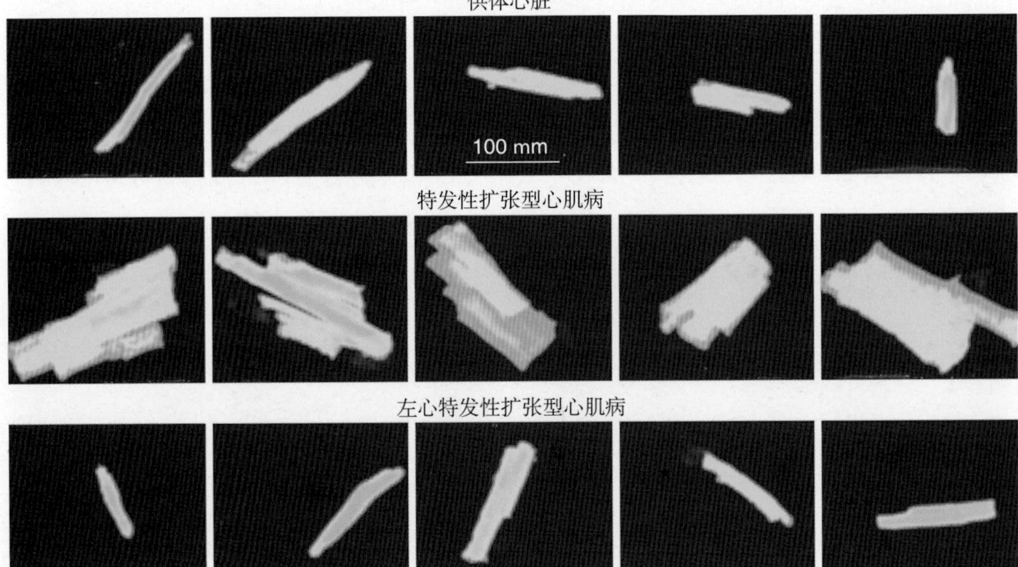

图 17-3 供体心脏离体心肌细胞（上），心衰患者左心辅助（LVAD）植入时的离体心肌细胞（中），LVAD 治疗后患者恢复后的离体心肌细胞（下）。

脑程序的控制来干预性地减小辅助的流量，如此精确的周期性降低 LVAD 的辅助流量也许可使患者受益。此理念在某种程度上已经在 Jarvik ILS（间歇性低速）装置（Heart，Inc，Manhattan，NY）上得到了实现，并有可能通过临床评估来检验逐步增加机械做功对自身心室功能的潜在改善作用。

心肌恢复的检测

恢复过程中的常规心肌检测至关重要。多数描述脱机的流程并没有评估真实的自体心肌功能，因为是在装置全流量辅助的基础上进行的。超声心动图检查、心肺运动试验以及左右心导管检查，可以停掉辅助泵或接近停止辅助（见下文），以此定期检测和检查心肌的恢复。时至今日，植入 LVAD 后很少采用口服抗心衰药物或其他方法来促进心肌的恢复。使用 ACEI、血管紧张素Ⅱ受体抑制剂、β- 受体阻滞剂以及醛固酮拮抗剂可以缩小心脏体积，增加心肌功能和心肌恢复的速率。

容量替代和左室辅助装置连续流量支持的区别

新生产的二代、三代持续血流 LVAD 装置设计几乎完全取代了容量位移设计的搏动血流 LVADs（见第 8 章 LVAD 类型和第 21 章临床试验结果）。存在的问题是，尽管连续血流设计的 LVADs 疗效较好，同样存在类似的左室负荷卸载情况。此问题在以心肌恢复装置移除为治疗目标时更为重要。左室室壁应力（如肺毛细血管楔压）被认为是导致心衰显性表达，激活左室功能变异而触发下游有害性补偿机制的最重要刺激因素。如何达到应力降低的最大化，也许是个重要目标。

已获得的数据表明持续血流泵降低左室舒张末期压力的程度要低于搏动泵，但持续血流泵具有调节泵速和左室减压的能力。泵速过快导致左心室过度引流，心室容积减小，引起辅助装置的植入插管与左室室壁直接接触会再次诱导快速室性心律失常发生，对连续流量泵亦有限制作用。

极少数据显示夜间改变泵速及设计程序化控制的间断降低辅助流量（如在夜间），可增加前负荷和潜在性增加心室的做功，避免萎缩作用的发生。一些团队对使用不同类型机械泵的患者进行了血流动力学的比较，极少有患者使用过两种类型的机械泵，可供在同一患者身上比较不同装置的差异。数据显示通过搏动泵获得的左室负荷卸载的效果更佳。目前开始认识到可以通过恢复率与离体心脏分子及组织学检查来评估两种不同类型辅助泵。现在多采用连续流量泵是基于良好的预后和患者对小巧而噪音低的辅助泵的喜好，使得之前的比较被废弃，并将重点转移至如何调节连续流量泵，使其卸载左室负荷的能力达到最大化。

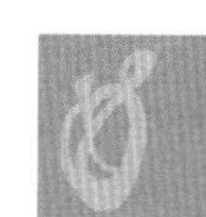

心肌恢复的评估

在多数LVAD中心，LVAD植入作为BTT或DT治疗，但却不曾检测患者的心肌功能。患者不太可能显示或获得较高的恢复率。采取多种检测手段则有可能发现更多恢复病例，提高脱机率。慢性心衰患者总体恢复率较低的一个主要原因是可能缺乏对此类患者可以恢复的信心，以及检测手段的不足。

实现心肌功能恢复主要取决于在有限的LVAD辅助下或无辅助下通过安全的、精确的、可重复的方法来检测心肌的恢复情况。在决定是否需要从患者体内移除辅助泵前，超声心动图、功能试验和血流动力学指标检测尤为重要。框17-1罗列出了柏林试验组中决定可否移除LVAD装置的重要变量。

Harefield医院[18]研究出了一种非辅助下通过超声心动图评估使用HeartMate XVE搏动血流泵患者心功能的方法（框17-1），直接停止LVAD辅助（同时每15秒钟手动泵血3次，以防止泵头内血液瘀滞），测量外周血流动力学指标（如血压和心率），同时获取静息时超声心动图参数，如果可能通过运动试验检测肌力储备情况（图17-4）。

框17-2详细叙述了操作常规，停泵前5分钟患者应给予10 000单位低分子肝素。一旦停止HeartMate XVE，气动泵需每15秒钟手动泵血3次，以防止泵头内血液淤滞。测量血流动力学和超声心动图指标时停止泵辅助。分别在LVAD辅助开始、停止以及停止后第5、10、15分钟对血流动力学进行评估。超声心动图指标在基线时和停泵后第5、15分钟时测得。如果辅助停止后15分钟患者可以耐受，则在患者6分钟步行试验（6MW）后重复测量上述指标，以测定心肌储备情况。超声心动图检测指标包括左室收缩末期内径（LVESD）、LVEDD和EF。同时进行的血流动力学检测指标包括收缩压、舒张压、平均动脉压（MAP）和心率。停泵后非辅助阶段应密切监测患者的症状，如头晕、发汗或心悸。框17-3罗列了在上述评估基础上，LVAD脱机的标准。

框17-1　因心功能恢复允许左表心辅助装置撤除的相关因素[13]

心衰时间小于5年

年轻患者

停泵时左室舒张末径小于55mm

停泵时射血分数大于45%

框17-2　左心辅助患者心脏功能恢复后装置撤除标准

如果INR < 2.0，肝素剂量10 000U

血压基线值

心脏超声心动图基线值（左室和右室，胸骨旁和心尖四腔心图）

逐渐降低流量至停泵（HeartMate XVE）或将流量降至最低（6000 rpm；HeartMate Ⅱ）

每5分钟或有症状改变时连续监测血压

如果没有症状15分钟测量一次血压，如果超声心动图显示射血分数> 40%达到目标心率或最大运动负荷试验超声心动图评价射血分数或心室内径

如果VO_2 > 16ml/kg/min或65%和射血分数> 45%，左室舒张末径< 5.5 cm

右心导管（运动或不运动）

框17-3　撤除标准

停泵或将流量降至最低血压稳定超过> 30分钟

停泵或流量降至最低射血分数> 45%超过15分钟；两次测试间隔1个月

左室舒张末压< 5.5cm；两次测试间隔1个月

VO_2 > 16ml/kg/min或> 65%预测值（RER > 1.1）

心脏指数 > 2.5 L/min/m

RER：呼吸交换率

第一次成功地在一些患者中彻底暂停辅助泵，Harefield医院[18]便做了大量报道，称没有患者在检测后出现近期或远期的不良结果，尤其是没有出现栓塞性并发症，包括最终恢复和没有恢复的患者。97.6%的患者可以耐受最初暂停辅助，且没有不良后果[18]。恢复组6分钟步行试验后的心率和平均动脉压无相关性，提示心率的增加与平均动脉压的变化无关，反映出有一定的心肌收缩力储备。相反，未恢复组6分钟步行试验后的心率和平均动脉压存在明显的负相关，提示心率增加是平均动脉压降低的代偿反应（图17-4）。

LVAD支持时在“非辅助状态下”测得的EF值，恢复的患者显著高于没有恢复的患者。同样，恢复组6分钟步行试验后的EF值要显著高于停止辅助后15分钟时，提示心肌收缩功能具有一定的储备，但在未恢复组EF没有显著变化。两组患者停止辅助

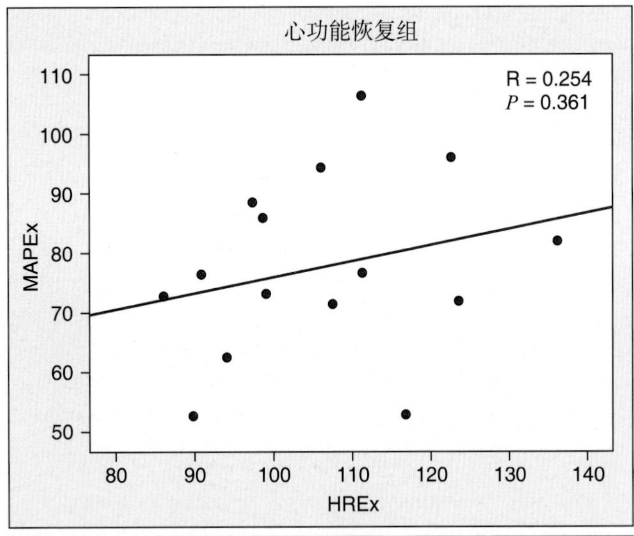

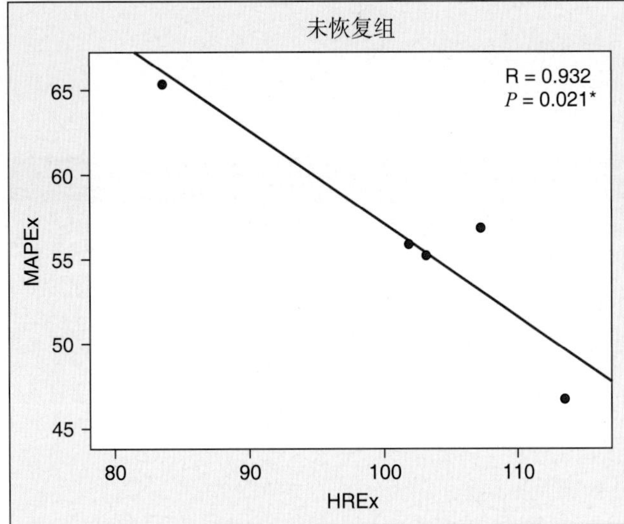

图 17-4　上图，恢复组患者表明 6 分钟步行试验后心率（HREx）和平均动脉压（MAPEx）之间没有相关性，提示心率增加与平均动脉压变化无关心脏收缩力有一定储备功能。下图，未恢复组患者 6 分钟步行试验后心率（HREx）和平均动脉压（MAPEx）之间呈显著正相关性，提示机体以心率增加代偿平均动脉压下降。(From George RS，Yacoub MH，Tasca G，et al. Hemodynamic and echocardiographic responses to acute interruptions of left ventricular assist device support—relevance to assessment of myocardial recovery. J Heart Lung Transplant. 2007；26:967-973)

后 5 分钟，心室大小、LVESD 和 LVEDD 均显著增加。恢复组患者的心室大小在停止辅助后 15 分钟时和 6 分钟步行试验后没有变化。相比之下，未恢复组患者的 LVEDD 与停止辅助后 5 分钟相比，不断增大。

心肌收缩功能储备的评判是依据 6 分钟步行试验后，不给任何正性肌力药物的情况下，患者血流动力学和超声心动图指标的变化情况。未恢复组患者停泵后 5 分钟内的收缩压和脉搏压均显著下降。相比之下，恢复组患者的收缩压和脉搏压则有所改善，同时 EF 增加，LVESD 和 LVEDD 维持不变。这些改善均提示恢复组患者存在一定程度的心肌收缩功能储备。同样，未恢复组患者的心率增加伴平均动脉压下降。心率的增加是平均动脉压下降的代偿反应（同时 LVEDD 显著增加）。

明确鉴别患者恢复可能性和脱离辅助装置的预测因素既充满挑战性又非常困难。恢复的最佳预测指标是停泵 15 分钟和 6 分钟步行试验后测量平均动脉压（60mmHg）和脉搏压稳定或升高，这是具有高敏感性和特异性的预测指标。心功能恢复最强的预测指标是 6 分钟步行试验后 EF 为 53% 或更高，此预测指标具有 93% 的敏感性和 80% 的特异性（受试者操作特征曲线面积 = 0.82）。除 EF 外，全流量辅助时测得的超声心动图或血流动力学参数均无法预测患者的恢复。此研究显示，暂停 HeartMate XVE LVAD 辅助是安全的，也是一种监测心肌收缩功能恢复的有效方法。

众所周知，暂停 LVAD 辅助装置会导致在心脏舒张期血液从升主动脉到机械泵流出道的反流（如“逆向血流”）。使用搏动血流装置如 HeartMate XVE 辅助的患者，由于动脉插管的单向活阀可以组织血流到达左室，反流量无任何意义；没有发生左室负荷的逆向加载。继发于暂停 HeartMate XVE 辅助装置后的左室负荷增加是正常的生理性反应，体现了自身心脏的真实功能。相较于搏动血流 LVAD 装置，新的二代连续血流装置突然停泵时，无法提供左室基础功能的准确评估，因其缺少单向活阀系统而导致明显的血液反流。降低连续血流装置的转速，如 HeartMate Ⅱ LVAD，就会导致流出道至泵头的血液反流。由于反向血流发生在心脏舒张期，类似于冠脉循环，可假定反流程度与泵速成反比。由于反流的血液可以到达左室，会影响左室本身功能评估的可靠性。确定无前向或后向血流的泵速尤为重要，只有这样才可以安全有效地评估自身心脏功能。

HeartMate Ⅱ LVAD 是目前应用最广泛的连续血流辅助装置。George 和其同事[19]前瞻性地研究了原发性扩张型心肌病患者使用 HeartMate Ⅱ LVAD 时辅助装置内的血流情况。确定国际标准化比值（INR）大于或等于 2.0 后，在 3 种泵速设置下进行了左室超声心动图参数和外周血流动力学指标的监测：装置的基础泵速；降低泵速至6000rpm后15分钟；以及降低泵速至5000rpm或4000rpm后。LVAD的血流情况通过在流入插管最合适的位置放置脉冲多普勒仪进行评估。通过测量基线和峰值间的距离（图17-5）来评估正向血流（$Vmax_f$）和反向血流（$Vmax_r$）的最大峰速。通过整合血流主边缘的多普勒曲线面积采集正向速度时间积分（VTI_f）和反向速度时间积分（VTI_r），以此获取正向反向血流的速度变化。测量在3种泵速下进行：基础泵速，降低至6000rpm后15分钟，降低至5000rpm或4000rpm后。

没有症状或血栓栓塞性并发症的患者，将其泵速从基础值减低至4000rpm，无不良事件发生。因此，通过减低HeartMate Ⅱ LVAD的泵速来评估本身的心肌，应该是安全的。将泵速减低至6000rpm以下，对LVEDD、LVESD、短缩分数（FS）和EF无显著影响，提示无需将通过减低泵速至6000rpm以下来评估自身左室。减低泵速至6000rpm时通过动脉插管的血流量显著减少，但继续降低泵速时动脉插管的血流量无明显变化，因此证实无需将减低泵速至6000rpm以下来评估潜在的左室功能，且此方法是安全的。Myers和其同事[20]报道了使用Jarvik 2000辅助泵的患者中，反流量较大者不能耐受暂停辅助，但反流不严重的患者可以。

其他团队通过在辅助时或降低泵速后对患者进行评估[21-23]。然而，以此类脱机流程来评估患者心脏对停止辅助的真实反应并不可靠，因为辅助对患者循环的支持作用还很显著。此类脱机流程仅对自体心肌功能提供了粗略的估计。

可以耐受LVAD流量减低至最低水平的患者，应在持续监测多项临床、血流动力学和超声心动图参数下行运动试验，以一种强有力的检测方法评估真正的自体心脏功能和心肌收缩力储备情况。此方法可评估心脏在无循环辅助时的真实功能，以及在负荷和运动增加时的功能状况。

有学者报道了用更复杂的超声心动图指标来评估恢复的可能性。Ferrari和其同事[24]使用一种微创方法来测定Emax的预测能力，Emax为左室收缩末

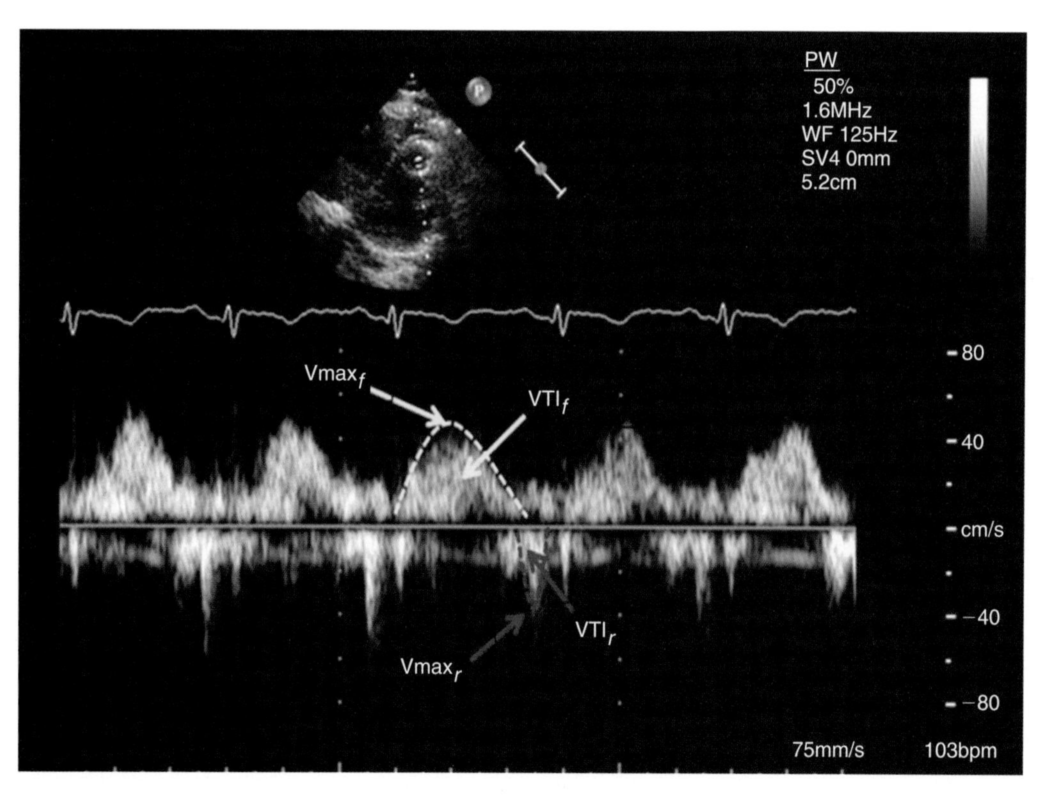

图17-5　脉冲波多普勒测量的前向和逆向血流。正相波谱代表收缩期前向血流，负相波谱代表舒张期逆向血流。以峰值速度和其时间积分量化血流量。$Vmax_f$：前向血流峰值速度；VTI_f：前向血流速度时间积分；$Vmax_r$：逆向血流峰值速度；VTI_r：逆向血流速度时间积分。（From George RS，Yacoub MH，Tasca G，et al. Hemodynamic and echocardiographic responses to acute interruptions of left ventricular assist device support—relevance to assessment of myocardial recovery. J Heart Lung Transplant. 2007；26:967-973.）

期压力容量关系的斜率，还有左室收缩性的后负荷和前负荷独立参数。收缩功能储备，即心肌收缩力储备，指在药理或生理应激下左室收缩的客观量化指标，缺血或非缺血性心肌病患者此指标下降[25-28]。此前已叙述6分钟步行试验中收缩功能储备的测试。测定收缩功能储备的指标有多种。最常使用的是给予多巴酚丁胺后EF绝对数值的变化[22,23,29,30]，尽管无法区分改变前负荷或后负荷后心肌收缩的异常情况。按照惯例，与不做任何处理相比，给予多巴酚丁胺后EF绝对值增加5%提示具有心肌收缩功能储备，与患者的预后有很强的相关性[29,30]。

使用多巴酚丁胺应激来记录超声心动图中血流动力学的反应，Khan和其同事[22,23]评估了16例患者，使用逐步增大的多巴酚丁胺剂量（5～40μg/kg/min）。在每个剂量水平观察血流动力学和二维超声心动图指标。依据多巴酚丁胺应激反应，研究对象分为两组：对多巴酚丁胺反应良好的患者（16例中的9例）和反应较差的患者（如出现血流动力学恶化；16例中的7例）。良好的多巴酚丁胺反应是指心脏指数改善，左室压力上升速率关系改善（dP/dt），左室EF提高以及左室舒张末期容积减小。9例反应良好者LVAD均脱机，其中6例脱机后生存超过12个月。多巴酚丁胺应激下超声心动图和血流动力学评估也是评估LVAD支持患者心肌功能生理性改善的一种重要手段。

对于全流量LVAD辅助或无任何前向或后向血流的低泵速辅助，心肺运动试验均为观察心肌功能恢复试验的一个重要部分。Harefield恢复流程中（见后文），患者一天要进行两次心肺运动试验，间隔最短4小时。第一次试验（上午），LVAD全流量辅助。若第二次试验（下午）INR大于2，则将泵速（此为HeartMate Ⅱ LVAD）减低至6000 rpm。若INR小于2，则在减低泵速前10分钟给予10 000单位低分子肝素。泵速手动减低，每次减1000rpm，当泵速减低至6000rpm时进行测量。减低泵速的过程和装置的支持水平下降期间进行心肺运动试验，需密切观察患者症状体征，依据改良的Bruce流程开始测量患者静息和达到运动峰值时的数据。低水平LVAD辅助下心肺运动试验结束经5分钟休息恢复后，LVAD的泵速应调至先前的最佳设置。Mancini和其同事[8]还对最佳低水平LVAD辅助的患者，在静息和达到运动峰值时（踏板试验），对其血流动力学和代谢指标进行了测定，未出现并发症。

心脏动力输出（Cardiac power output，CPO）是一种新的重要的血流动力学指标，被认为是反映整体心功能的一项直观的，同时也可能是最佳的指标[31]。CPO的计算方法是平均动脉压 × 心排量/451，平均动脉压 = ［（收缩压 – 舒张压）/3］ + 舒张压。结合了心血管系统压力和流量情况，心脏动力输出是一项评估心脏泵血能力的独一无二的综合性指标。静息和达到运动峰值时的心脏动力输出是慢性心衰和心源性休克患者预后和死亡率的强烈预测指标[32-37]。CPO峰值低于2watt的患者，其死亡率要明显高于CPO峰值高于2watt的患者。Jakovljevic和其同事[38]近来对连续血流LVAD辅助的患者，将泵速减低至无前向或后向血流时，行心肺运动试验，测得的CPO是一项有助于预测心功能恢复的指标。

脱离机械装置前，需要在左右心导管检查中采集数据，以确定患者都已充分恢复。此类检测包括右房压、肺动脉压、PCWP、左室舒张末压以及心输出量（热稀释法和Fick法）。数据的采集既要在装置辅助下，又要在无装置辅助流量泵速下维持15分钟进行。保持LVAD较低泵速下无有效辅助流量15分钟，此时的左室造影检查可较好地反映左室功能。为证实辅助装置在检测血流动力学时作用最低，可将猪尾形导管放置于辅助装置流出管道处，并注入染色剂以确保在心脏舒张期无明显的前向或逆向血流（图17-6）。

增加心肌恢复率的最重要措施是积极测试。其次是恢复策略的提升。使用VAD作为介导心肌恢复的平台，结合卸载负荷的其他治疗方法达到最大程度的恢复，可显著增加恢复率。

优化心肌恢复

直至20世纪90年代中期，人们对心肌肥大的病理生理学还知之甚少。不同的刺激和机制会诱导两种类型的心肌细胞肥大[39]。异丙肾上腺素（一种β_1-和β_2-受体激动剂）和去甲肾上腺素可引起病理性心肌肥厚[40,41]，而甲状腺素和运动训练则产生生理性心肌肥大[42]。

压力负荷过大和给予儿茶酚胺后所见的病理性心肌肥大，包含了蛋白质胎儿亚型的再表达。基因表达的RNA分子标记物常用来区分病理型和生理型。在大鼠心脏模型中，此类标记物包括肌原纤维α-肌动蛋白、心脏肌球蛋白重链（MHC）和心房钠尿因

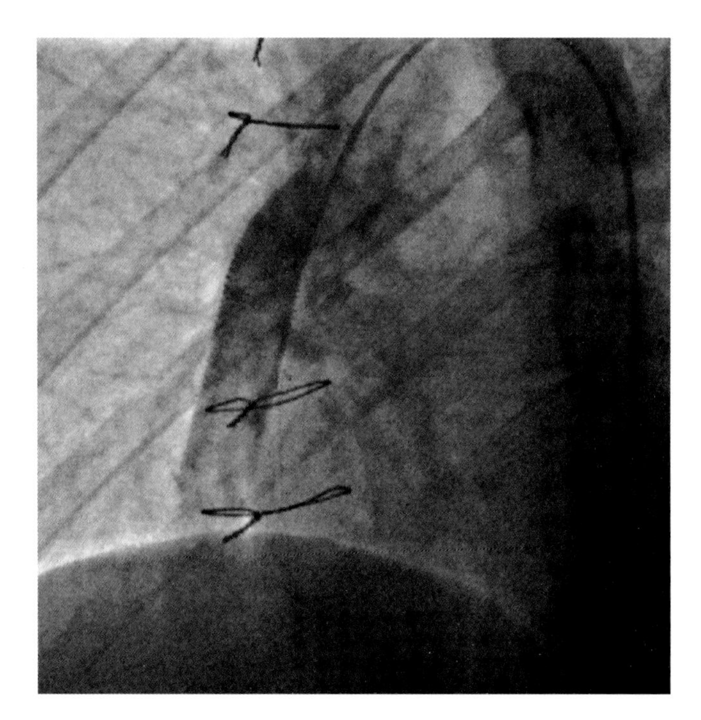

图 17-6 猪尾形导管放置于辅助装置流出管道处，注入染色剂以确保在心脏舒张期无明显的前向或逆向血流。

子（ANF）[39]。心脏 α- 肌动蛋白是肌原纤维 α- 肌动蛋白的主要类型，但在病理型肥大中，其被骨骼肌 α- 肌动蛋白所取代。同样，MHC 的亚型表达也发生了改变。下调 SERCA2 和 PLB 的同时，间质性胶原蛋白增多，导致心功能的损伤[43-45]。

生理性心肌肥大被定义为左室增大的同时，其收缩和舒张功能正常，弛豫时间正常（与正常的 SERCA2 和 PLB 表达一致），形态学正常，细胞外结构（左室胶原蛋白浓度和形态学）和基因表达（SERCA2 和 PLB mRNA）正常以及 ANF mRNA（左室肥大的非特异性标记物）在左室的再表达正常，但无心肌收缩蛋白前体至骨骼肌 α- 肌动蛋白和 β-MHC 的转变[39,40,46]。双氯醇胺可介导此型心肌肥大，可在形态学上总结为介导产生心肌肥大的同时增强功能，包括收缩和舒张功能，组织学上防止纤维化的增加，分子学上基因表达均为生理性[39,46,47]。

双氯醇胺介导心肌肥大的辅助作用

双氯醇胺，一种新型选择性 $β_2$- 肾上腺素能受体激动剂，药效强大，药理作用类似于肾上腺素，临床上常用来治疗哮喘和阻塞性气道疾病。其最初用在肉类加工业以增大肌肉容积，随后用于治疗马匹的义膜性喉炎或类似的哮喘。直至认识到双氯醇胺有非选择性介导骨骼肌肥大的作用，8 名运动员在 1992 年巴塞罗那奥运会滥用其作为兴奋剂，尽管其并非类固醇。

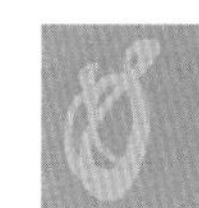

随后对双氯醇胺的作用机制有较大争议[39,48]。在动物模型中，双氯醇胺介导骨骼肌的肥大作用[39]。研究者称给予长效 $β_2$- 激动剂可介导快速纤维型转变，导致肌肉更强更快地收缩，增强动力，缩短收缩和松弛时间[49,50]。介导产生胰岛素样生长因子 1，其可调节骨骼肌的肥大作用。有学者发现了肌球蛋白重链和 SERCA 二者快速亚型增加的趋势[49]。双氯醇胺还可抑制和逆转去神经支配、失用性、内毒素血症和恶病质导致的骨骼肌萎缩[51-54]。萎缩的骨骼肌对双氯醇胺更敏感，极低的剂量就有反应，可避免一般的骨骼肌或心肌肥大[52]。

有一些团队报道了小鼠心脏 $β_2$- 肾上腺素能受体过表达对心脏功能的有利作用[55]，心脏 $β_2$- 受体的有益作用可持续较长时间[56]。除此之外，$β_1$- 相较于 $β_2$- 受体，选择性调节细胞凋亡的能力更强[57]。有研究显示 $β_2$- 受体的过表达可增强功能衰退的心脏卸载负荷后的功能恢复，与下文将提到的作用一致[58]。由于大多数 β- 受体刺激的负性作用为 $β_1$- 受体调节，给予 β- 受体激动剂的同时联合 $β_2$- 受体激动剂，如双氯醇胺是安全适用的。还有学者称双氯醇胺有介导神经再生的作用[59]。

Terracciano 和其同事[60]于 2004 年称双氯醇胺的联合治疗作用可介导肌质网内 Ca^{2+} 的增加，并增强动作电位（尽管患者已接受全部协议）。其还在实验模型中发现长期给予双氯醇胺的大鼠心脏可介导 Ca^{2+} 调节、能量代谢、脏器以及细胞肥大的作用。研究其分子和细胞水平的机制发现双氯醇胺介导细胞和脏器肥大的发生发展（超声心动图发现心脏的肥大作用）；增加离体心室肌细胞中 Ca^{2+} 瞬变，使肌质网内 Ca^{2+} 增加而保持 Ca^{2+} 下降率不变；促进 SERCA2a、PLB 以及 Na^+/Ca^{2+} 交换体的表达增加；以及增加心脏中碳水化合物的氧化。[61]

Ca^{2+} 瞬变增加引起收缩性增强，这是 Ca^{2+} 含量增加的结果。细胞水平的收缩性增强在脏器水平观察不到，但与存在最佳心脏功能的可能性相关，已在正常动物中做过研究。心衰中 Ca^{2+} 瞬变的范围减小，下降变慢，是心肌收缩和舒张功能不全的基础。恢复 Ca^{2+} 含量可以逆转 Ca^{2+} 失调。双氯醇胺长期治疗后可增强心脏对碳水化合物（而不是脂肪酸）的氧化代谢作用。此观察呈现了在心衰时代谢发生的有益的适应性变化，因为葡萄糖和丙酮酸盐是应激下心脏细胞更好的代谢底物。实验显示卸载大鼠心脏的负荷可导致心肌萎缩（图 17-7）。

通过微型泵向大鼠体内注入双氯醇胺可导致细胞表面积的增大，同时动作电位时程延长，还增大了钙瞬变的幅度、肌质网内容物以及 SERCA 的表达（图 17-8）[61]。动物模型还显示心衰模型中卸载负荷的同时给予双氯醇胺，心肌功能会出现改善；但仅给予双氯醇胺，不卸载负荷时，心肌功能不会出现变化（图 17-9）。数据显示一次性给予大量双氯醇胺会损伤心肌功能，但长期少量给予双氯醇胺则有益于心功能。

这些证据显示双氯醇胺治疗与机械性负荷卸载有关，多种药物逆转心肌重塑治疗有益于重型心衰。诱导心肌肥大可以维持在体的左室功能且不发生纤维化，其特征是注入儿茶酚胺类药物，在无负荷心脏中起到预防失用性萎缩的作用。这种收缩性改善且无纤维化的表现常被称为生理性肥大（图 17-10）[61]。另外，由于许多严重心衰的患者存在骨骼肌结构和功能上的恶病质，双氯醇胺介导骨骼肌肥大的特性对其还是有益的。在骨骼肌中，双氯醇胺可介导同一有机体不同程度的肥大作用，这与不同肌肉间 β_2- 受体密度的多样性有关 [53]。拮抗剂普萘洛尔对其有不同程度的阻滞作用，提示其中可能包含其他作用机制 [62]。

使用双氯醇胺刺激心肌细胞的培养，对其细胞形态学没有影响，相比之下，异丙肾上腺素可引起改变并诱导心肌细胞表达骨骼肌 α- 肌动蛋白，此为病理性肥大的公认特征。其中也许还包含其他机制，因为有证据显示心肌细胞 β_2- 受体通过不同的 β_1- 受体旁路起作用 [39,63]。

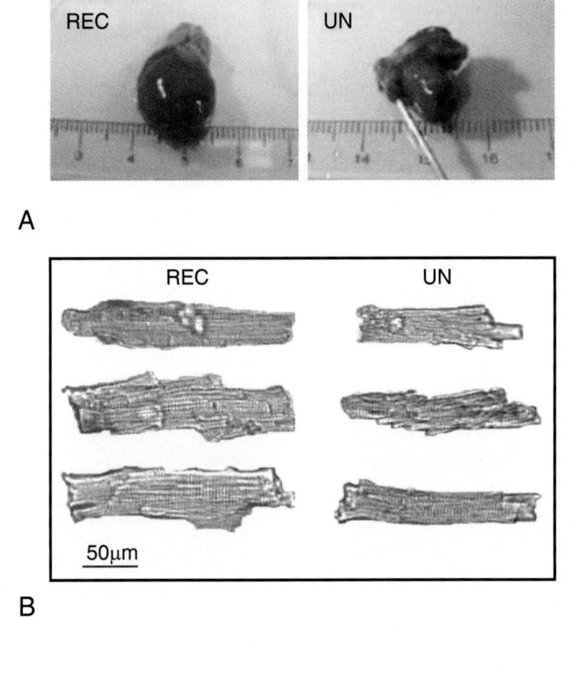

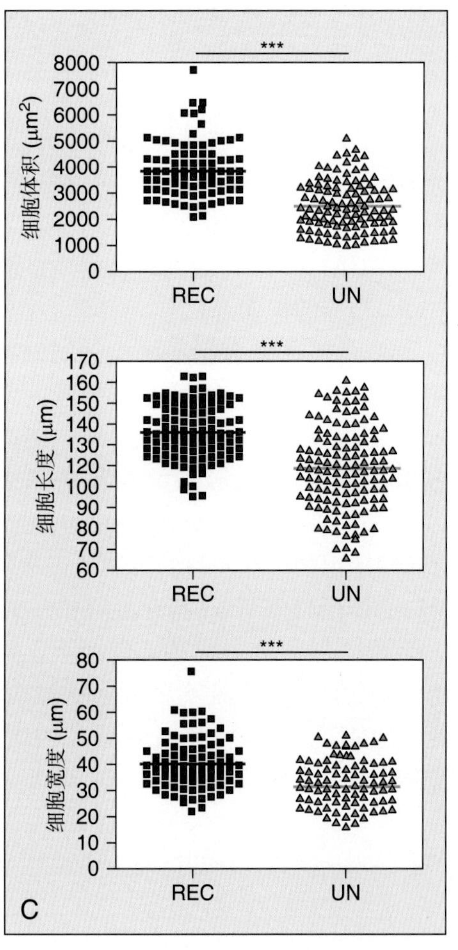

图 17-7　A，对照受体（REC）鼠心和异位心脏移植后心脏负荷卸载（UN）鼠心表明负荷卸载导致心肌萎缩。B，心肌细胞标本表明负荷卸载导致萎缩。C，心肌细胞的体积、长度、宽度均下降。（From Terracciano CM，Hardy J，Birks EJ，et al. Clinical recovery from end-stage heart failure using a left ventricular assist device and pharmacological therapy correlates with increased sarcoplasmic reticulum calcium content but not with regression of cellular hypertrophy. Circulation . 2004；109:2263-2265.）

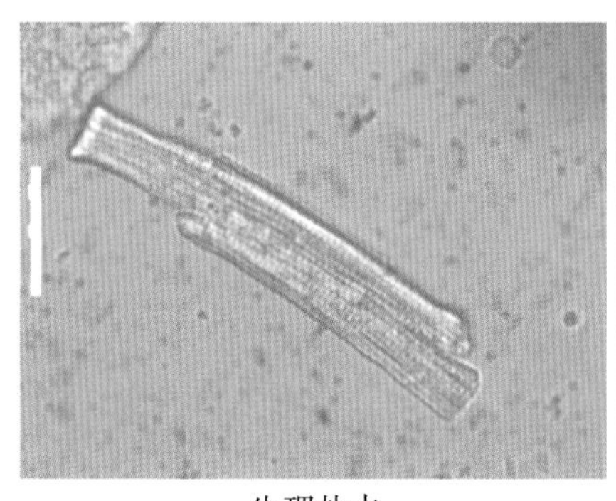

生理盐水

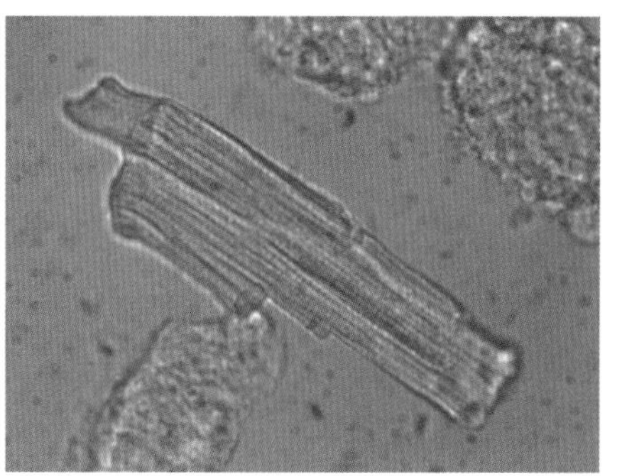

双氯醇胺

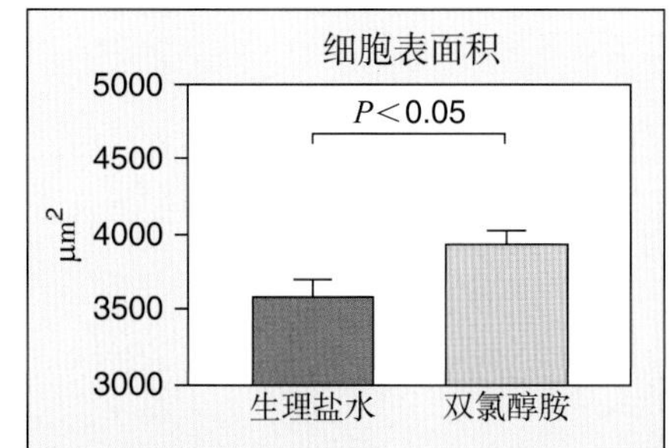

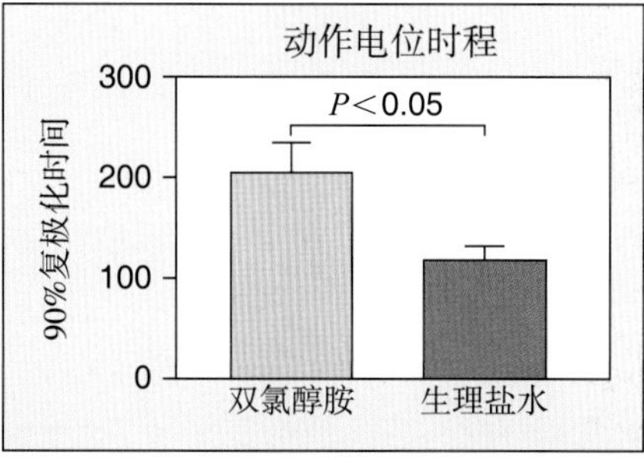

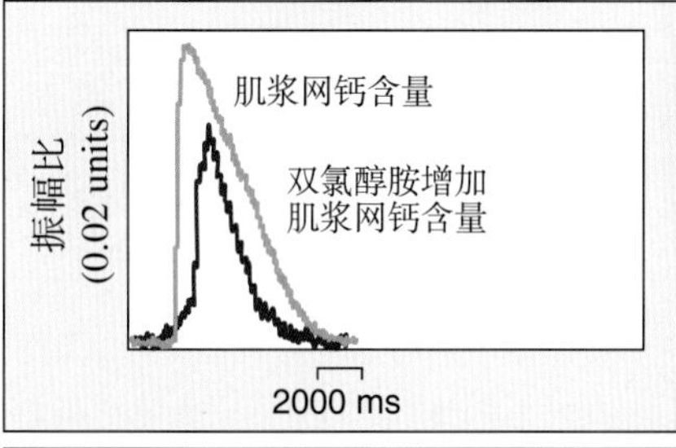

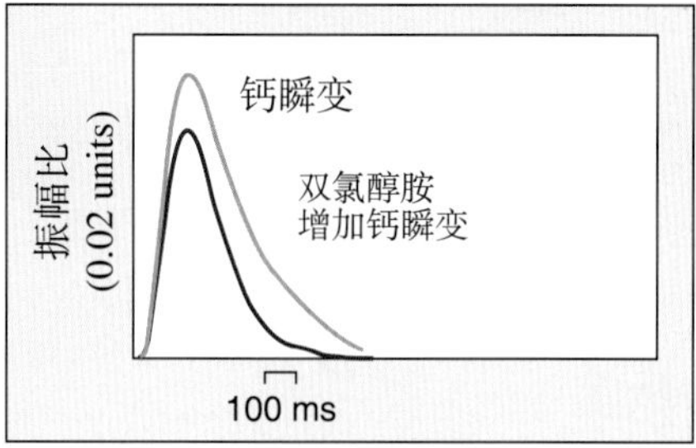

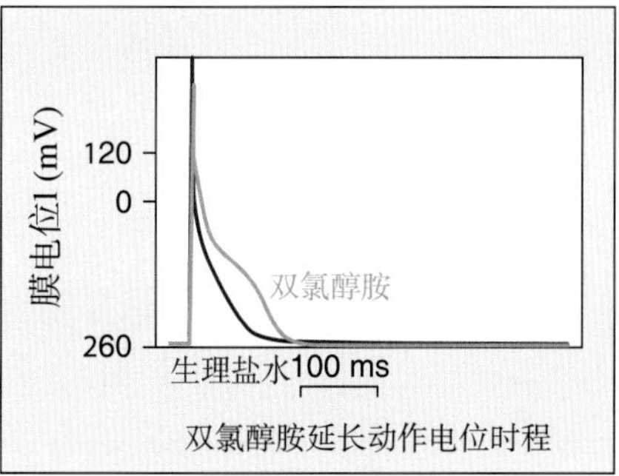

图 17-8 上图，取自左心室的离体心肌细胞显示，与对照组比较双氯醇胺治疗组大鼠心肌细胞体积增大。中左图，双氯醇胺治疗组和对照组（生理盐水）离体心肌细胞动作电位。1 Hz 下用 1.2 nA（5 msec）的电流刺激细胞。中右图，双氯醇胺治疗组心肌细胞动作电位时程延长。下图，肌浆网（SR）Ca^{2+} 含量的监测是以快速应用的 20mmol 浓度的咖啡因诱导印度荧光素变化来表现。咖啡因的应用之前，先进行 1Hz 刺激接着 1 秒休息的系列刺激。在双氯醇胺治疗组，咖啡因引出更强幅度的荧光素瞬变，表明肌浆网 Ca^{2+} 含量高于对照组，$P < 0.01$。（From Soppa GK，Smolenski RT，Latif N，et al. Effects of chronic administration of clenbuterol on function and metabolism of adult rat cardiac muscle. Am J Physiol . 5；288:1468-1476.）

Harefield 医院恢复措施的前瞻性研究

Harefield 医院采用 LVAD 机械性负荷卸载结合特殊药物干预的策略来试图在最大程度上增加扩张型心肌病患者的恢复率，并改善患者脱机后恢复的持久性。此方法系统地、规律地在间断停泵或基本停止辅助的状态下，对患者进行自体心功能的检测，并评估患者对治疗的反应[15]。此疗法包括 LVAD 辅助结合药物治疗，如双氯醇胺，以此来增强心肌重塑的作用。

第一阶段

治疗策略分为两阶段。第一阶段治疗的药物干预要作用于心肌成分，目的在于逆转病理性肥大和不良心肌重塑，同时纠正细胞的代谢功能。在第一阶段的药物干预时，当远端脏器恢复完善并脱离正性肌力药物辅助后，应立即给予口服抗心衰药物，最大剂量按滴定法如下：赖诺普利，40mg/d；卡维地洛，25 ～ 50mg，每天 3 次；螺内酯，25mg/d；地高辛，125μg/d；氯沙坦，100mg/d。患者可同时加用 ACEI、β_1- 和 β_2- 阻滞剂、醛固酮抑制剂以及血管紧

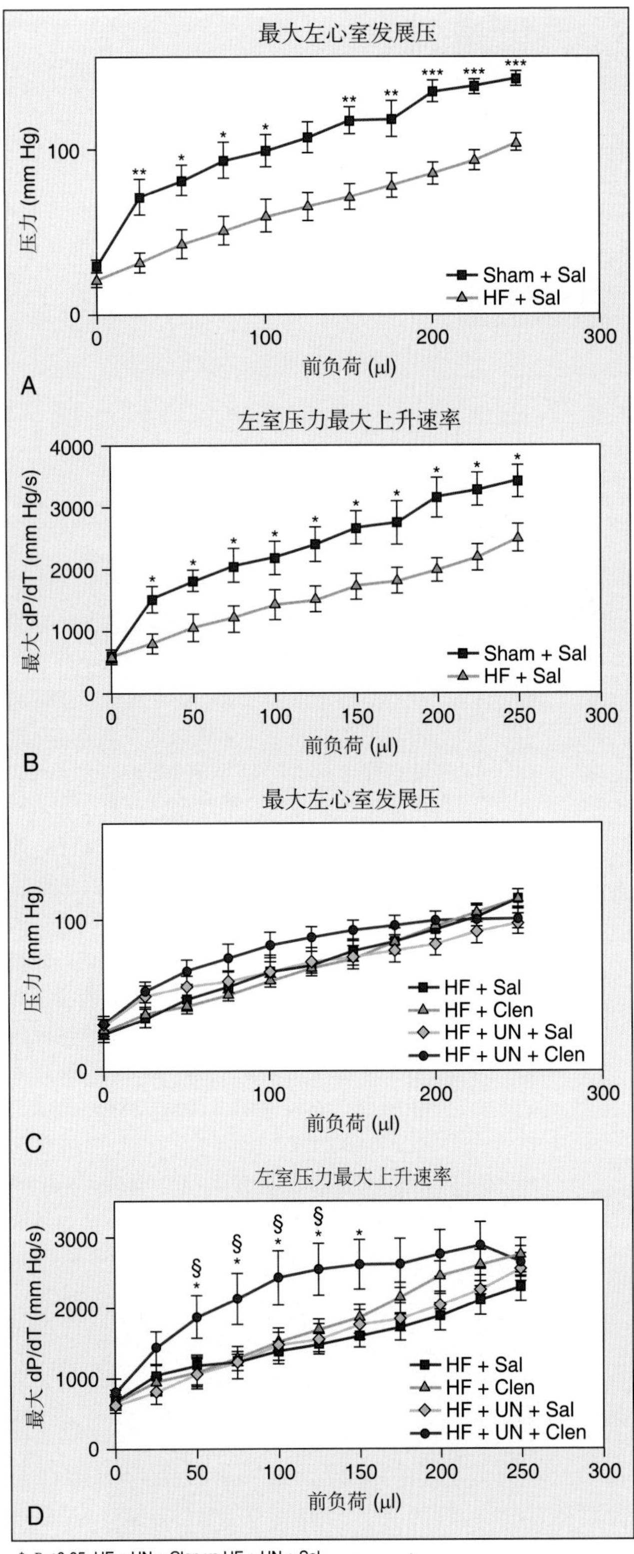

图 17-9 A 和 B，左心室压力容量关系显示相对于假手术组，生理盐水治疗的心衰组左心室发展压（A）和左室压力最大上升速率（B）下降。C 和 D，联合应用双氯醇胺和机械辅助不影响左心室发展压（C）且提高左室压力最大上升速率（D）(* $P < 0.05$，** $P < 0.01$，*** $P < 0.001$ HF + Sal 对比 Sham + Sal；§ $P < 0.05$ HF + UN + Sal 对 比 HF + UN + Clen)。Sham：假手术；HF：心衰；Sal：生理盐术；Clen：双氯醇胺；UN：负荷卸载。(From Soppa GK，Smolenski RT，Latif N，et al. Effects of chronic administration of clenbuterol on function and metabolism of adult rat cardiac muscle. Am J Physiol . 2005；288:1468-1476.)

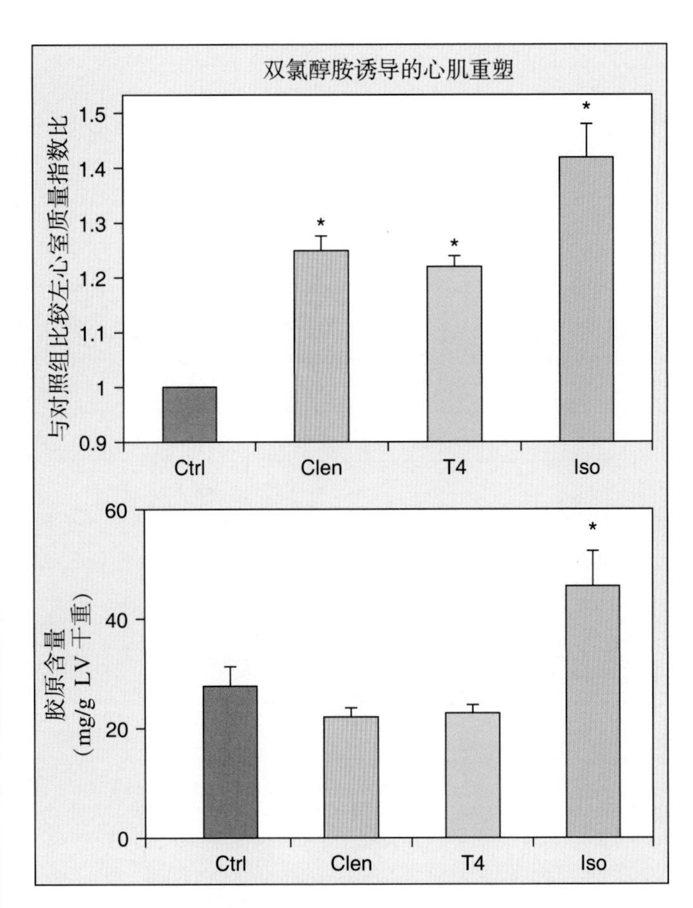

图 17-10 双氯醇胺在动物模型中对心肌质量和胶原含量的影响。(From Soppa GK，Smolenski RT，Latif N，et al. Effects of chronic administration of clenbuterol on function and metabolism of adult rat cardiac muscle. Am J Physiol . 2005；288:1468-1476.)

张素Ⅱ受体拮抗剂，但仅 ACEI 和血管紧张素Ⅱ受体拮抗剂是在治疗中应优先增加的药物（表 17-2）。

此疗法的第一阶段为机械性负荷卸载结合药物治疗，以加强对不良心肌重塑的逆转作用。严重心衰的患者常因肾衰或低血压而不能耐受大剂量的 ACEI、β- 阻滞剂、醛固酮抑制剂和血管紧张素Ⅱ受体拮抗剂。然而，一旦患者使用 LVAD 后恢复了满

表 17-2　Harefield 研究Ⅰ期治疗目标剂量

药物	剂量
赖诺普利	40 mg qd
卡维地洛	20 ~ 50mg tid
螺内酯	25mg qd
地高辛	125μg qd
氯沙坦	100mg qd

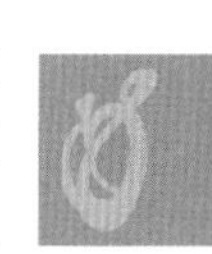

意的心排量、血压和肾功能，便可耐受上述抗心衰药物。ACEI和血管紧张素Ⅱ受体拮抗剂在此策略中起至关重要的作用，被用来（加用醛固酮抑制剂）减少纤维化的发生。

Klotz和其同事[64-67]展示了ACEI和VAD辅助对神经激素抑制的独特效果。作者称持续的机械性血流动力学负荷卸载可增加心肌组织血管紧张素Ⅱ的水平，同时增加胶原蛋白的交联，增加心肌的僵硬性[64]。通过使用ACEI抑制肾素-血管紧张素-醛固酮系统可降低升高的血清血管紧张素Ⅱ水平。[65]Klotz和其同事检测了两组患者使用LVAD支持前和支持后的心肌，两组患者的区别在于是否在LVAD支持中使用ACEI类药物。LVAD支持后，ACEI组患者组织中血管紧张素Ⅱ水平明显下降，但对照组升高。同样，LVAD支持的ACEI组交联胶原蛋白减少。ACEI组左室大小和心肌僵硬性降低。LVAD支持的对照组心肌组织总的溶解性和非溶解性交联胶原蛋白水平明显升高。LVAD支持中ACEI疗法可降低组织血管紧张素Ⅱ浓度，降低总的和交联的胶原蛋白以及心肌僵硬性[66]。

此团队还研究了20例患者使用LVAD前后及是否进行ACEI疗法的配对左室心肌标本，发现LVAD前的肾素水平是正常值的100倍[67]。没有使用ACEI疗法的患者，在血压正常情况下，LVAD辅助逆转了这一结果。心脏醛固酮水平平行于肾素水平，均下降。心脏去甲肾上腺素水平增加7倍，也许是血管紧张素Ⅱ水平增加作用的结果。ACEI疗法防止出现以上变化；肾素和醛固酮水平依然很高，但去甲肾上腺素水平无上升。尽管左室负荷卸载会降低肾素和醛固酮水平，但心脏可通过产生血管紧张素来提升和活化交感神经系统。ACEI可阻止其作用。

第二阶段：给予双氯醇胺

LVAD辅助最大程度的减小LVEDD后，开始药物治疗的第二阶段。泵速维持6000rpm 15分钟测得的LVEDD若小于60mm，则将最初使用的非选择性β-阻滞剂卡维地洛改为选择性β_1-肾上腺素能受体阻滞剂（如比索洛尔，美托洛尔），为使用双氯醇胺而不阻滞β_2-受体。在第二阶段加入双氯醇胺，如第一阶段，初次剂量为40μg，每天两次，然后增加至滴定法测量的靶剂量700μg，每天3次。剂量调整的依据是维持静息状态下心率小于100次/分。

HeartMate XVE容量替代型左室辅助装置使用LVAD负荷卸载联合给予双氯醇胺逆转心室重塑的治疗策略，伦敦的Harefield医院[1,68]对使用LVAD的非缺血性心肌病患者进行了两项前瞻性研究（图17-11）。第一项前瞻性研究包含20例使用搏动性HeartMate XVE LVAD作为BTT的患者，患者在植入辅助装置后至少4星期以上病情稳定下来。心肌炎患者组织学检查发现心肌组织中存在大的透壁性胞核，此类患者在心尖放置引流插管，予以排除，以使研究重点放在慢性心衰患者身上。患者平均年龄为37.6±13.7岁（15～57岁），LVAD植入前出现心衰症状的平均时间为4.5±4.5年。VAD植入后尽管对心肌收缩有辅助作用，患者的NYHA分级仍为Ⅳ级。

辅助装置植入后的第1个月超声心动图每星期检查一次，之后每月检查一次。第1个月，LVAD辅助开始后检查也随之开始。4周后，辅助时和停止辅助后（给予10 000单位肝素后每15秒钟手动泵血3次以防止泵头内血液瘀滞），第5和15分钟进行数据检测。检测数据如下：LVEDD、LVESD、EF和左房内径。LVAD的动脉端活阀通过反流情况进行评估。

若停止LVAD20分钟患者无症状出现，则可进行6分钟步行试验，并反复检测超声心动图以观察心肌收缩力储备情况。当患者可在辅助停止时6分钟内步行450m，且超声心动图指标无恶化情况，则在辅助情况下每月进行1次心肺运动试验，并在辅助停止时重复进行。

装置植入前和移除后均进行心导管检查。检测右侧压、左侧压和心排量（在辅助时和停止辅助后（15分钟），并行左室造影（辅助停止下进行）。达到下列标准时可行脱机：LVEDD小于60mm，LVESD小于50mm，左室EF高于45%；左室舒张末压（或PCWP）低于12mmHg；静息时心脏指数大于2.8L/min/m^2；以及运动时最大耗氧量（VO_2max）高于16ml/kg/min，分钟通气量（V_E）增加且与二氧化碳排出量（VCO_2）的比值（V_E/VCO_2比率）小于34。

脱机后重新给予赖诺普利、螺内酯和氯沙坦，停止双氯醇胺。以卡维地洛取代比索洛尔。

15例接受完整联合治疗的患者中（图17-11），11例（73%）符合脱机标准的患者恢复显著。脱机的患者平均辅助时间为320±186天（63～603天）。1例患者由于辅助装置的问题而强行脱机。3例患者由于严重的感染而脱机。左室EF在辅助

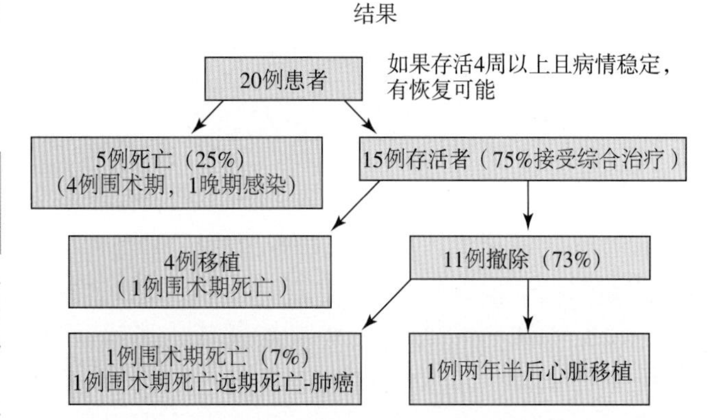

图 17-11　Harefield 研究结果流程图。(From Birks EJ, George RS, Hedger M, et al. Left ventricular assist device and drug therapy for the reversal of heart failure. N Engl J Med. 2006; 355:1873-1884.)

前和脱机前（停泵 15 分钟时）分别为 12 ± 6% 和 64 ± 8%（$P = 0.001$），类似的，LVEDD 分别为 75.1±16.3mm 和 55.9±8.3mm（$P = 0.002$），LVESD 分别为 66.9±16.3mm 和 39.6±6.5mm（$P = 0.002$）。脱机前 VO_2 max（停泵时）为 20.7±6.1 ml/kg/min，VE/VCO_2 比率为 32.5±7.9。脱机前（停泵时）的心导管检查显示平均右房压为 5.6±3.4 mmHg、PCWP 为 9.0±4.1mm Hg（相较于装置植入前收缩性治疗时的 23.8±9.7mmHg；$P = 0.004$）、心排量为 5.4±1.2L/min、心脏指数为 2.8±0.7L/min/m^2、肺动脉氧饱和度为 66.9±4.8%。

4 例患者在经过完整的联合治疗后进行了心脏移植。3 例患者由于心肌没有恢复而行心脏移植，1 例发展为二尖瓣、三尖瓣和主动脉瓣大量反流。尽管就有统计学意义的分析而言，此组患者病例数较小，但年龄、左室大小和心衰持续时间并非恢复的决定性因素。5 例 LVEDD 大于 80mm 的患者中 4 例恢复。脱机后 1 年和 4 年准确的生存率为 90.9% 和 81.8%。1 例患者脱机 24 小时死于难治性心律失常，无心室功能恶化征象，1 例脱机 27 个月后死于肺癌。4 例行心脏移植的患者中 1 例死于围术期移植心力衰竭。

脱机后最短的随访时间为大约 4 年（1519 ~ 2058 天；平均 1799±153 天）。平均随访时间为 59±5 个月，EF 平均 64±12%，LVEDD 平均 59.4±12.1mm，LVESD 平均 42.5±13.2mm，VO_2 max 平均 26.3±6.0ml/kg/min（图 17-12、图 17-13）。1 例患者脱机 45 个月后发生无症状性 EF 下降，下降至 30%。随后植入双心室起搏器，EF 随之上升至 45%。

除 1 例外，其余生存患者 NYHA 分级一直为 I 级。此例患者复发严重的心衰，脱机 21 个月后由于严重的酒精性肺病继发左室进行性扩张和 EF 下降（图 17-12）。该患者在脱机 33 个月后进行了成功的心脏移植。生存患者中，脱机后 1 年和 4 年无心衰再发的累积概率分别为 100% 和 88.9%（图 17-14）。

成功脱机的患者，脱机 1 年后的血流动力学显示，PCWP 为 9.5±6.2mmHg，左室舒张末压为 9.3±5.5mmHg，心排量为 4.9±2.1L/min，心脏指数为 2.4±1.2L/min/m^2，肺动脉氧饱和度为 73.5±32%。3 年后通过明尼苏达心衰生活质量评分对患者进行生活质量评估，均接近正常。脱机后最长时间的 1 例随访为 10 年。

HeartMate Ⅱ平流型左室辅助装置　尽管搏动血流型辅助装置可提供良好的血流动力学支持并改善

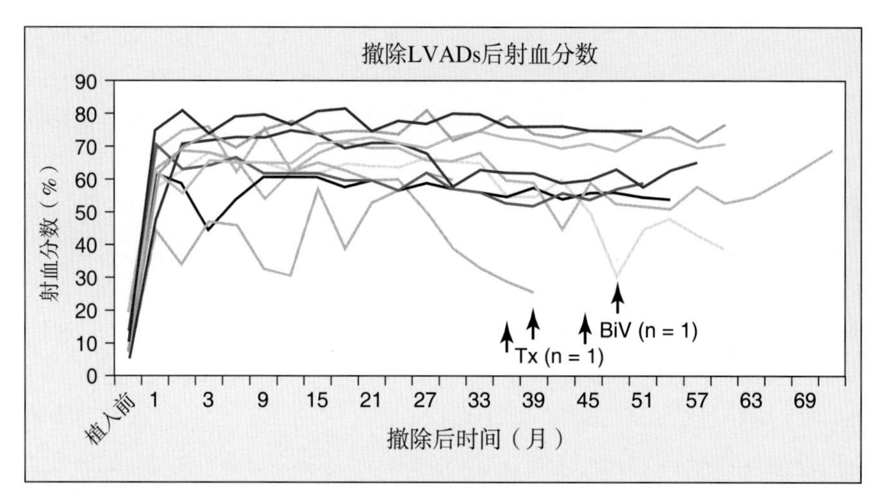

图 17-12　植入前和撤除后射血分数(EF)。BiV：双心室辅助；Tx：移植。(From Birks EJ, George RS, Hedger M, et al. Left ventricular assist device and drug therapy for the reversal of heart failure. N Engl J Med. 2006; 355:1873-1884.)

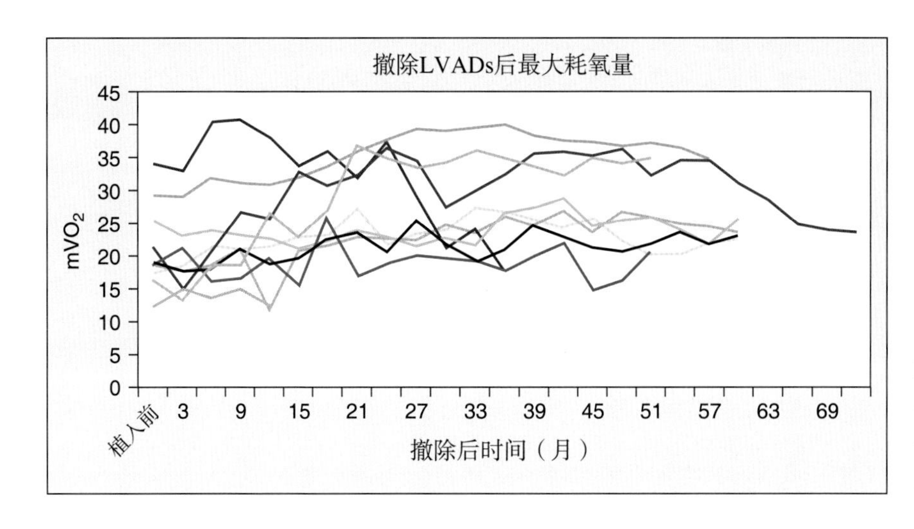

图 17-13 HeartMate Ⅰ植入前和撤除后运动最大耗氧量（VO_2 Max）。（From Birks EJ，George RS，Hedger M，et al. Left ventricular assist device and drug therapy for the reversal of heart failure. N Engl J Med. 2006；355:1873-1884.）

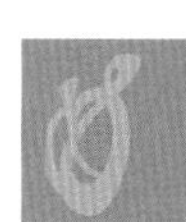

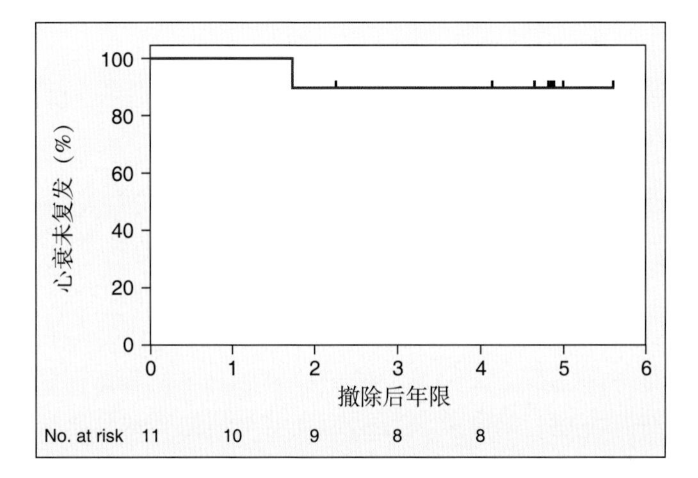

图 17-14 HeartMate Ⅰ装置撤除后存活心衰患者未复发累积率。（From Birks EJ，George RS，Hedger M，et al. Left ventricular assist device and drug therapy for the reversal of heart failure. N Engl J Med. 2006；355:1873-1884.）

生存，但仍存在许多限制，包括需要行广泛的外科切开；大面积的暴露，使患者易于感染；泵头的噪音；不适合小体型患者；长期的耐久性有限。这些限制导致搏动泵的使用只能作为过渡。而平流泵则更小巧、安静，植入过程中的外科损伤也较小。其活动部分仅为旋转叶轮，耐久性更好。

搏动型和平流型 VAD 的流体动力学特征存在显著性差异，后者是否能有效地改善心肌功能的恢复还不明确。平流型装置，其卸载负荷的特征不同，对自体心肌功能的检测较复杂，由于其可降低脉搏压，选择最佳的药物治疗也很困难。

现已有足够的证据证实搏动型辅助泵支持后慢性心衰可获得持久性的恢复。下一个问题是，LVAD 产生的可导致负荷卸载和心肌恢复的左室内压和容量负荷卸载是否为搏动型辅助泵所特有，还是平流型辅助泵亦可促进心肌恢复。理论上讲，平流泵卸载负荷的程度较轻，但其可持续地卸载负荷，而搏动泵与心动周期不同步，会间歇地对心室施加负荷。

在最初 Harefield 试验中接受联合治疗的 15 例患者中，1 例使用 HeartMate Ⅱ型平流泵，于 9 年前脱机。患者至今仍存活且功能储备和心室功能良好。随后脱机流程被成功地应用于数例使用 Jarvik 2000 辅助装置的心衰患者，其中 1 例是家族性心肌病[69,70]。Jarvik 辅助装置被置于心室腔内，在不损伤心脏或心室功能的情况下移除较困难；结扎后，辅助装置被置于心室内，无任何不良后遗症。1 例患者在辅助装置移植物结扎和停止辅助 5 年后生存完好[70]。

Harefield 恢复流程的第二项试验是关于 2006 年 2 月至 2009 年 1 月间 20 例扩张型非缺血性心肌病患者使用平流泵作为 BTT[68]。此研究除了使用新型平流型 HeartMate Ⅱ LVAD 替代搏动型 HeartMate XVE LVAD 外，其他药物治疗与处理均与第一项试验（表 17-2）相同。植入 LVAD 的指征是对强化内科治疗包括有或无主动脉内球囊反搏支持下无反应的严重心衰，包括由于低心排而出现多脏器衰竭征象（即将发生或实际存在的）的患者。且患者无急性心肌炎的组织学征象。

研究中入选的 20 例使用 HeartMate Ⅱ作为 BTT 的扩张型心肌病患者中，16 例为男性。患者平均年龄 35.2±12.6 岁，代谢失调性心衰 NYHA 分级为Ⅳ级。患者平均使用两种正性肌力药物，7 例（35%）使用主动脉内球囊反搏辅助，2 例机械通气，2 例使用血滤装置。4 例患者因病情重，无法早期植入长期辅助装置而需临时辅助装置过渡，3 例使用 Levit-

表 17-3 HeartMate Ⅰ、HeartMate Ⅱ和 U.S. HARP 前瞻性恢复研究中患者人口学、临床病情、超声心动图、实验室指标基线值

	HeartMate Ⅰ恢复研究	HeartMate Ⅱ恢复研究	U.S. HARP 研究
患者总例数	20	20	17
平均年龄	37.6 ±13.7 岁（15 ~ 57 岁）	35.2 ±12.6 岁（16 ~ 58 岁）	48 岁（31 ~ 60 岁）
性别	16 男，4 女	16 男，4 女	15 男，2 女
种族	19 例白人，1 例黑人	17 例白人，3 例黑人	8 例白人，6 例黑人
心衰史	4.5 ± 4.6 岁	3.2 ± 3.5 岁	7.2±4.3 年（1 ~ 16.5 年）
基线			
LVEDD（cm）			
EF			
血钠			
BUN/ 肌酐			
正性肌力药物依赖			

BUN：血尿素氮；EF：射血分数；HF：心衰；LVEDD：左心室舒张末径。

ronix，1 例使用 ECMO。术前心脏指数为 1.39±0.43 L/min/m^2，PCWP 为 31.5±5.7mmHg，肺动脉氧饱和度为 43.7±12.6%，肌酐为 1.8±1.0mg/dl，胆红素为 2.8±1.5mg/dl。超声心动图示术前 LVEDD 为 71.7±8.9mm，LVESD 为 65.7±7.7mm，EF 为 14.6±6.6%。平均心衰史为 3.2±3.5 年（1.5 ~ 132 个月，中位数 21 个月）（表 17-3）。3 例患者额外使用右室辅助装置（Levitronix Centrimag）24.3±9.1 天。需要脱机后至少 8 周，脱机恢复患者、接受心脏移植患者和等待移植的患者开始入选队列研究[69]。第一阶段治疗末，16 例患者达到使用双氯醇胺的标准（维持泵速 6000rpm 15 分钟，舒张末内径＜ 60mm）。

如使用搏动 VAD 的研究一样，超声心动图需在植入前和植入后每月进行一次。起初检测在 LVAD 全流量下进行，若 INR 大于 2 则将泵速减低至 6000rpm（若 INR 小于 2，则先静脉给予 10 000 单位肝素）。若患者有症状出现则停止检查。超声心动图数据和图像每 5 和 15 分钟记录一次（泵速保持 6000rpm）。检测指标包括左室收缩期和舒张期内径以及 EF。LVAD 前向流量通过反流情况来评估。若患者可以耐受 LVAD 泵速 6000rpm 15 分钟，则在泵速不变情况下行 6 分钟步行试验，接着重复超声心动图检查，明确左室对运动的反应及收缩力储备情况。当患者可 6 分钟步行 450m 时，则在辅助下和泵速 6000rpm 时每月进行一次心肺运动试验（若 INR ＞ 2；否则静脉给予 10 000 单位肝素）（框 17-2）。

装置植入和脱机前应行右心和左心心导管检查。达到上述可维持 LVAD6000rpm 15 分钟的标准时，可考虑脱机。此标准为脱机的最低要求，若指标仍在改善中，则继续联合治疗直至每例患者达到最佳状态。

20 例患者中，12 例（60%）恢复到上述脱机标准后顺利脱机。1 例随访失败，没有进行重要的药物或检测流程，被确认在院外心跳停止后死亡。排除此例，19 例中的 12 例（63.2%）患者恢复显著，可脱机。脱机的患者，LVAD 辅助时间为 286±97 天（193 ~ 439 天）。脱机后 30 天、1 年、2 年和 3 年的实际生存率均为 83.3%。

脱机后 8 周，或行心脏移植，或待移植的患者皆入选 cohort 研究（图 17-15）。10 例脱机后生存的患者，平均随访 430.7±337.1 天（56 到 1112 天）后 NYHA 分级均为Ⅰ级，平均 EF 为 58.1±13.8%，LVEDD 为 59.0±9.3mm，LVESD 为 4.2±10.7mm，mVO_2 为 22.6±5.3ml/kg/min。平均肌酐为 1.3±0.5g/dl，胆红素为 1.1±0.4mg/dl（表 17-3）。患者脱机后 30 天、1 年和 3 年无死亡和再发心衰的累积率为 83.3%（图 17-16）。

此前瞻性研究[68]显示，使用平流泵联合强力药物治疗的患者中有很高比例实现了从严重心衰到非缺血性心肌病的逆转。使用此治疗策略的患者，其恢复

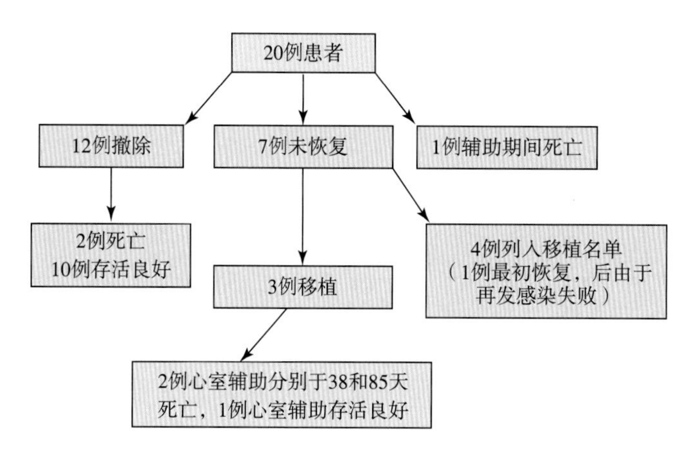

图 17-15 应用 HeartMate Ⅱ 左心辅助装置（LVAD）的 Harefield Ⅱ 研究中患者结果。（From Birks EJ，George RS，Hedger M，et al. Reversal of severe heart failure using a continuous flow left ventricular assist device and pharmacologic therapy：A prospective study. Circulation. 2011；123:381-390.）

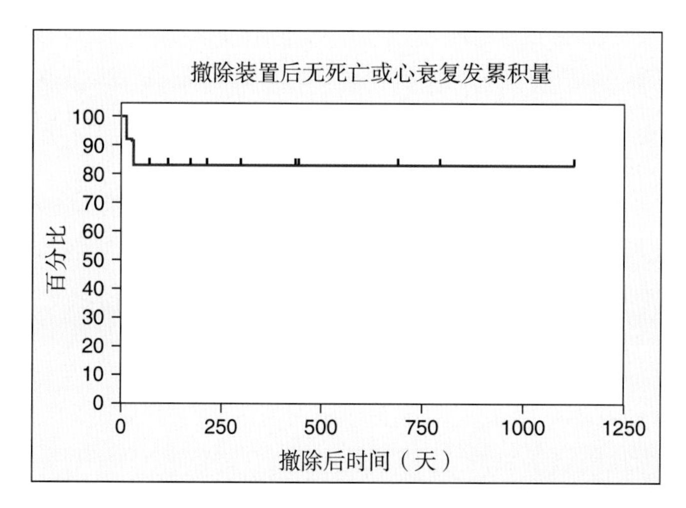

图 17-16 恢复的持久性，患者撤除 HeartMate Ⅱ 装置后无死亡或心衰复发。（From Birks EJ，George RS，Hedger M，et al. Myocardial recovery from advanced heart failure using HeartMate II LVAD combined with drug therapy：early results from a prospective study. J Heart Lung Transplant. 2009；28:2S.）

的比率和持久性均要显著高于先前的报道。双氯醇胺在联合疗法取得的成功里究竟起何作用还尚未明确，因其给药时间是在心脏重塑大部分得到逆转以及心肌功能显著改善后。然而，还没有任何单独的药物治疗能在心衰中取得如此戏剧性的疗效。或许双氯醇胺可以改善更多心肌功能，更重要的是，通过引起生理性肥大提高了恢复的持久性。

美国 Harefield 恢复治疗规范研究 Harefield 研究取得的成功显示大多数患者可以顺利脱离 MCS 辅助并能维持较好的心室功能，此成果激励了学者使用双氯醇胺联合 LVAD 介导患者恢复的信心，口服心衰药物的强力联合疗法也显示与心衰患者明确的心肌重塑存在一定关系。对此前所未有的成功，有学者持怀疑态度，认为一些患者的心衰史相对较短，其急性心衰表现为心肌炎导致，不进行治疗的情况下本身就具有自愈的可能性。此组患者在 VAD 植入时需切除一块透壁的心室组织以放置左室引流插管，其心肌组织未显示任何心肌炎、炎症或可逆性疾病的迹象。4 例使用 HeartMate XVE 的患者在给予双氯醇胺前死于术后心衰性休克的并发症，反映出患者入选时的心衰严重程度。虽使用多种正性肌力药物，平均 EF 仅为 15%。HeartMate Ⅱ 研究中，4 例因病情重无法直接使用 HeartMate Ⅱ 的患者先使用短期辅助作为过渡；35% 的患者使用气动泵，远端脏器功能不全的患者平均使用两种正性肌力药物。

由于对 Harefield 结果存在极大兴趣，在美国开始了一项多中心试验，使用了 Harefield 治疗规范，试图得到一样的治疗效果。美国 Harefield 恢复治疗规范（HARP）试验是密歇根大学临床研究机构开展的一项多中心试验。针对上述对 Harefield 研究心衰史的疑义，制订了严格的治疗规范，包括已确立的心衰治疗记录应至少 1 年，患者应具备接受 BTT LVAD 治疗的入选标准。此治疗规范与 Harefield 恢复研究采用的一样，包括第一阶段使用以滴定法为定量标准的 ACEI、β- 阻滞剂、血管紧张素受体阻滞剂、醛固酮 Ⅰ 以及洋地黄类的最大推荐剂量，直至 LVAD 辅助使 LVEED 平稳在小于 6.0cm 的水平（表 17-3）。同时开始给予双氯醇胺，其靶剂量依照治疗规范以滴定法确定。详细情况见以上章节。

患者在 LVAD 植入 6 个月后评估其具备心肌充分恢复的潜力，经知情同意后进入器官移植共享组织（UNOS）心脏移植申请名单。在给予患者双氯醇胺前，按 Harefield 研究第一阶段的药物治疗服用。然而，在本试验入选患者阶段，HeartMate Ⅱ 开始在美国大范围应用，HeartMate Ⅰ 的使用则急剧减少。美国治疗规范之所以是为 HeartMate Ⅰ 编写，是因为此治疗规范应与 Harefield 率先发表的治疗方法一样，这显然包括了可以卸载负荷的搏动型 HeartMate Ⅰ，而当时针对 HeartMate Ⅱ 的研究还未出台。因此招募受试者的工作进度缓慢。

许多使用 HeartMate Ⅰ 的患者因出现并发症而从实验中被剔除。此研究入选了 17 例患者：15 例男性，2例女性，包括8例白种人，6例黑种人和3例西班牙人。平均年龄为48岁（31～60岁）。平均心衰史7.2年（1～16.5年，中位数为8年）。人口统计学信息见表17-3，包括HARP队列试验和使用了XVE的Harefield队列试验。试验第一阶段末可见LVEDD下降，EF升高（图17-17，图17-18）；EF从植入前的21%升高至第一阶段末的40%，LVEDD则从75mm减小至56mm。

总体上讲，由于出现VAD相关的并发症或严重的右室衰竭，研究者决定将此类患者从研究中去除。从体积较大的搏动型容量替代泵如HeartMate XVE到小巧而安静的平流泵HeartMate Ⅱ的转变导致研究后半段招募受试者的工作十分困难。9例患者退出试验，5例在使用双氯醇胺治疗前（1例右心衰，2例腹部穿孔，1例设备故障，1例硬膜下出血），4例在使用双氯醇胺治疗后（2例是由于泵故障和泵置换，1例驱动性感染，1例由于研究者离开）。因此，只

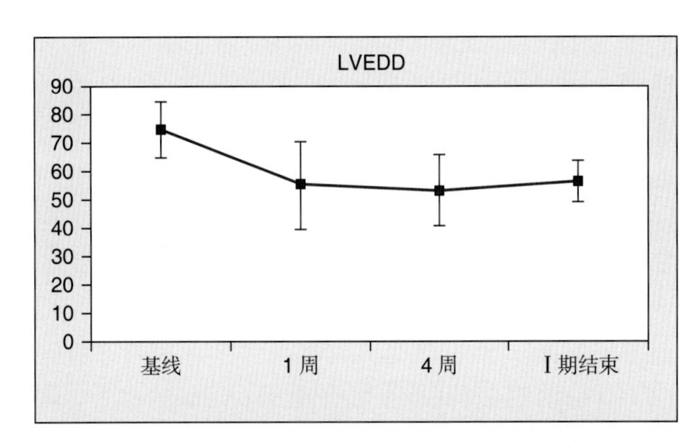

图17-17 HARP研究中Ⅰ期治疗结束后左室舒张末径（LVEDD）下降（未发表数据）。

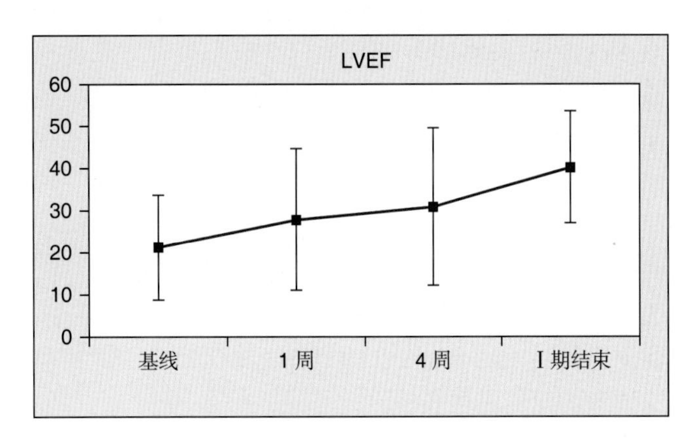

图17-18 HARP研究中Ⅰ期治疗结束后左室射血分数（LVEF）提高（未发表数据）。

有极少患者达到了双氯醇胺的靶剂量。1例患者在试验中使用双氯醇胺前死于脑出血。2例患者在LVAD下成功恢复（15%）；但仅一例脱机且在随后6个月的随访中无心衰再发。

US和Harefield研究结果不同的原因 Harefield研究确立了重要的检测项目，并准确记录基本试验数据。Harefield和US研究中最明显的区别是队列中人口统计学信息（表17-3）。Harefield队列研究中主要为白种人，平均年龄32岁，而US试验中有40%的非洲裔，平均年龄48岁。对以上区别的重要性的解释是干细胞效力会随年龄增加而下降。Harefield队列研究中的患者明显较年轻，给予双氯醇胺后，动员心脏和外周干细胞的能力较强。此机制以显著下调强力干细胞分裂素SDF-1为基础，作用于左室功能恢复、LVAD脱机及移除辅助装置的患者（见第20章LVAD治疗的分子反应）。Harefield研究中患者对双氯醇胺无反应的另一解释为，β_1-和β_2-受体低表达的遗传多态性，发生频率为30%，这使患者很难对β-受体阻滞剂起反应。此为Liggett[55]首先报道，US双氯醇胺试验研究了此遗传多态性的发生频率。

Birks和Harefield团队均报道了其使用HeartMate Ⅱ平流泵的成功率接近65%，支持了双氯醇胺联合LVAD治疗以及多种口服抗心衰药物可促进心室功能恢复这一假设的正确性。第二阶段的研究是为US试验作安排，这样可以用平流型HeartMate Ⅱ LVAD替换HeartMate XVE，同时与使用相同辅助泵的Birks试验作比较。然而，计划好使用HeartMate Ⅱ的US试验第二阶段，由于缺乏口服双氯醇胺的供应而终止。常用的口服药片仅为20μg，但此研究的靶剂量需2100μg，即100片/天，使得服药依从性变得不可靠。刺激胰岛素样生长因子及SDF-1后，双氯醇胺可有多种效用，但关于其作用机制的科学证据还需进一步研究。另一重要问题是能否将双氯醇胺应用于心衰前期以停止或改变心衰的进程，还需更多的研究。

德克萨斯心脏病研究所及其他学者也报道了许多使用HeartMate Ⅱ的慢性扩张型心肌病患者（Frazier OH：个人交流，2010）。其中的许多患者在LVAD辅助超过2年后才行脱机。柏林一项研究中有5例患者成功脱离InCor机械辅助（Berlin Heart AG，Berlin）[71]。理论上讲，平流泵卸载负荷的效力不如搏动泵，尤其不在最佳泵速时。然而，平流泵对负荷的卸载是持续的，搏动泵因与心动周期不同步而

间歇对左室施加负荷。多中心数据显示平流泵对负荷的卸载可使慢性心衰患者恢复并脱机。

左室辅助装置脱机后患者的生活质量

生活质量，或“患者自述的，疾病和其治疗对患者的实际效果”同样也非常重要。我们对心功能恢复LVAD脱机（过渡到恢复［BTR］）的患者进行了远期生活质量的评估，并且与行BTT和直接心脏移植的患者进行了比较。[72] 研究纳入了72例患者：14例BTR（脱机至今3.6±1.9年）；29例BTT（心脏移植至今3.3±2.3年）；29例心脏移植（心脏移植至今3.8± 0.6年）。BTR组总的生活质量SF-36评分要高于BTT组和心脏移植组。SF-36调查问卷中除两项外，BTR组均显著优于BTT组和心脏移植组。BTR组的身体健康程度评分也优于BTT组和心脏移植组。同样，心理健康程度评分也是BTR组最优。在较长时间内，BTR患者的生活质量要明显优于BTT和心脏移植患者。

研究显示BTR患者的生活质量要优于BTT和心脏移植患者。BTR组患者有较高的生活质量、良好的肾功能、无免疫抑制相关并发症、无排斥反应、感染较少以及无冠心病相关危险。现已有大量证据显示慢性心衰的心肌恢复是可能的，这已在多家中心得到证实，并可使用多种辅助装置。心肌恢复的持久性也已被证实，且患者有较好的生活质量。许多最近的研究显示恢复的概率和程度可通过联合药物治疗来加强，旨在改善可逆性心肌重塑和恢复的持久性。另外，随着更多可靠耐久的辅助装置出现，将提供更多改善和检测恢复的手段。

总结和提高恢复率的后续措施

通过VAD的支持作用使心室恢复到无负荷状态，此领域的研究在近些年倍受学者的青睐。遗憾的是，仅是很小一部分患者（5%～20%）最终能够LVAD成功脱机并长时间（数月到数年）维持较好心室功能，报道的成功病例主要为年轻的病因学为非缺血性且表现典型的急性心衰患者，如心肌炎，其恢复情况较多。

通过MCS介导心肌恢复，就治疗规范而言，之前并没得到精确的研究，如支持中以靶剂量为标准使用强力口服抗心衰药物治疗，并且通过精确系统性的脱机尝试评估心衰程度。已报道的慢性心衰患者整体恢复率较低的一个主要原因是对患者心功能恢复缺乏信心，同时缺乏对患者的检查评估。心肌恢复是否与MCS的辅助周期有关，此问题由于从未被缜密地研究过，其答案在过去是未知的。然而，现在有数据显示，心肌恢复毫无疑问可以发生；但多数项目还不能对其进行检测或不能促进其恢复。在辅助泵工作的情况下检测患者的心肌功能，在逐步减停辅助的过程中不断对患者进行监测，此类检查已广泛应用于扩张型心肌病患者，也是理想的后续检查。

VAD可作为恢复的平台，同时增加一些新的治疗策略，如双氯醇胺、干细胞以及基因治疗。一个多中心的评分研究刚开始启动，使用的治疗方案包括在VAD植入时向心肌层注入源于间叶干细胞的骨髓。使用这些治疗策略，使进一步提高恢复率变得更有可能。今后，大多数使用VAD的非缺血性心衰患者将更有可能得到恢复。缺血性病因以及促进恢复措施反应不佳的患者将进行长时间的辅助，而出现VAD相关并发症的患者将实施心脏移植。将来VAD很可能联合药物、干细胞或基因治疗作为促进心肌恢复的平台。

可用的供体心脏数量在下降，对于这类患者而言，出现替代的治疗途径迫在眉睫。心肌功能恢复而脱机的患者可避免免疫抑制反应及其相关并发症，并为其他患者节省供体心脏。即使患者后续因代谢失调而需心脏移植，此治疗手段也可显著延长其整体寿命。LVAD现在更多地应用于重型心衰患者，增加患者的生存率，降低并发症的发生率。将来使用这些辅助装置作为移植替代治疗的患者将会增多，非缺血性扩张型心肌病患者也会得到恢复的机会。数据显示心衰史较短和较年轻（＜45岁）的患者，将很有可能通过阶段性LVAD支持而得到远期恢复。在未来的MCS领域，患者心功能的恢复将是重要的治疗目标。

（吉冰洋 译　于　坤 校）

参考文献

1. Birks EJ, Tansley PD, Hardy J, et al. Left ventricular assist device and drug therapy for the reversal of heart failure. *N Engl J Med*. 2006;355:1873–1884.
2. Frazier OH, Radovancevic B, Abou-Awdi NL, et al. Ventricular remodelling after prolonged ventricular unloading "heart rest" experience with the HeartMate left ventricular assist device (abstract). *J Heart Lung Transplant*. 1994;13(Pt 2):77.
3. Frazier OH, Benedict CR, Radovancevic B, et al. Improved left ventricular function after chronic left ventricular unloading. *Ann Thorac Surg*. 1996;62:675–682.
4. Levine HR, Oz MC, Chen JM, et al. Reversal of chronic ventricular dilation in patients with end-stage cardiomyopathy by prolonged mechanical unloading. *Circulation*. 1995;91:2717–2720.
5. Levine HR, Oz MC, Cantanese KA, et al. Transient normalisation of systolic and diastolic function after support with a left ventricular assist device in a patient with dialed car-

diomyopathy. *J Heart Lung Transplant.* 1996;15:840–842.
6. Frazier OH, Myers TJ. Left ventricular assist system as a bridge to myocardial recovery. *Ann Thorac Surg.* 1999;68:734–741.
7. Farrar DJ, Holman WR, McBride LR, et al. Long-term follow-up of Thoratec ventricular assist device bridge-to-recovery patients successfully removed from support after recovery of ventricular function. *J Heart Lung Transplant.* 2002;21:516–521.
8. Mancini DM, Beniaminovitz A, Levin H, et al. Low incidence of myocardial recovery after left ventricular assist device implantation in patients with chronic heart failure. *Circulation.* 1998;98:2383–2389.
9. Simon MA, Kormos RL, Murali S, et al. Myocardial recovery using ventricular assist devices: prevalence, clinical characteristics, and outcomes. *Circulation.* 2005;112(suppl 9):I-32–I-36.
10. Muller J, Wallukat G, Weng YG, et al. Weaning from mechanical cardiac support in patients with idiopathic dilated cardiomyopathy. *Circulation.* 1997;96:542–549.
11. Loebe M, Hennig E, Muller J, et al. Long-term mechanical circulatory support as a bridge to transplantation, for recovery from cardiomyopathy, and for permanent replacement. *Eur J Cardiothorac Surg.* 1997;11(suppl):S18–S24.
12. Dandel M, Weng Y, Siniawski H, et al. Long-term results in patients with idiopathic dilated cardiomyopathy after weaning from left ventricular assist devices. *Circulation.* 2005;112(suppl 9):I-37–I-45.
13. Dandel M, Weng Y, Siniawski H, et al. Prediction of cardiac stability after weaning from left ventricular assist devices in patients with idiopathic dilated cardiomyopathy. *Circulation.* 2008;118(suppl 1):S94–S105.
14. Maybaum S, Mancini D, Xydas S, et al. Cardiac improvement during mechanical circulatory support a prospective multicentre study of the LVAD Working group. *Circulation.* 2007;115:2497–2505.
15. Yacoub MH. A novel strategy to maximize the efficacy of left ventricular assist devices as a bridge to recovery. *Eur Heart J.* 2001;22:534–540.
16. Oriyanhan W, Tsuneyoshi H, Nishina T, et al. Determination of optimal duration of mechanical unloading for failing hearts to achieve bridge to recovery in a rat heterotopic heart transplantation model. *J Heart Lung Transplant.* 2007;26:16–23.
17. Levine S, Nguyen T, Taylor N, et al. Rapid disuse atrophy of diaphragmatic fibers in mechanically ventilated humans. *N Engl J Med.* 2008;358:1245–1253.
18. George RS, Yacoub MH, Tasca G, et al. Haemodynamic and echocardiographic responses to acute interruption of left ventricular assist device support—relevance to assessment of myocardial recovery. *J Heart Lung Transplant.* 2007;26:967–973.
19. George RS, Sabharwal NK, Webb C, et al. Echocardiographic evaluation of flow across HeartMate II axial flow LVADs at varying low speeds (abstract). *J Heart Lung Transplant.* 2009;28:2S.
20. Myers TJ, Frazier OH, Mesina HS, et al. Hemodynamics and patient safety during pump-off studies of an axial-flow left ventricular assist device. *J Heart Lung Transplant.* 2006;25:379–383.
21. Slaughter M, Silver M, Farrar D, et al. A new method of monitoring recovery and weaning the Thoratec LVAD. *Ann Thorac Surg.* 2001;71:215–218.
22. Khan T, Delgado RM, Radovancevic B, et al. Dobutamine stress echocardiography predicts myocardial improvement in patients supported by left ventricular assist devices (LVADs): hemodynamic and histologic evidence of improvement before LVAD explantation. *J Heart Lung Transplant.* 2003;22:137–146.
23. Khan T, Okerberg K, Hernandez A, et al. Assessment of myocardial recovery using dobutamine stress echocardiography in LVAD patients. *J Heart Lung Transplant.* 2001;20:202–203.
24. Ferrari G, Górczynska K, Mimmo R, et al. Mono and bi-ventricular assistance: their effect on ventricular energetics. *Int J Artif Organs.* 2001;24:380–391.
25. Nagaoka H, Kubota S, Iizuka T, et al. Relation between depressed cardiac response to exercise and autonomic nervous activity in mildly symptomatic patients with idiopathic dilated cardiomyopathy. *Chest.* 1996;109:925–932.
26. Ypenburg C, Sieders A, Bleeker GB, et al. Myocardial contractile reserve predicts improvement in left ventricular function after cardiac resynchronization therapy. *Am Heart J.* 2007;154:1160–1165.
27. Bax JJ, Poldermans D, Schinkel AFL, et al. Perfusion and contractile reserve in chronic dysfunctional myocardium: relation to functional outcome after surgical revascularization. *Circulation.* 2002;106(suppl I):I-14–I-18.
28. Chaudhry FA, Tauke JT, Alessandrini RS, et al. Prognostic implications of myocardial contractile reserve in patients with coronary artery disease and left ventricular dysfunction. *J Am Coll Cardiol.* 1999;34:730–738.
29. Kobayashi M, Izawa H, Cheng XW, et al. Dobutamine stress testing as a diagnostic tool for evaluation of myocardial contractile reserve in asymptomatic or mildly symptomatic patients with dilated cardiomyopathy. *J Am Coll Cardiol Cardiovasc Imaging.* 2008;1:718–726.
30. Otasevic P, Popovic ZB, Vasiljevic JD, et al. Relation of myocardial histomorphometric features and left ventricular contractile reserve assessed by high-dose dobutamine stress echocardiography in patients with idiopathic dilated cardiomyopathy. *Eur J Heart Fail.* 2005;7:49–56.
31. Cotter G, Williams SG, Vered Z, et al. Role of cardiac power in heart failure. *Curr Opin Cardiol.* 2003;18:215–222.
32. Tan LB. Cardiac pumping capability and prognosis in heart failure. *Lancet.* 1986;13:1360–1363.
33. Fincke R, Hochman JS, Lowe AM, et al. Cardiac power is the strongest hemodynamic correlate of mortality in cardiogenic shock: a report from the shock trial registry. *J Am Coll Cardiol.* 2004;44:340–348.
34. Mendoza DD, Cooper HA, Panza JA. Cardiac power output predicts mortality across a broad spectrum of patients with acute cardiac disease. *Am Heart J.* 2007;153:366–370.
35. Roul G, Moulichon ME, Bareiss P, et al. Prognostic factors of chronic heart failure in NYHA class II or III: value of invasive exercise haemodynamic data. *Eur Heart J.* 1995;16:1387–1398.
36. Tan LB, Littler WA. Measurement of cardiac reserve in cardiogenic shock: implication for prognosis and management. *Br Heart J.* 1990;64:121–128.
37. Williams SG, Cooke GA, Wright DJ, et al. Peak exercise cardiac power output: an indicator of cardiac function strongly predictive of prognosis in chronic heart failure. *Eur Heart J.* 2001;22:1496–1503.
38. Jakovljevic DG, George RS, Donovan G, et al. Comparison of cardiac power output and exercise performance in patients with left ventricular assist devices, explanted (recovered) patients, and those with moderate to severe heart failure. *Am J Cardiol.* 2010;105:1780–1785.
39. Petrou M, Wynne DG, Boheler KR, et al. Clenbuterol induces hypertrophy of the latissimus dorsi muscle and heart in the rat with molecular and phenotypic changes. *Circulation.* 1995;92(suppl 9):II-483–II-489.
40. Scheuer J, Buttrick P. The cardiac hypertrophic responses to pathologic and physiologic loads. *Circulation.* 1987;75(1 Pt 2):I-63–I-68.
41. Morgan HE, Baker KM. Cardiac hypertrophy: mechanical, neural, and endocrine dependence. *Circulation.* 1991;83:13–25.
42. Bersohn MM, Scheuer J. Effects of physical training on end-diastolic volume and myocardial performance of isolated rat hearts. *Circ Res.* 1977;40:510–516.
43. Wong K, Boheler KR, Petrou M, et al. Pharmacological modulation of pressure-overload cardiac hypertrophy: changes in ventricular function, extracellular matrix, and gene expression. *Circulation.* 1997;96:2239–2246.
44. Stein B, Bartel S, Kirchhefer U, et al. Relation between contractile function and regulatory cardiac proteins in hypertrophied hearts. *Am J Physiol.* 1996;270(6 Pt 2):H2021–H2028.
45. Weber KT, Brilla CG. Pathological hypertrophy and cardiac interstitium: fibrosis and renin-angiotensin-aldosterone system. *Circulation.* 1991;83:1849–1865.
46. Wong K, Boheler KR, Bishop J, et al. Clenbuterol induces cardiac hypertrophy with normal functional, morphological and molecular features. *Cardiovasc Res.* 1998;37:115–122.
47. Hon JK, Yacoub MH. Bridge to recovery with the use of left ventricular assist device and clenbuterol. *Ann Thorac Surg.* 2003;75(suppl 6):S36–S41.
48. Beckett AH. Clenbuterol and sport. *Lancet.* 1992;340:1165.
49. Petrou M, Clarke S, Morrison K, et al. Clenbuterol increases stroke power and contractile speed of skeletal muscle for cardiac assist. *Circulation.* 1999;99:713–720.
50. Zeman RJ, Peng H, Etlinger JD. Clenbuterol retards loss of motor function in motor neuron degeneration mice. *Exp Neurol.* 2004;187:460–467.
51. Maltin CA, Reeds PJ, Delday MI, et al. Inhibition and reversal of denervation-induced atrophy by the beta-agonist growth promoter, clenbuterol. *Biosci Rep.* 1986;6:811–818.
52. Maltin CA, Hay SM, McMillan DN, et al. Tissue-specific responses to clenbuterol: temporal changes in protein metabolism of striated muscle and visceral tissues from rats. *Growth Regul.* 1992;2:161–166.
53. Maltin CA, Delday MI, Watson JS, et al. Clenbuterol, a beta-adrenoceptor agonist, increases relative muscle strength in orthopaedic patients. *Clin Sci (Lond).* 1993;84:651–654.
54. Delday MI, Maltin CA. Clenbuterol increases the expression of myogenin but not myoD in immobilized rat muscles. *Am J Physiol.* 1997;272(5 Pt 1):E941–E944.
55. Liggett SB. Pharmacogenetics of beta-1- and beta-2-adrenergic receptors. *Pharmacology.* 2000;61:167–173.
56. Liggett SB, Tepe NM, Lorenz JN, et al. Early and delayed consequences of beta(2)-adrenergic receptor overexpression in mouse hearts: critical role for expression level. *Circulation.* 2000;101:1707–1714.
57. Zaugg M, Xu W, Lucchinetti E, et al. Beta-adrenergic receptor subtypes differentially affect apoptosis in adult rat ventricular myocytes. *Circulation.* 2000;102:344–350.
58. Tevaearai HT, Eckhart AD, Walton GB, et al. Myocardial gene transfer and overexpression of beta2-adrenergic receptors potentiates the functional recovery of unloaded failing hearts. *Circulation.* 2002;106:124–129.
59. Frerichs O, Fansa H, Ziems P, et al. Regeneration of peripheral nerves after clenbuterol treatment in a rat model. *Muscle Nerve.* 2001;24:1687–1691.
60. Terracciano CM, Hardy J, Birks EJ, et al. Clinical recovery from end-stage heart failure using left-ventricular assist device and pharmacological therapy correlates with increased sarcoplasmic reticulum calcium content but not with regression of cellular hypertrophy. *Circulation.* 2004;109:2263–2265.
61. Soppa GK, Smolenski RT, Latif N, et al. Effects of chronic administration of clenbuterol on function and metabolism of adult rat cardiac muscle. [erratum in *Am J Physiol Heart Circ Physiol.* 2005;288:H2546]. *Am J Physiol Heart Circ Physiol.* 2005;288:H1468–H1476.
62. Maltin CA, Delday MI, Hay SM, et al. Propranolol apparently separates the physical and compositional characteristics of muscle growth induced by clenbuterol. *Biosci Rep.* 1987;7:51–57.
63. Kuznetsov V, Pak E, Robinson RB, et al. Beta 2-adrenergic receptor actions in neonatal and adult rat ventricular myocytes. *Circ Res.* 1995;76:40–52.
64. Klotz S, Foronjy RF, Dickstein ML, et al. Mechanical unloading during left ventricular assist device support increases left ventricular collagen cross-linking and myocardial stiffness. *Circulation.* 2005;112:364–374.
65. Tang WH, Vagelos RH, Yee YG, et al. Neurohormonal and clinical responses to high- versus low-dose enalapril therapy in chronic heart failure. *J Am Coll Cardiol.* 2002;39:70–78.
66. Klotz S, Jan Danser AH, Foronjy RF, et al. The impact of angiotensin-converting enzyme inhibitor therapy on the extracellular collagen matrix during left ventricular assist device support in patients with end-stage heart failure. *J Am Coll Cardiol.* 2007;49:1166–1174.
67. Klotz S, Burkhoff D, Garrelds IM, et al. The impact of left ventricular assist device-induced left ventricular unloading on the myocardial renin-angiotensin-aldosterone system: therapeutic consequence. *Eur Heart J.* 2009;30:805–812.
68. Birks EJ, George RS, Hedger M, et al. Myocardial recovery from advanced heart failure using the HeartMate II LVAD combined with drug therapy: early results from a prospective study (abstract). *J Heart Lung Transplant.* 2009;28:2S.
69. Haj-Yahia S, Birks EJ, Rogers P, et al. Midterm experience with the Jarvik 2000 axial flow left ventricular assist device. *J Thorac Cardiovasc Surg.* 2007;134:199–203.
70. George RS, Khaghani C, Bowles CT, et al. Sustained myocardial recovery 5 years after in situ disconnection of a Jarvik 2000 device. *J Heart Lung Transplant.* 2010;29:587–588.
71. Komoda T, Komoda S, Dandel M, et al. Explantation of INCOR left ventricular assist device after myocardial recovery. *J Card Surg.* 2008;23:642–647.
72. George RS, Yacoub MH, Bowles CT, et al. Quality of life after removal of left ventricular assist device for myocardial recovery. *J Heart Lung Transplant.* 2008;27:165–172.

第18章

机械循环支持与再生医学

Marc S. Penn

在过去的几十年里，慢性心功能衰竭机械支持已经由过去的完全替代心功能，发展到现在的机械辅助心功能，从而使慢性心功能衰竭机械支持理念有了明显进步。慢性心功能衰竭机械辅助的成功也推动了左心辅助装置的进步。关于慢性心功能不全的机械辅助以及左心辅助的概念、在本书其他章节还有详细叙述。在过去10年间，使用生物学方法治疗左心功能不全也与心功能衰竭机械辅助相互交织发展。细胞学治疗是当下常见的、以逆转衰竭心功能为目的的生物学方式。从最初报道利用细胞学治疗慢性心功能不全至今，经历了很多年的发展[1,2]。最近干细胞治疗确定了几个新的转基因靶点，已进入临床前研究阶段[3-5]。慢性心功能不全行机械辅助以及生物学治疗都对心功能有帮助，各有优缺点，将二者结合起来可能是一种更为有效、优势互补的临床治疗方法。本章主要回顾干细胞和转基因治疗慢性心功能衰竭的现状，并讨论联合机械辅助与细胞基因治疗慢性心功能衰竭的可行性。

心功能不全的治疗方法

最早治疗心功能不全的生物学方法是心肌成形术，将骨骼肌捆绑在心脏表面，通过刺激骨骼肌收缩，辅助心脏做工[6-8]。对进行过骨骼肌心肌成形术死亡患者心脏的病理研究发现，骨骼肌细胞能够生长进入心肌[9,10]。生长进入心肌的骨骼肌细胞由成肌细胞发育而来[11]。骨骼肌成肌细胞是一种干细胞，在骨骼肌细胞受损的情况下可以分化为骨骼肌细胞。正是基于以上发现，自体骨骼肌成肌细胞治疗慢性心功能衰竭才得以发展[12-14]。

我们从早期的骨骼肌成肌细胞临床前期以及临床研究中获得了很多经验，并且为以后的干细胞研究打下了基础。我们知道外来的骨骼肌成肌细胞能够进入心肌生长，并且能够改善患者临床状况，包括诱导逆转左心室重塑[4,15,16]。我们进一步了解了外源性细胞与周边的心脏细胞环境机械偶联的重要性[17]，骨骼肌成肌细胞不能与心肌细胞在电生理活动方面达成一致，并且在动物实验中发现骨骼肌成肌细胞使心肌传导性下降，导致冲动折返、室性期前收缩、室性心动过速等心律失常[18,19,13]。

2001年5月有两篇关于骨髓干细胞在急性心肌梗死心肌修复过程中的作用的文章发表。文章数据清楚表明将骨髓干细胞在急性心梗48小时内种植到心肌梗死区域，可以见到血管生长，梗死区域缩小并且心功能得到改善。关于骨髓干细胞移植后是否有心肌细胞再生，以上研究结果不一致。

临床前期数据发表后，通过经皮穿刺或者直视下外科注射将骨骼肌成肌细胞导入心肌的可行性得到论证，从而使得骨髓干细胞导入心肌组织治疗慢性心功能不全的Ⅰ期临床试验迅速开展起来。自2001年5月以上啮齿类动物实验数据公布后，不足

18个月的时间里，TOPCAREAMI（急性心肌梗死干细胞移植与心肌再生的实验研究，Transplantation of Progenitor Cells and Regeneration Enhancement in Acute Myocardial Infarction）实验数据发表。此后，进行了一系列[22]关于急性心肌梗死[23-28]、慢性缺血[29]、慢性心衰[1,30,31]类似临床试验。除了临床试验，通过基础以及临床前期的研究，我们对于干细胞移植对心肌的修复作用也有了更进一步的理解。

对于干细胞移植在心肌再生中的作用，目前认识还不全面。许多观点或者实验结果都不一致，有的结果或者观点在不同研究中甚至相互矛盾。所以对于干细胞移植在心肌再生中的作用，需要多学习文献，进行归纳总结。

总的归纳起来，干细胞移植治疗心脏疾患大概包括以下几个方面：

- 急性心肌梗死后多种干细胞治疗均对心功能有益[32-36]
- 临床益处源于干细胞的旁分泌效应，旁分泌导致：
  - 增加梗死区血管密度[32,37,38]
  - 降低梗死面积[33,39]
  - 募集心肌干细胞[5,40]
- 成体干细胞不能诱导心肌再生[3,20,33,41,42]
- 诱导性多潜能干细胞以及胚胎干细胞可能使心肌细胞再生[43-46]
- 自体或者同种异体干细胞治疗均有益[28,32,39]

急性心肌梗死临床前期干细胞治疗研究所涉及的干细胞包括：自体或者单卵双生骨髓单核细胞[33,47,48]、多潜能成熟祖细胞[32]、CD34$^+$造血干细胞[20,35]以及心肌干细胞[49]（表18-1）。急性心肌梗死后同种异体临床前期以及临床实验涉及的干细胞包括：间充质干细胞[28,39]、多潜能祖细胞[32]。人类脐血干细胞、脂肪源性间充质干细胞[34]在免疫缺陷啮齿目动物实验模型上进行过实验。所有的研究都观察到阳性结果，并且通过调整注入细胞数量以及导入方法，所有类型干细胞都能获得类似效果。

即使通过以上方法，不同干细胞移植可以获得相似的临床效果，但不同来源的干细胞具有不同的生物学特点，了解不同干细胞的具体特性，针对不同患者的特点选择相对应的干细胞进行移植，可能会获得更好的效果。例如能够抑制炎症反应的干细胞最好在炎症反应爆发前移植。在ST段抬高心肌梗死首次冠脉介入治疗前，只有同种异体干细胞可提前采集备用，包括骨髓间充质干细胞、多潜能成熟祖细胞，最近刚确定的最有潜力的羊膜囊源性间充质干细胞。不管是间充质干细胞还是多潜能成熟祖细胞都有证据表明可以安全有效应用[28]。

相反的，在心脏直视手术中其他来源的干细胞可能更为合适。以往认为心肌细胞是末端分化的细胞，但最近一些学者识别到一种心肌干细胞。基于

表18-1 进入临床试验的心血管再生治疗的干细胞类型

细胞类型	来源	临床研究的适应证	注释
骨髓单核细胞	骨髓	AMI，CHF，CLI	自体细胞 混合细胞群
AC133$^+$	骨髓	CHF	CABG期间导入
CD34$^+$	骨髓 细胞单采	AMI，慢性缺血，CLI	
间充质干细胞（MSC）	骨髓 脂肪组织 胎盘	AMI中应用骨髓来源的细胞；正在进行CHF试验	同种异体细胞来源 AMI研究中导入细胞IV
多能祖细胞（MPC）	骨髓	试验中	同种异体细胞来源 STRO3
多能成体祖细胞（MAPC）	骨髓	完成了AMI试验	同种异体细胞来源 AMI研究经皮动脉导入
心肌干细胞	自体心房组织	正在进行CHF试验	OPS后经皮导入
球状的心肌细胞团	自体心肌组织	正在进行CHF试验	

AMI：急性心肌梗死；CABG：冠状动脉旁路移植术；CHF：充血性心力衰竭；CLI：严重肢体缺血；IV：经静脉；OHS：心脏直视手术。

临床前期干细胞相对剂量的研究，较其他来源的干细胞，心肌干细胞可能是最有效的，以上类型干细胞移植后最终不能分化为心肌细胞。如果真是这样，最近有几名研究者发现了心肌干细胞，在心脏直视手术如冠脉搭桥、瓣膜手术或LVAD植入时，同期实施心肌干细胞移植是最佳方案（图18-1）。正像制备脂肪源性干细胞可以由脂肪组织中快速获取一样，在手术室利用左心耳组织可以快速分离获取足够数量的心肌干细胞以供术中使用。如果制备的心肌干细胞数量不够，可以采用SCIPIO（心肌干细胞移植治疗缺血性心肌病）研究的方法，将获得的心肌干细胞体外培养，待心肌干细胞增殖后，通过经皮穿刺导入。需要机械辅助的患者可以在心肌活检时利用获得的心肌组织制备心肌干细胞，然后通过体外培养，在安装机械辅助装置时进行心肌干细胞移植。同样心肌干细胞也可以在安装机械辅助装置时制备，然后进行体外培养增殖，使用经皮导管通过辅助装置导入，或者在随后的手术过程中直接注射（图18-1）。

选择自体干细胞还是同种异体干细胞移植治疗心功能不全，还有另外两个重要影响因素，分别是供体的年龄以及是否有伴随疾病。越来越多的证据表明移植的干细胞功能不全与供体的年龄以及是否有伴随疾病有关。特别是胰岛素样生长因子-1缺乏的老年干细胞提供者，更是移植干细胞功能不全的关键因素[50-52]。慢性病患者，例如糖尿病伴随冠心病，慢性肾衰竭需透析治疗，慢性心功能不全患者，如果作为供体提供干细胞，移植后易发生干细胞功能不全[53]。我们还需要搞清楚，干细胞在体外培养增殖后，其功能是否能够保存，如果不能，那么健康、年轻的同种异体干细胞移植还是最好的选择。

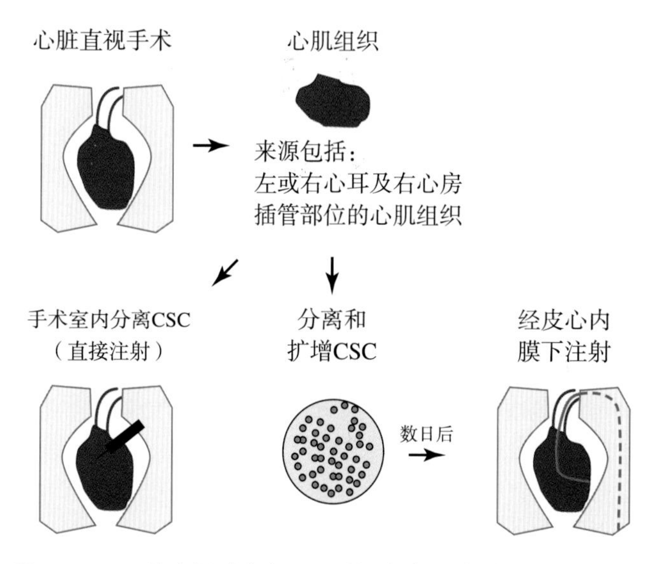

图 18-11　心脏直视手术中心肌干细胞（CSC）导入的流程图。

与急性心肌梗死相比，关于非缺血以及特异性心肌病方面干细胞治疗的临床数据就少得多。表18-2是一系列慢性心功能不全干细胞治疗的临床资料，绝大部分实验证实治疗有不同方面的益处。目前有几个关于骨髓单核干细胞的临床实验正在进行中，其中包括国家心肺血液研究所资助的心血管细胞治疗机构实施的FOCOUS实验（自体骨髓单核干细胞治疗慢性缺血性心脏病以及左心功能不全）；在特定人群中进行的经皮穿刺间充质干细胞导入，POSEIDON实验（经皮穿刺干细胞导入对心肌再生的研究，临床实验）；PROMETHEUS实验（心脏外科手术中间充质干细胞治疗的随机前瞻性研究）；IMPACT-DCM实验（通过外科手术途径植入干细胞治疗扩张型心肌病心功能衰竭）等。目前，还有一个即将进行的临床实验，关于心肌组织直接注射间充质干细胞对接受左心室辅助装置患者心功能的影响，实验结果将与本章内容有关。

心肌再生

目前没有关于导入足够数量心肌细胞治疗慢性心功能不全的临床数据。最相近的正在实施的临床实验是自体心肌球样衍生干细胞导入治疗慢性心功能不全的研究（CADUCEUS实验）。目前的证据表明，成体干细胞移植治疗缺血性心功能不全有助于提高梗死区域细胞存活和收缩功能[54-56]。因此，需要先期建立容纳移植细胞的组织框架，以便使移植细胞与剩余存活细胞更好地整合，替代瘢痕组织（图18-2）。多潜能干细胞能够被诱导分化的发现使自体心肌细胞再生、形成有收缩功能的组织并植入慢性心功能不全患者体内成为可能[46,57,58]。

总体说来，干细胞治疗在过去的十几年里取得了较大进步，目前所有数据都表明干细胞在治疗以及阻止心功能不全方面具有潜力。但是还有许多工作要做，需进一步明确各种干细胞的生物学特点，选择最佳移植方案。关于具体采用哪种干细胞移植方案与机械辅助方案组合还有许多问题值得研究。在植入机械辅助装置的同时进行干细胞移植，当患者最终需要心脏移植时，对切除的心脏进行研究，能获得干细胞移植后细胞的存活、分化、功能情况的最权威数据[59]。从机械辅助的角度来看，使用机械辅助支持患者心功

表 18-2 心衰或缺血性心肌病中的干细胞移植

研究	患者数量	细胞类型	导入方法	左心室功能	注释
Tse [75]	8	BMNC	NOGA，心肌内	无变化	MRI 显示目标室壁运动改善
Seiler [76]	21	骨髓动员的干细胞	GM-CSF，冠脉内 1 次，皮下 ×2 周	无变化	减轻缺血，改善冠脉侧支循环
Assmus [30]	75	CPC 或 BMNC	冠脉内	用用 BMNC 有改善	
Perin [1]	21	BMNC	NOGA，心肌内	改善	
Fuchs [77]	10	BMNC	心肌内，经皮	改善	
Van Ramhors[78]	50	BMNC	心肌内，经皮	左室功能提高 3%	SPECT 显示缺血减轻
FOCUS [79]	87	BMNC	NOGA，心肌内		

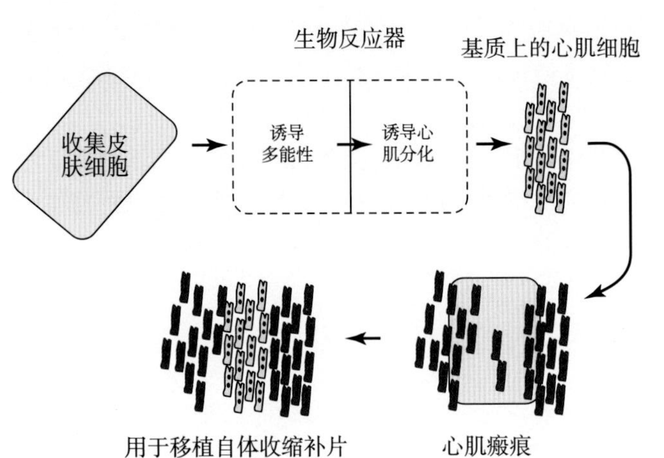

图 18-2 干细胞导入前培养整合在基质上具有收缩性的心肌细胞网流程图。

能，直到心肌再生技术发展成熟，使心脏功能永久恢复，这样可以使更多的患者受益于机械辅助。

慢性心功能不全的基因治疗

在过去的 20 年里，基因治疗作为一种策略改善心血管疾病预后已经取得较大进步。最初的工作主要集中在通过促使血管再生改善慢性心肌缺血的预后。具体措施是诱导相关基因表达，包括血管内皮生长因子、成纤维细胞生长因子以促使血管生长。将目的基因以质粒和腺病毒为载体植入细胞内。选择合适的患者以及恰当的剂量是安全的前提。遗憾的是到目前为止，基因治疗心血管疾病效果不明显，并且基因治疗没有被批准应用于所有的心血管疾病的治疗。本章的目的是了解一下关于基因治疗心血管疾病的过去、现在和将来。也探讨一下基因治疗与心室辅助治疗结合的可能，提高机械辅助撤机的机会，或作为终点治疗的辅助疗法。最后也将讨论转基因治疗与细胞治疗相结合的可能性，特别是在安装心室辅助装置患者中。基因治疗的目的是减少机械辅助装置的使用，除了对优良基因优化重组外，基因治疗与机械辅助相结合，有益于改善患者状况。

既往历程

如前所述，早期心血管疾病基因治疗的主要机制是通过诱导血管再生，达到治疗目的。例如间歇性跛行以及冠状动脉粥样硬化不能通过导管进行血管重建的患者。基因治疗至今没有证明确实有效，所以基因治疗至今没有在临床常规使用。造成以上不利局面的因素包括：剂量不当，适应证窄，没有合适载体，没有足够数量患者以及基因治疗伴随的危险因素（表 18-3）。基因治疗的另一个困难是没有明确的治疗有效判定标准。了解以上具体细节对于推动基因治疗近期远期发展都有帮助。

基因治疗的剂量是一个非常复杂的问题，包括两个方面。一是注射的量、浓度、载体转染细胞数量以及启动调节基因的表达活性，二是基因转录产物的量以及稳定性。到目前为止心血管疾病基因治疗最为常见的启动子是巨细胞病毒启动子。巨细胞病毒启动子除了老鼠以外在大部分哺乳动物细胞内有较高的活性。可以通过加入巨细胞病毒增强内含子来提高启动子的表达。巨细胞病毒启动子可以通过甲基化失活。如我们的目的是减少非心脏基因产物的表达，可以采用心肌特异性 α- 肌球蛋白重链启动子。心肌特异性

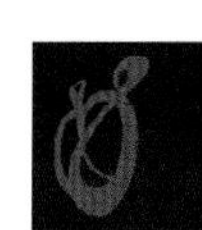

α-肌球蛋白重链启动子不但能够抑制植入基因的非心脏基因产物的表达，同时也能抑制心肌细胞以及心肌干细胞的非心脏基因产物的表达，心肌特异性α-肌球蛋白重链启动子对于植入基因的抑制作用较强，能够降低植入基因非心脏基因产物的表达26倍（表18-4）。可以通过调节以上涉及的启动子，也可以通过引入RU5区，增加蛋白生成的总量（表18-4）。因为RU5区不改变基因的转录，所以看似提高主要依赖于启动子的活性，但是RU5能够提高信使RNA合成蛋白质。

除了质粒的构建外，携带DNA的数量也至关重要。啮齿类动物心肌荧光素酶活性的表达，能够较好地反映质粒携带DNA的量（图18-5）。但是同样剂量质粒注入猪心肌组织，却没有观察到明显的荧光素酶活性。图18-3显示以往关于质粒以及DNA剂量的研究。我们最近发现采用以往的质粒以及DNA剂量，在猪的心肌组织当中没有发现明显的蛋白质表达。这些发现促使我们重新评估DNA质粒输入损伤心肌的有效性。我们发现注射的剂量、质粒的浓度以及其他类似的相关因素，能够明显影响质粒的输入以及蛋白质的表达。以上结果提示以往基于质粒转染基因治疗心血管疾病之所以效果不明显，很可能是输入或者注入心肌的质粒浓度明显偏低。

表18-3 治疗心脏疾病的早期基因转染试验所面临的困难

困难	可能的解决办法
目的基因	通过对干细胞的研究和肌肉组织认识的深入发现新的目标基因
基因载体	病毒载体和增强子方面研究的进步
基因剂量	商购质粒产品消除了质粒增殖的限制
载体导入	新的导管系统和映射心肌技术的发展
病毒载体的副作用	载体引起的炎性反应较少且具有心肌细胞趋向性

表18-4 啮齿类动物心肌基因转染后相对荧光素酶表达

	增强子	
启动子	无	RUS
CMV	26	258
α-MHC	1	155

数据代表增长倍数。

有关剂量问题可能限制了早期基因治疗的效果，但是前期的工作对于以后长期的研究还是有益的。绝大多数早期研究的注意力集中在诱导血管再生方面，最为常见的目标是诱导血管内皮生长因子或者成纤维细胞生长因子表达增加。在研究过程中遇到几个关于血管内皮生长因子方面的困难，其中包括分子结构相似的多种血管内皮生长因子，当给予血管内皮生长因子后，不能诱导小动脉形成、生长。组织血管的形成与生长不受血管生长因子调控。对于早期研究目的局限性也进行了一些改进的工作。例如，加入促血管新生蛋白因子，试图诱导更多的血管形成生长。许多临床前期的研究显示了这些改进尝试是有意义的，但是目前唯一有潜力的应用于严重肢体缺血治疗的只有成纤维细胞生长因子-1[60,61]。

现状分析

基因治疗心血管疾病尤其是慢性心功能不全最近又重新受到重视，重新重视基因治疗的部分原因是因为对慢性心功能不全的理解加深以及对新的转基因的靶点的确认。许多新的靶点的确认来源于过去基因治疗心脏疾病的研究结果。特别是在应用外源性干细胞治疗过程当中，发现并确定了多种细胞因子，并且对综合的心肌修复机制有了更进一步的了解。图18-4中描述了心血管转基因治疗的潜在靶点。

成熟干细胞移植似乎不能诱导产生新的心肌细胞，但是能够改善左心室重构及心肌细胞功能。有两个关于慢性心功能不全的转基因治疗正处于临床实验阶段，分别是基质细胞衍生因子-1（SDF-1）诱导下干细胞的归巢以及肌质网钙ATP酶（SERCA2a）的作用下心肌细胞收缩功能的提高。

分泌可溶性因子

关于SDF-1的临床研究，是在对干细胞心肌治疗理解加深的基础上开始的。虽然干细胞移植诱导心肌组织再生、修复取得明显效果，但如图18-5所示，移植干细胞的旁分泌作用在整个过程中也起到重要作用。换句话说，20世纪90年代，我们使用我们认为心脏需要的基因进行心脏基因治疗，例如血管内皮生长因子以及成纤维细胞生长因子等，以后会根据在干细胞移植研究过程中获得的知识进行心脏的基因治疗。

基质细胞衍生因子-1（SDF-1）被认为是急性心

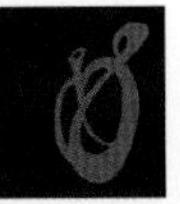

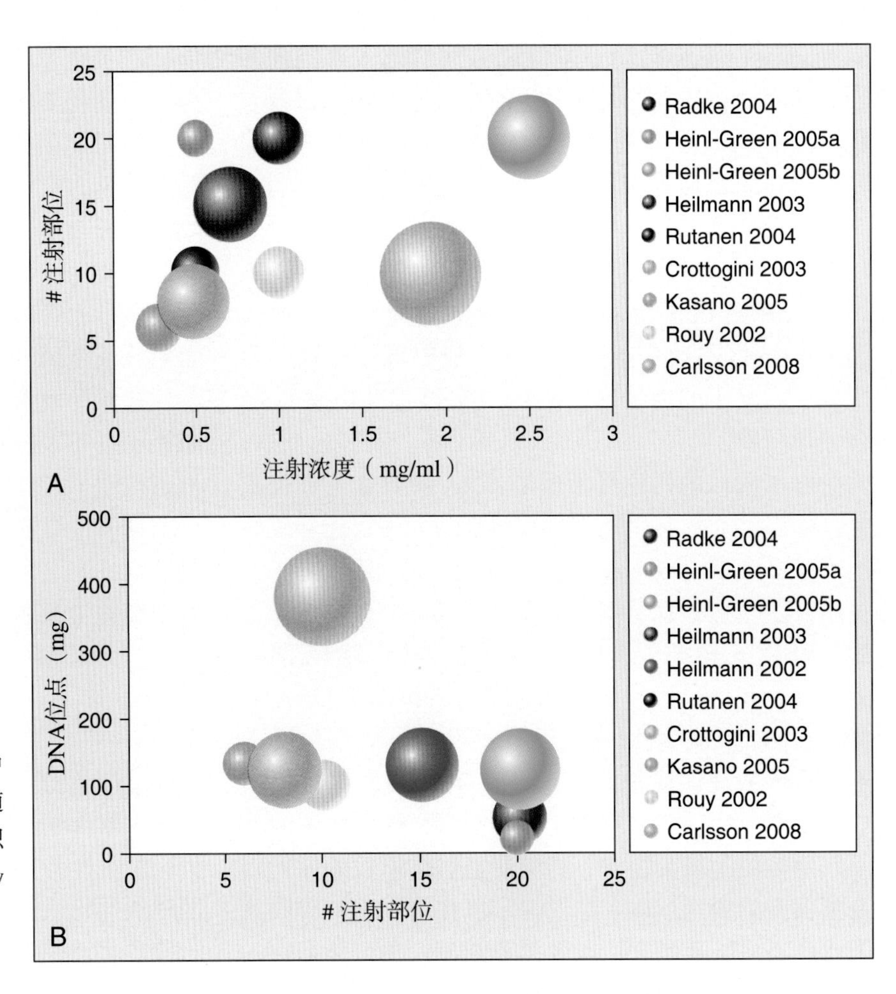

图 18-3 A和B，在小猪转基因研究中注射浓度（A）和DNA（B）注射位点随注射部位和次数分布图。图中球形体积代表研究中DNA注射的总量。(Courtesy Juventas Therapeutics，Inc.，Cleveland，OH.)

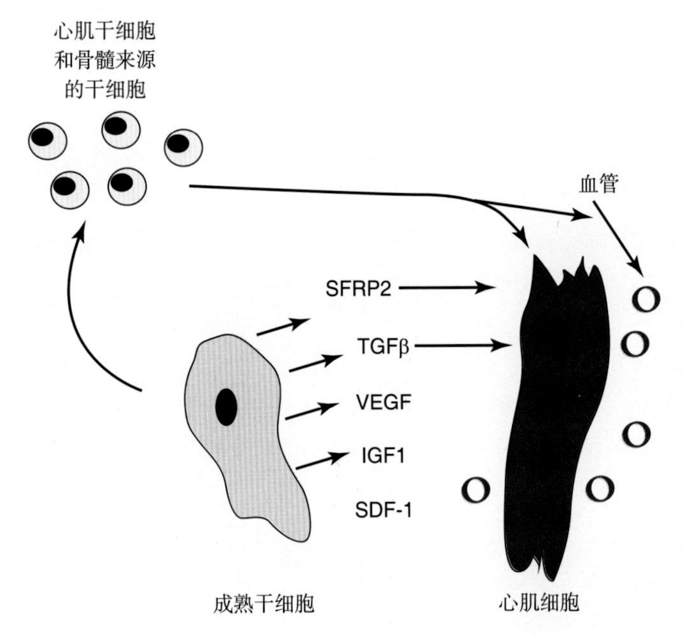

图 18-4 成人心肌组织干细胞移植可能机制示意图。SFRP2：分泌型卷曲相关蛋白2；TGFβ：转化生长因子β；VEGF：血管内皮生长因子；IGF：胰岛素样生长因子；SDF：基质细胞衍生生长因子。

肌梗死后促使干细胞募集的心肌细胞因子。心肌梗死后干细胞移植心肌修复之所以临床效果不显著，不是因为缺少干细胞，而是缺少能够调节干细胞进行心肌修复的关键酶，心肌梗死发生后，SDF-1的分泌持续不足1周。相关研究证实，延长SDF-1的作用时间，可以增加干细胞聚集，减轻心肌梗死，改善心肌重构及功能（图18-5）[33,42,63,64]。我们的实验也观察到在急性心肌梗死数月内持续给予SDF-1可以改善左室重构及改善心脏功能[3,4]。心肌梗死区域有SDF-1的受体4型趋化因子受体（CXCR4）表达，该受体表达表现为负性肌力作用[65]。急性心肌梗死区域发生一系列分子生物学变化，包括心肌干细胞在梗死边缘募集，梗死区域及边界血管再生，长时间的4型趋化因子受体下调等。

在慢性心功能不全患者基因治疗过程中，SDF-1是关键的细胞因子，同样，在植入左心室辅助装置患者中也可以见到SDF-1的高表达，并且被认为是与心室辅助有关的关键细胞因子[66]。左心室辅助期间SDF-1是否上调，被认为与能否撤除心室辅助装置有

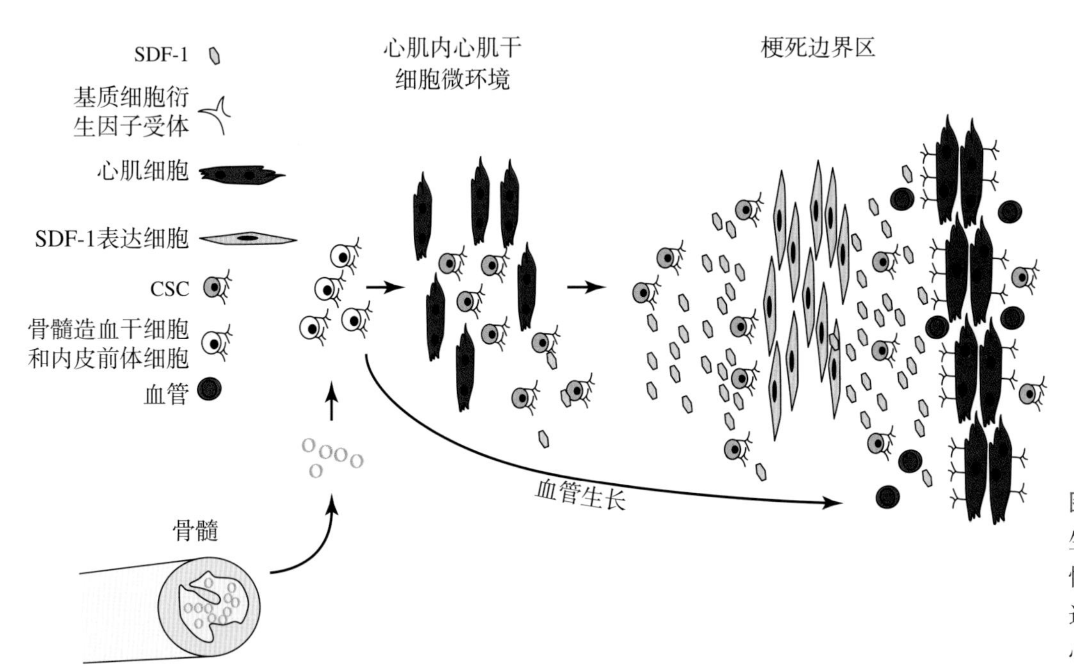

图 18-5 基质细胞衍生生长因子（SDF-1）在急性心肌梗死心脏中过表达的作用示意图。CSC：心肌干细胞。

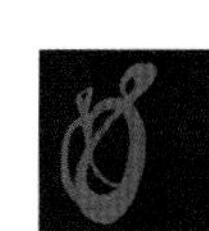

关。SDF-1 的上调如何影响心室重构以及功能在图 18-3 做了说明。

不论是使用细胞载体还是质粒直接注射的基因植入，都可以维持 14 天的 SDF-1 的表达，能够诱导非梗死区左心室重构。以上发现已经在猪的慢性心功能不全模型上得到验证，目前正在 NYHA 分级Ⅲ级的慢性心功能不全患者中进行Ⅰ期临床试验。猪的临床前期试验提示早期的基因治疗可能存在基因转染剂量严重不足。这次关于 SDF-1 的试验是将总量为 5、15、30mg 的 DNA 质粒均分为 15 次分别注射到心室进行研究。

细胞内靶点

通过干细胞治疗我们了解了关于干细胞旁分泌因子以及分子靶点的概念，并且由此提示心血管疾病的基因治疗过程当中还有未知的潜在的分子靶点存在。同样，通过细致的分子生物学以及临床前期实验研究，已经证实在衰竭的人类心脏心肌细胞上存在导致心肌细胞丧失收缩功能的特定细胞因子的靶点。对于这类分子靶点研究的最多、相对较为详细的是肌质网钙 ATP 酶（SERCA2a）。SERCA2a 负责心肌细胞钙离子转运。通过对慢性心功能不全患者心肌细胞培养发现，心肌细胞收缩功能异常的关键原因是 SERCA2a 的缺失。Roger Hajjar 和他的同事们在关于 SERCA2a 方面的研究做了一些有益的超前的工作，他们通过基因转染，使慢性心功能不全患者的心肌细胞长时间表达在 SERCA2a，从而进行相关研究。必须实施特定的基因转染方案，以获得持久的 SERCA2a 上调表达，才能获得有益的研究结果（图 18-6）。在早期心血管疾病基因治疗的尝试过程中，基因治疗所使用的基因需要注射到患者冠状动脉，因为腺病毒（AAV）安全无害，所以选择腺病毒作为载体，并且试验证实腺病毒能够较好地与心肌细胞进行基因整合。后来发现不同的腺病毒与心肌细胞有不同的亲和力，所以后来发展出一系列靶器官基因转染技术。令人兴奋的是，最近的 CUPID 试验Ⅱ期临床研究（经皮穿刺基因治疗增高钙离子浓度对心脏疾病的治疗作用）早期结果显示，通过大剂量 SERCA2a 腺病毒转染，可以显著降低心衰生物标记物的量、左心室收缩末期容积以及治疗过程中的入院率（图 18-7）。

虽然以上结果令人兴奋，但是需要提出的是有大约 50% 的成年患者体内存在抗腺病毒抗体。先前接触过腺病毒会使 AAV1 载体的效果下降，从而导致能够接受使用 AAV1 作为基因载体进行基因治疗的患者数目有限。正在进行的研究可能发现新的腺病毒，新的腺病毒具有良好的心肌亲和性，从而减少进行基因转染所使用的病毒数量。

在基因治疗慢性心功能不全过程当中，随着对 SDF-1 以及 SERCA2a 的认识不断完善，它们对心肌细胞内的改变以及细胞因子的作用已经基本清楚。基于目前的技术以及正在进行的临床实验的发现，将来可以对其他一些有潜力的靶点进行研究，例如 peri-

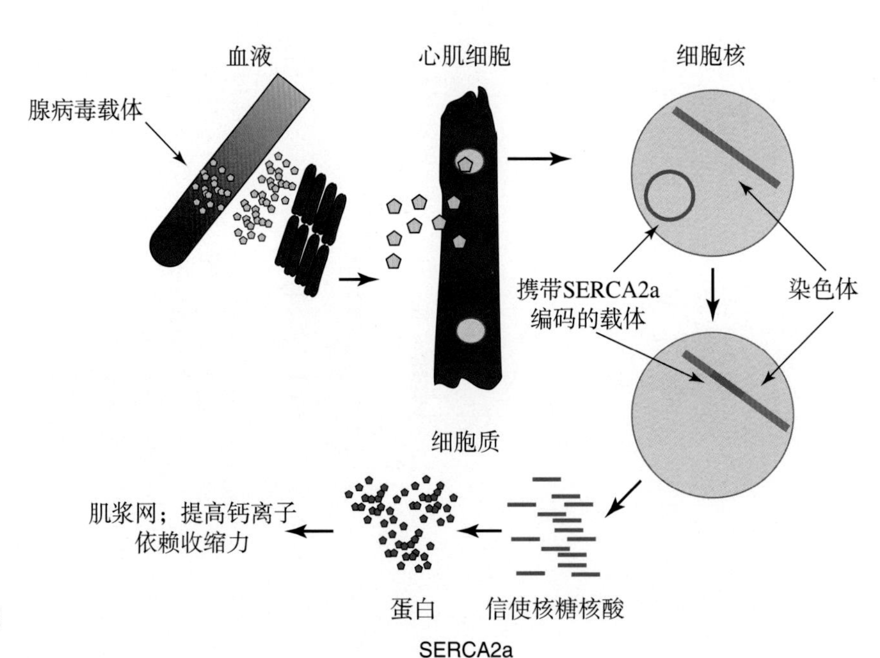

图 18-6 携带 SERCA2a 编码的腺病毒载体转染肌浆网流程。

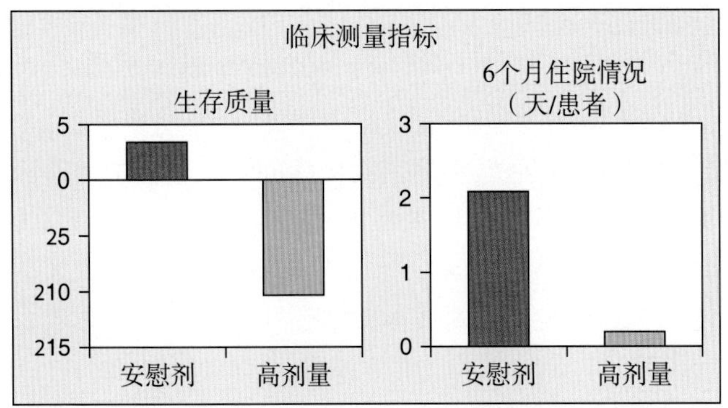

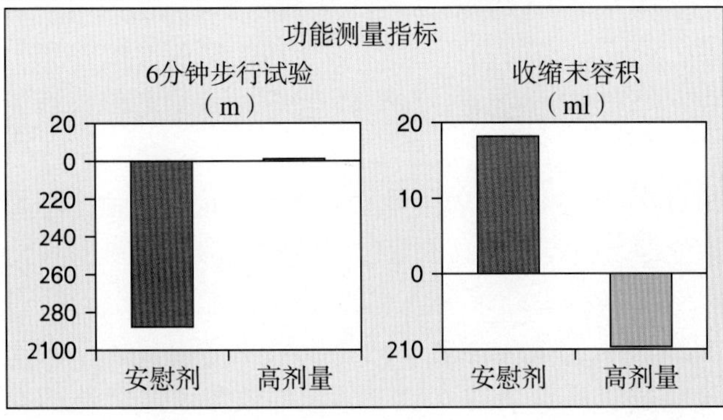

图 18-7 CUPID 试验Ⅱ期临床研究结果：慢性心衰患者中 SERCA2a 腺病毒的转染。(Hajjar R :Presented at the annual meeting of the Heart Failure Association of the European Society of Cardiology，Berlin，May 2010.)

ostin[67-69]、phospholambam[70] 和 thymosinβ4[71-73]。

目前的基因治疗策略都是在早期慢性心功能不全患者身上进行的，所以不需要安装左心辅助装置以及心脏移植。但是，基因转染可以作为机械支持的一个补充治疗手段。实际上在植入机械辅助装置同时进行基因治疗，可以极大地方便基因载体的注入，同时也提高了基因转染的效率，也使以后观察基因治疗后心肌细胞分子生物学以及形态功能的改变成为可能。

展望未来

慢性心功能不全需要植入心室辅助装置的患者为转基因干细胞治疗慢性心功能不全以及与机械辅助相结合提供了绝好的机会。因为绝大部分慢性心功能不全患者最终都需要安装心室辅助装置，同时慢性心功能不全会进行性加重，所以需要制定常规，在植入心室辅助装置的同时进行生物学治疗。植入机械辅助装置以后，机械可以辅助心脏做功，同时植入的基因或者干细胞也有时间表达、增殖，直到可以撤除机械辅助装置的时候。另外，安装机械辅助可以减轻心室压力、提高心输出量，这样对于基因治疗有益，总之基因治疗与机械辅助同时进行，能够起到协同的作用。

我们已经提出了心血管再生医学三步走方案（图 18-8）。第一阶段是成体干细胞，第二阶段是旁分泌因子阶段，几乎没有证据证实成体干细胞能够分化为心肌细胞，所以真正意义的心肌再生目前没有实现[33,34]。第一阶段试验包括 REPAIR-AMI（浓缩祖细胞回输与急性心肌梗死心室重构）系列实验以及其他类似实验研究。第二阶段包括以前讨论的 SDF-1

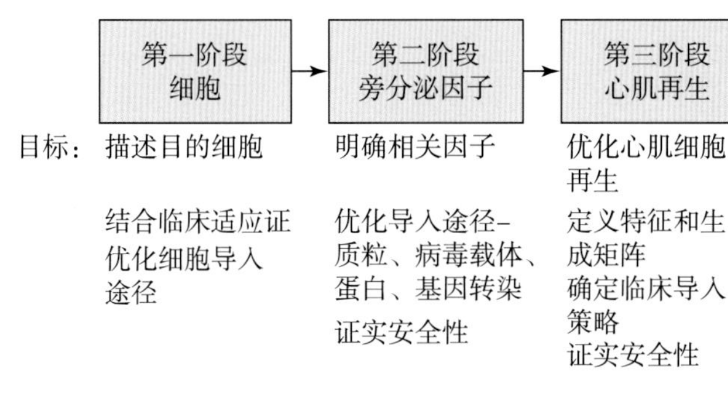

图 18-8 心血管再生治疗三步走发展计划。

系列实验。我们设想第三阶段是通过使用胚胎干细胞或者目前更为熟知的可诱导的多潜能干细胞真正实现心肌再生（图 18-2）。可以预见的是基因转染以及组织工程的其他许多方面将会在心脏再生医学领域起到重要作用。

图 18-4 简略介绍了植入左心室辅助装置同期常规进行基因治疗的可行性机制。随着患者临床症状的不断加重，应该进行自体干细胞的制备，获得自体干细胞后，置入生物反应器通过人工诱导使细胞进入多潜能干细胞状态，然后分化为心肌细胞。由于高龄以及慢性疾病特别是心脏功能不全患者的细胞功能显著下降，所以近年来干细胞的制备已经由自体干细胞发展为同种异体间叶组织干细胞制备，并且同种异体间叶组织干细胞没有主要组织相容性抗原的表达，所以不需要使用免疫抑制剂。年轻人是理想的细胞提供者。蛋白质[74]、质粒、细胞穿膜肽[54]等物质能够导入关键因子诱导细胞去分化、再分化，使以后细胞癌变的风险最低。

最近的数据提示单纯的干细胞体内注射治疗，不能达到大面积心肌组织的再生[55]。因此，培养患者自己的心肌细胞，并且使之在特殊生物材料上生长，这样便于心肌细胞按照一定特性生长，形成网状收缩组织，以后植入心脏后，能够有更好的收缩功能。植入心室辅助装置同时植入网状收缩组织，能够使植入的网状收缩组织容易成活，同时植入的网状收缩组织能够在日后提高外科手术心室成形术效果。

移植用工程细胞是另一种进行基因转移的常规生物技术，常与机械辅助装置植入同时进行。实现该项技术的一种可能性是构建包含可诱导基因表达盒的工程细胞。具体来说，基因是否表达可以通过调节诸如四环素、激素类或其他可诱导工程载体表达的小分子进行操纵。通过这些方式，我们可以发展一些诱导或增强生理作用的生物学系统，例如：

- 植入左心室辅助装置后发生心肌缺血，可以通过调控促进心肌血管生长。
- 通过调控基因表达改善左心室心肌重构。
- 通过调控基因表达改善干细胞移植结果。

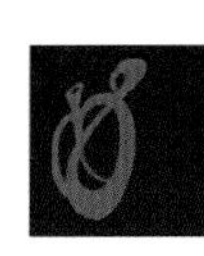

小结

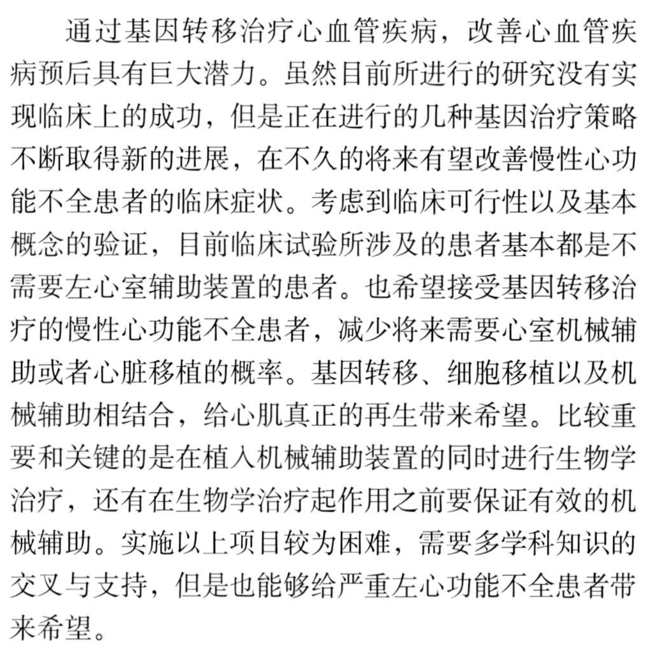

通过基因转移治疗心血管疾病，改善心血管疾病预后具有巨大潜力。虽然目前所进行的研究没有实现临床上的成功，但是正在进行的几种基因治疗策略不断取得新的进展，在不久的将来有望改善慢性心功能不全患者的临床症状。考虑到临床可行性以及基本概念的验证，目前临床试验所涉及的患者基本都是不需要左心室辅助装置的患者。也希望接受基因转移治疗的慢性心功能不全患者，减少将来需要心室机械辅助或者心脏移植的概率。基因转移、细胞移植以及机械辅助相结合，给心肌真正的再生带来希望。比较重要和关键的是在植入机械辅助装置的同时进行生物学治疗，还有在生物学治疗起作用之前要保证有效的机械辅助。实施以上项目较为困难，需要多学科知识的交叉与支持，但是也能够给严重左心功能不全患者带来希望。

（胡金晓 译　于　坤 校）

参考文献

1. Perin EC, Dohmann HF, Borojevic R, et al. Transendocardial, autologous bone marrow cell transplantation for severe, chronic ischemic heart failure. *Circulation.* 2003;107:2294–2302.
2. Stamm C, Kleine HD, Westphal B, et al. CABG and bone marrow stem cell transplantation after myocardial infarction. *Thorac Cardiovasc Surg.* 2004;52:152–158.
3. Askari A, Unzek S, Popovic ZB, et al. Effect of stromal-cell-derived factor-1 on stem cell homing and tissue regeneration in ischemic cardiomyopathy. *Lancet.* 2003;362:697–703.
4. Deglurkar I, Mal N, Mills WR, et al. Mechanical and electrical effects of cell-based gene therapy for ischemic cardiomyopathy are independent. *Hum Gene Ther.* 2006;17:1144–1151.
5. Urbanek K, Rota M, Cascapera S, et al. Cardiac stem cells possess growth factor-receptor systems that after activation regenerate the infarcted myocardium, improving ventricular function and long-term survival. *Circ Res.* 2005;97:663–673.
6. Moreira LF, Bocchi EA, Stolf NA, et al. Dynamic cardiomyoplasty in the treatment of dilated cardiomyopathy: current results and perspectives. *J Card Surg.* 1996;11:207–216.
7. Bocchi EA, Moreira LF, de Moraes, et al. Effects of dynamic cardiomyoplasty on regional wall motion, ejection fraction, and geometry of left ventricle. *Circulation.* 1992;86:II231–II235.
8. Jatene AD, Moreira LF, Stolf NA, et al. Left ventricular function changes after cardiomyoplasty in patients with dilated cardiomyopathy. *J Thorac Cardiovasc Surg.* 1991;102:132–138.
9. Chiu RC, Kochamba G, Walsh G, et al. Biochemical and functional correlates of myocardium-like transformed skeletal muscle as a power source for cardiac assist devices. *J Card Surg.* 1989;4:171–179.
10. Misawa Y, Mott BD, Lough JO, et al. Pathologic findings of latissimus dorsi muscle graft in dynamic cardiomyoplasty: clinical implications. *J Heart Lung Transplant.* 1997;16:585–595.
11. Menasché P, Hagege AA, Vilquin JT, et al. Autologous skeletal myoblast transplantation for severe postinfarction left ventricular dysfunction. *J Am Coll Cardiol.* 2003;41:1078–1083.

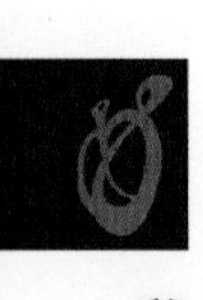

12. Menasché P. Skeletal myoblasts and cardiac repair. *J Mol Cell Cardiol.* 2008;45:545–553.
13. Menasché P, Alfieri O, Janssens S, et al. The Myoblast Autologous Grafting in Ischemic Cardiomyopathy (MAGIC) trial: first randomized placebo-controlled study of myoblast transplantation. *Circulation.* 2008;117:1189–1200.
14. Smits PC, van Geuns RJ, Poldermans D, et al. Catheter-based intramyocardial injection of autologous skeletal myoblasts as a primary treatment of ischemic heart failure: clinical experience with six-month follow-up. *J Am Coll Cardiol.* 2003;42:2063–2069.
15. Askari A, Goldman CK, Forudi F, et al. VEGF-expressing skeletal myoblast transplantation induces angiogenesis and improves left ventricular function late after myocardial infarction. *Mol Ther.* 2002;5:S162.
16. Dowell JD, Rubart M, Pasumarthi KB, et al. Myocyte and myogenic stem cell transplantation in the heart. *Cardiovasc Res.* 2003;58:336–350.
17. Reinecke H, MacDonald GH, Hauschka SD, et al. Electromechanical coupling between skeletal and cardiac muscle. Implications for infarct repair. *J Cell Biol.* 2000;149:731–740.
18. Fouts K, Fernandes B, Mal N, et al. Electrophysiological consequence of skeletal myoblast transplantation in normal and infarcted canine myocardium. *Heart Rhythm.* 2006;3:452–461.
19. Mills WR, Mal N, Kiedrowski MJ, et al. Stem cell therapy enhances electrical viability in myocardial infarction. *J Mol Cell Cardiol.* 2007;42:304–314.
20. Kocher AA, Schuster MD, Szabolcs MJ, et al. Neovascularization of ischemic myocardium by human bone-marrow-derived angioblasts prevents cardiomyocyte apoptosis, reduces remodeling and improves cardiac function. *Nat Med.* 2001;7:430–436.
21. Orlic D, Kajstura J, Chimenti S, et al. Transplanted adult bone marrow cells repair myocardial infarcts in mice. *Ann N Y Acad Sci.* 2001;938:221–229.
22. Abdel-Latif A, Bolli R, Tleyjeh IM, et al. Adult bone marrow-derived cells for cardiac repair: a systematic review and meta-analysis. *Arch Intern Med.* 2007;167:989–997.
23. Assmus B, Schachinger V, Teupe C, et al. Transplantation of Progenitor Cells and Regeneration Enhancement in Acute Myocardial Infarction (TOPCARE-AMI). *Circulation.* 2002;106:3009–3017.
24. Schachinger V, Erbs S, Elsasser A, et al. Intracoronary bone marrow-derived progenitor cells in acute myocardial infarction. *N Engl J Med.* 2006;355:1210–1221.
25. Janssens S, Dubois C, Bogaert J, et al. Autologous bone marrow-derived stem-cell transfer in patients with ST-segment elevation myocardial infarction: double-blind, randomised controlled trial. *Lancet.* 2006;367:113–121.
26. Penn MS. Stem-cell therapy after acute myocardial infarction: the focus should be on those at risk. *Lancet.* 2006;367:87–88.
27. Traverse JH, Henry TD, Vaughn DE, et al. Rationale and design for TIME: a phase II, randomized, double-blind, placebo-controlled pilot trial evaluating the safety and effect of timing of administration of bone marrow mononuclear cells after acute myocardial infarction. *Am Heart J.* 2009;158:356–363.
28. Hare J, Traverse J, Henry T, et al. A randomized, double-blind, placebo-controlled, dose-escalation study of intravenous adult human mesenchymal stem cells (Prochymal) following acute myocardial infarction. *J Am Coll Cardiol.* 2009;54:2277–2286.
29. Losordo DW, Schatz RA, White CJ, et al. Intramyocardial transplantation of autologous CD34+ stem cells for intractable angina: a phase I/IIa double-blind, randomized controlled trial. *Circulation.* 2007;115:3165–3172.
30. Assmus B, Honold J, Schachinger V, et al. Transcoronary transplantation of progenitor cells after myocardial infarction. *N Engl J Med.* 2006;355:1222–1232.
31. Ichim TE, Solano F, Lara F, et al. Combination stem cell therapy for heart failure. *Int Arch Med.* 2010;3:5.
32. Van't HW, Mal N, Huang Y, et al. Direct delivery of syngeneic and allogeneic large-scale expanded multipotent adult progenitor cells improves cardiac function after myocardial infarct. *Cytotherapy.* 2007;9:477–487.
33. Zhang M, Mal N, Kiedrowski M, et al. SDF-1 expression by mesenchymal stem cells results in trophic support of cardiac myocytes after myocardial infarction. *FASEB J.* 2007;21:3197–3207.
34. Leor J, Guetta E, Feinberg MS, et al. Human umbilical cord blood-derived CD133+ cells enhance function and repair of the infarcted myocardium. *Stem Cells.* 2006;24:772–780.
35. Orlic D, Kajstura J, Chimenti S, et al. Bone marrow cells regenerate infarcted myocardium. *Nature.* 2001;410:701–705.
36. Zuba-Surma EK, Kucia M, Dawn B, et al. Bone marrow-derived pluripotent very small embryonic-like stem cells (VSELs) are mobilized after acute myocardial infarction. *J Mol Cell Cardiol.* 2008;44:865–873.
37. Rota M, Padin-Iruegas ME, Misao Y, et al. Local activation or implantation of cardiac progenitor cells rescues scarred infarcted myocardium improving cardiac function. *Circ Res.* 2008;103:107–116.
38. Tillmanns J, Rota M, Hosoda T, et al. Formation of large coronary arteries by cardiac progenitor cells. *Proc Natl Acad Sci U S A.* 2008;105:1668–1673.
39. Amado LC, Saliaris AP, Schuleri KH, et al. Cardiac repair with intramyocardial injection of allogeneic mesenchymal stem cells after myocardial infarction. *Proc Natl Acad Sci U S A.* 2005;102:11474–11479.
40. Unzek S, Zhang M, Mal N, et al. SDF-1 recruits cardiac stem cell like cells that depolarize in vivo. *Cell Transplant.* 2007;16:879–886.
41. Murry CE, Soonpaa MH, Reinecke H, et al. Haematopoietic stem cells do not transdifferentiate into cardiac myocytes in myocardial infarcts. *Nature.* 2004;428:664–668.
42. Tang YL, Zhu W, Cheng M, et al. Hypoxic preconditioning enhances the benefit of cardiac progenitor-cell therapy for treatment of myocardial infarction by inducing CXCR4 expression. *Circ Res.* 2009;104:1209–1216.
43. Laflamme MA, Chen KY, Naumova AV, et al. Cardiomyocytes derived from human embryonic stem cells in pro-survival factors enhance function of infarcted rat hearts. *Nat Biotechnol.* 2007;25:1015–1024.
44. Nelson TJ, Chiriac A, Faustino RS, et al. Lineage specification of Flk-1+ progenitors is associated with divergent Sox7 expression in cardiopoiesis. *Differentiation.* 2009;77:248–255.
45. Faustino RS, Behfar A, Perez-Terzic C, et al. Genomic chart guiding embryonic stem cell cardiopoiesis. *Genome Biol.* 2008;9:R6.
46. Nelson TJ, Martinez-Fernandez A, Yamada S, et al. Induced pluripotent reprogramming from promiscuous human stemness related factors. *Clin Transl Sci.* 2009;2:118–126.
47. Toma C, Pittenger MF, Cahill KS, et al. Human mesenchymal stem cells differentiate to a cardiomyocyte phenotype in the adult murine heart. *Circulation.* 2002;105:93–98.
48. Cai L, Johnstone BH, Cook TG, et al. IFATS collection: human adipose tissue-derived stem cells induce angiogenesis and nerve sprouting following myocardial infarction, in conjunction with potent preservation of cardiac function. *Stem Cells.* 2009;27:230–237.
49. Bearzi C, Rota M, Hosoda T, et al. Human cardiac stem cells. *Proc Natl Acad Sci U S A.* 2007;104:14068–14073.
50. Leri A, Kajstura J, Li B, et al. Cardiomyocyte aging is gender-dependent: the local IGF-1-IGF-1R system. *Heart Dis.* 2000;2:108–115.
51. Torella D, Rota M, Nurzynska D, et al. Cardiac stem cell and myocyte aging, heart failure, and insulin-like growth factor-1 overexpression. *Circ Res.* 2004;94:514–524.
52. Mayack SR, Shadrach JL, Kim FS, et al. Systemic signals regulate ageing and rejuvenation of blood stem cell niches. *Nature.* 2010;463:495–500.
53. Vasa M, Fichtlscherer S, Aicher A, et al. Number and migratory activity of circulating endothelial progenitor cells inversely correlate with risk factors for coronary artery disease. *Circ Res.* 2001;89:E1–E7.
54. Bian J, Popovic ZB, Benejam C, et al. Effect of cell-based intercellular delivery of transcription factor GATA4 on ischemic cardiomyopathy. *Circ Res.* 2007;100:1626–1633.
55. Tsuji H, Miyoshi S, Ikegami Y, et al. Xenografted human amniotic membrane-derived mesenchymal stem cells are immunologically tolerated and transdifferentiated into cardiomyocytes. *Circ Res.* 2010;106:1613–1623.
56. Penn MS, Mayorga ME. Searching for understanding with the cellular lining of life. *Circ Res.* 2010;106:1554–1556.
57. Kuzmenkin A, Liang H, Xu G, et al. Functional characterization of cardiomyocytes derived from murine induced pluripotent stem cells in vitro. *FASEB J.* 2009;23:4168–4180.
58. Moretti A, Bellin M, Jung CB, et al. Mouse and human induced pluripotent stem cells as a source for multipotent Isl1+ cardiovascular progenitors. *FASEB J.* 2010;24:700–711.
59. Pagani FD, DerSimonian H, Zawadzka A, et al. Autologous skeletal myoblasts transplanted to ischemia-damaged myocardium in humans. Histological analysis of cell survival and differentiation. *J Am Coll Cardiol.* 2003;41:879–888.
60. Baumgartner I, Chronos N, Comerota A, et al. Local gene transfer and expression following intramuscular administration of FGF-1 plasmid DNA in patients with critical limb ischemia. *Mol Ther.* 2009;17:914–921.
61. Nikol S, Baumgartner I, Van BE, et al. Therapeutic angiogenesis with intramuscular NV1FGF improves amputation-free survival in patients with critical limb ischemia. *Mol Ther.* 2008;16:972–978.
62. Abbott JD, Huang Y, Liu D, et al. Stromal cell-derived factor-1alpha plays a critical role in stem cell recruitment to the heart after myocardial infarction but is not sufficient to induce homing in the absence of injury. *Circulation.* 2004;110:3300–3305.
63. Cheng Z, Ou L, Zhou X, et al. Targeted migration of mesenchymal stem cells modified with CXCR4 gene to infarcted myocardium improves cardiac performance. *Mol Ther.* 2008;16:571–579.
64. Jin DK, Shido K, Kopp HG, et al. Cytokine-mediated deployment of SDF-1 induces revascularization through recruitment of CXCR4+ hemangiocytes. *Nat Med.* 2006;12: 557–567.
65. Pyo RT, Sui J, Dhume A, et al. CXCR4 modulates contractility in adult cardiac myocytes. *J Mol Cell Cardiol.* 2006;41:834–844.
66. Barton PJ, Felkin LE, Birks EJ, et al. Myocardial insulin-like growth factor-I gene expression during recovery from heart failure after combined left ventricular assist device and clenbuterol therapy. *Circulation.* 2005;112:I46–I50.
67. Shimazaki M, Nakamura K, Kii I, et al. Periostin is essential for cardiac healing after acute myocardial infarction. *J Exp Med.* 2008;205:295–303.
68. Oka T, Xu J, Kaiser RA, et al. Genetic manipulation of periostin expression reveals a role in cardiac hypertrophy and ventricular remodeling. *Circ Res.* 2007;101:313–321.
69. Litvin J, Blagg A, Mu A, et al. Periostin and periostin-like factor in the human heart: possible therapeutic targets. *Cardiovasc Pathol.* 2006;15:24–32.
70. Del Monte F, Harding SE, Dec GW, et al. Targeting phospholamban by gene transfer in human heart failure. *Circulation.* 2002;105:904–907.
71. Bock-Marquette I, Saxena A, White MD, et al. Thymosin beta4 activates integrin-linked kinase and promotes cardiac cell migration, survival and cardiac repair. *Nature.* 2004;432:466–472.
72. Bock-Marquette I, Shrivastava S, Pipes GC, et al. Thymosin beta4 mediated PKC activation is essential to initiate the embryonic coronary developmental program and epicardial progenitor cell activation in adult mice in vivo. *J Mol Cell Cardiol.* 2009;46:728–738.
73. Srivastava D, Saxena A, Michael DJ, et al. Thymosin beta4 is cardioprotective after myocardial infarction. *Ann N Y Acad Sci.* 2007;1112:161–170.
74. Behfar A, Zingman LV, Hodgson DM, et al. Stem cell differentiation requires a paracrine pathway in the heart. *FASEB J.* 2002;16:1558–1566.
75. Tse HF, Kwong YL, Chan JK, et al. Angiogenesis in ischaemic myocardium by intramyocardial autologous bone marrow mononuclear cell implantation. *Lancet.* 2003;361:47–49.
76. Seiler C, Pohl T, Wustmann K, Hutter D, et al. Promotion of collateral growth by granulocyte-macrophage colony-stimulating factor in patients with coronary artery disease: a randomized, double-blind, placebo-controlled study. *Circulation.* 2001;104:2012–2017.
77. Fuchs S, Dib N, Cohen BM, et al. A randomized, double-blind, placebo-controlled, multicenter pilot study of the safety and feasibility of catheter-based intramyocardial injection of AdVEGF121 in patients with refractory advanced coronary artery disease. *Catheter Cardiovasc Interv.* 2006;68:372–378.
78. van Ramshorts J, Bax JJ, Beeres SL, et al. Intramyocardial bone marrow cell injection for chronic myocardial ischemia: a randomized controlled trial. *JAMA.* 2009;301:1997–2004.
79. Willerson JT, Perin EC, Ellis SG, et al. Intramyocardial injection of autologous bone marrow mononuclear cells for patients with chronic ischemic heart disease and left ventricular dysfunction (First Mononuclear Cells injected in the US [FOCUS]): Rationale and design. *Am Heart J.* 2010;60:215–223.

第19章

机械辅助装置中血液接触面的生物学反应：机械循环支持过程中的出血与血栓栓塞

Joshua R. Woolley · Robert L. Kormos · William R. Wagner

与其他机械辅助装置相比，心室辅助装置（VADs）在血液生物相容性方面呈现出前所未有的挑战。由于它的血液接触面更广、血液流变学更为复杂、并且持续的时间更长。其他长期使用的装置，如支架或人工移植材料等，与血液的接触面较小，血液流变学简单。而其他与心室辅助装置体积相仿的设备，例如膜式氧合器，只能短时间应用，并且要求充分的抗凝。与之不同的是，VADs 辅助下，患者大量的血液将长期与人工材料表面接触，可能是数月、也可能是数年。由于长期抗凝的需求，抗凝的强度就要在允许的范围内尽可能地降低。鉴于上述复杂的情况，在 20 世纪 80 年代，当 VADs 首次应用于临床时，出现了诸多生物学相关的并发症，如血栓形成、血栓栓塞、出血等。这些并发症的出现严重扼制了应用这种装置救治心衰患者的热情，并且，至今这些并发症仍然是临床工作者及辅助装置设计者面临的棘手问题[1,2]。

本章将概述 VADs 带来的血液生物相容性问题。在简短的回顾血液与人工材料之间的相互作用之后，我们将讨论这些反应在心室辅助装置上的特异性。我们还将列举一些临床工作者、研究人员和制造商目前为减少这些并发症所应用的方法。本章的目的在于建立一个关于并发症程度及严重性的认知框架，并对可能造成并发症的相关因素做出阐述。

最初的 VADs 模仿自然心脏的双期血流，并作为心衰患者等待供体行心脏移植期间的有效过渡[3]。为了使辅助流量足以替代心脏搏动灌注的流量，VADs 最初的体积都非常庞大，从而影响了小体重患者的应用。轴流泵的引入明显缩小了 VADs 的体积，降低了该装置对能量的需求，延长了 VADs 的使用寿命，扩展了可接受治疗的患者群，并提高了他们的整体生存质量[4]。通过改进，VADs 经复杂的数字化流体力学模拟程序设计，并以磁悬浮方式运转，去掉了轴承，改善了过泵血流的轨迹，这些都有利于提高生物相容性，但是，尽管技术不断发展完善，VADs 辅助下的患者仍然极易出现凝血相关并发症，如血栓形成、血栓栓塞和出血（图 19-1）[5]。

由于不同的 VADs 及不同医疗中心所报道的发生率有很大的差异，这些机械辅助患者的血栓栓塞发生率很难确定和比较，并且，早期各种设备研究报道之间水平有较大差异，无法做横向比较分析。Goldstein 将“栓塞性卒中，短暂性缺血性脑卒中，外周血管栓塞”全部归入“血栓

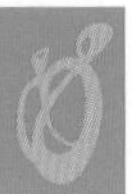

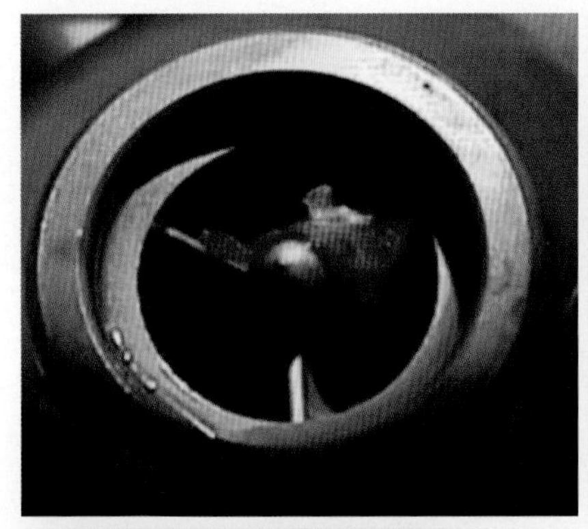

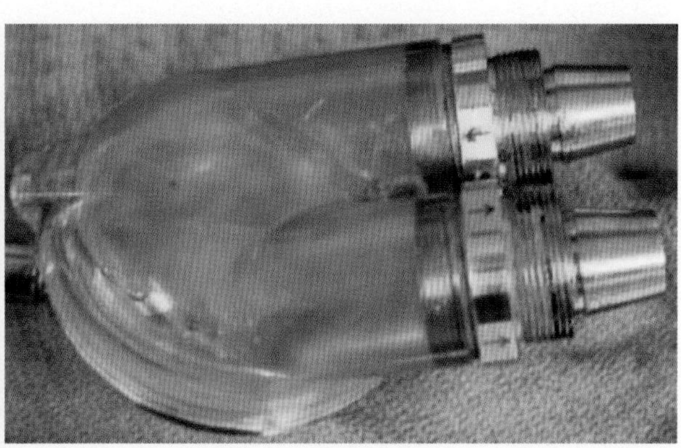

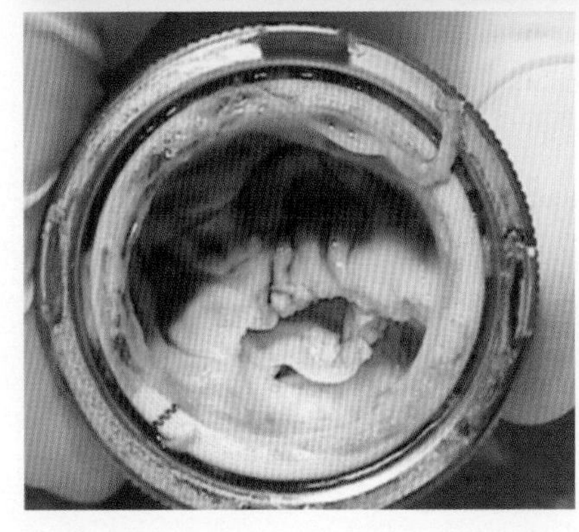

图 19-1 心室辅助装置中的血栓。按顺时针方向从左上角：轴流泵入口处定子叶片及轴承上形成血栓；气动泵聚氨酯血囊中靠近出口瓣膜处的囊壁上血栓形成；被部分遮挡及破坏的三尖瓣。(ourtesy of Robert Kormos，MD，University of Pittsburgh，Pittsburgh，PA.)。

栓塞事件”，将其作为一项指标[6]；而 Miller 和同事们却将缺血性卒中、出血性卒中、短暂性缺血性脑卒中，“其他神经系统”和“外周非神经系统血栓栓塞事件”分别进行报道[4]。在一些关于出血率的报道中，将严谨的标准化评估方法与各医学中心报道的潜在血栓栓塞事件相结合[4,7]，这种方法可以作为一个较好的框架，用于不同的辅助装置以及治疗方案的横向比较。

鉴于这方面的需要，美国成立了 INTERMACS，对并发症事件的定义及发生率做出了详细的描述，这个系统采用自愿登记原则，并且患者所用的机械辅助装置均通过了美国食品和药品监督管理局的认证。关于可疑的神经系统事件或出血事件，INTERMACS 有标准化定义（框 19-1）。除了报道发生的并发症，加入 INTERMACS 的机构还需要提供其他相关信息，比如患者出现并发症时所处的位置、时间，并发症的促成因素，并发症种类和严重程度，抗凝治疗情况和死亡率等细节[8]。基于标准化定义，INTERMACS 研究者报道了 420 例 VAD 辅助患者，其中神经系统功能障碍的发生率为 18%，出血并发症的发生率为 35%[9]。双心室辅助的情况更具有挑战性，由于人工生物材料与血液的接触面为双倍，并且接受辅助的患者病情都极为严重。据 INTERMACS 报道，与单纯左心辅助（LVAD）相比，搏动性双心室辅助的出血发生率会更高（前者 35%，后者 55%）；有趣的是，神经系统并发症在双心室辅助的患者中发生率要略低于 LVAD（前者 16%，后者 18%），这说明，临床工作者们面临的挑战是如何预测及发现导致并发症出现的危险因素（465 例 LVAD，128 例 VAD）[10]。

未加入 INTERMACS 的其他研究者及机构也已经发表了众多关于出血和血栓栓塞事件的文章。鉴于不同种类的泵有不同的流场及剪切力，因此，人们会想到搏动泵及轴流泵的并发症发生率可能会不同。有报道显示，Thoratec 搏动性内置气动泵（IVAD）（普莱森顿，加利福尼亚州）的卒中发生率为 8%，出血的发生率为 46%（其中 33% 的患者需要二次手术止血，该研究中共纳入 39 名患者）[11]。在 Miller 和其同事的多中心研究中，HeartMate Ⅱ 轴流 LVAD 系统的出血或缺血性卒中的发生率为 11%（0.18 次事件 / 患者・年），有 2% 的患者有系统血栓形成，41% 的患

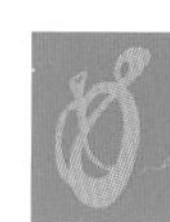

框 19-1 神经功能障碍及主要出血事件的 INTERMACS 定义

神经功能障碍

任何新发的、短暂或持久的、局部或整体神经功能障碍，并被标准化神经系统检查所确诊（由神经科医生或其他有资格的医生开出检查并记录诊断性试验结果及会诊意见）。检查医生需要区分短暂性脑缺血发作以及脑卒中，前者 24 小时内可完全好转并无脑梗死证据，后者持续时间超过 24 小时或在 24 小时内出现脑梗死证据。美国国立卫生研究院卒中量表（5 岁以上的患者）应在 30 天及 60 天后复查，并记录神经系统功能缺陷的表现及严重程度。每项神经系统事件均需进行如下细化区分：

1. 短暂性缺血发作（急性发作，24 小时内缓解，无梗死证据）
2. 缺血或出血性心血管或脑血管事件（发病持续 > 24 小时，或发病 < 24 小时但伴有影像学梗死表现）

   另外，对于小于 6 个月的患者，需符合下列两项中的任意一项：
3. 头颅超声检查可见新发异常表现
4. 脑电图检查为癫痫活动阳性，无论伴或不伴癫痫发作临床症状

主要出血事件

导致下列 1 项或几项的可疑内部或外部出血事件：

1. 死亡
2. 二次开胸止血
3. 住院
4. 输注红细胞：

   辅助装置植入 7 天内：

   成人（≥ 50kg）：植入辅助装置前 7 天中，于任意一个 24 小时内，输注红细胞 ≥ 4 单位

   儿童（≤ 50kg）：植入辅助装置前 7 天中，于任意一个 24 小时内，输注红细胞 ≥ 20ml/kg

   辅助装置植入 7 天后：

   辅助装置植入 7 天以后出现的任何红细胞输注情况。由观察者记录每个 24 小时内红细胞输注的单位数。

注意：出血性卒中被视为神经系统事件，而非独立的出血事件。

From INTERMACS User's Guide. Manual of Operations 10/30/08. Version 2.3，updated 5/5/09. Available from http://www.uab.edu/ctsresearch/intermacas/Document%20 Library/Site%20Users%20Guide%20v2.3%20update%2006052009. pdf. Accessed July 5，2011.

者因出血需要二次手术（血栓栓塞并发症的发生率略高于搏动性 Thoratec IVAD 系统，133 例患者）[4]。不同的医疗中心得出的结果不同，在 John 和同事们的一项 HeartMate Ⅱ单中心研究中，仅有 3% 的患者发生卒中，15% 的患者出血并因此而行二次手术（这个结果明显好于之前的两项研究，47 例患者）[12]。

由于临床工作者对这类患者的情况及设备越来越熟悉，改进抗凝管理策略降低了并发症的发生率，并有文献记录。Long 和同事们通过改进患者管理方法并对患者进行植入辅助装置前的筛选，明显降低了不良事件发生率；制造商推出了新的患者管理草案，这项草案的内容包括了患者的选择、创面护理、营养支持以及术前和术后监护。Long 和同事们的研究还显示，采用新的治疗草案后，植入搏动性 HeartMateXVE 的患者神经系统功能障碍及出血的发生率明显低于此前关于这个设备的报道（神经系统功能障碍：0.15 次事件 / 患者・年对比 0.39 次事件 / 患者・年，出血：0.15 次事件 / 患者・年对比 0.46 次事件 / 患者・年，42 例患者）[7,13]。

叶轮磁悬浮技术（无内部轴承，单一运动部件）的引入以及 VAD 设计上对液体流变学的改进都未能消除这些并发症。Ventracor LVAD（车士活，新南威尔士州，澳大利亚）的研究报告显示，并发症中（33 名患者），卒中的发生率为 24%（0.48 次事件 / 患者・年），血栓或血栓栓塞发生率为 15%，出血发生率为 24%（0.48 次事件 / 患者・年）[14]。与那些维持最佳药物治疗而未接受 VAD 辅助的患者相比，相对较高的并发症发生率仍然困扰着临床工作者。Rogers 和同事的研究显示接受最佳药物治疗患者的卒中发生率为 11%，出血的发生率为 0%（18 名患者）[15]。Rose 和同事也得出了相似的结果，在他们的研究中，神经系统功能障碍的发生率为 0.09 次事件 / 患者・年，无出血事件发生（61 名患者）[7]。Witt 和同事的 meta 分析显示，心衰患者在确诊后 5 年内缺血性卒中的发生率仅为 5%[16]。

无论泵的种类或者医疗机构是否不同，研究显示，在 VAD 植入后的 30 天内，发生血栓栓塞或出血事件的风险最高（图 19-2）[4,6,7,17]。改良抗凝策略并

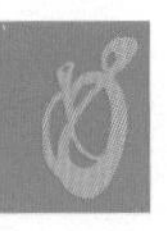

积累管理这类患者的经验有利于减少并发症的发生率及严重程度，但是，不良事件的发生率仍然很高，使得这项技术的有效性在临床工作者心中大打折扣。另外，血栓栓塞事件导致的神经系统功能障碍是常见且致命的并发症，发作突然、严重影响生活质量。INTERMACS系统数据库显示，在机械辅助期间，18%的死亡是由于神经系统并发症造成的，而外科出血造成的死亡仅占3%[9]。显而易见，关于患者植入机械辅助装置后凝血功能方面的研究更多，并使得临床工作者提高了针对这类患者的管理水平，将改善临床预后[18,19]。

心室辅助装置中的Virchow三要素

促凝性是人工材料的特性，正是由于这种特性，使得系统内局部形成血凝块，产生的栓子或血凝块将影响系统运转，或损耗凝血因子造成凝血功能障碍[20]。任何促凝后果都将导致医疗设备运转异常。人工机械设备的促凝特性会造成局部形成“稳定”的血栓，这种血栓附壁牢固，但是很难提前精确地预知血栓形成的位置及大小，当关键位置形成血栓后，设备可能会完全失灵（例如，瓣膜关闭不全，支架闭塞）。有的材料可能会有阻止血栓附着的功能，但是，一过性产生的血凝块仍然会造成血栓栓塞；因此，关于体内材料评估的研究报道显示，机械设备内壁“光滑干净”，但却造成终末器官梗死[21]。此外，

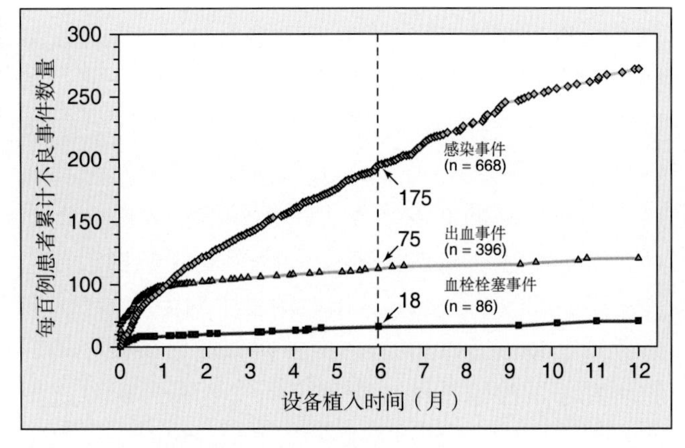

图19-2 INTERMACS中神经系统并发症及出血的发生率；请注意，在机械辅助建立后的30天内为血栓栓塞及出血并发症的高发期。(From Deng MC，Edwards LB，Hertz MI，et al.Mechanical circulatory support device database of the International Society for Heart and Lung Transplantation：third annual report—2005. J Heart Lung Transplant.2005；241182-1187)

一些设备会对血细胞或蛋白成分造成持续性的破坏及消耗，导致凝血功能失衡，促发相关不良事件（例如，系统管路造成的消耗性凝血功能障碍，溶血性贫血）发生。通常这些问题会在一个设备内同时存在，因此使得改良设备甚至是恰当地隔离等问题的解决进程十分困难。注意，这种促凝特性可能会导致在同一个接受机械辅助的患者身上同时出现两个看似相反的不良事件——也就是说无发控制的血栓块形成和无法控制的出血同时出现。

在不存在外来植入材料的健康个体，凝血与纤溶系统之间维持着精妙的平衡。在血管受损后，促凝系统防止过度丢失血液，而当血管修复后还要靠纤溶系统重建正常血流[22]。1856年，Virchow提出血液淤滞、高凝状态和血管内膜损伤会促使静脉血栓形成（Virchow三要素）[23]。他的研究对血栓产生的基本过程做出了定性分析，并找到了医疗设备促凝的关键因素。研究者可通过这个研究结果对医疗设备进行改良，以尽量减少促进血栓形成的关键因素。但是，一旦人工材料植入人体，就会与人体组织相互作用发生生物学反应，破坏凝血与纤溶系统之间的平衡，这种不可控的反应很难被纠正[24-27]。Virchow三要素还为医疗设备的设计与评估提供了理论支持，他的理论着眼于血液成分及其他要素的微妙变化，能够反映人工材料与有机物表面相互作用时的普遍共性。人工材料表面的凝血过程包括3个方面，这3方面相互依存：血液（血小板、凝血瀑布、纤溶），通过人工材料处的血液流变学，以及人工材料的性质[22]。下面，本章将对这方面进行简短的讨论。

血液：微妙的平衡

在血液与人工材料表面接触的瞬间，蛋白成分就会立即吸附到人工材料表面，并在其表面形成一蛋白层。这种蛋白层为热力学驱动下的动态结构，遵循Vroman效应。小分子高浓度蛋白最先吸附在人工材料表面，随着时间的推移，最终会被浓度相对较低但亲和力高的蛋白所取代[28]。血液中的血浆蛋白与人工材料之间的亲和力很高，这与材料本身无关。血液流经人工材料表面时的剪切力也会影响Vroman效应；对于相同的材料，高剪切力血流（如，动脉血流）会将亲和力低的蛋白分子从人工材料表面冲刷掉，而在低剪切力环境下（如，静脉血流，再循环区域），这些蛋白便能够附着。这就给人工材料促凝性的预测增

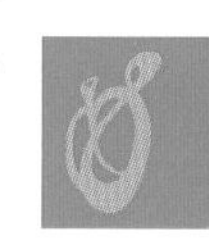

加了更多的困难，因为同一材料吸附的蛋白成分随着流经设备的血流情况不同而不同[24]。

血小板通过自身表面受体与吸附在人工材料表面上的蛋白相结合，从而附着于人工材料表面；特别是（GP）Ⅰb受体与被吸附vW因子相结合，GPⅡb/Ⅲa受体与纤维蛋白原、纤维连接蛋白和vW因子相结合[29,30]。这种吸附过程主要依赖于血液的剪切力，低剪切力条件下（< 1000/s）主要靠GPⅡb/Ⅲa结合，而高剪切力条件下则转为依赖GPⅠb受体[29]。血小板黏附活化后，颗粒释放（α颗粒和致密颗粒），颗粒内容物释放入细胞外环境，血小板形成伪足，磷酸酰丝氨酸（带负电的磷脂）外翻，并与其他血小板结合形成聚合体。致密颗粒内含有血小板活化物，如二磷酸腺苷、钙离子和血清素，这些物质可诱导流经血液中的血小板向伤处转移并固化血小板聚合体。沉积的血小板团块上的磷脂层为凝血酶原裂解为凝血酶提供了催化表面；凝血酶是强有力的血小板活化剂，并且是促进血栓形成的正反馈物质。目前已经有越来越多的研究显示，局部高剪切力引起低水平血小板活化，血小板变形，与吸附在人工材料上的蛋白或黏附的血小板相结合，形成聚合物[31]。

血液凝固过程包括一系列的血浆蛋白水解剪切过程，并最终活化凝血酶原，形成凝血酶。对于人工材料而言，凝血瀑布中内源性凝血通路为主要凝血激活途径。吸附聚集于人工材料上的血小板表面带负电荷，有利于与内源性凝血途径相关的血浆蛋白相连，为启动凝血瀑布提供了有利环境。局部形成的血小板团块造成流经该区域的血流减缓，使得凝血相关蛋白形成局部梯度，有助于血栓的快速形成。

纤溶系统通过降解多余的纤维蛋白网，确保在受损部位愈合后，该处血流能够恢复正常。纤溶酶原是最主要的纤溶剂，在血凝块形成的过程中被包含在纤维蛋白网中。当受损局部开始愈合时，邻近受损部位的细胞释放纤溶酶原活化物（如，组织纤溶酶原活化物和尿激酶）分解纤维蛋白网[22]。

VAD装置不仅仅由于血液长时间与人工材料表面接触造成一系列问题，还因为接受机械装置辅助的患者通常都是危重症患者，这些患者在接受辅助之前就有形成血凝块的倾向（如，凝血功能障碍，房颤，贫血），而人工装置使这种情况更加严重。另外，有44%的患者在严重的心源性休克后接受机械支持，这种情况下，炎性反应和高凝状态被极度放大[9]。术后管理比较困难，常常需要给予血制品输注及不同程度的抗凝。在外科手术以及术后监护的影响下，血液细胞可能需要数周才能恢复稳态。简短而言，VAD患者的凝血管理是医疗设备治疗中最具有挑战性的。

如前所述，术后出血及神经系统不良事件通常发生在辅助装置植入后的第1个月内。出血可广泛定义为胸液量、血制品的使用及二次手术止血事件。患者术后早期出血的机制多种多样，因此给诊疗造成困难。创伤较大的手术操作造成血液丢失、血液稀释、凝血因子消耗以及血小板活化[32]。在机械辅助装置植入患者之后，凝血系统的动态变化迫使临床工作者在抗凝管理方面更为精细，既要保证有效地抑制血栓形成又要防止过度抗凝造成出血[33-35]。

众多研究结果显示，传统的抗凝检测，如活化部分凝血酶原时间（aPTT）、国际标准化比值（INR），都无法作为血栓栓塞的预测指标[36]。在患者接受华法林抗凝治疗过程中，INR很难控制在一个理想的范围内，并且有研究显示，INR的大幅度波动与不良预后相关[37]。为了能够找到更有效的反映患者凝血功能的指标（以及可能对不良事件有预测意义的指标），科研人员和临床工作者对血栓及纤溶系统在循环中的生物标记物进行了研究。Joshi和同事们监测了VAD患者在机械辅助期间每天的INR、aPTT和凝血酶片段F1、2，脱机后，这些指标每周检测一次。研究发现血液中F1、2水平升高对神经系统并发症的预测有显著性意义，而INR和aPTT却没有同样的作用[36]。另外，Wilhelm与同事发现血浆F1、2水平上升的同时，经颅多普勒检查中脑血流微栓子信号也增多[38]。通过观察血浆中血小板α颗粒释放产物（血小板4因子和β-血栓球蛋白）的水平可以评价血小板活化情况[39,40]。单个血小板活化状态可通过流式细胞仪测量血小板膜表面蛋白CD62P和CD63的表达（这些受体均出现在血小板α颗粒中，并且在活化时表达）[38,41]。这些研究认为，血小板活化水平从VAD植入患者体内时开始升高，并在整个机械辅助期间持续攀升。D-二聚体作为纤维蛋白降解副产物被视为血栓形成的明确指征[39,42]。除了其他作用之外，血小板对多种影响因素的反应可以作为评价患者凝血状态的指标，亦可用于不良事件的预测，这些影响因素包括：刺激[43,44]、循环中凝血酶-抗凝血酶Ⅲ复合物[40]、纤溶酶原激活物抑制剂[44]、单核细胞-血小板聚集[38]、单核细胞表达的组织因子[45]。

虽然VAD患者凝血功能状态多种多样且呈动态改变，但是在不同的医疗中心、使用不同的辅助装

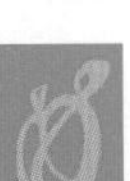

置，抗凝的策略却都是惊人的相似，各个中心均采用以肝素作为术前和术后即刻的抗凝手段，使用华法林搭配乙酰水杨酸或双嘧达莫这类抗血小板药物作为长期抗凝用药[4,11,14,15,39,46,47]。采用个体化治疗策略时，抗凝策略的个体化改进可能会显著降低不良事件的发生率。血小板基因型和血小板功能检测已经越来越多地用于其他心脏手术（如，支架和瓣膜置换）[48,49]，这些检测的目的是为了发现血小板对抗凝或抗血小板药物呈高反应性还是低反应性；但这些方法的实用性和稳定性如何，目前仍未达成共识[50]。另一种用来评价治疗效果的方法是建立系统生物学模型，以此评价患者对活化因子和药物的特异性血液反应。目前已经有很多复杂的凝血模型在研究中（Diamond 对此进行了综述[51]），这种模型允许使用者输入凝血因子浓度和血小板在激动剂已知浓度中反应的数值。为了使模型个体化，患者的特异性数据可以通过微流控血液分析技术做高通量血液筛查。这个结果将是诊断血液缺陷或预测抗凝、抗血小板药物疗效的有利工具。但是，在这项技术的应用潜力被实践之前还需要进一步完成关于模型稳定性、计算机性能和临床安装等方面的工作[52,53]。

流体：非牛顿流体的复杂流场

如前所述，血流情况影响着血细胞及蛋白成分与设备表面的接触率，血液成分与人工材料通过扩散与对流方式接触[54]。在 VAD 设备中，不同的泵造成的流场和剪切力有巨大差异，即使是 VAD 设备使用的是同一种泵，在设备的不同部位产生的流场和剪切力也不相同。血液的剪切力将决定吸附蛋白的种类及血栓形成情况。机械泵内再循环区域会捕获血小板，增加血小板与人工材料表面的接触时间，同时也增加被黏附血小板释放的活化产物的局部浓度。机械泵内的高剪切力血流可将流经的血小板瞬间活化，活化的血小板会在机械泵接缝处和轴承处沉积，而这些地方在低剪切力的血流中是不会形成血栓的。与之相反，无间断的层流区域，在中等剪切力的环境下，可以提高设备的生物相容性，因为血小板与人工材料表面的接触时间减少，并且已经被吸附的血小板所释放的活化产物可以很快被血流冲走或稀释。因此，血流可以使人工材料表面的生物相容性改善，也可以使之恶化，即使是该生物材料在预防血小板黏附和活化上性能最佳，也是如此。

不同 VAD 设备中的剪切力大小有着本质性的差别，受多种因素影响，其中最重要的因素为 VAD 是搏动泵还是转子泵。搏动泵的特点是血流剪切力低，较大的血囊缓慢充盈并且逐渐增高压力将血液推出。但是，在整个泵循环中，剪切力并非是一致的，搏动泵双期搏动的性质决定了在泵的某些区域会出现一过性高剪切力血流。例如，收缩期血液在瓣膜处所受的剪切力会非常高（在瓣膜开放时，血流将高速通过瓣口），之后，剪切力迅速下降（瓣膜完全开放，流出道管径增大），甚至当舒张期瓣膜关闭时，靠近瓣膜处会出现血液再循环区域或血流静止区域[55]。由于泵几何结构的限制，收缩期血囊中的血不能完全被排出，会存在“残余血量”。这部分残余血量不可避免地要与泵表面有较长时间的接触，并且可能成为血小板沉积或形成血小板聚集物的发源地。虽然大部分搏动泵的设计都是使血液旋转式填充血囊（避免在舒张期与收缩期转换期间泵内存在相对血液淤滞的现象），但这种解决方法其实并不完善，不能完全消除血流在双期变化过程中的流场扰动（图 19-3）[55,56]。这种流场扰动可能将贴壁血栓剥离或将聚集物冲碎，使栓子流向下游并可能因此而造成灾难性的后果。

转子泵 VAD 系统与搏动泵的不同在于血液经泵的流速相对恒定。转子泵是通过一个旋转的叶轮推动血液前进的；根据 VAD 种类的不同，这种叶轮可能是通过流场中的轴承驱动的，也可能是磁悬浮的。在转子泵 VAD 系统内，旋转的叶片尖部永远是整个系统内剪切力最高的区域，越接近流场中央部位剪切力越低。这些高剪切力区域在不同泵系统内所表现的剪切力大小不同（通常在多种因素中，主要有赖于叶轮与泵壳之间通路的宽度），但是无论剪切力大小如何，都是超生理性的[57]。Leverett 和同事研究了细胞暴露于生物材料的时间与剪切力之间的关系，以便于发现血细胞发生溶血的阈值（图 19-4）[58]；同样，很多研究者希望能够设计出在运转中不超过这个阈值的泵，但常常都不成功。尽管血液持续暴露于高剪切力的区域，但这些泵都没有溶血现象[59]。研究显示，过泵血流为层流，当细胞由高剪切力的区域向低剪切力区域流动时，在高剪切力区会形成无细胞边界层，这有效地避免了细胞与高剪切力的接触。对于有轴承的泵，则需要特殊的设计来避免轴承部位血液出现静止状态并造成细胞破碎和局部产热的情况。血泵轴承处血栓形成一直是一个非常严重的问题，它不仅仅会因栓子造成生物学危害，还会对血泵造成机械性危害，

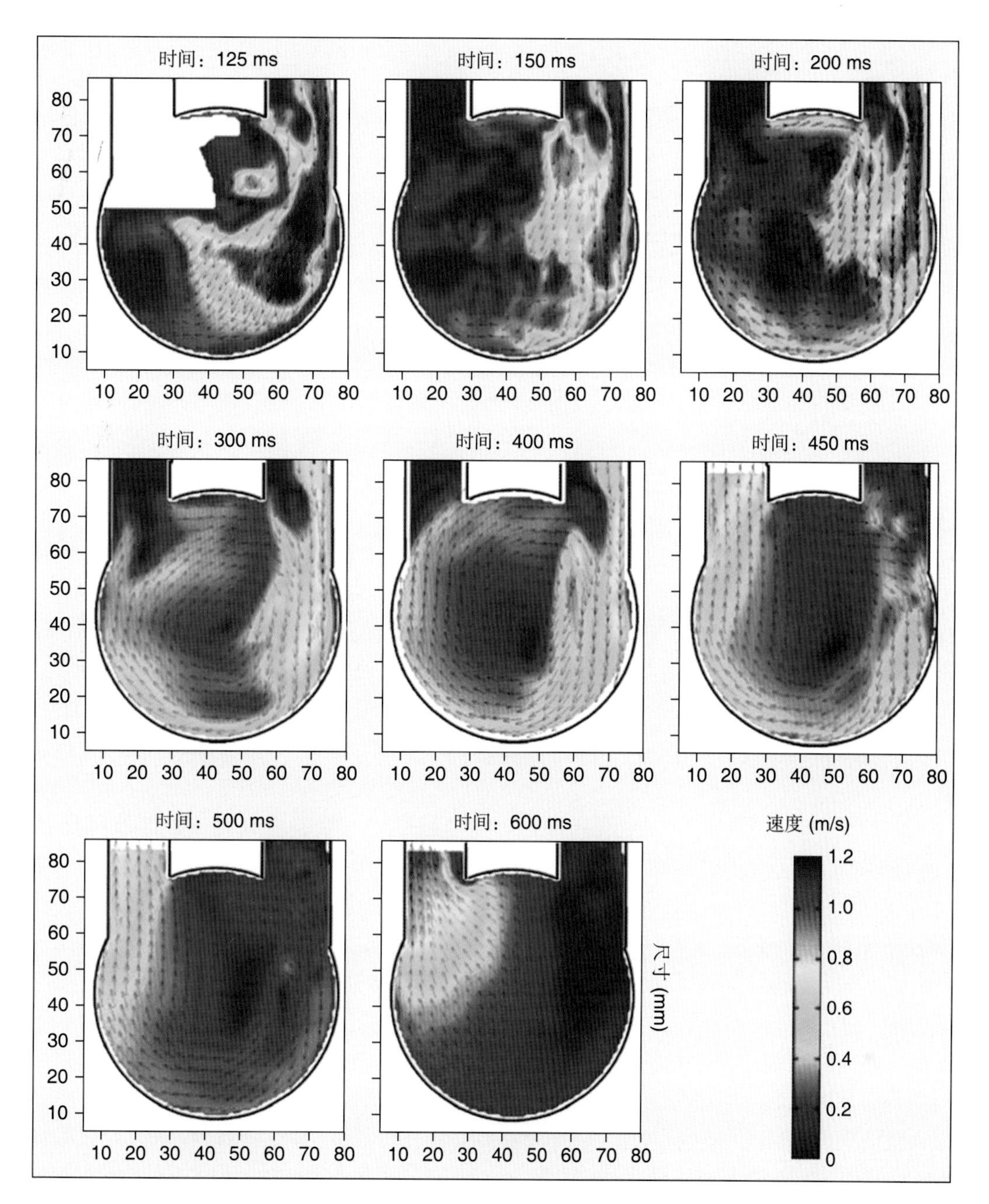

图 19-3 搏动性心室辅助装置（VAD）于血泵收缩期初始期的粒子图像测速（一种计算流体力学的工具）。图中标注了各个瓣膜开启时的血流最高流速，以及随后由于血液再循环及淤滞造成的极低流速。(From Hochareon P，Manning KB，Fontaine AA，et al. Fluid dynamic analysis of the 50 cc Penn State artificial heart under physiological operating conditions using particle image velocimetry. J Biomech Eng. 2004；126:585-593)。

因为血栓会造成轴承异常磨损或意外能耗（影响流量测量的准确性并降低电池使用寿命）。但是，磁悬浮叶轮泵也未能避免这些问题，因为叶片上的微小血栓可能会破坏微妙的磁力平衡，并造成叶轮与泵壳之间的碰撞。

计算机流体动力学（CFD）是一种液体流动情况的数字模拟技术，程序员可以将 VAD 的技术图纸输入并模拟不同条件下的血流情况[60]。CFD 的出现成为设计师强有力的工具，它可以将研发的机械泵所带来的改变可视化，并通过计算机找出存在的问题[61]。CFD 可以在电脑上对机械泵进行设计和更改，并有针对性地优化设计参数，还可以在投入生产之前对泵的性能进行预测[62,63]。但是血液的非牛顿流体特性增加了预测的难度，即使是最简单的机械装置都很难预测，更何况 VAD 中所表现的血流几何特征都极为复杂。另外，目前在泵的设计优化方面哪些参数最为重

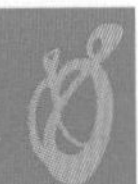

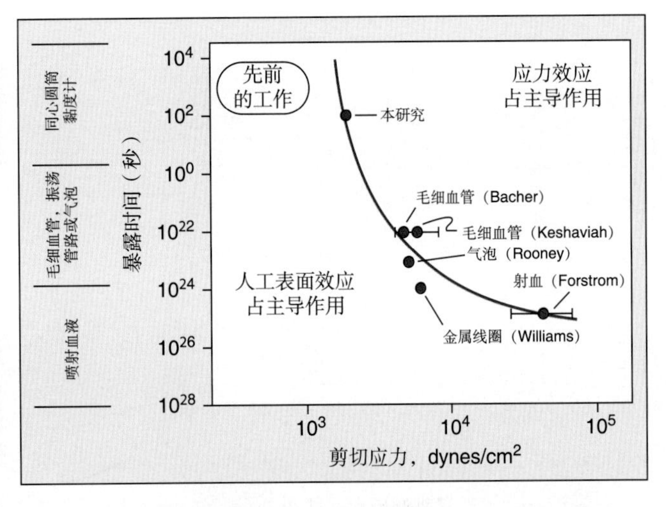

图 19-4 原始曲线来源于 Leverett 和同事的研究。研究显示了红细胞发生溶解时的剪切力阈值；由图可见，红细胞的“安全区域”处于曲线下方。(From Leverett LB，Hellums J D，Alfrey CP，et al. Red blood cell damage by shear stress. Biophys J. 1972；12:257-273.)

要仍在研究中[64]。

材料表面：血液与机械之间的接触面

搏动泵与转子泵除了血流动力学不同之外，它们的血液接触面也不同，因为泵的不同设计工艺对材料的需求不同。除了这些差异，不同泵的生物相容性也不同，也就是抗血栓沉积能力及溶血活性不同。很多搏动 VAD 的血囊是由一种耐用的高弹材料构成，其表面用特殊的制造工艺覆盖了一层抗栓分子层。例如，Thoratec 气动泵 VAD 中血液流入道和血囊由一种获得专利的聚氨酯高分子聚合物构成，这种材料表面覆盖具有生物相容性的表面改良物质（Thoralon），用以减少材料的促凝性[65]。

在生物相容性策略上，HeartMate XVE VAD 的设计与其他搏动泵和转子泵 VAD 有很大不同。它并未使用防止血小板沉积的血液接触面，在其内部有固定板和推动板两个部分，固定板为钛金材料，表面覆盖热压结的 50 ~ 75μm 钛金微球；推动板表面覆盖有粗纹理的 Biomer 聚氨酯膜[66]。这些促凝表面促使有高度组织性的凝块形成，并最终形成牢固黏附的“假膜”，这层假膜由血小板、单核细胞、淋巴细胞、成纤维细胞组成，在某些情况下还包含内皮细胞[67,68]。在这种血液接触面下，很多患者可以除了阿司匹林之外不再服用其他抗凝药，并且很少出现血栓栓塞事件[69]。虽然由于机械原因和体积因素都造成了 HeartMate XVE 辅助装置植入率的下降，但是这种设备对传统模式提出了挑战，学者们将继续对此进行研究，以便在将来的医疗设备中应用。有趣的是，这种技术目前还未能成功用于转子泵 VAD，可能是因为它的低公差及间隙标准的原因，不兼容就无法控制假膜厚度。

转子泵 VAD 中的泵壳与叶轮需要采用硬质材料，这样便于制造并且能够承受机械磨损。一些制造商使用硬聚合物（例如，马萨诸塞州沃尔瑟姆 Levitronix 公司生产的 CentriMag 中使用的聚碳酸酯）或涂层（例如，Ventracor 公司生产的 VentrAssist 使用的类金刚石碳涂层[70]）来改善材料的促凝性，但是大多数 VAD 使用高度抛光钛合金（$TiAl_6V_4$）作为血液接触面的材料（例如，Thotatec HeartMate Ⅱ；纽约 Jarvik Heart 公司生产的 Jarvik 2000；以及马萨诸塞州弗雷明汉 HeartWare 公司的 HVAD）[70]。$TiAl_6V_4$ 在上述材料性能上有过人之处，并且没有磁性，能够用于磁悬浮泵或磁控泵中。

$TiAl_6V_4$ 可形成氧化层，这使得材料具有血栓惰性。但是血液对材料的耐受性与氧化层的宽度成正比，而这个宽度在体内会有所不同；此外，无氧化层的钛合金也有促凝性，与其他材料相比，同样具有生物相容性的问题[71]。目前研究人员正在探索的一个领域就是研发耐久涂层，用于泵的血液接触面。合成磷脂聚合物是当今的研究热点，因为它可以模拟细胞表面，预防血小板活化及黏附[72,73]。特别是含有磷酰胆碱组的聚合物，这种材料在减少促凝性上大有发展前景，尤其是通过共价键与钛合金结合的 2- 甲基丙烯酰羟乙基磷酰胆碱材料（MPC）[74-76]（图 19-5）。聚乙二醇（PEG）由于其显著的抗蛋白吸附性（并因此具有抗血小板黏附性）而同样被广泛研究[77]。但是，PEG 是以典型的吸附方式附着于钛金表面，这种涂层很薄弱，在正常运转下，经泵血流流速都可能很快将涂层冲刷掉，暴露出具有促凝性的钛金。影响这项技术应用的另一个因素就是 FDA 批准的高昂费用（如果有必要的话）以及第三方许可（如果专利归属于其他制造商取的话）。不管怎样，钛金被统一作为转子泵 VAD 血液接触面材料，还存在着不足，对于有志于投身这个领域来减少血栓事件的研究者来说，这为长足的进步提供了机会。

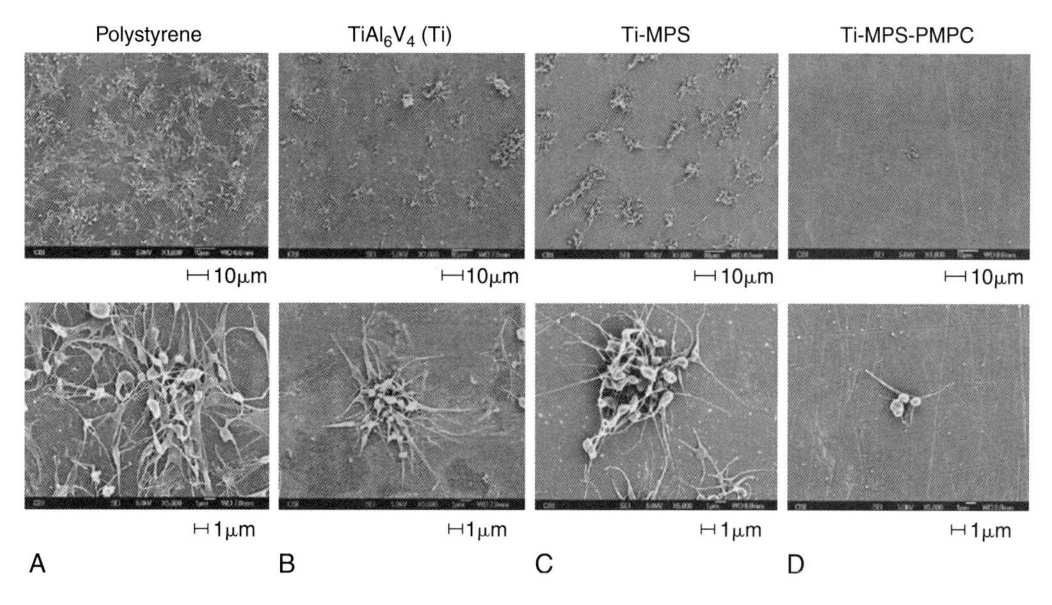

图 19-5 磷酰胆碱（2-甲基丙烯酰羟乙基磷酰胆碱材料［MPC］）涂层的钛金材料可减少血小板黏附，图为羊血与材料接触后扫描电镜图片。A，基苯乙烯阳性对照。B，$TiAl_6V_4$。C，未进行 MPC 涂层的钛金（作为对照表面）。D，MPC 涂层钛金。（From Ye SH，Johnson CA Jr，Woolley JR，et al. Surface modification of a titanium alloy with a phospholipid polymer prepared by a plasma-induced grafting technique to improve surface thromboresistance. Colloids Surf B Biointerfaces. 2009；74:96-102.）

血栓栓塞模型：使用 Virchow 三要素预测设备运转情况

随着计算机计算能力和数学模型的发展，研究人员试图研发一种工具，以便于在设计医疗器械的过程中能够用计算机预测血栓的形成过程[78-80]。血液成分、流场和血液接触面之间相互作用的复杂模型需要精确的数字模拟技术和必需的试验方法两个方面协调共同发展，用以输入数据并确认结果[81]。这种工具的成功应用可以极大地降低 VAD 的研发费用，并且可能改善设备的运转性能。VAD 的设计都经过了反复试验，以减少血泵的促凝性。为了发现一些可能形成血栓的不可预知的部位，通常需要经过很多代的改良设计以及反复的测试，因此产品的成本会随之增加（图 19-6）。即使经过多次反复的设计以及昂贵的临床前期动物实验，也仍然不能确保临床试验无血栓事件发生[82,83]。如前所述，VAD 与 CFD 的研究进展有助于阐述一些出现在机械瓣膜及旋转叶轮中的非生理流场现象；如果这些结果能与蛋白质实验室测定结果相结合，并结合血小板与给定材料相互作用发生改变的实验室测定结果，就可能确定血流与 VAD 之间具有预测性的数字关系[84,85]。一种数字模型可以用来预测 VAD 运转中血栓形成的可能性及发生部位[78]。然

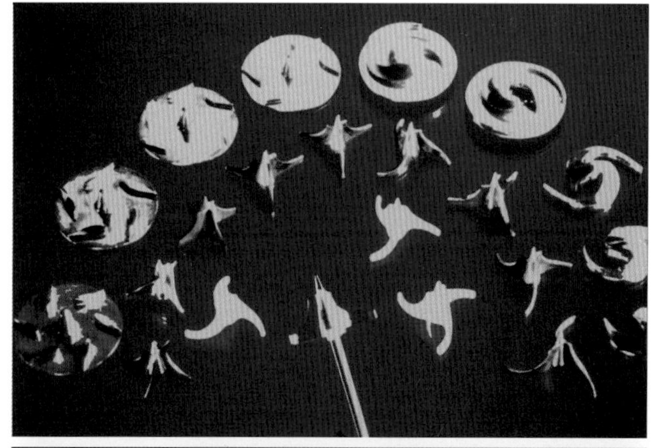

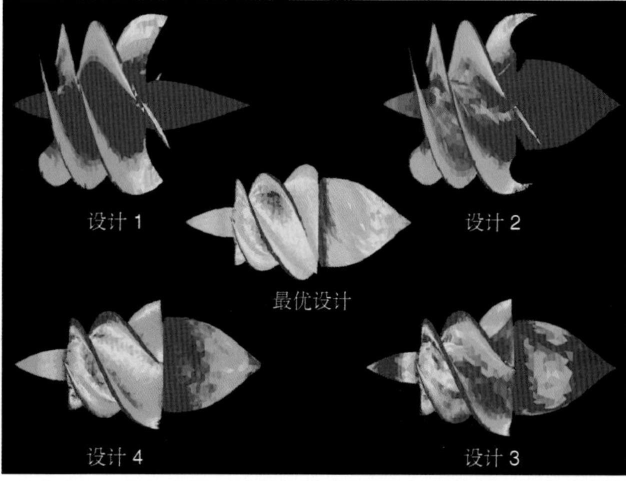

图 19-6 上：经反复试验后的产品，由心室辅助制造商设计。下：生产前，计算机流体动力学优化的 VAD 叶轮。（上图片由 K. Butler，Nimbus 有限公司提供；下图由 James Antaki，PhD 提供）

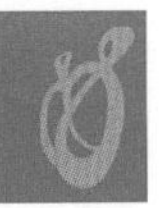

后，研究者可以使用得来的信息设计出“热点”的预测模型，优化设计方法中的成本部分[86]。虽然当前模型的准确性仍然有待完善，但是，对这一领域来说，减少不良事件、并且改善不断发展的VAD技术的预后仍然至关重要。

结论

机械循环支持的技术革新已经极大地改善了终末期心衰患者的生存质量。新装置及外围配置的进步扩大了适用人群，使得这种方法在某些医学中心变为常规化治疗。除了机械方面的发展，最初进行设备植入时遇到的问题，今天仍然困扰着临床工作者。血栓、血栓栓塞和出血仍然是VAD的主要并发症，并且由于其受到多因素影响，可能仍然会持续存在。当需要心室辅助作为心衰支持及移植过渡时，目前已经有多种方法来降低这种技术的不良事件发生率，包括血液生物标记物、个体化抗凝治疗、CFD、抗血小板涂层和血栓模型。

（崔勇丽 译　于　坤 校）

参考文献

1. Argenziano M, Oz MC, Rose EA. The continuing evolution of mechanical ventricular assistance. *Curr Probl Surg.* 1997;34:317–386.
2. Goldstein DJ, Oz MC, Rose EA. Implantable left ventricular assist devices. *N Engl J Med.* 1998;339:1522–1533.
3. Guy TS. Evolution and current status of the total artificial heart: the search continues. *ASAIO J.* 1998;44:28–33.
4. Miller LW, Pagani FD, Russell SD, et al. Use of a continuous-flow device in patients awaiting heart transplantation. *N Engl J Med.* 2007;357:885–896.
5. Wagner WR, Schaub RD, Sorensen EN, et al. Blood biocompatibility analysis in the setting of ventricular assist devices. *J Biomater Sci Polym Ed.* 2000;11:1239–1259.
6. Goldstein DJ. Worldwide experience with the MicroMed DeBakey Ventricular Assist Device as a bridge to transplantation. *Circulation.* 2003;108(suppl 1):II272–II277.
7. Rose EA, Gelijns AC, Moskowitz AJ, et al. Long-term mechanical left ventricular assistance for end-stage heart failure. *N Engl J Med.* 2001;345:1435–1443.
8. INTERMACS. *Manual of Operations, Version 2.3.* Available at www.uab.edu/ctsresearch/intermacs/manuals.htm; 2008.
9. Kirklin J. INTERMACS annual report 2008. Presented at the 28th Annual Meeting and Scientific Sessions of the International Society of Heart and Lung Transplantation, Boston; April 9–12, 2008. Available at www.intermacs.org.
10. Kormos R. *Early neurological adverse events (NAE) after pulsatile VAD implantation in 455 patients: incidence, severity and outcome.* Presented at the 29th Annual Meeting and Scientific Sessions of the International Society of Heart and Lung Transplantation, Paris; April 22–25, 2009. Available at www.intermacs.org.
11. Slaughter MS, Tsui SS, El-Banayosy A, et al. Results of a multicenter clinical trial with the Thoratec Implantable Ventricular Assist Device. *J Thorac Cardiovasc Surg.* 2007;133:1573–1580.
12. John R, Kamdar F, Liao K, et al. Improved survival and decreasing incidence of adverse events with the HeartMate II left ventricular assist device as bridge-to-transplant therapy. *Ann Thorac Surg.* 2008;86:1227–1234; discussion 1234–1235.
13. Long JW, Kfoury AG, Slaughter MS, et al. Long-term destination therapy with the HeartMate XVE left ventricular assist device: improved outcomes since the REMATCH study. *Congest Heart Fail.* 2005;11:133–138.
14. Esmore D, Kaye D, Spratt P, et al. A prospective, multicenter trial of the VentrAssist left ventricular assist device for bridge to transplant: safety and efficacy. *J Heart Lung Transplant.* 2008;27:579–588.
15. Rogers JG, Butler J, Lansman SL, et al. Chronic mechanical circulatory support for inotrope-dependent heart failure patients who are not transplant candidates: results of the INTrEPID Trial. *J Am Coll Cardiol.* 2007;50:741–747.
16. Witt BJ, Gami AS, Ballman KV, et al. The incidence of ischemic stroke in chronic heart failure: a meta-analysis. *J Card Fail.* 2007;13:489–496.
17. Lazar RM, Shapiro PA, Jaski BE, et al. Neurological events during long-term mechanical circulatory support for heart failure: the Randomized Evaluation of Mechanical Assistance for the Treatment of Congestive Heart Failure (REMATCH) experience. *Circulation.* 2004;109:2423–2427.
18. Mussivand T. Neurological dysfunction associated with mechanical circulatory support: complications that still need attention. *Artif Organs.* 2008;32:831–834.
19. Mussivand T. Mechanical circulatory support devices: is it time to focus on the complications, instead of building another new pump? *Artif Organs.* 2008;32:1–4.
20. Sefton MV, Gemmell CH, Gorbet MB. What really is blood compatibility? *J Biomater Sci Polym Ed.* 2000;11:1165–1182.
21. Hoffman AS, Cohn D, Hanson SR, et al. Application of radiation-grafted hydrogels as blood-contacting biomaterials. *Radiat Physics Chemistry (1977).* 1983;22:267–283.
22. Gorbet MB, Sefton MV. Biomaterial-associated thrombosis: roles of coagulation factors, complement, platelets and leukocytes. *Biomaterials.* 2004;25:5681–5703.
23. Lowe GD. Virchow's triad revisited: abnormal flow. *Pathophysiol Haemost Thromb.* 2003;33:455–457.
24. Basmadjian D, Sefton MV, Baldwin SA. Coagulation on biomaterials in flowing blood: some theoretical considerations. *Biomaterials.* 1997;18:1511–1522.
25. Gemmell CH, Ramirez SM, Yeo EL, et al. Platelet activation in whole blood by artificial surfaces: identification of platelet-derived microparticles and activated platelet binding to leukocytes as material-induced activation events. *J Lab Clin Med.* 1995;125:276–287.
26. Gemmell CH, Yeo EL, Sefton MV. Flow cytometric analysis of material-induced platelet activation in a canine model: elevated microparticle levels and reduced platelet life span. *J Biomed Mater Res.* 1997;37:176–181.
27. Sefton MV, Sawyer A, Gorbet M, et al. Does surface chemistry affect thrombogenicity of surface modified polymers? *J Biomed Mater Res.* 2001;55:447–459.
28. Vroman L. Effect of absorbed proteins on the wettability of hydrophilic and hydrophobic solids. *Nature.* 1962;196:476–477.
29. Jackson SP. The growing complexity of platelet aggregation. *Blood.* 2007;109:5087–5095.
30. Savage B, Saldivar E, Ruggeri ZM. Initiation of platelet adhesion by arrest onto fibrinogen or translocation on von Willebrand factor. *Cell.* 1996;84:289–297.
31. Nesbitt WS, Westein E, Tovar-Lopez FJ, et al. A shear gradient-dependent platelet aggregation mechanism drives thrombus formation. *Nat Med.* 2009;15:665–673.
32. Livingston ER, Fisher CA, Bibidakis EJ, et al. Increased activation of the coagulation and fibrinolytic systems leads to hemorrhagic complications during left ventricular assist implantation. *Circulation.* 1996;94(suppl 9):II227–II234.
33. Meuris B, Arnout J, Vlasselaers D, et al. Long-term management of an implantable left ventricular assist device using low molecular weight heparin and antiplatelet therapy: a possible alternative to oral anticoagulants. *Artif Organs.* 2007;31:402–405.
34. Sandner SE, Zimpfer D, Zrunek P, et al. Low molecular weight heparin as an alternative to unfractionated heparin in the immediate postoperative period after left ventricular assist device implantation. *Artif Organs.* 2008;32:819–822.
35. Spanier T, Oz M, Levin H, et al. Activation of coagulation and fibrinolytic pathways in patients with left ventricular assist devices. *J Thorac Cardiovasc Surg.* 1996;112:1090–1097.
36. Joshi A, Magder LS, Kon Z, et al. Association between prothrombin activation fragment (F1.2), cerebral ischemia (S-100beta) and international normalized ratio (INR) in patients with ventricular assisted devices. *Interact Cardiovasc Thorac Surg.* 2007;6:323–327.
37. Butchart EG, Payne N, Li HH, et al. Better anticoagulation control improves survival after valve replacement. *J Thorac Cardiovasc Surg.* 2002;123:715–723.
38. Wilhelm CR, Ristich J, Kormos RL, et al. Measurement of hemostatic indexes in conjunction with transcranial Doppler sonography in patients with ventricular assist devices. *Stroke.* 1999;30:2554–2561.
39. Koster A, Loebe M, Hansen R, et al. Alterations in coagulation after implantation of a pulsatile Novacor LVAD and the axial flow MicroMed DeBakey LVAD. *Ann Thorac Surg.* 2000;70:533–537.
40. Himmelreich G, Ullmann H, Riess H, et al. Pathophysiologic role of contact activation in bleeding followed by thromboembolic complications after implantation of a ventricular assist device. *ASAIO J.* 1995;41:M790–M794.
41. Dewald O, Schmitz C, Diem H, et al. Platelet activation markers in patients with heart assist device. *Artif Organs.* 2005;29:292–299.
42. Wang IW, Kottke-Marchant K, Vargo RL, et al. Hemostatic profiles of HeartMate ventricular assist device recipients. *ASAIO J.* 1995;41:M782–M787.
43. Etz C, Welp H, Rothenburger M, et al. Analysis of platelet function during left ventricular support with the Incor and Excor system. *Heart Surg Forum.* 2004;7:E423–E427.
44. Majeed F, Kop WJ, Poston RS, et al. Prospective, observational study of antiplatelet and coagulation biomarkers as predictors of thromboembolic events after implantation of ventricular assist devices. *Nat Clin Pract Cardiovasc Med.* 2009;6:147–157.
45. Wilhelm CR, Ristich J, Kormos RL, et al. Monocyte tissue factor expression and ongoing complement generation in ventricular assist device patients. *Ann Thorac Surg.* 1998;65:1071–1076.
46. Haj-Yahia S, Birks EJ, Rogers P, et al. Midterm experience with the Jarvik 2000 axial flow left ventricular assist device. *J Thorac Cardiovasc Surg.* 2007;134:199–203.
47. Pae WE, Connell JM, Boehmer JP, et al. Neurologic events with a totally implantable left ventricular assist device: European LionHeart Clinical Utility Baseline Study (CUBS). *J Heart Lung Transplant.* 2007;26:1–8.
48. Breet NJ, van Werkum JW, Bouman HJ, et al. Comparison of platelet function tests in predicting clinical outcome in patients undergoing coronary stent implantation. *JAMA.* 2010;303:754–762.
49. Damani SB, Topol EJ. The case for routine genotyping in dual-antiplatelet therapy. *J Am Coll Cardiol.* 2010;56:109–111.
50. Gurbel PA, Tantry US, Shuldiner AR, et al. Genotyping one piece of the puzzle to personalize antiplatelet therapy. *J Am Coll Cardiol.* 2010;56:112–116.

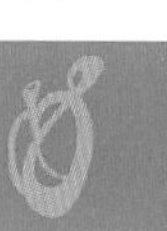

51. Diamond SL. Systems biology to predict blood function. *J Thromb Haemost.* 2009;7(suppl 1):177–180.
52. Kitano H. Systems biology: a brief overview. *Science.* 2002;295:1662–1664.
53. Vodovotz Y, Csete M, Bartels J, et al. Translational systems biology of inflammation. *PLoS Comput Biol.* 2008;4:e1000014.
54. Sakariassen KS, Muggli R, Baumgartner HR. Measurements of platelet interaction with components of the vessel wall in flowing blood. *Methods Enzymol.* 1989;169:37–70.
55. Deutsch S, Tarbell JM, Manning KB, et al. Experimental fluid mechanics of pulsatile artificial blood pumps. *Annu Rev Fluid Mech.* 2006;38:65–86.
56. Hochareon P, Manning KB, Fontaine AA, et al. Fluid dynamic analysis of the 50 cc Penn State artificial heart under physiological operating conditions using particle image velocimetry. *J Biomech Eng.* 2004;126:585–593.
57. Wu ZJ, Antaki JF, Burgreen GW, et al. Fluid dynamic characterization of operating conditions for continuous flow blood pumps. *ASAIO J.* 1999;45:442–449.
58. Leverett LB, Hellum JD, Alfrey CP, et al. Red blood cell damage by shear stress. *Biophys J.* 1972;12:257–273.
59. Kameneva MV, Burgreen GW, Kono K, et al. Effects of turbulent stresses upon mechanical hemolysis: experimental and computational analysis. *ASAIO J.* 2004;50:418–423.
60. Behbahani M, Behr M, Arora D, et al. A review of computational fluid dynamics analysis of blood pumps. *Eur J Appl Mathematics.* 2009;20:363–397.
61. Antaki JF, Ghattas O, Burgreen GW, et al. Computational flow optimization of rotary blood pump components. *Artif Organs.* 1995;19:608–615.
62. Burgreen GW, Antaki JF, Griffith BP. A design improvement strategy for axial blood pumps using computational fluid dynamics. *ASAIO J.* 1996;42:M354–M360.
63. Burgreen GW, Antaki JF, Wu ZJ, et al. Computational fluid dynamics as a development tool for rotary blood pumps. *Artif Organs.* 2001;25:336–340.
64. Kim NJ, Diao C, Ahn KH, et al. Parametric study of blade tip clearance, flow rate, and impeller speed on blood damage in rotary blood pump. *Artif Organs.* 2009;33: 468–474.
65. Farrar DJ, Litwak P, Lawson JH, et al. In vivo evaluations of a new thromboresistant polyurethane for artificial heart blood pumps. *J Thorac Cardiovasc Surg.* 1988;95:191–200.
66. Menconi MJ, Pockwinse S, Owen TA, et al. Properties of blood-contacting surfaces of clinically implanted cardiac assist devices: gene expression, matrix composition, and ultrastructural characterization of cellular linings. *J Cell Biochem.* 1995;57:557–573.
67. Frazier OH, Baldwin RT, Eskin SG, et al. Immunochemical identification of human endothelial cells on the lining of a ventricular assist device. *Tex Heart Inst J.* 1993;20:78–82.
68. Rafii S, Oz MC, Seldomridge JA, et al. Characterization of hematopoietic cells arising on the textured surface of left ventricular assist devices. *Ann Thorac Surg.* 1995;60:1627–1632.
69. Slater JP, Rose EA, Levin HR, et al. Low thromboembolic risk without anticoagulation using advanced-design left ventricular assist devices. *Ann Thorac Surg.* 1996;62:1321–1327; discussion 1328.
70. Sin DC, Kei HL, Miao X. Surface coatings for ventricular assist devices. *Expert Rev Med Devices.* 2009;6:51–60.
71. Schaub RD, Kameneva MV, Borovetz HS, et al. Assessing acute platelet adhesion on opaque metallic and polymeric biomaterials with fiber optic microscopy. *J Biomed Mater Res.* 2000;49:460–468.
72. Ishihara K, Fukumoto K, Iwasaki Y, et al. Modification of polysulfone with phospholipid polymer for improvement of the blood compatibility. Part 2: protein adsorption and platelet adhesion. *Biomaterials.* 1999;20:1553–1559.
73. Ishihara K, Fukumoto K, Iwasaki Y, et al. Modification of polysulfone with phospholipid polymer for improvement of the blood compatibility. Part 1: surface characterization. *Biomaterials.* 1999;20:1545–1551.
74. Ye SH, Johnson Jr CA, Woolley JR, et al. Covalent surface modification of a titanium alloy with a phosphorylcholine-containing copolymer for reduced thrombogenicity in cardiovascular devices. *J Biomed Mater Res A.* 2009;91:18–28.
75. Snyder TA, Tsukui H, Kihara S, et al. Preclinical biocompatibility assessment of the EVAHEART ventricular assist device: coating comparison and platelet activation. *J Biomed Mater Res A.* 2007;81:85–92.
76. Ye SH, Johnson Jr CA, Woolley JR, et al. Surface modification of a titanium alloy with a phospholipid polymer prepared by a plasma-induced grafting technique to improve surface thromboresistance. *Colloids Surf B Biointerfaces.* 2009;74:96–102.
77. Hansson KM, Tosatti S, Isaksson J, et al. Whole blood coagulation on protein adsorption-resistant PEG and peptide functionalised PEG-coated titanium surfaces. *Biomaterials.* 2005;26:861–872.
78. Bluestein D, Chandran KB, Manning KB. Towards non-thrombogenic performance of blood recirculating devices. *Ann Biomed Eng.* 2010;38:1236–1256.
79. Goodman PD, Barlow ET, Crapo PM, et al. Computational model of device-induced thrombosis and thromboembolism. *Ann Biomed Eng.* 2005;33:780–797.
80. Goubergrits L. Numerical modeling of blood damage: current status, challenges and future prospects. *Expert Rev Med Devices.* 2006;3:527–531.
81. Xenos M, Girdhar G, Alemu Y, et al. Device Thrombogenicity Emulator (DTE) - Design optimization methodology for cardiovascular devices: a study in two bileaflet MHV designs. *J Biomech.* 2010;43:2400–2409.
82. Dowling RD, Etoch SW, Stevens KA, et al. Current status of the AbioCor implantable replacement heart. *Ann Thorac Surg.* 2001;71(suppl 3):S147–S149; discussion S183–4.
83. Dowling RD, Gray Jr LA, Etoch SW, et al. Initial experience with the AbioCor implantable replacement heart system. *J Thorac Cardiovasc Surg.* 2004;127:131–141.
84. Hund SJ, Antaki JF. An extended convection diffusion model for red blood cell-enhanced transport of thrombocytes and leukocytes. *Phys Med Biol.* 2009;54:6415–6435.
85. Sorensen EN, Burgreen GW, Wagner WR, et al. Computational simulation of platelet deposition and activation: I. Model development and properties. *Ann Biomed Eng.* 1999;27:436–448.
86. Antaki JF, Ricci MR, Verkaik JE, et al. PediaFlow™ maglev ventricular assist device: a prescriptive design approach. *Cardiovasc Eng.* 2010;1:104–121.

第 20 章

机械循环支持后衰竭心脏的细胞、分子、基因和功能变化

Jennifer L. Hall · Guillermo Torre-Amione

关键点

心脏重构这个术语是用于描述心脏损伤后心肌的变化，主要表现为进行性心室扩大、收缩功能下降、室壁张力增加，并且伴随着衰竭心肌组织学和分子学改变。重构可通过不同技术、标记物或心肌性能等各种方法来检测。例如成像技术，它描述心室大小、容量和肥厚程度的变化，可作为重构的一个标记。从组织学和分子生物学水平上看，人类心肌重构很难定义，因为获取不同阶段心肌组织标本颇具挑战。从分子学和基因学观点，重构已经可通过基因表达序列和实时定量聚合酶链反应来测量。基因学研究尚未确定 1 个或 2 个明确的重构标记物，只是明确了响应重构的信号传导方式和变化途径。

机械循环支持给疾病的两个不同阶段提供了独特的机会来研究衰竭的人类心肌并分析了心室辅助前后分子学变化。在左心室辅助装置（LVAD）植入时获取衰竭的人类心肌，此时心肌张力最大，与 LVAD 撤除时获取的心肌样本相比较，后者代表长期慢性负荷卸载或“休息”时的心肌。LVAD 支持后的变化包括心室大小和容量以及组织学，基因学和分子学变化均描述为逆向重构（图 20-1）。

虽然许多衰竭表型的标记物在机械辅助后可能增加或正常，但在撤除装置后心功能改善达到能够维持循环水平的并不常见。这一领域仍是未来工作和认知的重点。

通过比较人类衰竭心脏在机械支持前后的衰竭心肌，我们可以确定逆向重构的标记物或因素，还可以阻止疾病进程或增强衰竭心肌功能来有效改善循环，同时确定新的治疗方式。LVAD 辅助时间不同和植入 LVAD 时心衰（heart failure，HF）病因和严重程度不同，再加上目前已监测的配对样本量较少，都削弱了某些结论的力度，但我们还是取得了一个对重构进程的全新理解。

本章描述在组织学、分子学和基因学水平的逆向重构和这些变化对心肌功能的影响。我们还探讨了这些变化对阻止心衰进程的启示。

逆向重构的细胞学、分子学和基因学证据

心肌细胞大小和基质

心肌细胞大小

关于衰竭心肌对于长期机械辅助的反应最早的一致发现是 LVAD 辅助后心肌细胞变小。单中心研究了 18 例患者损伤心肌样本[1]，发现心肌细胞大小从 33μm 减少为 24μm。正常对照组心肌大小是 17μm（图 20-2）。虽然所有 LVAD 辅助患者心肌尺寸减小，但减小程度没有达到正常心肌样本水平。这项研究也明确了

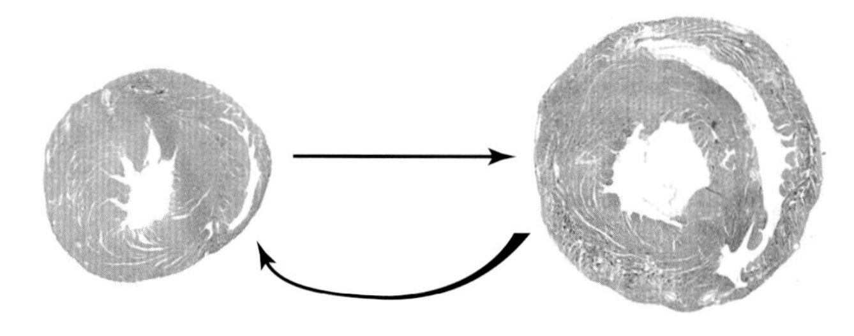

图 20-1 逆向重构。心肌进行性功能不全引起的心力衰竭继发于初始损伤程度和持续损伤衰竭心肌的神经激素和血流动力学改变。持续机械支持降低血流动力学影响并改善涉及疾病进程的系统反应。

LVAD 辅助时间对减小心肌细胞的影响；LVAD 辅助时间越长，心肌细胞减小程度越大[2]。

基质

伴随心肌细胞大小的变化，一些研究者应用不同技术研究胶原含量的变化。分析胶原含量一直存有争议，因为有很多不同的技术可以来衡量它。有一项策略通过免疫组织化学半定量测量胶原含量。通过这种技术，发现 LVAD 辅助后胶原总量，Ⅰ型胶原和Ⅲ型胶原减少（图 20-3）[2]。这种研究的主要缺点是个体偏倚影响分析结果[2]。特别是主要瘢痕区域没有计算，只测量心肌细胞内的胶原。另一种策略是通过测量可溶和不可溶胶原中羟基脯氨酸含量来定量分析心肌胶原。运用这种方法测量，在 LVAD 辅助之后总量和交联的胶原增加；这一发现也同心室腔增加及心肌硬化加重相关。基质生物学受基质金属蛋白酶、炎性细胞因子和病因学影响[3]。这样，衰竭心脏经 LVAD 辅助后的基质反应可能是临床恢复的重要成分，但尚未确定。基质生物学在扩张性心脏病中担任重要角色这一点已日渐清晰。心衰后基质基因的 DNA 变体，后天变化或微小 RNA（miRNA）表达可能对衰竭心脏对于 LVAD 辅助如何反应有重要影响。

个体心肌细胞和独立肌小梁的收缩力

有证据表明衰竭心脏经 LVAD 治疗后早期有机

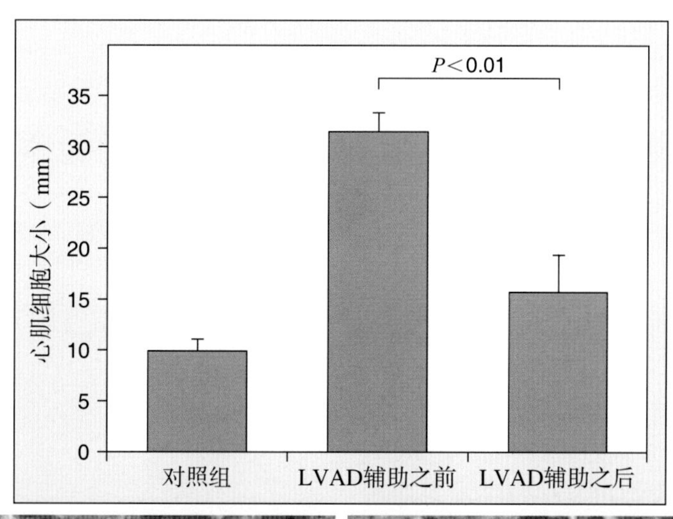

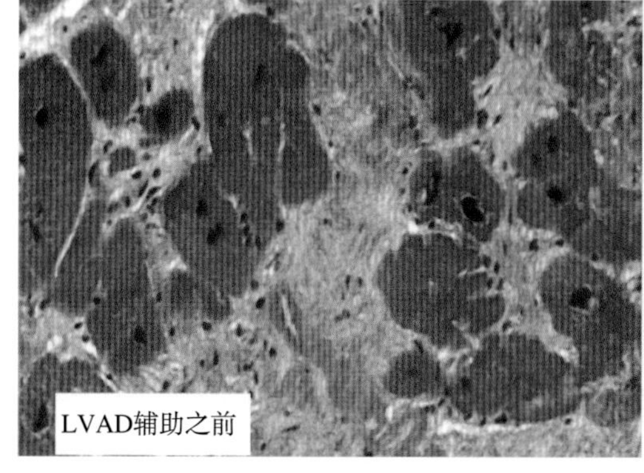

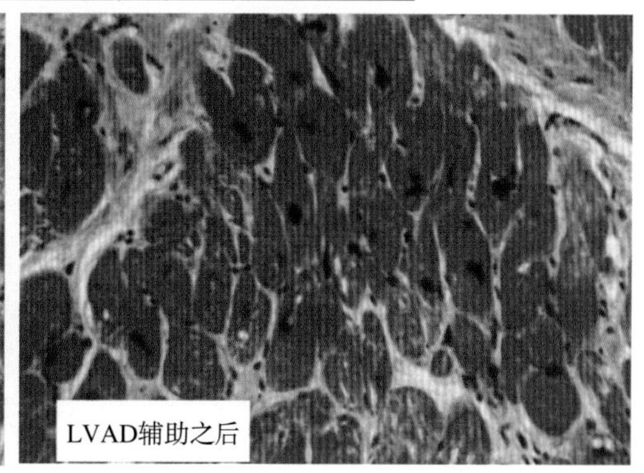

图 20-2 左心室辅助装置（LVAD）辅助下心肌细胞缩小（左上图和左下图）；对照组（n=4）和 LVAD 辅助前后的终末期心肌病患者组（n=6）。直方图是平均值 ± 标准差。（原始放大倍数 ×20）

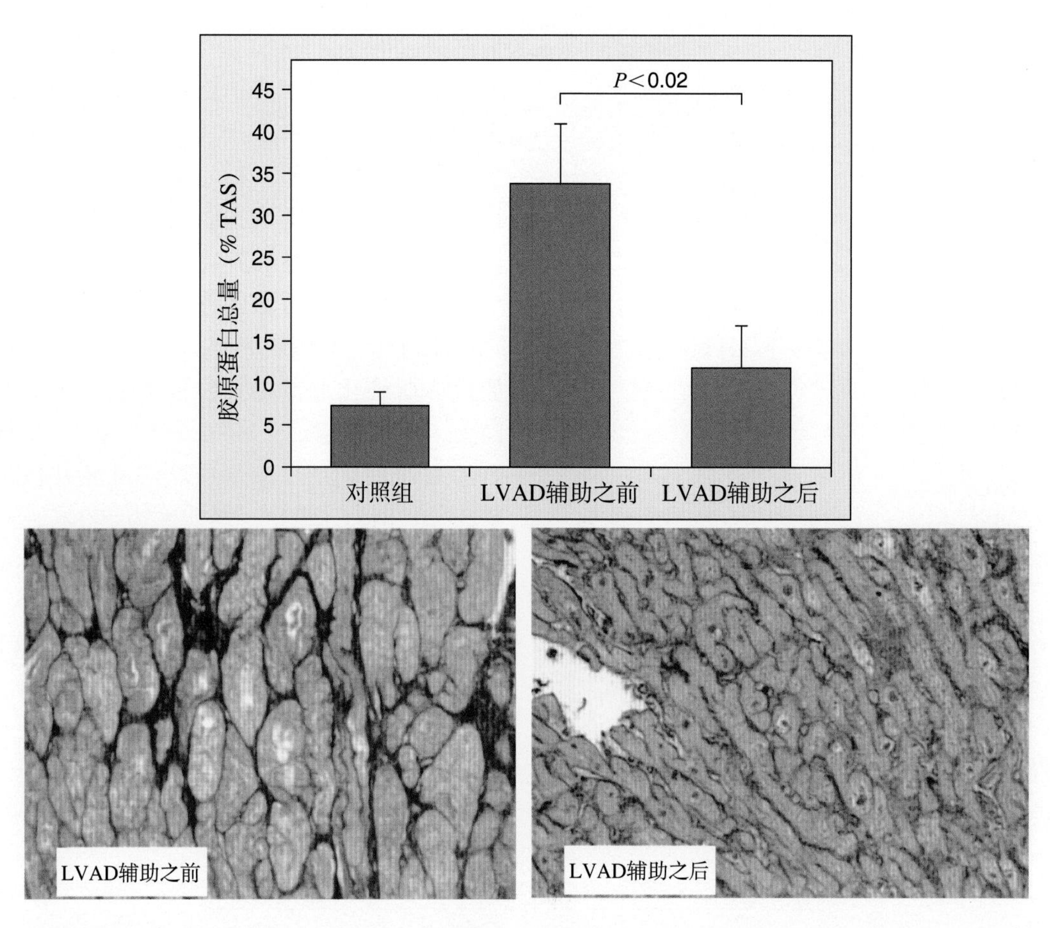

图 20-3　左心室辅助装置（LVAD）辅助下胶原蛋白总量下降；对照组（n=4），终末期心肌病患者组（n=6）。直方图是平均值 ± 标准差。（原始放大倍数 ×20）

械性改善。这些重要的早期发现显示 LVAD 治疗后心肌细胞的收缩性恢复了一部分[4-11]。人类衰竭心脏经 LVAD 辅助后单独心肌细胞的收缩表现明显优于未经 LVAD 辅助的人类衰竭心脏（表 20-1）。在β- 肾上腺素受体激动剂的作用下缩短程度改善（图 20-2）[5]。LVAD 辅助后心肌细胞的基本舒张功能也得到改善，但在异丙肾上腺素作用下松弛度没有改善（表 20-2）[5]。这一点在另外一项对独立制备心肌肌小梁的研究中也得到确认（图 20-4）[5]。活动张力的改善伴随着β- 肾上腺素受体密度增加（图 20-5）[10]。有趣的是虽然 LVAD 辅助时收缩功能改善但舒张功能仍严重受损[10]。

表 20-1　左心室辅助装置辅助后心肌细胞收缩性能改善

	刺激频率（Hz）		
	0.2	0.5	1
心衰心肌细胞缩短程度(n=13)，%RCL	8.31±0.70	7.59±0.53	5.72±0.46
经 LVAD 辅助的心衰心肌细胞缩短程度(n=13)，%RCL	10.31±0.99*	10.18±1.03*	8.72±1.01*

* 心衰组和心衰经 LVAD 辅助组心肌细胞有明显差异（$P < 0.05$）。HF：心力衰竭（heart failure）；RCL：静息细胞长度（resting cell length）。

From Dipla K，Mattiello JA，Jeevanandam V，et al. Myocyte recovery after mechanical circulatory support in humans with end-stage heart failure. Circulation. 1998；97:2316-2322.

β- 肾上腺素信号传导

最近有一个评估β- 肾上腺素信号传导通路的研究，通过无偏倚分析法运用基因芯片平台技术对 6 对因心功能恢复而顺利撤除了辅助装置的患者的心肌样本进行分析。一项新的联合治疗方案 -LVAD 联合选择性 $β_2$- 受体激动剂如双氯醇胺（clenbutero，克伦布托）治疗，被发现有望恢复心衰患者的心室功

表 20-2	异丙肾上腺素作用下的收缩参数			
收缩参数	疾病分组	基线	异丙肾上腺素	Delta 评分
缩短程度，%RCL	HF	6.43±0.73	8.92±0.78*	2.49±0.58‡
	HF-VAD	7.63±0.88	12.56±1.01*†	4.93±1.42
达到 50% 松弛的时间，秒	HF	1.28±0.19	0.95±0.16	0.32±0.15
	HF-VAD	0.70±0.07†	0.53±0.03	0.17±0.08

* 基线和异丙肾上腺素之间有显著差异（$P < 0.0125$）（配对 t 检验）。
†HF 与 HF-VAD 心肌细胞之间有显著差异（$P < 0.0125$）（独立样本 t 检验）。
‡HF 与 HF-VAD 心肌细胞的 delta 评分之间有显著差异（$P < 0.0125$）（独立样本 t 检验）。
HF：心力衰竭；RCL：静息细胞长度；VAD：心室辅助装置。
From Dipla K，Mattiello JA，Jeevanandam V，et al. Myocyte recovery after mechanical circulatory support in humans with end-stage heart failure. Circulation. 1998；97:2316-2322.

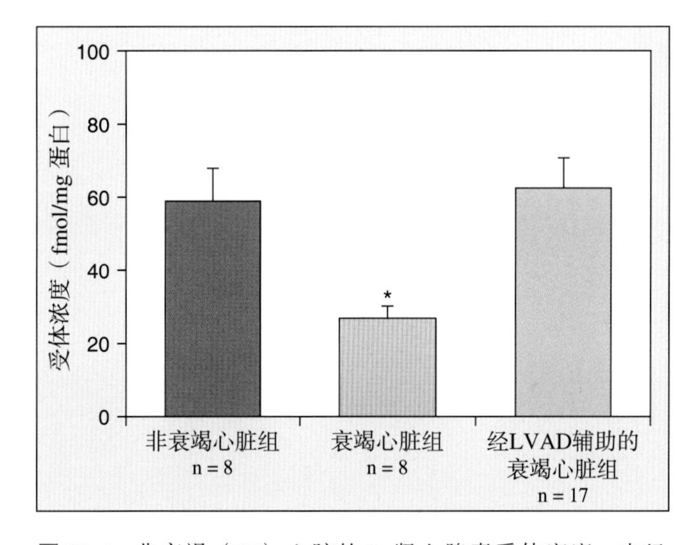

图 20-4 非衰竭（NF）心脏的 β- 肾上腺素受体密度，未经 LVAD 辅助的衰竭心脏和经 LVAD 辅助的衰竭心脏。* 与 NF 组对照 $P < 0.05$。（From Ogletree-Hughes ML，Stull LB，Sweet WE，et al. Mechanical unloading restores β-adrenergic responsiveness and reverses receptor downregulation in the failing human heart. Circulation. 2001；104:881-886.）

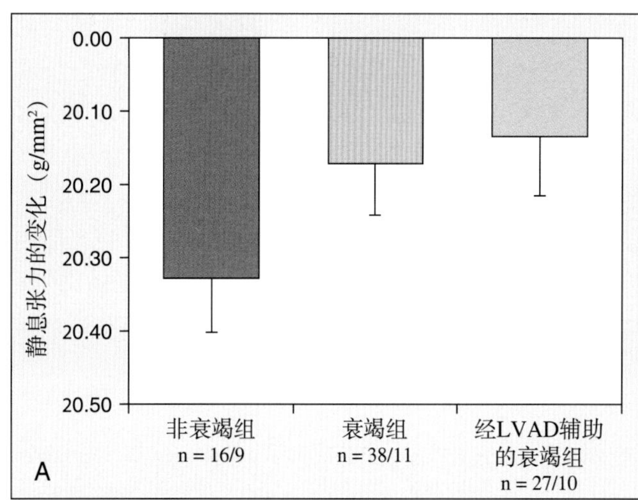

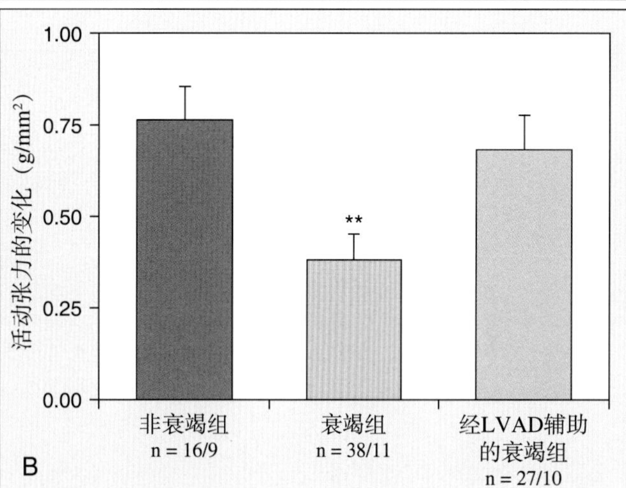

图 20-5 单独的肌小梁对基础浓度 1μmol 异丙肾上腺素反应变化的数据（平均值 ± 标准差）。A，静息张力（RT）的变化。B，活动张力（DT）的变化。LVAD，左心室辅助装置（left ventricular assist device）；NF，非衰竭（nonfailing）。（From Ogletree-Hughes ML，Stull LB，Sweet WE，et al. Mechanical unloading restores β-adrenergic responsiveness and reverses receptor downregulation in the failing human heart. Circulation. 2001；104:881-886.）

能[12,13]。这个研究的目的是想明确与心衰逆转和心室功能恢复相关的常见基因和信号传导通路，这些常见基因的表达在那些很少或完全未能恢复心室功能的患者中好像是不同的[12]。从而提示这些基因是心室重构的重要调控基因。在这 6 对患者在 LVAD 植入时和心室功能恢复后 LVAD 撤除时采集受损人类心脏样本并进行微序列分析。随访数据表明 LVAD 撤除后心室功能改善平均持续 3.8 年[12]。

这些资料首次描述了与人类心衰终末阶段心功能恢复相关的信号传导通路，并证实人类衰竭的心脏能通过这种联合治疗改善到一个新的目标阶段。通过分析这些患者基因表达数据发现基因信号通路明显增强，并且在心衰和恢复患者之间基因表达有统计学差异[13]。这项研究不是同一时间研究单一基因，而是运用网络分析方法以明确从心衰到恢复过程中协同作用的情况。简单来说，就是将一个导入基因列入精巧的数据库中并将这些基因叠加到几种网络以明确最佳匹配[13]。如图 20-6 所见，恢复心脏的β- 肾上腺素信号通路中明显变化的基因包括 Rap 鸟嘌呤核苷酸交换因子 4（EPAC2）、阿尔法Ⅰ型调节蛋白激酶（PKAr，下调 1.5 倍）、磷酸二酯酶 1A（PDE1A）、磷酸二酯酶 3B（PDE3B）和钙调磷酸酶 A（PPP3CA/PP2B）[13]。想通过切断特殊点位以明确基因表达的统计学显著差异却很可能会产生一个误导作用，因为即使信号通路上游的轻微变化都足以改变重要的分子信号事件并影响临床表型。

钙调控基因

LVAD 辅助对钙调控功能影响的概述参见图 20-7。心衰的临床特点是舒张功能受损。已发现的

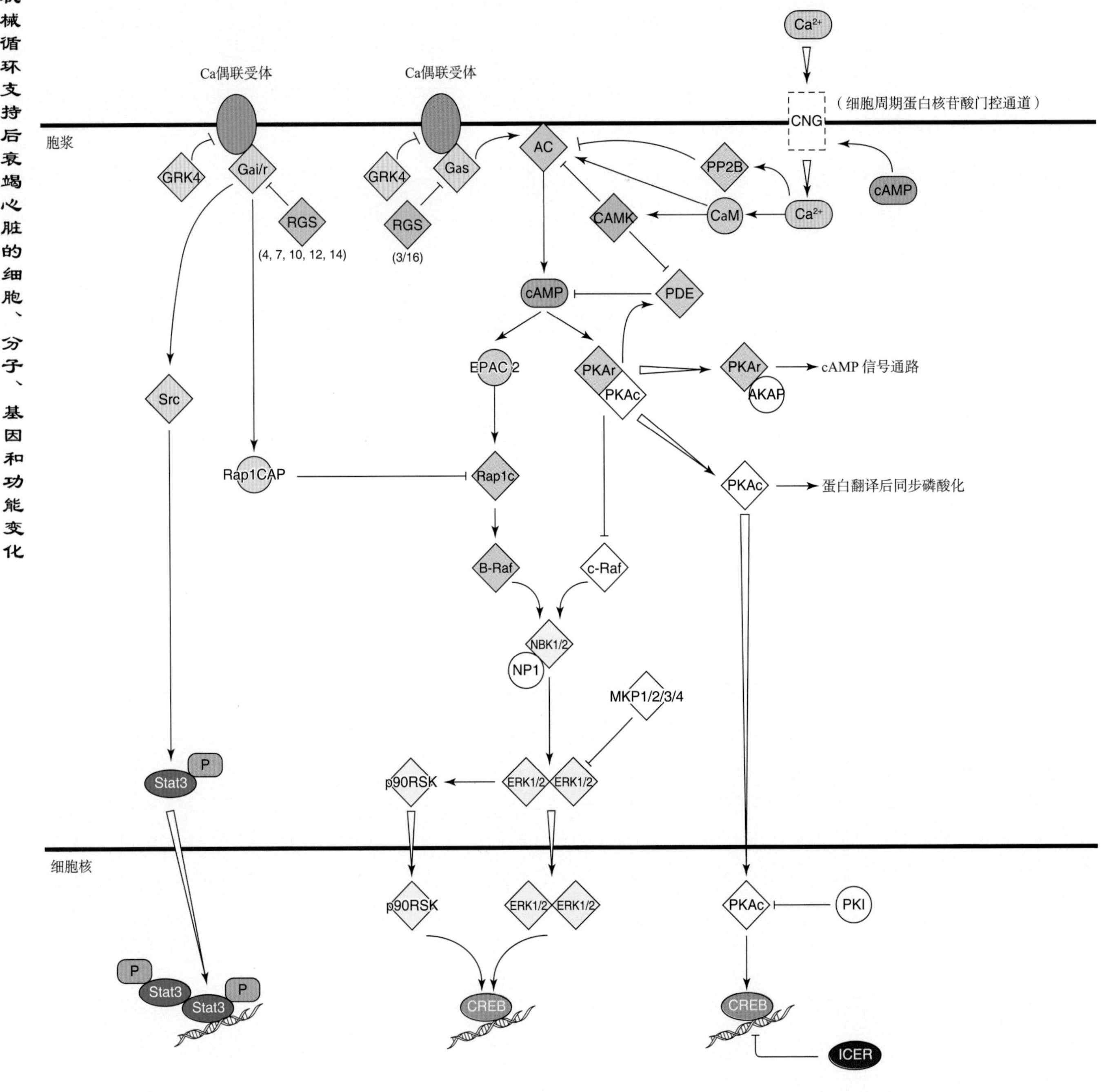

图 20-6 心脏功能恢复时环磷酸腺苷（cAMP）介导的信号通路中鉴定表达改变的基因。撤除装置时样本对照植入装置时样本表达发生明显改变的基因由阴影符号代表。（From Hall JL，Birks EJ，Grindle S，et al. Molecular signature of recovery following combination left ventricular assist device［LVAD］support and pharmacologic therapy. Eur Heart J. 2007；28:613-627）

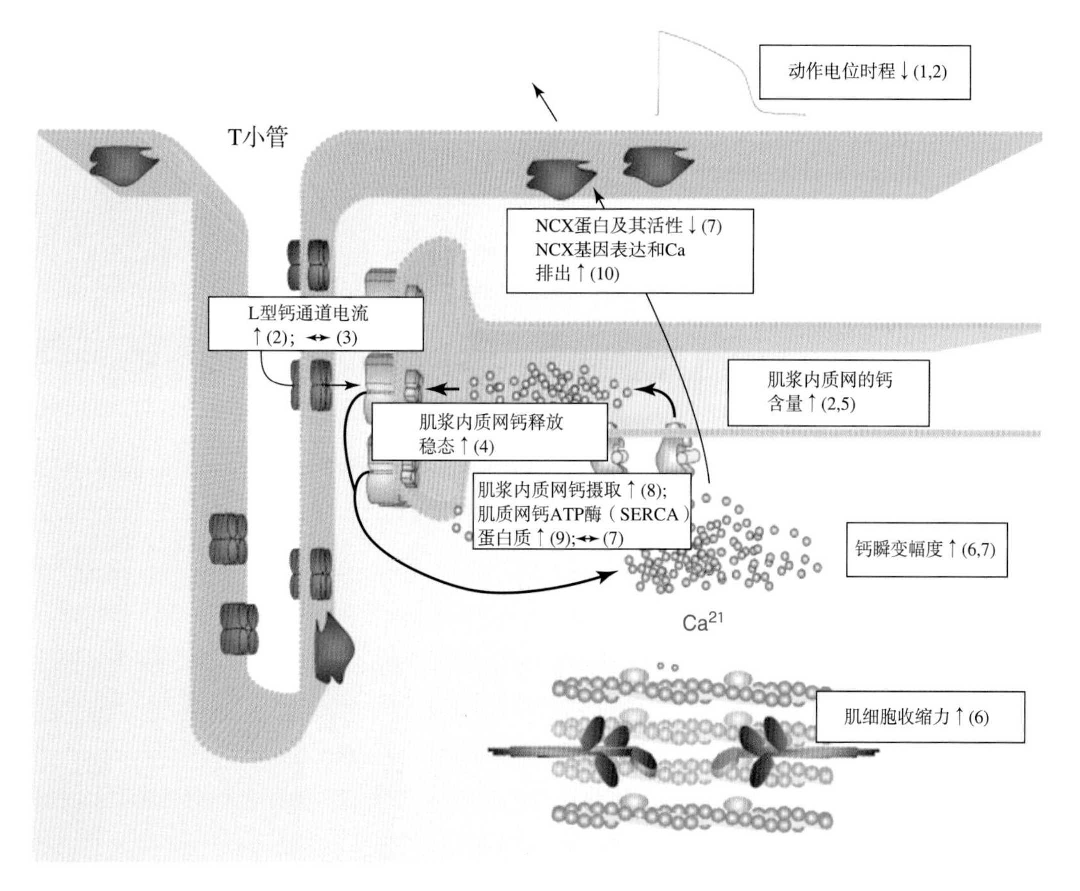

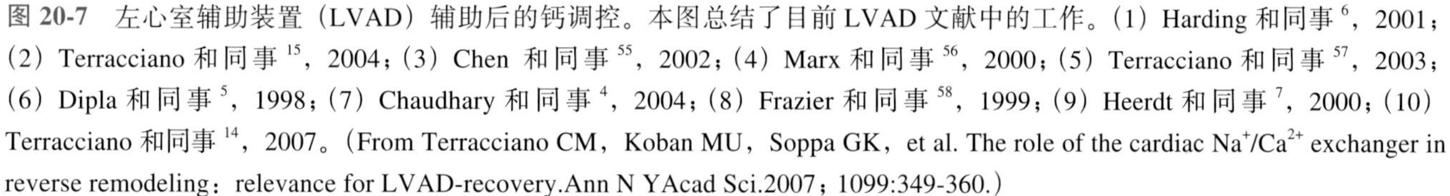
图 20-7 左心室辅助装置（LVAD）辅助后的钙调控。本图总结了目前 LVAD 文献中的工作。（1）Harding 和同事[6]，2001；（2）Terracciano 和同事[15]，2004；（3）Chen 和同事[55]，2002；（4）Marx 和同事[56]，2000；（5）Terracciano 和同事[57]，2003；（6）Dipla 和同事[5]，1998；（7）Chaudhary 和同事[4]，2004；（8）Frazier 和同事[58]，1999；（9）Heerdt 和同事[7]，2000；（10）Terracciano 和同事[14]，2007。（From Terracciano CM，Koban MU，Soppa GK，et al. The role of the cardiac Na^+/Ca^{2+} exchanger in reverse remodeling：relevance for LVAD-recovery.Ann N YAcad Sci.2007；1099:349-360.）

LVAD 辅助下基本舒张度的改善与钙调控没有明确相关。为研究钙瞬态和钙调控蛋白表达，研究者已经开展了一些设计简洁的功能实验[4,14]。Chaudhary 及同事研究发现与未经 LVAD 辅助的衰竭心脏相比经 LVAD 辅助的心肌细胞的［Ca^{2+}］瞬态早期和晚期衰减更快[4]。在康复的患者中也有同样发现。这项研究发现康复患者 Na^+/Ca^{2+} 交换蛋白的 RNA 基因表达增加。在该研究中未康复患者未检测出 RNA 水平和 Na^+/Ca^{2+} 交换蛋白水平变化，因此仍不能解释［Ca^{2+}］$_i$ 瞬态较快衰退的原因[4,14]。但这些工作提示了钙调蛋白的恢复程度可能是评价心脏恢复和指导 LVAD 撤除时机的一个指标。

Terracciano 及同事的研究扩展了这些发现，显示通过 LVAD 和药物治疗取得临床恢复的患者的动作电位时程和肌浆内质网钙浓度有极大改善（图 20-8）[15]。这些发现有助于区分临床上完全恢复的和部分恢复的心脏心肌细胞之间的收缩性和分子学差异。这些发现也指出钙调控基因和微小 RNA 或其他调节肌浆内质网钙离子的转录后机制可作为药物治疗心衰的主要着手点[15]。

药物治疗的一项潜在目标就是 EPAC2。在 11 例 LVAD 辅助后恢复的心脏中发现钙调控基因 EPAC2 表达明显下降（图 20-9）[13]。EPAC2 表达下降对于恢复心脏是独一无二的，因为在未恢复心脏中没有发现（图 20-9）[13]。EPAC2 将环磷酸腺苷（cAMP）和丝裂原活化蛋白激酶（MAPK）链接通过激活的 T 细胞的细胞核因子（NFAT）来调控钙介导的信号系统，并在包含胰岛素的代谢信号通路中担任工具性角色。

细胞骨架蛋白

心肌细胞恢复与肌动蛋白、非肌动蛋白和膜相关蛋白的变化模式也有关联。图 20-10 中强调了这些

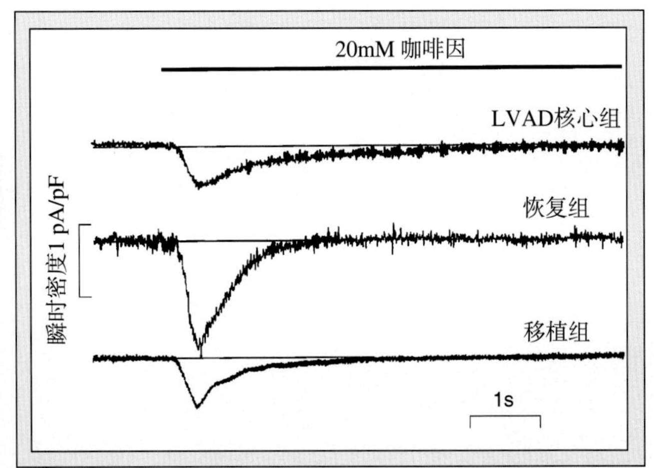

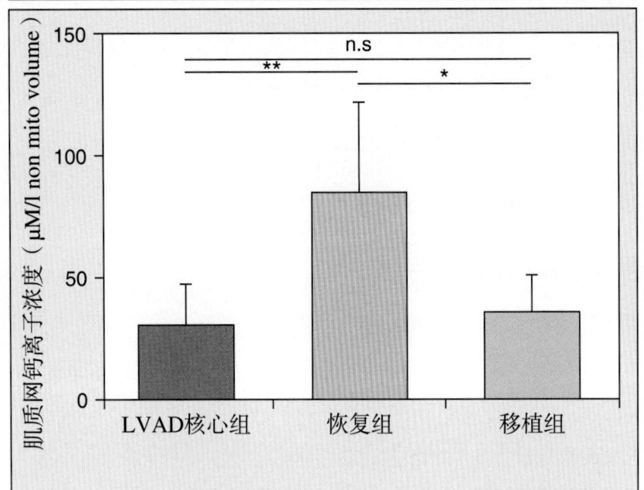

图 20-8 从左心室辅助装置（LVAD）核心，撤离辅助的心脏（恢复）组织和移植心脏（未恢复）组织中分离的心肌细胞肌浆网钙离子浓度（SR Ca^{2+}）。(From Terracciano CM, Hardy J, Birks EJ, et al. Clinical recovery from end-stage heart failure using left-ventricular assist device and pharmacological therapy correlates with increased sarcoplasmic reticulum calcium content but not with regression of cellular hypertrophy. Circulation. 2004；109:2263-2265.)

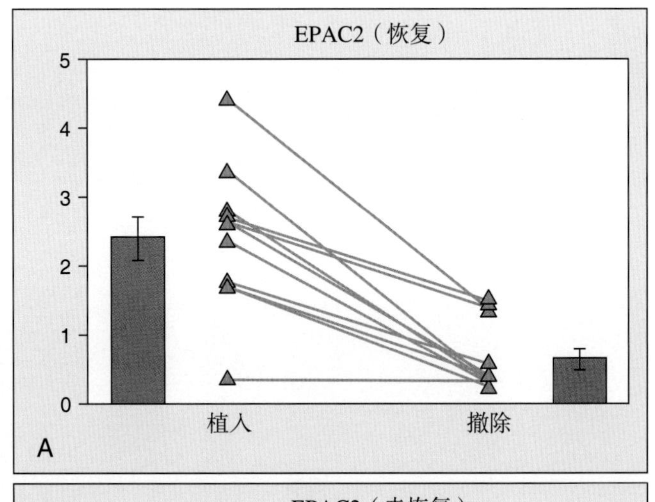

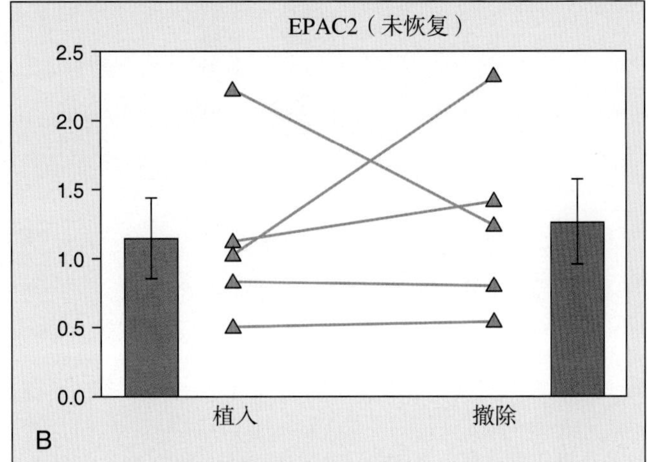

图 20-9 A，经左心室辅助装置（LVAD）辅助后恢复心脏 EPAC2 的 mRNA 水平明显下降（$n = 11$；$P < 0.01$）。B，未恢复心脏未见明显差异（$n = 5$；P 无明显差异）。(From Hall JL, Birks EJ, Grindle S, et al. Molecular signature of recovery following combination left ventricular assist device [LVAD] support and pharmacologic therapy. Eur Heart J.2007；28:613-627)

变化 [16]。对配对样本（LVAD 前和 LVAD 后）的微序列分析，特别提及了细胞骨架中的肌动蛋白和非肌动蛋白。[16] 肌动蛋白和非肌动蛋白转录水平的独特变化参见表 20-3。

实验心衰模型表明收缩功能不全的一种最终共同通路可能源于肌萎缩蛋白的完整性、数量和功能的改变。人类缺血或非缺血性心肌病中肌萎缩蛋白的氨基末端确实有选择性不同 [17]。一个单中心研究对比了 LVAD 前和 LVAD 后样本中肌萎缩蛋白的完整性和数量，发现 LVAD 前样本中肌萎缩蛋白的氨基末端有选择性破坏；这种异常在 LVAD 辅助术后会部分重建。实验结果与之前的猜想一样，确认了肌萎缩蛋白的表达作为一种心衰收缩功能受损的最终共同通路的重要性（图 20-11）[18]。

整合素（Integrins）

大量证据发现整合素是双向信号分子，在力学信号传导中发挥作用，介导细胞外基质的力学（拉伸）信号通过蛋白激酶级联反应激活包括引发心肌肥厚反应的基因表达。这些资料显示在患者逆向重构及随后功能恢复的过程中整合素通路在分子和细胞水平

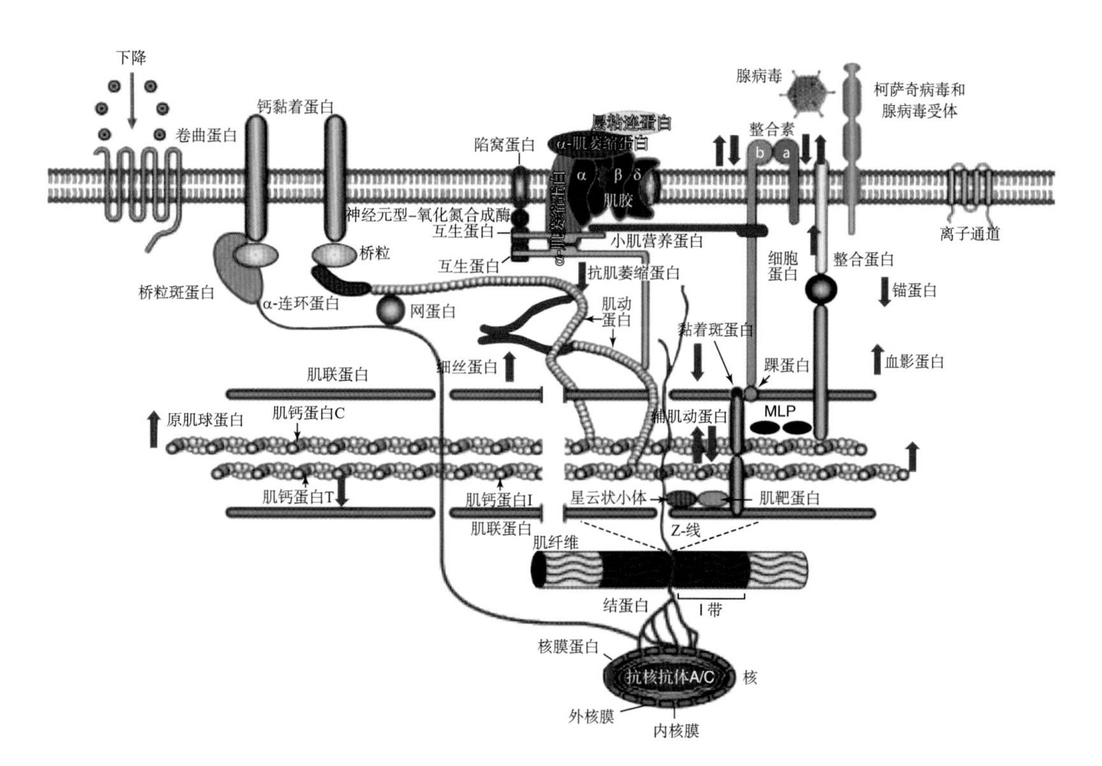

图 20-10 仅在恢复患者中发生的细胞骨架通路的改变。(From Birks EJ，Hall JL，Barton PJR，et al. Gene profiling changes in cytoskeletal proteins during clinical recovery after left ventricular-assist device support. Circulation.2005；112［9 Suppl］:I57-I64；adapted from Towbin JA，Bowles NE. Dilated cardiomyopathy：a tale of cytoskeletal proteins and beyond.J Cardiovas Electrophysiol.2006；17:919-926.)

表 20-3 机械辅助后恢复的患者肌动蛋白和非肌动蛋白转录水平的独特变化		
靶位	左心室辅助装置植入后	分类
层粘连蛋白 A/C	增加	非肌动蛋白
膜收缩蛋白	增加	非肌动蛋白
β- 肌动蛋白	增加	肌动蛋白
α- 原肌球蛋白	增加	肌动蛋白
α1- 肌动蛋白	增加	肌动蛋白
α- 细丝蛋白	增加	肌动蛋白
肌钙蛋白 -T3	减少	肌动蛋白
α-2- 肌动蛋白	减少	肌动蛋白
黏着斑蛋白	减少	肌动蛋白

发挥关键作用。Harefield 医院（Harefield，UK）在接受 LVAD 和包括 β_2- 受体激动剂双氯醇胺在内的药物治疗序列研究中发现整合素信号通路变化的概述见图 20-12。

代谢蛋白变化

除了发现心肌恢复过程与 cAMP、钙调节基因和整合素信号相关之外，在一项无偏倚微序列研究中还确定了一些新指标，包括那些调控代谢过程的蛋白。精氨酸：甘氨酸脒基转移酶（AGAT，Arginine:glycine amidinotransferase）是一种肌酐合成途径中的限速酶，在恢复心脏辅助后明显下调返回至正常水平，而心衰患者 AGAT 水平比供体心脏明显上调。这些在 AGAT mRNA 水平的变化表明对心衰的反应包括局部肌酐合成增加[13,19]。造成介导 AGAT 表达的机制尚不清楚，但是可能是消耗局部肌酐水平的反应，这也是心衰的一个特点[13,19]。

无偏倚微序列研究

在一项 19 例心脏移植患者（心肌功能未完全恢复）参与的队列研究中，采用无偏倚微序列分析法研究 LVAD 辅助前后的配对样本，发现有 22 个基因明显下调，85 个基因上调[20]。这份名单中出现了许多之前对逆向重构没有反应变化的基因，包括支配血管

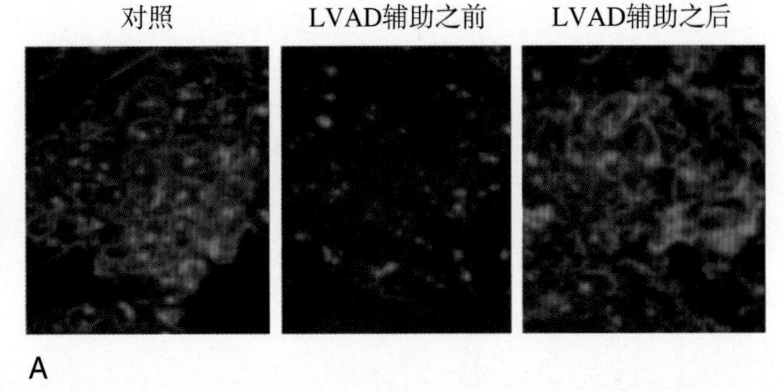

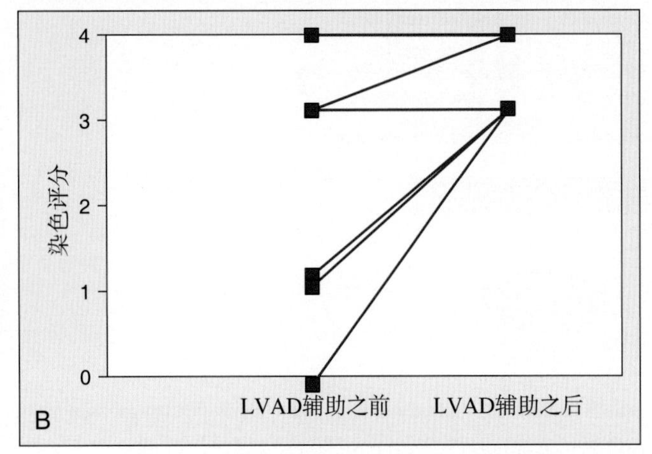

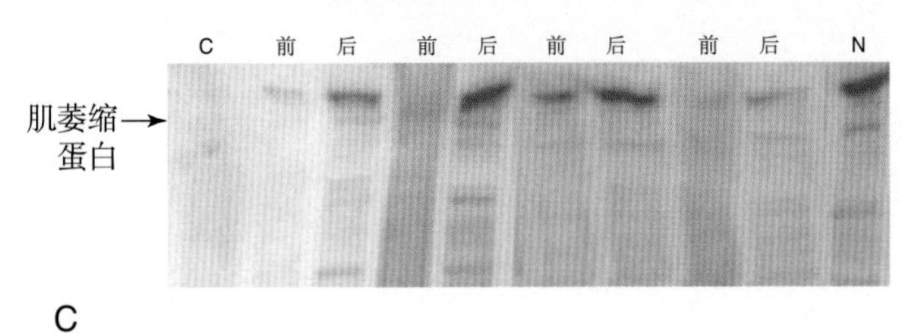

图 20-11 左心室辅助装置（LVAD）辅助后心脏肌萎缩蛋白表达增加。A，非衰竭心脏（左）和来自 LVAD 辅助之前（中）和之后（右）终末期心肌病患者的配对样本的心脏切片进行肌萎缩蛋白 N- 末端特异性抗体免疫组化染色。B 和 C，LVAD 辅助之前和之后的患者个体进行肌萎缩蛋白的免疫组化染色评分（B）和蛋白免疫印迹（C）。C，从 293 个不表达肌萎缩蛋白的细胞中提取的阴性对照蛋白。（From Vatta M，Stetson SJ，Perez-Verdia A，et al. Molecular remodelling of dystrophin in patients with end-stage cardiomyopathies and reversal in patients on assistance-device therapy.Lancet. 2002；359:936-941.）

组织的基因，Forkhead 家族基因和支配血管紧张素 - 胰岛素信号轴的基因。LVAD 辅助也导致 GATA-4 结合蛋白明显下降，后者在小鼠和大鼠心脏肥厚和重构中是重要的中介。这项分析也明确了 Forkhead 的 03A 区基因与血管紧张素Ⅱ 1 型受体表达之间存在着重要联系[20]。

研究中的配对设计和严格的数据分析使错误率小于 1%，例如年龄，辅助时间或在转录组模型中发挥明确作用的药物依赖差异等潜在变异性都尽量减少。患者平均年龄 51±2 岁。19 例配对包括 4 例女性和 15 例男性。我们通过对此次试验中 7 例早期非缺血患者进行实时定量聚合酶链反应的配对子集分析，明确了一组基因的重要性；这些基因包括 FOX03A、金属硫蛋白 IH、GADD45、连接蛋白 43 和跨膜蛋白 4 超级家族 1[21]。通过分析 8 例非缺血性患者的基因端端比较发现的共同点，以及 Chen 及同事较早报道 7 例非缺血配对发现 25 个基因还包括神经纤毛蛋白 -1 基质细胞来源因子 -1（SDF-1），CD163 抗原、肿瘤坏死因子（TNF）超家族 10 和金属硫蛋白 1X、1L 和 2A[21]。

微小 RNA

微小 RNA（miRNA）由一组调节动物基因的种类丰富的蛋白组成。是很小的内源性非编码 RNA[22]。许多 miRNA 被证明可以抑制转录后加工[22,23]。人 miRNA 至少 80% 与鱼类相同[23]。这种高度保守性表明 miRNA 在调控中起着重要作用。

Matkovich 及同事最近的研究发现，将 miRNA 表达图谱加到 mRNA 表达图谱中可增强 mRNA 表达图谱区分辅助前后心衰生物力学临床状态的能力[24]。他们研究的结果证实了早先发现的 3 种 miRNA（miR-24，miR-125b 和 miR-195）与心衰相关[24,25]。另外，Matkovich 及同事扩展了早期小鼠模型的工作[25,26]，发现人心衰时 miR-21、miR-23a 和 miR-199a-3p 也被调节。Matkovich 及同事最令人兴奋的发现是 LVAD 辅助患者的 miRNA 具有可逆性。表 20-4 列出了 LVAD 辅助后恢复正常的 miRNA[24,25]。

影响基因表达的因子

由于人类样本主体的临床状态、药物治疗、性别和年龄在实验中难以控制，尤其是接受 LVAD 辅助的患者，样本研究可能从这些变量中得出独特的基因或组织学差异。有鉴于此，要牢记并充分理解这些研究报道是从 LVAD 辅助患者的心肌样本配对分析中得到的。

Blaxall 及同事[27]的早期工作和 Kittleson 及同事[28]近期工作发现接受机械辅助的心衰患者的潜在病因学

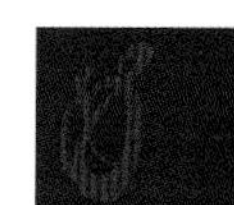

表 20-4　心室辅助装置辅助后正常化的微小 RNA*

名称	倍数变化			*P*		
	衰竭心脏对比非衰竭心脏	LVAD 辅助后对比非衰竭心脏	LVAD 辅助术后对比衰竭心脏	衰竭心脏对比非衰竭心脏	LVAD 术后对比非衰竭心脏	LVAD 对比衰竭心脏
miR-27b	3.15	1.14	−4.75	2.60E-04	0.270	0.0620
miR-30a-5p	3.06	1.07	−2.85	4.76E-04	0.566	0.0821
miR-30c	3.31	1.32	−2.51	1.24E-04	0.105	0.0853
miR-30d	2.96	1.23	−2.40	6.47E-04	0.211	0.116
miR-103	3.54	1.20	−2.94	1.24E-04	0.156	0.0834
miR-130a	3.06	1.36	−2.26	6.80E-04	0.127	0.270
miR-378	3.6	1.20	−3.00	6.25E-05	0.153	0.0544
let-7f	4.84	1.18	−4.11	1.50E-06	0.211	0.00543

* 经左心室辅助装置辅助的 10 例患者心脏，80% 男性，40% 缺血，平均辅助时间 1.7 个月，辅助装置类型未说明。LVAD：左心室辅助装置（left ventricular assist device）。

From Matkovich SJ，Van Booven DJ，Youker KA，et al. Reciprocal regulation of myocardial microRNAs and messenger RNA in human cardiomyopathy and reversal of the microRNA signature by biomechanical support. Circulation. 2009；119:1263-1271.

在基因表达模式中发挥重要作用。在之前描述的 19 例配对样本中也分析了潜在病因学和相伴基因表达模式。年龄、辅助时间、左室射血分数（LVEF）和药物治疗在病因学序列研究中无明显差异[20]。正如预期那样，在每个包括不同基因子集的序列研究中发现了统计学差异的基因，再次确认了之前 Blaxall 及同事的研究显示的非缺血性、缺血性和急性心肌梗死患者病因学的差异。维恩图解（Venn diagram）用严格的分界值 $P < 0.005$ 来分析单个组别发现在不同病因的序列研究中只有一种未知功能的基因：PARP7。虽然潜在病因学是重要变量这很明确，但目前因为分析的序列样本小而削弱了多数分析强度。一些研究者对额外的心衰基因表达协变量（包括性别、年龄和辅助时间）的影响进行检测。这些研究提供早期证据并通过两种不同的统计模型比较发现辅助时间不影响一些重要转录的数量和方向[29-31]。然而，已有研究发现，辅助时间会造成组织学变化（如心肌细胞大小和胶原含量变化），辅助时间越长心肌细胞减小程度越大（图 20-13）[2]。

其他重要变量是年龄和性别；大于 55 岁的女性有基因表达的独特变异。这一领域需要做更多工作以进一步明确在患者对 LVAD 辅助治疗反应中协变量的作用，以及与这些反应相伴的潜在的生物化学、分子生物学、基因学和功能变化[30]。

与康复相关的基因和蛋白

已发现基因变化的主要意义除了是接受 LVAD 辅助治疗患者心肌的临床反应，更重要的是能够使基因变化与心肌和临床功能相比较。根据表示有功能恢复的基因的变化而撤除装置比没有变化意义更大。例如，一项植入 LVAD 患者的早期研究发现心肌内 TNF-α 浓度明显下降（图 20-14）。更重要的是研究中 8 例患者中有 4 例撤除 LVAD 后心脏功能明显改善。与进行心脏移植且心肌没有改善的患者相比，在这项研究中的患者心肌内 TNF 浓度明显下降[32]。这项观察很重要，为该可能的研究奠定了基础，但患者数量少且测量技术困难产生的混淆变量会影响数据结论。

目前已逐渐达成的共识是认为心衰终末期患者左室减负荷和 LVAD 辅助会改善心脏结构和功能，包括改善 β- 肾上腺素反应和心肌细胞收缩性。一些研究者证实 LVAD 辅助患者的基因表达变化可能对改善 β- 肾上腺素受体反应和钙调节，包括 β- 受体浓度部分恢复、G 蛋白调控信号和钙调控变化都十分重要。然而，虽然这些基因表达变化的部分恢复可以促进心室功能恢复，但尚未能够使整个心脏功能恢复，达到足以撤除装置并免于短期内再次心衰。一项基因表达研究运用基因芯片分析了 199 例衰竭的、LVAD

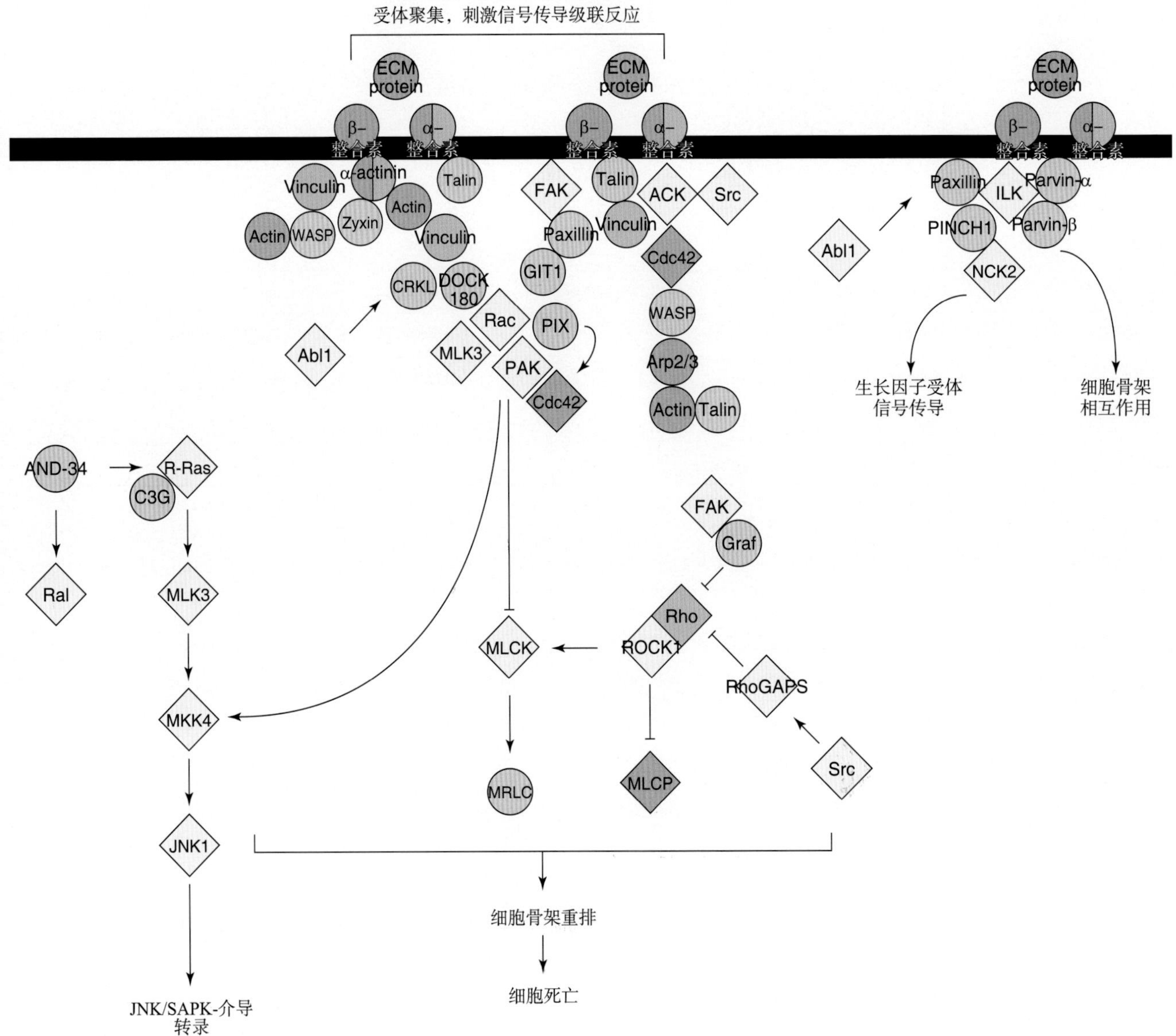

图 20-12 恢复组 β - 整合蛋白信号通路中的基因表达变化。在受体水平（β- 整合蛋白）基因表达变化有明显差异。β- 整合蛋白受体的差异化表达与远离受体的基因差异化表达相关，包括黏着斑蛋白（在恢复组下调，绿色代表左心室辅助装置支持后下调），这是之前显示的在心力衰竭中发挥作用的基因，以及 Rho 家族成员 cdc42。(From Birks EJ，Hall JL，Barton PJR，et al. Gene profiling changes in cytoskeletal proteins during clinical recovery after left ventricular-assist device support.Circulation.2005；112［9 Suppl］：I-57-I-64.)

辅助的和未衰竭的人类心肌样本，发现多数伴随心脏形态和功能改变的转录变化是较轻微的[33]。然而，我们了解到尤其是转录因子和调节位点的轻微变化都足以激发收缩能力、动作电位、钙调控和其他中间表型的变化，这对心肌恢复、心脏血管化或基质形成 / 降解非常重要。

逆向重构对心脏功能的影响

对本章讨论而言，非常重要的一点是要认识到心肌功能恢复不是机械循环支持的独有特点，在严重心肌病患者，无论是急性发作还是最新发病也能观察到这些变化。例如，在 IMAC（急性心肌病中的炎性介 质，inflammatory mediators in acute cardiomyopa-

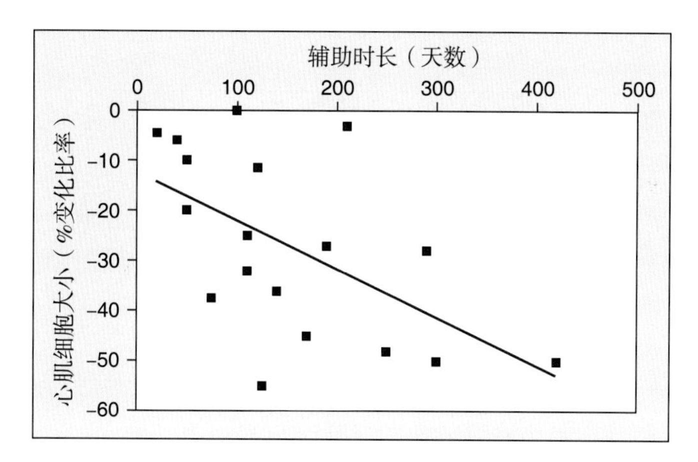

图 20-13 左心室辅助装置辅助时长对心肌细胞大小的影响。得出 LVAD 植入和 LVAD 撤离时心肌细胞大小。根据 LVAD 辅助时长计算并标绘出变化比率。

thy）研究中，非缺血性新发的心肌病患者用现代药物疗法治疗，最初观察的患者情况恶化面临死亡或需 LVAD 辅助或需移植的比例是 15%。剩余患者平均射血分数是 22%，在 6 个月时改善至 40%[34]。急性非缺血性心肌病的自然病史使恢复的可能很高[34]。由于急性非缺血性心肌病的自然病史同很高的恢复比率相关，LVAD 辅助恢复心肌功能对这些患者的影响不能与这种疾病的自然病程区分[35,36]。为了研究逆向重构现象和机械循环支持对心肌功能的影响，我们集中研究慢性发病且病程较长的患者，这样可研究慢性卸载的真实影响而不是急性心肌病的自然病史。

为了这个目的，由于心肌功能改善才足以支持循环，所以心肌恢复达最大化时才能撤除 LVAD。第一个关于辅助装置撤除的重要报道来自柏林心脏中心，非缺血扩张性心肌病患者行 LVAD 植入来改善心脏功能恶化。经过较长的机械辅助后，16 位患者中有 5 位得到改善，在低流量 LVAD 辅助时心室功能正常，于是临床决定撤除辅助装置[37]。在一项相似患者但样本较大的队列研究中，装置撤除后 5 年生存率是 78.3%。同一研究中发现随后发展为心衰的标志是心衰时间长（大于 5 年）、非体外循环下左心室舒张末径大于 55mm、或 LVEF 低于 45%[38]。

这些早期关于心功能恢复而可能撤除辅助装置的研究结果后来陆续被其他一些中心所证实。德州心脏中心研究报道了 6 例 LVAD 辅助治疗患者的撤除经验。这项研究中撤除辅助装置的主要决定因素是停泵时能保持适当的充盈压。其他研究，例如英国 Harefield 医院发现功能恢复同积极药物治疗（如使用标准疗程的双氯醇胺）相关[39]，β- 受体激动剂可能促进恢复[40]。

观察发现一些患者经较长机械循环支持后可能心肌恢复足以撤除设备。如前所述，Harefield 序列研究对目标个体随访分析并完成基因表达分析；然而我们还需要研究在基因学、组织学和分子学水平的心肌功能改善。

为了采用系统方法解决这些问题，6 家美国医疗机构开展一项前瞻性研究，客观评估了同一序列研究中 LVAD 辅助后患者的细胞学、功能和临床改变。研究团队因 LVAD 工作团队而闻名，研究人员来自哥伦比亚大学、德州心脏研究所、克利夫兰医疗中心、密歇根大学、明尼苏达大学和 Debakey 卫理公会心脏中心 / 贝勒医学院。这项研究中，前瞻性地将心肌样本和临床变量进行配对，临床变量包括临床病史和功能分级、连续心电图检查、运动心肺功能检查，以确定细胞学、血流动力学和临床变量之间的关系。这项研究重点的观测项目是，第一，衡量心肌肥厚的标志，包括细胞大小、胶原和心肌 TNF-α 都普遍下降（图 20-15）。在 95% 的样本中发现这些变化。第二，当设备辅助功能设定为最低值时仅有少数患者（67 例中的 6 例）出现 LVEF 改善并允许撤除设备。LVAD 植入前平均射血分数是 19%，60 天时改善为 40%。有趣的是，患者辅助时间更长会产生副作用，120 天时 LVEF 下降至 25%。第三，心功能随时间明显改善。120 天时峰值 VO_2 是 18.9ml/kg/min[9]。

这些观察表明衰竭心肌表型在细胞水平正常化可能是对机械卸载的普遍反应；然而，将组织学改善转化为经超声心动图测量的收缩功能恢复却很少，装置撤除比率甚至更低。换言之，非常明确的是经组织学变化、分子学标记物或超声心动图参数测量的逆向重构与心肌恢复并不相符。

左心室辅助装置对右心室组织学和功能的影响

LVAD 治疗中非常重要，但 LVAD 辅助对衰竭右心室功能的影响常被忽视。从临床立场看，LVAD 辅助后右心室衰竭的表现根据研究样本的不同而变化，但如果查看注册登记数据，接受 LVAD 辅助患者随后需要 RVAD 辅助的比率大概是 10%[41]。如果采用这些数据作为定义右心室衰竭的唯一参数，很明显多数接受 LVAD 治疗的患者并没有明显的右心室衰竭。然而，这些患者的右心室并不正常。

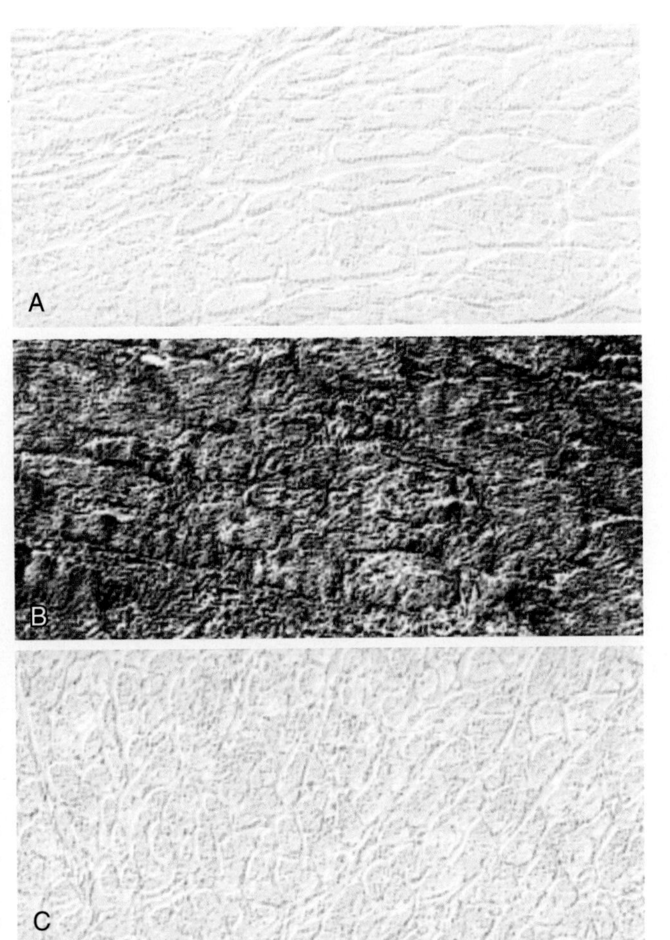

图 20-14 左心室辅助装置（LVAD）辅助后心肌细胞内肿瘤坏死因子（TNF）表达下降。显示的数据来自正常心肌（A），LVAD 植入时的衰竭心肌（B）和 LVAD 撤离后的衰竭心肌（C）。所有心肌组织切片行 TNF-α 染色并用布朗试剂（brown reagent）冲洗显影。在 LVAD 植入时衰竭心肌内 TNF-α 表达增加，在LVAD辅助后表达明显下降。(From Torre-Amione G，Stetson SJ，Youker KA，et al. Decreased expression of tumor necrosis factor-α in failing human myocardium after mechanical circulatory support：a potential mechanism for cardiac recovery. Circulation. 1999；100:1189-1193.)

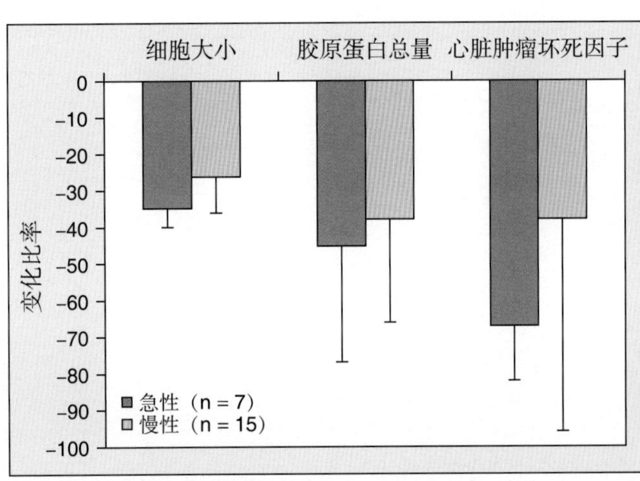

图 20-15 心肌肥厚标记减少。在左心室辅助装置（LVAD）植入时及 LVAD 撤除时进行测量获取每项检测参数。计算并绘制出相对基线水平的变化比率。如图所示，心肌细胞大小，胶原含量和心肌细胞内肿瘤坏死因子（TNF）水平下降。

当正常对照组与因慢性心衰行心脏移植患者对比右心室组织学标记时，发现总体胶原含量和心肌 TNF 含量减少，而心肌细胞大小明显变化。LVAD 辅助后右心室正常化后有结构异常[42]。与这项观察一致的发现是衰竭右心室中也出现肌萎缩蛋白的异常表达，经过长期 LVAD 治疗后肌萎缩蛋白表达正常化[43]。

右心室的其他心肌参数也有研究。研究从 LVAD 辅助患者中获得独立的左室和右室肌小梁发现 β- 肾上腺刺激后力量输出有改善。与这一物理学发现一致的是 LVAD 治疗患者的左、右室都有较高的 β- 肾上腺受体密度[44,45]。

右心室衰竭的机制和长期左心室辅助对右心室功能的影响有什么潜在联系？两种可能的解释值得探讨：第一，血流动力学影响；第二，神经激素环境改变。

慢性心衰导致左心室舒张末压持续升高，后者反过来升高肺动脉压，造成右心室慢性压力和容量负荷状态。有效的 LVAD 治疗可降低左心室舒张末压和肺动脉压，减少右心室压力和容量负荷。在“固定性肺动脉高压”（通常定义为经肺动脉压差大于 15mmHg 或肺血管阻力大于 4Wood 单位）患者中这些作用更加显著[46]。这组长期 LVAD 辅助的患者也能造成肺动脉压力正常化，使右心室不再承受压力和容量的影响。严重心衰患者肺动脉高压逆转需要时间，这种现象需要的确切时长和成功率尚未可知[47]。然而，目前明确的是长期左心室辅助通过血流动力学正常化影响右心室心肌结构和功能从而影响衰竭的右心室恢复。

LVAD 辅助后与心衰相关的系统性神经激素反应失效。肾上腺素和去甲肾上腺素、尿钠肽和激酶水平都随时间降低。这些肽有独特而直接的引起心肌肥厚的作用，活性失效后可能使肥厚心肌逆转[48-50]。这些肥厚因子对衰竭右心室的影响尚未直接检测，但一些研究观察到肥厚心肌复原过程中并没有明显的血流动力学表现，这就体现了激素调节在这一过程中的潜在作用。

电生理学改善

电生理学紊乱是心衰的重要表现，导致心肌细胞动作电位形状和时长异常[51]。心衰中发现动作电位延长可能是代偿反应，最初导致钙离子流增加产生正性肌力作用，但随后由于钙离子反应下降成为动力不足。LVAD辅助撤出时观察到的细胞和结构改变是否影响心脏电生理学反应，这一问题尚未广泛研究[52]。对比之前经LVAD辅助的心脏移植受体的外来心脏心肌细胞和未经辅助的心脏移植受体的心肌细胞的电生理特点发现，经LVAD辅助的心脏功能有改善[44]。经LVAD辅助心脏的心肌细胞收缩程度明显上升，达到最大收缩程度的时间和动作电位达到50%去极化的时长（APD_{50}）均下降，说明电生理功能改善。

最近，一项LVAD辅助患者的回顾性分析对比配对的LVAD辅助前后电生理结果。发现心率下降（107次/分钟对比91次/分钟）同时经心率校正的QT间期减少（479±10毫秒对比445 ±9毫秒）[45]。对比经LVAD辅助心脏和未经LVAD辅助心脏的心肌细胞发现APD_{50}明显低于辅助之前的细胞（863±37毫秒对比529±154毫秒）。这项研究发现的变化说明细胞学改变和功能影响可能与心脏功能恢复一致。

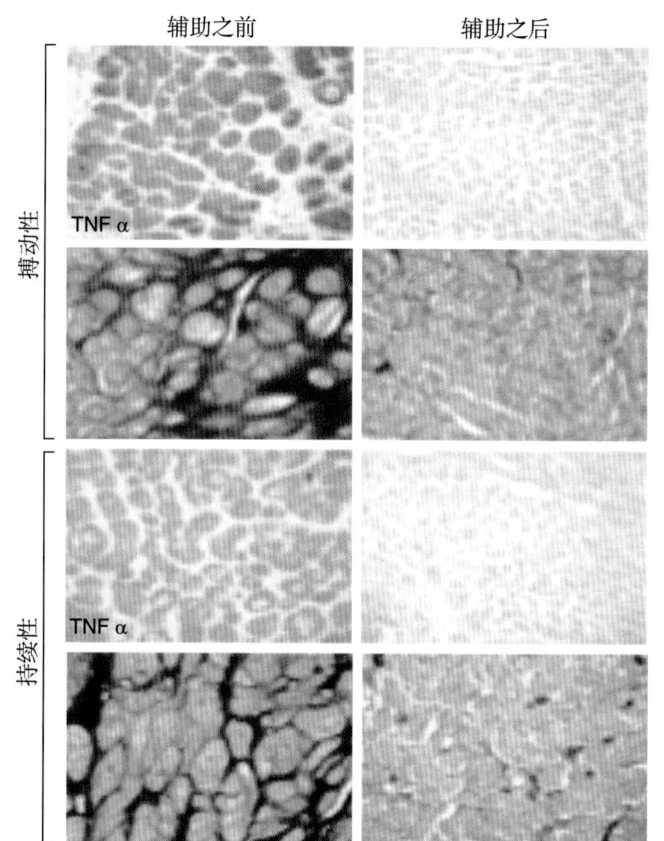

图20-16　搏动血流和持续血流左心室辅助装置（LVAD）辅助之间的差异。以上显示从一位搏动性血流LVAD辅助患者和另一位持续性血流LVAD辅助患者中获取的配对心肌样本。每位配对心肌组织切片进行染色显示胶原蛋白（苦味酸天狼星红染色，picrosirius red）和肿瘤坏死因子α（TNF-α）。LVAD辅助之前样本显示胶原蛋白(红色染色显示)和TNF(棕色）表达较高。两种LVAD辅助类型中的两种标志物染色密度都下降。

衰竭心肌对搏动性或持续性血流机械辅助的反应

多数针对心肌结构和功能变化的实验工作来自搏动泵患者的研究。然而，使用平流泵已经超过并替代搏动泵。这两种装置如何进行血流动力学辅助明显不同，所以假设平流泵会产生同搏动泵相同的改变可能并不合适。

很少有研究对比组织学和细胞学对搏动和持续血流辅助的反应。更加一致的结果见图20-16，图中显示如果观察细胞大小、胶原含量或心肌TNF表达，这些对机械辅助的生物学反应可能没有差异[46]。换而言之，搏动和持续血流设备都能导致逆向重构。然而，与持续血流辅助相比，搏动血流辅助可能更大程度地减少左心室收缩和舒张负荷[53]。这是个有趣的结果，因为这表明衰竭心脏的生物学反应并不需要复杂的心脏辅助，而后者大多是搏动泵一贯坚持的。还需要做更多工作以明确平流泵辅助患者的其他分子标记物的直接变化。

从左心室辅助装置研究中得出未来趋势和教训

经长期机械循环支持的人类衰竭心肌会激发一系列反应导致复杂的结构和生物化学改变，至少与衰竭表型部分逆转相一致。这些研究的主要价值是通过分析产生的改变，我们能发现治疗心衰新途径的机制。第二，我们可以确定治疗目标是在LVAD辅

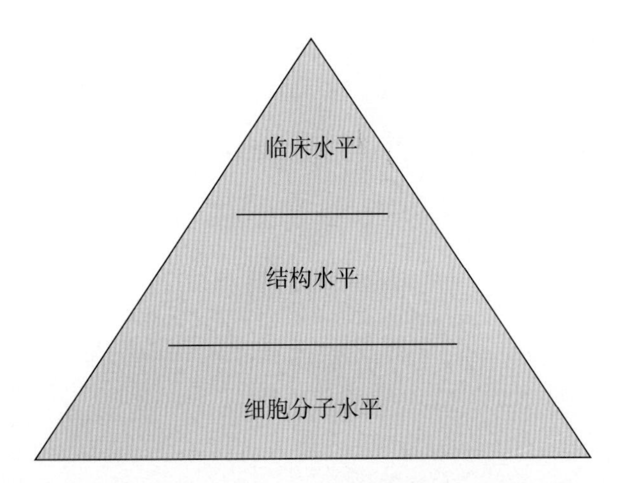

图 20-17 逆向重构金字塔。左心室辅助装置辅助产生的血流动力学和容量改变激发逆向重构的进程。LVAD 辅助后产生几乎全面的改变（包括心肌细胞大小减小）；细胞间胶原蛋白含量下降；包括肿瘤坏死因子 α（TNF-α）在内的各种细胞因子失活。超过 90% 研究样本中出现这些改变。在功能水平，在 30%LVAD 辅助患者中观察到由超声心动图测量的收缩功能改善。在临床水平和多数心肌恢复相关的检测能够判断撤除 LVAD 并在心肌恢复后维持适当功能。这种情况少见，只有不到 10% 的 LVAD 辅助患者。

助的环境下可能刺激功能恢复，LVAD 的应用还需要大量的工作和对恢复相关信号传导通路的更深刻的理解。第三，我们可以提高判断患者能或不能从 LVAD 辅助受益的能力。例如，Levy 和同事检测西雅图心衰模型对 LVAD 治疗患者危险分级的能力[54]。这个模型能够评估高风险患者的 1 年生存率，为他们决定是选择药物治疗还是 LVAD 辅助，准确度是 0.73[54]。这样的预测模型加上基因标记物可进一步加强预测能力，虽然这在心血管治疗的其他领域并不成功。

最后，有一点非常重要，那就是虽然在组织学、细胞学和分子学水平心肌改善很普遍，但这些改善很少导致功能恢复并足以撤除装置和持续康复（图 20-17）。提高 LVAD 辅助心肌功能的策略和明确连接结构和功能的关键是继续深一步研究调查。

（张 旌 译 罗新锦 于 坤 校）

参考文献

1. Scheinin SA, Capek P, Radovancevic B, et al. The effect of prolonged left ventricular support on myocardial histopathology in patients with end-stage cardiomyopathy. *ASAIO J.* 1992;38:M271–M274.
2. Bruckner BA, Stetson SJ, Perez-Verdia A, et al. Regression of fibrosis and hypertrophy in failing myocardium following mechanical circulatory support. *J Heart Lung Transplant.* 2001;20:457–464.
3. Klotz S, Foronjy RF, Dickstein ML, et al. Mechanical unloading during left ventricular assist device support increases left ventricular collagen cross-linking and myocardial stiffness. *Circulation.* 2005;112:364–374.
4. Chaudhary KW, Rossman EI, Piacentino III V, et al. Altered myocardial Ca^{2+} cycling after left ventricular assist device support in the failing human heart. *J Am Coll Cardiol.* 2004;44:837–845.
5. Dipla K, Mattiello JA, Jeevanandam V, et al. Myocyte recovery after mechanical circulatory support in humans with end-stage heart failure. *Circulation.* 1998;97:2316–2322.
6. Harding JD, Piacentino III V, Gaughan JP, et al. Electrophysiological alterations after mechanical circulatory support in patients with advanced cardiac failure. *Circulation.* 2001;104:1241–1247.
7. Heerdt PM, Holmes JW, Cai B, et al. Chronic unloading by left ventricular assist device reverses contractile dysfunction and alters gene expression in end-stage hf. *Circulation.* 2000;102:2713–2719.
8. Margulies KB. Reversal mechanisms of left ventricular remodeling: lessons from left ventricular assist device experiments. *J Card Fail.* 2002;8(suppl 6):S500–S505.
9. Maybaum S, Mancini D, Xydas S, et al. Cardiac improvement during mechanical circulatory support: a prospective multicenter study of the LVAD Working Group. *Circulation.* 2007;115:2497–2505.
10. Ogletree-Hughes ML, Stull LB, Sweet WE, et al. Mechanical unloading restores β-adrenergic responsiveness and reverses receptor downregulation in the failing human heart. *Circulation.* 2001;104:881–886.
11. Zafeiridis A, Jeevanandam V, Houser SR, et al. Regression of cellular hypertrophy after left ventricular assist device support. *Circulation.* 1998;98:656–662.
12. Birks EJ, Tansley PD, Hardy J, et al. Left ventricular assist device and drug therapy for the reversal of heart failure. *N Engl J Med.* 2006;355:1873–1884.
13. Hall JL, Birks EJ, Grindle S, et al. Molecular signature of recovery following combination left ventricular assist device (LVAD) support and pharmacologic therapy. *Eur Heart J.* 2007;28:613–627.
14. Terracciano CM, Koban MU, Soppa GK, et al. The role of the cardiac Na+/Ca2+ exchanger in reverse remodeling: relevance for LVAD-recovery. *Ann N Y Acad Sci.* 2007;1099:349–360.
15. Terracciano CM, Hardy J, Birks EJ, et al. Clinical recovery from end-stage heart failure using left-ventricular assist device and pharmacological therapy correlates with increased sarcoplasmic reticulum calcium content but not with regression of cellular hypertrophy. *Circulation.* 2004;109:2263–2265.
16. Birks EJ, Hall JL, Barton PJR, et al. Gene profiling changes in cytoskeletal proteins during clinical recovery after left ventricular-assist device support. *Circulation.* 2005;112(suppl 9):I57–I64.
17. Towbin JA, Bowles NE. Dilated cardiomyopathy: a tale of cytoskeletal proteins and beyond. *J Cardiovasc Electrophysiol.* 2006;17:919–926.
18. Vatta M, Stetson SJ, Perez-Verdia A, et al. Molecular remodelling of dystrophin in patients with end-stage cardiomyopathies and reversal in patients on assistance-device therapy. *Lancet.* 2002;359:936–941.
19. Cullen ME, Yuen AH, Felkin LE, et al. Myocardial expression of the arginine:glycine amidinotransferase gene is elevated in heart failure and normalized after recovery: potential implications for local creatine synthesis. *Circulation.* 2006;114(suppl 1):I16–I20.
20. Hall JL, Grindle S, Han X, et al. Genomic profiling of the human heart before and after mechanical support with a ventricular assist device reveals alterations in vascular signaling networks. *Physiol Genomics.* 2004;17:283–291.
21. Chen Y, Park S, Li Y, et al. Alterations of gene expression in failing myocardium following left ventricular assist device support. *Physiol Genomics.* 2003;14:251–260.
22. Saunders MA, Liang H, Li WH. Human polymorphism at microRNAs and microRNA target sites. *Proc Natl Acad Sci U S A.* 2007;104:3300–3305.
23. Lim LP, Glasner ME, Yekta S, et al. Vertebrate microRNA genes. *Science.* 2003;299:1540.
24. Matkovich SJ, Van Booven DJ, Youker KA, et al. Reciprocal regulation of myocardial microRNAs and messenger RNA in human cardiomyopathy and reversal of the microRNA signature by biomechanical support. *Circulation.* 2009;119:1263–1271.
25. van Rooij E, Sutherland LB, Liu N, et al. A signature pattern of stress-responsive microRNAs that can evoke cardiac hypertrophy and heart failure. *Proc Natl Acad Sci U S A.* 2006;103:18255–18260.
26. Tatsuguchi M, Seok HY, Callis TE, et al. Expression of microRNAs is dynamically regulated during cardiomyocyte hypertrophy. *J Mol Cell Cardiol.* 2007;42:1137–1141.
27. Blaxall BC, Tschannen-Moran BM, Milano CA, et al. Differential gene expression and genomic patient stratification following left ventricular assist device support. *J Am Coll Cardiol.* 2003;41:1096–1106.
28. Kittleson MM, Ye SQ, Irizarry RA, et al. Identification of a gene expression profile that differentiates between ischemic and nonischemic cardiomyopathy. *Circulation.* 2004;110:3444–3451.
29. Boheler KR, Volkova M, Morrell C, et al. Sex- and age-dependent human transcriptome variability: implications for chronic heart failure. *Proc Natl Acad Sci U S A.* 2003;100:2754–2759.
30. Fermin D, Barac A, Lee S, et al. Sex and age dimorphism of myocardial gene expression in nonischemic human heart failure. *Circ Cardiovasc Genet.* 2008;1:117–125.
31. Huang X, Pan W, Park S, et al. Modeling the relationship between LVAD support time and gene expression changes in the human heart by penalized partial least squares. *Bioinformatics.* 2004;20:888–894.
32. Torre-Amione G, Stetson SJ, Youker KA, et al. Decreased expression of tumor necrosis factor-α in failing human myocardium after mechanical circulatory support: a potential mechanism for cardiac recovery. *Circulation.* 1999;100:1189–1193.
33. Margulies KB, Matiwala S, Cornejo C, et al. Mixed messages: transcription patterns in failing and recovering human myocardium. *Circ Res.* 2005;96:592–599.
34. McNamara DM, Holubkov R, Starling RC, et al. Controlled trial of intravenous immune globulin in recent-onset dilated cardiomyopathy. *Circulation.* 2001;103:2254–2259.
35. Farrar DJ, Holman W, McBride L, et al. Long-term follow-up of Thoratec ventricular assist device bridge-to-recovery patients successfully removed from support after recovery of ventricular function. *J Heart Lung Transplant.* 2002;21:516–521.
36. Simon MA, Kormos RL, Murali S, et al. Myocardial recovery using ventricular assist

devices: prevalence, clinical characteristics, and outcomes. *Circulation.* 2005;112(suppl 9):I32–I36.
37. Müller J, Wallukat G, Weng YG, et al. Weaning from mechanical cardiac support in patients with idiopathic dilated cardiomyopathy. *Circulation.* 1997;96:542–549.
38. Dandel M, Weng Y, Siniawski H, et al. Long-term results in patients with idiopathic dilated cardiomyopathy after weaning from left ventricular assist devices. *Circulation.* 2005;112(suppl 9):I37–I45.
39. Khan T, Delgado RM, Radovancevic B, et al. Dobutamine stress echocardiography predicts myocardial improvement in patients supported by left ventricular assist devices (LVADs): hemodynamic and histologic evidence of improvement before LVAD explantation. *J Heart Lung Transplant.* 2003;22:137–146.
40. Birks EJ, Latif N, Owen V, et al. Quantitative myocardial cytokine expression and activation of the apoptotic pathway in patients who require left ventricular assist devices. *Circulation.* 2001;104(12 suppl 1):I233–I240.
41. Kirklin JK, Naftel DC, Kormos RL, et al. Second INTERMACS annual report: more than 1,000 primary left ventricular assist device implants. *J Heart Lung Transplant.* 2010;29:1–10.
42. Küçüker SA, Stetson SJ, Becker KA, et al. Evidence of improved right ventricular structure after LVAD support in patients with end-stage cardiomyopathy. *J Heart Lung Transplant.* 2004;23:28–35.
43. Vatta M, Stetson SJ, Jimenez S, et al. Molecular normalization of dystrophin in the failing left and right ventricle of patients treated with either pulsatile or continuous flow-type ventricular assist devices. *J Am Coll Cardiol.* 2004;43:811–817.
44. Barbone A, Holmes JW, Heerdt PM, et al. Comparison of right and left ventricular responses to left ventricular assist device support in patients with severe heart failure: a primary role of mechanical unloading underlying reverse remodeling. *Circulation.* 2001;104:670–675.
45. Klotz S, Barbone A, Reiken S, et al. Left ventricular assist device support normalizes left and right ventricular beta-adrenergic pathway properties. *J Am Coll Cardiol.* 2005;45:668–676.
46. Thohan V, Stetson SJ, Nagueh SF, et al. Cellular and hemodynamics responses of failing myocardium to continuous flow mechanical circulatory support using the DeBakey-Noon left ventricular assist device: a comparative analysis with pulsatile-type devices. *J Heart Lung Transplant.* 2005;24:566–575.
47. Torre-Amione G, Southard RE, Loebe MM, et al. Reversal of secondary pulmonary hypertension by axial and pulsatile mechanical circulatory support. *J Heart Lung Transplant.* 2010;29:195–200.
48. Kuhn M, Voss M, Mitko D, et al. Left ventricular assist device support reverses altered cardiac expression and function of natriuretic peptides and receptors in end-stage heart failure. *Cardiovasc Res.* 2004;64:308–314.
49. Milting H, EL Banayosy A, Kassner A, et al. The time course of natriuretic hormones as plasma markers of myocardial recovery in heart transplant candidates during ventricular assist device support reveals differences among device types. *J Heart Lung Transplant.* 2001;20:949–955.
50. Thompson LO, Skrabal CA, Loebe M, et al. Plasma neurohormone levels correlate with left ventricular functional and morphological improvement in LVAD patients. *J Surg Res.* 2005;123:25–32.
51. Tomaselli GF, Marban E. Electrophysiological remodeling in hypertrophy and heart failure. *Cardiovasc Res.* 1999;42:270–283.
52. Wickenden AD, Kaprielian R, Kassiri Z, et al. The role of action potential prolongation and altered intracellular calcium handling in the pathogenesis of heart failure. *Cardiovasc Res.* 1998;37:312–323.
53. Akhter SA, D'Souza KM, Malhotra R, et al. Reversal of impaired myocardial beta-adrenergic receptor signaling by continuous-flow left ventricular assist device support. *J Heart Lung Transplant.* 2010;29:603–609.
54. Levy WC, Mozaffarian D, Linker DT, et al. Can the Seattle heart failure model be used to risk-stratify heart failure patients for potential left ventricular assist device therapy? *J Heart Lung Transplant.* 2009;28:231–236.
55. Chen X, Piacentino III V, Furukawa S, et al. L-type Ca^{2+} channel density and regulation are altered in failing human ventricular myocytes and recover after support with mechanical assist devices. *Circ Res.* 2002;91:517–524.
56. Marx SO, Reiken S, Hisamatsu Y, et al. PKA phosphorylation dissociates FKBP12.6 from the calcium release channel (ryanodine receptor): defective regulation in failing hearts. *Cell.* 2000;101:365–376.
57. Terracciano CM, Harding SE, Adamson D, et al. Changes in sarcolemmal Ca entry and sarcoplasmic reticulum Ca content in ventricular myocytes from patients with end-stage heart failure following myocardial recovery after combined pharmacological and ventricular assist device therapy. *Eur Heart J.* 2003;24:1329–1339.
58. Frazier OH, Myers TJ. Left ventricular assist system as a bridge to myocardial recovery. *Ann Thorac Surg.* 1999;68(suppl 2):734–741.

第21章

当今临床研究的结果

Joseph G. Rogers · Francis D. Pagani

关键点

机械循环支持装置的测试及其适应证的演变

1976年美国国会通过了医疗器械修正法案，赋予美国食品和药品监督管理局（Food and Drug Administration，FDA）核准医疗器械在美国使用的权力。这一标志性法案改变了美国医疗器械临床测试的状况，并授权FDA对机械循环支持（mechanical circulatory support，MCS）装置进行测试及评估。这对早期的MCS装置临床试验受试群体产生了一定程度的影响。更重要的是因此发展出过渡到移植（bridge to transplantation，BTT）、过渡到康复（bridge to recovery，BTR）和终点治疗（destination therapy，DT）等治疗模式，也是目前临床使用MCS装置的指征。

起初，短期MCS装置的临床研究设计相当简单，主要关注当药物治疗无效时，短期MCS装置能否维持患者生命，直到心功能恢复。最早研究的临床对象是心脏手术后心源性休克，即心肌因心脏手术受到损伤而导致术后停机困难。如果不使用短期MCS装置，患者基本没可能存活。短期MCS装置在这种情况下的应用，产生了BTR的概念，即以MCS维持循环功能直至心功能恢复。随着使用经验的积累，短期MCS装置逐渐开始应用到非心脏术后患者，包括心梗、爆发性或急性心肌炎和心脏移植术后心功能障碍导致的心源性休克。随着小型、经皮植入、部分循环辅助的短期MCS装置进入临床，一些临床研究采用前瞻性、随机对照的方法将MCS装置与主动脉球囊反搏进行比较。

为了寻找心脏移植术的替代治疗，曾考虑发展持久性、可植入的MCS装置长期进行循环辅助。然而，FDA对持久性、可植入MCS装置的长期性能和安全性存有顾虑，因此将最开始的MCS装置评估研究局限于需心脏移植的患者，并且也不作为永久治疗手段。这种策略据认为可以提供更高的安全性，一旦持久性、可植入MCS装置出现异常，心脏移植术可作为补救措施。这种临床医师和FDA引入的选择偏倚，为最早的BTT治疗提供了舞台。也形成了目前持久性、可植入MCS装置评估的规范。

考虑到可植入MCS装置具有挽救生命的价值，对于濒死患者不采用MCS装置治疗存在伦理问题，实行盲法也存在困难，因此早期可植入MCS装置的临床评估并未按照随机对照研究的标准进行。采用历史或同期对照，进行单组、非随机、观察性研究成为评估可植入MCS装置的常用方法。随着心室辅助装置设计的进步、受试患者病情有所减轻，药物治疗无效的现象不再明显，因此需要对MCS装置进行更有说服力的评估。目前临床研究包括对于疗效指标和严重不良事件的分析及评估，但是不同辅助装置间比较所需的不良事件的统一定义近期还难以出台。包括评估循环功能状态、生活质量及神经认知功能的主要或次要终点成为全面评价MCS装置的组成部分。制造商逐渐积累了可植入MCS装置的性能、效果及严重不良事件发生频率的数据，FDA可以据此设定可植入MCS装置上市的准入标准，并进行不同可植入MCS装置BTT治疗的性能比较。这也是目前可植入MCS装置BTT治疗性测试的常用设计方法。

通过BTT治疗的经验，人们相信可植入MCS装置可以提供长期循环支持，从而使MCS装置的适应证得以拓宽，在不宜接受心脏移植的患者中，将来作为心脏移植的永久性替代治疗，也称为终点治疗。正是在评估可植入MCS装置作为终点治疗的过程中，出现了第一个前瞻性、随机对照研究（REMATCH研究），比较MCS装置（HeartMate VE；Thoratec Corporation，Pleasanton，CA）和最佳药物治疗在心衰患者中的应用[1]。今天，管理机构要求用于终点治疗的新技术必须通过前瞻性、随机对照研究与FDA已批准的产品进行比较，HeartMate Ⅱ的终点治疗研究即是一例[2]。可植入MCS装置扩大适应证在新患者中的临床评估，需通过随机对照试验与现有治疗比较。比如，REVIVE-IT研究是由美国国立卫生研究院、国家心肺血液研究院资助的，前瞻性、随机、非盲法研究，比较心室辅助装置和最佳药物治疗在可行走非血管活性药物依赖患者中的应用，该研究入选的患者心衰程度不及REMATCH研究。

另一项MCS治疗的里程碑是由国家心肺血液研究院资助的INTERMACS，用以评估可植入MCS装置。INTERMACS要求上报所有接受FDA批准的持久性MCS装置患者的临床信息，这进一步丰富了临床研究的设计方法。可以采用前瞻性、非随机、观察性队列研究，对受试设备和FDA批准的MCS装置进行比较。这一过程可以使研究者对治疗组和对照组进行风险分层，并已被纳入持久性、可植入MCS装置BTT治疗评估的方法中。重要的是，通过INTERMACS还可以获得MCS装置上市后的性能数据。

MCS装置的评估、临床应用、监督管理及医疗保险赔付的全过程均涉及BRT、BTT和DT等治疗模式。因此关于评估MCS装置的临床研究的理解也应有所改变。这些治疗模式并不总能涵盖所有临床情景和患者特点，可能将来MCS装置治疗终末期心脏疾病的适应证仍有进一步演变。这一演变需要更复杂的临床研究对MCS装置进行评估。

评估MCS装置进行BTT治疗的临床研究

搏动泵

心脏移植仍是终末期心脏病最成功的治疗手段[3]。然而心脏供体来源受限促成了持久性、可植入MCS装置的发展，在等待移植期间维持危重患者循环功能。这些设备已成为终末期心脏病患者成熟的BTT治疗手段[4]。1986年Hill等首次报道可植入MCS装置成功进行BTT治疗，他们描述了气动、体外心室辅助装置Pierce-Donachy的成功使用[4,5]。Pierce-Donachy泵的体外设计允许灵活地选择进行左心室、右心室或双心室辅助，但必须与驱动部件连接则限制了患者活动，且必须住院治疗（图21-1）。Pierce-Donachy泵随后成为Thoratec体外心室辅助装置（paracorporeal ventricular assist device，PAVD）（Thoratec Corporation，Pleasanton，CA），并进行了FDA资助的纳入29名患者（平均年龄36岁）的多中心、前瞻性、单组、观察性研究，接受BTT治疗评估[6]。这些患者中，21名患者（72%）在MCS辅助8小时至31天后最终接受了心脏移植。14名患者（48%）需双心室辅助，15名患者仅需要左心室辅助。接受心脏移植的21名患者中，20名（95%）经平均31天住院治疗后出院。经过7～39个月的随访，19名患者存活。基于Thoratec PVAD临床评估的成功，FDA于1992年批准其用于BTT。随后的技术进步为发展出体积较小、可移动的气动驱动部件，允许患者院外生存（图21-2）[7,8]。尽管目前Thoratec PVAD仍用于BTT治疗，其外置设计限制了临床上的广泛使用。为了克服上述不足，在Thoratec PVAD基础上，从体外设计改为植入设计，重新研制了Thoratec体内心室辅助装置（intracorporeal ventricular assist，IVAD）（图21-3）[9]。FDA资助的多中心、前瞻性、非随机临床研究对这一设计改进进行了评估。Slaughter等于2001年10月至2004年6月纳入39名患者进行IVAD的BTT治疗评估[10]，对入选患者与接受Thoratec PAVD治疗的100名患者的历史资料进行比较。研究对象包括28名男性、11名女性，平均年龄48岁（16～71岁），平均体表面积1.9m^2（1.3～2.4m^2）。与前述PVAD研究类似，24名患者（62%）仅需左心辅助，15名患者（38%）需双心室辅助。治疗指征包括BTT（30名）和心脏术后心衰

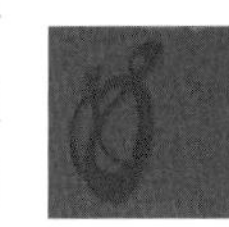

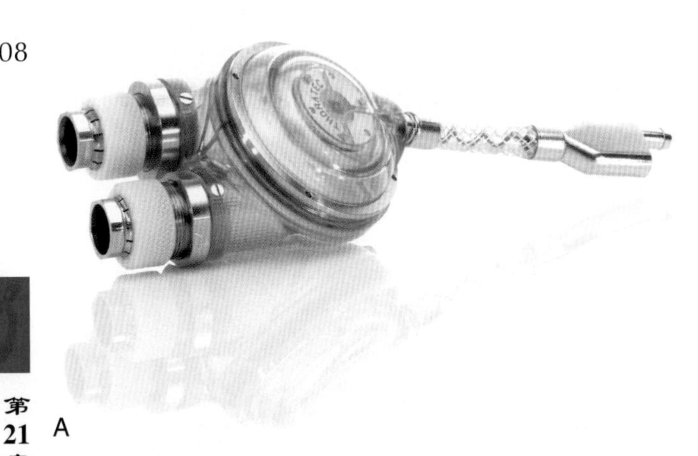

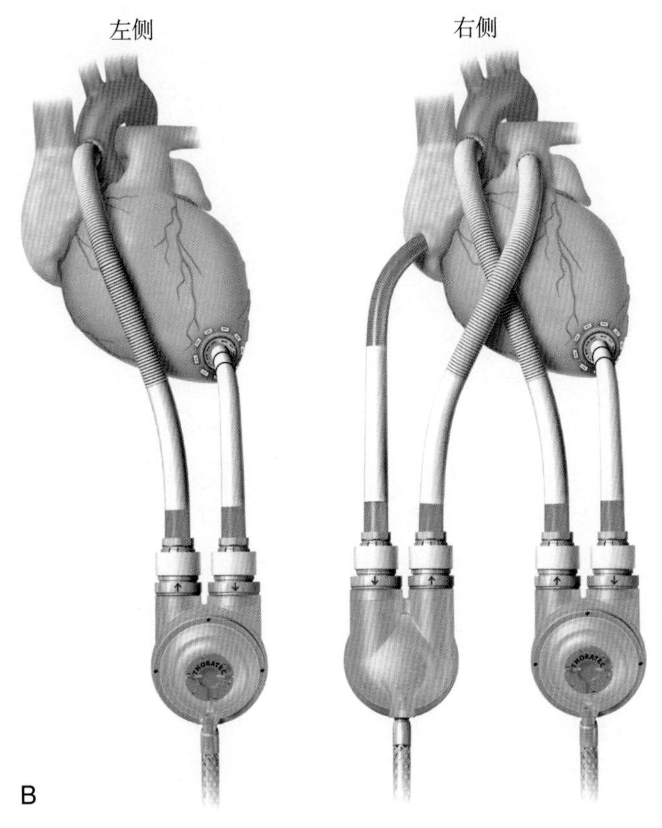

图 21-1 A，Thoratec 体外心室辅助装置（paracorporeal ventricular assist device，PAVD）为体外设计、气动驱动，可进行左心室、右心室或双心室辅助。B，Thoratec PAVD 的左心室（左侧）及右心室辅助（右侧）模式。

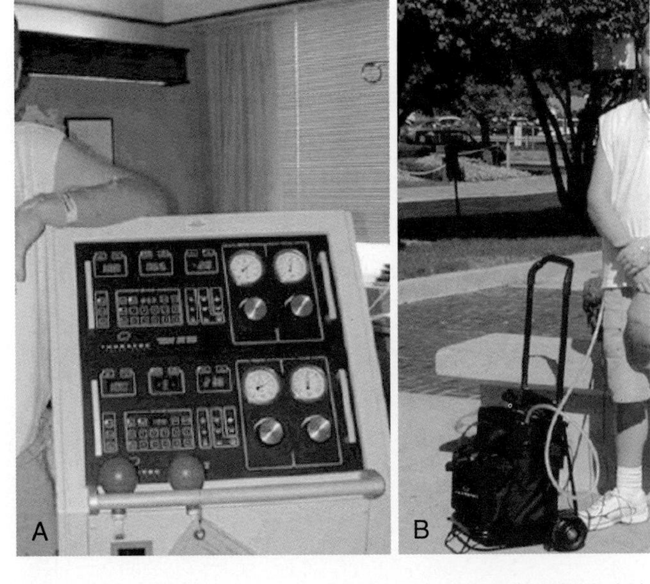

图 21-2 A，早期的 Thoratec 双驱动模块允许患者有限移动并需要住院治疗。B，Thoratec TLC-Ⅱ可移动驱动部件增加了患者移动性并允许门诊治疗。（From Slaughter MS，Sobieski MA，Martin M，et al. Home discharge experience with the Thoratec TLC-II portable driver. ASAIO J. 2007；53:132-135.）

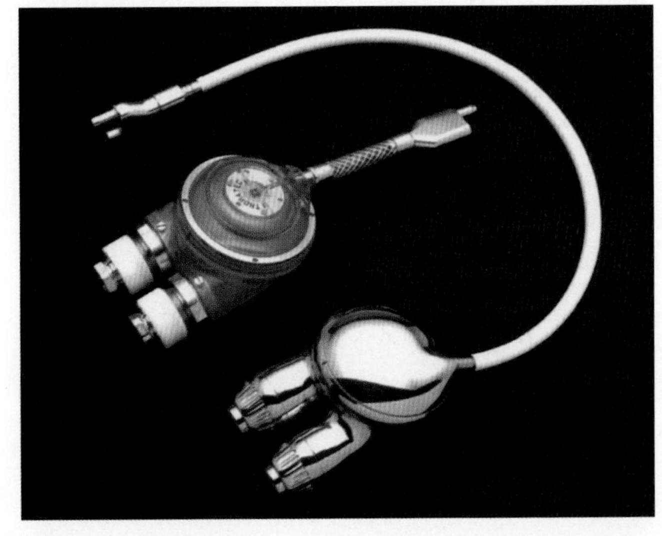

图 21-3 Thoratec IVAD（右下）和 Thoratec PVAD。Thoratec IVAD 是可以植入型的 Thoratec PVAD。

（9 名）。18 名患者经平均 96 天住院治疗后出院。未发生心室辅助装置功能异常。并发症包括 13 例出血需二次手术探查（33.3%）、1 例血栓性及 2 例出血性卒中（7.7%）、5 例驱动管道感染（12.8%）和 2 例囊袋感染（5%）。BTT 治疗中 70% 患者存活到心脏移植，心脏术后心衰患者中 67% 心功能恢复，Thoratec PVAD 上述比例分别为 69% 和 48%。这一结果使 FDA 于 2006 年批准 Thoratec IVAD 用于 BTT 治疗。目前尚无临床研究对这些装置与新型 MCS 装置进行比较。

20 世纪 80 年代早期，Thoratec PVAD 发展的同时，其他持久性、可植入用于长期左心辅助的装置也处于研究之中。这些包括于1984年首次应用的Novacor LVAD（World Heart Corporation，Oakland，CA）和1988年首次应用的HeartMate IP 1000 LVAD（Thoratec Corporation）[11-13]。Novacor LVAD是第一个电力驱动、可植入、搏动性LVAD，且不限制患者活动（图21-4）[4]。HeartMate IP 1000是气动、可植入、搏动装置，并采用特殊材质的血液接触面，可促进细胞生长，形成假内皮层，降低抗凝需求。患者不需华法林，只需阿司匹林抗凝（图21-5）[4]。尽管HeartMate IP1000为可植入装置，但仍需要较大的驱动部件，患者必须住院治疗。尽管如此，与NovacorLVAD相比，由于其生物相容性表面处理，临床医师还是更倾向使用HeartMate IP1000。首次使用后近6年，于1994年在完成多中心临床试验后，HeartMate IP 1000成为FDA首个批准的用于BTT治疗的长期、可植入MCS装置[14,15]。Fraier进行了纳入34名患者的多中心临床研究以评价HeartMate IP 1000的BTT治疗效果[14,15]。该研究首次将持久性MCS装置与单纯药物治疗患者进行比较，对心室辅助装置的安全性及有效性与6名非随机药物治疗患者进行比较。这6名患者符合研究的纳入标准，但为接受MCS治疗，以最佳药物治疗及主动脉内球囊反搏行BTT治疗。34名接受LVAD患者中，22名（65%）接受了心脏移植，其中80%（17名患者）术后出院。而对照组仅50%（3名患者）存活至心脏移植，且对照组患者在达到纳入标准77天内总体死亡

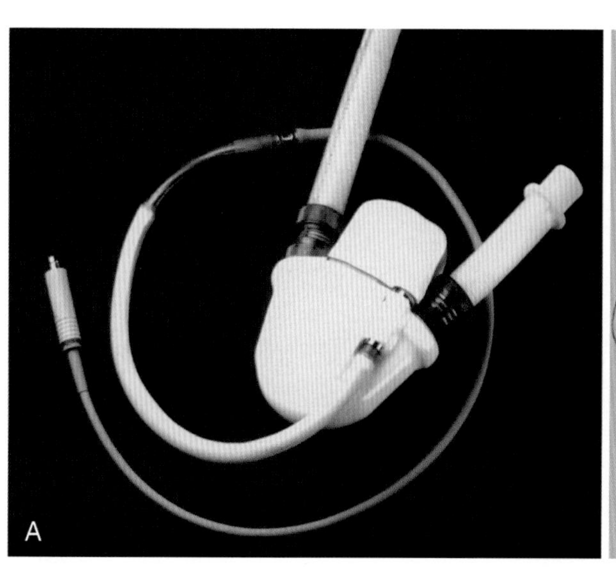

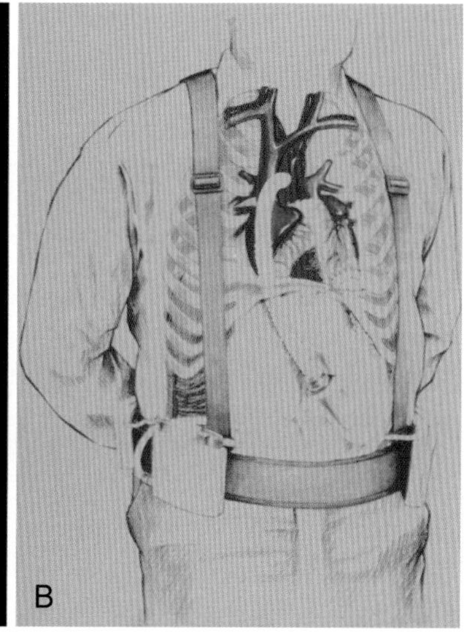

图21-4 A，Novacor LVAD是电动、可植入性、搏动泵，可长期应用。B，Novacor LVAD植入在膈下腹腔外。图示经皮导线及可佩带部件，包括电池和控制器。

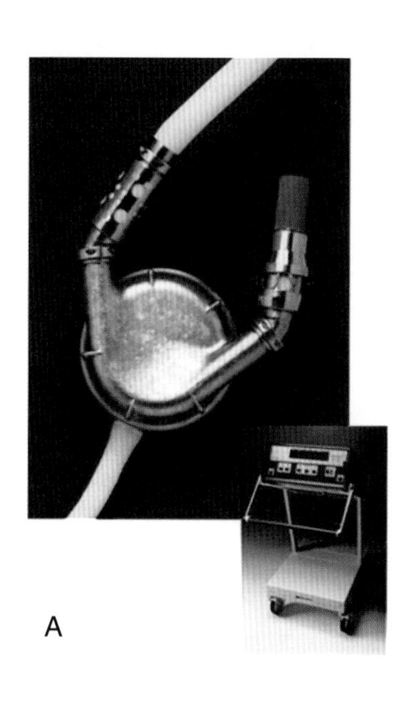

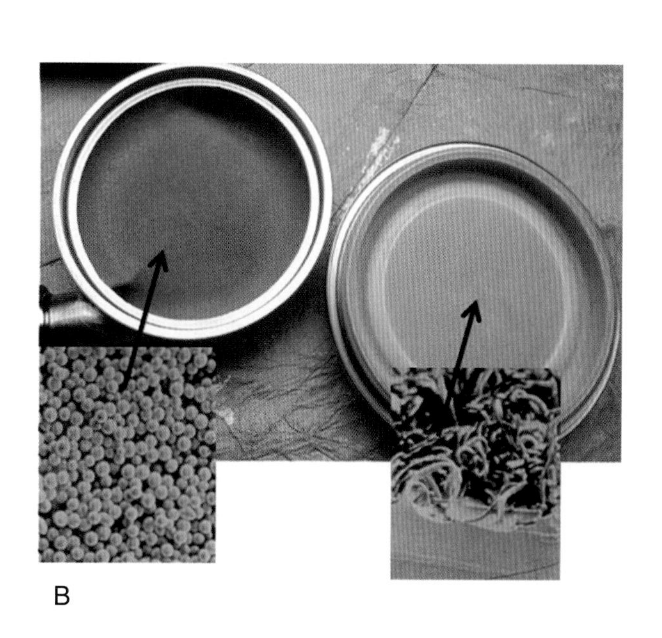

图21-5 A，Thoratec HeartMate IP 1000是植入性、气动、搏动性装置。需要体积较大的可移动驱动部件驱动泵内的推进器。B，泵体内部覆盖钛微粒涂层，覆盖在推进器表面的软膜为聚氨酯制成。这些共同形成假内膜层避免血栓形成。

率（包括心脏移植者）为 100%。再次证实了此类患者预后极差，并体现了持久性、可植入 MCS 装置的价值。虽然 HeartMate IP 1000 在 MCS 发展史中占有一席之地，目前临床上已被电动 MCS 装置取代，这样可以去除体积较大的气动驱动部件，并允许患者出院。

Thoratec HeartMate VE 和 XVE 是在 HeartMate IP 1000 基础上的改进型号，需要经 FDA 深入的前瞻性临床研究评估。Thoratec HeartMate VE 是用于 BTT 治疗的搏动性、电力驱动、可植入 LVAD[16]。Thoratec HeartMate XVE 是 VE 型号的更新换代产品（图 21-6）。HeartMate VE 设计的重要之处在于整合了包含两块外部电池在内的电源系统，而没有采用 HeartMate IP 1000 的气动设计，增强了患者的移动性。Fraizer 等在美国 24 个中心纳入 280 名等待心脏移植的患者，进行了前瞻性、非随机、多中心的临床研究，评估 HeartMate VE 的 BTT 治疗[16]。这是当时最大规模的评估持久性 MCS 装置的临床研究。研究队列与一组非随机、历史对照患者比较，对照组包括 48 名需心脏移植但未接受心室辅助装置的患者（40 名男性，8 名女性；中位年龄 50 岁；21 ～ 67 岁）。研究组和对照组在年龄、性别、疾病诊断分布方面类似。研究组平均辅助时间为 112 天（1 ～ 691 天），其中 54 名患者辅助时间大于 180 天。严重的心室辅助装置相关事件包括出血 31 例（11%）、感染 113 例（40%）、神经功能障碍 14 例（5%）、血栓栓塞时间 17 例（6%）。29% 使用 HeartMate VE 的患者（82/820）未存活至心脏移植，对照组 67%（32/48）患者未存活至心脏移植（$P < 0.001$）。总体来讲，研究组生存率为 71%（198/280），其中 67% 接受心脏移植，4% 接受择期心室辅助装置摘除。研究组接受 LVAD 者移植后 1 年的存活率优于对照组（84% 对比 63%，对数秩分析 $P = 0.0197$）（图 21-7）。

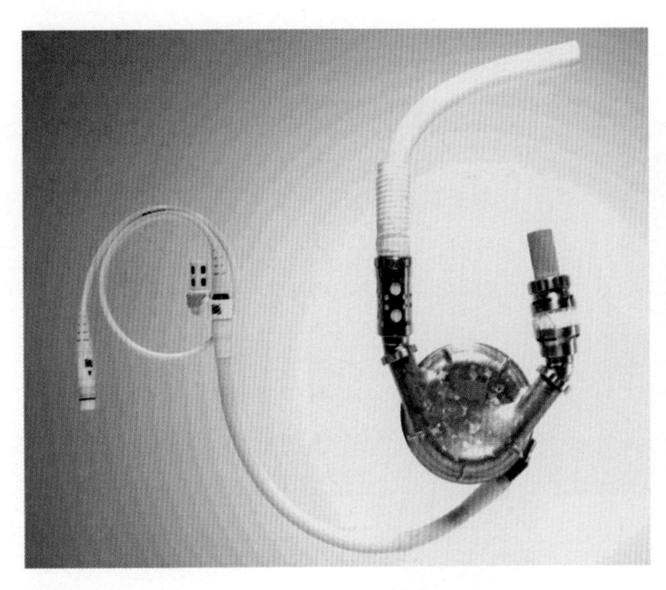

图 21-6　Thoratec HeartMate XVE 是可植入、搏动性、电力驱动左室辅助装置。

HeartMate VE 在 1998 年被批准用于 BTT 治疗。HeartMate XVE 在 HeartMate VE 基础上，对隔膜、活瓣、外壳和经皮导线的设计进行了改进。该设备可以直接替换 HeartMate VE 在临床中的应用，不需再

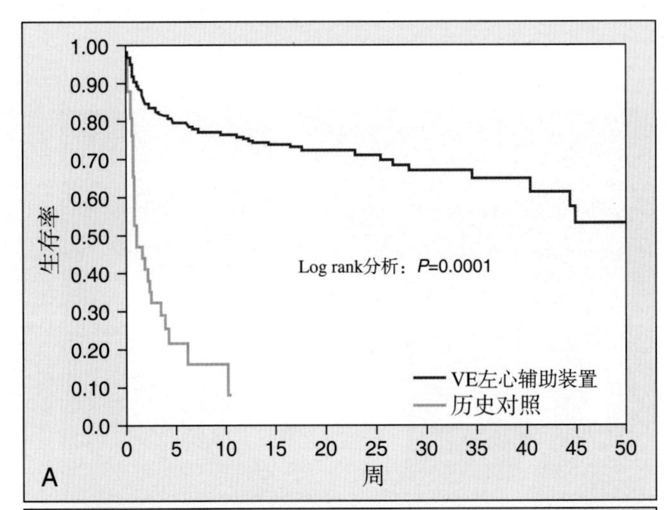

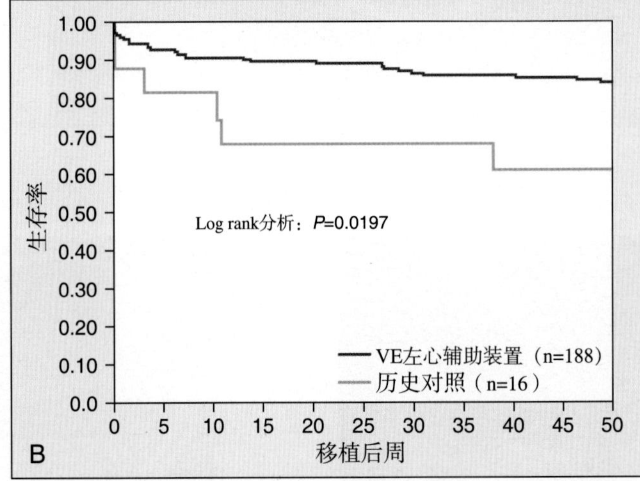

图 21-7　A，Kaplan-Meier 生存分析，比较接受 HeartMate VELVAD 患者和对照组患者存活至心脏移植的概率。B，Kaplan-Meier 生存分析，比较接受 HeartMate VELVAD 患者和对照组患者移植后 1 年的生存率。（From Frazier OH，Rose EA，Oz MC，et al. Multicenter clinical evaluation of the HeartMate vented electric left ventricular assist system in patients awaiting heart transplantation. J Thorac Cardiovasc Surg. 2001；122:1186-1195.）

次临床评估[17,18]。HeartMate VE 和 HeartMate XVE 的主要设计缺陷是活瓣和内转子轴承的耐久性及可靠性有限，在 2 年内 50% 患者需更换或重新植入该装置（图 21-8）[19]。HeartMate XVE 已被新一代平流旋转泵替代，目前临床使用较少。

尽管在 HeartMate VE 前 Novacor 就接受了 FDA 临床评估，但当时更多人选择了 HeartMate VE[20]。Novacor 的主要优点为与其他搏动性装置（如 HeartMate XVE 和 HeartMate IP）相比，具有长期使用更佳的耐久性和可靠性。然而其流入道的设计缺陷导致较高的血栓栓塞发生率[21]。随后流入道材料的改进减少了卒中发生率[21]。1998 年 FDA 批准 Novacor LVAD 进行 BTT 治疗，并进行了下一步 DT 治疗的临床评估（见 MCS 装置 DT 治疗的临床评估部分[永久性植入泵]）。然而 2007 年 Novacor 停产，不再提供临床使用。

由于心室辅助装置的有效性，对危重濒死患者（预期 6 个月死亡率＞ 75%）[16] 不提供心室辅助治疗存有伦理上的顾虑。因此尚无随机临床研究对比持久性、可植入 MCS 装置与药物进行 BTT 治疗的研究。制造商建立的登记系统（Thoratec Corporation）积累了 500 例以上安装搏动性 MCS 装置患者的资料，时间跨度达 10 年，涉及 Thoratec PVAD、HeartMate IP1000、HeartMate VE 和 Thoratec IVAD；来自上市前、FDA 资助的临床研究及上市后监测。这些资料为评估今后的新设备提供了基准[6,18,16]。这种基准一般定义为患者达到下列成功治疗终点的累积概率：（1）生存至心脏移植，（2）生存至心功能恢复，（3）生存超过 180 天，且仍可行心脏移植术。前述研究中观察到，一般需辅助 180 天才行心脏移植，故以生存 180 天为标准。基于历史资料，上述基准定为约 70% 患者达到上述成功治疗终点。随后 FDA 也采用这一标准对下一代持久性、可植入 MCS 装置 BTT 治疗的安全性及有效性进行评估。

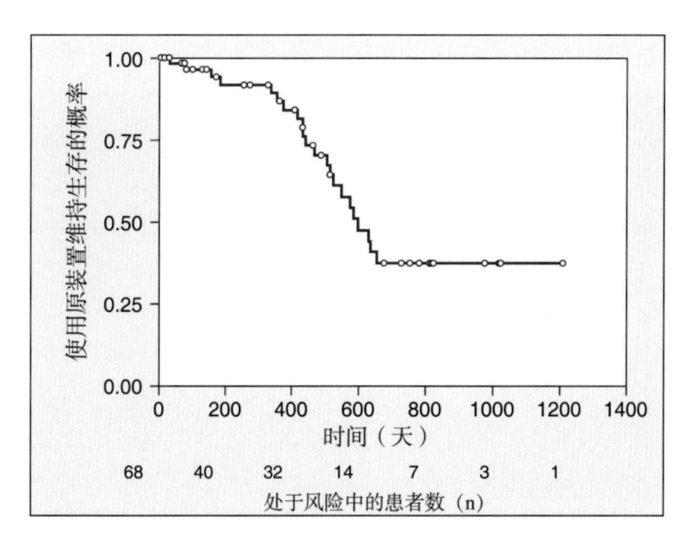

图 21-8 无需 LVAD 更换的概率。曲线描绘出使用 HeartMate VE 后随时间进展（天）无需进行设备更换的概率。圆圈代表截尾数据，说明患者已死亡或最后一次随访时患者尚未更换心室辅助装置。（From Dembitsky WP，Tector AJ，Park S，et al. Left ventricular assist device performance with long term circulatory lessons from the REMATCH trial. Ann Thorac Surg. 2004；78:2123-2130.）

采用轴流设计的平流 MCS 装置

直到目前，BTT 治疗的主流心室辅助装置仍是第一代搏动性、容量置换装置，全世界使用超过 12 000 例。然而，其内在设计缺陷使长时间循环辅助受限。这些不足包括泵体积较大、需外科手术植入，患者体型需较魁梧，用于排气的经皮导管太粗以及泵运转时的声响较大。目前使用最普遍的可植入搏动泵 HeartMate XVE 的最严重缺陷是由于流入瓣和泵轴承功能异常导致的设备更换率较高[17-19]。

轴流设计可能是 MCS 领域最重要的创新。连续血流技术已基本替代了第一代搏动泵。轴流泵具有体积小、可靠性高的优势，仅依靠单个活动组件完成泵血功能（图 21-9）。另外泵的无声运转明显改进了患者的生活质量。新型轴流泵的临床评估已显示其可以有效地进行循环支持，并改善患者心功能状态及生活质量[22]。

HeartMate Ⅱ（Thoratec Corporation）轴流泵是美国临床应用的第二代 VAD 的代表（图 21-9）[22]，并接受了深入的临床评估[22,23]。HeartMate Ⅱ BTT 治疗关键试验是 FDA 批准的、前瞻性、非随机、多中心研究。该研究纳入了 133 名等待心脏移植并植入 HeartMate Ⅱ 的终末期心衰患者。研究的主要终点为符合下列 3 项中任何 1 项的患者比例，在辅助 180 天后接受心脏移植、心功能恢复或继续辅助治疗但仍可作为心脏移植受体。研究同时评价了患者功能状态、生活质量及严重不良事件发生率。

133 名接受 HeartMate Ⅱ 治疗的患者中，100 名患者（75%）达到主要终点。中位辅助时间为 126 天（1 ～ 600 天）。辅助 6 个月后生存率为 75%，12 个月为 68%（图 21-10）[22]。植入 HeartMate Ⅱ 辅助 3 个

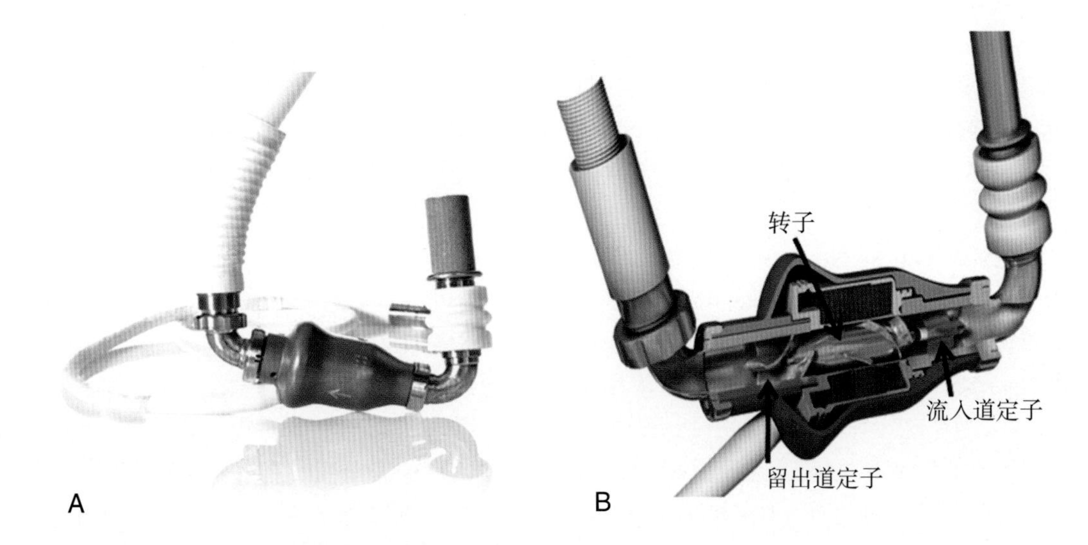

图 21-9 A，Thoratec HeartMate Ⅱ平流轴流泵，代表美国临床应用中第二代 LVAD。B，内转子通过轴承连接于流入及流出定子，内转子是唯一的可动部件。

月和 6 个月后与改善的功能状态（根据纽约心脏协会分级及 6 分钟步行试验）及生活质量明显相关（根据明尼苏达心衰及堪萨斯市心肌病问卷调查，图 21-11 和图 21-12）[24]。主要不良事件包括术后出血、卒中、右心衰、经皮导线感染。2 名患者发生泵内血栓（表 21-1）。

这是第一个平流 LVAD 的临床研究，结果证实了这一新设计为等待心脏移植的患者提供了至少 6 个月安全有效的循环辅助，同时可改善功能状态、提高生活质量。另外，该研究证实利用平流心室辅助装置支持循环，尽管与原先的搏动装置比较脉压明显降低，仍可长期保持终末器官功能[25]。接受平流辅助支持患者与接受搏动泵患者比较，主要不良事件发生率明显降低（不良事件的定义两组一致）（图 21-13）。在纳入了最初的 133 名患者以后，FDA 在审查这些患者长期数据期间又批准了一项纳入 148 名接受 HeartMate Ⅱ治疗患者的随访评估[23]。在 18 个月的随访期间，281 名患者接受 HeartMate Ⅱ行 BTT 治疗，222 名患者（79%）达到主要终点，即接受心脏移植、心功能恢复后摘除心室辅助装置或患者继续存活接受 LVAD 循环支持[23]。18 个月后，157 名患者（55.8%）接受了心脏移植，58 名患者（20.6%）继续存活并接受 LVAD 循环辅助，56 名患者死亡（19.9%），7 名患者（2.5%）心功能恢复并撤除心室辅助装置，3 名患者（1%）因更换为另外的 LVAD 退出研究（图 21-14）。使用平流 LVAD 的患者 6 个月总体生存率为 82%（95% 置信区间 77% ~ 88%），1 年 73%（95% 置信区间 66% ~ 80%），18 个月 72%（95% 置信区间 65% ~ 79%）。157 名接受心脏移植的患者术后存活率与国际心肺移植协会统计的未接受 LVAD 的患者相同，即 30 天 96%、1 年 86%。值得注意的是，纳入 148 名患者的长期随访研究结果与最初的 133 名患者比较，存活率和治疗成功的终点事件发生率都有所提高，说明心室辅助装置治疗经验积累及患者选择也很重要（图 21-15）。主要死亡原因是脓毒血症、卒中及右心衰（表 21-2）。最常见的不良事件为需输血和手术处理的出血，其次为卒中、与辅助装置无关的局部感染、经皮导管相关感染、腹膜外囊袋感染和右心衰，未发生辅助装置机械故障。18 个月时，由于各种原因，如感染、血栓形成、经皮导管功能障碍导致的心室辅助装置更换率为 92%（95% 置信区间 88% ~ 97%）（图 21-16）[23]。肝功能（总胆红素、谷草转氨酶、谷丙转氨酶）及肾功能（尿素氮）经过 6 个月明显改进，但血肌酐浓度变化未见显著性差异[25]。

HeartMate Ⅱ BTT 治疗关键试验的一个重要方面是深入评价了心室辅助装置与改善心功能状态、提高生活质量的关系。在接受循环辅助 6 个月的患者中，心功能状态评估采用 6 分钟步行试验和美国心脏病协会分级。对 109 名患者的基础值和辅助 6 个月后的各项指标进行了比较，仅 14 名患者（13%）在基础状态时可以进行 6 分钟步行试验，而 6 个月后 97 名

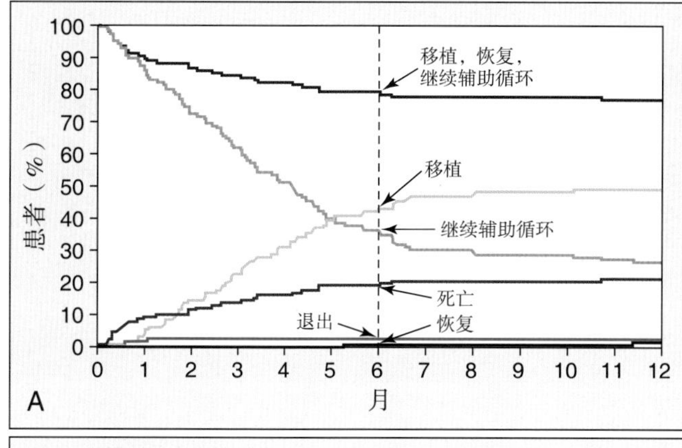

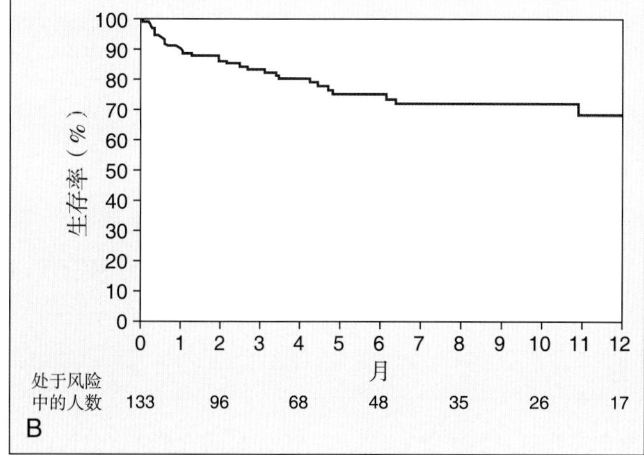

图 21-10 133 名接受平流 LVAD 患者的临床结局。A，随时间进展的各种结局。经过 6 个月 MCS 后结局如下：56 名患者（42%）行心脏移植；48（36%）名患者继续 MCS 治疗，其中 5 名患者已不适应心脏移植；25 名患者（19%）在 MCS 治疗期间死亡；3 名患者（2%）退出研究；1 名患者摘除心室辅助装置后心功能恢复。总共 105 名患者（79%）已接受心脏移植、心功能恢复摘除 MCS 装置或继续 MCS 治疗。B，Kaplan-Meier 生存分析描述继续 MCS 治疗患者的生存率。接受心脏移植或心功能恢复这处理为截尾数据。退出研究者按死亡处理。（From Miller LW，Pagani FD，Russell SD，et al. Use of a continuous flow device in patients awaiting heart transplantation. N Engl J Med. 2007；357:885-896.）

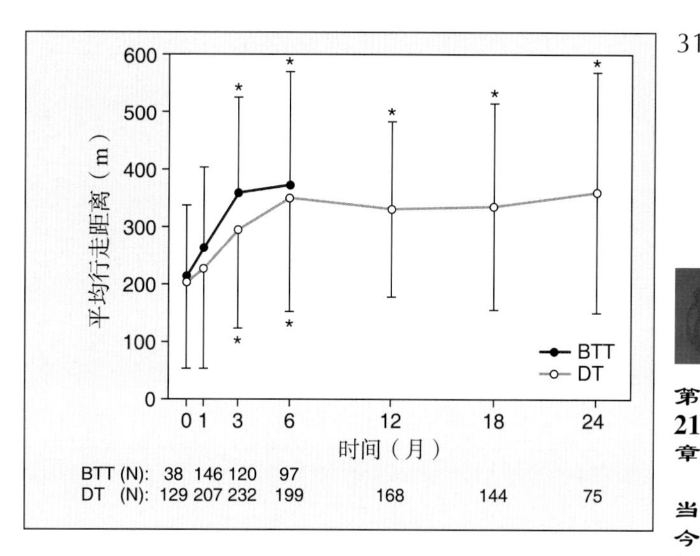

图 21-11 HeartMate Ⅱ 植入后次极量运动试验。图示 BTT 组和 DT 组患者平均 6 分钟行走距离随时间的变化情况。基线 6 分钟行走距离只在可行走患者中测定。在不同时间的观察例数（N）在图下方显示。* 与基线比较 $P < 0.05$ 。（From Rogers JG，Aaronson KD，Boyle AJ，et al；HeartMate II Investigators. Continuous flow left ventricular assist device improves functional capacity and quality of life of advanced heart failure patients. J Am Coll Cardiol. 2010；55:1826-1834.）

患者（89%）可以进行该试验。步行距离在 6 个月后也有明显增加，其中超过一半的患者步行距离增加大于 200m。以心肌再同步化治疗取得的功能状况改善和生活质量提高来衡量，植入 LVAD 取得的效果是确定的[3,24,26]。另外，NYHA 心功能分级从基础的 3.9±0.3（没有患者属于Ⅰ级或Ⅱ级）增加到 6 个月后的 1.8±0.7（83% 属于Ⅰ级或Ⅱ级）。生活质量评估采用明尼苏达心衰和堪萨斯市心肌病问卷，生活质量在 6 个月后明显提高，平均得分增加超过 25 分，或 41% 和 75%。

平流技术是 MCS 治疗领域的一项里程碑，明显提高了患者生存率，减少了严重不良事件，尤其是设备本身的功能异常。与搏动装置比较，平流技术不仅达到了同等功效的循环支持功能，可以改善肝肾功能，提高心脏移植患者及所有患者生存率；而且在远期随访（6 ~ 18 个月）期间，发现致死性的不良事件（如卒中、感染、设备功能异常）发生率明显降低。搏动泵研究中未发现远期随访死亡率降低现象[1,16]。LVAD 辅助具有较高的远期生存率（12 ~ 18 个月），同时心脏移植率不高，提示没有采用急诊心脏移植治疗严重并发症。可能部分地归功于设备的耐久性更好，无需经常更换设备。

一些轴流泵正在美国接受临床评估。包括 Jarvik 2000（Jarvik Heart，New York）和 MicroMed DeBakey HeartAssist 5（MicroMed Corporation，Houston，TX）。Jarvik 2000 是轴流设计的平流泵，其特点是泵体置于左心室内（图 21-17）[27,28]。这种设计允许灵活的手术入路，可以采用正中开胸，建立左心室心尖至升主动脉连接，或通过左侧开胸建立心尖至降主动脉的连接。目前正在进行一项 FDA 批准的 Jarvik 2000 的临床研究，评估其 BTT 治疗作用。

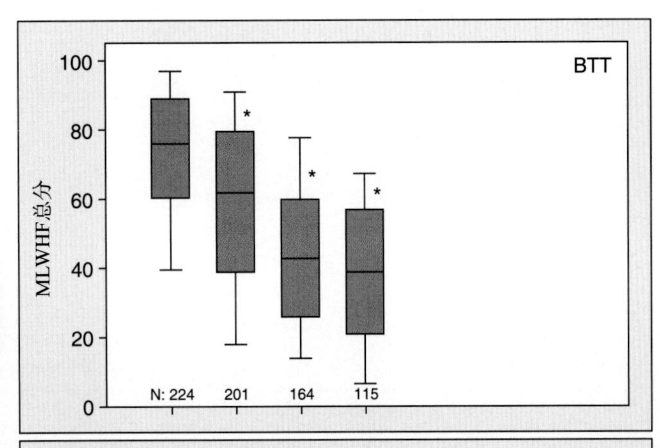

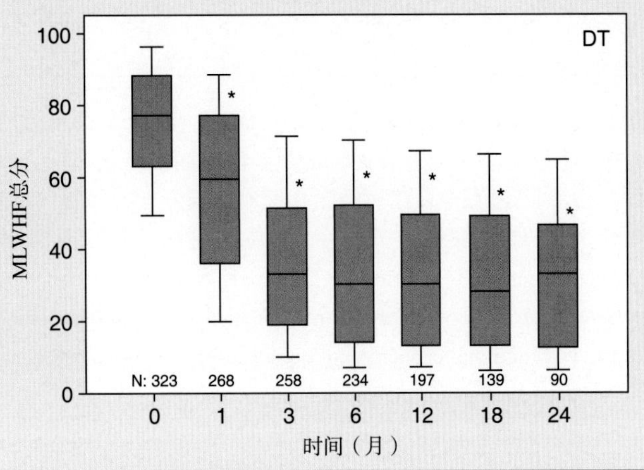

图 21-12　生活质量的变换：图示 HeartMate Ⅱ BTT 和 DT 治疗的明尼苏达心衰问卷结果。较小的数值代表生活质量提高。长方形代表第 25、50、75 百分位数，上下两端的横线代表第 5、95 百分位数。* 与基线比较 $P < 0.05$。(From Rogers JG, Aaronson KD, Boyle AJ, et al; HeartMate Ⅱ Investigators. Continuous flow left ventricular assist device improves functional capacity and quality of life of advanced heart failure patients. J Am Coll Cardiol. 2010; 55:1826-1834.)

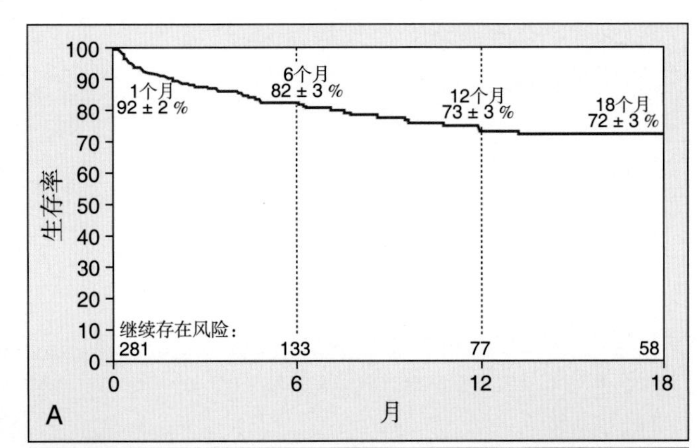

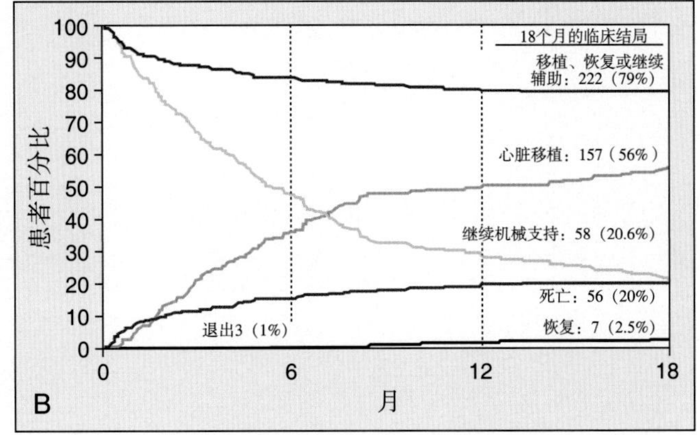

图 21-14　A，继续接受平流 LVAD 治疗患者的生存分析，心脏移植及心功能恢复患者作为截尾数据处理。B，接受平流 LVAD 植入患者 18 个月后各种不同结局的分析。(From Pagani FD, Miller LW, Russell SD, et al. Extended mechanical circulatory support with a continuous flow rotary left ventricular assist device: HeartMate II Investigators. J Am Coll Cardiol. 2009; 54:312-321.)

图 21-13　接受平流辅助支持(HeartMate Ⅱ)患者与历史对照接受搏动泵（HeartMate VE）患者比较，主要不良事件发生率明显降低（不良事件的定义两组一致）。(From Thoratec Corporation FDA Advisory Panel Presentation, November 2007; Frazier OH, Rose EA, Oz MC, et al. Multicenter clinical evaluation of the HeartMate vented electric left ventricular assist system in patients awaiting heart transplantation.J Thorac Cardiovasc Surg. 2001; 122:1186-1195; Pagani FD, Miller LW, Russell SD, et al. Extended mechanical circulatory support with a continuous-flow rotary left ventricular assist device: HeartMate II Investigators. J Am Coll Cardiol. 2009; 54:312-321.)

	HeartMate II 组*（92.4患者年）		HeartMate VE BTT#（86.2患者年）		
事件	#不良事件	不良事件/患者年	#不良事件	不良事件/患者年	风险比（95%置信区间）
卒中	17	0.18	38	0.44	0.42（0.22～0.79）
其他神经系统事件	19	0.21	58	0.67	0.31（0.17～0.55）
出血需外科手术	65	0.70	127	1.47	0.48（0.31～0.73）
经皮导线感染	30	0.32	301	3.49	0.09（0.06～0.15）
右心衰需右心室辅助装置	10	0.11	26	0.30	0.36（0.16～0.79）

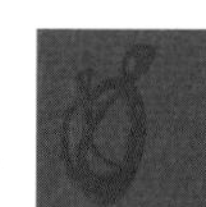

表 21-1 纳入 133 名患者的 HeartMate Ⅱ BTT 治疗关键试验的不良事件[*]

事件	全体			0 ~ 30 天			> 30 天		
	患者数（%）	事件数	事件/患者年	患者数（%）	事件数	事件/患者年	患者数（%）	事件数	事件/患者年
出血									
需手术	41（31）	48	0.78	40	45	4.41	1	3	0.06
需≥ 2 单位的红细胞	70（53）	129	2.09	60	85	8.33	10	44	0.85
室性心律失常[†]	32（24）	49	0.79	24	26	2.55	8	23	0.45
感染									
局部与装置无关	37（28）	70	1.13	28	37	3.63	9	33	0.64
脓毒血症	27（20）	38	0.62	18	18	1.77	9	20	0.39
经皮导线	18（14）	23	0.37	0	0	0.00	18	23	0.45
囊袋	0	0	0.00	0	0	0.00	0	0	0.00
呼吸衰竭	34（26）	43	0.70	29	32	3.14	5	11	0.21
肾衰竭	18（14）	19	0.31	15	15	1.47	3	4	0.08
右心衰									
需右心辅助装置	5（4）	5	0.08	4	4	0.39	1	1	0.02
需长期血管活性药支持[‡]	17（13）	17	0.28	12	12	1.18	5	5	0.10
卒中									
缺血性	8（6）	8	0.13	5[§]	5	0.49	3	3	0.06
出血性	3（2）	3	0.05	2	2	0.20	1	1	0.02
脊髓梗死	1（1）	1	0.02	0	0	0	1	1	0.02
一过性脑缺血发作	5（4）	6	0.10	2	2	0.20	3	4	0.08
心理异常	9（7）	11	0.18	6	6	0.59	3	5	0.10
其他神经并发症	8（6）	10	0.16	3	3	0.29	5	7	0.14
外周非神经性栓塞事件	9（7）	9	0.15	8	8	0.78	1	1	0.02
更换装置[¶]	5（4）	5	0.08	3	3	0.29	2	2	0.04
装置血栓形成[‖]	2（2）	2	0.03	1	1	0.10	1	1	0.02
外科植入术并发症[**]	3（2）	3	0.05	2	2	0.20	1	1	0.02
溶血	4（3）	4	0.06	3	3	0.29	1	1	0.02
肝功能异常	3（2）	3	0.05	2	2	0.20	1	1	0.02

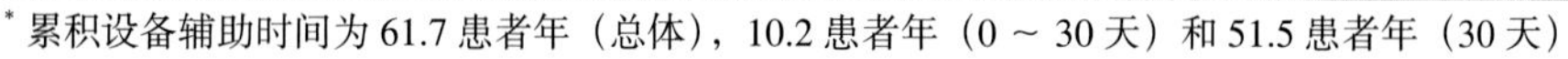

[*] 累积设备辅助时间为 61.7 患者年（总体），10.2 患者年（0 ~ 30 天）和 51.5 患者年（30 天）

[†] 需颠覆率或除颤

[¶] 支持时间需大于 14 天或从 14 天后开始

[§] 所有时间发生于设备植入后 2 天内

[‡] 两名患者植入另一个 HeartMate Ⅱ，3 名患者植入其他的 LVAD

[‖] 发生于 24 天和 56 天

[**] 并发症包括泵中纱布残留（第 1 天），临时右心辅助装置导致流出道扭曲（第 15 天），流入道插管位置异常（第 32 天）

From Miller LW，Pagani FD，Russell SD，et al. Use of a continuous-flow device in patients awaiting heart transplantation. N Engl J Med . 2007；357:885-896.

表 21-2	纳入 286 名患者的 HeartMate Ⅱ BTT 治疗关键试验的不良事件，包括 133 名患者的原始序列和 153 名患者的长期随访序列								
	全体			0-30 天			> 30 天		
累积辅助时间（患者年）	181.8			21.7			160.2		
事件	患者数（%）	事件数	事件发生率[*]	患者数（%）	事件数	事件发生率[*]	患者数（%）	事件数	事件发生率[*]
出血									
需手术	72（26）	82	0.45	67	72	3.32	10	10	0.06
需≥ 2 单位的红细胞	148（53）	303	1.67	128	190	8.76	54	111	0.69
室性心律失常[†]	56（20）	72	0.40	37	41	1.89	23	31	0.19
感染									
局部与装置无关	84（30）	155	0.85	64	78	3.59	46	78	0.49
脓毒血症	49（17）	64	0.35	26	27	1.24	27	37	0.23
经皮导线	41（14）	56	0.31	2	2	0.09	39	54	0.34
囊袋	5（2）	5	0.03	1	1	0.05	4	4	0.02
呼吸衰竭	72（26）	88	0.48	61	69	3.18	16	19	0.12
肾衰竭	30（11）	31	0.17	24	24	1.11	7	7	0.04
右心衰									
需右心辅助装置	17（6）	17	0.09	16	16	0.74	1	1	0.01
需长期血管活性药物支持[‡]	6（13）	37	0.20	28	29	1.34	8	8	0.05
卒中									
缺血性	15（5）	16	0.09	8[§]	8	0.37	7	8	0.05
出血性	9（3）	9	0.05	4	4	0.18	5	5	0.03
脊髓梗死	1（< 1）	1	0.01	0	0	0.00	1	1	0.01
一过性脑缺血发作	6（2）	7	0.04	3	3	0.14	4	4	0.02
心理异常	16（6）	18	0.10	13	13	0.60	3	5	0.03
其他神经并发症	15（5）	17	0.09	4	4	0.18	11	13	0.08
外周非神经性栓塞事件	18（6）	25	0.14	16	22	1.02	3	3	0.02
更换装置 ‖	12（4）	12	0.07	4	4	0.18	8	8	0.05
装置血栓形成 ¶	4（1）	4	0.02	2	2	0.09	2	2	0.01
外科植入术并发症 **	3（1）	3	0.02	2	2	0.09	1	1	0.01
经皮导线损害	4（1）	4	0.02	0	0	0.00	4	4	0.03
导线和囊袋感染	1（0.4）	1	0.01	0	0	0.00	1	1	0.01
溶血	11（4）	11	0.06	6	6	0.28	5	5	0.03
肝功能异常	7（2）	7	0.04	4	4	0.18	3	3	0.02

[*] 事件 / 患者年

[†] 需频覆率或除颤

[‡] 支持时间需大于 14 天或从 14 天后开始

[§] 5 个事件发生于 0 ~ 2 天

[‖] 9 名患者重新植入 HeartMate Ⅱ，3 名患者植入其他 LVAD

¶ 第 0 天、24 天、56 天、123 天

[**] 并发症包括泵中纱布残留（第 1 天），临时右心辅助装置导致流出道扭曲（第 15 天），流入道插管位置异常（第 31 天）

From Pagani FD，Miller LW，Russell SD，et al. Extended mechanical circulatory support with a continuous-flow rotary left ventricular assist device. HeartMate II Investigators. J Am Coll Cardiol . 2009；54:312-321.

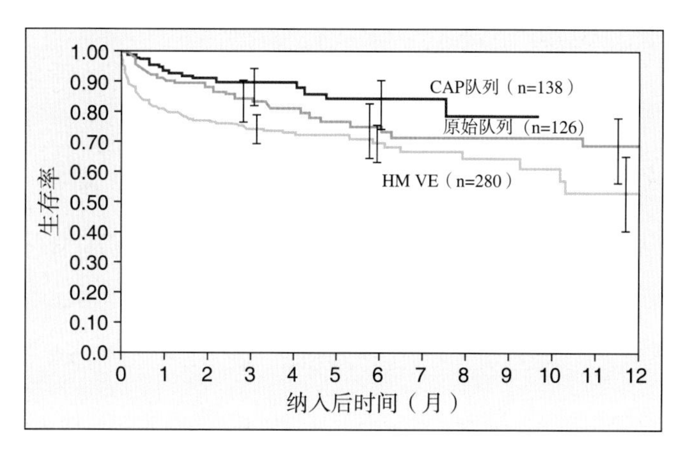

图 21-15 Kaplan-Meier 生存分析显示 3 项研究的患者生存率，接受平流 HeartMate Ⅱ支持的患者（原始队列）、接受接受平流 HeartMate Ⅱ支持长期随访的患者（CAP 队列）以及接受 HeartMate VE 搏动泵支持的患者（HM VE 历史对照）。（From Thoratec Corporation FDA Advisory Panel Presentation，November 2007；Frazier OH，Rose EA，Oz MC，et al. Multicenter clinical evaluation of the HeartMate vented electric left ventricular assist system in patients awaiting heart transplantation. J Thorac Cardiovasc Surg. 2001；122:1186-1195；Miller LW，Pagani FD，Russell SD，et al. Use of a continuous-flow device in patients awaiting heart transplantation. N Engl J Med. 2007；357:885-896.）

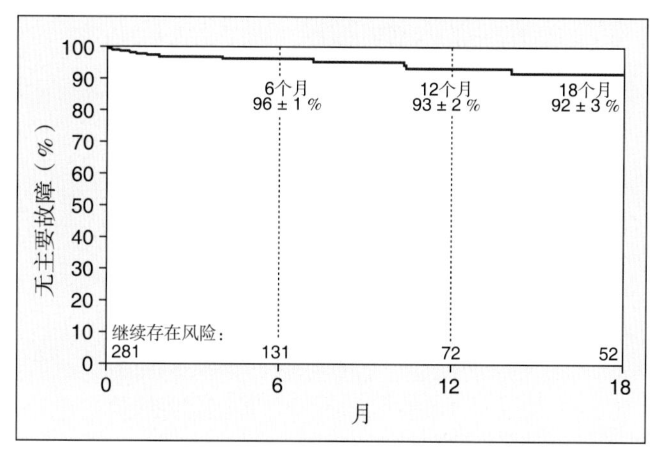

图 21-16 Kaplan-Meier 生存分析描绘了 HeartMate Ⅱ IBTT 治疗关键试验中免于装置更换的概率。（From Pagani FD，Miller LW，Russell SD，et al. Extended mechanical circulatory support with a continuous-flow rotary left ventricular assist device：HeartMate II Investigators. J Am Coll Cardiol. 2009；54:312-321.）

MicroMed DeBakey HeartAssist 5 是另一种轴流设计的平流泵（图 21-18）[29]。2004 年该设备进行了 FDA 批准的多中心、非随机临床研究，评估其 BTT 治疗作用。最初的泵设计缺陷导致泵内血栓形成率较高，后经改进形成目前的 HeartAssist 5 模式。目前该研究的详细资料尚未公布。

离心泵设计的平流 MCS 装置

尽管第二代平流旋转泵（轴流泵）在设计上取得了明显进步，该技术仍存在一些潜在问题。利用接触轴承和定子连接转子，将出现摩擦损耗，可能导致设备功能异常及更换装置（图 21-9）。由于局部血流缓慢、轴承冲洗不足，第二代泵在转子和轴承接触面容易产生血栓 [23,29]。不同的第二代旋转泵定子和轴承上出现血栓的严重性并不相同 [29]。定子导致的血流方向改变也导致了血流通路的梗阻。接触轴承设计所导致的血液湍流及再循环区域出现的血流瘀滞会导致血栓形成。临床研究已经发现一些患者因装置血栓形成而需更换或进行溶栓治疗的情况，较第一代虽有减少，但仍存在的卒中风险 [23,29,30]。大部分第二代装置在临床研究期间的卒中发生在手术后早期，与设备植入过程相关，可能是来自左心室的气体或固体栓子，而与泵本身的设计无关。一过性泵内血栓形成和心脏

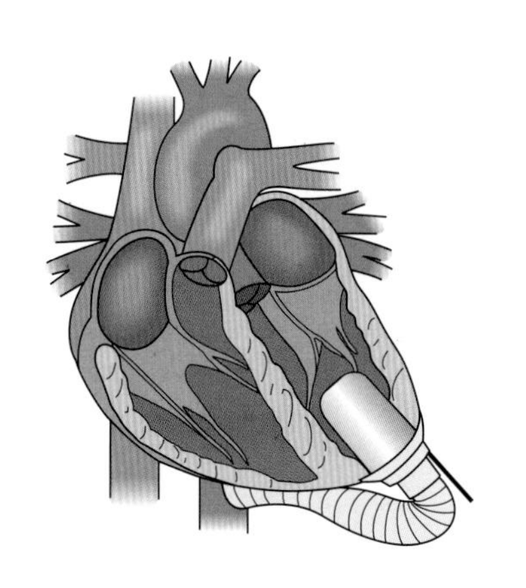

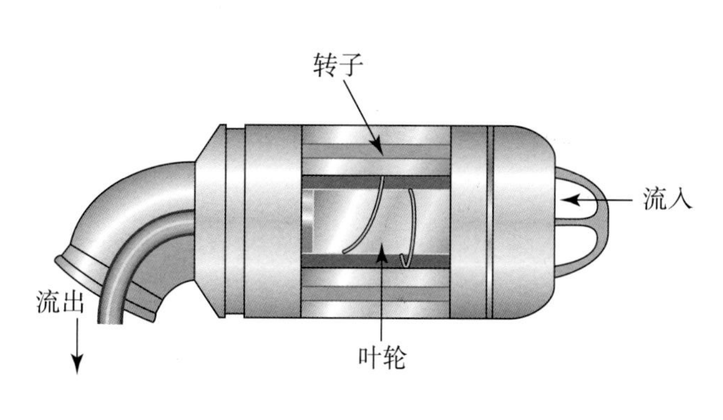

图 21-17 Jarvik 2000 是轴流设计的平流旋转泵，特点是泵体在左心室内。（From Thunberg CA，Gaitan B，Arabia FA，et al.Ventricular assist devices today and tomorrow. J Cardiothorac Vasc Anesth. 2010；24:656-680.）

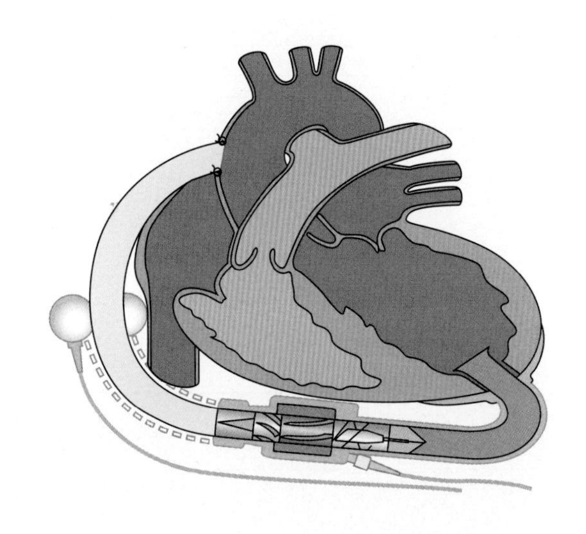

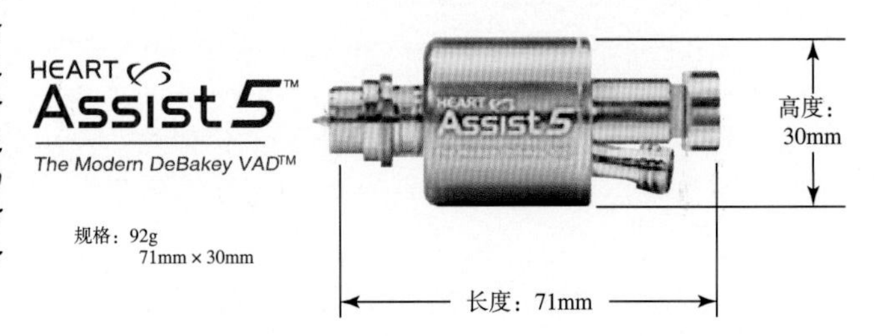

图 21-18　MicroMed DeBakey HeartAssist 5 是轴流设计的平流旋转泵。(From Thunberg CA，Gaitan B，Arabia FA，et al. Ventricular assist devices today and tomorrow. J Cardiothorac Vasc Anesth. 2010；24:656-680.)

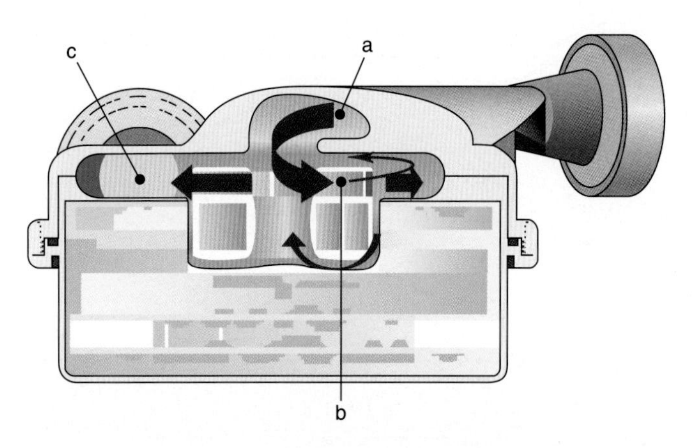

图 21-19　图示为第三代平流旋转泵，带有离心设计，整合了主动磁力悬浮，无接触式轴承连接内叶轮。Thoratec Heart-Mate Ⅲ的示意图：主要血流通路从流入部分（a）进入，在罩子上方、转子和定子之间，血流通过叶轮和回流道流动（b），最终进入流出道（c）。通过磁场使叶轮在血液中悬浮，而不需要轴承支撑。(From Farrar DJ，Bourque K，Dague CP，et al. Design features，developmental status，and experimental results with the Heartmate Ⅲ centrifugal left ventricular assist system with a magnetically levitated rotor. ASAIO J.2007；53:310-315.)

内血栓形成导致卒中的比例尚不清楚。另外这种技术仍需要长期抗血栓治疗，与搏动设备相比增加了出血性并发症的发生率。

第三代旋转泵一般用来描述利用非接触轴承设计，叶轮或转子悬浮在血流通路中的平流装置（图21-19）[31,32]。在多数情况下，这种设计使用离心的血流方式，整合了通过磁力或流体动力悬浮的内叶轮。在美国接受临床评估的整合了离心血流方式及非接触轴承的平流装置包括DuraHeart（Terumo Heart Corporation，Ann Arbor，MI）、HVAD（HeartWare Corporation，Miami，FL）和Levacor（World Heart Corporation）。

VentriAssist（Ventracor Corporation，Sydney，Australia）是第三代液体动压轴承设计的平流泵，在美国已成功进行了FDA批准的前瞻性、多中心、单组研究，该研究纳入了140名晚期心衰等待心脏移植的患者（图21-20）[33-35]。主要终点是存活至心脏移植或LVAD植入180天后仍可作为移植受体。主要的研究假设为植入VentriAssist患者达到主要终点

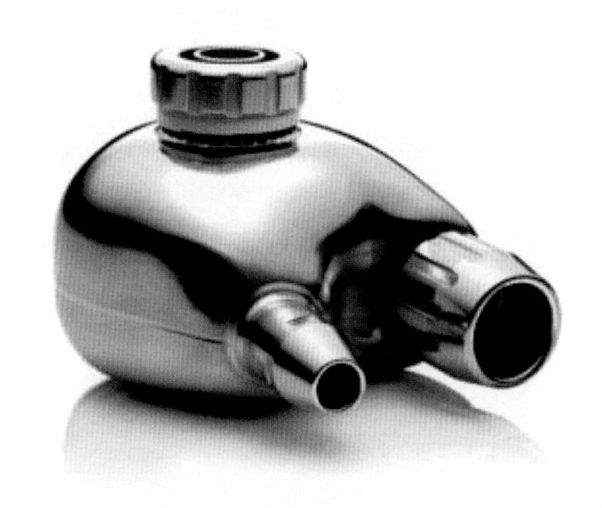

图 21-20　Ventracor VentrAssist 左心室辅助装置为非接触式轴承设计的平流旋转泵。通过液体动压轴承使叶轮悬浮于血液中。

的不少于75%。共98名患者在预先设定的中期分析时达到主要终点，辅助180天后77名患者（78.6%）进行了心脏移植或仍可作为移植受体。这是美国首个证实了离心、非接触轴承设计的持久性、可植入MCS装置的有效性的临床试验。尽管VentriAssist的FDA批准的BTT治疗评估研究获得成功，但该设备

目前以停产，不能提供临床应用。尽管部分数据在一些国家及国际论坛上有所报道，该研究的结果尚未发表。

DuraHeart 是离心、无接触轴承设计的平流旋转泵（图 21-21）[36,37]。该设备使用磁力悬浮叶轮，当磁力失效时仍有液体动压轴承使叶轮悬浮。2008 年 7 月在美国开始了 DuraHeart 的临床评估，在欧洲的评估最近刚刚结束。目前研究数据还未公布。根据欧洲研究的结果，DuraHeart 已经通过欧盟 CE 安全认证。2008 年 4 月 ISHLT 会议上报道了欧洲研究的初步结论 [37]。从 2004 年 1 月到 2007 年 9 月，35 名晚期心衰（纽约心脏协会分级Ⅳ级，14 例缺血性，5 例女性）且适合心脏移植的患者植入了 DuraHeart。其中 14 例患者（40%），在辅助后 194±146 天接受了心脏移植。19 名患者（54%）辅助至少 6 个月，7 名患者（20%）辅助超过 1 年。14 名患者辅助 330±292 天后仍然存活。Kaplan-Meier 分析预期 2 年存活率为 78%。

HVAD 是小型离心、非接触轴承设计的平流旋转泵（图 21-22）[38,39]。其特点是体积小，可以植入心室腔，泵置于心包腔内，不需要腹膜外囊袋。在欧洲及澳大利亚 HVAD 已进行了临床评估，在美国的评估始于 2008 年 5 月，2010 年 3 月完成患者召集。目前正在继续召集患者，进行 FDA 批准的持续随访研究。HVAD 进行 BTT 治疗关键研究的特点为治疗组患者与前瞻性、观察性对照组比较，后者来自 INTERMACS（见 INTERMACS 的 MCS 装置的临床结局部分）。美国临床试验数据尚未发表，但基于 50 名患者的研究结果，该设备获得了欧盟 CE 安全认证。

Levacor（World Heart Corp.，Salt Lake City，UT）是利用完全磁力悬浮、非接触式轴承设计的平流旋转泵（图 21-23）[40]。最早在欧洲及加拿大进行了 Levacor 的 BTR 治疗评估，并获得成功 [41]。2010 年在美国开始进行 FDA 批准的多中心、前瞻性、单组 BTT 治疗评估。该研究数据目前尚未公布。

该设备置换容积为 180cm^3。重 540g。外部尺寸为 72mm 宽、45mm 高。泵的组成包括带悬浮系统的上部泵体、叶轮和带有外部驱动转子的下部泵体。具有主动磁力悬浮叶轮，当前者失效时仍具有液体动压轴承使叶轮悬浮。通过植入叶轮转子侧的永磁体和使用轴承设计的外部驱动转子间的磁场使叶轮旋转。上泵体内有 3 块电磁铁和 3 个位置感应器。使用具有三维自由度的控制器监测并控制叶轮的倾斜和轴向移位。叶轮对侧的磁铁环通过电磁铁悬浮，位置感受器可以控制叶轮使其始终位于血流的中央位置。通过电磁铁转子和驱动磁铁转子间的不平衡血流可以矫正叶

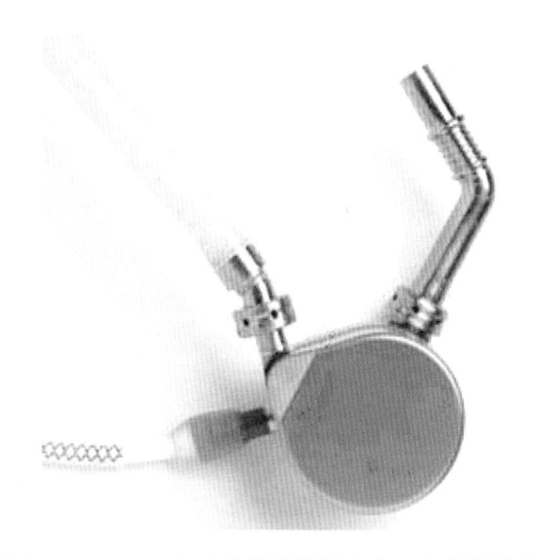

图 21-21 DuraHeart 左心室辅助装置为离心和非接触式轴承设计的平流旋转泵。

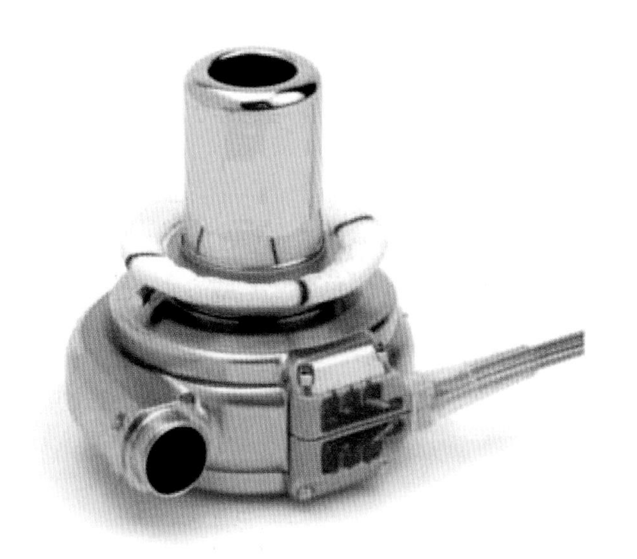

图 21-22 HeartWare HVAD 左心室辅助装置是小型的离心、非接触轴承设计的平流旋转泵。特点是体积小。置换容积 45ml，重 145g，但可以达到 10L/min 的流量。通过被动磁力和液体动压轴承使叶轮悬浮。叶轮悬浮系统通过被动磁力轴承控制径向位移。通过施加轴向磁场及叶轮片顶端的液体动压轴承控制轴向移动。磁力轴承由一摞靠近叶轮内径的稀土金属磁力环组成，可以与中柱内的一摞磁铁的磁力互斥。中柱产生的轴向磁场可以提供轴向推力，使叶轮靠近前方泵体（靠近流入道的部分）。液体动压轴承产生的薄层血流可以避免泵体和叶轮的直接接触。

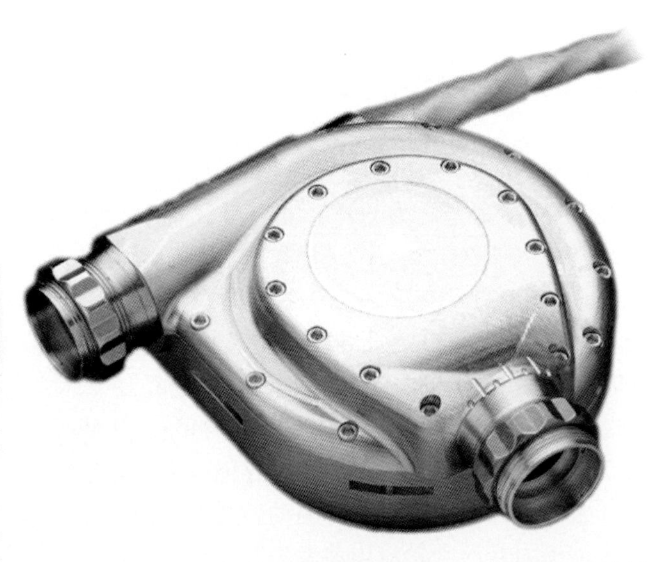

图 21-23 Levacor 左心室辅助装置是离心、非接触轴承设计的平流旋转泵。高 35mm，直径 75mm，重 440g。磁力悬浮系统结合了提供被动悬浮的永磁体和沿叶轮一维运动方向上提供主动悬浮的电磁线圈。与常规轴承相比，电磁悬浮转子允许更大的流体间隙，减少剪切力对血液的破坏。

轮的径向运动。

完全人工心脏

CardioWest 完全人工心脏是气动装置，用于原位移植，替代所有的自然心腔及瓣膜（图 21-24）[42,43]。该设备唯一的临床研究为一项大型的前瞻性、非随机研究，在 5 个中心纳入 81 名不可逆双心室衰竭的垂危患者行 BTT 治疗[42]。研究队列与 35 名患者的非随机、观察性队列比较。主要终点包括生存至心脏移植的概率和移植后生存率。79% 患者存活至心脏移植（95% 置信区间 68% ~ 87%）。35 名对照组患者也达到入选标准但未使用全人工心脏，16 名患者（46%）存活至心脏移植（$P < 0.001$；图 21-25）。总体来说，接受全人工心脏者 1 年生存率为 70%，而对照组为 31%（$P < 0.001$）。接受全人工心脏者行心脏移植后 1 年和 5 年生存率分别为 86% 和 64%。

FDA 于 2007 年批准 CardioWest 全人工心脏行 BTT 治疗。至今还没有随机研究比较 CardioWest 全人工心脏和双心室辅助技术。重要的是，与使用 VAD 的患者比较，尽管入选患者病情严重，经全人工心脏辅助后仍有相当比例的患者存活至心脏移植。CardioWest 全人工心脏，对于体型较大、严重双心室衰竭且心功能恢复可能极小的患者是另一种治疗选择，也可能是更好的选择。气动驱动部件的设计新增加了患者活动性，并允许患者出院。CardioWest 全人工心脏的主要不足是设备植入过程复杂。另外，由于失去自体心脏维持循环功能，一旦人工心脏功能障碍将产生致命的后果。

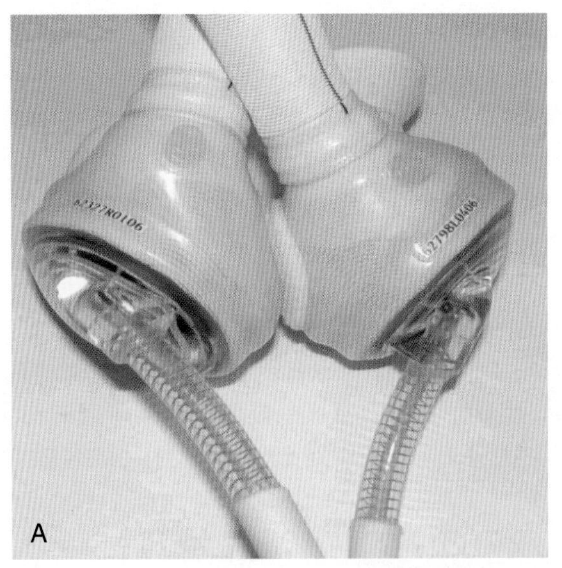

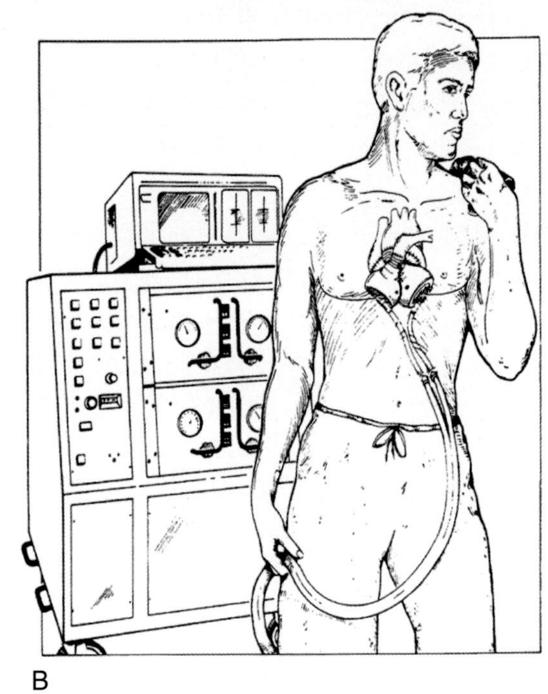

图 21-24 A，Syncardia CardioWest 全人工心脏是气动装置，可用于原位替换自体心腔和瓣膜。重 160g，最大每搏输出量为 70ml，可提供最大流量为 9L/min。B，该设备标准的驱动部件允许患者走动，但基本上限于医院内使用。新型的较小并允许患者出院的驱动部件正在研制中。

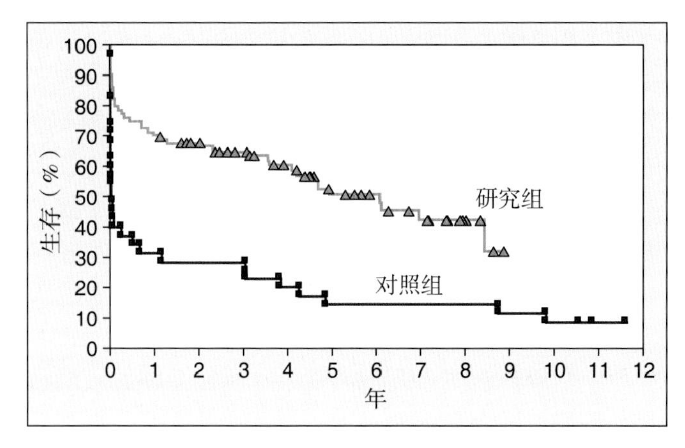

图 21-25 研究组接受全人工心脏的患者及对照组患者，从进入研究开始到研究结束的总体生存率。由于研究组于 1993 年开始纳入患者，而对照组从 1991 年开始纳入患者，因此对照组的 Kaplan-Meier 生存曲线较研究组延长 2 年。两组早期死亡率有明显区别，但移植后两组曲线趋于平行。曲线上的标记表示截尾数据的发生时间。（From Copeland JG，Smith RG，Arabia FA，et al；CardioWest Total Artificial Heart Investigators. Cardiac replacement with a total artificial heart as a bridge to transplantation. N Engl J Med. 2004；351:859-867.）

评估 MCS 装置进行 DT 治疗的临床研究

由于合适的心脏供体有限，同时不适合心脏移植的晚期心衰患者具有较高的并发症发生率及死亡率，临床研究开始评估 MCS 装置作为永久治疗措施的效果。早期 BTT 治疗经验表明，长期应用 MCS 装置不仅是可行的，而且与药物治疗相比，可能增加患者生存率并改善生活质量。同时人们也认识到 DT 患者的年龄和合并症与 BTT 患者明显不同，这些特点对心室辅助装置治疗结局的影响也不清楚。这些因素使人们有理由认为需要进行临床试验评估 MCS 装置在非心脏移植受体中的治疗作用。

搏动泵

在不宜行心脏移植的患者中应用 MCS 长期辅助的实践方面，最早的是在 5 个中心，纳入 21 名患者的小型试点研究[44]。该研究结果从未公开，但部分患者存活超过 600 天。基于上述结果，人们认为开展大型、随机对照研究，比较心室辅助装置治疗和最佳药物治疗是可行的。

1998 年 NHLBI 资助了 REMATCH 研究[1]。REMATCH 是一项关键性研究，评估一组同质的不宜行心脏移植的晚期心衰患者的并发症发生率、死亡率和功能状态。该研究将慢性终末期心室、心功能Ⅳ级症状、射血分数不足 25%、最大氧耗量不超过 12ml/kg/min（或需要持续血管活性药物治疗）的患者随机分为最佳药物治疗组和 HeartMate VE 左心室辅助组。移植禁忌证包括高龄、糖尿病合并终末器官功能障碍、慢性肾功能不全（血肌酐＞ 2.5mg/dl）或不宜接受移植的其他合并症。该研究在美国 20 家具有药物和辅助装置治疗经验的中心开展。监测患者纳入过程，以确保纳入患者的一致性，符合纳入标准和排除标准，在基线时接受了循证医学指导的治疗。

患者召集阶段筛选了 930 名患者，129 名符合纳入标准。RAMATCH 研究是事件驱动型研究，计划纳入 140 名患者，或当 92 名患者死亡时停止研究。当停止纳入患者时，68 名患者随机分入心室辅助装置组，61 名患者随机分入药物治疗组。入选者基线指标为，平均年龄 67 岁，20% 为女性，平均射血分数为 17%。尽管近 70% 的入选患者使用静脉血管活性药物，但仍存在明显血流动力学异常，包括平均肺动脉楔压＞ 24mmHg，平均心脏指数＜ 2L/min/m^2。入选患者另外的高危特点包括血肌酐升高和高钠血症。

REMATCH 研究的生存分析见图 21-26。心室辅助装置组患者 1 年（52% 对比 25%；$P = 0.002$）和 2

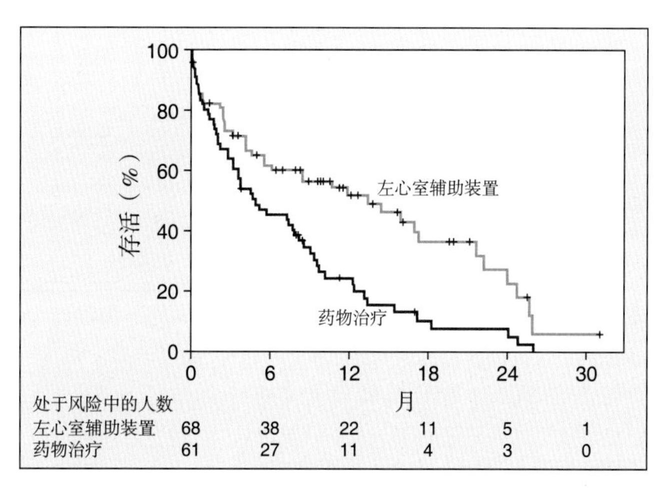

图 21-26 REMATCH 研究中药物组和左心室辅助装置组患者的 Kaplan-Meier 生存曲线。十字代表截尾数据。92 名患者死亡后停止纳入患者。最终分析时有 95 名患者死亡。（From Rose EA，Gelijns AC，Moskowitz AJ，et al；Randomized Evaluation of Mechanical Assistance for the Treatment of Congestive Heart Failure [REMATCH]. Study Group. Long-term mechanical left ventricular assistance for end-stage heart failure. N Engl J Med. 2001；345:1435-1443.）

年（23% 对比 8% $P = 0.09$）生存率均优于随机分入药物治疗组的患者。12 个月时死亡相对风险减少 0.52（0.34 对比 0.78；$P = 0.001$）。尽管在研究开始 1 年后允许 8 名药物组患者进入心室辅助装置组，数据仍采用意向性分析。几乎所有药物组患者都死于心衰，而心室辅助装置组患者更多死于感染并发症及装置功能障碍。心室辅助装置组患者总体不良事件发生率较高（相对风险度 2.35；95% 置信区间 1.86 ~ 2.95），该组有较多的出血、神经系统功能障碍、感染、血栓栓塞并发症及肾衰。

次要研究终点包括生活质量和功能状态。心室辅助装置治疗的患者，通过 SF-36 生活质量量表显示生活质量明显提高。明尼苏达心衰评分在组间没有区别。心室辅助装置组 1 年后存活患者中位心功能分级为Ⅱ级，而药物治疗组为Ⅳ级。

REMATCH 研究的结果显示了长期使用 MCS 的可行性，随后 FDA 于 2002 年批准 HeartMate XVE 在药物治疗无效、不宜行心脏移植的晚期心衰患者中应用。REMATCH 研究同时再次指出当时的药物治疗晚期心衰存活率极低。尽管研究显示心室辅助装置治疗的患者死亡率降低、生活质量提高，但是 2 年总体存活率仅为 24%，辅助装置耐久性能一般，且有一定数量的设备相关并发症，HeartMate XVE 未能被批准在临床应用于 DT 治疗。

在 REMATCH 的结果发表后，Park 等根据纳入患者的不同年代再次分析了研究的临床结果（图 21-27）[45]。尽管具有更多高危因素，在研究后期纳入的患者 1 年和 2 年生存率都高于早期入选的患者。批准后的注册信息数据库也显示了类似的生存率提高（1 年存活率为 56%）[46,47]。经常可以发现使用经验和心室辅助装置导致的预后改善直接相关，HeartMate Ⅱ BTT 研究的初始队列和长期随访队列中也存在上述现象。尽管随后入选的患者在植入心室辅助装置前的危险因素等同或高于初始随机研究的患者，但生存率仍有所改善。这表明术前、术后管理的改善及 MCS 使用经验的增加，是 VAD 植入后能否提高生存率、改善生

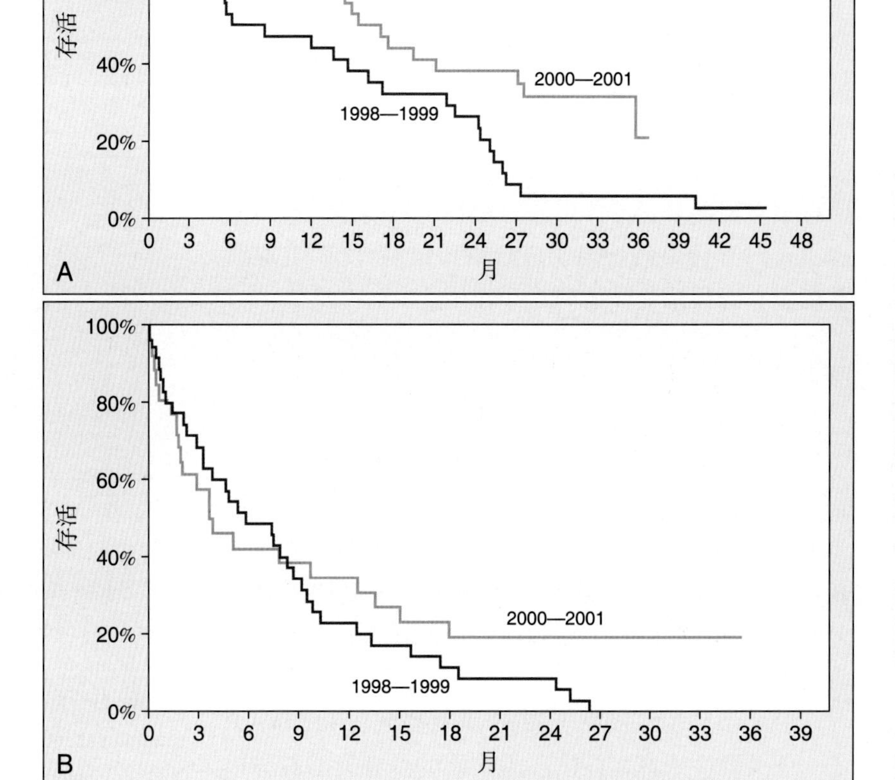

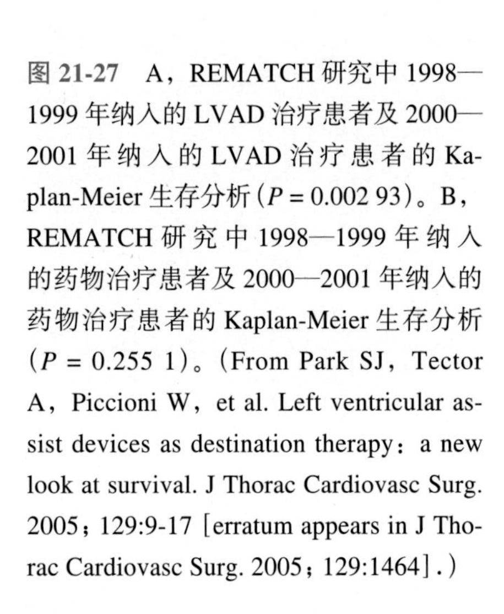
图 21-27 A，REMATCH 研究中 1998—1999 年纳入的 LVAD 治疗患者及 2000—2001 年纳入的 LVAD 治疗患者的 Kaplan-Meier 生存分析（$P = 0.002\ 93$）。B，REMATCH 研究中 1998—1999 年纳入的药物治疗患者及 2000—2001 年纳入的药物治疗患者的 Kaplan-Meier 生存分析（$P = 0.255\ 1$）。(From Park SJ, Tector A, Piccioni W, et al. Left ventricular assist devices as destination therapy: a new look at survival. J Thorac Cardiovasc Surg. 2005; 129:9-17 [erratum appears in J Thorac Cardiovasc Surg. 2005; 129:1464].)

活质量的重要因素。

2000 年世界心脏组织启动了一项搏动性 Novacor 装置在非心脏移植受体患者中作为永久支持治疗的试点研究（图 21-4）[48]。INTrEPID 研究（Investigation of Nontransplant-Eligible Patients Who Are Inotrope Dependent，关于非心脏移植受体血管活性药物依赖患者的研究）是前瞻性、非随机、对照临床研究，比较 Novacor 和最佳药物治疗对晚期心衰患者的疗效。入选的晚期心衰患者，需静脉血管活性药物治疗，并至少间隔 7 天 2 次尝试停用血管活性药物失败[48]。同时研究的对照组患者符合纳入及排除标准，但由于存在主动脉机械瓣，或由于经济原因无法进行机械心室辅助装置植入及完成随访，因此选择药物治疗。

INTrEPID 患者较 REMATCH 患者年轻（平均年龄 60 岁对比 66 岁），但其他特征类似，包括左室功能障碍程度、血管活性药物支持后仍存在充盈压升高。该组患者同时存在终末器官功能障碍的证据，如基线血肌酐及尿素氮升高、低钠血症等。

81 名患者接受筛选，入选 55 名患者（37 名左室辅助装置，18 名最佳药物治疗）。该研究生存率见图 21-28。6 个月（46% 对比 22%；$P = 0.03$）和 12 个月（27% 对比 11%）时心室辅助装置组患者生存率优于药物治疗组。心室辅助装置组患者的主要死因是卒中及感染，而药物组患者主要死于进行性心衰。

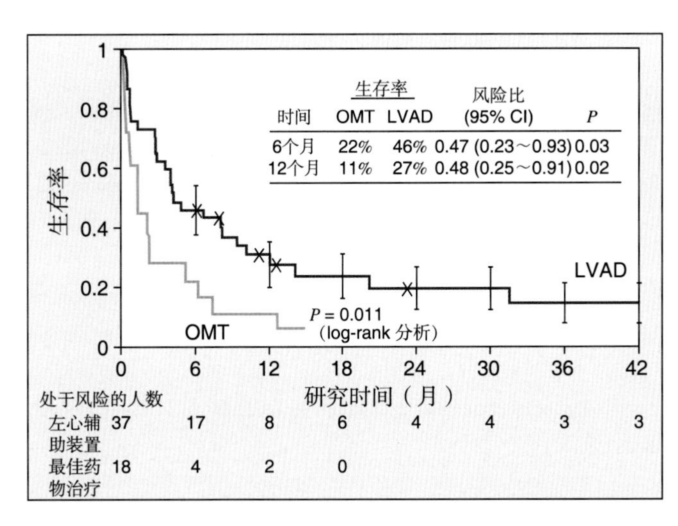

图 21-28 INtrEPID 研究 6 个月和 12 个月的生存率显示大概可降低 50% 的死亡风险。也显示了 Kaplan-Meier 生存曲线。X 代表因移植产生的截尾数据。（From Rogers JG，Butler J，Lansman SL，et al. Chronic mechanical circulatory support for inotrope-dependent heart failure patients who are not transplant candidates：results of the INTrEPID Trial.INTrEPID Investigators. J Am Coll Cardiol. 2007；50:741-747.）

心室辅助装置组患者心功能及生活质量改善更明显。5 名心室辅助装置组患者及 1 名药物组患者，经治疗后病情改善进而可接受心脏移植。

INTrEPID 的结果使人们相信，有理由进行以 Novacor 作为 DT 的关键研究。RELIANT 研究（Novacor 左心室辅助装置在非移植患者中的随机化评估）用于比较 Novacor 和 HeartMate XVE 的并发症及死亡率。该研究进行期间，世界心脏组织决定致力于发展新技术，因此研究结束前 Novacor 就退出临床应用。

尽管设计有所不同，INTrEPID 研究再次证实了 REMATCH 研究的许多发现。首先，晚期心衰患者使用药物治疗作用有限，1 年生存率仅为 10% ~ 20%。另外，两项研究均显示药物治疗患者不可能改善症状及生活质量。相反，两者都发现 MCS 可以提高生存率，改善功能状态及生活质量。这些研究积累的经验提供了这样一个概念，即长期 LVAD 辅助是可行的。早期 VAD 治疗患者较高的死亡率说明患者选择的重要性。另外，人们认识到开发出不良事件更少、耐用性更高的 VAD 技术可改善术前、术后患者管理水平，从而可能产生更可接受的长期临床预后。

平流泵

与搏动泵比较，人们认为轴流设计的平流泵可以提供相同的血流动力学支持，但具有更高的耐久性及较少的不良事件。因此，几乎在 HeartMate Ⅱ BTT 治疗关键性研究开展的同时，也开始设计和进行了 HeartMate Ⅱ DT 治疗的关键性研究。

HeartMate Ⅱ DT 治疗的关键性研究将 200 名 NYHA 心功能分级Ⅲ b 及Ⅳ级、射血分数不足 25% 以及最大氧耗不超过 14ml/kg/min，或静脉血管活性药物治疗至少 14 天或主动脉内球囊反搏治疗至少 7 天的患者，随机分入 HeartMate Ⅱ（$n = 134$）治疗组或 HeartMate XVE 治疗组（$n = 66$）[2]。研究的主要终点为联合终点，包括存活达 24 个月且未发生致残性卒中，或未进行手术修补及心室辅助装置置换。入选患者大多为男性，平均年龄为 62 岁。该队列患者病情较重，表现为基线神经激素拮抗剂使用比例较低、血管活性药物（77%）及主动脉球囊反搏（22%）使用率较高。平均射血分数为 17%，平均肺动脉楔压为 24mmHg，平均心脏指数为 $2L/min/m^2$。平均血钠为 135mmol/L，平均血肌酐为 1.6mg/dl。因此入选患

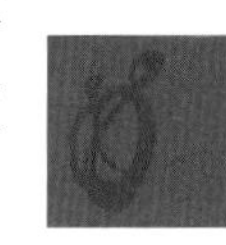

者总体上具有晚期心衰特征，与此前搏动设备研究中患者情况相似。

使用 HeartMate Ⅱ的患者达到主要终点的比例几乎增加了 3 倍（46% 对比 11%；$P < 0.001$；表 21-3）。使用 HeartMate Ⅱ的患者中，达到联合终点中各项指标的人数也较多（表 21-3）[2]。该研究的精算生存率见图 21-29。使用 HeartMate Ⅱ的患者的 1 年及 2 年生存率分别为 68% 和 58%，而使用 HeartMate XVE 者 1 年及 2 年生存率分别为 55% 和 24%。尽管存在设备进步及患者管理经验增加，使用 HeartMate XVE 者的生存率与 REMATCH 研究中所观察到的结果一致（图 21-29）。使用 HeartMate Ⅱ的患者各项不良事件发生率都较低，尤其是脓毒血症、设备相关的感染、右心衰竭、肾衰和再次入院治疗。功能状态、6 分钟行走距离和生活质量改变在两组间类似。这说明上述指标的改善主要与心输出量增加和左侧房室充盈压降低有关，而与血流特征关系较小。

FDA 基于 HeartMate Ⅱ DT 治疗关键性研究的结果，于 2010 年批准行 DT 治疗，这是第二个用于不宜移植患者长期治疗的 LVAD[24]。

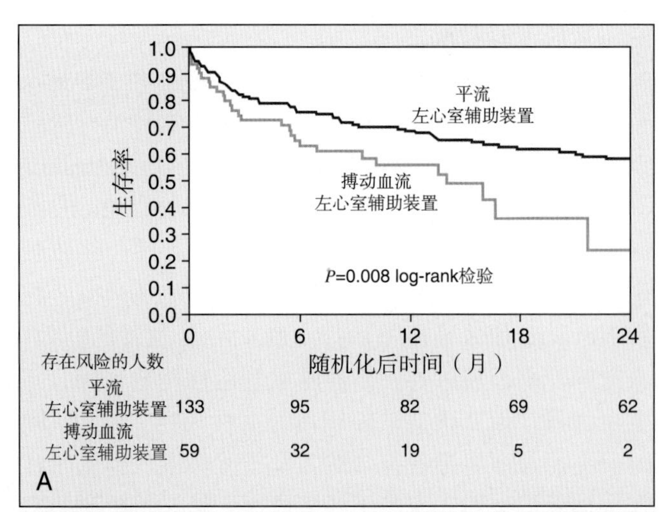

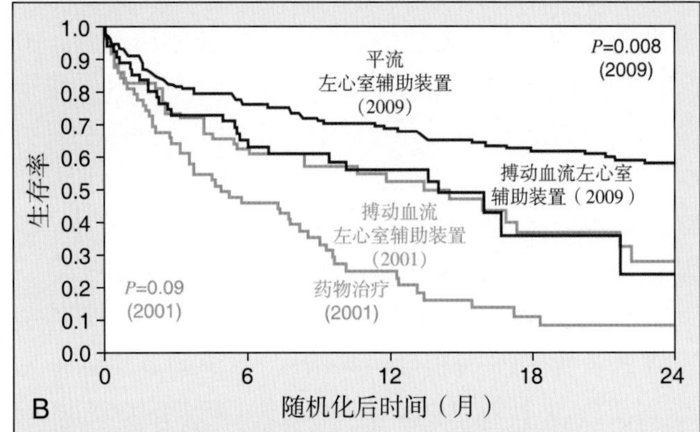

图 21-29 A，根据患者实际接收的治疗分组，Kaplan-Meier 生存分析评估两组的生存率。资料包括 192 名接受 LVAD 的患者。其中 95 名接受搏动血流 LVAD，20 名在研究期间更换 LVAD，其中 18 名患者（31%）更换为平流 LAVD，而未继续使用搏动血流 LVAD。第 2 年时，仅 2 名患者仍在使用搏动血流 LVAD，都接受过装置更换术。B，LVAD 进行 DT 治疗的生存率。标有 2009 的曲线由 Slaughter 等报道，标有 2001 的曲线来自 RMATCH 研究。（From Slaughter MS，Rogers JG，Milano CA，et al；HeartMate II Investigators. Advanced heart failure treated with continuous-flow left ventricular assist device. N Engl J Med. 2009；361:2241-2251；Rose EA，Gelijns AC，Moskowitz AJ，et al. Randomized Evaluation of Mechanical Assistance for the Treatment of Congestive Heart Failure [REMATCH]. Study Group. Long-term mechanical left ventricular assistance for end-stage heart failure. N Engl J Med. 2001；345:1435-1443.）

离心设计的平流泵用于 DT 治疗

VentrAssist 离心血流 LVAD 的 DT 治疗临床评估为了缩短研究时间，采用了 2 项创新。创新 A，将非紧急安装 MCS 装置者按照 2∶1 比例随机分为 VentrAssist LVAD 治疗和药物治疗。创新 B，按照 2∶1 比例随机将患者分为 VentrAssist LVAD 治疗和 HeartMate XVE 搏动 LVAD 治疗。但是在研究结束前，VentrAssist 就已停产，研究结果也未发表。

短期体外机械循环支持装置的临床评估

顽固性心源性休克患者短期体外机械循环支持装置的临床评估一般不必采用随机临床研究，多利用前瞻性、单组观察性研究，以证实辅助装置的设计、安全性及有效性。普遍接受的看法是，常规治疗无效的心源性休克患者有随时死亡的危险。

TandemHeart PVAD（CardiacAssist Technologies，Inc.，Pittsburgh，PA）是经皮左房至股动脉心室辅助装置（图 21-30）[49-51]。采用低速平流离心泵设计。该装置通过右股静脉经皮植入，导管穿刺房间隔进入左房。在一项比较 TandemHeart PVAD 和球囊反搏的随机对照研究中，Thiele 等报道与球囊反搏比较，使用 Tandem Heart PVAD 可以更明显地提高心脏指数、改善血流动力学及代谢指标[49,50]。然而，使用 Tandem Heart PVAD 过程中出现了包括严重出血、肢体缺血等并发症。两组 30 天死亡率类似。FDA 批

表 21-3 HeartMate Ⅱ DT 治疗关键性研究，不同治疗组的主要终点和风险比[*]

终点	平流 LVAD（n=134）人数（%［95% CI］）	搏动血流 LVAD（n=66）人数（%［95% CI］）	风险比（95%CI）	*P*
存活达 24 个月且未发生致残性卒中，或未进行手术修补或置换心室辅助装置（主要终点）	62（46［38 ~ 55］）	7（11［3 ~ 18］）		< 0.001
导致患者未达到主要终点的第一个事件				
致残性卒中[†]	15（11［6 ~ 17］）	8（12［4 ~ 20］）	0.078 0.33-1.82）	0.56
再次手术以修复或更换设备[‡]	13（10［5 ~ 15］）	24（36［25 ~ 48］）	0.018（0.09-0.37）	< 0.001
植入设备 2 年内死亡	44（33［25 ~ 41］）	27（41［29 ~ 53］）	0.59（0.35-0.99）	0.048
任何一项	72（54［45 ~ 62］）	59（89［82 ~ 97］）	0.38（0.27-0.54）	< 0.001

[*] 利用 Cox 回归计算风险比，Fisher 精确检验计算主要终点的 *P*。
[†] 致残性卒中 Rankin 评分 > 3 分的卒中。
[‡] 包括紧急心脏移植或设备取出术。
CI：置信区间；LVAD：左心室辅助装置。
From Slaughter MS，Rogers JG，Milano CA，et al；HeartMate II Investigators. Advanced heart failure treated with continuous-flow left ventricular assist device. N Engl J Med .2009；361:2241-2251

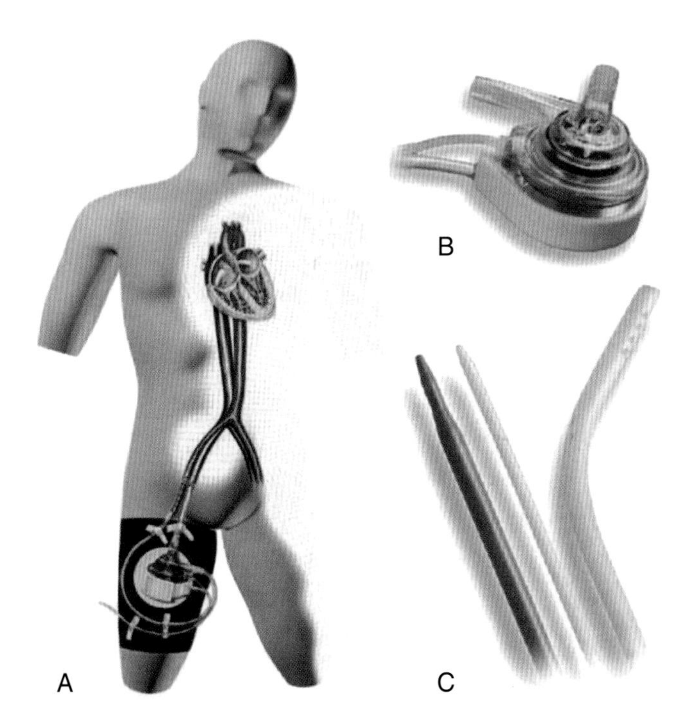

图 21-30 TandemHeart 左心室辅助装置用于短期机械循环支持，是具有轴承支撑内叶轮的离心泵。A，图示该设备经皮植入。注意与离心泵连接的动脉插管，及穿过房间隔的股静脉插管。B，离心泵近观。C，经房间隔插管近观。（From Pulido JN，Soon J，Charanjit S，et al.Percutaneous left ventricular assist devices：clinical uses，future applications，and anesthetic considerations. J Cardiothorac Vasc Anesth. 2010；24:478-486.）

准 Tandem Heart PVAD 用于最佳药物治疗及球囊反搏无效的心源性休克患者。

CentriMag VAD（Levitronix LLC，Waltham，MA）是由离心泵、马达、控制面板、流量探头及循环管路组成的需外科手术植入的辅助系统（图 21-31）[52-54]。该设备基于磁悬浮无轴承马达设计。位于泵体内的转子通过磁场与下转子偶联以产生转子的悬浮和旋转，这就将驱动器、磁力轴承及转子的功能合为一体。马达驱动产生磁轴承力使转子悬浮在泵体内，同时产生提供单向血流所需的扭力。该装置预充量为 31ml，在生理条件下可产生 10L/min 的流量。单中心研究显示了 CentriMag 可以作为 BTR 治疗或可植入 MCS 装置前的过渡治疗。FDA 批准 CentriMag 进行短期循环辅助。

Impella VAD（Abiomed Corporation，Danvers，MA）是基于导管的叶轮驱动微型轴流泵（图 21-32）[55-58]。该装置跨越主动脉瓣，入口在主动脉瓣下，出口在瓣上。可通过经皮或手术方式经由股动脉、腋动脉或升主动脉植入。Impella LP2.5 经 FDA 批准，可用于需要部分 MCS 达 6 小时以上的患者。在比较 Impella LP2.5 和球囊反搏的前瞻性、随机临床研究中，使用 Impella LP2.5 的患者心脏指数增加更明显[57]。两组 30 天死亡率类似。基于 Impella LP2.5 的结果，FDA 批准了两种类似但较大的设备，Impella 5.0 和 Impella LP。前者可以通过手术切开股动脉植入，后

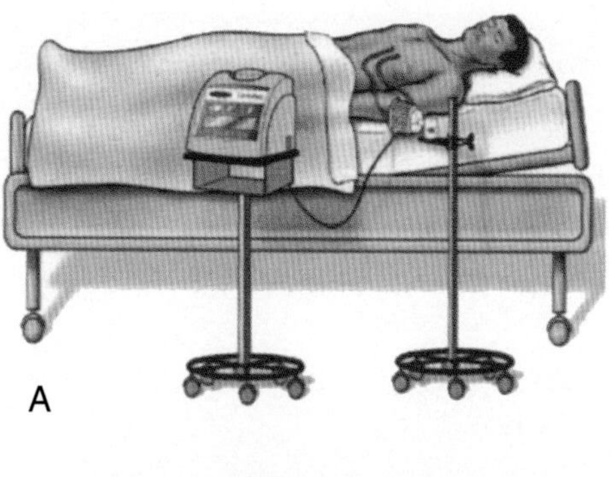

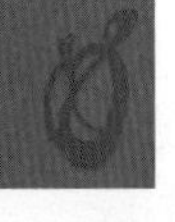

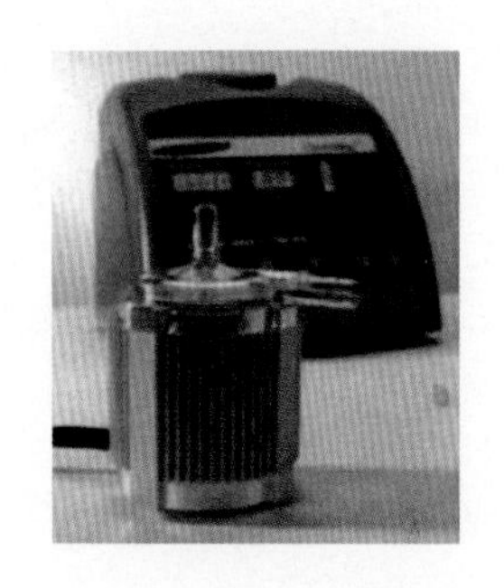

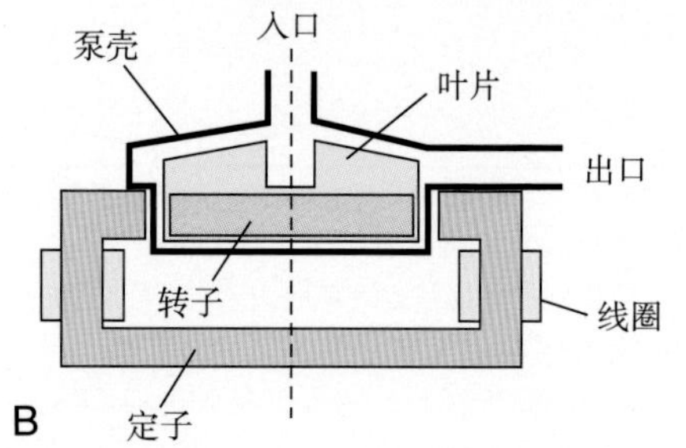

图 21-31 A，Levitronix CentriMag 是离心非接触轴承设计的平流旋转泵，具有磁悬浮叶轮。CentriMga 与独立外置的动力单元连接。B，转子悬浮于定子磁场内而无机械接触，可通过电子控制转子的位置和速度。血流通过转子上方的入口进入，通过转子旋转产生的离心力被导向出口。

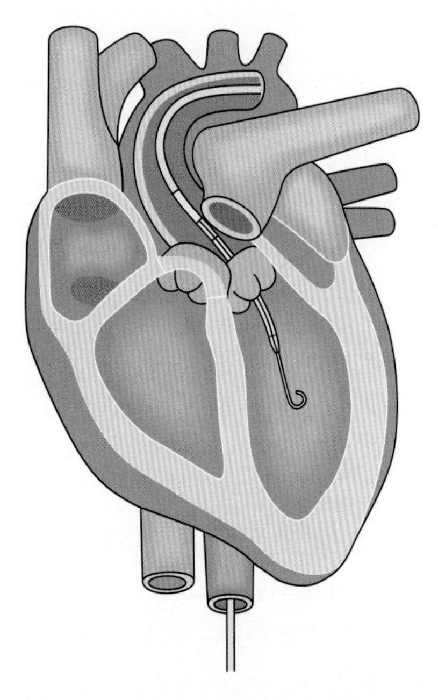

图 21-32 Impella 心室辅助装置是基于导管的叶轮驱动微型轴流泵。该设备可由股动脉或升主动脉经皮或手术植入位于跨越主动脉瓣的位置。(From Thunberg CA，Gaitan B，Arabia FA，et al. Ventricular assist devices today and tomorrow. J Cardiothorac Vasc Anesth.2010；24:656-680.)

者可以开胸植入，都可以提供 5L/min 的短期循环支持。

Abiomed BVS5000（Abiomed Corporation）是体外心室辅助装置，用于提供左室、右室或双心室辅助（图 21-33）[59-61]。FDA 批准使用 Abiomed BVS5000 对由于心脏术后难以停机、急性心肌炎、心肌梗死和心脏移植术后供体功能障碍导致的心源性休克进行短期 MCS 治疗，等待心功能恢复。除传统的 BVS 5000 以外，另一具有新型血泵及控制单元设计的装置 AB5000 也以被 FDA 批准用于短期循环辅助。AB5000 已代替 BVS5000 被应用于临床。AB5000 血泵通过便携形式与患者连接以增加患者的移动性，并有可能允许患者出院。

INTERMACS 的机械循环支持装置预后信息

INTERMACS 是目前最大的记录持久性 MCS 用于 BTT 或 DT 治疗研究的数据库之一[62]。该数据库是由 NHLBI 资助的，由 NHLBI、FDA、美国医疗保险系统、晚期心衰 /MCS 生厂商和医疗界专家共同参与的合作组织，从 2006 年 6 月 23 日开始前瞻性纳入患者和收录数据。2009 年 3 月 27 日美国医疗保险系统和美国卫生部强制要求所有的有资质进行 MCS DT 治疗的医疗中心将使用非在研 FDA 批准的 MCS 装置的患者数据上传至国家数据库——INTERMACS。要求医院上传所有持久性 MCS 装置的数据至 INTERMACS 后，才能获得报销偿付。同时进行不良事件的甄别，创新的电子数据上传系统，为进行药物治疗比较而建立数据模板，实施严密的数据监测，通过器官共享联合网络进行医院审计和数据的获取

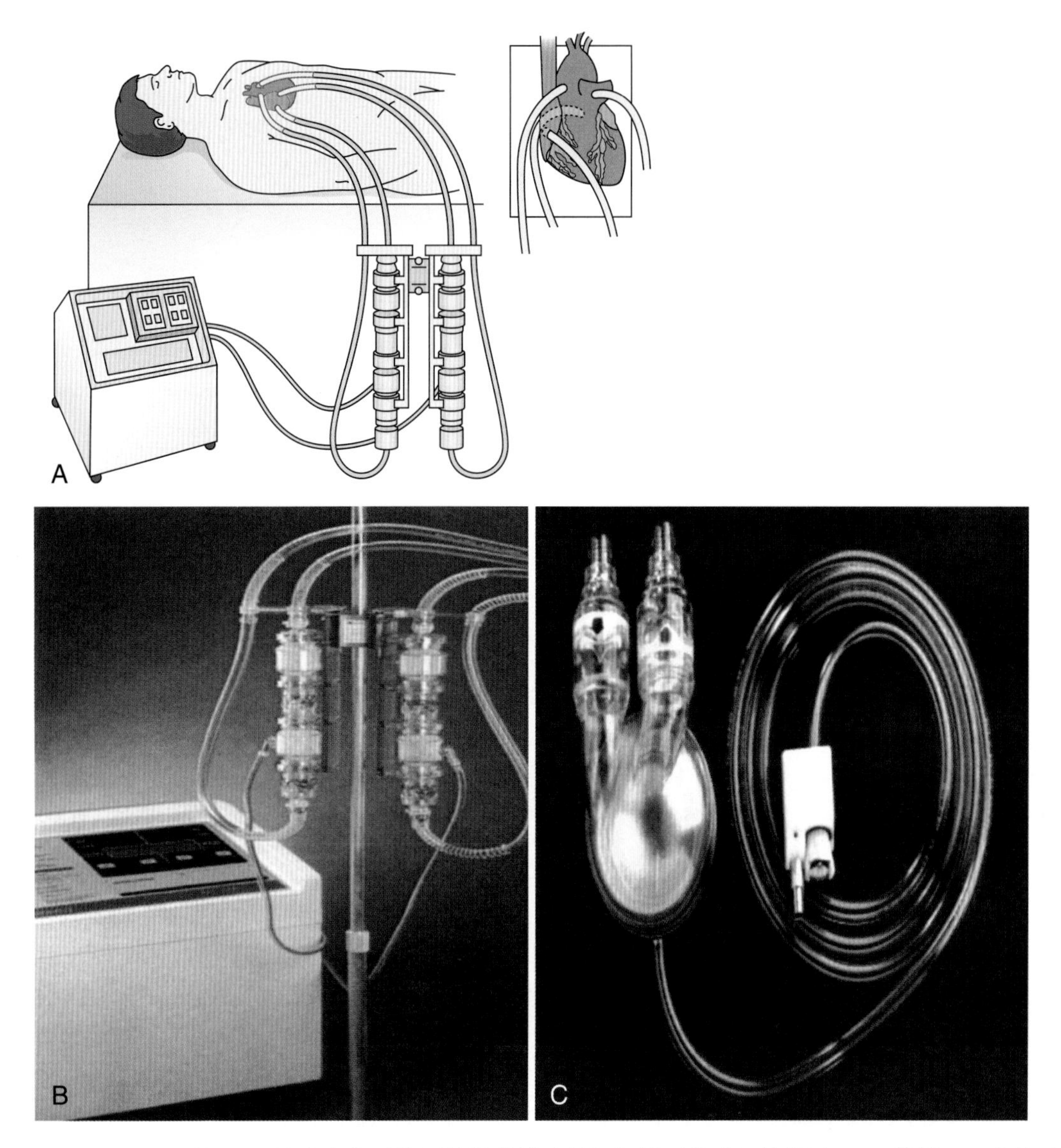

图 21-33 Abiomed BVS5000 是 FDA 批准在美国使用的体外搏动性短期循环辅助支持装置。A，体外双心室辅助模式。B，气动驱动部件和 BVS 5000 血泵。C，FDA 批准的 BVS 5000 设计更新为便携式体外血泵 AB5000。(copyright ©ABIOMED，Danvers，MA.)

及发表。从 INTERMACS 设立起，设备种类逐渐增加，设备评估的手段不断改进，都使 MCS 领域逐渐完善。主要不足是不包含美国在研设备的患者信息。在 INTERMACS 数据库使用的早期，美国批准用于 DT 或 BTT 治疗的只有搏动泵，如 HeartMate XVE、Thoratec pVAD 和 IVAD。2008 年 FDA 批准平流技术的临床应用后（Thoratec HeartMate Ⅱ），大量目前临床使用的设备的数据被录入。最近的 INTERMACS 报告反映了 MCS 治疗明显从搏动泵转为平流技术，并为比较应用两种不同技术的患者的预后提供了坚实的基础。在 2010 年，INTERMACS 已录入超过 1000 名使用持久性 MCS 装置的患者数据[62]。首次植入设备患者 1 年及 2 年总体生存率大约为 75% 和 45%（图 21-34）。首次植入 LVAD 患者生存率优于双心室辅助或全人工心脏辅助者。

结论

利用持久性、可植入设备进行机械循环支持是一项成熟可行的治疗措施，可作为永久治疗用于等待心脏移植的晚期心衰患者和不宜进行心脏移植的患者。过去 10 年间，搏动泵逐渐被轴流和近期出现的离心设计的平流泵替代。这一变化促进了泵设计的改进，使患者生存率提高，不良事件（尤其是泵功能异

不同设备的生存率

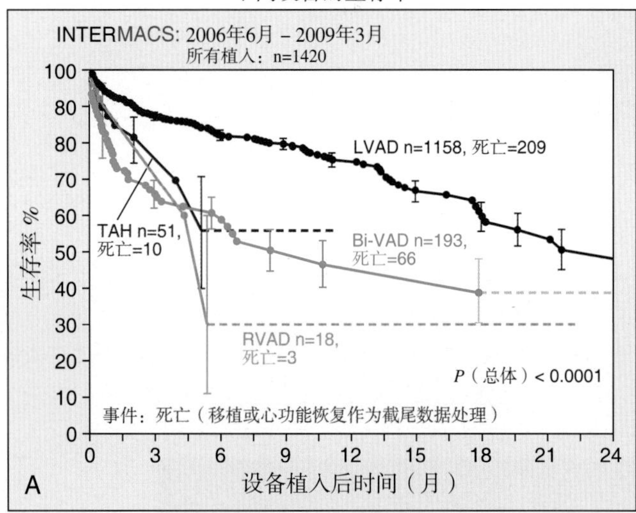

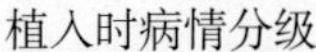

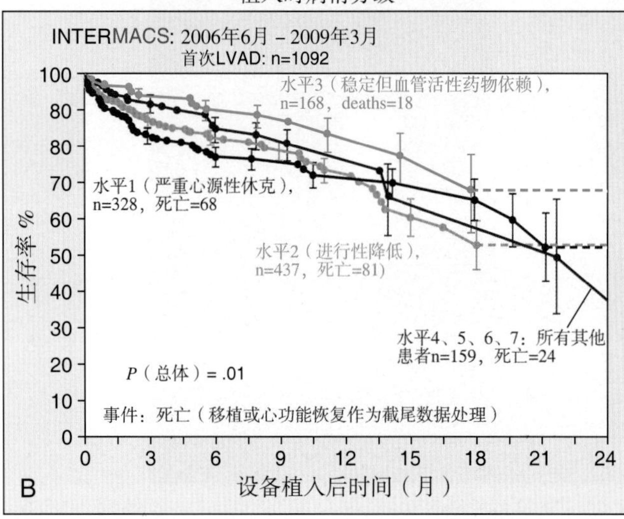

图 21-34 2006 年 6 月至 2009 年 9 月纳入 INTERMACS 的机械循环支持患者的生存分析，根据设备位置（A）和病情严重程度（B）分级。Bi-VAD：双心室辅助装置；LVAD：左心室辅助装置；RVAD：右心室辅助装置；TAH：全人工心脏。（From Kirklin JK，Naftel DC，Kormos RL，et al. Second INTERMACS annual report：more than 1，000 primary left ventricular assist device implants. J Heart Lung Transplant. 2010；29:1-10.）

常、装置相关的感染和右心衰）发生率降低。出血、卒中和血栓栓塞事件仍是心室辅助治疗的主要问题。优化抗凝策略和设备设计以减少不良事件需要对血液和设备界面相互作用有深入了解。尽管存在这些不足，新技术使越来越多的患者可以接受心室辅助装置治疗。技术设备的不断改进，可能在某些患者中可以达到与心脏移植类似的效果。也可能使比较心脏移植和心室辅助装置的临床研究，及在病情较轻的心衰患者中使用心室辅助装置的临床研究成为现实。

（楼 松译 于 坤校）

参考文献

1. Rose EA, Gelijns AC, Moskowitz AJ, et al. Randomized Evaluation of Mechanical Assistance for the Treatment of Congestive Heart Failure (REMATCH) Study Group. Long-term mechanical left ventricular assistance for end-stage heart failure. *N Engl J Med.* 2001;345:1435–1443.
2. Slaughter MS, Rogers JG, Milano CA, et al. HeartMate II Investigators. Advanced heart failure treated with continuous-flow left ventricular assist device. *N Engl J Med.* 2009;361:2241–2251.
3. Christie JD, Edwards LB, Aurora P, et al. The Registry of the International Society for Heart and Lung Transplantation: Twenty-sixth official adult lung and heart-lung transplantation report—2009. *J Heart Lung Transplant.* 2009;28:1031–1049.
4. Joyce LD, Noon GP, Joyce DL, et al. Mechanical circulatory support: a historical review. *ASAIO J.* 2004;50:x–xii.
5. Hill JD, Farrar DJ, Hershon JJ, Compton PG, et al. Use of a prosthetic ventricle as a bridge to cardiac transplantation for postinfarction cardiogenic shock. *N Engl J Med.* 1986;314:626–628.
6. Farrar DJ, Hill JD, Gray Jr LA, et al. Heterotopic prosthetic ventricles as a bridge to cardiac transplantation: a multicenter study in 29 patients. *N Engl J Med.* 1988;318:333–340.
7. Farrar DJ, Buck KE, Coulter JH, et al. Portable pneumatic biventricular driver for the Thoratec ventricular assist device. *ASAIO J.* 1997;43:M631–M634.
8. Slaughter MS, Sobieski MA, Martin M, et al. Home discharge experience with the Thoratec TLC-II portable driver. *ASAIO J.* 2007;53:132–135.
9. Reichenbach SH, Farrar DJ, Hill JD. A versatile intracorporeal ventricular assist device based on the Thoratec VAD system. *Ann Thorac Surg.* 2001;71(suppl 3):S171–S175.
10. Slaughter MS, Tsui SS, El-Banayosy A, et al. Results of a multicenter clinical trial with the Thoratec Implantable Ventricular Assist Device. *J Thorac Cardiovasc Surg.* 2007;133:1573–1580. [erratum appears in *J Thorac Cardiovasc Surg.* 2007;134:A34].
11. Portner PM, Oyer PE, McGregor CGA, et al. First human use of an electrically-powered implantable ventricular assist system. *Artif Organs.* 1985;9:36 [abstract].
12. Starnes VA, Oyer PE, Portner PM, et al. Isolated left ventricular assist as bridge to cardiac transplantation. *J Thorac Cardiovasc Surg.* 1988;96:62–71.
13. McGee MG, Parnis SM, Nakatani T, et al. Extended clinical support with an implantable left ventricular assist device. *ASAIO Trans.* 1989;35:614–616.
14. Frazier O, Rose E, Macmanus Q, et al. Multicenter clinical evaluation of the Heart Mate 1000 IP left ventricular assist device. *Ann Thorac Surg.* 1992;53:1080–1090.
15. Frazier OH, Rose EA, McCarthy P, et al. Improved mortality and rehabilitation of transplant candidates treated with a long-term implantable left ventricular assist system. *Ann Surg.* 1995;222:327–336.
16. Frazier OH, Rose EA, Oz MC, et al. Multicenter clinical evaluation of the HeartMate vented electric left ventricular assist system in patients awaiting heart transplantation. *J Thorac Cardiovasc Surg.* 2001;122:1186–1195.
17. Dowling RD, Park SJ, Pagani FD, et al. HeartMate VE LVAS design enhancements and its impact on device reliability. *Eur J Cardiothorac Surg.* 2004;25:958–963.
18. Pagani FD, Long JW, Dembitsky WP, et al. Improved mechanical reliability of the HeartMate XVE left ventricular assist system. *Ann Thorac Surg.* 2006;82:1413–1419.
19. Dembitsky WP, Tector AJ, Park S, et al. Left ventricular assist device performance with long-term circulatory support: lessons from the REMATCH trial. *Ann Thorac Surg.* 2004;78:2123–2129.
20. Dagenais F, Portner PM, Robbins RC, et al. The Novacor left ventricular assist system: clinical experience from the Novacor registry. *J Card Surg.* 2001;16:267–271.
21. Mussivand T, Hetzer R, Vitali E, et al. Clinical results with an ePTFE inflow conduit for mechanical circulatory support. *J Heart Lung Transplant.* 2004;23:1366–1370.
22. Miller LW, Pagani FD, Russell SD, et al. Use of a continuous-flow device in patients awaiting heart transplantation. *N Engl J Med.* 2007;357:885–896.
23. Pagani FD, Miller LW, Russell SD, et al. Extended mechanical circulatory support with a continuous-flow rotary left ventricular assist device. HeartMate II Investigators. *J Am Coll Cardiol.* 2009;54:312–321.
24. Rogers JG, Aaronson KD, Boyle AJ, et al., HeartMate II Investigators. Continuous flow left ventricular assist device improves functional capacity and quality of life of advanced heart failure patients. *J Am Coll Cardiol.* 2010;55:1826–1834.
25. Russell SD, Rogers JG, Milano CA, et al., HeartMate II Clinical Investigators. Renal and hepatic function improve in advanced heart failure patients during continuous-flow support with the HeartMate II left ventricular assist device. *Circulation.* 2009;120:2352–2357.
26. Bristow MR, Saxon LA, Boehmer J, et al. Cardiac-resynchronization therapy with or without an implantable defibrillator in advanced chronic heart failure. *N Engl J Med.* 2004;350:2140–2150.
27. Frazier OH, Myers TJ, Jarvik RK, et al. Research and development of an implantable, axial-flow left ventricular assist device: the Jarvik 2000 heart. *Ann Thorac Surg.* 2001;71(suppl):S125–S132.
28. Siegenthaler MP, Frazier OH, Beyersdorf F, et al. Mechanical reliability of the Jarvik 2000 Heart. *Ann Thorac Surg.* 2006;81:1752–1758.
29. Goldstein DJ, Zucker M, Arroyo L, et al. Safety and feasibility trial of the MicroMed DeBakey ventricular assist device as a bridge to transplantation. *J Am Coll Cardiol.* 2005;45:962–963.

30. Jahanyar J, Noon GP, Koerner MM, et al. Recurrent device thrombi during mechanical circulatory support with an axial-flow pump is a treatable condition and does not preclude successful long-term support. *J Heart Lung Transplant.* 2007;26:200–203.
31. Takatani S. Progress of rotary blood pumps: Presidential Address, International Society for Rotary Blood Pumps, 2006, Leuven, Belgium. *Artif Organs.* 2007;31:329–344.
32. Farrar DJ, Bourque K, Dague CP, et al. Design features, developmental status, and experimental results with the Heartmate III centrifugal left ventricular assist system with a magnetically levitated rotor. *ASAIO J.* 2007;53:310–315.
33. Esmore D, Spratt P, Larbalestier R, et al. VentrAssist left ventricular assist device: clinical trial results and clinical development plan update. *Eur J Cardiothorac Surg.* 2007;32:735–744.
34. Esmore DS, Kaye D, Salamonsen R, et al. First clinical implant of the VentrAssist left ventricular assist system as destination therapy for end-stage heart failure. *J Heart Lung Transplant.* 2005;24:1150–1154.
35. Boyle A, John R, Moazami N, et al. U.S. experience with a novel centrifugal LVAD in bridge to transplant (BTT) patients. *J Heart Lung Transplant.* 2009;28:S80–S81.
36. Nishinaka T, Schima H, Roethy W, et al. The DuraHeart VAD, a magnetically levitated centrifugal pump: the University of Vienna bridge to transplant experience. *Circ J.* 2006;70:1421–1425.
37. Nojiri C, Fey O, Jaschke F, et al. Long-term circulatory support with the DuraHeart maglev centrifugal left ventricular assist system for advanced heart failure patients eligible to transplantation: European experiences. *J Heart Lung Transplant.* 2008;27:S245 [abstract].
38. Wieselthaler GM, Strueber M, O'Driscoll GA, et al. Experience with the novel HeartWare HVAD with hydromagnetically levitated rotor in a multi-institutional trial. *J Heart Lung Transplant.* 2008;27:S245.
39. Tuzun E, Roberts K, Cohn WE, et al. In vivo evaluation of the HeartWare centrifugal ventricular assist device. *Texas Heart Inst J.* 2007;34:406–411.
40. Bearnson GB, Jacobs GB, Kirk J, et al. HeartQuest ventricular assist device magnetically levitated centrifugal blood pump. *Artif Organs.* 2006;30:339–346.
41. Pitsis AA, Visouli AN, Vassilikos V, et al. First human implantation of a new rotary blood pump: design of the clinical feasibility study. *Hellenic J Cardiol.* 2006;47:368–376.
42. Copeland JG, Smith RG, Arabia FA, et al. CardioWest Total Artificial Heart Investigators. Cardiac replacement with a total artificial heart as a bridge to transplantation. *N Engl J Med.* 2004;351:859–867.
43. Arabia FA, Copeland JG, Pavie A, et al. Implantation technique for the CardioWest total artificial heart. *Ann Thorac Surg.* 1999;68:698–704.
44. Skolnick A. Using ventricular assist devices as long-term therapy for heart failure. *JAMA.* 1998;279:1509–1510.
45. Park SJ, Tector A, Piccioni W, et al. Left ventricular assist devices as destination therapy: a new look at survival. *J Thorac Cardiovasc Surg.* 2005;129:9–17 [erratum appears in *J Thorac Cardiovasc Surg.* 2005;129:1464].
46. Long JW, Healy AH, Rasmusson BY, et al. Improving outcomes with long-term "destination" therapy using left ventricular assist devices. *J Thorac Cardiovasc Surg.* 2008;135:1353–1360.
47. Lietz K, Long JW, Kfoury AG, et al. Outcomes of left ventricular assist device implantation as destination therapy in the post-REMATCH era: implications for patient selection. *Circulation.* 2007;116:497–505.
48. Rogers JG, Butler J, Lansman SL, et al. Chronic mechanical circulatory support for inotrope-dependent heart failure patients who are not transplant candidates: results of the INTrEPID Trial. INTrEPID Investigators. *J Am Coll Cardiol.* 2007;50:741–747.
49. Thiele H, Sick P, Boudriot E, et al. Randomized comparison of intra-aortic balloon support with a percutaneous left ventricular assist device in patients with revascularized acute myocardial infarction complicated by cardiogenic shock. *Eur Heart J.* 2005;26:1276–1283.
50. Burkhoff D, Cohen H, Brunckhorst C, et al. A randomized multicenter clinical study to evaluate the safety and efficacy of the TandemHeart percutaneous ventricular assist device versus conventional therapy with intraaortic balloon pumping for treatment of cardiogenic shock. *Am Heart J.* 2006;152:469.e1–469.e8.
51. Pulido JN, Park SJ, Rihal CS. Percutaneous left ventricular assist devices: clinical uses, future applications, and anesthetic considerations. *J Cardiothorac Vasc Anesth.* 2010;24:478–486.
52. Thunberg CA, Gaitan B, Arabia FA, et al. Ventricular assist devices today and tomorrow. *J Cardiothorac Vasc Anesth.* 2010;24:656–680.
53. Haj-Yahia S, Birks EJ, Amrani M, et al. Bridging patients after salvage from bridge to decision directly to transplant by means of prolonged support with the CentriMag short-term centrifugal pump. *J Thorac Cardiovasc Surg.* 2009;138:227–230.
54. John R, Liao K, Lietz K, et al. Experience with the Levitronix CentriMag circulatory support system as a bridge to decision in patients with refractory acute cardiogenic shock and multisystem organ failure. *J Thorac Cardiovasc Surg.* 2007;134:351–358.
55. Jurmann MJ, Siniawski H, Erb M, et al. Initial experience with miniature axial flow ventricular assist devices for postcardiotomy heart failure. *Ann Thorac Surg.* 2004;77:1642–1647.
56. Thiele H, Smalling RW, Schuler GC. Percutaneous left ventricular assist devices in acute myocardial infarction complicated by cardiogenic shock. *Eur Heart J.* 2007;28:2057–2063.
57. Seyfarth M, Sibbing D, Bauer I, et al. A randomized clinical trial to evaluate the safety and efficacy of a percutaneous left ventricular assist device versus intra-aortic balloon pumping for treatment of cardiogenic shock caused by myocardial infarction. *J Am Coll Cardiol.* 2008;52:1584–1588.
58. Sassard T, Scalabre A, Bonnefoy E, et al. The right axillary artery approach for the Impella Recover LP 5.0 microaxial pump. *Ann Thorac Surg.* 2008;85:1468–1470.
59. Guyton RA, Schonberger J, Everts P, et al. Postcardiotomy shock: clinical evaluation of the BVS 5000 biventricular support system. *Ann Thorac Surg.* 1993;56:346–356.
60. Jett GK. Postcardiotomy support with ventricular assist devices: selection of recipients. *Semin Thorac Cardiovasc Surg.* 1994;6:136–139.
61. Gray LA, Champsaur GG. The BVS 5000 biventricular assist device: the worldwide registry experience. *ASAIO J.* 1994;40:M460–M464.
62. Kirklin JK, Naftel DC, Kormos RL, et al. Second INTERMACS annual report: more than 1,000 primary left ventricular assist device implants. *J Heart Lung Transplant.* 2010;29:1–10.

第 22 章

机械循环支持临床试验设计的挑战

Deborah D.Ascheim · Alan Moskowitz · Michael Parides · Annetine C.Gelijns

关键点

临床试验是基础研究和临床应用之间重要的过渡点。近年来，临床试验设计更加严谨，以期证明基于辅助装置治疗方法的价值。同时，对于临床医师、决策者和工业界来说，在促进严谨的临床评估和维持治疗的创新积极性之间寻找适当的平衡仍然一项重大挑战。临床评估严谨程度的提高也增加了新的治疗方法研发过程的时间和成本，而促进创新需要寻找如何加快这一过程的途径。在儿童患者或患有危及生命的疾病的患者中，新治疗方法的创新和评价之间的权衡尤其具有挑战性，例如儿童左心发育不良综合征或成人胶质母细胞瘤的治疗。或许，最近对评估严谨性和培养创新性之间的权衡讨论最激烈的领域之一就是机械循环支持装置领域。

1994 年，第一代左心室辅助装置（left ventricular assist devices，LVAD）获准作为移植过渡治疗（bridge to transplantation，BTT），并且在 2002 年，美国食品和药物管理局（FDA）批准其作为不符合心脏移植标准（终点治疗［DT］）的严重心力衰竭患者的长期植入设备。支持这项批准的临床试验证实了左心室辅助装置治疗的价值和潜力，但也强调了需改进这些设备，以解决其显著的治疗相关副作用，如出血、败血症及神经系统不良事件[1,2]，在随后的几年里，设备和临床管理策略有了重大创新。第一个平流装置（HeartMate Ⅱ；Thoratec Corporation，Pleasanton，CA）解决了搏动血流设备的一些缺点，于 2008 年被批准用于 BTT，2010 年被批准用于 DT[3,4]。几种新一代的 LVADs 已经进入或即将进入临床试验，它们的性能和外形可能有进一步的改良。

但是，真正的发展需要充分地调查患者、研究人员和财政资源基础情况。然而这样做就潜在着问题。BTT 是“罕少指征”，目前接受长期植入左心室辅助装置治疗的患者数仍然是极为有限，尽管原则上多数的晚期心衰患者可能符合治疗标准[5]。结果，由于进入临床试验的设备数量不断增加，使得这些试验不得不去争取这有限的患者人群。这种状况凸显了临床试验样本量最小化设计的必要性。

在本章中，我们将探讨临床试验设计的利弊，尤其针对样本大小、结果证据的强度以及它们对试验完成时效性的影响。我们将讨论确立 BTT 及 DT 适应证的试验以及在不太危重的心衰患者中的使用。

心脏移植的过渡

第一代装置：无对照研究

在现代的免疫抑制剂研发之前，早期心脏移植的失败，导致了 20 世纪 70 年代期间心脏移植手术很少进行，而对机械循环支持的兴趣不断增长[6]。在整个 20 世纪 70 ～ 80 年代，数种第一代 LVADs 被研发出来，主要特点是脉动式血流和容量位移。这

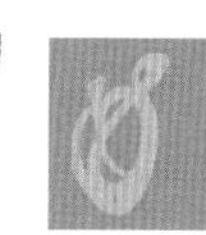

些LVADs的早期临床应用主要集中在BTT人群。20世纪80年代中期，开始进行临床试验，是无对照组、非随机性研究。在那个时期，存在关于对照研究的伦理问题。近10年来观察证实心脏移植等候名单上患者的死亡率相当高。此外，基于LVADs维持生理学功能的能力，预期效果被放大。为此，早期的第一代LVADs的临床评价是基于很小的无对照研究。

TIC（后来的Thoratec）气压式HeartMate IP和VE（电排气式）LVADs分别在1994年和1998年获FDA批准用于BTT[1,7]。关于HeartMate VE，美国BTT研究组提供了一组86例移植患者的临床数据，其中74例符合纳入标准，对其进行了生存分析，这为FDA授予其上市前审批（PMA）奠定了基础。安装HeartMate VE等待到心脏移植的患者生存率为65%，其主要的不良事件是感染（44%）和出血（44%）。相比之下，Novacor LVAS U.S. BTT研究采取的是非随机设计中的平行对照研究[1]。这项研究为Novacor LVAS1998年获得FDA批准作为BTT奠定基础，在同一天HeartMate VE作为BTT也获得了批准。Novacor的临床数据来自191例患者，其中156例植入了该装置，对这些患者都进行了不良事件的评估，最终符合纳入标准的129例患者被列入CORE LVAS队列研究，研究对其中至PMA提交日期达到研究终点的104例患者的临床资料进行了生存分析。平行对照研究组包括符合纳入标准的35例患者，因为没有机械循环支持装置可用，或他们选择了不接受LVAD治疗，仅接受了常规的治疗。虽然平行对照组提供同期的临床结果以供比较，但是，在开始时，与实验组相比，对照组患者的选择上存在影响临床结果的潜在因素（例如：临床特征的异质性），使得这样的设计存在一定偏倚。考虑到这一点，纳入到Novacor研究的对照组，即不愿接受装置植入的患者，病情有可能比研究组更重。如果是这种情况，治疗组和对照组临床结果就可能存在偏倚。据报道，植入LVAD组的生存率为78%，主要的不良事件为感染（66±8%）和神经系统不良事件（41±8%）。

尽管早期的BTT试验本身存在局限性，但有两个具有里程碑意义的研究定义了BTT人群与后续装置比较的初始基准：预设存活率65%的最低绩效目标。这是在日益严谨的临床试验中，评估VADs的安全性和有效性非常关键的第一步。

平流式装置：随机试验或客观性能评判标准为基础的研究

为进一步鼓励这个领域的技术创新，1994年美国国家心肺血液研究所（the National Heart，Lung and Blood Institute，NHLBI）发出了创新VAD系统的倡议。该倡议的目标是通过更小型化的设计、耐久性的提高和降低并发症来增加VADs的应用。这项举措使得以平流为特点的二代VADs装置得到发展。这些装置的试验设计面临的最大挑战之一是接受研究的患者规模。有趣的是，小样本研究不是因为晚期心脏病患病率低，而是由于相对狭隘的技术传播。使用此类型装置需要创伤较大的手术，随之而来的风险和与植入相关生活方式的变化，使得临床医生的选择更加受限，常常只在等待心脏移植的严重终末期心脏病患者中植入LVAD，这进一步减少了原本就很小的潜在接受LVADs的人数。

基于小规模的患者人群，采用不同装置对比的随机试验是不可行的。让我们考虑一下，例如，如果后续LVADs关于BTT指征的试验要求合并一个阳性对照组的话，这项临床试验会是什么样子。为了说明这一点，我们假设随着设备和临床管理的反复改进，市售设备存在一个实际的成功概率或者一个维持到移植的存活率（π），这个值为70%，实验设备相比市售设备能够降低死亡率的绝对值为5%。设计这样的一个临床试验将需要大于2500例的病例样本，才能确保双侧检验有80%的效能而拒绝无效假设*。表22-1描述了在多种假设下关于试验设备治疗获益的样本量大小的计算[8]。只有当一种新的设备具有维持到移植的预期存活率为90%时，约125例的样本量范围才是可行的，然而这样高的存活率对于当前设备是不切实际的。

通过试验设计取消平行对照组，而使用来自历

表22-1 不同生存率假设下作为移植过渡临床试验样本量的计算#

批准设备（%）	实验设备（%）	样本量（例数）
70	75	2502
70	80	586
70	85	240
70	90	126

史数据的估值点替代，这样所谓的基于临床效果目标或客观临床效果标准（OPC）的研究，样本量减少了大约75%（因为取消了对照组，且临床效果目标是一个固定值，无变异）。此外，因为新型设备也许不会显著提高生存率，但可能会存在其他优势，例如较少发生不良事件，所以这些临床试验测试的是非劣性，而不是优势。这些临床试验的目的是通过选定目标（非劣性）界限值显示实验设备不比基础设备差。

通常，非劣性试验需要较大的样本量，但这可以通过设定比较宽的非劣性界值来降低样本量。例如，如果我们假定市售设备维持到移植的存活率为70%，同时设定10%的非劣性界限值，这样的情况下非劣性的判定需要观测到的维持到移植的存活率的95%置信区间的下限值大于60%。这意味着观测到的维持到移植的存活率的点估计值必须是68%。为确保实验设备有不低于80%的概率超过此临界值，所需的样本量大约是120例。

主要终点的演变：设定客观临床结果标准

初期的OPC是基于HeartMate VE和Novacor设备的上市前测试和对当前文献回顾作出的观察[1,7,9-12]。在此初期OPC的基础上，试验成功要求设备达到预先设定的最小临床效果，即维持到移植的存活率为65%，而且如果观察到的成功那部分单侧95%置信区间的下限值超过临床效果目标，则临床试验被认为是阳性。

这个基准的明显局限性是原始临床试验使用维持到移植的存活率为主要的终点，它没有考虑到等待移植名单上的时间和地域的差异。考虑到这一点，BTT LVAD试验成功的定义是除了维持存活到移植，扩展到包括LVAD支持下生存达180天，同时仍应符合心脏移植标准的情况。使用此终点的第一个临床试验是HeartMate Ⅱ BTT试验，它于2005年启动注册[13]。VentrAssist BTT试验对此定义略有修改，将主要终点定义为存活到心脏移植或LVAD装置植入后存活180天，维持1A或1B状态（未发表的数据，国际健康成果和创新研究中心［International Center for Health Outcomes & Innovation Research，InCHOIR］、MSSM数据协调中心），通过联合器官共享网络（Network for UnitedOrgan Sharing，UNOS）等待心脏移植。关于成功定义的微小修改要求UNOS状态列表能够反映出移植患者进入了国家官方名单而不仅仅是显示调查员各自的判断。

此外，HeartMate Ⅱ和VentrAssistLVAD两个临床试验的主要终点均包括心脏复苏后装置的移除。如果不能够将复苏后移除明确列入临床结果的测量中，那么在正在进行的临床试验中，将很难把心脏恢复后移除与其他原因的移除区分开来，如装置替换。当心脏功能恢复后移除被认为是成功的（如，LVAD移除后无支持的存活），那么事先的定义界定就很重要了。一项理想的试验设计应该将功能恢复后移除LVAD界定为成功，与其他原因而做的移除区分开来（这些将被视为失败）。

心脏移植过渡试验中的不良事件定义的演变

早期LVAD研究的局限性之一是缺乏对不良事件通用的系统命名和定义。这不但影响医生和患者作出明智的临床决定，而且还会影响到准确的LVADs综合安全性标准的创建，此安全性标准使LVADs作为有效的BTT治疗方法获得批准。为了解决这个重要的问题，临床、科研和监管团体通过共同协作来创建产品上市后临床结果的标准化注册机制。机械辅助循环支持注册登记系统（Interagency Registry for Mechanically Assisted Circulatory Support，INTERMACS）于2006年春季启动[14]。试验注册的策划汇集了NHLBI、医疗服务和医疗救助服务中心（the Centers for Medicare and Medicaid Services，CMS）、食品和药品监督管理局（FDA）、临床医生、科学家以及业界代表的共同努力。在INTERMACS的范围内，通过对在一些已经完成和正在进行的临床试验中业已存在的标准的调整和协调，创建了一套标准的关于不良事件的分类和定义。这些不良事件的分类和定义，自2006年以来已经成为FDA规定的VAD临床试验的标准，期间也伴随着一些细微调整。

除了不良事件定义的演化和标准化，上市前临床试验中的不良事件目前是由专家独立判断的——这和当下市售设备的主要临床试验的情况不同——所以说，新的设备有着更严格的标准。

平流设备作为心脏移植过渡试验的结果

HeartMate Ⅱ多中心、无对照研究纳入了133名移植等候名单上的终末期心衰患者[13]。设备植入后180天，75%的患者达到了主要终点，其中包括心脏移植、心脏功能恢复或继续维持机械支持治疗且仍具备移植资格的患者。2008年，FDA批准了此设备用于符合BTT指征的患者。另一种旋转型装置，

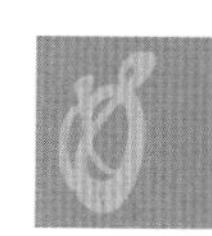

VentrAssist LVAD，在一项28例患者的前瞻性、多中心，无对照研究中进行了可行性评估。86%的患者存活到心脏移植或LVAD植入后存活达到180天（InCHOIR，未发表数据）。一项前瞻性、多中心、无对照的重要研究，纳入137例植入VentrAssist作为BTT的患者，其结果类似于早期可行性经验。到2009年8月为止，127例达到主要终点的患者中，82%的患者在试验过程中不需要更换设备，达到主要终点，包括存活到心脏移植或机械循环支持达180天，并且被列为UNOS状态1级。尽管VentrAssist可行性BTT研究有着乐观的结果，并且关键BTT研究的注册登记已经完成，但是由于公司资不抵债，而不得不终止这项有前景的LVAD的临床开发计划。

虽然采用基于临床效果目标或客观临床效果标准（OPC）的研究来应对BTT研究的小样本问题，但是由于没有平行对照组使对数据的说明存在问题。这在积极开展治疗性创新的领域尤为突出，患者选择和试验实施正在发生着变化。例如，一项大的挑战是自从开展HeartMate VE基础试验和Novacor上市前试验以来，主要的心脏移植人群已经发生了变化，这一时期的BTT患者的风险因素也许不同于早期试验研究。此外，采用LVAD支持的晚期心衰患者的临床管理已经逐渐成熟，使得与历史对照组相比，对受试者的成活率与不良事件的情况都产生了影响。另一个问题是供体轮候时间的不断变化。因此，虽然这种设计可精确地估计临床治疗效果（例如，窄可信区间），由于与比较组之间无法忽略的差异使这些估计存在潜在偏倚。

INTERMACS：同期对照组？

上面提到的许多问题可以通过INTERMACS的同期对照比较得以解决[14-16]。对于获得FDA许可的医疗设备，INTERMACS能够提供BTT患者的同期基线参数标准、移植率、等待时间以及标准化定义的不良事件发生率。通过建模，这些数据也可以提供一个对照组，能适当地调整的风险因素。比如，最近完成的ADVANCE（治疗晚期心力衰竭HeartWare HVAD左心室辅助循环设备系统的评估），HVAD的BTT试验（HeartWare，Inc，Framingham，MA）就包括了一个INTERMACS的对照组。该试验的主要终点是存活达180天，定义为依靠初始植入的HVAD存活、经心脏移植存活或心脏功能恢复后存活；患者心脏功能恢复移除支持装置后必须存活60天才被认为是成功的[17]。

长期左心室辅助循环装置治疗的临床试验：挑战与设计选择

调整形成期：REMATCH试验

NHLBI支持的REMATCH试验（Randomized Evaluation of Mechanical Assistance for the Treatment of Congestive HeartFailure，充血性心衰的机械辅助治疗的随机性评价）建立了长期LVAD装置的使用指征或终点治疗（destination therapy，DT）指征。这项试验是与最优临床管理治疗比较，评价慢性终末期心衰（D期）患者植入LVAD的有效性和安全性。在晚期患者中，与最优临床管理治疗比较（n = 61），LVAD植入（n = 68）的1年生存率是其两倍（25% ~ 51%）[2]。REMATCH阐明了一些与药物临床试验相比，植入装置的随机临床试验设计和实施的重要问题。新装置或新方法的随机临床试验的主要问题是对照组往往是差别很大的治疗模式，这与两种药物的临床比较不同。例如，在REMATCH试验中，就有使用LVAD与药物治疗之间的比较。这种截然不同的治疗方法可能会影响医生和患者的选择，这可能会使它更加难以实现两组间的均衡或选择的随机性（尤其是在病危的患者中）。此外，与药物试验相比，盲法在设备如LVAD的临床试验评估中是行不通的，这会导致观察员潜在偏倚，尤其是在评价那些主观临床终点指标，如生活质量或功能状态时更明显。尽量减少偏倚的工作包括两方面，即分别由治疗医师（例如，纽约心脏协会组［New York Heart Association，NYHA］）对患者生存状态进行独立评估和核心实验室对这些终点数据进行独立分析。

另一个问题是，与药物试验相比，新治疗方法的临床试验设计还要面对新的手术操作带来的巨大变化。相反，药物在临床试验中不会面临太大的变化。例如，上述提到的REMATCH试验中就有一些变化，诸如系统管路的改进，引入锁定螺钉以防止输血管与泵的脱离，引入抗菌药物和层流手术室来预防和解决系统管路感染的临床草案。这样的设备或临床管理的改进会在临床试验的设计中进行协调。试验草案存在这些变动的情况下，REMATCH试验的预定样本量并没有变化。但是，如果装置的设计或临床管

理的变化极大地改变了临床结果的测量方式，那么就需要更多的患者入组来满足特殊亚组的分析。复杂技术的典型试验，还存在一种学习曲线现象。如果我们比较一下前一半入组与后一半入组的患者，就会发现LVAD组生存率有显著改进（图22-1）。而在优化药物管理组上未出现这种情况。此外，从LVAD治疗组的不良事件发生情况来看，我们也观察到类似的伴随时间的显著改进现象，系统管路的相关感染更少，术后出血及败血症的发生率也更低[18]。有一个方案可以减少这种学习效应，就是设计一个预实验，或设定一个不计入最后结果分析的磨合期。另一个方案是提前制订一个分析方法以调整临床试验过程中影响结果的经验性差异。

最后，REMATCH临床试验设计的一个重要问题是确立对照组的不良事件发生率，这大概仍是晚期心力衰竭临床试验的一个普遍问题。目前对影响这些患者生存的预后因子的了解仍然有限，且文献报道的生存率有着很大的差异。例如，在REMATCH试验的设计中，我们假定目标人群的2年死亡率大约是75%，并且，推测LVAD治疗的最小受益会使死亡率至少降低1/3[19]。但是，我们低估了对照组患者的死亡率，其1年死亡率达75%。这个发现证明当对照组的结果存在重大不确定性时，随机临床试验应评估新的适应证。如果REMATCH研究已经被设计作为一个无对照研究，将LVAD组的生存率与常规进行临床治疗的患者的生存率（那些我们设想的生存率比最终在试验中得出的生存率要好很多）进行比较，那么这些装置将被认为是不成功的。

基于REMATCH数据，2002年，FDA批准了将

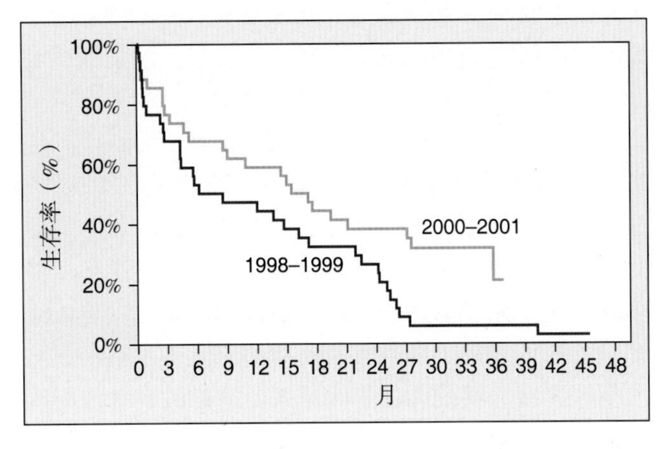

图22-1 REMATCH试验中1998—1999年纳入的接受LVADs植入患者的Kaplan-Meier生存曲线与2000—2001年患者的生存曲线（$P = 0.002\,93$）。

LVAD治疗用于DT，并且在2003年获得医疗保险制度覆盖。LVAD装置慢慢被应用到临床实践。在医疗保险报销审批后的第一个4年（2003—2007年），有400名患者植入了HeartMate XVE。下一代装置的DT临床试验设计中的一个重要问题是，应用LVAD治疗的作为DT患者数量很小，如此有限的患者数目使得试验难以及时完成。因此，在DT的LVAD临床试验中一个基本设计问题是在有限的时间里如何设计一个可行的小样本研究。特别是，这种情况提出了下列问题：(1) 观察研究与随机试验的作用是什么？(2) 如果我们进行随机试验，如何减少其样本量？(3) 如何设计适用于更大的心衰人群的随机试验？

非随机性终点治疗试验有用吗？

由于涉及DT的患者有限，FDA是否应该遵循非随机试验设计，支持OPC形式的研究来评估LVADs在DT人群中的作用，与REMATCH人群类似，这也是存在于BTT试验中的情况。像INTERMACS一样注册，其标准化的数据收集过程和对结果的定义，随着时间推移，在有效上市前研究设计中非常有价值。它可以提供一种能够不必收集新对照组的手段。它可以提供由经验得来的OPC，为无对照研究提供方便。它还可以生成同期对照组，通过多变量风险模型或基于匹配的倾向评分，对风险因素进行调整。最后，这样的研究还可能通过消除随机化而促进注册。在存在强势的内科医生和患者偏好的情况下，可能对随机分配有一定阻碍，往往在危及生命的疾病状态下才选用手术干预治疗。

然而，对于DT来说，想开展OPC的临床经验是有限的。举例来说，截至2007年，只有38例作为DT的左心室辅助装置治疗患者进入INTERMACS，而随访资料更有限。此外，鉴于我们发现对LVAD治疗的患者重要的新风险评分模型是基于小样本，而且尚未在INTERMACS的验证队列或新型泵中得到确认，结果的不确定性限制了我们平衡各比较组之间预后变量的能力，从而使我们难以解释结果中有多大程度的差异是由治疗效果决定的。雪上加霜的是，在D级心衰（包括一定范围的患者）患者中，正如以前的研究所显示的，在患者选择上存在较大变异[20]。此外，还存在不断进行的设备改进和患者管理上的改变。设备相关的管理改变涉及需要抗凝的非搏动泵，与设备无关的改变包括β-受体阻滞

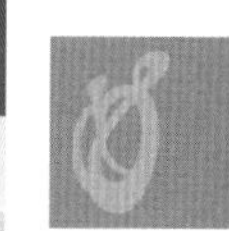

剂、醛固酮抑制剂和需双心室起搏的晚期心力衰竭患者。就这一点来说，对 REMATCH 试验之后临床研发的新一代设备的上市前评价，仍然需要随机对照试验。显然，这种试验的主要优势是消除分配患者接受不同治疗的偏倚，从而确保各比较组在已知和未知因素上的结构均衡。如果治疗效果改善较小，且存在治疗偏好时，这一点尤其重要。

设备 – 设备试验：终点选择和试验设计

REMATCH 试验为下一代 LVAD 随机试验设计提供了平台。在设计这些或任何试验时，考虑的要点是主要终点与对照组的选择。无论是单独或作为某种复合指标的一部分，死亡率仍然是这些试验中对比的关键指标。REMATCH 试验发现左心室辅助装置治疗能够获得显著的生存收益，从而使大多数后续 LVADs 的 DT 试验具有阳性设备对照组（例如，由 FDA 批准的当时被称为 Heart Mate XVE 设备）。

优势试验

虽然新设备对不良事件可能具有改善作用，但是新设备的存活率并不一定高于原有设备，这意味着假定的新设备的治疗效果可能很微弱。为此，以生存率为主要终点，基于设备 - 设备对比的传统优势试验，提出了样本量大小的问题。例如，假定对照组（市售设备）的 2 年生存率是 45%。这不是一个不现实的假设，因为进入下半段 REMATCH 试验的患者其生存率接近 40%，而且有经验的 LVAD 治疗中心很可能因为不断从市售设备应用中获得经验而改善他们的临床结果[18]。如果我们假设一个新设备可以相对减少 10% 的死亡率（如，危险比［或即刻相对死亡风险比］θ=0.90），这需要近 4500 例样本来确保双侧检验有 80% 的效力拒绝无效假设[*]。表 22-2 显示在试验设备死亡率方面收益的不同设定情况下的样本量需求，假设有 30 个月的病例累积，18 个月的随访。即使一个新设备能够相对降低 30% 的死亡率，使 2 年生存率接近 60%，在这样的情况下进行一个效力良好的试验仍然需要 400 例以上的样本量，这样的样本量需求在此患者群中比较难以得到。

表 22-2 不同生存率假设下作为终点治疗临床试验样本量的计算[*]

相对收益（%）	样本量（例数）	死亡（例数）
10	4486	3783
20	1138	844
30	424	331
40	220	161
50	128	88

[*] 基于双侧 0.05 水平的检验，检验效能 80%。

非劣性试验

是否有其他设计选择能够降低样本量呢？一种可能是采用具有详细说明的非劣性界值的非劣性试验。如果我们选择非劣性界值为 30%，就可以确定新设备的非劣性，如果单侧检验低于 95% 置信区间，危险比大于 0.7[1†]。危险比对比了先前设备的死亡率与试验设备的死亡率。假设标定设备与试验设备之间不存在存活率的差异，且 2 年存活率为 45%（存活时间符合指数分布），以 80% 的效力去检测出由于任何原因死亡的不小于 0.7 的危险比至少需要观察到 196 例死亡。如前面所述，若增值倍数相同，310 例患者需要随机分配观察到 196 例死亡。

复合终点

另一个选择是使用复合终点，这可以通过将存活率与诸如卒中或设备更换等重要不良事件结合起来，使不同设备的差异更加明显。这种复合终点能增加事件发生率从而增加统计效力。一个比较贴切的例子是无设备更换存活率。例如，在 REMATCH 试验中，有 65% 接受 LVAD 治疗的患者 2 年内进行了设备更换[2]。如果一种新设备的可靠性提高 30% ~ 50%，约 300 或 200 例患者未更换设备持续存活，就可以说明新设备的优越性。

HeartMate Ⅱ DT 试验的设计如下：2005 年 3 月—2007 年 5 月，200 名入选患者被随机分配到平流泵 HeartMate Ⅱ 装置组，或获得批准的搏动泵 HeartMate XVE 装置组。主要复合终点是无致残性卒中（改良 Rankin 分级指数 > 3）和再手术来进行装置修复或装置更换情况下的 2 年存活。此试验发现平流装置相比于搏动装置的 2 年无卒中生存率和装置故障发生率显著改善[22]。

另一种可供选择的试验设计是对比 LVAD 治疗与“标准”治疗，前提是假定这种试验能够降低随机

[1*] 将测试 H_0：θ=1.0（无效假设），H_1：θ=0.90（备择假设）。

[†] 声明此设计的非劣性，两组的存活情况相似。

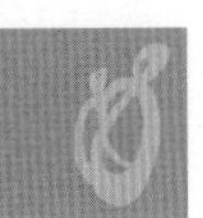

化实施的障碍。我们与 Ventracor 公司（悉尼，澳大利亚）合作，设计了这样一个临床试验，评估 VentrAssist LVAD 治疗 D 期心衰患者的临床效果。

LVAD 治疗与标准治疗的比较：合适的试验设计

REMATCH 临床试验之后，大多数临床研究者将标定设备视为逻辑对照组。但是，晚期心力衰竭标准治疗包括一系列的治疗，如各种药物治疗、再同步治疗与左心室辅助装置治疗。相对于 LVAD 作为终点治疗的候选患者的数目（保守估计美国每年有 75 000 例），LVADs 很少用于这些适应证（2003 - 2007 年 < 650 例）。2007 年，大部分 D 期心衰患者采用药物治疗、植入式心脏复律除颤器治疗以及心脏再同步治疗（如：双心室起搏），而未使用左心室辅助装置治疗。LVADs 的使用及其植入时机非常依赖临床因素以及医生和患者的风险受益观念。在心衰患者接受的治疗方法上，要得出一种新型的左心辅助装置优于普通治疗策略和标定的左心辅助装置的治疗效果；我们设计了一个以标准治疗为对照组的临床试验。这个临床试验设计的优点在于它可以增加入组患者，因为这个试验可以接纳那些对实验装置（它承诺副作用少）有兴趣、对于市售的可用装置（如 HeartMate XVE，2 年设备故障率较高）不感兴趣的患者。因为对照组反映了标准治疗的情况，这将使试验更容易推广。

与 FDA 讨论以后，最终的试验设计包括两个模块（如试验设计的示意图，图 22-2）。第一个模块随机分配患者接受 LVAD 研究治疗，或者继续常规治疗，常规治疗按照医生和患者的意愿，采用被当前的常规医疗认为是最佳策略的治疗方案，同时保留随后植入 FDA 批准的 LVAD 设备的选择。目的是为了保留 REMATCH 试验的资格，但是却偏向于疾病情况不是非常紧急的人群。如果对照组的患者出现失代偿情况，医生和患者可以选择植入 FDA 批准的 DT 左心室辅助装置。临床试验规定，选择左心室辅助装置植入应不早于随机化分配后的 6 周，除非患者经最大化治疗后仍表现为失代偿，需要急诊实施左心室辅助装置植入术。有独立的事件判定委员会根据草案定义的指南复审这些决定的遵照执行情况。对照组中早期左心室辅助装置植入的标准包括临床失代偿期患者，即终末器官的灌注恶化：血流动力学不稳定，需要增加正性肌力药治疗，需要主动脉内球囊反搏支持，出现新的难治性室性心律失常。

第二个模块在需要立即（14 天内入组）LVAD 支持的患者中提供了一个设备与设备直接的比较；这些患者被随机分入在研 LVAD 设备组或 FDA 批准用于 DT 人群的 LVAD 设备组。患者在两个实验模块中按 2∶1 的比例分配到在研 LVAD 设备组或对照治疗组。在第一个模块中，180 名患者被随机分配，而在第二个模块中，45 名患者被随机分配，按计划将在这个模块中持续推行随机化，直到第一个模块入组完成为止。

试验结果的成功与否由第一模块的主要分析明确规定，它以致残性卒中（定义为改良 Rankin 评分 4 或 5 分）或是任何原因所导致的死亡为研究终点，评价在研的 LVAD 设备组相比于标准治疗组的优势。样本量的确定是基于以下假设：(1) 到发生事件的时间呈指数分布，危险系数恒定，(2) 随机分配到标准治疗组的患者其 2 年不良事件发生率是 67%，(3) 患者增加数在 24 个月均匀一致，随访会持续至最后一个患者随机分配之后的 18 个月。按照 2∶1 的比例随机分配到在审查的试验 LVAD 设备组与标准治疗组的 180 名患者，在规定的期限内出现 103 例不良事件，并确保有 80%（大约是 82.5%）的效能来发现 LVAD 组较之标准治疗组风险事件的发生率有 46% 的降低（危险系数是 0.54）。此风险降低与在审查的

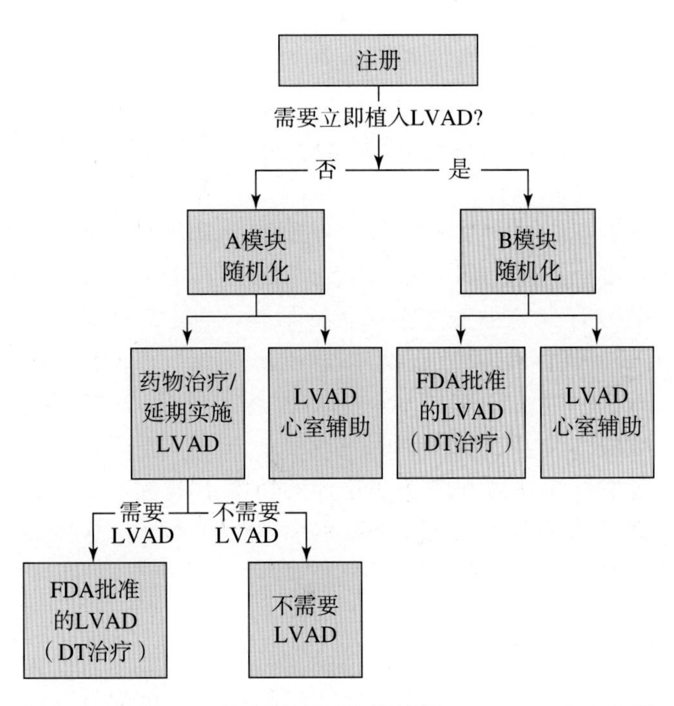

图 22-2 Ventracor 终点治疗试验设计图。LVAD：左心室辅助装置；MMG：药物治疗组。

LVAD 设备组 2 年不良事件发生率的绝对下降 22% 是一致的，即从 67% 降至 45%。

这种试验设计的一个风险是对照组患者接受 LVAD 治疗的比率可能与设想的有很大差异，因此，不良事件发生率也就和预期有很大不同。所以我们采用了一种合适的设计方法，这种方法需要在上面情况出现时由统计学家重新估算样本量。

此临床试验自 2007 年开始纳入患者，但是在纳入完成前 LVAD 生产厂商已经破产。相比之下，HeartMate Ⅱ DT 临床试验则完成了患者纳入，最终结果使其在 2010 年初获得了 FDA 的批准。目前，在临床开发阶段的其他一些平流装置也将准备开始在 DT 人群中的临床评估。之后不同设备的比较试验将会把这些在研的 LVAD 设备与获得 FDA 批准的设备进行对比，目前 FDA 批准的只有 HeartMate Ⅱ。由于 HeartMate Ⅱ是一种耐用设备，那么通过复合研究终点（包括设备的更换）来降低样本量已经不是优点。就这点来说，对比一种在审查 LVAD 设备与以往设备的非劣性试验需要一个 450 例的样本量。尽管 LVAD 作为 DT 的应用一直在增加，但是几种设备竞争相对有限的患者人群将会增加完成这些试验所需要的时间。设计一种能降低样本量的试验方案，仍然是一件值得考虑的事。

合并随机数据与高Ⅰ类错误率的非随机数据和试验

另一个选择是在随机试验的设计和分析中使用非随机数据。来自同期对照组中的非随机对照数据可以和随机数据进行合并，比如在 meta 分析中。历史性数据能够为对照成功率提供一个预先估计，而对照组的成功率也会随着未来收集到的数据而更新。每种途径都有可以给予在研 LVAD 组更大随机化的可能。

最后，在易控的一段时间内完成一项上市前 DT 研究的另一个方式是选择较小的随机试验，接受统计检验的Ⅰ类错误率高于常规（例如，10% ~ 20% 概率的Ⅰ类错误）。这其中一个关键因素是对照组的选择，考虑到 REMATCH 试验的结果，当然选择可用的、已经上市的设备在对照组使用。然而，实验设备较小的预期生存获益使得采用的非劣性试验设计要比常规更宽泛，但是临床上合理的非劣性界定了唯一可行的试验设计。例如，如果两个设备有相同的临床效果，假定 2 年生存率为 45%，我们选择 20% 的Ⅰ类错误和 15% 的非劣性界值，那么 124 名患者将提供 80% 的效能拒绝无效假设（如果对照组的生存率是 45%，那么试验成功需要试验组最低生存率为 38%，图 22-3）。较低的Ⅰ类错误率（10%；使用相同的非劣性界值 15%）下，预期试验设备比对照组有较好临床结果（2 年生存率 47.5% 对比 45%）的条件下，可以通过提供稍大的样本量（$n = 146$）来实现。表 22-3 提供了两种检验的操作特点。常规的Ⅰ类错误率（如 $\alpha = 5\%$）对于非劣性检验是可能的，前提是试验设备组提供更大程度的生存率的改善。例如，一个包含了 152 患者的非劣性试验，如果试验设备组的 2 年生存改善能达到 50%（非劣性界值 15%，可能性 80%，$\alpha = 5\%$），那么此试验将可能成功。如果

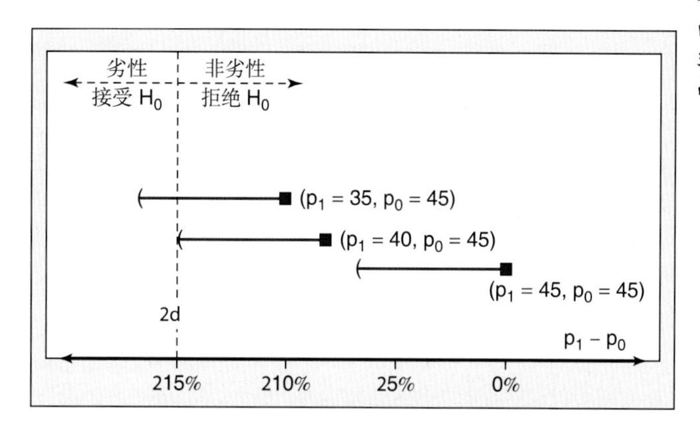

图 22-3　基于 3 种不同的非劣性试验结果的决定图解。在每种情况下，对照组可以观察到的 2 年生存率（p_0）是 45%。实验组观察到的 2 年生存率（p_1）是 45%、38% 和 35%。

表 22-3　两种非劣性检验的操作特征 *

对照设备的成功概率	试验设备的成功概率	明确试验设备的非劣性的大约概率：设计 1（N=124, θ=0.15, α=0.20）	设计 2（N=146, θ=0.15, α=0.10）
0.45	0.25	0.08	0.03
0.45	0.30	0.20	0.10
0.45	0.35	0.39	0.25
0.45	0.40	0.61	0.48
0.45	0.45	0.80	0.71
0.45	0.475	0.87	0.80
0.45	0.50	0.91	0.87
0.45	0.55	0.97	0.96

* 基于双侧 0.05 水平的检验，检验效能 80%。

试验装置与标定设备相比生存改善较小，可以选择更小的非劣性界值（表 22-4）。

估计这类试验研究中，治疗差异要大于经典试验。但是这个方法较之临床效能目标研究设计有一个优点，就是因为随机化，我们能得到治疗效果无偏倚的估计，并且能够量化余下的随机变异。如果仍然关注Ⅰ类错误率的增加，可能需要追加试验终点（例如，设备更换，卒中）证明设备效能来作为证据。例如，前面提到需要用死亡率证明非劣性，也需要在具有常规Ⅰ类错误率的一个或更多终点展现优越性。根据 Capizzi 和 Zhang 的研究，这种方法可以维持整体Ⅰ类错误率为 5%，至少一个终点在 5% 的水平有意义，且其他趋势在相同方向而且在至多 20% 的水平上有意义[23]。Neuhauser 和 Steinijans 建议改良这一方法，深入地讨论了将 α 值略微下调解释检验的多重性[24]。

不太危重心衰患者的临床试验设计

LVAD 治疗的发展和临床结果改善给这个领域提出了一个重要的问题：到了将 VAD 的应用扩展到不太危重的心衰患者的时刻了吗？或者换句话说，在这类患者中进行临床试验是不是合适呢？如果合适，那么其设计面临着怎样的挑战？

2007 年以来，人们对于不太危重心衰患者 VAD 治疗的临床试验有相当大的兴趣和争论。美国心衰协会（The Heart Failure Society of America，HSFA）和行业都有了相应的前期工作组，在 2008 年 1 月，NHLBI 支持胸心外科试验网络（Cardiothoracic Surgical Trials Network，CTSN）开发一个概念式试验设计的样板。随后，NHLBI 在 2008 年 3 月召集了一个工作小组来考虑评估这种试验。在 2009 年 7 月，NHLBI 提出了设计和进行 REVIVEIT（即 Randomized Evaluation of VAD InterVEntion before Inotropic Therapy，正性肌力药治疗前 VAD 干预治疗的随机评估）队列试验的申请。

表 22-4	不同假设下终点治疗样本量的估计			
总样本量	Ⅰ类错误水平	非劣性界值	对照设备 2 年生存率	试验设备 2 年生存率
124	0.20	0.15	0.45	0.45
146	0.10	0.15	0.45	0.475
146	0.10	0.125	0.45	0.50
112	0.10	0.10	0.45	0.55
152	0.05	0.15	0.45	0.50

适当性和结果测定

对于实施一个类似 REVIVE-IT 的临床试验是否合适，关键取决于这些不太危重的 NYHA Ⅲ类心衰患者在目前标准医学疗法下的生存率和生活质量。Ⅲ类心衰包括了很大范围的患者，对这部分患者的生存预测还没有精确了解，而且数据通常来自大的临床试验中一小部分的、选择性的人群。风险评分极为重要，包括心衰生存分数（Heart Failure Survival Score，HFSS）和西雅图心衰模型（Seattle Heart Failure Model，SHFM）[25,26]。这些风险评分预测死亡率是基于生理学变量，但也许并不包括一些重要的临床变量，如最近入院次数，这个也许是一个重要的死亡率预测因子。遗憾的是，还没有相应的注册机构获得目前医学疗法下患者的长期临床结果和其他一些必要的信息。与目标人群内在特征接近的人群之一即 UNOS Ⅱ类的患者，这些患者的 1 年生存率接近 75%。

接受标准治疗的患者临床结果的另一个重要方面是他们的功能状态。例如，最近的 HF-ACTION 试验（心衰：一个运动训练的对照试验研究结果）[27]。患者中 64% 的基线状态是 NYHA Ⅱ级，35% 为Ⅲ级，有 1% 为Ⅳ级。但是，整个队列的平均 VO_2 峰值是 14.5ml/kg/min，并且Ⅲ级心衰患者的 VO_2 峰值明显较低。因此，这些数据显示Ⅲ级心衰患者可能有严重的功能损害。

然而，合适与否的问题不仅取决于当前标准医学治疗管理下患者出现的临床结果，而且取决于左心室辅助装置治疗可以为患者提供的临床结果。如本章讲到的其他患者人群，考虑到 LVADs 为有创性治疗，其临床改善必须显著。作为 DT 而植入 HeartMateXVE 左心辅助装置的患者的临床结果随着时间而改善，这归功于对患者选择标准更全面的认识和更好的临床管理[28]。HeartMate XVE 获审批用于 DT 后的头 3 年里，28 名患者植入 LVAD 装置，这些患者 DT 风险评分显示可以接受手术，1 年存活率接近 70%[20]。

然而，从那时起，更新的平流装置不断地改善

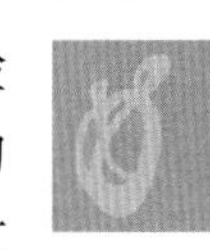

着 LVAD 治疗的风险获益状况。HeartMate Ⅱ的 BTT 试验和继续执行草案研究显示 6 个月生存率为 85%，1 年生存率达 80%[13]。VentrAssist 具有 88% 的 6 个月生存率和 85% 的 1 年生存率。

此外，这些设备相比基线水平显著改善了患者的生活质量和功能状态，虽然由于这些研究是非盲法、无对照的研究，以致得出的推论的说服力是有限的。但是这些试验显示新的装置减少了不良事件发生，较之植入 HeartMate XVE 作为 BTT 治疗的患者，植入新型装置的患者具有需再次手术的出血发生率低、动力系统相关感染少以及神经系统不良事件少的优点。最重要的是，这些设备在世界范围内的患者中的 2 年以上的使用经验表明，设备长期耐久性已经得到显著改善。如果要得出 HeartMate Ⅱ设备的耐久性优于搏动式 LVADs 的结论，HeartMate Ⅱ DT 试验的结果尚需要进一步证实。

最后，随着术前不良事件发生的降低，住院时间也显著减少。事实上，住院时间减少了 50%（从 REMATCH 试验的 29 天），在经验丰富的治疗中心或者植入后不适症状较少（INTERMACS 状态为 6 ～ 7）的患者住院时间减少到了 14 ～ 16.5 天。随着更多旋转泵的临床试验的展开，而且新一代经皮植入的微型 VADS 也准备进入临床试验，预计这个趋势将继续发展。

因此，许多人同意探讨与当前最佳常规医学治疗相比的合适时机已经到来，LVAD 治疗能否为功能严重受损但还没有到终末濒死状态的心衰患者提供功能上的显著改善，同时适度改善生存率。

患者人群的特征

一个重要的设计问题是定义目标患者人群的特征。CTSN 草案发展委员会制订出下列入选标准：患者左心室射血分数低于 35%，接受最佳医学治疗至少 60 天仍处于 NYHA Ⅲ级或更高者，VO_2 峰值至少 12ml/kg/min，以及入组前 6 个月内至少一次因心衰住院。排除标准包括随机化分配时因心衰住院，以及随机入组化前 30 天内接受过静脉内正性肌力药治疗。

主要终点的选择

另一个重要的设计问题是主要终点的选择。有多种选择存在，其中之一是无致残性卒中的生存率，这是个客观指标，容易测量，作为以往 LVAD 试验已经被接受的终点其具有一定优越性。但是，这样的终点无法获得患者临床结果中其他一些重要方面的数据。在以往研究中的接受常规医治的 105 例心衰患者中进行 VAD 治疗偏好的回顾分析中，60% 的病例在决定选择 LVAD 治疗的考虑中，生活质量的改善和生存率的改善同样重要，而且 25% 的患者认为生活质量的改善更加重要[29]。这些资料支持将功能状态合并到主要终点中，实施起来有两种方法可供选择：第一种是设计以功能状态和生存率为联合终点的临床试验；另一种是使用器官功能改善的生存率作为复合终点。

关于样本量的考虑

首先，我们考虑样本量时以无卒中生存作为主要终点。注意到这点很重要，就像在 CTSN 试验中设计的那样，对照组接受标准治疗的患者如果临床情况恶化，能够接受 VAD 植入或心脏移植治疗。分析中这些患者不会被当做治疗失败或者交叉换组。我们建议遵循严格的意向治疗方法，基本上是外科手术组接受最初 LVAD 治疗患者，常规医疗组接受后来的 LVAD 治疗患者。我们对患者 2 年无卒中生存率做了宽范围的假设，对照组 60% ～ 70%，VAD 组 70% ～ 79 %。

这种临床试验样本量为 420 ～ 6000 例，并且这些数字是基于较大的相对死亡风险的降低。以往的经验表明，在 LVAD 的随机试验中招募这样数量的患者在合适的期限内很难完成。

因此，或许可以考虑合并功能状态（VO_2 峰值的测量）和生存率。我们使用了一种应答分析方法，根据是否达到成功界限值将每一个患者归类为应答或不应答。我们规定成功界限值为相比基线值 VO_2 峰值提高了 20%。很明显，规定一个很有临床意义的界限值对判断临床试验的结果非常关键，因为它能够加强试验的效能。另一个统计分析方面的重要挑战是，能否在一个固定的时间点评价功能改善后的生存率，时间点固定会使分析简单一些。然而，如果对照组的很多患者在最后都接受了 VAD 植入，那么其第 2 年时的治疗效果会减弱。同时，为患者提供及时且持久的功能状态改善是十分重要的。如果是这样的话，应该采用混合模型来处理主要终点的分析。

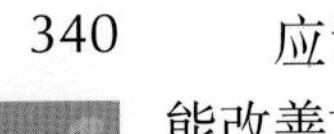

应该比较不同治疗方法对患者早期和持续的功能改善方面的差异。这样，临床试验的样本量显得更加合理可行，在 120 ~ 500 例的范围（表 22-5）。

现在已经是在不太严重的心衰患者中进行 LVAD 试验的时候了。虽然关于患者人群特征、不良事件发生率以及分析功能状态改善的最佳方法目前仍然存在不确定性。这些不确定性要求进行一项可行性试验。这项试验的目的有：(1) 提供权衡组间风险 - 收益的数据，以支持继续临床试验的决定，(2) 确定精炼的主要终点，(3) 更加准确地描述患者人群的特征，(4) 评定纳入的可行性。

结论

左心辅助装置治疗，对评价其效果和效能的临床试验设计和实施提出了挑战。作为本章的要点，观察性研究和随机试验都担负了评价机械循环支持装置的任务。在 BTT 领域，小样本人群导致了基于 CPCS 的无对照试验。随着时间的推移，有了对主要终点严谨和标准化的定义，以及对患者人群的特征描述和对不良事件的定义与判定。从这一点上来说，在大多数给 DT 患者和其他患者人群（例如那些不太严重的心衰患者）应用的新设备的有效性和安全性的上市前证据提供上，随机对照试验仍然很重要。由于涉及 LVAD DT 的患者数量有限，所以这个领域需要探讨新的方法来减小样本量，降低随机对照试验的纳入门槛。本章主要讨论了几种可选择的方法，如应用 Bayesian 统计方法、适当的试验设计、复合终点以及对它们的优势和劣势的探讨。同时很重要的是要认识到随机临床试验不产生绝对的“对与错”的答案，正如 R. A. Fisher（被众多人推崇为对照试验之父）的评述，临床试验可以预测干预措施的效果，是一项严谨而具体的不确定性测定的手段。

表 22-5 功能状态 * 和生存率合并终点的效能分析

对照应答(%)	LVAD 应答(%)	80% 效能	90% 效能
10	30	120	160
10	25	200	260
15	30	240	320
15	25	500	670

* 测量 VO_2 峰值。

INTERMACS 作为一个严格的注册登记系统，收集所有上市 LVADs 的疗效和安全性的数据，为临床发展进程的改善提供了实质性的保证。来自这个登记处的数据提供了基于良好筛选和标准定义人群的 OPC。通过风险校正，它也能够提供一个同期对照组。此外，因为能够提供对照组成功分布的预先评估（Bayesian analysis），或者随机数据汇总得到的同期对照数据，它能够使随机试验的进行更高效。最后，完善的上市前设施系统能够很好地平衡上市前试验的加速。

为了达成这项愿望，应最大限度地扩大 INTERMACS 的登记注册，同时尽可能增宽它的数据收集，例如，包括生活质量和功能状态的资料。发展晚期心力衰竭患者（无心室辅助患者）的登记注册也同样重要，这可以提供对照组的资料来增加心衰早期 LVADs 的使用。努力地增加关于心力衰竭病理生理学和诊断学要点的知识非常重要，这样能够确保事件发生率被适当地校正，纳入临床试验的目标患者更加准确。只有这个领域通过这样的方式真正发展成熟，临床对照试验和观察实验之间的平衡才会朝非实验的方法转换。

（王 茜 译 于 坤 校）

参考文献

1. U.S. Food and Drug Administration. *Postmarket Approval Application (PMA) Novacor® LVAS—P980012*. Oakland, CA: Baxter Healthcare Corporation; September 29, 1998; PMA HeartMate® VE LVAS—P920014/S007, September 29, 1998, Thermo Cardiosystems, Inc., Woburn, MA.
2. Rose EA, Gelijns AC, Moskowitz AJ, et al. Long-term mechanical left ventricular assistance for end-stage heart failure. *N Engl J Med*. 2001;345:1435–1443.
3. U.S. Food and Drug Administration. *Postmarket Approval Application (PMA) HeartMate® II LVAS—P060040*. Pleasanton, CA: Thoratec Corporation; April 21, 2008.
4. U.S. Food and Drug Administration. *Postmarket Approval Application (PMA) HeartMate® II LVAS—P060040/S005*. Pleasanton, CA: Thoratec Corporation; January 20, 2010.
5. Deng MC, Edwards LB, Hertz MI, et al. Mechanical Circulatory Support Device Database of the International Society for Heart and Lung Transplantation: third annual report—2005. *J Heart Lung Transplant*. 2005;24:1182–1187.
6. Helman DN, Rose EA. History of mechanical circulatory support. *Prog Cardiovasc Dis*. 2000;43(1):1–4.
7. U.S. Food and Drug Administration. *Postmarket Approval Application (PMA) HeartMate® IP LVAS—P920014*. Woburn, MA: Thermo Cardiosystems, Inc; September 30, 1994.
8. Blackwelder WC. “Proving the null hypothesis” in clinical trials. *Control Clin Trials*. 1982;3:345–353.
9. Kormos RL, Ramasamy N, Sit S. Bridge to transplant experience with the Novacor left ventricular assist system: results of a multicenter US study. *J Heart Lung Transplant*. 1999;18:163 [abstract].
10. Frazier OH, Rose EA, Oz MC, et al. Multicenter clinical evaluation of the HeartMate vented electric left ventricular assist system in patients awaiting heart transplantation. *J Thorac Cardiovasc Surg*. 2001;122:1186–1195.
11. Frazier OH, Rose EA, McCarthy P, et al. Improved mortality and rehabilitation of transplant candidates treated with a long-term implantable left ventricular assist system. *Ann Surg*. 1995;222:327–336.
12. Slaughter M, Tsui S, El-Banayosy A, et al. Results of a multicenter clinical trial with the Thoratec Implantable Ventricular Assist Device. *J Thorac Cardiovasc Surg*. 2007;133:1573–1580.

13. Miller LW, Pagani FD, Russell SD, et al., The HeartMate II Clinical Investigators. Use of a continuous-flow device in patients awaiting heart transplantation. *N Eng J Med.* 2007;357:885–896.
14. Kirklin JK, Naftel DC, Stevenson LW, et al. INTERMACS database for durable devices for circulatory support: first annual report. *J Heart Lung Transplant.* 2008;27:1065–1072.
15. Stevenson LW, Pagani FD, Young JB, et al. INTERMACS profiles of advanced heart failure: the current picture. *J Heart Lung Transplant.* 2009;28:535–541.
16. Kirklin JK, Naftel DC, Kormos RL, et al. Second INTERMACS annual report: more than 1,000 primary left ventricular assist device implants. *J Heart Lung Transplant.* 2010;29:1–10.
17. *Evaluation of the HeartWare Left Ventricular Assist Device for the Treatment of Advanced Heart Failure (ADVANCE) Trial.* Available online at http://clinicaltrials.gov/ct2/show/NCT00751972?term=HeartWare&rank=1; Last updated January 31, 2011.
18. Park SJ, Tector A, Piccioni W, et al. Left ventricular assist devices as destination therapy: a new look at survival. *J Thorac Cardiovasc Surg.* 2005;129:9–17.
19. Rose EA, Moskowitz AJ, Packer M, et al. The REMATCH trial: rationale, design, and end points. Randomized Evaluation of Mechanical Assistance for the Treatment of Congestive Heart Failure. *Ann Thorac Surg.* 1999;67:723–730.
20. Lietz K, Long JW, Abdalla GK, et al. Outcomes of left ventricular assist device implantation as destination therapy in the post REMATCH era. *Circulation.* 2007;116:497–505.
21. Parides MK, Moskowitz AJ, Ascheim DD, et al. Progress versus precision: challenges in clinical trial design for left ventricular assist devices. *Ann Thorac Surg.* 2006;82:1140–1146.
22. Slaughter MS, Rogers JG, Milano CA, et al., HeartMate II Investigators. Advanced heart failure treated with continuous-flow left ventricular assist device. *N Engl J Med.* 2009;361:2241–2251.
23. Capizzi T, Zhang J. Testing the hypothesis that matters for multiple primary endpoints. *Drug Info J.* 1996;30:949–956.
24. Neuhauser M, Steinijans VW. The evaluation of multiple clinical endpoints with application to asthma. *Drug Info J.* 1999;33:471–477.
25. Levy WC, Mozaffarian D, Linker DT. The Seattle Heart Failure Model: prediction of survival in heart failure. *Circulation.* 2006;113:1424–1433.
26. Koelling TM, Joseph S, Aaronson KD. Heart failure survival score continues to predict clinical outcomes in patients with heart failure receiving beta-blockers. *J Heart Lung Transplant.* 2004;23:1414–1422.
27. O'Connor CM, Whellan DJ, Lee KL. Efficacy and safety of exercise training in patients with chronic heart failure: HF-ACTION randomized controlled trial. *JAMA.* 2009;301:1439–1450.
28. Long JW, Kfoury AG, Slaughter MS, et al. Long-term destination therapy with the HeartMate XVE left ventricular assist device: improved outcomes since the REMATCH study. *Congest Heart Fail.* 2005;11:133–138.
29. Stewart GC, Brooks K, Pratibhu PP. Thresholds of physical activity and life expectancy for patients considering destination ventricular assist devices. *J Heart Lung Transplant.* 2009;28:863–869.

第 23 章

政府机构在机械循环支持中的作用——FDA

Sonna M. Patel-Raman · Eric A. Chen · Francesca Joseph

关键点

美国食品和药品管理局的角色 - 任务

美国食品和药物监督管理局（FDA）所设立的器械与放射健康中心（CDRH）旨在通过对所监管的医疗设备的市场应用进行评估和采取适当及时的行动，从而达到促进公众健康的目的。同时，确保供人类使用的医疗设备具有合理的安全性和有效性，保护大众健康[1]。

本章主要讲述关于机械循环支持设备（MCSDs）的不同监管申请和获得在美国上市应用批准的途径。MCSDs 的过程通常以临床研究为起点，到上市批准获得许可为终点。对上市前的监管提交进行分类讨论，其中包括实验设备的免责（IDE）、上市前批准（PMA）、人道设备免责（HDE）和 510（k）程序。获得监管审批前，通常还要进行上市后研究、收集不良事件和实际使用过程中的重要数据来作为一个审批条件。完成审批后，当设备更加广泛地投入使用时，我们还要对所报道的不良事件的重要性作出讨论。本章包括了 FDA 在支持创新性实验设计以适应该领域进展时所扮演角色的具体内容，还有一个部分专门对儿科 MCSDs 管理的注意事项进行陈述。

设备评估办公室在 CDRH 中所扮演的主要角色是通过对大量的临床前期和临床数据进行回顾，并对医疗设备批准或许可作出相关决定。一个 MCDS 供应商（本术语用来描述任何提交申请的机构——公司、研究者、个人、咨询者等实体）有义务提交临床前期和临床（当必要时）评估用于支持进行基于美国的临床实验或境内的新设备上市。

当前 MCSDs 的范畴由Ⅲ级设备（包括已审批设备以及那些正在开发中和处于临床研究中的设备）构成，已在第 8 章中讨论。根据分类的不同来决定支持上市申请所需要的资料的数量和类型。总体控制是对所有设备预先的基本要求，包括设备注册、精湛的制造工艺和标识等。因为 MCSDs 的设计是用来进行人类生命的支持和维持，Ⅲ级设备需要合理的安全性和有效性保证的证据，用于支持上市前批准。

批准 / 许可的监管途径

MCSD 的批准监管途径采用进阶式的方法。在收到 FDA 关于临床前和临床测试计划的初步反馈后，供应商需上交一份 IDE 材料提交批准，以便开始临床研究。随着临床研究的完成，供应商通常需要准备提交一份 PMA 或 HDE 材料来获得他们设备的上市批准。

目前已有两类长期 MCSDs 被批准：过渡到移植（BTT）和终点治疗

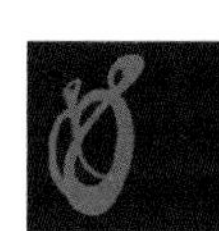

（DT）。BTT定义为利用MCSD支持等待供心并能接受心脏移植的患者。DT定义为利用MCSD支持但无明确指征接受心脏移植的患者。

提交前（或Pre-IDE）

我们鼓励供应商与FDA尽早相互交流，共同讨论并接受FDA将其非正式录入临床前测试和反馈，以确保远期临床方案和数据分析计划与FDA所期待的精心设计的试验相符。早期互动，应优先于IDE提交或上市申请。FDA认为在设备开发过程和临床研究中，IDE提交前可以进行多次互相交流。在计划PMA申请提交时，或PMA批准后主要设备设计发生变化或增加某一新的使用指征时，IDE提交前交流非常有用并且优先于IDE。例如，MCSD供应商使用这个程序获得一个适当的临床前模拟测试或一个妥善的统计分析计划。

临床前测试

由于MCSD的植入具有高风险性，FDA会优先检验大量的临床前模拟实验和动物测试结果，其次才是人类的临床试验中的使用情况。模拟实验提供了重要的设备特征数据，以及基于安全考虑动物试验所不能完成的测试数据。两种测试都可以反映设备的临床使用情况。临床前的测试项目根据MCSD使用时的推荐适应证来决定。例如，在IDE批准前，对于BTT和DT适应证，FDA希望临床前测试能证明设备可以分别安全稳定地运行最少6个月和1年。总之，FDA期望在上市申请前，所有的故障能在测试中暴露出来（至少BTT 1年，DT 2年）。特别是当设备的使用时间超过临床所预计的情况时，通过此类测试可以增加对设备功能的认识和了解。临床前测试的类型包括：

- 动物测试
- 稳定性和可靠性模拟实验
- 生物相容性
- 可计算的流体力学
- 设备特征和机械测试
- 电器安全性/电磁兼容性
- 人为因素
- 包装和储存时间测试
- 可靠性/持久性
- 软件
- 灭菌

总之，开展任何临床前测试，其必要性（比如，动物评估）最终取决于设备的动物和离体试验展示给FDA的安全性和性能结果。

研究设备免责（IDE）研究

为研究MCSD在美国临床中的使用，除了获得IDE申请的批准还需要地方的IRB的批准。只有获得FDA批准的IDE才允许MCSD进入临床试验环节，进行安全性和性能评估。IDE申请所需要的内容在21 CFR 812.20（b）作了详细描述，FDA的指导文件可以用来帮助准备IDE申请。[2]一份标准的MCSD IDE可能包含以下一些类型的信息：

1. 推荐适应证（比如，适用人群，BTT，DT，体外循环无法脱机，急性心梗［MI］，患者体型或年龄，支持时间）
2. 设备描述（比如，搏动泵/持续血流泵，轴流/离心泵，磁悬浮/流体动力轴承等）
3. 纳入/排除标准（列入移植名单/未获得移植资格，NYHA等级，患者体型和/或年龄，心衰的病因等）
4. 书面协议描述研究方法
   a. 预期临床获益和风险（如，终点指标）
   b. 与新治疗方法比较的对照组（如，这些患者治疗的现行标准）
   c. 成功的主要终点和次要终点
   d. 根据预定主要终点和次要终点的数学假设统计方案（比如，随机对照组与期中分析，随机化研究，历史对照，INTERMACS作为同期对照等）
5. 患者知情同意
6. 列表方式书写的患者随访相关实验室检查、规程、测试等
7. 病例（临床）报告表格样本

在FDA严重怀疑设备的安全性，或涉及研究的科学可靠性和正确性以及研究计划或更早的研究报告不够充分，不够完整，或有缺陷的情形下，FDA将对申请作出否决。假如这些方面没有严重问题，但存在一些瑕疵（比如，只涉及临床方案或临床前数据），FDA将有条件地授权批准IDE申请。这意味着厂家可以开始临床试验，但在此期间需对FDA提出

的问题及时作出充分说明。只有FDA的所有疑问得到答复后，这个申请才会通过无条件批准。IDE允许在不同的患者中进行可行性研究和关键研究，包括BTT和DT、急性MI、停机困难等。

可行性研究

FDA会推荐供应商选择在关键临床试验前进行一项可行性（或预实验）研究，目的在于评估设备在人类使用中的表现，从而对适用人群和/或恰当的观察指标作出更好的定义。可行性研究多是采取预设的终点和/或成功标准的小规模研究，但FDA会承认其描述的事实。FDA非常重视关键研究开始前的这些数据，并通过评议来作为安全性和/有效性的标志。FDA通常不接受单独以可行性数据作为支持MCSD上市申请的证据。一些情况下，供应商开始一项关键研究可以借鉴某个MCSD特定型号的设计和/或性能的历史经验，并提供最初10～15位患者的使用报告至FDA，以确认不会出现灾难性的安全问题。

关键研究

关键研究的数据被用来支持MCSD的上市申请。人群通常包括BTT、DT、体外循环不能停机以及急性心衰患者。统计学设计包括安全性和有效性的主要和次要终点的详细数据分析，以及合适的样本量计算和数学假设。关键研究所包含的终点与患者的临床表现密切相关，并反映设备的预期用途，诸如死亡率和发病率、不良事件发生率、血流动力学特征变化、功能性评估、设备可靠性等。最终根据患者特征和试验所期望的预后选取必要的数据来支持设备通过审批。

研究设备免责中的设计和方案修改

在IDE过程中，当得到的临床经验导致包括患者人群定义、外科器械、设备和/或附件变化时，经常会有对MCSD的设计和/或方案改进。一些变化只是涉及修改设备涂层、轴承和/或控制器操作时，需要的仅仅是大量回顾分析，而不需要额外增加临床数据。而在一些情况下，IDE阶段的设计变动则很显著，对此类设备进行上市申请审批前，需要收集更多的临床数据。

人道使用

在IDE期间，有时候需要为特殊患者置入MCSD，而这类患者可能没有纳入正在进行的IDE和其他准许的IDE研究范围内，也不能接受FDA已经批准上市设备。人道使用（compassionate use，CU）规定对不符合临床研究要求、但其主治医生相信设备的使用有益于疾病的治疗或可使其身体状况改善的患者可批准使用MCSD。即使没有IDE的情况下，主治医生也可根据人道使用规定临床应用MCSD。但主治医生如果重复请求设备的人道使用，将被建议进行IDE申请。框23-1提供了一份人道使用标准的清单。人道使用请求需要得到供应商的同意和FDA的批准后，主治医师方可对患者进行设备的植入（图23-1）。

尽管CU数据不能作为单独的依据支持某个

框23-1　人道使用标准

1. 患者情况和治疗的必要性的描述
2. 论述为何其他治疗方法不理想，为何使用在研设备产生的风险可能小于疾病或患者本身状态所致的风险
3. 当对患者进行治疗时可能需要结合与已获准的临床方案中偏差的鉴别
4. 患者保护措施如下：
   - 非参与医师的独立评估
   - 患者或合法委托人的知情同意
   - 医院所属机构审查委员会的书面同意
   - 特殊情形的机构许可
   - 供应商授权；IDE的存在

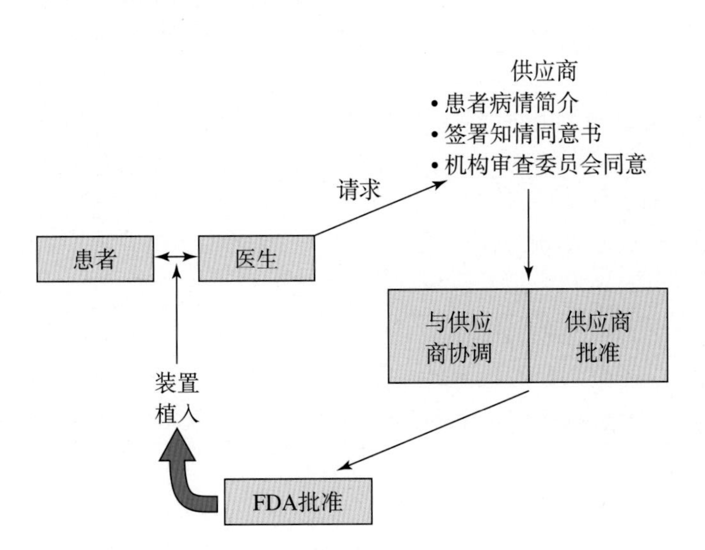

图23-1　人道应用申请流程。FDA：美国食品和药物监督管理局；IRB：机构审查委员会。

HDE 或 PMA 申请，但在对于监管决定 - 管理决策程序仍有价值。

紧急使用

紧急使用条款允许紧急情况下出于对生命的保护或机体生理功能的完整而使用 MCSD。尽管事先不需要对研究设备的运输和紧急使用进行审批，但 MCSD 的使用需要对 FDA 进行上报。供应商需要确保这份报告包含应有的文件用于确认情形确实紧急和没有违反患者的保护措施。此类患者的保护程序包括获得患者本人或法定代理人的知情同意、特殊情形的机构许可、IRB 负责人同意、非参与医师的独立评估和试验供应商的同意。

境外数据和国外的监管批准

某些情况下，供应商希望收集境外数据来表明设备的使用情况，虽然这不能代替在美国进行临床试验的请求。一些供应商利用 OUS 数据代替在美国进行的可行性研究。FDA 接受此类临床数据并认为可开始关键研究取决于诸多因素，比如仅针对某种 MCSD 的使用体验、患者数量、临床中心的地点、使用相同的研究方法、与美国采取相同的治疗、具有具体详细的测量指标、高质量和完整的患者随访。对于 MCSDs，供应商通常不会利用 OUS 数据作为关键研究的一部分或作为减少关键研究样本量的途径。对于 OUS 数据使用的审议通常出现在提交以前的阶段，并在实施境外临床研究前就已经开始，只有这样才能确保 OUS 运用同样方案，以便 FDA 可以采用这些数据来进行设备评估。

一些情况下，拥有 OUS 经验的供应商很多已经得到了国际监管批准，比如欧洲的合格认证（CE mark）。CE 标志是一个欧洲认证，表明产品在欧盟达到了要求并能被销售。FDA 现在还不承认国外的监管批准，MCSD 的批准也不需要这些批准。欧洲合格认证与 FDA 批准决定无关[3]。

上市申请

FDA 对临床试验数据审核，对设备表现是否达到预期和临床收益是否大于风险进行评估。主要终点的统计学的成败情况不代表上市申请被批准或否决。FDA 一直都是回顾全部数据后，同时充分考虑当前临床上可以采用的替代治疗（包括其他已经上市的设备）情况，以及如何使用后，才对设备的风险与收益下结论。FDA 对医疗设备的回顾有 3 种类型的上市申请：上市前通知 510（k）、PMA 和人道设备免责（humanitarian device exemption，HDE）申请。

510（k）途径

510（k）途径需要在新的Ⅱ级医疗设备与一个 FDA 已经熟知的合法上市设备之间进行比较。对于此类申请，制造商必须证明新的医疗设备实质上与另一个合法销售的设备相同；即，新设备与已有设备至少具有相同的安全性和有效性[4]。出于设备风险的考虑，510（k）途径对于绝大多数 MCSDs 并不适用。实质上相同不表示新设备和预测设备是完全一样的，只是表明设备在某些预期使用和技术特征（比如，设备设计、开发设备所采用的材料、生物相容性、治疗模式等）方面是相等的。

上市前批准（PMA）申请

大多数Ⅲ级设备遵循 PMA 途径，这也被认为是最严谨的，因为 PMA 申请必须包括充分有效的科学证据去证明当 MCSD 用于预期目的时其安全性和有效性是可以保证的。这个申请包含的信息来源于所有的前期研究（临床和非临床），诸如，生物相容性、设备特征和性能、耐久性和可靠性、灭菌、保质期、软件、电磁兼容性和电气安全性以及所有相关的离体实验或动物数据。因为 MCSD 的复杂性，这项申请通常工作量很大并且需要咨询不同学科的专家。MCSD 的临床研究报告通常包括厂家所掌握的综合性和概括性的患者数据、临床方案、副作用和并发症、使用过程或设备故障及替换的所有信息以及任何其他临床数据（比如，国外临床数据）。

人道主义设备的免责（HDE）

HDE 申请适用于某些Ⅲ级 MCSDs，旨在小规模人群中使用。在提交 HDE 申请前，制造商必须得到人道主义使用设备（humanitarian use device，HUD）的授权。为取得授权资质，医疗设备必须满足用来改善患者的治疗、诊断或病情，并且在美国这种疾病或

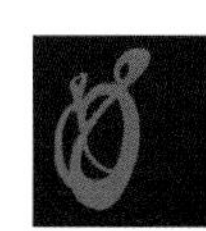

表现少于 4000 例 / 年（21 CFR 814.3［n］)。

一个规范的 HUD 授权申请应该包括描述疾病或患者临床状况的文件，推荐使用设备的指征，为何在可利用的替代治疗的前提下还需要应用这样的设备，以及基于人群评估而确立的潜在需要治疗的患者数量小于 4000 人 / 年。HUD 申请所具有挑战性方面在于所适用的指征代表为一普通疾病或状况的亚组。出现这种情况时，申请人必须证明这个亚组的人群数具有医学合理性（这是一个监管概念，用来规定产品的使用范围，避免它在所有疾病或状况下的滥用)。总之，FDA 认为多种用于治疗小儿患者的 MCSDs 可适用 HUD 的授权。

HDE 申请与 PMA 申请的格式和内容相似。HDE 申请必须提供与 PMA 相同级别的安全性保证，但 HDE 免除了合理的有效性保证；当然，供应商必须证明此设备的潜在收益大于潜在风险。此外，供应商必须证明没有更好的设备适用于治疗或诊断这种疾病或状况，否则他们不能将设备投放到市场。

因为“潜在收益”的需要和 HDEs 对患者样本量的限制，进行具有统计学效力的临床试验和可信的统计分析似乎不太可行。对于儿童的 MCSD 人数，FDA 认为 IDE 研究中的患者样本量较小，从而影响了临床试验统计结果的获取。在一些情况下，特别是 HDE 申请，对描述性统计的质量评估，对于理解设备的安全性和潜在收益非常有必要。

尽管临床调查对于 HDE 不是绝对必要的（相对于书面或系列病例回顾研究)，但 FDA 很少通过没有此项研究的 HDE。前瞻研究的临床数据提供了设备性能和可能出现的一些特殊不良事件等重要信息。此类临床研究数据便于 FDA 为设备指定患者人群和使用目的而制作相应的资料标识。

一旦 FDA 批准了一项 HDE 申请，并得到相应 FDA 批准的研究机构 IRB 许可，供应商即被授权在美国市场投放 HUD。

咨询小组

尽管 FDA 的顾问团队由众多工作在 FDA 的专家组成，由他们进行一项全面的审查，如若必要 FDA 可能会增加 FDA 以外的专家。涉及不同于现行治疗的某种类型的首个设备或最尖端的技术设备（持续灌注 MCSD 对比搏动灌注）时，对于脆弱患者人群（儿科患者)、显著的安全性和有效性问题、或可以影响决策的关于试验实施和数据分析（数据的明显丢失或没有达到主要终点）问题可通过寻求咨询小组进行决议。最终，FDA 通过仔细考虑全部的数据，包括小组成员每人的意见而得出推荐意见，来决定是否能通过审核。

上市后

一旦设备被批准（通过 PMA 或 HDE 申请）后，为了满足在临床实践中以及设备应用期间性能的监测和评估，会有附加的要求（批准后研究、设备修改和医疗设备报告)。

批准后研究

FDA 通常要求进行 MCSDs 批准后研究，使 FDA 和供应商监督设备批准后其性能表现和潜在的患者和设备的相关问题。假如发现潜在风险，这就可以使 FDA 采取一个正确的措施。与上市前期需要对既定的安全性和有效性问题进行评估不同，批准后研究主要用来收集较少出现的不良事件数据。在此类研究中所获取的数据通常不足以支持一个新的 MCSD 鉴定。批准后研究的设计需要 FDA 的批准和供应商录入；FDA 期望供应商在收到设备的上市批准前能够完成上市后研究设计，以便及时收集这些重要数据。批准后研究有利于收集实际使用中附加数据，设备的长期可靠性，培训程序的实用性，已批准患者人群中的亚群评估，罕见不良事件评估。

在上市前批准后设备和临床修改

是否需要额外的临床前或临床数据来进行设备的修改、改变指征、改变制造等，都有赖于每个 MCSD 的特征和改变的类型。比如为了适应院外的使用改变泵的驱动电机和阀门组件所需要的临床数据。另一个需要临床数据的重要改变就是临床指征的修改。比如当设备批准用于 BTT 患者，供应商希望修改指征使之包括 DT 患者，这种新的指征必需有长期的临床数据来证明其安全性和有效性。对于诸如此类的改变可通过 PMA 附录来提交，但显著改变设备或使用指征就需要一个新的 PMA 申请。

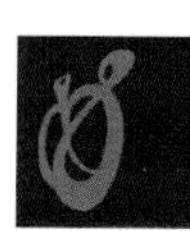

医疗设备报告

医疗设备报告（medical device reporting，MDR）系统旨在收集MCSD上市批准后所出现的不良事件报告。IDE试验中，患者接受严密的监测，有特定的随访程序保证患者在涉及MCSD的方面能按方案接受治疗。但是，在批准后期IDE通常不设对照。一旦MCSD被批准，通过MDR的不良事件收集可有助于实际使用中的评估。目前FDA与INTERMACS合作，确保与MCSDs有关的不良事件能得到准确和快速的报道。目前，INTERMACS希望在设备管理方面利用类似的办法提供更多的信息。

BTT设计和DT试验

下面部分讨论短期和长期MCSD试验设计的发展及将来临床试验的设计，以及如何评价MCSDs。

BTT试验

因为目标人群较小且在同一时期招募受试者；这些研究的主要终点通常为移植存活率。尽管这是一个客观终点，FDA认为这种方法需要长期随访和非预测性跟踪，导致试验持续往往超过2～3年。FDA相信建立一个前瞻性的确认标准来定义心脏移植过渡期患者的成功，有助于进行单臂临床试验和将这些生命支持设备能及时用于有需要的患者。2002年，通过对大量文献的回顾分析，以6份出版物为基础，通过批准使用的BTT设备而进行心脏移植患者的存活率目标为65%～70%[5-10]。FDA确定目标时考虑了众多因素，包括有显著代表性的患者数量，BTT设备的历史，熟知的关怀标准，临床工作者一致认可的显著积极的结果和有充分的出版数据来支持的检测指标（对患者评估没有特别时间点）。

考虑到进行临床试验时间较长的限制，以及新设备的开发，FDA鼓励最简化的收集安全性和有效性数据的方法（比如，一个更短的时间框，可以在时间上有利于供应商减少负担）。FDA对当时美国器官共享网络（UNOS）的数据进行回顾，发现符合移植条件的患者在等待供心时需要长达6个月或180天的VAD的支持[11]。以上是确立BTT试验终点的依据，他们主要是心脏移植后存活患者或登记资料中显示的在180天内进行心脏移植的患者。

尽管2002年MCS性能得到了发展，FDA还是强调开始INTERMACS建设，旨在收集数据便于改进患者的评估、管理和预后，同时也有助于设备的设计和改进[12]。随着数以百计的患者有规律地进入注册系统，这个系统从2006年起开放登记，FDA认为使用注册数据作为同期对照具有可行性。

INTERMACS（见第24章）目前包括超过4000例指征明确、使用长期MCSDs作为BTT和DT的患者资料，还包括重要的患者人口学、预后、健康状况、生命质量和神经病学数据[13]。

随着BTT设备使用的增加和更多患者数据进入到注册登记系统，基于多年来BTT临床研究的经验和具有显著特征的患者人群、工业、临床和政府机构，现在已可以充分支持同期的控制对照。此外，心衰分类可以清晰地定义疾病的严重程度，允许对BTT患者人群的一致鉴别[14]（第24章）。基于预先分类的患者特点和人口统计资料，当前批准的BTT临床试验是通过接受研究设备治疗的患者与选择INTERMACS注册设备治疗的一组相似患者进行对比。

DT试验设计

终点治疗试验针对不适合心脏移植患者的研究。当前终点治疗的范例是采取一个通过FDA批准的MCSD与在研的MCSD进行随机、非劣效性对比，对患者进行为期2年的评估。HeartMate Ⅱ VAD的申请审批试验设计已成为当前批准DT研究设计的模型[15]。

许多外部的利益相关者希望FDA考虑使用INTERMACS作为DT人群的同期对照。尽管有证据表明INTERMACS登记的患者数量正在增加，但FDA和医学会所担心的是注册系统中的特征分级和对DT患者的理解差异导致注册数据用于同期对照还不够充分。当更多的患者接受DT设备被输入注册表，临床人员获得更多关于这些患者的经验后，FDA相信对此类患者病情会有更深的理解。FDA定期总结INTERMACS可利用的DT数据，并与临床、学院和工业界讨论其有效性。

BTT与DT：有一个明确的界限吗？

考虑到临床管理中BTT和DT患者所出现的范

式转移，患者不应再被简单地归于一类或另一类，FDA一直支持尝试多种方法来定位这种变化中的实践，对所有纳入患者进行循证的分类。一直以来，学术上和临床应用中产生并被接受的这种差异，允许供应商使设备上市得更快。BTT试验所采取的较短终点（180天），使供应商能在一个较合理的时间周期内收集到关于安全性及可靠性的数据来完成试验并递交PMA申请。目前，患者正在接受不可预测时间长度的设备治疗，在INTERMACS的数据中临床预后不断改善。与临床团体希望进行一项纳入所有患者的试验不同，FDA认为需要重点考虑诸如特定的目标人群（使用指征，纳入/排除标准）、可利用的替代治疗、对照组的选择、试验中的成败标准和所期望的临床收益等多种因素来对MCSDs进行不同的试验设计。尽管如此，FDA希望与供应商合作设计一个基于受试患者的心衰程度而不仅仅根据其是否为移植登记患者的临床试验。在Inotropic Therapy（REVIVE-IT）前NHLBI赞助的VAD InterVEntion随机评估可作为迈向此项研究的第一步。REVIVE-IT研究可揭示MCSDs应用于功能受损但还没有因此造成严重并发症的晚期心衰患者时所具有的潜在收益。

有限的对照患者数量

FDA认为另外一个挑战来自于对MCSDs数量发展的认识。因为研究中可利用的患者数量是有限的，多种设备试验在同一时间采用同样的使用指征可能导致在某个独立设备的某一单项研究中，受试患者更加稀缺。FDA相信对于特定的患者人群，供应商共享一个"对照组"是可行的。共享组的协调最终取决于供应商的合作意愿及努力。

儿科机械循环支持设备

在美国，每年由先天性心脏缺陷和心脏疾病导致数以千计的婴幼儿死亡，开发有效的儿科设备一直是FDA的重要倡议，而这个迫切的需求至今仍没得到解决。FDA持续地与外部利益相关者合作并采取多种形式，包括讲座和召开递交前会议等来鼓励设备生产商与管理部门保持尽早和及时的沟通，以保证开发过程中进行完善的临床前测试，以此来促进临床可行性试验的实施。

在临床测试阶段，在儿科临床研究中会受到诸多限制。实验设计中统计分析的可靠性会受到样本量小和受试人群异质性的挑战，以上诸多因素都可对实验结果的释义造成影响。招募任务可能需要多个招募中心，它们的地理和临床差异（比如抗凝策略）均可以导致非期望的变异。FDA已对具有不同使用指征的MCSD采用共享对照组的想法展开讨论。预定的临床相关假设以及明确的研究终点对FDA做出最合理的风险-收益决定是必需的。此外，对不良事件定义进行标准化，贯穿数据资源和注册始终，是进行有意义的安全性对比的必要条件。

即便存在挑战，FDA仍在积极地寻求与儿科MCSD团体建立良好关系，通过发起多种如专题讨论会，儿童、婴儿、新生儿（PumpKIN）泵项目以及INTERMACS等以促进互动。

CDRH和儿科MCSD专题讨论会

认识到治疗儿科患者MCSDs需求增长的需要，FDA与NIH/NHLBI在2006年召集了对于儿科机械循环支持设备管理办法的专题会，参会的学院团体和工业界关注的重点是儿科心室辅助装置的审批。[16-18]这次会议鼓励儿科设备开发者从事设备开发，并让他们意识到HDE上市途径，便于设备的投产。在2007年，儿科医疗设备安全性和改进规范允许在递交HDE上市途径下儿科设备进行获利出售，从而鼓励这个领域的开发。

以神经系统不良事件为例，尽管存在监测工具和评估方法，但没有特别的方案或标准来确定监测的类型或频率以及某种监测获益的特殊的年龄范围。由于认识到这是儿科VADs研究的一个关键问题，FDA在2010年召开了一个公共研讨会，谋求在儿科MCSDs中儿科神经功能和神经认知评估的标准化策略[20]。

总的来说，审慎的试验设计和向FDA进行早期咨询是克服潜在管理障碍的较好策略。通过这样的交流，能使儿科MCSDs试验设计更加高效，并使生成可靠数据的可能性最大化。尽管没有一个既定的单一流程适用于所有这些设备，互动的过程成为了有效的设备和试验发展的迫切需要。

小儿、婴儿和新生儿泵（PumpKIN）

2004年NHLBI开始支持一系列儿科VADs和相

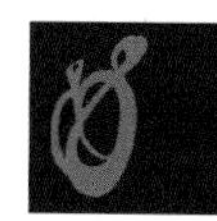

似的循环支持系统的临床前开发，2010年NIH则通过小儿、婴儿和新生儿泵（PumpKIN）合约提供另外一项支持。这一NIH项目更多细节在第16章进行讨论。FDA通过与NIH协作努力确保合同者除满足NIH合同的要求外，还在发展和设计儿科MCSDs方面支持将来的临床研究和市场申请。这个PumpKIN合同基本要素包括临床前测试和分析、开发和制造过程和流程说明以及开发IDE临床研究的合作。从临床研究收集的数据能被用于作为支持PMA或HDE审批的证据。[21] 随着PumpKIN项目的进行和儿科心衰领域持续发展，FDA期望在以后数年内发起更多的临床试验。在此项目支持中，每个月FDA都与供应商进行电话会议，得到了其在管理方向（比如指导临床试验和递交市场申请方向）的反馈。

INTERMACS—儿科

鉴于大多数，即使不是所有的接受新设备治疗的儿科患者，都将在机械支持期间（至少在批准前阶段）持续住院治疗，INTERMACS“持久性”的适宜标准对于儿科数据收集是一个主要的限制因素。尽管成人和儿科患者的INTERMACS没有显著差异，对儿科患者和对成人患者先天性心脏病诊断尚需要额外的数据。一旦儿科患者进入注册系统，患者就被作为儿科病例保留直到植入设备取出为止。通过在共识定义（无论是作为IDE研究的一部分，紧急或人道使用，或在批准后的时期）框架内统一数据收集而得到的儿科数据库，其修改版目前是受支持的。进一步扩充数据库的儿科部分，收集医学管理或ECMO支持的数据作为对照组对新设备进行评估可能是值得的，尽管这种做法仍有争议。

与外部利益者的互动

CDRH认为与外部利益相关者的关系，以及成为政府的合作伙伴是MCSD项目成功的关键。CDRH在FDA以外参与了许多临床前和临床研究促进了MCSDs的研究和发展。

在医学工业促进协会（AAMI）和国际标准化组织（ISO）领导下CDRH的工程师为MCSD临床前测试标准的发展和制定作出贡献。审稿人也参与到FDA关键路径计划（CPI）项目，特别关注通过改进MCSDs的运算设计减少溶血和血液破坏[22]。心血管设备部门（DCD）是INTERMACS操作委员会的一个部分，它们与临床人员和其他组织，如器官共享联合网络（UNOS）、Alabame大学（UAB）、NIH和医疗保险和医疗帮助服务中心（CMS）一起工作。委员会提供了方向、监管和主要设计特征注册批准，及其他功能组成。例如，FDA员工帮助制定的标准化的不良事件定义，这将提高我们解释所收集数据的能力。参与这项事业的每一个人都希望，利用最终倾向性得分分析来对比在研设备患者与INTERMACS注册系统中相似匹配控制组患者[23]。最终，考虑到儿科设备发展和设计的挑战，FDA与NHLD和在Pump-KIN设备合同者密切合作来提供开发和相关临床试验中的反馈。前面的例子只是外延机会的一小部分，通过所参与的工作，FDA阐明了自身责任，从而完成其推动领域发展的使命。

结论

MCSDs临床数据评估和审批已证明具有相当安全性和有效性，可以保证（或可能收益）上市申请，然而MCSD技术不断改进，设备的复杂性和患者人群治疗方法也在发生变化，FDA所扮演的角色是有挑战性的。依靠充分的临床前测试，包括实验室和动物实验评估，通过递交前的早期互动，大多数MCSD研究供应商都能够成功得到临床试验的批准。完成后，试验数据递交至FDA进行评估，通过数据结果审核。现在已有多个MCSDs上市投入使用。

目前监管模式已经从单纯观察BTT过渡的效果逐渐转为同期对照，当有更多数据可利用时DT试验设计可能也要改变。最终，通过独立的试验来对每个使用指征进行评估并着重考虑试验的临床风险和收益、计划目标人群、合适的对照组和可利用的替代治疗。

尽管每个试验都有其自身的特点，FDA会综合考虑此领域的现状以及当前医疗实践作出监管批准决定。当此领域出现新进展时，FDA会保持积极参与，并通过合作项目（比如INTERMACS和PumpKIN）充分证明其推进领域进展的作用和责任。FDA通过与利益相关者的互动，包括鼓励HUD/HDE途径来致力于推进儿科MCSD发展。

FDA有义务与所有外部利益相关者互动，包括工业、临床和政府机构，以确保其对创新的鼓励。在可能的情况下，提供安全、有效的设备给有需要的患者。

（冯正义 译　于　坤 校）

参考文献

1. Food, Drug & Cosmetic Act, §903(b)(1, 2(C)). http://www.fda.gov/opacom/laws/fdcact/fdctoc.htm; December 31, 2004 Accessed 20.09.09.
2. IDE Guidance Staff. *FDA Guidance Documents*. http://www.fda.gov/cdrh/ode/idepolcy.pdf; January 20, 1998 Accessed December 17.12.08.
3. US Food and Drug Administration. http://www.fda.gov/MedicalDevices/DeviceRegulationandGuidance/HowtoMarketYourDevice/PremarketSubmissions/PremarketApprovalPMA/ucm050503.htm; Accessed 10.10.10.
4. *What Is Substantial Equivalence?* http://www.fda.gov/cdrh/devadvice/314.html#se; Accessed 08.01.09.
5. Frazier OH, Rose EA, Oz MC, et al. Multicenter clinical evaluation of the HeartMate vented electric left ventricular assist system in patients awaiting heart transplantation. *J Thorac Cardiovasc Surg*. 2001;122(6):1186–1195.
6. El-Banayosy A, Korfer R, Arusoglu L, et al. Device and patient management in a bridge-to-transplant setting. *Ann Thorac Surg*. 2001;71(suppl 3):S98–S102.
7. El-Banayosy A, Arusoglu L, Kizner L, et al. Novacor left ventricular assist system versus Heartmate vented electric left ventricular assist system as a long-term mechanical circulatory support device in bridging patients: a prospective study. *J Thorac Cardiovasc Surg*. 2000;119(3):581–587.
8. Di Bella I, Pagani F, Banfi C, et al. Results with the Novacor assist system and evaluation of long-term assistance. *Eur J Cardiothorac Surg*. 2000;18(1):112–116.
9. Minami K, El-Banayosy A, Sezai A, et al. Morbidity and outcome after mechanical ventricular support using Thoratec, Novacor, and HeartMate for bridging to heart transplantation. *Artif Organs*. 2000;24(6):421–426.
10. Farrar DJ, Hill JD, Pennington DG, et al. Preoperative and postoperative comparison of patients with univentricular and biventricular support with the Thoratec ventricular assist device as a bridge to cardiac transplantation. *J Thorac Cardiovasc Surg*. 1997;113(1):202–209.
11. Organ Procurement and Transplantation Network. http://optn.transplant.hrsa.gov; Accessed 09.10.10.
12. Interagency Registry for Mechanically Assisted Circulatory Support. http://www.uab.edu/ctsresearch/intermacs/description.htm; Accessed 31.01.11.
13. Interagency Registry for Mechanically Assisted Circulatory Support. http://www.intermacs.org; Accessed 06.05.10.
14. Chen EA, Patel-Raman SM. *J Cardiovasc Transl Res*. 2011 (in press).
15. *Summary of Safety and Effectiveness Data for the HeartMate II Left Ventricular Assist System*. http://www.accessdata.fda.gov/cdrh_docs/pdf6/P060040S005b.pdf; Accessed 01.08.10.
16. Weber S. Pediatric Circulatory Support Contractors' Meeting: Report of the Clinical Trials Working Group. *ASAIO J*. 2009;55(1):10–12.
17. Pantalos GM. Use of Computer and In Vitro Modeling Techniques during the Development of Pediatric Circulatory Support Devices: National Heart, Lung, and Blood Institute Pediatric Assist Device Contractor's Meeting: Pediatric Modeling Techniques Working Group. *ASAIO J*. 2009;55(1):3–5.
18. United States Department of Health and Human Services. *Notice of public meeting*. Available at http://www.fda.gov/ohrms/dockets/98fr/05-24271.htm; December 20, 2005 Accessed 17.05.10.
19. US Food and Drug Administration. http://www.fda.gov/MedicalDevices/DeviceRegulationandGuidance/GuidanceDocuments/ucm110194.htm#6; Accessed 02.11.10.
20. United States Department of Health and Human Services. *Pediatric Assessments of Neurological and Neurocognitive Function for Cardiovascular Devices Workshop*. Available at: http://www.fda.gov/MedicalDevices/NewsEvents/WorkshopsConferences/ucm199037.htm; March 25, 2010 Accessed 20.05.10.
21. *Pumps for Kids, Infants, and Neonates (PumpKIN)*. Available at: https://www.fbo.gov/index?s=opportunity&mode=form&id=3ccf72f3df1cf513cff2a8e24c7755d9&tab=core&_cview=1; Accessed 17.05.10.
22. US Food and Drug Administration. http://www.fda.gov/MedicalDevices/ScienceandResearch/ucm208183.htm; Accessed 10.01.11.
23. Maisel W. *Device Therapy in Heart Failure*. New York: Humana Press; 2010.

第 24 章

追踪和提升临床实践的有效工具——INTERMACS

James B.Young· Lynne Warner Stevenson

关键点

INTERMACS（机械辅助循环支持注册登记系统）是当今针对严重心力衰竭患者行长期循环辅助装置支持的全球最大、多中心完成的一个数据库。INTERMACS 是过去几十年为了总结该领域学科进展而创立的。就在半个世纪以前，Kolf 医生第一次将一只狗的心脏取出来，将一套人工机械循环支持系统完全置入动物胸腔并维持动物生存[1-4]。1966 年，DeBakey 医生利用其外科实验室自行设计制造的搏动、气动体外左心室辅助装置（LVAD）将一位患者从“过渡辅助”成功地过渡为“完全康复”。辅助泵后来在局部麻醉下被成功移除（图 24-1），患者顺利存活，1 年后很可惜死于一起汽车交通意外。

尽管这项具有重要意义的生物医学工程进展时断时续，但随着时间的推移仍在始终不断地前行。1962 年 9 月 12 日在德克萨斯州休斯顿 RICE 大学，约翰肯尼迪总统向全美国人宣布“我们选择在今后 10 年登上月球并做一些其他事情，不是因为它们容易做而是因为它们难做，因为这些目标将会促使最好的资源和技术的整合与应用……”[3]。向外太空的挑战和首次登月已经启动，这不仅受促于政治与国际关系的需要，同时也是探险精神和科学求知欲的体现。众所周知，尤其是从机械工程学角度来看，如果有正确的思想和足够的资金支持，任何事情都是有可能的。我们能够成功送人类去外太空，而且在月球上行走并顺利返回，那么制造一个人工心脏或人工心室要比它简单多了[1-3]。Lillehei，一位著名的明尼苏达外科医生，说：“所有人类可以梦想到的东西，技术上都是可以实现的”[5]。然而，机械循环支持装置的临床实验进展得相对缓慢，另一位心脏外科医生 Rose 说：“生物学制约着机械学发展的脚步”。

时至今日，机械循环支持已被广泛应用于临床。确实，机械循环支持在心血管外科中心已经是每天进行的常规技术，例如体外循环机械设备在心脏直视手术中的应用。这些在设计和技术方面的发展历程正是那些不屈不挠的先行者的圣约，正是那些始终工作在病危心衰患者床旁医务工作者奉献精神的体现，也正是患者及其家属无比勇敢的诠释。图 24-2 总结了现今使用的辅助装置，包括常规短期的体外循环装置、长期辅助装置，以及那些适合不愿意接收心脏移植的永久置入型辅助系统。

尽管 MCS 的发展历史和潜在的未来发展机会在为我们绘制了一幅继续创新的蓝图的同时也让我们看到了危重心力衰竭患者生命得到延长并有可能获得移植的光辉前景，但是此类患者的临床结果必须被汇总并小心地进行分析研究。尽管这些富有创造性的机械性辅助装置令我们无比激动，但我们需要清醒地看到相关的严重并

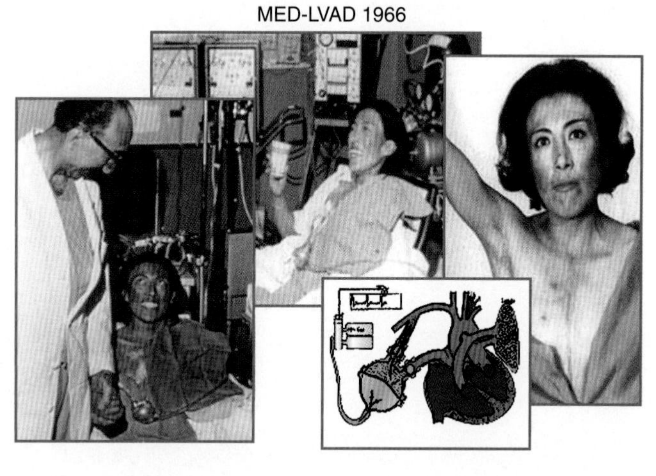

图 24-1 1966 年 DeBakey 设计制造的左心室辅助装置（LVAD）是第一例 LVAD 治疗患者心功能恢复的病例。（Photographs courtesy Dr. DeBakey）

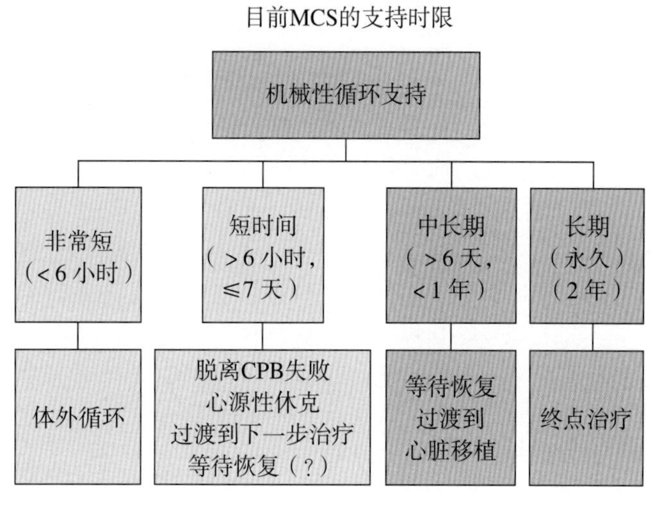

图 24-2 MCS 装置在严重心功能衰竭中的应用。CPB：体外循环

发症甚至死亡事件的发生，尤其在那些危重患者特别是老年合并心脏外其他系统病变的终末期心力衰竭患者。我们知道在进行医学健康资料统计过程中，对这项新技术的调整和指导不仅需要生命延序的证据而且需要有生存质量的标准。

目前，临床实验，特别是大样本、随机对照、多中心研究已经成为支持和改进新的临床实践方法最重要的依据了。在那些小样本参与、明确诊断并自愿加入的患者中，只有这种研究方式能够决定某项干预措施真正的实际意义和负面作用。严格随机化和有现金奖励下的数据收集能够为非偏倚信息提供最高的标准。然而，这样的实验研究主要是那些需要测定某一种单一治疗方法的研究，而且需要模拟安慰对照组并采取双盲法。但是，对于外科干预的评判双盲法对患者和医生几乎都不可能实现。这种情况很难掌控，通常花费高、时程长，医生需要专注于仔细选择患者人群，而这些患者却不能反映临床医生的日常工作。通常临床研究的发现在结果发表时已经过时。一种追踪有代表性研究结果的比较现实的方法就是大样本范围的临床注册。大多数这种注册是由那些感兴趣的公司资助的，这些公司需要某种产品的临床数据和结果，而且他们非常注重那些可能影响数据收集、信息审查和结果定义的因素。这种注册通常会因为收集期间的严谨性不够和缺乏评估性临床资料而受到批评。因为在收集数据时，这些数据可能已经被拆分为许多格式，有时甚至相互冲突，从而为判定增添了许多障碍。相反，一项独立的注册表可以收集所有相关装置的信息，来源于所有个体和世界范围内的不同机构的应用资料将为辅助装置的及时维护提供最具有意义的信息。

所有安装机械性循环支持装置的患者，只要该装置得到了美国 FDA 的批准，且被设计为适合长期支持，同时可以院外管理的 MCS 设备，无论该装置置入的原因是什么，此类患者都是 INTERMACS 的注册对象[6]。资助该项研究的机构是美国心肺血液研究所（NHLBI）；管理机构的代表是美国 FDA 和医学健康服务中心（CMS）。与所有涉及的研发机构之间的伙伴关系是非常重要而且具有学术性的。临床机构包括医学院附属医院和纳入心力衰竭研究项目的医院。在过去 5 年间，各个机构和中心间的这种前所未有的努力与合作已经进一步定义和精炼了置入型循环支持装置在危重心力衰竭患者中的使用标准，同时为设备和临床应用提供了标准[6-8]。随着该领域不断地发展和改进，注册系统使得患者有可能享受更好的生活质量，许多患者开始追求辅助期间的舒适性而不仅仅局限于简单地延长生命。而且，INTERMACS 收到注册资料后需要快速回应临床实验结果，并且协助决定如何管理或修正机械性循环支持领域的改变。INTERMACS 的一些特性使得它更偏好于成功的大型临床实验，而不是普通的包括纳入患者和排除标准的注册表，它具有确定所有病例的能力，同时标准化负性事件的定义，这些都将是最具当代意义的。或许这种最卓越的贡献正是使 INTERMACS 努力前行的动力，从而使这种缓慢但始终不断前进的伟大理想转变成为现实，这种转变就是从庞大、搏动、体外辅助向微小、平流、植入、稳定、可控、患者容易接受并长期支持的辅助装置的转变。

INTERMACS 组织

在美国国立卫生研究院（NIH）的支持下，MCS 得以研发和制造，NHLBI 受委托建立国家注册系统，也就是 INTERMACS，用来追踪辅助装置的应用和这项边缘学科的临床评估。2005 年一项长达 5 年的协议授予了伯明翰阿拉巴马大学及其合作研究者及子项目承担者。2009 年具有竞争性的更新成为必然，协议更新的需求依然保持许多现存 INTERMACS 注册系统所独有的特征，例如，这是一项协作性协议，“多部门间”的特性被设计用于联合并促进各个伙伴间的联系，这些伙伴包括 NHLBI、FDA、CMS、付出大量贡献的外科医生、心力衰竭医学专家以及研发结构。由于资金短缺的原因，一项鼓舞人心的研究项目在很大程度上是由成千上万具有卓越学识的英才和全世界范围内有责任心的研究机构共同推动的。

INTERMACS 的目标

框 24-1 列举了 INTERMACS 的广义目标，包括患者选择方面的细化标准，有助于在现有 MCS 装置的应用中获得最理想的结果。建立高度完整、准确、可靠、统计可信的数据库将为辅助后结果的预测提供依据，同时帮助提高临床医生和手术者准确预测临床结果的能力，同样也可以帮助判定植入后负性事件发生的危险因素。通过这种方法可以帮助相关指南的推出，该指南将通过减少短期和长期并发症而改善临床治疗和管理。而且，登记信息可以用于指导下一代产品的开发与研究。的确，可靠的数据和对它们的正确分析将使制订 MCS 辅助装置的标准成为可能，而且还可以给 FDA 和生产厂家提供方法去分析新产品的特点或者提升现有产品的质量。借助统一的负性事件的定义，INTERMACS 允许不同装置间的配对比较。

框 24-1 INTERMACS 的目标

- 帮助细化辅助装置植入患者的选择，以便最优化已用和新型设备的临床结果
- 鉴别装置植入后负性事件的危险因素及良好临床结果的预知条件
- 通过减少短长期辅助相关并发症制定“最佳临床实践”指南，提高临床疗效
- 指导新一代辅助装置的开发和临床应用
- 依赖于 INTERMACS 信息指导技术改进，尤其是在新一代辅助装置的开发研究上

信息登记伙伴

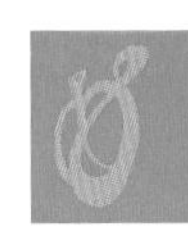

INTERMACS 联盟具有多行业的特点，这正是其特殊化的特征之一。名称中的“部门间”主要代表了 3 个联邦机构的合作伙伴关系，它们是：NIH、FDA 和 CMS。它们中的每一个均代表着不同的团体、利益和授权。除联盟伙伴外，INTERMACS 与 MCS 装置生产商、医院、医学专家、基础科学家、工程师和许多子项目参与者始终保持非常紧密的联系。INTERMACS 在收集数据方面的成功正是建立在各个合作伙伴间这种紧密配合的基础之上的，尽管它们隶属于不同的机构和部门，却都致力于 INTERMACS 的终极目标，那就是不断提升对 MCS 装置的研究和应用，从而改善危重心衰患者辅助支持的时限和生活质量。

NIH 伙伴关系（科学伙伴）

NIH 作为资助机构对 INTERMACS 而言是最重要的一个合作伙伴，它既是首席伙伴又是整个项目的首席执行者，领导整个项目正常运转。NIH 对所有涉及管理、学术和操作等方面负责。INTERMACS 是一项 NIH 支持资助的少有的心血管信息注册登记系统。

食品和药品监督管理局（FDA）伙伴关系（管理伙伴）

FDA 在 INTERMACS 中扮演着非常重要的角色，因为新装置的审批和已通过审批装置的监控都需要 FDA 的认可和管理。它们的这种管理权限使得它们成为了辅助装置进一步发展的“筛选器”，INTERMACS 已经从与 FDA 的紧密合作中获益匪浅，尤其是在细化统计数据和定义负性事件的过程中。伴随着 INTERMACS 的不断发展，现在与 FDA 的合作分为两个独立的部分。在 FDA 的设备与辐射健康中心（Center for Device and Radiological Health，CDRH），产品上市前审批小组旨在建立一种依赖于 MCS 装置尚未上市时的研究结果而形成的注册登记系统，通过均衡审批程序来帮助生产厂家更快地获得产品审批。

同样重要的一点是与 CDRH 上市后审批人员的联系，通过这种关系，INTERMACS 可以制订负性不良事件的报告系统以便协助评估已获批准装置的性能。伴随着 INTERMACS 成为获批产品上市后的首要评价手段，INTERMACS 与 FDA 的伙伴关系得到了进一步提升和发展。

医疗健康辅助服务中心（CMS）伙伴关系（补偿伙伴）

在 INTERMACS 运行之初，CMS 就已经在为植入 MCS 装置作为终点治疗的患者补偿医院花费（图 24-2）。这种补偿的条件之一就是植入患者的数据资料需要输入国家数据库。到 INTERMACS 的第 3 年，CMS 改变其登记系统至明确而详细的 INTERMACS 数据注册系统，同时 CMS 强调一个有资质的终点治疗机构必须是 INTERMACS 的有效会员。这种与 CMS 间的伙伴关系使得 INTERMACS 能够获得所有终点治疗患者的资料，从而使 INTERMACS 最有可能成为这项临床治疗的高质量数据库。

制造商伙伴关系（装置伙伴）

显而易见，已获得 FDA 批准的辅助装置制造商和正在申请辅助装置批准的厂商均与 INTERMACS 有紧密联系，而且 FDA 就曾鼓励厂商与 INTERMACS 合作。这样的关系削弱了 NIH 合同约定的 INTERMACS 交付成果，但是却增强了 INTERMACS 的目标与学术性意义，同时通过创建装置制造者在患者选择的描述和负性不良事件的定义的连贯性来提升数据库的质量，这种连贯性一直是 FDA 所认可和赞同的。这种伙伴关系的另一个重要之处在于 INTERMACS 将定期报告装置置入的数量和地点，这使 INTERMACS 的注册登记在决定是否继续辅助和计算那些漏报病例（由于植入的紧急性或没有能力及时获得通知和同意加入注册登记，这种漏报病例经常发生）方面具有一定的前瞻性。

医院/医生/合作者之间的伙伴关系（临床伙伴）

植入 MCS 装置的医院无疑对 INTERMACS 的成功是至关重要的。首先，INTERMACS 的科学性和临床性来源于那些救治心衰患者的医生和植入装置的外科大夫；其次，作为合作者的医院为注册系统提供数据。作为有效而且确实可靠的、高质量的注册登记系统，INTERMACS 必须确定所有被植入的 MCS 装置，获益于这些医院所报告的数据，同样医院也将得益于 INTERMACS。终点治疗机构必须向 INTERMACS 登记数据，否则无法获得 CMS 的补偿。此外，医院还会从成为如此庞大家族的一员而获益，INTERMACS 将提供多种与其他医院、合作者和医务工作者之间的联系。医院可以向 INTERMACS 申请科学研究所需的数据，也可以申请自己医院的电子统计数据。INTERMACS 为所有合作者提供了一个讨论平台和协调顾问以共同讨论 MCS 装置相关的话题。

器官共享联合网络

美国器官共享网络（united network for organ sharing，UNOS）协调美国范围内心脏移植的数据收集，所以也是一个非常有影响力的数据收集组织，与 UNOS 之间的伙伴关系促使着 INTERMACS 的成功。通过征募那些大量安装 MCS 装置和有能力行心脏移植手术的医疗中心，INTERMACS 就可以确定这些人群与心脏移植之间的联系。 数据的收集依赖于互联网平台，INTERMACS 各个中心的审核由 UNOS 完成，这种审核依赖于一项间断进行并有选择性的数据抽查，以便确保数据质量的准确性和真实性。UNOS 将所有数据提供给阿拉巴马大学的数据协调中心进行分析。

多中心的伙伴关系为了患者的利益通过共同努力来实现提升 MCS 治疗的目的，但是不同伙伴的目标和方式并不完全相同或对等。例如，FDA 的一项重要功能就是保护公众免受不安全装置的侵害，临床医生的目标是为患者提供理想的治疗，厂家的目标则是制造和出售不同的辅助装置，NIH 则有一套非常科学严谨的运行程序。毋庸置疑，INTERMACS 这种组织合作的注册登记系统是非常独特的，只有它具备制造出具有影响力的理论与强大的临床医疗产品的能力。

Alabama 大学数据协调中心

Alabama 大学数据协调中心（UAB-DCC）在首席研究员、知名心脏外科医生 Dr. James Kirklin 的领导下，由统计学家和数据库专家 Dr. David Naftel 负责，管理所有注册数据信息，尤其是对所得数据的整理、核对，以便进行令人信服的学术性分析。这些艰巨的工作已经得到 INTERMACS 的操作监督委员会的帮助，该委员会代表所有利益相关者的利益。

基础资料和终点结果的收集

图 24-3 详细描述了 INTERMACS 数据元的组织结构情况。由于 INTERMACS 仅仅是一种注册登记系统而不是一项临床试验，而且因为在参与中心中有限的辅助支持患者和数据收集期间并无固定有效的财务支持，使得我们不得不仅仅选择那些重要而有意义的数据进行收集。植入前资料包括基础患者资料、装置和外科手术信息[7,8]，心力衰竭严重程度分级信息（患者特性）[9,10]，以及独立终点特性（包括死亡、心脏移植、装置撤除和住院治疗）。复杂终点特性包括负性不良事件、临床改善指标、生活质量数据和治疗花费等信息。此外，一份血样及组织标本将被收集，用于建立组织标本库以提供有价值的科学信息，这将对严重心力衰竭病理生理学的深入研究提供重要信息。这些信息的收集是具有重要意义的，它们将描绘出一幅当前 MCS 装置使用现状的准确图画。这使得总结不同装置的使用结果、患者管理、外科手术以及针对不同患者人群采取适宜选择等成为可能。同时伴随计算方法的革新，也使得预测那些具有不同临床特性的患者的临床结果成为可能[11-13]。

INTERMACS 患者特性

除了决定什么样的终点对于患者非常重要以外，设计以网页为基础的数据收集模板、定义不良负性事件[7,8]，对于 INTERMACS 团队而言，一项基础的任务就是设计一个 MCS 装置患者的主题词，这个主题词以前从来没有被使用过，但却能比较准确地诠释那些即将转成慢性恢复的患者人群[9,10]。临床试验数据和原始临床实践均表现出 NYHA（纽约心脏协会）心功能分级在确定那些严重心功能不全患者方面的不足，而这些严重心功能不全患者可能从各种各样的新的和有创意的治疗中获益，这些治疗包括心脏移植和 MCS 装置的置入。NYHA 心功能分级是一个已经形成了 75 年的分级工具，存在一定的主观性和不精确性。为了更好地在 INTERMACS 系统中区分患者群体，一种描述性分类系统或称之为患者“档案”的系统被引入，它较 NYHA 逐级分级系统更加优越。在 INTERMACS 系统中，NYHA 分级的一个困难在于绝大多数置入 MCS 装置的患者心功能都是 NYHA Ⅳ级，这代表患者休息时也有症状（图 24-4）。INTERMACS 患者“档案”包括 7 项特征性表现，具备 5 项则明确提示患者目前处于 NYHA Ⅳ级心功能状态。NYHA 心功能分级的基本问题在最

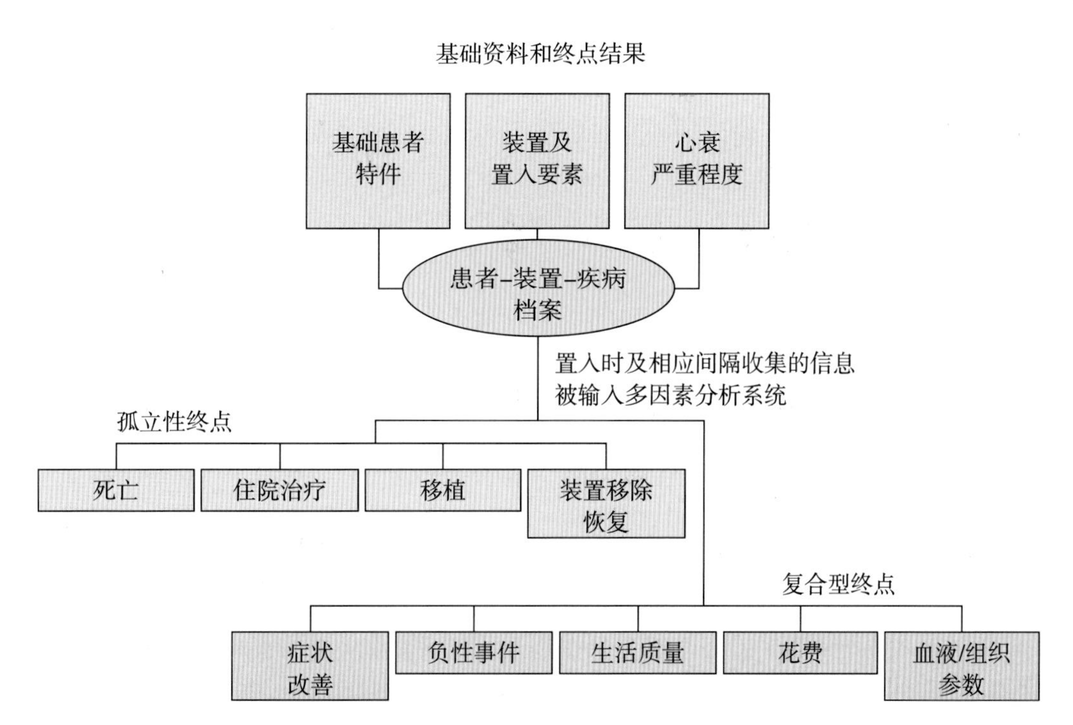

图 24-3 INTERMACS 获得的基础资料和终点结果分析。
（来自 INTERMACS 登记表：www.INTERMACS.ORG）

患者特性等级	首要 LVADs 12-09	官方描述 (after Lynne Stevenson)	NYHA 分级	修正内容
INTERMACS 等级1	633	“衰竭并燃烧”	Ⅳ	
INTERMACS 等级2	841	“快速滑向血管活性药”	Ⅳ	
INTERMACS 等级3	284	稳定但依赖正性肌力药物 住院或在家	Ⅳ ish	当前VAD 适应证
INTERMACS 等级4	185	休息症状 在家口服药物治疗	ambul Ⅳ	+ FF心律失常 频繁发作
INTERMACS 等级5		“束缚在家” 休息无症状 最小活动量既有症状	ambul Ⅳ	+ FF A
INTERMACS 等级6		“行走受限” 耐受ADL但日常活动受限	ⅢB	+ FF A
INTERMACS 等级7	(5, 6, 7 = 119)	严重Ⅲ级	Ⅲ	A

图 24-4 INTERMACS 患者。ADL：日常活动能力；LVAD：左心室辅助装置；NYHA：纽约心脏协会。

近的 HF-ACTION 临床实验中通过与调查者设定的 NYHA 分级比较峰值氧耗量时表现得更加明显[14]。在当代一项心衰患者药物治疗的研究中，当用峰值氧耗量（VO_2）判定时，发现 NYHA Ⅱ级和Ⅲ、Ⅳ级患者间心功能差异显著，但是当试图在 NYHA Ⅲ级、Ⅲ a 级（休息时无呼吸困难）、Ⅲ b 级（休息时有呼吸困难）中间进行区分时就有了困难。另外，NYHA 分级中存在一定的干扰，当前的治疗方案并不能准确反映运动参数。毋庸置疑，NYHA 分级越高心衰患者的预后就越差。这就使进一步细化危重患者特性时产生了一定的困难，例如在考虑植入 MCS 装置时就可以确定确切的危险 / 利益比来判定预后。尽管 NYHA 分级可以优化指导治疗，但是更加详细确切的描述仍然是需要的，而不是单单依据 ACC-AHA 等级 D 去判定患者。INTERMACS“档案”将疾病症状的严重程度和随时间而改变的特点充分结合起来，例如，ACC-AHA 等级 D 的患者，是唯一需要连续正性肌力药物维持的病理等级，在正性肌力药物维持下其症状可以改善到 NYHA Ⅲ级，但依然属于 INTERMACS“档案”分级Ⅲ级（图 24-4）。

图 24-4 汇总了 INTERMACS 患者档案及其与 NYHA 分级的联系，并借助“速记术语”更加确切地反映了患者个体的特点。特性一，一种严重心源性休克患者——“衰弱并燃烧着”（更加容易理解的一种术语）——正面临着威胁生命的低血压状态，依靠快速增加的静脉内正性肌力药物支持。特性二，“进行性恶化”或“快速滑向正性肌力药”代表患者已经明确“注明”依靠静脉内正性肌力药物维持而且明显表现出进行性恶化的迹象。特性三，“稳定但需要正性肌力药”代表患者临床状态稳定仅需要少到中量的静脉内正性肌力药物支持（或临时 MCS 装置支持）并多次显示有脱离心功能衰竭的趋势。特性四，患者存在“休息症状”，是指患者在家休养仅通过口服药物控制心衰，但在休息或轻体力日常活动时依然表现出充血性症状。特性五，“活动不耐受”和“足不出户”，是指那些安静休息时无症状但无法从事任何有意义的活动，因此大部分时间只能待在家里的患者。特性六，“活动受限”或“行走受害”，代表患者在休息时无症状，并且没有液体潴留而能从事一些基本活动。特性七，又称为“晚期 NYHA Ⅲ级”，指那些以前曾经发生过充血性心衰但现在临床稳定并可以参加适当的舒缓运动的患者[9,10]。

患者数量的自然增长和平流 MCS 装置的演变

图 24-5 显示 MCS 装置置入中心（大多数可实施心脏移植项目）和 INTERMACS 注册患者从 2006 年 3 月逐渐增长的情况。在 INTERMACS 中共有 113 个中心，其中 102 个为活跃中心。每个已登记患者中心的平均患者数达到了 26 例，最活跃中心截至目前已达到了 105 例登记患者。还有一点需要强调的是，对于那些遵从 CMS 标准实施 LVAD 置入作为终点治疗项目的中心，必须加入 INTERMACS 且处于良好状态，并有责任报告它们的资料数据。另一个来自于图 24-5 的重要信息是在 INTERMACS 登记的早年阶段（图 24-5 的第 2、3 年）患者数量的增长比较稳定，但是伴随 2008 年 FDA 通过了 HeartMate Ⅱ作为过渡到心脏移植的手段，可以看到注册人数出现了迅速增长。后来这种 MCS 患者数量的高速增长一直保持稳定，也可能源于新型装置的出现极大地提升了 MCS 装置的选择。图 24-6 显示了搏动装置与非搏动装置在使用中的这种比例变化，目前在大多数中心普遍采用持续平流方式的 MCS 装置。

MCS 装置置入后的总体结果

INTERMACS 已经通过对数据的总结反映出就当前使用的辅助泵而言，MCS 装置置入后生存状态的改善是非常明显的，同时辅助装置也显示出了稳定的性能提升。尤其值得注意的是在使用置入型平流 LVAD 装置后临床结果得到大幅改观。图 24-7A 显示了一项具有竞争性的结果分析：在 6 个月的随访点，80% 的患者要么存活要么获得心脏移植；在 18 个月的随访点，70% 的患者获得了同样的终点效果[13]。在 INTERMACS 系统中，由于多数患者是“辅助”过渡到“移植”，因此存活曲线与移植曲线的交叉点发生在紧靠 9 个月的随访点之后。尽管由于 FDA 批准较晚，平流装置的随访较短，在图 24-7B 中可以看出在 6 个月随访点，存活和心脏移植的比例均高于搏动辅助装置（88% 对比 80%）。另一个重要的发现是由于心脏功能充分恢复，自身心脏可以负担全身循环状态后 MCS 装置撤离的比例非常小，仅有 1%。

图 24-8 显示了 INTERMACS 在 MCS 装置撤除时发现的患者特性。当进行总体存活率方面的分析时发现，最终结果在不同特性患者间存在明显的差异。

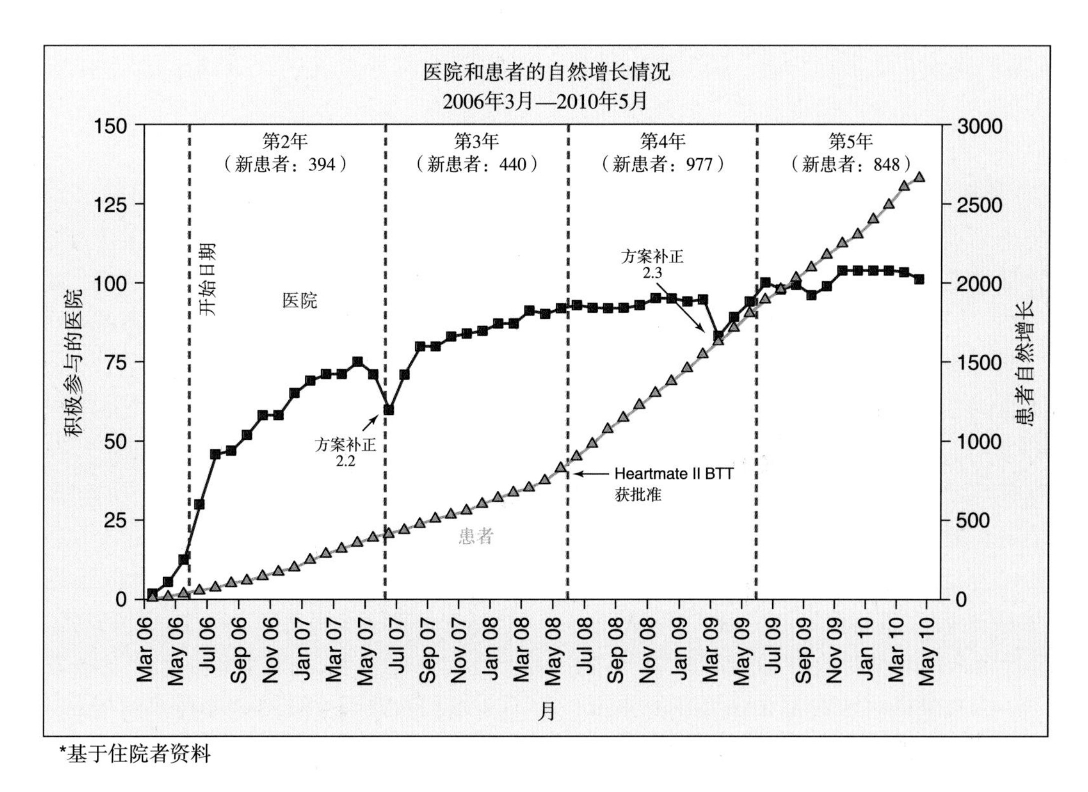

图 24-5 进入 INTERMACS 的医院和患者数量的自然增长。BTT：过渡到心脏移植。(From INTERMACS Registry；www.INTERMACS.org.)

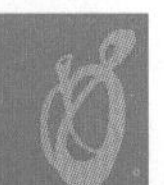

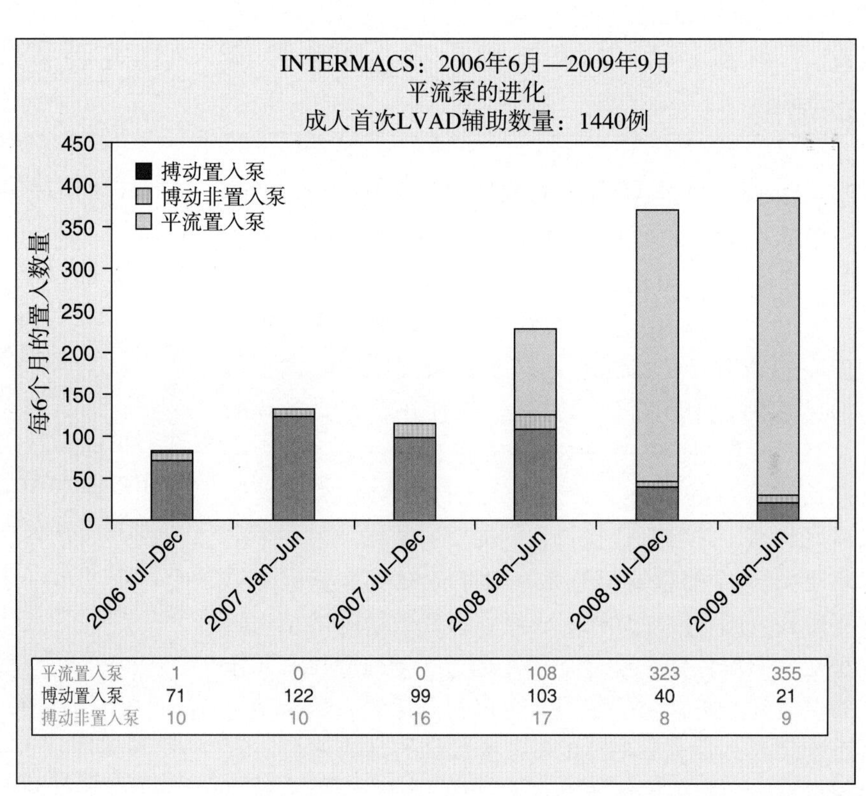

	2006 Jul–Dec	2007 Jan–Jun	2007 Jul–Dec	2008 Jan–Jun	2008 Jul–Dec	2009 Jan–Jun
平流置入泵	1	0	0	108	323	355
搏动置入泵	71	122	99	103	40	21
搏动非置入泵	10	10	16	17	8	9

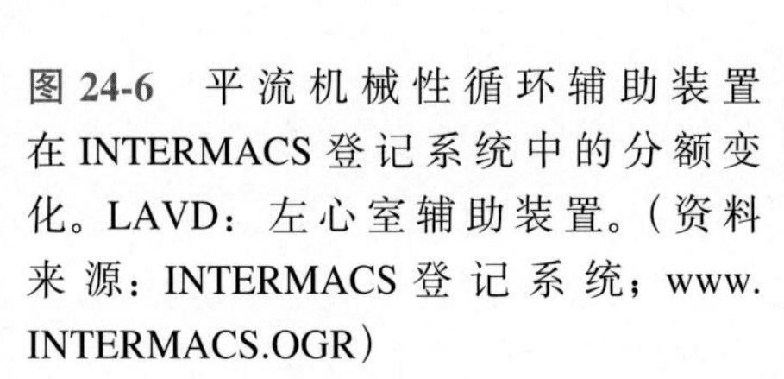

图 24-6 平流机械性循环辅助装置在 INTERMACS 登记系统中的分额变化。LAVD：左心室辅助装置。（资料来源：INTERMACS 登记系统；www.INTERMACS.OGR）

特性一类患者（“衰弱并燃烧着”伴有心源性休克）结果最差，而情况比较稳定的特性三类患者（“正性肌力药物支持”）具有较高的生存率。这是非常重要的发现，据此我们建议：如果有可能，最后尽早为某些患者实施辅助而不是等到“山穷水尽”的地步。另外，由于特性五、六、七类患者的资料太少，无法获得相关 MCS 装置在此类患者中有意义的结论，尤其对于特性七类患者确实如此，因为该类患者相当于 NYHA 分级的Ⅲ级患者人群，通常无需 MCS 辅助治疗。

图 24-9 比较了搏动辅助装置与平流装置间的患者生存率。就像图 24-7 显示的一样，平流辅助装置的临床结果得到了大幅提升，在 12 个月时，平流 LVAD 移植后存活率接近 90% 而搏动装置组在 75% 左右，而且采用非置入搏动装置的患者在 12 个月时仅有不到 50% 的存活率（总体 $P > .0001$）。

MCS 装置植入后很重要的一点是生活质量，它可能受许多装置植入前后的综合并发症所影响[15]。图 24-10 显示了在 INTERMACS 数据中采用 EuroDuol-5D 设备，评价总体患者在 MCS 装置置入后的活动能力，以及 MCS 装置对生存质量的总体影响。由于患者年龄差异，数据序列被区分为低于和高于 60 岁两个组，可以看出活动完全受限的患者在 3 个月和 6 个月的随访点时逐渐消散，到 12 个月时完全消失。虽然这项研究患者数量相对较少，但结果却是鼓舞人心和具有指导意义的，该结果提示 MCS 装置本身在很大程度上影响着患者长期的活动能力，这将显著影响患者的生活质量。

表 24-1 详细列出了 INTERMACS 统计的不良负性事件，同时再次比较了搏动与平流装置的差异。从数量上而言，出血、感染、呼吸衰竭、心律失常是最常见到的并发症。在搏动与平流系统间，有些重要表现确实具有统计学差异，例如装置失功率（通过前 6 个月随访期间每 100 例患者装置失功能发生的次数来统计）为 2.95 对比 0.82；出血发生率 24 对比 17；感染 28 对比 12；以及神经系统功能障碍 4.33 对比 1.93。对于平流装置而言，优势并不仅仅体现在生存率，那些严重的负性时间发生率也明显低于搏动装置，这就解释了医务工作者选用可置入 MCS 装置治疗严重心衰患者，同时此类生命挽救方法使用数量不断增加的原因。显然这项技术的提高将受到极大欢迎，INTERMACS 所标注的这种临床结果的改善的事实，以及装置选择方面的改变再次强调了 INTERMACS 这个项目的重要性。

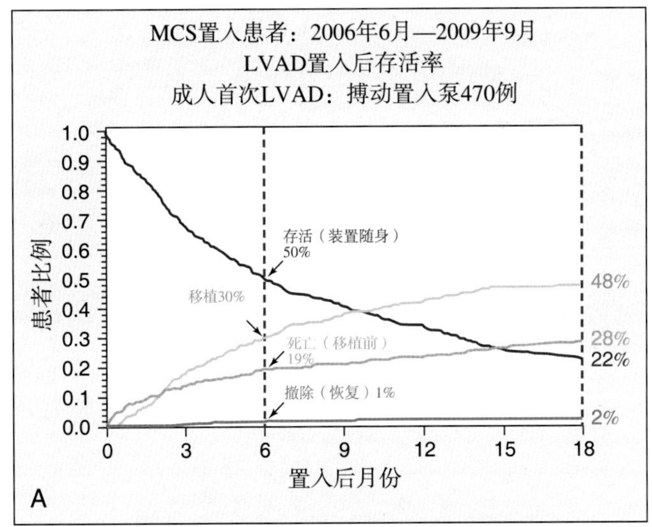

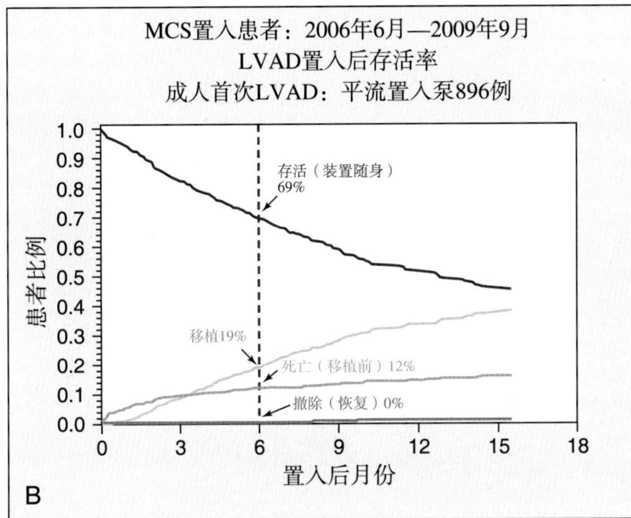

图 24-7 A，搏动置入型 LVAD 安装后总体临床结果分析；B，平流置入型 LVAD 安装后总体临床结果分析。（资料来源：INTERMACS 登记系统；www. INTERMACS.org.）

当在置入型搏动和平流装置系统中分析死亡原因时，我们发现心力衰竭是最普遍的（表 24-2）。也许这让我们有些惊讶，因为 MCS 装置是用于解决心力衰竭的。然而，事实是当一个罹患这种疾病的患者经历了一大堆如此繁杂而有创伤的治疗和多种并发症的折磨后死亡时，往往无法断定其首要死亡原因。因此，在试图寻找最主要的死亡原因时心力衰竭依然是独立存在的罪魁祸首，虽然如此，值得注意的一点是这种死因比例在平流装置组中依然较低。这一点非常重要，因为站在某种理论立场上，许多观点认为平流装置的使用更加确切地表述了其患者的心衰程度可能较安装搏动装置的患者更重，但在大多数病例中并没有表现出这种特点。感染、神经系统事件和多器官衰竭均被排除在了 MCS 辅助后的最常见的死亡原因之外。

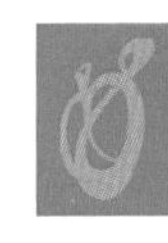

预测 MCS 支持后的存活情况

注册登记数据库健康运行的最有价值的意义在于可以依靠复杂的数学计算去预测某种干预措施的最终临床结果。INTERMACS 使得这种预测方法成为可能。在阿拉巴马 INTERMACS 数据协作中心的 Naftel 的指引下，预测模型已经被设计用来达到在装置置入前就预测最终结果的目的。表 24-3 显示了那些在 MCS 装置置入后将导致死亡的显著危险因素，既包括术后早期阶段，又包括近期、长期随访阶段。女性、老年患者、心脏手术史、透析状态、高 INR 值（国际正常化比率）、腹水、高右房压和心源性休克均是术后早期死亡的独立危险因素。在长期随访阶段，合并严重右心室功能不全的老年患者采用搏动

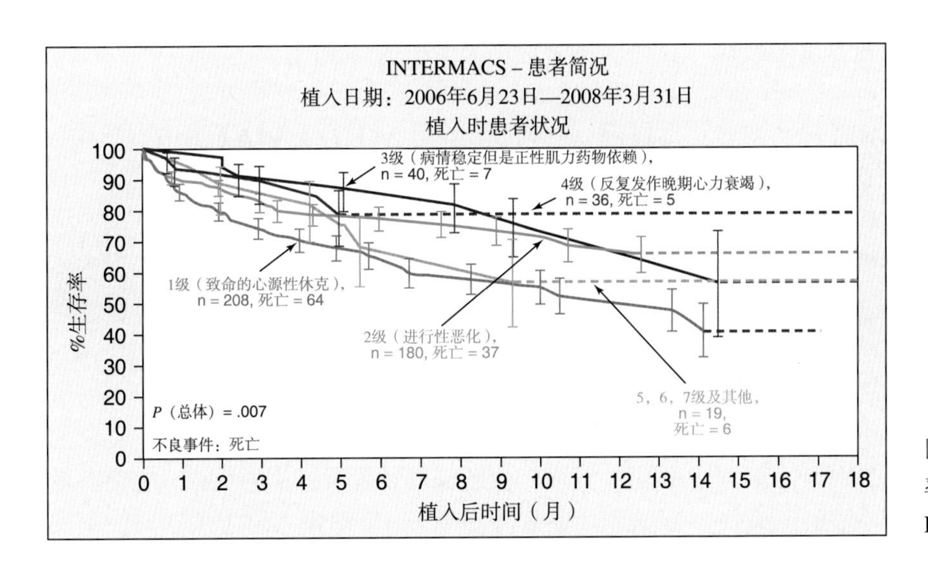

图 24-8 INTERMACS 纳入患者的生存率。（From INTERMACS Registry；www. INTERMACS.org.）

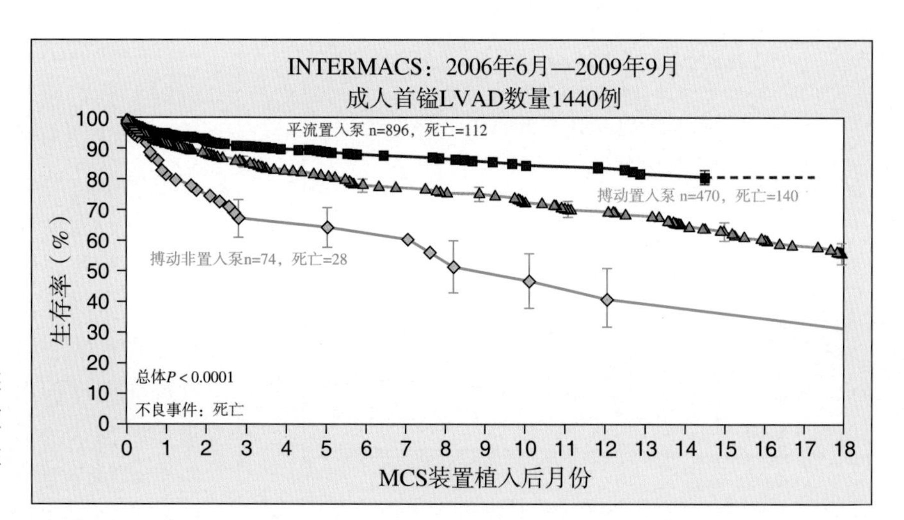

图 24-9 搏动置入和非置入与平流置入装置对患者生存率的影响。LVAD：左心室辅助装置。（资料来源：INTERMACS 注册系统；www. INTERMACS. org.）

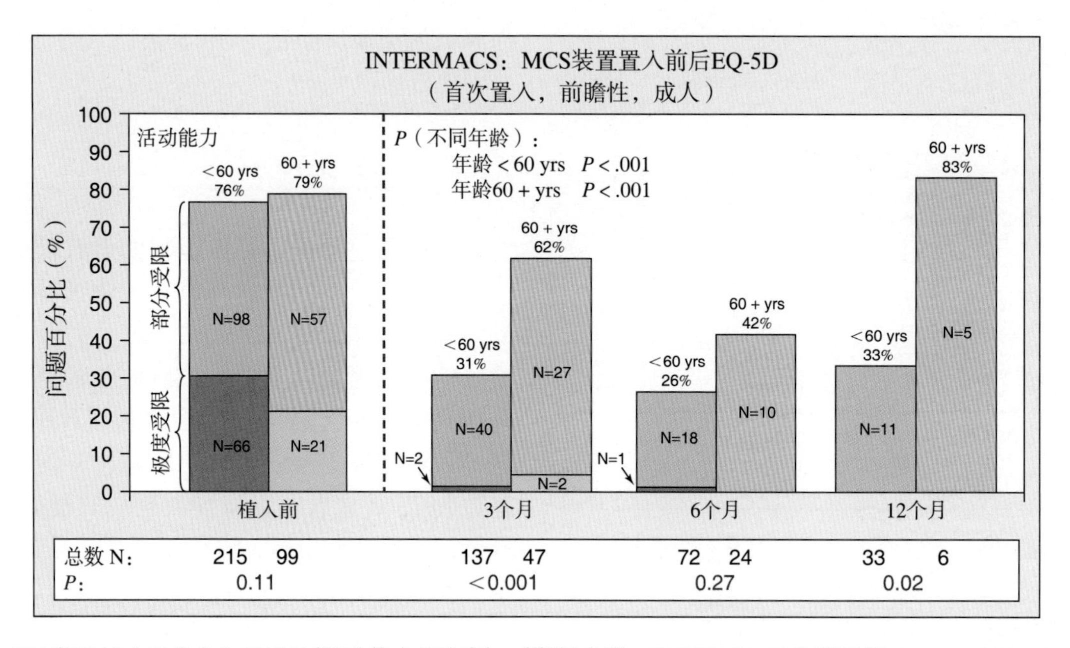

图 24-10 MCS 装置植入后患者生活质量(活动能力的改变)。(资料来源：INTERMACS 注册系统；www. INTERMACS. org.)

装置支持，将具有更高的死亡率。需要注意的是，绝大多数研究表明搏动辅助装置是显著的死亡风险因素（危险比 3.02，$P = 0.001$）。

依赖这些数据，可以找到一个在不同患者模型中预测存活率的计算方法。表 24-4 展示了 3 类患者的预测结果，全部为男性，但是年龄、病史及心衰状态均不相同。对于搏动与平流置入性辅助装置置入后的预计 2 年生存率，我们可以进行计算。对于第一类患者（不良负性事件很少的患者）2 年预计生存率在搏动组为 84% 而平流组为 92%；在第三类患者（高 INR 值、腹水合并心源性休克的患者）中 2 年预计生存率分别为 50% 和 57%。因此我们期望这种计算方法可以有助于临床工作者在权衡利弊时做出正确决定，而且可以对那些可能安装 MCS 装置的五花八门的患者的最终结果做出适当预测。

MCS 入选标准：MEDAMACS 的作用

由 MCS 置入后总体结果推导出来的危险预测模型可以有效地指导临床心衰领域的治疗，对于那些不用 MCS 辅助装置将直接影响生命的心衰患者而言意义重大。通常挑战在于如何识别哪些患者安装 MCS 后结果会好而哪些患者不好，更大的挑战在于如何事先知道哪些患者条件“太好”而不需要 MCS 装置的辅助。然而，伴随辅助装置所带来的优势（生活质量的提高、生存率改善），早期置入对于那些即使不安

表 24-1 MCS 置入后负性事件的发生[*]

负性事件	搏动（n = 406）		平流（n = 548）		搏动 / 平流	
	事件	发生率	事件	发生率	事件	发生率
装置故障	45	2.95	17	0.82	3.60	< 0.0001
出血	369	24.22	360	17.41	1.39	< 0.0001
心血管						
右心衰	48	3.15	46	2.23	1.41	0.05
心肌梗死	2	0.13	2	0.10	1.30	0.37
心律失常	154	10.11	218	10.54	0.96	0.65
心包引流	44	2.89	30	1.45	1.99	0.003
高血压[#]	75	4.92	17	0.82	6.00	< 0.0001
动脉非中枢神经系统血栓事件	7	0.46	6	0.29	1.59	0.21
静脉血栓事件	38	2.49	32	1.55	1.61	0.03
溶血	11	0.72	12	0.58	1.24	0.29
感染	431	28.29	244	11.80	2.40	< 0.0001
神经系统功能不全	66	4.33	40	1.93	2.24	< 0.0001
肾功能不全	63	4.14	45	2.18	1.90	0.0007
肝功能不全	24	1.58	14	0.68	2.32	0.009
呼吸衰竭	121	7.94	89	4.31	1.84	< 0.0001
伤口裂开	8	0.53	9	0.44	1.20	0.34
精神事件	43	2.82	38	1.84	1.53	0.03
总体事件	1549	101.69	1219	58.96	1.72	< 0.0001

[*] 2006 年 6 月至 2009 年 3 月，首次 LVAD 置入过渡到移植和治疗（n=954）；

置入后前 6 个月负性事件发生率（次数 / 每 100 患者月）

[#] 就目前报告数据总结，平流泵的高血压识别不够可靠

资料来源：INTERMACS 注册登记系统；www. INTERMACS. org.

装 MCS 装置也会获得良好生存的患者也可能提供一定的帮助。当无 MCS 辅助对患者生命及生活质量并不构成威胁时，需要调整当前心衰患者的药物治疗。INTERMACS 的基本资料和临床结果数据最初设计就使临床治疗的结果具有可比性，INTERMACS 将与选择性的前瞻性临床研究的结果充分结合，使那些在 INTERMACS 中心可以自主活动的患者纳入资料库。从 MEDAMACS 结果获得的信息为我们提供了新的资料可以预测装置置入后的最终结果，而且可以指导机械循环支持（MCS）在心衰进展早期的扩展应用。

小结

INTERMACS 是一项 NIH 资助的成功注册登记范例，它通过缓慢积累、综合分析为临床、科学和医学学术的进步做出贡献，使那些严重心衰的濒临死亡的患者获得机械性循环的有效治疗。在最近 NIH 建议延续 5 年的注册登记合同中，更多的数据和知识将逐渐增加，这些毫无疑问将推动未来 MCS 领域思维模式的转换。尽管这篇概述给大家提供了许多非常重要的 INTERMACS 信息，但仍然有更多内容没有被涉及。公众可以通过 http://www.intermacs.org 网站了

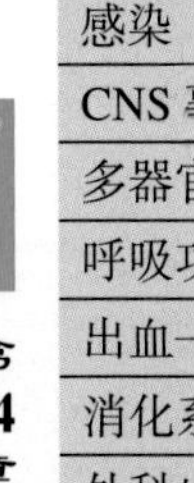

表 24-2 MCS 装置置入后死亡原因分析 *

	平流 / 置入		搏动 / 置入	
主要死亡原因	数量	% of 112	数量	% of 140
心衰	20	17.9	36	25.7
感染	15	13.4	23	16.4
CNS 事件	14	12.5	21	15.0
多器官功能衰竭	15	13.4	11	7.9
呼吸功能衰竭	7	6.2	6	4.3
出血—其他	3	2.7	4	2.9
消化系统出血	1	0.9	1	0.7
外科出血	5	4.4	4	2.9
装置故障	3	2.7	9	6.4
肾衰竭	3	2.7	4	2.9
肝衰竭	5	4.4	1	0.7
恶性肿瘤	0	0.0	2	1.4
动脉血栓	0	0.0	1	0.9
心包填塞	0	0.0	1	0.9
MCS 撤除后衰竭	0	0.0	1	0.9
终止辅助	6	5.4	3	2.1
其他	15	13.4	12	8.6
总数	112	100.0	140	100.0

* 2006 年 6 月至 2009 年 9 月，成人首次置入 LVAD 装置（$n = 1366$）

CNS：中枢神经系统

资料来源：INTERMACS 注册登记系统；www. INTERMACS. org.

表 24-3 MCS 装置植入后死亡危险因素分析 *

	早期		晚期	
危险因素	风险比	*P*	风险比	*P*
	1.7	1 .04	—	—
女性	1.14†	.006	1.13#	.008
年龄（老年）	2.71	<.0001	—	—
CABG 史	1.99	.01	—	—
瓣膜手术史	2.45	.01	—	—
透析（目录）	1.49‡	.003	—	—
INR（高）	2.32	.002	—	—
腹水	—	—	2.33	.04
右室 EF：严重	1.52§	.02	—	—
右房室（高）	1.98	.003	—	—
BTC 或 DT	—	—	3.00	.01
搏动泵	—	—	3.02	.001

* 2006 年 6 月至 2009 年 9 月。成人首次安装 LVAD 装置（$n = 1366$）

† 风险比提示年龄每增长 20 岁死亡风险增加

‡ 风险比提示 INR 每增加 1.0 死亡风险增加

§ 风险比提示 RA 压力增加 10 个单位死亡风险增加

BTC：过敏性治疗；CABG：冠脉搭桥手术；RVEF：右心室射血分数。

资料来源：INTERMACS 注册层级系统，www. INTERMACS. org

表 24-4 假设患者和结果预测 *

置入前	患者 1	患者 2	患者 3
性别	男性	男性	男性
年龄（年）	50	55	60
CABG 史	No	No	No
瓣膜手术史	No	No	No
透析史	No	No	No
INR	1.0	1.5	2.0
装置策略	BTT	BTT	BTT
患者特性：心源性休克	No	No	Yes
RA 压	12	18	22
RVEF：严重	No	No	No
腹水	No	Yes	Yes
预测 2 年生存率			
搏动 / 置入	84%	74%	50%
平流 / 置入	92%	82%	57%

* 2006 年 6 月至 2009 年 9 月。成人首次 LVAD 装置置入（$n = 1366$）

BTT：过渡到移植；CABG：冠脉搭桥

INR：国际化正常比；RA：右心房

RVEF：右心室射血分数

资料来源：INTERMACS 注册登记系统；www. INTERMACS. org.

解更多相关注册的信息。网站涵盖了 INTERMACS 的所有职能和信息，包括：操作手册、会员标准、装置研究的解释和患者的准入标准、不良事件的定义、资料登记表格、出版和发表的相关参考文献。

致谢

本章作者真诚感谢两位先驱的贡献：INTERMACS 首席研究员（PI）James K. Kirklin 医生；世界级统计分析师和数据库管理专家 David Naftel 博士；以及对 Alabama 大学提供数据分析、统计咨询和图表准备等方面的支持团队。感谢 Robert Kormos 和 Lynne Warner Stevenson 作为合作首席（Co-PI）提供重要信息并在 INTERMACS 发展壮大中起到关键作用，尤其在不良事件裁决委员会主席位置上所做出的巨大贡献。此外，我们要感谢国家心肺血液研究所、国家食品和药品监督管理局（FDA）、CMS、我们的厂家合作伙伴以及参与中心和辛勤付出默默无闻的医务工作者们。最后，也是最重要的，感谢我们的患者，正是他们才使得 INTERMACS 取得了如此巨大的成功。对知识的无限追求从而能更好地为我们的专业和患者服务正是INTERMACS始终坚持追求的目标。

（赵 举译 于 坤校）

参考文献

1. Kirklin JK, Mehra M, West LJ, eds. *History of International Heart and Lung Transplantation.* Philadelphia: Elsevier; 2010.
2. Copeland JG, Frazier OH, Holman WL. Magic moments in mechanical circulatory support. In: *History of International Heart and Lung Transplantation. ISHLT Monograph Series.* Vol 4. Philadelphia: Elsevier; 2010:111–167.
3. Young JB, Baumgartner WA, Reitz BA, Ohler L. Magic moments in heart transplantation. In: *History of International Heart and Lung Transplantation. ISHLT Monograph Series.* Vol 4. Philadelphia: Elsevier; 2010:45–90.
4. Kirklin JK, Naftel DC. Mechanical circulatory support: a therapy in evolution. *Circulation: Heart Failure.* 2008;1:200–205.
5. Miller GW. *King of Hearts: The Story of the Maverick Who Pioneered Open Heart Surgery.* New York: Crown Publishers; 2000.
6. http://www.intermacs.org.
7. Kirklin JK, Naftel DC, Stevenson LW, et al. INTERMACS: database for durable devices for circulatory support: first annual report. *J Heart Lung Transplant.* 2008;27(10):1065–1072.
8. Kirklin JK, Naftel DC, Kormos RL, et al. Second INTERMACS annual report: more than 1,000 primary left ventricular assist device implants. *J Heart Lung Transplant.* 2010;29(1):1–10.
9. Warner-Stevenson L, Pagani FD, Young JB, et al. INTERMACS profiles of advanced heart failure: the current picture. *J Heart Lung Transplant.* 2009;28:535–541.
10. Alba AC, Rao V, Ivanov J, et al. Usefulness of the INTERMACS scale to predict outcomes after mechanical assist device implantation. *J Heart Lung Transplant.* 2009;28:827–833.
11. Holman W, Kormos R, Naftel DC, et al. Predictors of death and transplant in patients with a mechanical circulatory support device: a multi-institutional study. *J Heart Lung Transplant.* 2009;28:44–50.
12. Holman W, Pae W, Teutenberg J, et al. INTERMACS: interval analysis of registry data. *J Am Coll Surg.* 2009;28:755–761.
13. Rogers JG, Pagani FD, Kirklin JK, et al. Survival after implant of a left ventricular assist device. Is it the device or is it the patient? *J Heart Lung Transplant.* 2010;29:s40.
14. Russell SD, Saval MA, Robbins JL, et al. New York Heart Association functional class predicts exercise parameters in the current era. *Am Heart J.* 2009;158(1):s24–s30.
15. Grady K, Ulisney K, Kirklin JK, et al. Important improvements in quality of life after MCSD implant: first reports from INTERMACS. *J Heart Lung Transplant.* 2009;28:s207.

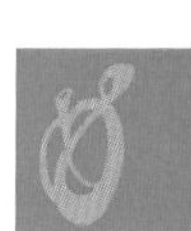

第 25 章

机械循环支持的医疗偿付和资助

Robin Roberts Bostic· Tina Ommaya Ivovic

医疗报销偿付分析：从概念到保险范围

对于接受任何长期治疗的患者来说，在产品开发时期就建立医疗报销偿付是必不可少的。虽然报销偿付由保险覆盖范围、编码和赔付组成，但覆盖是必要的第一步，推动后续的编码和赔付。产品发布前，对这些报销偿付影响因素的分析是市场成功所必需的。当一项治疗被认为是“合理的和必要的”，相应的产品、操作或服务就可能被保险覆盖。最近，付款方正在要求更高层次的证据表明其效力（在临床实际应用中是否有效）和效能（它是否能体现更好的价值）。AdvaMed 是一个代表医疗厂商的工业团体，它曾经报道联邦医疗保险每建立一个新产品的保险覆盖平均需要 2 ~ 5 年的时间，而私人保险公司的时间表则各不相同[1]。越早开始获得保险覆盖，即可越早建立报销偿付。如果一个报销偿付计划尽早实施，这个 2 ~ 5 年的保险覆盖预期时间表可能会缩短，这一点也许是最重要的。当制订报销偿付计划时，应当注意以下几个问题：

1．在更大范围的医疗保健领域该产品适用于何处？
2．产品是否既符合 FDA 注册审批需要的“安全有效”标准，又满足保险付款方“合理必要”以及可能的“有效高效”的要求？
3．怎样才能使报销足够赔付这笔费用？

适用于何处？

这项技术或操作符合以下 3 个大致类别：

1．与市场上已有的另一种产品类似（一种“似曾相识”的装置）？
2．一项已知技术的扩展或不同应用？

又或是

3．全新的，革命性的？

表 25-1 阐明了“适用于何处”对报销偿付时间的影响。

“似曾相识”产品的报销最易获得，因为类似产品的保险覆盖、代码和赔付已经明确。如果这就是该产品适用的范围，那么主要的任务就是确保它在现有技术下可鉴别，能够用已有的代码进行分类，引发恰当的赔付。

一项既有技术的“适应证扩展”通常要改变保险覆盖范围、代码和赔付来应对新的适应证。在本章节，我们重点关注左心室辅助装置（left ventricular assist devices，LVADs）的覆盖范围，不仅可当作心脏移植的过渡（bridge to transplantation，BTT）或心脏术后支持，还可作为长时间的持续支持，称为终点治疗（destination therapy，DT）。已经发表的研究支持扩展适应证和对医疗保险单的修订，对确定增加覆盖范围很有必要。代码可能需要修改纳入新的代码说明，这会引起不同的赔付率。

表 25-1 报销分析：产品适用的适应证

	与其他产品类似	已有技术的扩展	全新、革新的
必需的保险组成	确定该产品的已有编码，并包含在覆盖范围内	改变覆盖范围、编码和支付来包括该产品	生成新的覆盖范围、编码和支付体系
所需科学证据	通常 FDA 批准的适应证足以将该产品纳入已有的覆盖范围	发表对照试验(通常 1 ~ 2 篇)	发表对照试验（通常 2 ~ 4 篇）和成本效益数据（发表文章或注册表或两者都有）
FDA 批准后项目完成的典型时间表	6 个月～ 1 年	1 ~ 2 年	2 ~ 5 年

如果产品是一项新的创新技术，而这一科学上的突破性进展令人振奋，那么就需要构建和实施一个新的报销偿付体系来应对覆盖范围、代码和赔付。

不管产品“适用于”何处，开发和实施报销偿付计划必须有预期的时间表。如果类似产品的覆盖范围、代码和赔付已经存在，目前一般经过 6 ~ 12 个月可将该产品纳入这个已有的类别。为了获得新的或修改已有的管理代码以便于赔付者用以识别该产品或服务，不论是与医师操作相关的（当前医疗操作术语［Current Procedural Terminology，CPT］）还是与设备本身有关（医疗保健通用代码系统［Healthcare Common Procedural Coding System，HCPCS］），从产品投放市场算起，这个过程通常需要 1 ~ 2 年。对新技术而言，历史上已有医疗保险花 2 ~ 5 年的时间创建国家医疗保险支付范围或大幅扩展已有指南，代码编写也遵循类似的途径。

创建左心室辅助装置用于终点治疗的报销偿付机制

LVAD 用于 DT 是已有技术扩展的一个例证，但由于创建报销偿付机制十分复杂，这个时间表更多反映的是最复杂的类型或之前描述过的“创新治疗”。2002 年，REMATCH（机械辅助用于治疗充血性心力衰竭的随机评估）试验完成，揭示了装置进行临床治疗的效力，但是没有建立装置用于 DT 的付款方保险覆盖、管理代码和赔付。每一个报销机制的建立都要为商业付款方的保险覆盖影响卫生技术评估（HTAs），决定医疗保险国家覆盖范围决议，好在所有系统中明确代码编写，这些系统包括疾病国际分类法第 9 版 – 临床修改版（ICD-9-CM）、当前医疗操作术语（CPT），还有医疗保健通用代码系统（HCPCS）。应在医疗保险住院患者诊断相关组（DRG）系统下，或可能在临床试验的过程建立赔付。报销偿付有必要分配给支持 LVAD 患者的医师外科手术，还有门诊患者配件和辅助设施的替换。表 25-2 列举了每类供应者的步骤。

那么这些报销的路径是怎样设立的呢？所有的报销都源自这一理念：技术必须是“合理且必要的”以保证赔付。所有的保险覆盖范围都从显示治疗的人群有获益的临床研究开始。

表 25-2 报销途径

	覆盖范围	编码	支付
住院患者	医疗保险国家覆盖决策、影响商业付款者 HTAs	单一的 ICD-9-CM 植入手术编码	合适的 MS-DRG 分配
医师服务	为医师支付编辑合适的国立正确编码倡议	为外科手术和 VAD 创建 CPT	指派给所有 CPT 编码的恰当 RVRBS 相关价值单位
配件和辅助设施替换	关于门诊患者配件和辅助设施的替换间隔的覆盖政策	门诊患者配件和辅助设施的 HCPCS 编码	融合了市场汇率的出厂价，用于合适的 HCPCS 支付

CPT：当前医疗操作术语；HCPCS：医疗保健通用代码系统；HTA：卫生技术评估；ICD-9-CM：疾病国际分类法第 9 版 – 临床修改版，MS-DRG：医疗严重程度调整的诊断相关组；RVRBS：相关价值资源基础系统。

调整花费与报销偿付时间

反复论证心室辅助装置（VADs）可用于患者DT至少用了30年的时间（图25-1）。在向FDA申请BTT适应证以前，公司在产品开发上的投资已达9000万美元（表25-3）。这样的花费和获得报销冗长的时间令许多医疗设施几乎不可能投入市场。

机械辅助循环辅助报销的历史

现如今，VAD治疗是一项完善的终末期心衰的治疗手段，自20世纪80年代早期开始，全美国的医院已有14 000余例长期VAD植入案例。VAD用于BTT已被纳入医疗保险及其他商业保险的覆盖范围，心脏手术后使用VAD始于1993年，用于BBT始于1996年。2003年，医疗保险和医疗补助服务中心（CMS）发布了一项VAD用于DT的国家承保范围（NCD）决议，2007年和2010年进行了更新[2]。表25-4是DT的NCD小结。这一决定基于几个关键的研究，研究表明晚期心力衰竭患者接受VAD作为DT可显著改善临床症状，延长生存质量改善后的生存时间。

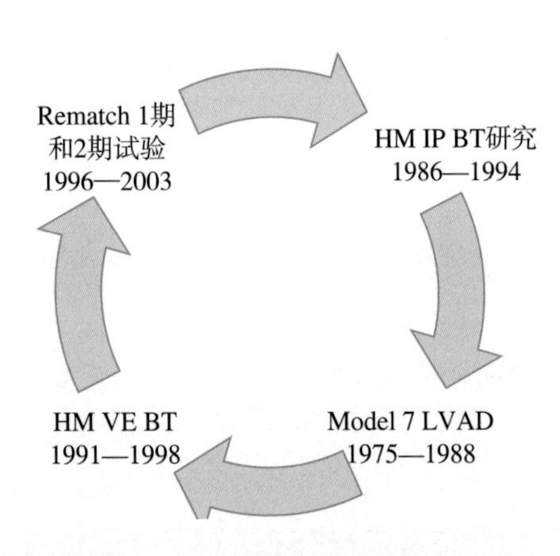

图25-1　23年间HeartMate覆盖范围的演进。

表25-3	制造商开发、注册和报销成本	
1阶段：基础技术开发	1966—1975	2500万美元
2阶段：装置开发	1975—1985	2000万美元
3阶段：注册审批	1985—1994	4200万美元
4阶段：报销	2000—2003	300万美元
总计		9000万美元

表25-4	医疗保险和医疗补助服务中心终点治疗国家保险覆盖范围决策总结
患者人群	**慢性晚期心衰不适合做心脏移植**
背景治疗	在过去2个月中，一个半月的最佳药物治疗失败（包括可能耐受的血管紧张素转换酶抑制剂和β-受体阻断剂）；或球囊泵支持7天；或依赖IV正性肌力药14天
治疗持续时间	过去90天中的45天
射血分数	< 45%
最大VO_2（ml/kg/min）	< 12除非球囊泵或依赖正性肌力药或身体条件不允许测试
NYHA功能分级	IV
体表面积（m^2）	无标准
中心要求	联合委员会成员认证的LVAD上报至INTERMACS数据注册表
医师要求	外科医师要在过去36个月中做过10例LVAD植入手术，最近一次必须在近12个月内； 心衰方面很有经验的心脏病专家

LVAD：左心室辅助装置；NYHA：纽约心脏协会。

20世纪90年代，第三方支付者早已熟悉LVAD技术，但没有覆盖DT。这一装置仅仅是为患者心脏手术后恢复期辅助左心室之用。之后几年中，在列入心脏移植名单的心衰患者等待心脏移植的“过渡期”，VAD被用于辅助衰竭的心脏。

21世纪开创了使用LVAD的新纪元。由于能获得的供体心脏数量有限，LVAD开始成为解决晚期心衰患者药物难治问题的有效手段。加州普莱臣顿的Thoratec公司，协同美国NIH实施了一项LVAD的研究，将LVAD用于由于年龄或其他并发症原因不适合心脏移植的晚期心衰患者，作为DT治疗。在这一里程碑性的REMATCH研究基础上，FDA快速审阅了上市前批准（PMA）申请，并于2002年11月得到了批准。2002年10月，蓝十字和蓝盾协会发布了他们自己的技术评估中心（TEC）对DT的分析报告，得出结论：这一治疗符合保险覆盖范围的标准（图25-2）[3]。

在2001年，当REMATCH试验结果在《新英格兰医学杂志》上发表时，Thoratec公司开始与CMS合作开放对话，讨论围绕FDA批准前DT纳入保险国家覆盖范围决议的可能性。在以后的两年中与

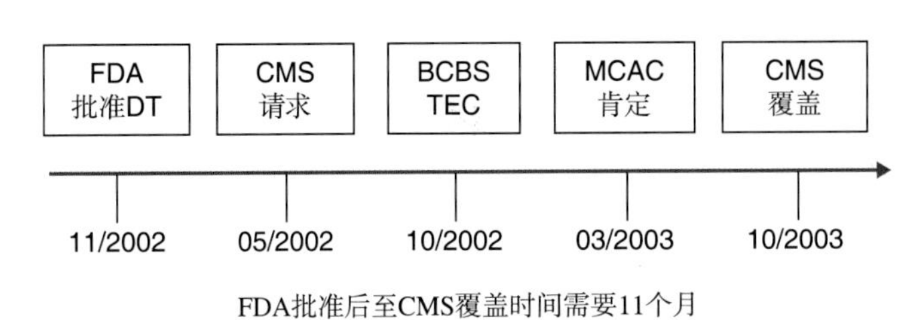

图 25-2 终点治疗（DT）付款覆盖范围的时间表。VAD：心室辅助装置；BCBS TEC：蓝十字和蓝盾技术评估中心；CMS：医疗保险和医疗补助服务中心；DT：终点治疗；FDA：美国食品和药品监督管理局；MCAC：医疗保险覆盖咨询委员会。

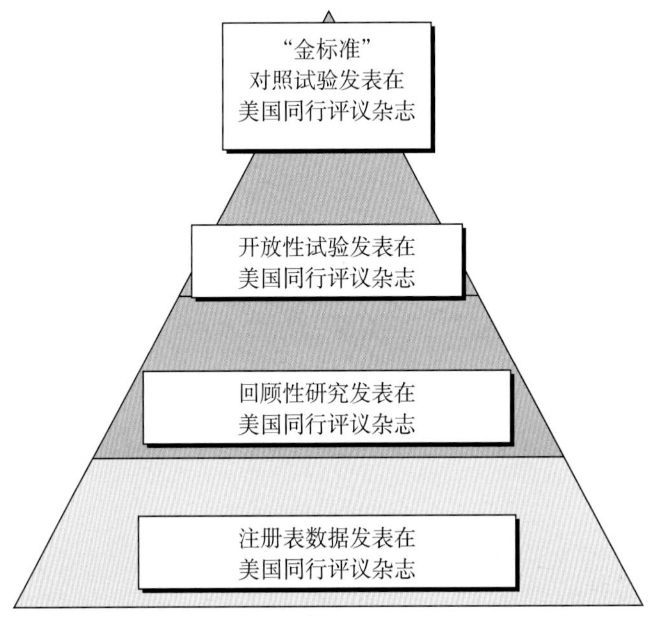

图 25-3 临床证据等级。

CMS 官员多次会谈，商讨在多个临床协会支持下建立适宜的临床保险覆盖范围。这项技术于 2003 年 3 月获得医疗保险咨询委员会（MCAC）的认可，于是 CMS 在 2003 年 10 月决定建立小范围的人群覆盖（将 DT 的定义限制为 REMATCH 试验中使用的临床参数），医疗保险要求认证可能实施这项手术的中心[2]。

临床证据本身和怎样运用这些产品及技术显著影响 CMS 保险覆盖的决策。证据的等级首选随机双盲、安慰剂对照、发表在同行评议（最好是美国的）杂志上的研究，其次是非盲试验，患者和医师都知道患者在使用该产品，或是一组患者接受治疗后一段时间后的回顾性研究。个案分析很少在一项技术的保险覆盖决策中采用（图 25-3）。

在 LVAD 的案例中，已经发表的对照研究有力地支持了 CMS 和私人付款方的国家 DT 保险覆盖的决议。有了 DT 有效的这项决议，又提出该技术治疗晚期心衰患者的有效性或价值的新问题。确定一项技术的花费是决定价值的方法之一。

花费对保险覆盖范围决议的影响

通常很难在新兴技术建立和改进以前完成它们的保险覆盖范围分析。这类治疗的成本效益评估包含好几个因素，如确定它是否安全有效，还有应用它作为一种合理且必要的医学治疗手段，此时还要和成本效益一起汇报它的临床受益。对罕见病等少数人群的治疗，应用增效成本效益比（ICERs）通常是不精确、不合适的。由于需要高昂的研发开销，新兴技术开始的时候花费颇多。然而当适用患者人数较少时，成本会更高、更难收回，正如罕少疾病治疗和 LVAD 那样，它们只用于治疗特定人群。图 25-4 展示的是和 DT 相比，其他挽救生命治疗的成本。

当这项新技术得到临床上的全面认可时，蓝十字蓝盾协会立即回顾研究了这项治疗是否是有价值的。最初的研究发现 LVAD 的 ICER 高达 802 700 美元（BCBS TEC，2002），超出了每一个生存质量调整后的生存时间（QALY）100 000 ~ 125 000 美元的预期[4,5]。

从那时起，又有几项研究评价了 LVAD 用于不同适应证的短期和长期疗效以及花费。REMATCH 研究随机选择了晚期心衰患者进行 LVAD 或者最佳药物治疗，数据表明，LVAD 患者 1 年生存率达 52%，2 年生存率为 23%[6]。LVAD 的平均初装费用是 210 187 ± 193 295 美元[7]。

Russo 等分析了 52 位心衰患者在生存的最后两年的平均医疗成本。研究分析了 REMATCH 医疗分支 68 位患者中的 52 人的数据，回顾分析了这 52 位患者死亡前两年住院和门诊所接受的医疗服务，他们最后两年的医疗平均成本大于每人 160 000 美元，其中 45%（中位数 83 000 美元）是在最后半年内花掉的[8]。图 25-5 按时间框架分解了心衰的医疗管理成本。

这些成本是源自医疗保险 1998—2002 年的数据

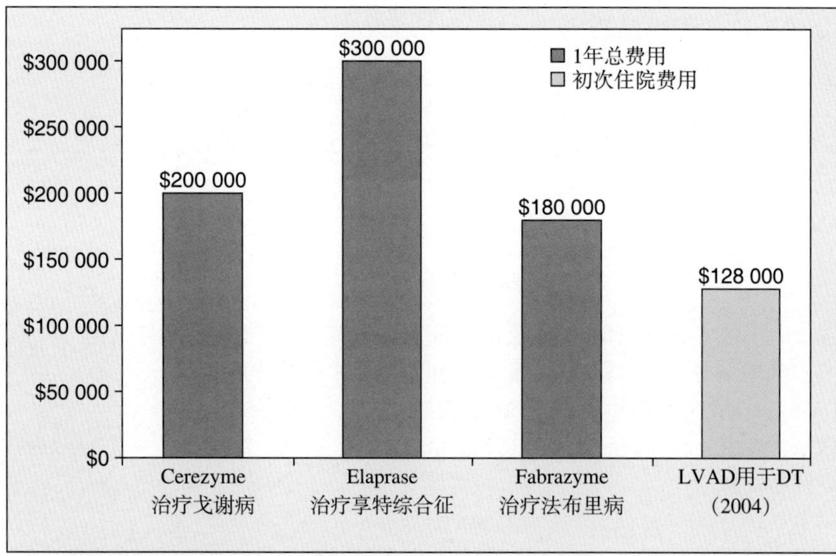

- 罕少疾病治疗药物价格摘自波士顿环球报2007年5月6日报道的"花费几何？"以及2004年3月30日罕见病国家组织的文章"没有影响力的疾病：所谓罕少疾病的识别和药物研究基金"。
- 两个最大样本LVAD作为终点治疗的平均住院成本（128 084美元）。

图 25-4　挽救生命的成本比较。DT：终点治疗；LVAD：左心室辅助装置。

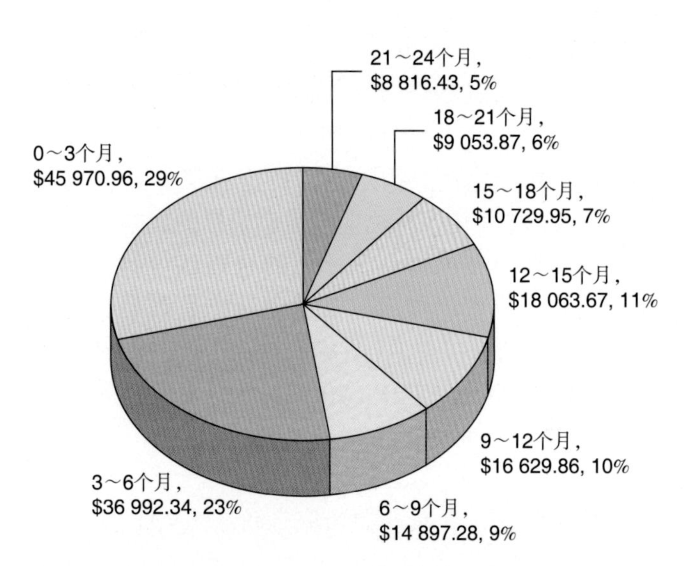

图 25-5　晚期心衰患者最后 2 年的医疗管理成本。(From Russo MJ，Gelijins AC，Stevenson LW，et al. The cost of medical management in advanced heart failure during the final two years of life. J Card Fail. 2008；14 (8)：651-658.)

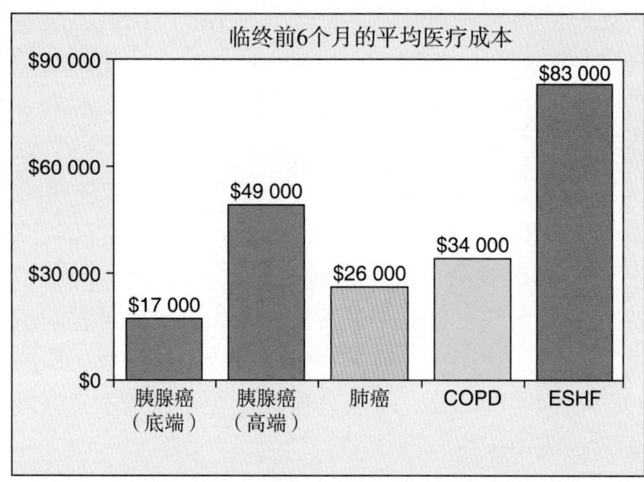

图 25-6　临终疾病的医疗成本。COPD：慢性阻塞性肺疾病；ESHF：晚期心衰。

库，并不包含最近用于治疗晚期心衰，如双心室起搏或入式心脏起搏除颤器的数据。这些患者的花费比其他医疗保险受益人高出 7.2 倍。而且，心衰患者在最后半年内的花费比其他慢性病（如慢性阻塞性肺疾病、肺癌、胰腺癌等）的成本（如图 25-6 所示）高出 2 ~ 3 倍（83 000 美元对比 30 000 美元）。

心脏移植是一项标准的手术治疗晚期心衰的方式。在 CMS 开始覆盖这项手术不久后的 1991 － 1995 年，手术的经验不断提高和免疫抑制剂的进步使得心脏移植的成本下降了 45%。与之相类似，当机械辅助循环治疗获得 CMS 国家保险覆盖决议后，这项技术的成本也在 2001 － 2004 年下降了 40%（图 25-7）[9]。

Clegg 报道 DT 的成本已有大幅下降，从 BCBS TEC 报道的生存质量调整后的生存时间（QALY）的 802 700 美元下降至 2007 年的 342 573 美元[10]。这些研究表明随着时间的推移，LVAD 治疗的成本是如何趋于下降的（图 25-8）。

LVAD 患者的生存率有所上升，而 LVAD 植入

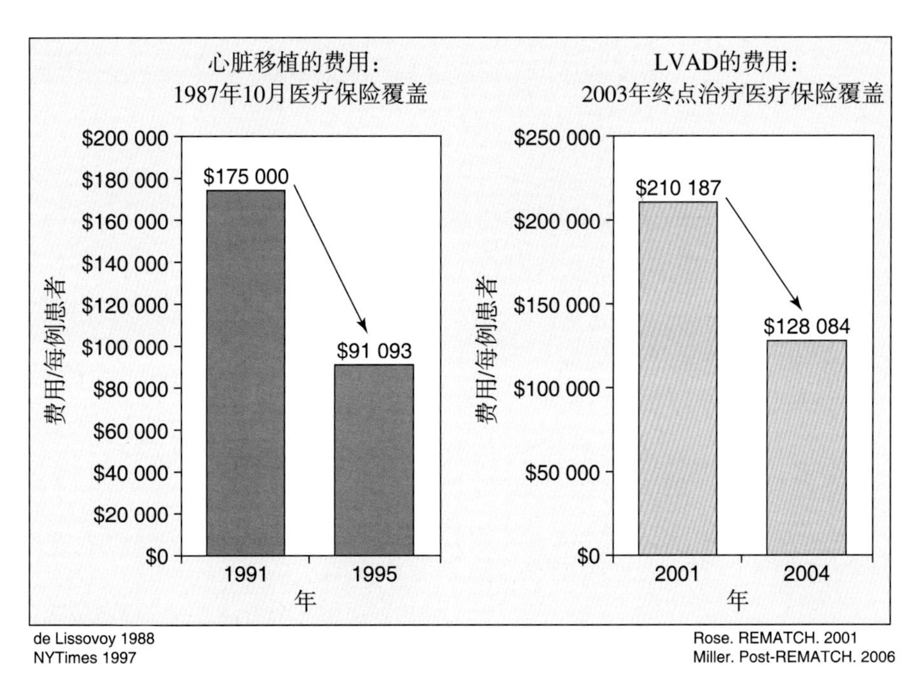

图 25-7　与心脏移植相比左心室辅助装置（LVAD）的医疗成本变化趋势。DT：终点治疗。

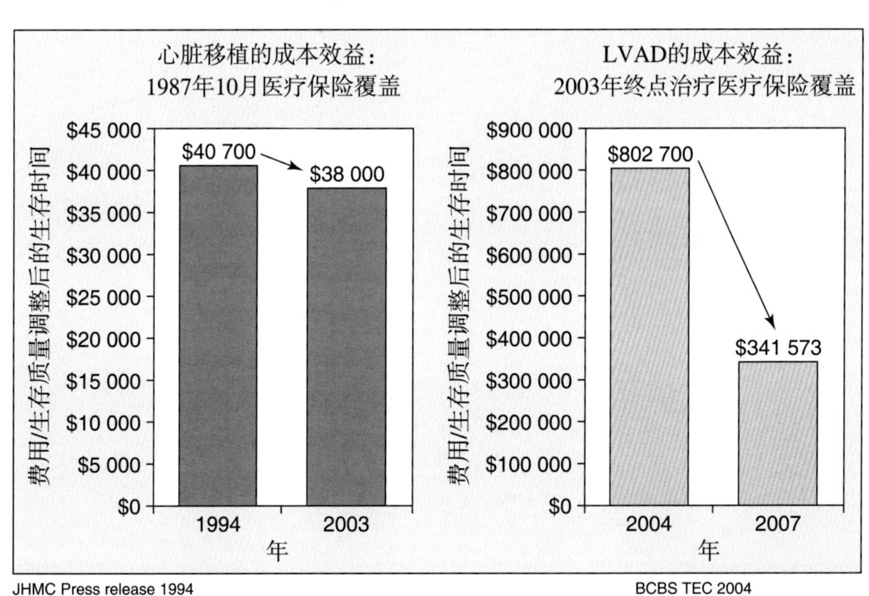

图 25-8　成本效益（CE）趋势。DT：终点治疗，qaly：生存质量调整后的生存时间。

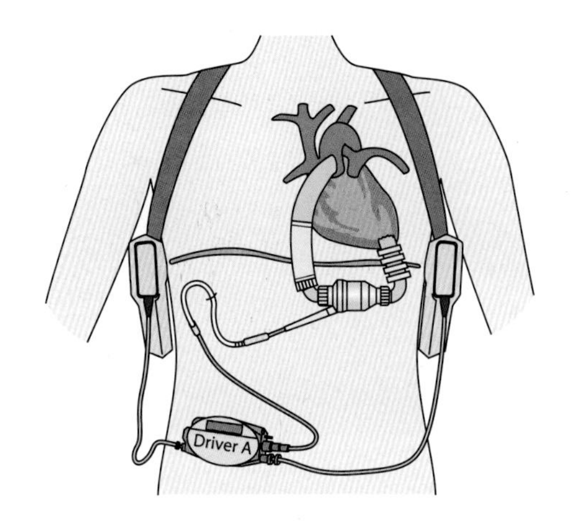

的成本却降低了。机械辅助循环装置对等待心脏移植时病情恶化的患者来说，越来越成为一项可选的外科治疗手段，而且可以替代移植。

植入新一代LVAD（例如连续血流泵）患者的生存率明显提高，1年生存率达68%，2年生存率可达58%（图25-9）[11]。

与REMATCH试验中的389 247美元相比，在HMII DT试验中，植入的平均成本是每人192 574美元（$P < 0.05$）。HMII试验的植入后平均住院时间也比HMVE短（27天对比44天，$P = 0.09$）。在过去10年中，LVAD用作DT的初装成本减少了一半[12]。患者病情的基线特征无明显改变，提示成本的降低可能是由外科技术、围术期管理和连续血流装置的进步带来的。

装置改进、植入费用降低、生存率提高以及生活质量的提升将最终使得LVAD的应用成为一项有价值的治疗手段。尽管成本是选择技术时考虑的重要方面，并且要被全面详细地审查，但这一点在美国还不足以妨碍保险覆盖的纳入。

表25-5 心室辅助装置诊断相关组（DRGs）的历史

DRG 108	DRG 104/105	DRG 525/103	DRG 1/2	DRG 1/2
1998	1999	2003	2008	2010

DRG 108（1998年）	其他心胸手术（> 35 000美元*）
DRG 104/105（1999年）	心脏瓣膜和其他大型心胸手术，伴或不伴导管插入术（35 000美元*）
DRG 525（2003年）	心脏辅助系统植入（54 000美元*）
DRG 103（2003年）	心脏移植和植入的心脏辅助(98 000美元*)＋CMS DT覆盖†
MS-DRG 1/2（2010年）	心脏移植和植入的心脏辅助，伴或不伴有合并症（120 000 ~ 140 000美元*）

*报销金额是基于美国多个植入中心的医疗保险和医疗补助服务中心（CMS）DRG比率综合得来。

†住院患者报销金额随着CMS DT的覆盖而增加。

赔付途径

2003年DT获得国家保险覆盖以后，建立对这项治疗费用恰当的报销赔付支付途径就显得尤为重要。过去，由于没有能识别这项操作相对应的DRG，因此每例LVAD植入只能给医院大约35 000美元。表25-5显示不同时期的DRG分配额和赔付金额。

在2002年的保险覆盖过程中，向CMS提交了2年的DT案例费用数据，要求对住院患者的医院增加DRG赔付额度。开展植入手术的医院大力支持，不屈不挠地用临床和成本数据向CMS说明这项技术的临床益处和价值。于是，给DT住院的赔付随着时间的推移在增加。目前DT的平均医院医疗保险赔付额是196 000美元（图25-10）[13]。

经验教训

在完善的保险覆盖领域，报销偿付步骤很简单。

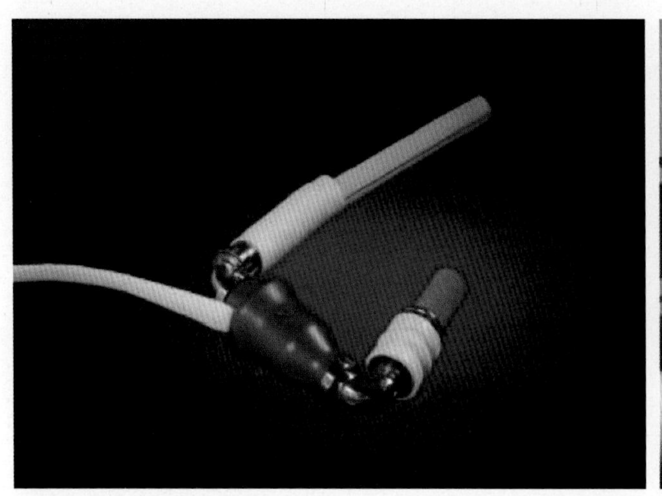

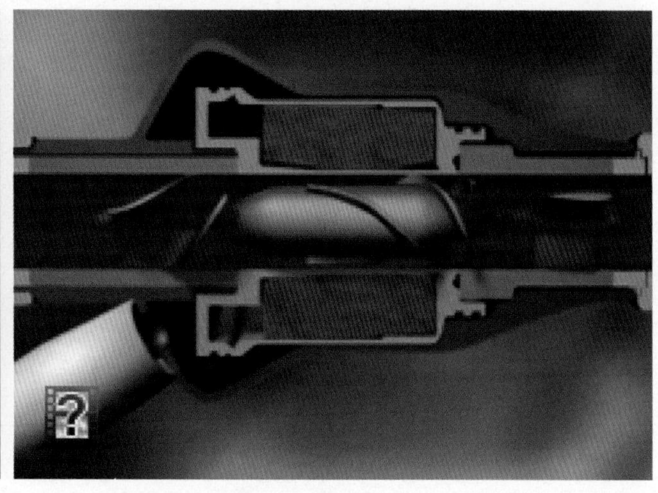

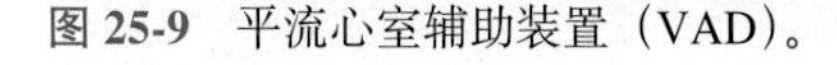

图25-9 平流心室辅助装置（VAD）。

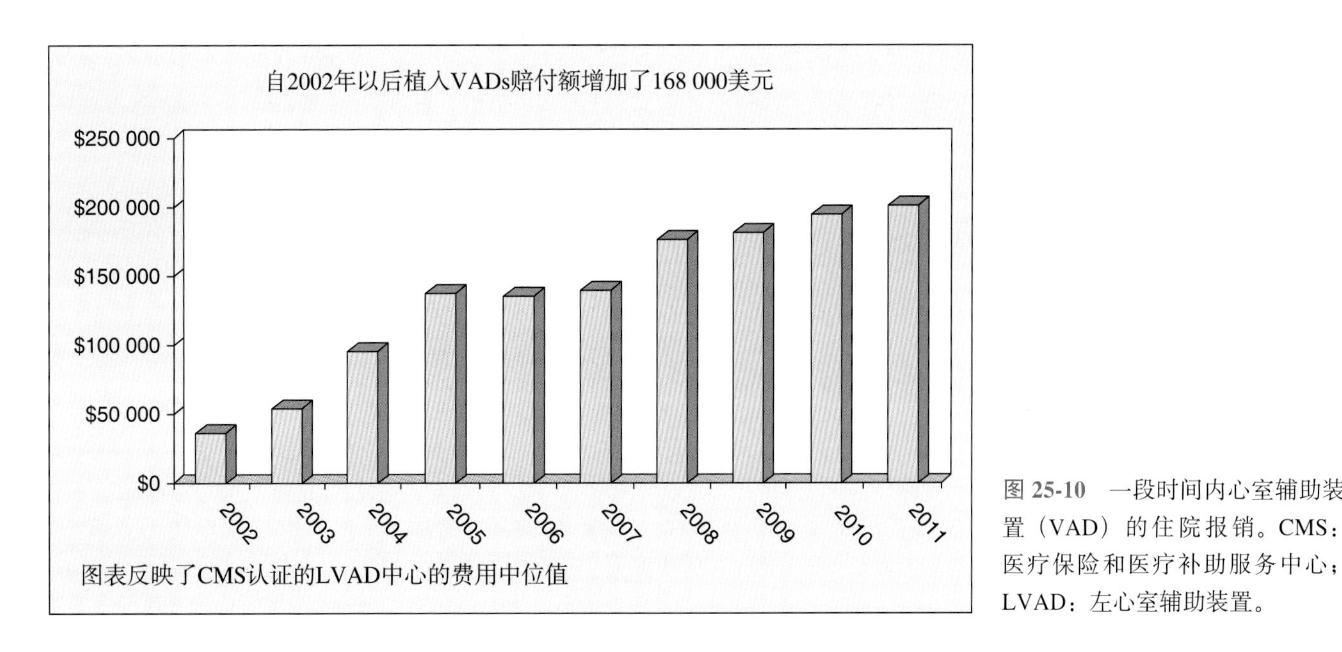

图 25-10 一段时间内心室辅助装置（VAD）的住院报销。CMS：医疗保险和医疗补助服务中心；LVAD：左心室辅助装置。

制造商们会启动随机、双盲、安慰剂对照的研究，研究清晰地报告，统计学上，该治疗对有需求的患者有显著的长期临床疗效，同时也向诸如医疗保险等付款方证实它的成本效益。接下来，与制造商无关的医疗小组监督进行一项独立的患者注册系统，这项注册可以促进同行评议的论文不断发表。

许多设计新装置的公司是由一项技术开始发起的，经济来源十分有限。他们要不断地迎合投资者，而保险报销作为一个重要方面，影响着投资者的决策。与其构建一个复杂的临床证据体系来满足付款方的要求，还不如早些显示出临床效果。尽管有早期的阳性试验结果，付款方还是希望增加对他们所指定的人群的研究或者干脆追加研究例数，这样就有充足的证据证明该装置的好处。虽然有时候这样的要求看起来是付款方的武断决定，但是如果能够确定产品可能的付款方，甚至与之“合作”设计临床研究而使结果满足他们的要求，这样的做法可以为报销偿付的过程节省几年的时间。

加速市场接纳的方法之一是在临床试验过程中就建立报销偿付体系。在某些情况下，医疗保险是可能在临床试验时就提供报销偿付的。在 FDA 分类法中，试验探索性（A 类）为创新装置，非试验探索性 / 调查性（B 类）则是增量风险为一级风险的装置（此种类型装置的安全性和有效性潜在问题已经得到解决）。CMS 使用 FDA 分类法来决定是否在临床试验时就报销偿付此项治疗。在确定装置类型的基础上，CMS 决定这项治疗是否合理且必要。只要 FDA 向 CMS 通告一个 IDE（调查设备豁免）号码，医疗保险通常能够报销偿付 B 类的临床试验的费用。当报销支付时，通常还包含了联合 FDA 批准临床试验的非试验探索性（B 类）装置相关的常规医疗服务[14]。

在覆盖某些基于上述分类法的临床试验阶段费用时，一部分国立保险付款方遵守 CMS 规定。私人付款方通常根据和他们的投保人合约内容来决定 A 类装置保险覆盖范围，对探索性试验和 / 或手术的费用不作赔付[15]。

报销偿付可以转化为资金活力，后者对于一项技术或领域来说意味着生存或者死亡。在产品开发过程中，关注临床、监管、销售和市场的同时还要关注报销偿付。公司必须在开始就确定以下几点：主要是谁接受辅助装置治疗？谁来为此买单？还有，谁实际“拥有”该产品（患者、付款方，医院，还是医师）？谁来做手术？采用何种设置？这些问题在决定报销偿付计划中也很重要。

理想的程序是在创建第一个临床方案以前就考虑报销偿付事宜。应当关注有哪些可能的适应证？该产品将会怎样影响特定人群（例如医疗保险和私人付款方）的生存质量？一旦确定了这些，即使不是完全必要，接触潜在付款方的医疗负责人会有所帮助。在准备与潜在付款方的会谈中，公司应当考虑这些适应证如何使该付款方的覆盖人群受益。

一项肯定的覆盖范围决议推动了确立产品和 / 或操作的编码需求。这些编码帮助医疗保险和私人付款方建立报销偿付体系。但是，确认已有编码适用于该产品，就可以在FDA批准前完成。申请新的编码需要6个月的FDA上市后批准程序，以证明有此需要。除了临床效果，证明产品效益的必要性日益显现，因此公司还必须将卫生保健系统的成本考虑在内。收费的途径，包括已有编码，可设计数据收集装置在临床试验阶段和临床数据一同收集，帮助阐明是否有必要修改或新建编码。

如果研究结果不支持报销偿付，付款方可以描述还需要哪些信息供他们考虑重新评价该装置。一项小样本回顾性研究还是具体结果分析能影响他们的初始裁决？他们可能需要一个第三方维护的全国性注册系统。

在LVAD案例中，CMS选择提供“循证覆盖”，要求所有植入VAD作为DT的中心上报指定数据到国立注册系统。国家心肺血液研究所出资600多万美元创建了INTERMACS，与FDA、CMS和临床团体合作，满足了CMS的要求。保险覆盖范围决策的另一方面，是医院需要联合委员会对DT的认证。在这项计划中，要求医院证明符合以下3点：

- 一致认可的国家标准
- 有效应用循证临床操作指南来管理和优化医疗体系
- 具备性能绩效衡量和改进行动的组织方法[17]

截至2011年，美国刚有超过100家院所被认证可提供DT治疗。

小结

报销偿付策略的主要组成部分有：(1)获得医疗保险覆盖，(2)定义编码，(3)建立恰当的支付。报销偿付最初努力的重点在保险覆盖，通过确定技术的适用范围、哪些适应证最合适或可能会限制覆盖，还有需要做哪些编码修改以获得预期覆盖范围所提供的支付。与目标付款方回顾临床研究草案，通常要做些修改，证明产品在付款方的标准下不仅效价比较高，也是合理必要的。如果这些问题都得到解决，一项对医疗提供者、患者、付款方和公司的需求都关注的报销策略即可形成并成功完成。

术语词汇表

医疗保险和医疗补助服务中心（CMS） 经营医疗保险项目的联邦机构。另外，CMS还与国家共同经营医疗补助项目，保证项目中的每一位受益人能够得到高质量的医疗服务。

索赔 索赔是请求赔付你获得的服务和利益。索赔又被称作账单，账单是指通过金融中介为A和B部分医疗服务开具账单。“索赔”一词用于通过中介为B部分医师或服务提供者开具账单。

当前医疗操作术语（CPT） 一套5个字符的医疗代码集，医师及其他医疗服务的数字代码，美国医学会（AMA）拥有版权，被卫生与公共服务部部长采纳为汇报医师及其他医疗服务日常事务的标准。

诊断相关组（DRGs） 根据诊断、治疗类型、年龄和其他相关标准对患者进行分组的分类系统。在预付系统中，提前支付固定费用给医院用于治疗单一DRG种类的患者，不考虑每一位患者实际的花费多少。

服务费 每项医疗服务根据个体赔付的报销方式。保险公司可能全额赔付，但更多情况下是按一定百分比赔付。也称作传统或80/20保险。

金融中介（FI） 与医疗保险签订合同的私人公司，赔付A和部分B账单（也称“中介”）。

FDA调查设备豁免（IDE） FDA认可的IDE申请允许某装置依照美国国会U.S.C. 360j（g）和21联邦法规（CFR）812、813部分合法用于实施临床试验，否则将被清出市场。

FDA试验/探索型A类装置 革新的装置，这种装置类型的“绝对风险”还未确立（例如该装置类型最基本的安全性和有效性尚未解决，FDA还不确定它是否安全、有效）。

FDA非试验/探索型B类装置 这种装置类型要讨论的主要风险是增量风险（如该装置类型的安全性和有效性基础问题已解决），或者是已知该装置类型安全有效，比如因为其他生产商已经获得该装置类型的FDA认证。

卫生技术评估（HTA） 医疗卫生技术评估是一项政策分析的多学科领域，它从医疗、社会、伦理和经济等多方面研究技术的发明、推广和使用。在国家承保范围（NCDs）的支持下，HTA专注于技术的安全性和有效性。每一个NCD都包含一个复杂的HTA过程。有一些NCD需要通过医疗保健研究与质量局进行外部HTA。

TA过程的详细介绍和选择外部技术评估专题的指导原则见以下网址：http://www.cms.gov/medicare-coverage-database/details/medicare-coverage-document-details.aspx?MCDId=7&McdName=Factors+CMS+Considers+in+Commissioning+External+Technology+Assessments&mcdtypename=Guidance+Documents&MCDIndexType=1&bc=BAAIAAAAAAAA&.

医疗保健通用代码系统（HCPCS） 一套为提交索赔申请的识别医疗保健操作、设备和供应的医疗代码。它已被选用于健康保险携带和责任法案的事务。HCPCS Ⅰ级包括AMA保有的数字CPT代码；HCPCS Ⅱ级包括用于识别未纳入CPT医疗代码套的各种项目和服务的字母数字代码，它们由HCFA、BCBSA和HIAA保有；HCPCS Ⅲ级包含由医疗补助州政府机构指定的识别Ⅰ级和Ⅱ级以外的项目和服务的字母数字代码，被称作"地方代码"，开头必须冠以"W"、"X"、"Y"或"Z"。HCPCS程序修饰符代码均可用于上述3个级别，WA至ZY的范围用于地方指定的程序修饰符（注：HCFA：Health Care Financing Administration，卫生保健财务管理；BCBSA：Blue Cross And Blue Shield Association，蓝十字和蓝盾协会；HIAA：Health Insurance Association of America，美国健康保险协会）。

ICD-9-CM诊断代码 这些代码中的第一个是ICD-9-CM诊断代码，描述原则诊断（例如，研究发现是造成此次住院治疗主要原因的情况）。其余的代码是符合入院时合并存在或入院后继发的另外疾病状态的ICD-9-CM诊断代码，这些疾病状态会影响治疗或住院时间（注：ICD：International Classification Of Diseases，国际疾病分类）。

增加成本-效果比 医疗保健中治疗干预的增加成本-效果比是指一项治疗性干预（例如和不作处理或使用最佳选择治疗）的成本变化与干预效果变化的比值。

机械辅助循环支持注册登记系统（INTERMACS） 接受机械辅助循环支持设备治疗严重心衰患者的一项国立注册资料。

终点治疗的疾病特定医疗证明联合委员会 联合委员会的疾病特定医疗证明计划，发起于2002年，设立目的是评价整个医疗保健过程的临床程序。

医疗需要 对患者的身体状况诊断和治疗合适且必要的医疗服务或供给，是提供用以诊断、直接护理和治疗患者的身体状况之用，符合当地优质医疗操作的标准，而不是主要为着患者和患者的医师之便。

医疗保险制度 为65岁及65岁以上老人、年龄小于65岁但患有残疾的特定人群和患有终末期肾疾病（持续肾衰透析或移植的，有时被称作终末期肾疾病）提供的联邦医疗保险计划。

医疗保险制度覆盖 由两部分组成：医院保险（A部分）和医学保险（B部分）（参见医疗保险A部分［医院保险］和医疗B部分［医学保险］词条）。

医疗保险覆盖咨询委员会（MCAC） MCAC向CMS建议特定的医疗项目和服务在医疗保险法规下是否合理和必要。他们完成这项工作是通过一个开放的公共论坛详细回顾和讨论特定的临床和科学事项。MCAC是咨询性质的，所有事项的最终决定权在CMS。因此，最有效的MCAC提出的建议要历经完整的科学调查和在开放论坛中深思熟虑的讨论过程，仔细组织推荐信并清楚认识那些推荐的基础。

MCAC用于补充CMS内部专家评审，保证公正和同时期认为是"先进的"技术和科学。因此，MCAC成员的评价标准有他们的背景、教育程度和科学、临床医学及其他多个相关领域的专业知识。在组成MCSC时，CMS勤于追求人种、性别、地理位置和其他多种观点，仔细筛选每一位成员，确定是否有潜在的利益冲突。

医疗保险A部分（医院保险） 医院保险支付住院患者的住院时间、特殊疗养院护理、疗养所和一些家庭保健治疗。

医疗保险B部分（医学保险） 医学保险帮助支付医师服务费、门诊患者的医院保健、耐用医疗设备和A部分未覆盖的一些医疗服务。

国立正确编码倡议（NCCI） CMS发起国立正确编码倡议（NCCI）的目的是为了推进国立正确编码方法学，控制不当编码导致B部分索赔的不恰当赔付。

国家承保范围（NCDs） 一个NCD提出国家基础上医疗保险制度覆盖的特定医疗服务、操作或技术的范围。医疗保险公司需遵守NCD。如果NCD没有特别排除或限制某一适应证或情况，或是NCD或医疗保险制度手册完全没有提及的项目或服务，应当由医疗保险公司制定覆盖决议（参见LMRP）。在一项NCD生效前，CMS必须发布传输手册（Manual Transmittal）或CMS判决或联邦文件通告，向索赔处理中的公司提供特定的指导。那个包含生效日期和履行日期的发行文件就叫做NCD。如果合适的话，CMS机构还必须修改帐单赔付和索赔程序系统和相关指令使得赔付得以实现。NCD将发表在医疗保险国家覆盖范围手册上。NCD生效日期是声明指南修改的文件传输中列举的日期。

国家覆盖率分析（NCA）决定备忘录 一个决定备忘录提供原因支持一项NCD，声明CMS意图发布一项NCD。在任何新的或修改的政策生效前，CMS必须发布一份传输手册或CMS判决或联邦文件通告，向我们索赔处理中的公司提供特定的指导。那份包含生效日期的传输手册或其他发行文件就叫做NCD。如果合适的话，CMS机构还必须修改帐单赔付和索赔程序系统和相关指令使得赔付得以实现。NCD将发表在医疗保险国家覆盖范围手册上。自声明NCD手册修改的传输手册中列举的日期起，政策改变开始生效。

付款人 医疗保健中承担赔付医疗处理风险的实体。可以是没有医疗保险的患者、自保的雇主、一项健康计划或HMO（注：HMO：Health Maintenance Organization，健康维持组织）。

绩效评估 评估任何组织某一程序或功能的表现。对参加计划者提供的医疗保健和服务数量或质量的测量和最终结果。绩效评估还可被用于评价个人或组织表现的其他方面，例如医疗保健的途径和可用性、医疗资源的利用、健康计划稳定性、受益人特征及其他医疗保健服务的结构和操作方面的问题。此处包含的绩效评估可能包含州计算的测评数据（由遭遇数据或另一个数据来源得出）或MCO/PHP提交的测评（注：MCO/PHP：Medical Care Organization/Prepaid Health Plan医疗护理机构/制订保健计划）。

医师服务 由州立法下执业行医或开展整骨疗法的个人提供的服务。在医院中提供的医师服务出现在医院账单上，不包括在这一项。

预付系统 医疗保险支付预先设定的固定金额的包销方式。某一特定服务的报销金额是从此类服务的分类系统基础上得来的（如DRG用于住院患者的医院服务）。

生存质量调整后的生存时间（QALY） 对疾病负荷的一种度量，用于评价一项医疗干预花费的价值。它既包含生活的质量，又包含存活的长度，是以干预可能增加的生命年数为基础的。每一年完美的健康记作1.0，死亡记作0。如果其他的生存年中不是完全健康的，那么这些生存时间就被赋予0～1的某一个数值来表示。

基于资源的相对价值尺度 国家统一对医师服务的相对价值衡量尺度。每一步医疗操作的价值是以实施该操作所需的资源数量为基础的，包括医师工作、操作成本、负的医疗事故成本和职业责任保险。然后将这些价值相互权衡，计算相对的价值。

（江 瑜 侯晓彤 译 于 坤 校）

参考文献

1. AdvaMed. www.advamed.com Accessed June 2010.
2. CMS Decision Memo for Ventricular Assist Devices as Destination Therapy (CAG-00119R). www.cms.hhs.gov; Accessed 27.03.07.
3. Blue Cross Blue Shield. www.bcbs.com/tec/; Accessed June 2010.
4. Blue Cross Blue Shield Association Medical Advisory Panel. Special report: cost effectiveness of left ventricular assist devices as destination therapy for end stage heart failure. *Blue Cross Blue Shield Technology Evaluation Center Bulletin*. 2004;19(2):1–29.
5. Lee CP, Chertow GM, Zenios SA. An empiric estimate of the value of life: updating the renal dialysis cost effectiveness standard. *Value Health*. 2009;12(1):80–87.
6. Rose EA, Gelijns AC, Moskowitz AJ, et al. Long-term use of a left ventricular assist device for end-stage heart failure. *N Engl J Med*. 2001;345:1435–1443.
7. Oz MC, Gelijns AC, et al. Left ventricular assist devices as permanent heart failure therapy—the price of progress. *Ann Surg*. 2003;238:577–585.
8. Russo MJ, Gelijns AC, Stevenson LW, et al. The cost of medical management in advanced heart failure during the final two years of life. *J Card Fail*. 2008;14(8):651–658.
9. Miller LW, Nelson KE, Bostic RR, et al. Hospital costs for left ventricular assist devices for destination therapy: lower costs for implantation in the post-REMATCH era. *J Heart Lung Transplant*. 2006;25:77.
10. Clegg A, Scott D, Loveman E, et al. Clinical and cost-effectiveness of left ventricular assist devices as destination therapy for people with end-stage heart failure: a systematic review and economic evaluation. *Int J Technol Assess Health Care*. 2007;23(2):261–268.
11. Slaughter MS, Rogers JG, Milano CA, et al. Advanced heart failure treated with continuous-flow left ventricular assist device. *N Engl J Med*. 2009;361:2241–2251.
12. Slaughter MS, Bostic R, Rogers JG, et al. *Changing costs of mechanical circulatory support: impact of era and device*. The 2010 International Society for Heart & Lung Transplantation Annual Meeting [Abstract].
13. Centers for Medicare and Medicaid Services. *The FY 2010 Hospital Inpatient Prospective Payment System Final Rule*.
14. 60 Federal Registry 48423. Sept. 19 1995.
15. http://www.aetna.com/cpb/medical/data/400_499/0466.html; Accessed June 2010.
16. Interagency Registry for Mechanically Assisted Circulatory Support. http://www.intermacs.org Accessed June 2010.
17. Joint Commission. http://www.jointcommission.org/CertificationPrograms/LeftVentricularAssistDevice//; Accessed June 2010.

第 26 章

机械循环支持的未来

James F. Antaki· Richard K. Wampler

在设备的临床益处、耐久性和安全性方面，目前的机械循环支持（MCS）取得了很大的进展。在治疗充血性心衰（CHF）上引起了人们极大地关注。但是，临床推广一直存在许多障碍。自技术评估委员会对设备的花费、危险性以及人工心脏的临床获益等多方面的综合报告发布至今已经超过 30 年[1]，我们距离人工心脏患者所期望的目标还很遥远。本章主要针对这一明显的问题进行讨论：即为什么不能推广使用？更为重要的是，本章将分析目前仍然存在的障碍，并提出今后发展研究的规划和展望。

技术发展的速度是一个障碍，但并非最大的障碍。最初的模式认为外科医师是设备的最终用户，因而忽视了心内科医师作为最终接诊者的重要作用。随后，学术界的质疑一直都存在，即自开始阶段使用者的需求就存在很大缺陷。这也就提示，现代技术在某种程度上是针对一个错误的问题提出了一个很完美的解决方案。展望未来，首先要反思过去，尤其着重评估目前技术的局限性，立足于理想化的和潜在的解决方案，通过对已有错误判断的评估，可以描绘出未来发展更为切实可行的发展道路。

影响机械循环支持发展的因素

尽管机械循环支持已有 50 多年的研究发展历史，其仍有很大的改进空间。本章对该技术现有的优点、劣势及花费进行对比，我们试图通过应用“定向进化”理论来预测未来的发展趋势。它是一种方法学，立足于特性化的发展方向，在多个领域普遍应用，能使得投资 / 收益比最佳化[2]。我们假设 MCS 的发展变革遵循与其他医疗技术（如起搏器、血管内支架、胰岛素泵等）相似的发展道路。它们的发展稳定，副作用逐渐消失，并逐步趋于完善（图 26-1）。在 MCS 技术领域，我们假定认为这种技术已经超越了发展的转折点，其临床受益超过了设备花费（现在很容易回想起当初认为设备投入超过临床获益的年代）。在定向进化领域，获益与有害性的比值命名为理想化程度。这些概念与常规的原则如有效性、安全性并非完全相异。

实用功能

MCS 的成功依赖于多种因子和影响因素，本节主要着眼于技术因素，但是我们也必须承认经济和文化因素的重要性。MCS 的功能特性包括有效性的测量，应从多个方面予以考虑：治疗措施的受影响人群、负责 MCS 选择和发展的人群。除了外科医师、患者以外，还应该考虑到主治内科医师、陪护人员、费用支付方以及社会团体等，整个团队与相对应的高质量产品的需求列于表 26-1。而所有这些需求的集合（权重）决定了 MCS 技术的最佳特质。

MCS 的性能或有效性应考虑其

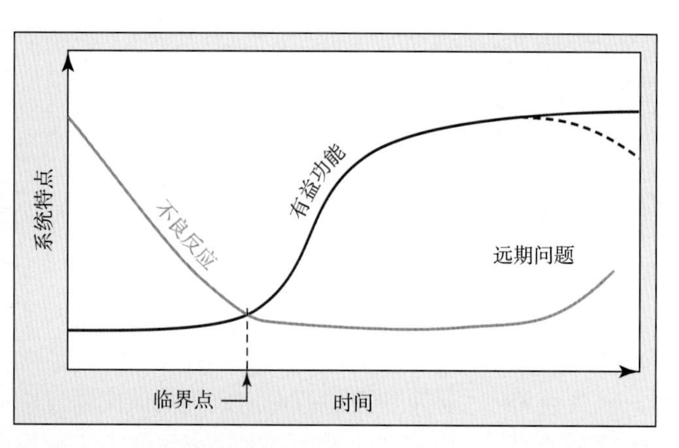

图 26-1 一种成功设备的进化方式，表现为优点的增长和不良事件和花费的下降及消除。

血流动力学参数（如压力、流量、搏动性）。但是，必然受到临床获益的驱动，这些包括：改善患者生活质量、降低住院花费、增加生存率。因为多种原因，有关一种系统应提供多大程度的循环辅助，目前还没有达成一致意见。其中一个原因是辅助装置如心室辅助装置（ventricular assist device，VAD），在离体条件下测量的标准流量特性（L/min）并不能完全反映其在体循环辅助的性能指标。考虑到患者不同的身材大小（体表面积）、年龄、希望达到的自由活动程度等多种因素，使得 MCS 的流量与临床获益之间的关系异常复杂，难以获得确定的关系。这种复杂的设计需求，使得表面上适用于同一适应证的 MCS 设备也存在一系列众多的血流动力学参数。除此以外，现在迫切需要研制新一代的血泵装置，对新型装置的流量要求显著降低。这就使得我们对于将来理想化的 MCS 设备的认识更加模糊。

外科的创伤程度也会有很大变异，因人而异。常规实施大范围胸外科手术的心脏外科医生对于此类创伤性手术一般采取更为激进的理念，可能实施更大范围的手术；而患者则一般愿意采取更为保守的治疗方案，尽量避免外科手术。这是为什么血管造影和血管内支架数量显著上升而外科冠状动脉旁路移植（coronary artery bypass grafting［CABG］）数量下降的内在原因。

因为多种原因需要保证辅助设备达到理想的安全性能。损毁率（一般是指系统发生损毁的平均时间）也是由多种因素决定的。系统损毁可以造成患者再次重复痛苦的经历，因此患者对系统有较高的要求，希望损毁率接近于 0。

表 26-1 机械循环支持应用过程中不同主体的总体设计要求

	主体						
	外科医师	心内科主治医师	患者	护理人员	工厂	第三方付款人	社会
性能	恢复正常的血流动力学	恢复正常功能状态	恢复正常活动、认知功能	使护理以及责任负担降至最低	优于竞争对手产品	降低住院花费	返回工作岗位
外科创伤	复杂程度最小，住院时间缩短	手术风险和并发症最小	住院时间和疼痛最少	最大程度恢复	为快速植入的附属设备	昂贵资源的使用最少	-
可靠性	避免再次手术	长期结果最佳	对设备毁损的低耐受性	不良并发症（如卒中、出血、感染等）最少	优于竞争对手；减少责任；质量保证	避免高昂的维护和更换费用	保持功能状态
生活质量	至少一级的功能改善	至少一级的功能改善	可以忘记设备的存在，运动耐受性的显著改善	实施家庭护理	最大程度上的用户满意	最适的设备保养费用	功能最大化，避免痛苦
财政	单位时间的报酬高	缺乏报酬的操作	依赖于第三方支付	只有 5% 的利润空间？	利益最大化（价格 / 成本比）	与其他方法相比花费有效性的比值比	税负负担最小化
其他	常规手术，没有新鲜感	可能缺乏满足感，缺乏随访	抗凝剂，伤口护理，电池等	对已有设备的大量人力支持	市场化周期漫长	降低再次住院率	-

在MCS研究领域，与其他因素相比，患者的生活质量是后期研究才开始考虑的因素。在MCS发展的早期阶段，生存率是衡量MCS辅助成功与否的最主要目标。时至今日，还会经常使用Kaplan-Meier生存曲线进行有效性的比较[3-5]。现在一些重症患者在还未发生多种并发症时即选择接受MCS辅助，生存质量和血流动力学的平稳是治疗过程中需要优先考虑的问题[6-9]。用Robert Jarvik的话来说[10]："如果人工心脏要取得设计初衷，它就不仅仅是起到一个泵的功能。它必须不单单是一个可信赖的功能单位，同时患者可以不自觉忘却它的存在。"

MCS的财政支持非常复杂。一方面，设备公司并不能提供有力证据证明研发过程中的必要巨额投入与其已经取得的商业利益相匹配，这直接导致了平均一个VAD设备动辄几万美元或者更多。另一方面，与其他任何治疗措施相比，生活质量调整后的生存时间（quality adjusted life-years，QALYs）的总成本严重制约了MCS的成本效益比[11]。如果不是因为社会的、社会学的以及情感因素，单纯考虑经济因素，很难决定MCS的经费投入是否值得[12]。可以预见在不远的未来，普通用户可以见到这样的网站，用户可以购买折扣价低于1000美元的VAD，正如现在非常普遍的体外自动除颤器一样[13]。如果MCS的管理条款方面的限制可以祛除，使用返修过的VAD在节约成本方面也会有意义。例如在发展中国家，Qian正在致力于研发仅需1000美元的VAD设备[14]。

费用

一个难题的解决，难免又会引起新的问题。同样的，使用MCS的费用需要权衡其带来的益处，部分费用见表26-2。参照表中所列，以健康个体作为基准，将相关的各类治疗措施（包括植入型除颤器、心脏移植术）费用进行了并列对比。一些划时代的临床试验，如REMATCH[15]、InTREPID[16]和各种心脏再同步化治疗（cardiac resynchronization therapy，CRT）研究[17]，都会与标准的内科药物治疗基准进行对照。对于晚期心衰患者，心脏移植术被认为是最重要的参照物，因其是此类患者的金标准或者最适治疗手段（见第6章）[18]。微创型的VADs，如Synergy迷你泵（CircuLite，Inc.，Saddle Brook，NJ），预示着MCS的蓬勃快速发展[19]。最后，植入型除颤器（implantable cardioverter-defibrillators，ICDs）是新一代理想装置的代表。

与MCS相关的各项花费包括外科创伤、需要熟练的技术人员、发生不良事件、外部硬件设施的体积庞大的空间占用、设备维护、财政支出、与副作用有关的必要药物以及其他花费等。例如，庞大体积的长期左室辅助装置（LVADs）或者双心室辅助装置（BiVADs），手术创伤大，对于患者而言是非常不利的因素。1988年，Hemopump和ICDs被《发现》杂志评为最重要的发明，尽管后者能够提供给患者的临床益处非常有限，但在临床应用中取得了巨大成功。Hemopump使用寿命短暂，直至最近，MCS仍在缓慢发展。

这提示了MCS所需的技术比较复杂及对人员需求较高，也说明了考虑最终用户非常关键。心内科医生一般行使"第一接诊者"的职责。他们现在自己就可以安置ICDs和CRT设备。由于设备安装的风险很低，可能使人忽视此类设备所能提供的临床益处非常有限。患者也表现出愿意接受此类设备。因为他们希望尽可能避免大型的手术。例如，患者宁愿接受多次的血管内支架手术，也不愿意接受更有确定效果的冠脉搭桥手术（CABG）。这些现实状况也就预示着当代的VADs前景暗淡，将来需要向小型化和简化方面的改进。

表面上，不良事件是指治疗或不治疗所额外产生的危险和危害。另一方面，它们也反映不可避免的死亡事件。这暗示着能够接受的死亡方式，这是一个困难的个人决定。患有晚期心衰的患者，需要在短时间内死亡和以VAD作为终点治疗之间作出选择，有点痛苦赌博的意味。VAD产生的不良事件使其已经处于劣势：卒中、多器官功能衰竭、肺炎、脓毒性休克以及极个别情况下发生的泵损毁。显然，新一代的MCS技术降低了上述危险，因而受到广泛好评。将来的技术革新也应朝着这个方向发展。

外置硬件设备方面，包括控制器、电池、经皮导线，是第二项需要考虑的方面。维护这些设备元件的工作烦琐又非常必要，它们会时时提醒患者是依赖于VAD得以存活，由于极小的功能异常，也会经常再次住院，否则极有可能很快死亡。相应的，将来应致力于减小元件的庞大体积和重量、降低维护需求，增进总体用户界面的友好程度，这些对于患者忘却设备的存在造成的心理因素有正面影响。日常的维护课程也应向健康人群普及。目前还没有一种技术可以完全替代患者维持健康的习惯，并避免不健康

表 26-2 MCS 与相关参照的花费对比

	健康个体	合适的药物处理	起搏器（IAD）	移植	微创心室辅助装置	长期左心室 / 双心室辅助装置
外科创伤	无	无	导管室	胸骨切开	导管室	胸骨切开、胸腔切开
需要人员	无	心内科医师 / 内科医师	心内科介入医师	心脏外科团队	心内科介入医师 / 外科医师	心脏外科团队、MCS 协调人员、技术人员
不良事件	无	低血压、肾衰竭、肝衰竭	无	手术并发症、排异	血栓、出血	血栓形成、感染
外部元件	无	无	无	无	控制器、电池	控制器、电池
维护	饮食、锻炼、吸烟	每日药物、定期血液检查（如抗凝监测等）	诊断测试、设备更换	抗免疫排异药物	电池充电、输出端管理	电池充电、输出端管理
财政(5年花费)	无	大约 3 万美元	大约 6 万美元	大约 30 万美元	10 万 ~ 25 万美元	大约 35 万美元
存活预期寿命	正常	1 年 25%（Ⅳ级心衰患者）	接近正常	1 年 85% ~ 90%；3 年 75%	未知	18 个月 72%
药物，副作用	无	血管活性药物、抗心律失常药物、利尿剂	无	抗免疫排异药物	抗凝药物	抗凝药物
其他	–	功能状态的变化	–	-	受关注	受关注

的危险因素。

财政花费，早期一般称之为成本效益，也明显成为大范围推广 MCS 使用的障碍，它成为几项成本效益研究的主题。一项由 Clegg 及其同事进行的研究显示，将总体费用降低 50%（从大约 10 万美元降至 5 万美元 /QALY）可以显著提升成本效益的接受程度。但是，这种花费对于大多数人而言仍然难以承受。对于医疗报销系统是一个挑战，医院也需要配合承担它们造成的巨额花费。有人比喻说，这种财政负担如同屋子里放了一头大象一样。有人预测长期 VAD 治疗将像 ICD 或者 CRT 技术一样，逐渐广泛使用。但是反过来，也要求这种治疗成本费用合理（一般生活质量调整后 1 年所需费用为 34 000 ~ 70 200 美元）[20-21]。

由于前述几项原因，除非其用量显著上升，VADs 的价格在未来 5 ~ 10 年不可能显著降低。这使得我们开始关注附属的花费：准备阶段的评估、手术、重症监护以及长期的医疗管理。这些花费与技术的复杂程度和执行情况相关。这些将在后面单独的章节进行赘述。

影响生存质量、并发症以及死亡率的另外一个因素是强效的药物及其副作用，由于数目太过烦琐，这里就不一一列举。对于留置于血液中的任何设备而言，需要抗凝是最主要的缺陷之一。反之，能够提供非血栓形成表面，无须连续抗凝治疗的理念往往成为是否选择某种设备的决定性因素[22]。

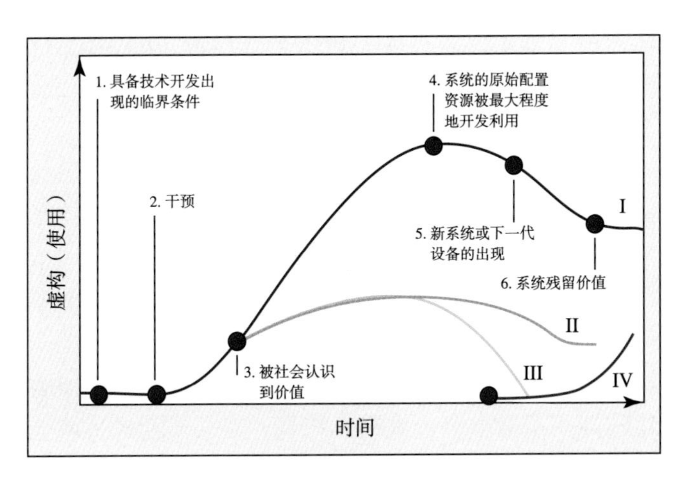

图 26-2　S 曲线解释进化过程中使用、成功与现实性的不同阶段。一个成功的稳定发展系统发展曲线如紫色线所示（通道Ⅰ）；一个系统遇到阻碍影响其最大化利用则如金色线所示（通道Ⅱ）；一个系统不能继续生存则如青色线所示（通道Ⅲ）。曲线Ⅳ则预示出现新的系统或者新一代的产品。

有关 MCS 成本方面的最后一项考虑，在一些病例则是不良的社会反应及造成的受关注效应，尤其对于一些年轻病例，这也是要使得将来的设备进行改进的深层次原因。

总之，MCS 的未来将由上述提及的成本及对患者提供的益处综合预测决定。

未来发展方向

回到所谓的“定向进化”理论，参考图 26-2 就容易理解了，采用新型医疗技术（或者任何复杂系统），经常会有 5 个主要阶段参与，呈“S”形，必要元素的出现会造就新的发现或者发明。在新的发明被大家认可之前，一般有一段潜伏期，在此阶段，其使用受限，有点类似于调查设备豁免期（IDE）或者一个新的 MCS 系统的市场前试用阶段。一旦其价值（包括安全性和有效性）得到证实，使用数量将呈现指数型增长，同时技术也会不断改进。这种增长不会一帆风顺，经过一个转折点后，最终达到峰值，此时资源（或者需求）耗竭。最熟悉不过的例子就如同心脏移植的历史（图 26-3A）。

具有竞争力的技术或者新一代的产品，最终将取代第一代系统，减少原有系统的需求及数量，这是不可避免的。单就所谓的“第一代”搏动型 MCS 设备而言，也应认识到这种发展趋势（图 26-3B）。可以预见到的是现在发展的 MCS 设备将最终被未来的新技术所取代。

图 26-2 也预示着进化的另外几种不理想的发展道路。一旦未能克服发展道路中的重要障碍，则其广泛应用就会明显受限（通道Ⅱ），一些技术甚至丧失了吸引力（通道Ⅲ）。

对 VAD 发展成为终末期治疗分析（图 26-3B）提示，现在的技术接近了“S”阶段的转折点（P3）。然而，将来的发展方向并不明确。尽管许多持乐观态度的团体认为其发展曲线会如通道Ⅰ所示，但是也很有可能现在的技术事实上沿着通道Ⅱ发展；或者如通道Ⅳ所示，期待为新一代的 MCS 所替代或者出现新的治疗方法（例如组织工程）。

如果现在的发展趋势是通道Ⅰ，这一章节的主题就没有实际意义。换句话说，前面所列举的部分或者全部局限性因素将会继续限制 MCS 发挥全部潜力，可能督促我们改进设备。这里，多种定向进化理论法则将对激发灵感和构思有益。其中一项法则为进

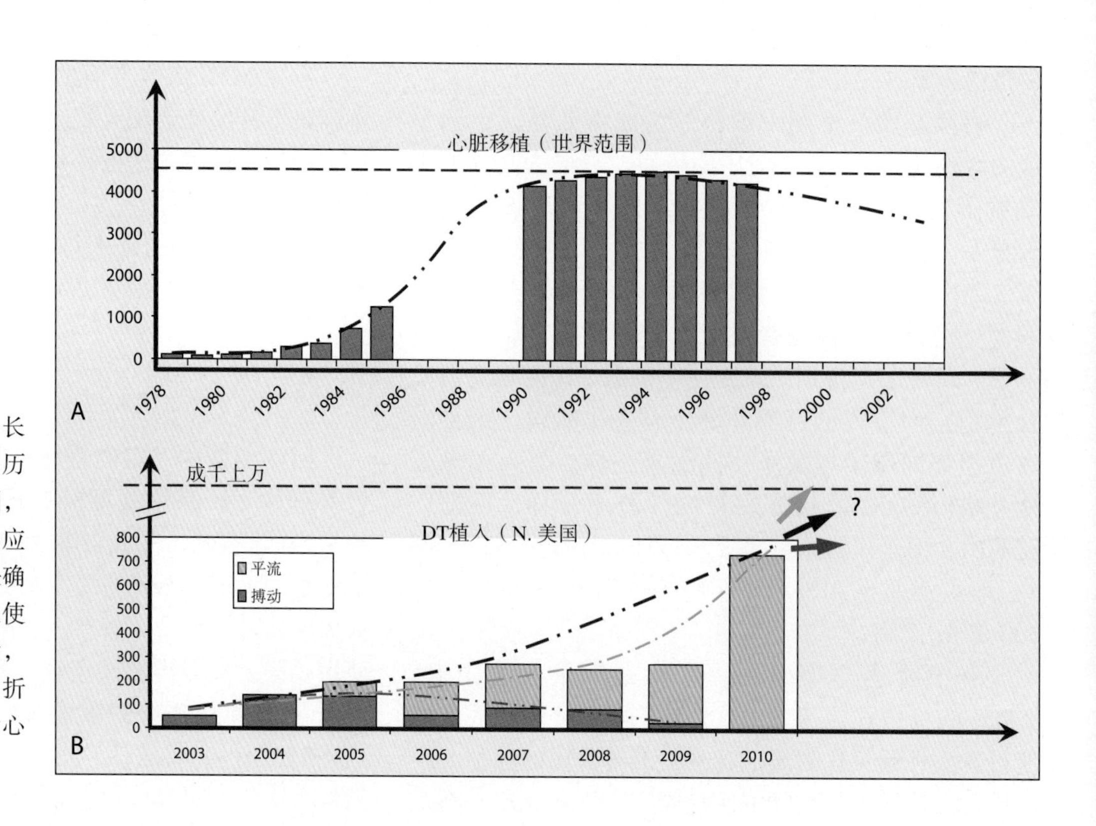

图 26-3　心脏移植的增长(A) 与机械循环支持的历史(B)对比。与前者不同，MCS的使用不会受到供应缺乏的限制。最重要的是确定影响MCS达到最大化使用量（数万）的影响因素，从而避免其未成熟性夭折(A图中数据来源于国际心肺移植协会)。

化增加实用性。这是一项显而易见的策略：减少维持期间的费用或增加有益效果。但是说起来容易做起来难，其中有许多内在的商业因素影响。从解剖学考虑，设备小型化是比较理想的。但是，这会导致能量消耗增加（如插管和吻合部位的压力下降），血液相容性下降（主要源于驱动马达转速增加，泵的有效性下降等）。

一旦出现这样的矛盾时，它往往提示有机会使用新的发明了。进化理论法则又可发挥作用了。其中一项法则是“空间分割”，此时将一部分空间变小来取得设备小型化的优势，而另外一部分则保持较大体积以避免引起不必要的花费。例如，一个小型化的血泵与大口径的插管或可变形的插管相连，从而允许使用小的血泵与大的外接血管进行吻合。这项法则的典型范例是另外一项最近的革新，Jarvik血泵使用非连续固定式轴承作为高速轴流驱动器。一个有关所谓血液与轴承之间摩擦的难题，通过这项技术革新（血液润滑轴承）得到了解决。为了支撑和稳定叶轮，必须要有接触面。但是接触会产热，还会阻碍血流通过。这种空间分割法则的应用，在局部轴承产生接触面以提供支持，而无需进行冲洗及降温[23]。

另外一项进化创新是增加资源的综合利用。应用这项原理就是说可以利用活动的患者的运动、撞击及震动来产生功率，从而延长电池的寿命。为此，可以研制与患者脚趾[24]或骨骼肌[25]相连的发电装置。

进化的第三种形式在于：进化增加动态及可控制技术系统，从原来的固化结构转向为可变形结构。这一法则的范例是卡普兰水轮机的发展，其叶片可调，从而使得流量调节范围增加。根据这一法则，转子泵的研制者们会受到鼓舞，从而考虑使用可变形材料，从而增加转子泵的效能。

而另一种方式则是进化将增加复杂程度，之后再伴随出现简化。正如著名的John Norley寓言所说：任何事物都是由繁到简。这用来解释现在的MCS技术与20世纪80～90年代发展的搏动装置是再合适不过了，那时候将植入型控制器、电池、顺应腔、充盈口以及经皮能量传输系统连接在一起。很难想象如何使今天的MCS系统变得更为简单，但是在摩托车发展的早期阶段也有类似的经历。1912年，有一本机械构造类图书名为《摩托车驾驶自学教程》，术中使用251页的篇幅描述了如何安全、简便地操作一辆摩托车，第1章开始观察润滑剂、油脂小杯；加满化油器，接通电流；推进火花塞，启动发动机，调节油气混合、阻流器、油门[26]。今天的摩托车功能方面显然更加复杂，但是操纵起来却非常简单。当需要保养发动机时，一个人可能会说，我都快忘记它们的存在了。

为加速MCS的革新，我们必须提问：“什么样的部件或操作可以合并？简化？去除？”想象一下Jarvik 2000，通过将泵室插入心室，消除血液引流插管和液力偶合器[27]。也许心室结构部分也可以一起去除（例如，跨瓣的血泵省去了心房部分及流出道插管）[28]。工作人员也可以合并及削减，这会导致另一项革命性的法则出现：革新意味着所需人力资源的削减。以关节替换手术为例，早期阶段，人工关节替换技术粗糙，大多徒手进行细致操作。而现在，有多种多样的固定器以及机器人辅助以保证最佳的替换效果。同样的，MCS的发展难免会越来越少地依赖于人的判断、感觉及操作，需要额外整合感受器、微处理器，以及研发一些新的工具。直至目前，感受器的使用处于停滞阶段。

最后一项显著的进化是向微观水平的进化。如果我们探索细胞水平的长度标尺，我们也许有机会发现一些额外的创新。例如，通过观察血细胞在小管径内的微流变学行为特征，如叶轮叶片尖端的间隙，从而研发增加叶轮速度的方法，同时又不增加细胞损伤[29]。这会衍生出研制新一代的更为小型化的装置设备。更现实的例子是纳米技术，其可以发展出微型的感受器、药物输送设备、螺线管，制动器/机器人、自我装配器以及功能化的生物材料[30-33]。这项蓬勃发展的技术在MCS领域基本还未开始尝试。

逐项分析目标、局限性和多种道路可以预见将来的发展。下面则重点讨论影响MCS的几项关键环节。

MCS的构造

假设MCS近期在很大程度上发展趋于缓慢，较少创新。本书的前几章显示该领域正快速朝向使用转子动力VAD发展（所谓的轴流或者连续性血流）。但是，不必短视地把这种近期发展方向作为最终结论。如果还保留有一些创造性精神，首先应从更高的全景制高点来考虑该技术。

在过去的几十年间发展了多种多样的MCS设施，这也意味着这种技术还有很大的设计改进空间。除了临床应用的大量设备以外（第8章），针对各类血泵有几百项专利文书：搏动性、轴流以及其他。一些新型专利技术不断问世。众多设备根据特点进行分类：如搏动还是持续性血流，蠕动泵还是转子动力；相关的MCS设备还可以根据执行主要功能部件的结合以及排列方式进行分类：如，（1）与血管结构的结合方式；（2）血流的推进方式；（3）植入硬件的能量传输方式。对于各项功能，可能又有许多下属的亚单位功能，最终导致执行这些功能的方式多种多样。这可以应用功能方法分析进行简要说明，也可以应用功能方法树进行系统性解释（图26-4）。设计者应用这些方法进行系统和详尽地在众多选择中探索设计空间。例如，设备与身体的连接方式可以有几种类型：胸腔内、腹腔内、心室内、血管旁、血管内以及体外。而在胸腔内，又有多种选择，如插管进入心室、心房或者与心房残余部分吻合从而完全替代心室、心房。前者即为VAD的使用方法，而后者等同于全人工心脏。

提供压力和流量的最常用方法或者采用正压交替，或者采用转子动力泵（也可以采用新的方法，如磁流体动力学，理论上也是可行的）[34]。而在商业使用过程中，对于既定用途的泵类型则为相对明确的准则所决定，包括压力、流量的需求，以及动力的可实现性。在工程师看来，令人惊奇的是对于最适的机械循环支持设备缺乏统一意见，更令人感到迷惑不解的是与大多数人从20世纪70年代发展搏动、正压交替泵至今相比，寻求将转子动力技术应用于循环支持的实践被耽搁了许多年，远远落后于前者。1960年，Saxton和Andrews首次提到此类设备[35]。但是，直到1990年，才有人对发展转子动力泵用于长期MCS表示关注[36-40]。在转子泵的发展过程中，Wampler的导管植入Hemopump能够产生潮式波形[41]。许多人认为今天的离心泵和轴流设备是第二代甚至是第三代技术[42]。转子动力技术的古老历史，可以追溯到文艺复兴时代（大约1475年），人们不禁要问：为什么此类血泵并没有被更早一些发展？具有讽刺意义的是，最早于1967年，搏动性人工心脏的发明者们想到过应用轴流泵产生液压，反过来压缩血囊[43]，他们也确实考虑过使用轴流泵推动血液流动。

心理上的惰性可能是一种解释。最初的想法应用另外一种复杂装置替代正压交替泵（心脏）只是一种直觉。此类设备经过30年的发展，并最终进入转子动力泵时代，可以看做是一个反复实验的漫长历程。之前部分并非要否定轴流泵的推广使用，而是承认预测未来的不确定性。

植入泵的大小和效能

在许多方面，全人工心脏和LVAD的原始技术

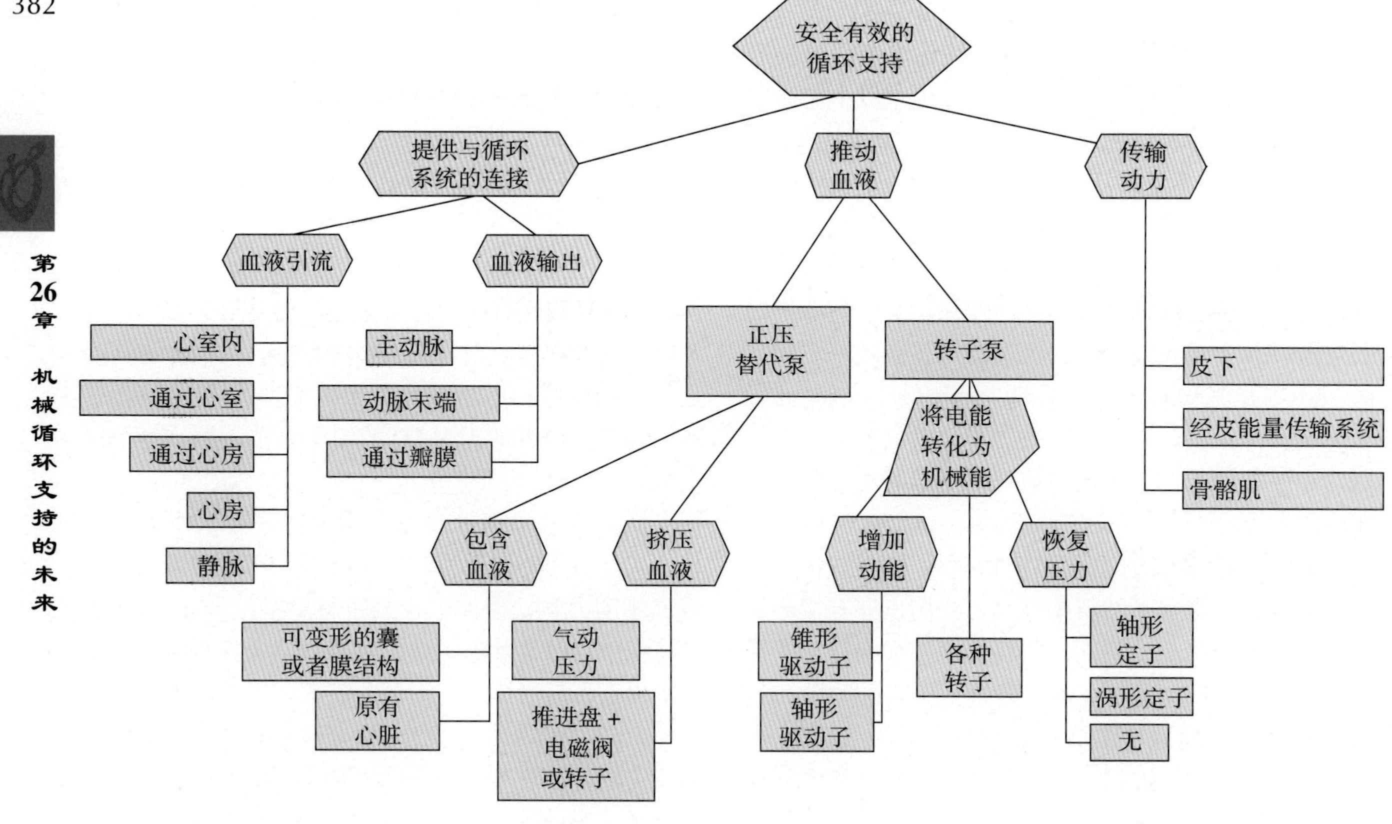

图 26-4 机械循环支持的功能方法数模式图。通过多项选择（矩形）可以取得多种功能和亚功能（六边形）。

参数被过分吹捧。如果需要 10L/min 的流量，需要设备与大的口径管路相连、更多的能量消耗。但在临床上，还没有达到这样高的血流量。如果将 MCDs 推广作为治疗充血性心衰的标准化治疗，需要根据临床实践重新评估设备功能及设计参数。

在 20 世纪 80 年代中期，轴流泵被错误地广受诟病，因而发展受阻。直到最近一段时间才取得临床认可。其溶血程度降至更令人吃惊的低水平状态，患者能够耐受显著下降的动脉压，而且可以存活。最初受限于轴密封的耐久性，现在研发的血液洗脱、液压动力轴承[44]和磁悬浮转子[45]技术克服了原有的难题。其体积小、能效高，易于实施微创植入，因而将在治疗充血性心衰的应用显著上升。

随着设备的接受程度和临床应用的拓展，需要心内科介入医师的参与（包括参与治疗恢复过程，以及设备植入和管理方面）。除此以外，目标人群将从晚期（Ⅳ期）的充血性心衰（CHF）转向不太严重的患者。这部分患者的植入也是必要的，因为此类患者更能耐受设备植入，更能体会到设备带来的临床益处[6]。

非危重症患者对设备流量的要求较低，因而可以使用小型泵放置于心包腔或者进行微创植入。此类泵设计用于满足早期心衰的患者需要，这些患者并非 CRT 的候选人群，或者从 CRT 并不能获益。临床测试的主要终点目标是血流动力学改善、功能改善，住院次数减少。

越来越多的研究将此类设备用于治疗 CHF Ⅲ期及Ⅳ期早期阶段，因而有机会在部分患者避免或阻止心衰发展。Spence 建议 Circulite Synergy 设备的研制应朝向这一领域，可以通过小的胸腔切口，引流左心房血液，泵向腋动脉或锁骨下动脉[46]。但是，现在的设备仍然需要外科医师和开胸手术。有必要采用类似于现在的经皮主动脉瓣膜置换或者房间隔缺损修补术的外周植入形式。发展包括永久性的 Hemopump 型设备或经静脉及房间隔进入左心房放置引流管路。

耐久性和寿命

Griffith 说过："当你为一位老人移植后，你给了他一个机会为死亡而进行准备；而当你为一位年轻人移植后，他并不清楚是为活下去而准备，还是为死亡而准备。"这句话对于 MCS 患者同样适用。当我们进入终末期心衰治疗时代，至关重要的是这些设备能够提供无限的耐久能力。有人认为新出现的磁悬浮转子泵有可能达到这一目标[47]。现在这一代的转子泵基于血液洗脱轴承技术，其耐久性已经非常优越[48,49]。因此，将来设备的寿命有可能决定于其他类型的故障，而与硬件不相关。但是即便如此，当设备的支持时间延长，一些潜在的弱点就会暴露。希望在零部件方面有所改进，使得这些弱点更加少见，无论从外观还是内在。

外科因素

正如第11章所描述的那样，安放长期MCS是一项大的手术操作，需要一支训练有素的外科团队，手术包括胸骨切开或开胸，一般需要体外循环和主动脉的吻合，许多泵需要膈下造室或者穿透膈肌放置，主要的并发症包括出血、凝血病、神经系统异常、多器官功能衰竭和脓毒败血症等。

为了把MCS转变成为CHF的标准化治疗措施，安放长期MCS的过程必须简化，适应非专业性医院的条件设施。它必须像安放ICDs和CRT设备一样。要成为这种用户非常乐于接受的操作，因而需要作如下改进：

1. 手术切口小型化，例如小切口胸廓手术。
2. 理想化的情况应该是无需开胸或者胸骨切开，通过外周放置。
3. 能够在非体外循环下完成设备的安放。
4. 专业化的附属设备和一次性消耗品，便于快速安放及插管。
5. 理想状况下，无需全身麻醉。

尽管在大多数患者实现所有这些改进不太可能，但是很重要的一点在于与现有设备相比，努力朝向简单、微创安放、显著降低死亡率和并发症方向发展。

次要部件

在过去的几十年间，无论是科学还是专利文书都专注于血泵本身，基本上忽视了一些次要部件。而研发者们也承认与其他许多人一样，他们的注意力也会因商业因素而很单一[50]。MCS的一些组成部件，包括插管、控制器、连接线及动力源等对于安全性能和有效性同样极其重要。而这些次要部件在某种程度上已经非常先进，但无任何国际标准。目前可以说是发展势头良好，但仍有改进的空间。现在由于血泵自身的最危险因素以及故障形式已经绝迹，下一阶段的发展应包括次要部件的显著改进。

外部部件的特征包括其大小尺寸、耐久性、功效甚至审美学，都将是需要更为深入挖掘的课题。自第一代产品以来，尽管外部控制器和电池的尺寸已经显著减少，它们仍然显得体积非常庞大，因此需要微型化。控制器和连接线都已经通过有效性和安全性的环境测试；但是，在这个领域，临床工程师、护士和患者本人都认为这些部件会发生发明者并未曾预测到的危险。谁能预见到如此多的连接线是否会被车门卡住、被剪刀切断、外置的控制器被抢劫犯毁坏呢[51]？随着适用于婴幼儿的小儿血泵问世（参见第16章），也会带来新型的故障形式，包括早餐的谷物搭配、冰激凌融化、乳牙萌生、小便训练，随之而来的是另外的故障安全问题。小儿监护权及其他稀奇古怪的特点会出现在未来的设备中。如果认为连接线是必要的部件的话，需要研制保护性的外套或者组织工程接触面，以减少难以避免的连接线引起的感染并发症（参见第13章）。

电池寿命

与MCS的有关技术中，电池技术应该说是发展最快的，这要归功于电话机、电脑、汽车以及赌博业的发展。自20世纪80年代中期以来，早期的无线VAD系统开始时，这项技术就已经非常先进。事实上，现在的锂电池可以支持患者在适度负荷条件下一天的用电量[52]。尽管如此，人们总是需要更小体积的电池，MCS无线运行时间更长，增加控制器的功能，而所有这些都会耗费大量的电力能源。

但是，最重要的改进在于能效的提高而非电池技术。试想一下，在100mmHg条件下提供6L/min的血流需要的有效动力大约为1.5W，如果一个MCS系统能够将电能100%地有效转换为血液动能，这将需要每隔12小时更换一节D号碱性电池。而如果考虑到泵、转子的无效能耗、连接线中的功率丧失、控制器的普通性需求，实际上便携式VADs的能量需求是7～12W[53]，这就需要4～7节D号电池，额外增加0.54～0.95kg的重量。当然，部分支持设备对能量需求少一些，但与输出量降低并不成正比。因为随着体积缩小，小型泵的能效下降[54]。

为减少能量消耗，有人提出骨骼肌电能的可行性，并曾经于20世纪80～90年代引起极大兴趣，其用于增加电池动力，或者替代这两者。今天仍在研制的骨骼肌动力源的MCS设备[55]，在将来治疗性医疗设备中也不应排除其使用的可能。

经皮能量传输（皮下连接线）自全人工心脏出现以来就一直在考虑如何通过皮肤为植入的MCS提供电力，1984年以后已经开始在体测试[56]。其物理工作原理为电磁感应，事实上自1831年发现时即已投入商业使用。推动经皮能量传递系统的因素包括：减少感染的风险，提供完全无线的支持模式，允许患者洗澡、游泳，便于着装、更换控制器等。但是，这种方法的推广还是遇到了阻力，部分源于技术原因，更重要的是临床获益及费用之间投入产出比并不明朗。尽管认为早期的经皮能量传输系统能效低下，易于出现错误，但是最近的系统则将能效显著提高至80%以上[57]。然而现在的皮下连接线非常少，明显降低了感染的发生。因此一旦祛除了一项重要的需求后，我们不得不增加一系列花费：复杂程度增加，外科操作，安装错误的风险，财政花费，皮肤糜烂，需要内置式电池（其优点是可以短时间无线运行）。相应的，热衷于把该特性引入将来的VADs的热情逐渐消退，在可预见的未来不太可能实现。

右心室辅助 使用单独LVAD的患者中20%～25%会发生右心衰[58-60]。在紧急情况下，可以应用磁悬浮Centrimag泵进行应对。大多数情况下，这种临时应对措施足以支持至患者右心功能恢复。而在长期的MCS，则需要植入型血泵。目前，还没有专门设计用于右心辅助的泵。但是，Jarvik 2000 Flowmaker和Heartware HVAD都可以用于双心室辅助。在这一方面，临床经验缺乏。在CorAid技术基础上，克利夫兰临床中心已经开始研制专门用于右心辅助的设备，取名为DexAid[61]。

完全机械循环支持

1964年美国政府最初开始设计机械循环支持的研究及发展规划，其目的是发展全人工心脏。由于需要极其复杂的技术支持才能完全替代人体心脏，加之CHF中大多数患者只表现为左心室功能衰竭，因而发展重点和科研基金投入都转向了左心辅助。但也确实存在不能满足双心室功能衰竭患者需要的问题。转子泵可以用于完全循环支持，例如，将两个单独的VADs联合使用从而履行整个心脏的功能（图26-5）。几位观察人员一直从事转子泵技术的研究，并有希望实施完全的机械循环支持。Frazier及其同事们报道一组早期试验，在牛和绵羊实验中摘除动物原有心脏，而用两个转子泵LVADs替代心脏功能[62]。到目前为止，临床上最长存活病例支持时间为48天，患者最终死于气道狭窄。患者的血流动力学参数、平板运动能力、血液生化、肾和肝功能维持在正常范围。尽管不存在自我调节或负反馈调节，在左、右心室之间的流量平衡非常稳定。Golding及其同事正在研制双心室共轭转子泵，通过左右心房之间的压差被动性调节流量平衡[63]。在急性动物模型已经完成可行性研究，结果证实较大范围的生理条件下，可以非常好地控制流量平衡[64]。

目前转子泵用于双心室辅助支持的临床经验非常有限，但是结果却非常令人鼓舞。柏林研究小组报告8例患者使用双心室Heartware LVADs支持，至今6名存活者均有恢复，并已列入移植受体备选名单[65]。Jarvik 2000用于2例患者的双心室支持，分别存活4个月和7个月，最终死于糖尿病和脓毒败血症并发症。

并非所有的患者都需要右心室辅助以提供完全的循环支持。令人出乎意料的是，有报告患者安放LVAD后即使存在心室纤颤，血流动力学却非常平稳[66]。纽约罗切斯特的Massey报告1例“石头心”病例，仅使用HeartMate Ⅱ作为左心辅助进行支持[67]。这种情况从多个层面看均与单心室患者外科实施Fontan手术有相似之处，因而提示对于肺血管阻力相对正常的CHF患者，有可能仅用单一心室辅助装置进行支持。

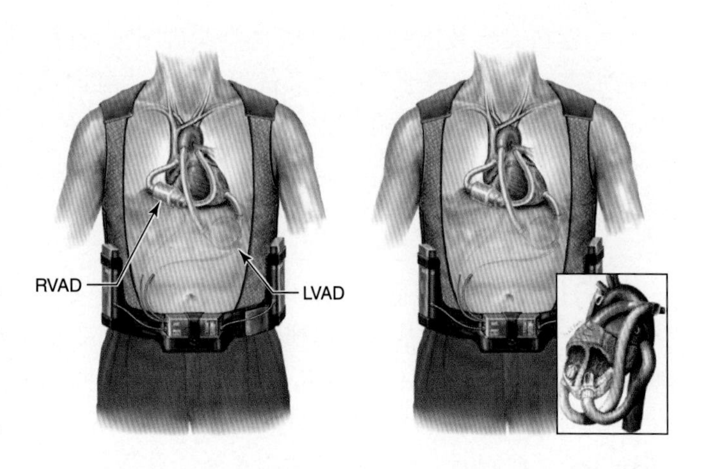

图26-5 将轴流装置和离心泵辅助装置结合在一起进行双心室辅助。(Courtesy WorldHeart，Inc；inset courtesy Jarvik Heart，Inc.)

控制方式和相关软件程序　在转子MCS领域，一直都存在源于有关搏动性的重要性的争论，即是否需要反馈调节。1993年成立了转子血泵国际协会，但是进行设备生理性控制主题的期刊文章仅有1篇[68]。直到3年以后另外1篇有关血流动力学控制的论文才发表[69]。而现在，能够提供不同程度自我调节方式的研究呈现爆炸性增加。目前已经明显接近S曲线的拐点，今后数年间在这一点上将会有一个相对统一明确的结论。在MCS的发展历史上，一直有一种理念，即认为此类设备根本不需要任何反馈调节，它们本质上存在自身调节或称自身平衡能力[63]。而争论的另一方则坚持认为设备已经具备调节机制以代偿自身调节能力不足[70]。应该承认，鉴于目前已有几千例MCS在现有反馈调节参与的条件下成功救治，证明其目前的功效设计可行。但是，随着临床经验、适应证和应用范围的扩大，能够对前负荷、后负荷、体内容量负荷以及可能出现的不良作用做出主动反应的MCS的优势将会显现。将来，随着心肌功能恢复和逐渐脱离MCS的人数增加，完全有理由相信，存在一个合适的减负荷过程以促进心脏功能恢复，实际上是为心室功能恢复提供一个适应性的训练过程。

兼容互通性

如图26-4所示，任何类型的泵都可以与不同型号的插管、动力供应、控制器、连接线等相连接。由于管理机构条款相对严格，有必要提前将这些必要的部件在发展阶段进行设计。为了改变插管设计，例如，让某人选用完全不同类型的插管，可能需要耽搁几个月的时间和几百万美元的研发费用。因此，完全有可能出现最好的插管与次优的泵相匹配的情况。对于一个既定的外科团队作选择时，一般选择依据插管的性能优劣，而选择价格相对低廉的性能非最佳泵进行支持。这的确是一种很遗憾的情况。

非常有趣的是，Vandenberghe最近提出了全新的未来发展趋势[71]。如果将来的VADs可以模块化制造，例如专业化的研发人员将集中优势发展他们所了解的最好的零部件，因此将来完全有可能由一家制造商生产血泵，另外一家制造商生产控制器，再有一家生产电池，等等。这当然需要公司之间更多的沟通。原有的内部设计和生产所有部件，由于经验缺乏而有所限制，竞争对手之间因专利所有权而身陷其中，今后取而代之的是连接线公司、插管公司、控制器公司以及提包公司与不同的血泵研发者之间的共同开发。

固化、多样化及个性化

大多数的MCS公司把他们的生产线固定于很独立的设备，使之能适用于所有人（Berlin Heart完全例外）。总的来说，有许多的MCS系统，如第8章所描述的那样，覆盖范围从小的插管类型的设备，乃至完全植入型全心脏替代系统。Gregoric观察到这种多样性非常必要，以适应广大复杂心力衰竭患者人群支持的需要，也非常合理。完全有理由相信存在一些更为优良的产品参数，如流量、手术入路，基于不同使用环境，包括手术室、临时性和心源性休克的住院患者以及门诊患者的负反馈控制系统。最适合的产品需求同样依赖于病因学及相应的治疗目标：急性心源性休克；作为决策前的过渡；移植前过渡；终末期治疗还是恢复期过渡。很确信地说，没有一种转子泵可以在1 ~ 10L/min的范围之内都能达到最佳的运行效率。一旦发生所谓的最佳效能50%以上的偏差即可能产生运转效能[54]和血液相容性方面[72]的严重并发症。以目前VAD植入的使用率，市场不可能支撑这么多的相似性产品，因此完全有可能出现重组合并。相反的，如果市场能够战胜S曲线的P3点（图26-2），则有机会出现多样化和个性化的发展。

这种产品多样性与早先提过的配置变化，将不可避免地提供一些个性化的治疗。因此可以预见到将来根据患者的预后及个人喜好来选择泵、插管、控制器、软件以及其他外部部件，以提供最佳的治疗效果。在这种情况下，对于每一个个人而言，使用支持工具的决策系统将有助于鉴别最佳的配置和治疗方案[73]。

未来瞻望：杂交

考虑到美国NIH和国家心肺血液学研究所每年30亿美元的投入，毫无疑问，在未来几年会出现新的治疗措施用于心脏病的治疗。现在体外培育一颗可替代心脏的技术还远未成熟，但在可预见的未来进行心脏组织的再生则完全有可能实现，相关的药物治疗、基因疗法以及其他形式的新型治疗手段将为现在的不可逆心衰患者提供可选择的方案。另一方面，这也预示着MCS作为终末期治疗时代的开始（S曲线的P5）（图26-2）。尽管如此，将来这些治疗方法的成功也可能产生一种局面，即对于恢复期过渡，MCS的需求增加，筛选此类患者用于这些联合治疗和新的治疗方案，会刺激和鼓励新型MCS系统用于此类特定的适应证。例如，当心脏恢复其功能时，理想状态是将设备放置于原位置不动，而不必使患者再次经历创伤性手术。如果通过一种方法可以防止血液反流（如使用单向叶片瓣膜），进行微创辅助装置的改良，则可以实现这一目标。有一种设备可用于此类适应证，名为Kantrowitz CardioVAD[74]。这种设备的特点是外周血管气囊型泵，通过手术与降主动脉相连，其增加舒张期血流，无需任何与血液接触的生物材料。尽管目前还未应用于临床，这种理念将可能用于暂时性、间断性部分心室辅助支持。

MCS设备与相关治疗措施的杂交将会引入药物输注泵、起搏器、ICD以及将来发明的治疗性设备。正如前所述，一个先进的控制模式需要使得心脏减负荷/恢复负荷，以利于心肌的恢复。

信息管理和连接

远程医疗技术并非是新技术，但其进入MCS领域则远远落后于其他医疗实践，如急诊医学和心脏内科。早在13年前，Mussivand已经预见到未来会使用公共通讯设施进行远程门诊患者监测[75]。现在已经发明了各种各样的系统，但没有一项进入临床应用阶段。就作者而言，休斯顿的MicroMed Cardiovascular公司是唯一积极参与此项技术的VAD制造商，他们提供一种床旁监测平台，HeartAttendant，与他们的HeartAssist 5 VAD设备相连，通过安全的无线网络传输泵的流量及相关数据。

既然必要的基础设施已经就位，数据安全也已能处理，将来的系统必将提供网络连接。除了远程数据监控（如追踪体重变化以提示水肿或低血容量），还可以让内科医师像在CRT一样进行调整。这种革命性的进步，对大量的门诊患者进行管理也非常重要。追踪他们的病况，回复其问题，这种进步将可能减少现在的再次入院率，现在的患者入院，经常更多的是临床人员需要获得有关VAD系统的更为详尽的信息资料，而非真正临床所需。

社会网络工作者发展使用网络用于患者、家庭、护理人员以及三级供应商之间交流的平台。由于经费投入和管理方面的需求很少，这方面的发展会很迅速。在不远的将来，完全有可能在美国以外的一些国家快速发展MCS项目[76]。

其他

回到兼容性和个性化的想法，必须承认费用问题会阻碍如插管和控制器成为可更换部件的发展，其为美国FDA Ⅲ类设备。尽管如此，一些有事业心的个体则发展一些小项目，如服饰、肤色以及背包等用于终末期MCS的患者。举例来说，我们已经获知患者及其家人使用针线对他们的背包自己进行改良。Vandenberghe也建议家庭工业根据患者的需求定制附件，有可能出现类似于支持背带、矫形器和夹板等的附属产品[71]。此类企业的成功将无疑会改善外部硬件的美观效果，正如在假肢中取得的成绩一样[72]。同样进行类比推理，这种外部硬件的外观变化有可能解决受关注和歧视问题，之前已经提到，从而极大地促进MCS的增长，尤其是对于终末期治疗。

结论和2015年理想中的长期LVAD

自从人工心脏项目设立以来，一直有乐观的观点认为数以万计的晚期心衰患者能够使用人工设备进行治疗，从而替代或增强心脏功能，这也产生了数代无数的发明设计以替代或支持人体心脏。本章试图通过一系列尝试或论文资料从而预测MCS的未来。按照1981年9月“生活”杂志的封面语[79]和2009年[80]又一次提到的那样，最终替代上帝创造的心脏可能永远只是停留在水平面上[10,77,78]，事实上也只在这一步。未来预言家一直都在错误中生存，他们“不可能了解一点儿都不清楚的东西”。

如今我们清醒地认识到我们的无知。无论从工程学还是临床各个方面，必须承认我们还有许多未知。因此本章更多意义上是一个希望列表，而非预言。从这一点上讲，可以断言，为了将MCS建立成为CHF治疗的标准化治疗手段，必须取得下面一些里程碑意义的进步：

必须发展适用于无创、微创安放的小型设备。乐观情况下，无需开胸手术的外周安放将会适应任何中心，由心脏内科介入医师进行操作。

需要在Ⅲ级及Ⅳ级早期的慢性心衰患者进行临床测试，以证明其较CRT和常规药物治疗相比具有临床优势。

实施远程网络化控制管理患者。

心衰和心脏介入医师将成为微创设备的主要监管人。

尽管有点儿狂妄自大，但是今天已有明确的证据表明 MCS 治疗的快速发展，因而提示我们已经通过了 S 曲线中 MCS 发展过程中的重要里程碑阶段。终末期治疗已经成为现实，如同恢复期过渡一样。尽管确实需要一些额外的技术进步，我们应该感谢过去几十年间所积累的经验（包括正面的，当然也包括反面的），因而才有可能取得这些成绩，当然也得益于方法学的改良，减少了不必要的盲目反复试验[81]。

观念演变的前景是乐观的，通过网络可以进行知识的快速传播，增加了患者对于决策的参与性，当然也包括当代 MCS 已经取得的成功经验。这种正面影响将会得到重点体现，通过应用新型的循证医学及决策系统，从而有效地进行知识传播[73]。

在这里，部分雄心勃勃的预言可能有点可笑和荒谬，但从另一个角度看，历史上不乏一些曾经被人认为是邪教异端的创造者。任何创新都是由乐观主义者所推动，从而弥补人心理方面的惰性。最近在匹兹堡，外科协会主席 Henry Bahnson 发言认为："如果不能很好预测你的将来，你将永远不会踏上新的旅程。"[82]

（管玉龙 译 于 坤 校）

参考文献

1. Lubeck DP, Bunker JP. The artificial heart: costs, risks, and benefits. In: *NTIS #PB82-239971*:Washington, DC: Office of Technology Assessment; 1982.
2. Zlotin B, Zusman A. *Directed Evolution*. Detroit: Ideation International; 2004.
3. Allan CK, Thiagarajan RR, del Nido PJ, et al. Indication for initiation of mechanical circulatory support impacts survival of infants with shunted single-ventricle circulation supported with extracorporeal membrane oxygenation. *J Thorac Cardiovasc Surg*. 2007;133(3):660–667.
4. Haft JW, Pagani FD, Romano MA, et al. Short- and long-term survival of patients transferred to a tertiary care center on temporary extracorporeal circulatory support. *Ann Thorac Surg*. 2009;88(3):711–717; discussion 7–8.
5. Miller L. The impact of mechanical circulatory support on post-transplant survival a different view. *J Am Coll Cardiol*. 2009;53(3):272–274.
6. Miller LW, Pagani FD, Russell SD, et al. Use of a continuous-flow device in patients awaiting heart transplantation. *N Engl J Med*. 2007;357(9):885–896.
7. Westaby S, Siegenthaler M, Beyersdorf F, et al. Destination therapy with a rotary blood pump and novel power delivery. *Eur J Cardiothorac Surg*. 2010;37(2):350–356.
8. Pagani FD, Miller LW, Russell SD, et al. Extended mechanical circulatory support with a continuous-flow rotary left ventricular assist device. *J Am Coll Cardiol*. 2009;54(4):312–321.
9. Long JW, Kfoury AG, Slaughter MS, et al. Long-term destination therapy with the HeartMate XVE left ventricular assist device: improved outcomes since the REMATCH study. *Congest Heart Fail*. 2005;11(3):133–138.
10. Jarvik RK. The total artificial heart. *Sci Am*. 1981;244(1):74–80.
11. Clegg AJ, Scott DA, Loveman E, et al. The clinical and cost-effectiveness of left ventricular assist devices for end-stage heart failure: a systematic review and economic evaluation. *Health Technol Assess*. 2005;9(45):1–132 iii–iiv.
12. National Heart and Lung Institute. *Artificial Heart Assessment Panel*. The totally implantable artificial heart; economic, ethical, legal, medical, psychiatric [and] social implications; a report. Bethesda: National Institutes of Health; 1973
13. AED Superstore. Accessed at http://www.aedsuperstore.com/; 2010.
14. Qian KX. One thousand dollar assist heart pump for patients from developing countries. *Open Biomed Eng J*. 2007;1:11–12.
15. Rose EA, Moskowitz AJ, Packer M, et al. The REMATCH trial: rationale, design, and end points. Randomized Evaluation of Mechanical Assistance for the Treatment of Congestive Heart Failure. *Ann Thorac Surg*. 1999;67(3):723–730.
16. Rogers JG, Butler J, Lansman SL, et al. Chronic mechanical circulatory support for inotrope-dependent heart failure patients who are not transplant candidates: results of the INTrEPID Trial. *J Am Coll Cardiol*. 2007;50(8):741–747.
17. Young JB, Abraham WT, Smith AL, et al. Combined cardiac resynchronization and implantable cardioversion defibrillation in advanced chronic heart failure: the MIRACLE ICD Trial. *JAMA*. 2003;289(20):2685–2694.
18. Boilson BA, Raichlin E, Park SJ, Kushwaha SS. Device therapy and cardiac transplantation for end-stage heart failure. *Curr Probl Cardiol*. 2010;35(1):8–64.
19. Klotz S, Meyns B, Simon A, et al. Partial mechanical long-term support with the CircuLite Synergy pump as bridge-to-transplant in congestive heart failure. *Thorac Cardiovasc Surg*. 2010;58(suppl 2):S173–S178.
20. Zwanziger J, Hall WJ, Dick AW, et al. The cost effectiveness of implantable cardioverter-defibrillators: results from the Multicenter Automatic Defibrillator Implantation Trial (MADIT)-II. *J Am Coll Cardiol*. 2006;47(11):2310–2318.
21. Sanders GD, Hlatky MA, Owens DK. Cost-effectiveness of implantable cardioverter-defibrillators. *N Engl J Med*. 2005;353(14):1471–1480.
22. Holman WL, Teitel ER, Itescu S. Biologic barriers to mechanical circulatory support. In: Frazier OH, Kirklin JK, eds. *ISHLT Monograft Series*. New York: Elsevier; 2006:9–32.
23. Jarvik R. inventor blood pump bearings with separated contact surfaces: patent. United States Patent 7762941. 2010 7/27/2010.
24. Antaki JF, Bertocci GE, Green EC, et al. A gait-powered autologous battery charging system for artificial organs. *ASAIO J*. 1995;41(3):M588–M595.
25. Trumble D. Potential mechanisms for muscle-powered cardiac support. *Artif Organs*. 2011;35:715–720.
26. Russell T. *Automobile Driving Self-Taught: An Exhaustive Treatise on the Operation, Management, and Care of Motor Cars*. 2nd ed. Chicago: Charles C. Thompson; 1912.
27. Westaby S, Banning AP, Jarvik R, et al. First permanent implant of the Jarvik 2000 Heart. *Lancet*. 2000;356(9233):900–903.
28. Mitamura Y, Nakamura H, Okamoto E, et al. Development of the Valvo pump: an axial flow pump implanted at the heart valve position. *Artif Organs*. 1999;23(6):566–571.
29. Antaki JF, Diao CG, Shu FJ, et al. Microhaemodynamics within the blade tip clearance of a centrifugal turbodynamic blood pump. *Proc Inst Mech Eng [H]*. 2008;222(4):573–581.
30. Staples M, Daniel K, Cima MJ, Langer R. Application of micro- and nano-electromechanical devices to drug delivery. *Pharm Res*. 2006;23(5):847–863.
31. Sitti M. Microscale and nanoscale robotics systems. *IEEE Robot Autom Mag*. 2007;14(1):53–60.
32. Cavalcanti A, Shirinzadeh B, Kretly LC. Medical nanorobotics for diabetes control. *Nanomedicine*. 2008;4(2):127–138.
33. Patel GM, Patel GC, Patel RB, et al. Nanorobot: a versatile tool in nanomedicine. *J Drug Target*. 2006;14(2):63–67.
34. Qian KX, Wang SS, Chu SH. A superconductive electromagnetic pump without any mechanical moving parts. *ASAIO J*. 1993;39(3):M649–M653.
35. Saxton G, Andrews C. An ideal pump with hydrodynamic characteristics analogous to the mammalian heart. *Trans Am Soc Artif Intern Organs*. 1960;6:288–289.
36. Antaki JF, Butler KC, Kormos RL, et al. In vivo evaluation of the Nimbus axial flow ventricular assist system. Criteria and methods. *ASAIO J*. 1993;39(3):M231–M236.
37. Butler K, Wampler R, Griffith B, et al. Development of an implantable axial flow LVAS. In: *Int Symposium on Rotary Blood Pumps; 1991*. Vienna; 1991:148–153.
38. Fossum T, Morley D, Benkowski R, et al. Chronic survival of calves implanted with the Debakey ventricular assist device. *Artif Organs*. 1999;23(8):802–806.
39. Macris M, Myers T, Jarvik R. In vivo evaluation of an intraventricular electric axial flow pump for left ventricular assistance. *ASAIO J*. 1994;40:M719–M722.
40. Takeuchi T, Nishimura K, Okabayashi H, et al. Experimental study of mutating centrifugal blood pump in vivo. In: Akutsu T, Koyanagi H, eds. *Artificial Heart & Heart Replacement* (3rd Int Symp Artif Heart Assist Devices). New York: Springer Verlag; 1990:90–93.
41. Wampler R, Moise J, Frazier O, et al. In vivo evaluation of a peripheral vascular access axial flow blood pump. *Trans Am Soc Artif Intern Organs*. 1988;34:450.
42. Olsen DB. The history of continuous-flow blood pumps. *Artif Organs*. 2000;24(6):401–404.
43. Griffith B. Mixed flow electrohydraulic VAD. In: Frank W, Hastings M, Chief, Lowell T, Harmison P, Assistant Chief, eds. *Artificial Heart Program Conference; 1969 June 9-13*. Washington, DC: US Department of Health, Education, and Welfare; 1969.
44. Jarvik RK. System considerations favoring rotary artificial hearts with blood-immersed bearings. *Artif Organs*. 1995;19:565–570.
45. Lewis J, Weibusch B, eds. MagLev pumps sustain the wounded heart. *Design News*. June 5, 2000, pp. 98–103.
46. Spence PA. inventor supplemental heart pump methods and systems for supplementing blood through .... US patent 6,530,876 2003.
47. Hoshi H, Shinshi T, Takatani S. Third-generation blood pumps with mechanical noncontact magnetic bearings. *Artif Organs*. 2006;30(5):324–338.
48. Butler K, Farrar D. No bearing wear detected in explanted clinical Heartmate II LVADs—Implications for long term durability and reliability. *ASAIO J*. 2006;52(2):33A.
49. Westaby S. Destination therapy: time for real progress. *Nat Clin Pract Cardiovasc Med*. 2008;5(8):477–483.
50. Butler KC. Personal communication. New York; c. 1997.
51. Nawrat Z. Review of research in cardiovascular devices. In: Verdonck P, ed. *Advances in Biomedical Engineering*. St. Louis: Elsevier Science; 2008.
52. Rintoul T. Personal communication. 2010.
53. Reul HM, Akdis M. Blood pumps for circulatory support. *Perfusion*. 2000;15(4):295–311.
54. Smith WA, Allaire P, Antaki J, et al. Collected nondimensional performance of rotary dynamic blood pumps. *ASAIO J*. 2004;50(1):25–32.
55. Trumble DR, Magovern JA. A muscle-powered energy delivery system and means for chronic in vivo testing. *J Appl Physiol*. 1999;86(6):2106–2114.
56. Sherman C, Daly BD, Clay W, et al. In vivo evaluations of a transcutaneous energy transmission (TET) system. *Trans Am Soc Artif Intern Organs*. 1984;30:143–147.
57. Rintoul TC, Dolgin A. Thoratec transcutaneous energy transformer system: a review and update. *ASAIO J*. 2004;50(4):397–400.

58. Dang NC, Topkara VK, Mercando M, et al. Right heart failure after left ventricular assist device implantation in patients with chronic congestive heart failure. *J Heart Lung Transplant.* 2006;25(1):1–6.
59. Morgan JA, John R, Lee BJ, et al. Is severe right ventricular failure in left ventricular assist device recipients a risk factor for unsuccessful bridging to transplant and post-transplant mortality? *Ann Thorac Surg.* 2004;77:859–863.
60. Furukawa K, Motomura T, Nosé Y. Right ventricular failure after left ventricular assist device implantation: the need for an implantable right ventricular assist device. *Artif Organs.* 2005;29(5):369–377.
61. Fukamachi K, Ootaki Y, Horvath DJ, et al. Progress in the development of the DexAide right ventricular assist device. *Asaio J.* 2006;52(6):630–633.
62. Frazier OH, Myers TJ, Gregoric I. Biventricular assistance with the Jarvik FlowMaker: a case report. *J Thorac Cardiovasc Surg.* 2004;128(4):625–626.
63. Fukamachi K, Horvath DJ, Massiello AL, et al. An innovative, sensorless, pulsatile, continuous-flow total artificial heart: device design and initial in vitro study. *J Heart Lung Transplant.* 2010;29(1):13–20.
64. Fumoto H, Horvath DJ, Rao S, et al. In vivo acute performance of the Cleveland Clinic self-regulating, continuous-flow total artificial heart. *J Heart Lung Transplant.* 2010;29(1):21–26.
65. Drews T, Krabatsch T, Huebler M, Hetzer R. Paracorporeal biventricular mechanical circulatory support for more than 4 years. *J Heart Lung Transplant.* 2010;29(6):698–699.
66. Frazier OH. *Personal communication.* In; 2010.
67. Massey HT. *Personal communication.* Rochester, NY; 2010 .
68. Schima H, Trubel W, Moritz A, et al. Noninvasive monitoring of rotary blood pumps: necessity, possibilities, and limitations. *Artif Organs.* 1992;16(2):195–202.
69. Konishi H, Antaki JF, Amin DV, et al. Controller for an axial flow blood pump. *Artif Organs.* 1996;20(6):618–620.
70. Antaki JF, Choi S, Amin DV, et al. In search of chronic speed control for rotary pumps. In: Proceedings of *The Waseda International Congress of Modeling and Simulation Technology for Artificial Organs; 1996 August 1-3, 1996.* Tokyo, Japan; 1996.
71. Vandenberghe S. *Personal communication.* Bern, Switzerland; 2010.
72. Wu ZJ, Antaki JF, Burgreen GW, et al. Fluid dynamic characterization of operating conditions for continuous flow blood pumps. *ASAIO J.* 1999;45(5):442–449.
73. Santelices LC, Wang Y, Severyn D, et al. Development of a hybrid decision support model for optimal ventricular assist device weaning. *Ann Thorac Surg.* 2010;90(3):713–720.
74. Jeevanandam V, Jayakar D, Anderson AS, et al. Circulatory assistance with a permanent implantable IABP: initial human experience. *Circulation.* 2002;106(12 suppl 1): I183–I188.
75. Mussivand T, Hum A, Holmes KS, Keon WJ. Wireless monitoring and control for implantable rotary blood pumps. *Artif Organs.* 1997;21(7):661–664.
76. Ono M, Kyo S, Nishimura T, et al. How do we construct an ideal infrastructure for increasing demand of implantable ventricular assist device? *J Card Fail.* 2010;16(9):S144.
77. Watson JT. The present and future of cardiac assist devices. *Artif Organs.* 1985;9(2): 138–143.
78. Takatani S. Cardiac prosthesis as an advanced surgical therapy for end-stage cardiac patients: current status and future perspectives. *J Med Dent Sci.* 2000;47(3):151–165.
79. The Artificial Heart Is Here. *Life.* 1981 September.
80. Alba AC, Delgado DH. The future is here: ventricular assist devices for the failing heart. *Exp Rev Cardiovasc Ther.* 2009;7(9):1067–1077.
81. Antaki JF, Ricci MR, Verkaik JE, et al. PediaFlow Maglev ventricular assist device: a prescriptive design approach. *Cardiovasc Eng.* 2010;1(1):104–121.
82. Bahnson HT. *Personal communication.* 1998.